住院医师培训教材
全科医生培训教材

全科常见慢性病诊疗手册

第2版

主　编　任菁菁

副主编　周　炜　茹晋丽

人民卫生出版社
·北　京·

图书在版编目(CIP)数据

全科常见慢性病诊疗手册 / 任菁菁主编. —2 版
. —北京：人民卫生出版社，2024.4
ISBN 978-7-117-36165-1

Ⅰ. ①全… Ⅱ. ①任… Ⅲ. ①常见病—慢性病—诊疗—手册 Ⅳ. ①R4-62

中国国家版本馆 CIP 数据核字(2024)第 070020 号

全科常见慢性病诊疗手册
Quanke Changjian Manxingbing Zhenliao Shouce
第 2 版

主　　编：任菁菁
出版发行：人民卫生出版社（中继线 010-59780011）
地　　址：北京市朝阳区潘家园南里 19 号
邮　　编：100021
E - mail：pmph @ pmph.com
购书热线：010-59787592　010-59787584　010-65264830
印　　刷：三河市宏达印刷有限公司
经　　销：新华书店
开　　本：889 × 1194　1/32　　印张：30　　插页：1
字　　数：922 千字
版　　次：2017 年 7 月第 1 版　　2024 年 4 月第 2 版
印　　次：2024 年 4 月第 1 次印刷
标准书号：ISBN 978-7-117-36165-1
定　　价：118.00 元
打击盗版举报电话：010-59787491　E-mail：WQ @ pmph.com
质量问题联系电话：010-59787234　E-mail：zhiliang @ pmph.com
数字融合服务电话：4001118166　E-mail：zengzhi @ pmph.com

编者名单（以姓氏拼音为序）

蔡东平　苏州高新区狮山街道社区卫生服务中心

陈　晨　台州市立医院

陈素秀　温州医科大学附属第一医院

丁　汀　杭州师范大学附属医院

高海英　大连医科大学附属第二医院

葛　伟　空军军医大学第一附属医院(西京医院)

韩月美　杭州市拱墅区大关上塘街道社区卫生服务中心

胡梦杰　浙江大学医学院附属第一医院

蒋巧巧　中国科学院大学宁波华美医院

李　帅　浙江大学医学院附属第一医院

梁珍玲　长沙市第三医院

马军庄　新疆兵团第一师医院

潘晓华　宁波市北仑区人民医院

乔　峋　宁波市鄞州区福明街道社区卫生服务中心

任菁菁　浙江大学医学院附属第一医院

茹晋丽　山西医科大学第二医院

单海燕　中国医科大学附属第一医院

沈佳英　湖州市中心医院

孙利丽　大连市友谊医院

王　红　北京市东城区天坛社区卫生服务中心

王　岚　杭州市拱墅区天水武林街道社区卫生服务中心

吴晓峰　三门县人民医院

熊　晶　南昌大学第一附属医院

杨浙宁　义乌市中心医院

张雪娟　青岛大学附属医院

章炜颖　杭州市上城区凯旋街道社区卫生服务中心

周　炜　浙江省台州医院

秘　书

孙雨菁　浙江大学医学院附属第一医院

序

慢性病是指慢性非传染性疾病，是我国社区的常见病、多发病，严重威胁社区居民健康。研究显示，2023 年我国患慢性病的总人数为 1.8 亿，慢性病导致的疾病负担占总疾病负担的近 70%。慢性病已成为影响国家经济社会发展和造成医疗卫生资源浪费的重大公共卫生问题，其防治工作历来是我国医疗卫生事业的重中之重。2017 年国务院办公厅印发的《中国防治慢性病中长期规划（2017—2025 年）》指出，优先将慢性病患者纳入家庭医生签约服务范围，鼓励并逐步规范常见病、多发病患者首先到基层医疗卫生机构就诊。全科医学作为慢性病管理的主阵地，是整合临床医学、预防医学、康复医学以及人文社会学科等为一体的综合性医学专业学科。全科医生把控患者的整体健康问题，一站式管理慢性病风险，在慢性病的诊疗和防治管理中发挥着不可或缺的作用，因此全面提升全科医生队伍的慢性病诊疗和管理能力，推进慢性病防、治、管整体融合发展显得尤为重要。

由于历史的原因，我国全科医学发展起步较晚，全科医生的培养体系尚不够完善，故导致我国基层全科医生对慢性病的诊治和管理能力仍然较为欠缺。2020 年 9 月 17 日，国务院办公厅印发《关于加快医学教育创新发展的指导意见》，提出加快培养“小病善治、大病善识、重病善转、慢病善管”的防治结合全科医学人才。在我国医药卫生部门政策的支持及全科医学多位专家不懈的努力下，我国的全科医学以前所未有的速度发展，全科医生对常见未分化疾患、慢性病的诊治能力也逐步提升。

由浙江大学医学院附属第一医院全科医学科任菁菁主任主编的《全科常见慢性病诊疗手册》第 1 版在 2017 年问世，深受广大读者的喜爱。7 年过去，我国慢性病的疾病谱已发生变化，诊疗路径亦待完善，所幸书籍第 2 版即将问世。此书凝聚了全国各地优秀全科医学领域专家的心血，各位编者在繁忙的临床工作之余，贡献了各自丰富的临床诊疗经验和全科诊疗思维，历经 1 年余，终成书稿。相较第 1 版，第 2 版书籍完善了病种，规范了诊疗流程，并添加了中医诊疗的内容，这是一本真正意义上为我国全科医生量身打造的慢性病诊疗书籍。

本书既可服务于全科医生，亦可作为其他学科住院医师的参考书籍。故笔者欣然提笔作序，推荐给广大医学同仁。同舟共济扬帆起，乘风破浪万里航，愿广大医学同仁携手，提高慢性病防治能力，共同为我国慢性病的防治工作发挥应有的作用。

2024 年 2 月

前　言

随着我国步入老龄化社会，医疗卫生事业和经济水平的提升以及人民生活方式的改变，慢性病在我国的患病率和致残率等逐年上升。2017 年 2 月 14 日，国务院办公厅印发《中国防治慢性病中长期规划（2017—2025 年）》，部署未来 5～10 年的慢性病防治工作，要求降低疾病负担，提高居民健康期望寿命，努力全方位、全周期保障人民健康。该文件同时对慢性病的诊治和管理提出 8 项策略措施：加强健康教育，提升全民健康素质；实施早诊早治，降低高危人群发病风险；强化规范诊疗，提高治疗效果；促进医防协同，实现全流程健康管理；完善保障政策，切实减轻群众就医负担；控制危险因素，营造健康支持性环境；统筹社会资源，创新驱动健康服务业发展；增强科技支撑，促进监测评价和研发创新。慢性病的诊治和管理因此被提升至健康规划的国家层面。

作为健康守门人，全科医生主要承担未分化疾患、常见病、慢性病诊治和健康管理等工作。《全科常见慢性病诊疗手册》是全科手册系列编者打造的又一本全科医学用书。第 1 版出版后收获了大量好评，时隔多年，本书第 1 版已不能满足广大全科医生及读者的需求，第 2 版扩大了慢性病病种，完善了慢性病管理路径，提高了书籍质量。

本书选取各系统最常见的慢性病，共 12 个章节，90 个病种，从全科诊疗思维入手，从临床表现、体征、诊断和鉴别诊断、治疗方案到转诊指征等各个环节，力求对每一个慢性病病种进行详尽贴切的描述，致力于为全科医生提供常见慢性病的诊治和管理方案，培养全科诊疗思维，提升其对常见慢性病的管理能力。

本书编者来自全国各地，有综合医院的全科专家，也有工作在基层第一线的社区医院全科专家，本书凝聚了大家多年的临床诊疗经验，在此向参与写作和修改以及在写作过程中提出宝贵意见和建议的专家同仁致以衷心的感谢！

同时，书籍难免存在疏漏和不足之处，恳请广大医学同仁批评指正并不吝赐教，您可以将宝贵的意见或建议发送给我们（邮箱：zyqk1999@163.com），以便我们进一步修改完善。感谢您对本书的关注与支持！

2024年2月

目 录

第一章　慢性非传染性疾病概论

慢性非传染性疾病（noninfectious chronic disease，NCD）简称“慢性病”，本章将从慢性病定义及流行病学、国内外慢性病诊治及管理现状、全科医生诊治及管理慢性病的优势与展望四部分进行阐述。

第一节　慢性病定义及流行病学

【学习提要】 1. 慢性病的定义及常见类型。
2. 常见慢性病的流行病学。

【定义】

慢性病并非特指某种疾病，而是对一类起病隐匿、病程长且病情迁延不愈、缺乏确切的传染性生物病因证据、病因复杂疾病的概括性统称。常见的慢性病包括心脑血管疾病、慢性内分泌代谢疾病、慢性呼吸系统疾病、恶性肿瘤等。

【流行病学】

慢性病在我国有患病率高、致残率高、致死率高等特点，是威胁我国社区居民健康和造成我国医疗卫生资源紧缺的主要原因之一。在中国，由于我国步入老龄化社会，同时随着我国医疗卫生事业、经济水平的提升以及人民生活方式的改变，导致慢性病风险因素日益流行，慢性病患病情况已日益严重。根据1998—2018年《中国卫生健康统计年鉴》的国家卫生服务调查数据，我国慢性病患病率从1998年的15.74%

上升至2018年的34.29%。其中，中老年人是慢性病高发的群体，2018年65岁及以上人群慢性病发病率为62.33%。一项中国2010—2019年中老年慢性病共病发病率的Meta分析显示，我国中老年慢性病共病患病率为41%。表1-1-1列举了目前我国常见慢性病的流行病学趋势。

表1-1-1 我国常见慢性病流行病学趋势

我国常见慢性病	流行病学趋势
慢性心血管病	《中国心血管健康与疾病报告2021》中调查显示，2019年推算中国心血管病（cardiovascular disease，CVD）患病人数约3.3亿，其中高血压2.45亿，冠心病1 139万，心力衰竭890万，肺源性心脏病500万，心房颤动487万，风湿性心脏病250万，先天性心脏病（先心病）200万。2019年，农村和城市死亡人数中，死因为CVD的分别占46.74%和44.26%。同时CVD的患病率也呈现上升趋势。
慢性脑血管病	脑卒中是位居我国居民首位的致残、致死性疾病。全球疾病负担（global burden of disease，GBD）数据显示，2010—2019年，缺血性脑卒中的发病率从129/10万上升至145/10万，患病率从1 100/10万上升至1 256/10万。并且我国脑卒中发病率、患病率、复发率和死亡率都在全球排名中居高不下。根据我国2020年老龄化趋势和第七次全国人口普查数据推算，2020年我国40岁以上人群中，脑卒中患者约1 780万，脑卒中新发患者约340万，脑卒中相关的死亡患者约230万。
慢性内分泌系统疾病	1980—2013年中国成年人糖尿病患病率为6.3%，城市的综合患病率略高于农村地区，男性高于女性。1980—2013年，我国成年人糖尿病患病率呈非线性增长。2000年前的糖尿病合并其他疾病的患病率为3.5%，每年增长约0.17%；2000年后的合并患病率为8.0%，每年增加约0.72%。 中国人均体重指数（body mass index，BMI）从2004年的22.7kg/m^{2}增加到2018年的24.4kg/m^2，肥胖率从2014年的3.1%上升到2018年的8.1%。2018年，中国18～69岁的成年人估计有8 500万肥胖患者（包括4 800万男性和3 700万女性）。2018年，农村女性的平均BMI高于城市女性（24.3kg/m^2 vs 23.9kg/m^2），但与城市男性相比，农村男性则较低（24.5kg/m^2 vs 25.1kg/m^2）。

续表

我国常见慢性病	流行病学趋势
慢性呼吸系统疾病	以慢性呼吸系统疾病中最具代表性的慢性阻塞性肺疾病(chronic obstructive pulmonary diseases，COPD)为例，一项纳入了 50 991 个来自中国 10 余个地区的人的全国横断面研究显示，根据肺活量测定定义来确诊的 COPD 的总体患病率为 8.6%，男性患病率(11.9%)高于女性(5.4%)，其中 40 岁以上人群患病率(13.7%)显著高于 20～39 岁人群患病率(2.1%)。
慢性风湿免疫性疾病	根据北京大学国家发展研究院开展的中国健康与养老追踪调查(china health and retirement longitudinal study，CHARLS)2018 年数据集的数据，60 岁以上老年人群中风湿病的患病率达 44.68%，其中女性关节炎或风湿病患病率高达 51.19%。
慢性神经系统退行性疾病	根据 2015 年《世界阿尔茨海默病报告》，目前中国 60 岁以上痴呆症患者为 1 000 万～1 100 万人，其中 60% 为阿尔茨海默病。65 岁以上阿尔茨海默病城市和农村患病率分别为 2.44% 和 4.25%。年龄和性别差异也较明显，55 岁后，年龄每增长 5 岁，患病率就翻一倍。另外，阿尔茨海默病女性的患病率是男性的 2.37 倍。在轻度认知障碍方面，对部分地区进行调查的数据显示其患病率在 9.70%～23.30%。
慢性骨骼肌肉系统疾病	来自全国代表性研究 CHARLS 2015 年的数据，肌肉减少症的总体患病率为 38.5%，其中男性肌肉减少症的患病率为 36.3%，女性为 40.7%。且随着年龄的增长，肌肉减少症的患病率不断提高，在 60～69、70～79、80 岁及以上人群中，肌肉减少症患病率分别为 29.1%、50.6%、70.8%。 2018 年中国骨质疏松症流行病学调查报告显示，50 岁以上人群骨质疏松症患病率为 19.2%，其中女性为 32.1%，男性为 6.9%；65 岁以上人群骨质疏松症患病率为 32.0%，其中女性为 51.6%，男性为 10.7%。

虽然中国在减轻多种疾病和残疾负担方面取得了明显进展，但针对慢性病，特别是针对老年人慢性病的治疗方面，仍面临着很多机遇与挑战。根据国务院发布的《中国居民营养与慢性病状况报告(2020)》中显示，2019 年我国因慢性病导致的死亡占总死亡的 88.5%，其中心

脑血管、癌症、慢性呼吸系统疾病死亡比例之和为 80.7%。根据《非传染性疾病 2030 倒计时》(NCD countdown 2030)公布的数据，在 2016 年全球死亡的 5 690 万人中，有 4 050 万人(71%)死于非传染性疾病。至 2017 年，脑卒中、缺血性心脏病、COPD 占据了中国人群主要死因前 5 位中的 3 位。

慢性病对于居民健康有着巨大的危害，慢性病防控工作任重而道远。

【思考题】

1. 慢性病的三级预防包括哪些？

2. 慢性病发病的主要行为危险因素有哪些？

（任菁菁）

第二节　国内慢性病诊治及管理现状

【学习提要】 1. 了解我国慢性病管理的相关政策。

2. 熟悉我国目前常见的慢性病管理模式。

自 2009 年实施新医改以来，慢性病防控成为我国卫生事业发展规划的重要内容。为迎接慢性病带来的挑战，我国政府针对行政机构、医疗机构、专科医生 / 全科医生和普通居民等多个层面制定了一系列慢性病防控政策，作出了引领和规范，并探索出一系列适合国情的慢性病管理模式。

一、我国慢性病管理的重要政策

1. 提高全民健康素养　2014 年 4 月国家卫生和计划生育委员会印发了《全民健康素养促进行动规划(2014—2020 年)》，提出大力开展健康素养宣传推广，各级卫生计生行政部门要将提高居民慢性病防治素养作为健康教育工作的重点任务。

2. 做好居民慢性病监测工作　国家卫生和计划生育委员会于 2014 年 9 月组织制定了《中国居民慢性病与营养监测工作方案(试

行)》,指明慢性病监测的工作路向,以期建立适合我国国情的慢性病及危险因素和营养监测系统,全面掌握我国居民营养状况、主要慢性病患病及相关影响因素的现况和变化趋势,为政府制订和调整慢性病防控、营养改善及相关政策,评价防控工作效果提供科学依据。

3. 推进医疗联合体建设　医疗联合体指通过搭建上下联动机制来提高医疗资源利用率、医疗服务可及性,降低医疗负担,缓解慢性病患者“看病难、看病贵”的问题。医疗联合体作为我国医疗体制改革的重要举措,2011 年首次在上海启动。2013 年全国卫生工作会议首次提出了“要积极探索和大力推广上下联动的医疗联合体体制机制”,标志着我国医疗联合体建设进入正式启动阶段,各省市开始积极贯彻相继进行尝试。2017 年 4 月国务院办公厅印发《国务院办公厅关于推进医疗联合体建设和发展的指导意见》,对医疗联合体的推进作出进一步指示。

4. 推进分级诊疗制度建设　分级诊疗制度以医疗联合体为载体,可促进医疗资源的合理配置、基本医疗卫生服务的均等化,对慢性病患者的诊治意义重大。2015 年国务院办公厅发布了《国务院办公厅关于推进分级诊疗制度建设的指导意见》,指出不同级别的医疗机构承担各自的疾病治疗,建立“基层首诊、双向转诊、急慢分治、上下联动”的分级诊疗模式,同时大力培养全科医生,加强基层医疗机构的人才队伍建设。

5. 推动家庭医生签约服务　家庭签约医生服务是实现分级诊疗的基础,通过与居民建立责任契约关系,对居民及其家庭进行健康管理的有效手段。2011 年国务院发布的《国务院关于建立全科医生制度的指导意见》提出,要推行全科医生与居民建立契约服务关系。并在 2013 年国务院发布的《国务院关于促进健康服务业发展的若干意见》中要求,要推进全科医生服务模式,探索面向居民家庭的签约服务。随后在 2016 年国务院医改办等 7 部委联合印发的《关于印发推进家庭医生签约服务的指导意见》中指出,推进家庭医生签约服务并优先覆盖慢性病等患者。

6. 建立国家慢性病防控示范区　2010 年起,在卫生部的领导下,“国家慢性病综合防控示范区”项目正式启动,而后《中国防治慢性病中长期规划(2017—2025 年)》《“健康中国 2030”规划纲要》等重要文件为慢性病综合防控的实施提出了战略规划,为多部门合作机制的落实和可持续发展提供了有力的政策保障。至 2019 年，全国已经分批次建立起 366 个国家慢性病综合防控示范区，逐渐覆盖至全国各省区，形成了多部门协作、全社会参与的慢性病防控机制，健康逐渐融入国民经济发展的各项政策之中。

7. 开展“互联网 +”慢性病防控　2018 年国务院办公厅印发《国务院办公厅关于促进“互联网 + 医疗健康”发展的意见》，提出加强老年慢性病在线服务管理，对慢性病处方、复诊、随访提出指示和规范。“互联网 +”框架下的慢性病管理利用实时数据分析技术，可为平台用户提供个性化、精准化监测、干预、随访管理，在很大程度上干预疾病进程、缩短就医时间、节约医疗资源，为医疗机构、医务人员、患者均提供了更大的便利，为慢性病的管理开辟了新途径。

二、我国慢性病管理的基本模式

慢性病往往发病隐匿，易导致较大危害，因此“早发现、早诊断、早治疗”尤为重要。在以往慢性病患者于专科门诊就诊的形式下，慢性病诊治管理具有患者流动性大、治疗方法单一、医生无法跟踪管理的不足之处。近年来，慢性病的诊治管理已有了较大改善，现主要依托于以下四个层面。

1. 医院层面　定期进行健康体检可以在慢性病形成之前或初期发现患者体内的异常变化，及早采取相应措施，有效提高慢性病预防和治疗的效果。在传统健康体检模式中，体检人群往往缺乏“自我是第一健康责任人”的观念，缺少自我健康管理意识，倾向于被动接受治疗，并且依从性较差。为了充分调动体检人群的自我管理意识，越来越多的医院在健康体检中心实施慢性病管理模式，通过检查监测发现问题，通过评估慢性病以及相关危险因素来认识问题和通过生活方式、药物等干预来解决问题，借此来提高慢性病患者主动健康的意识，促进慢性病患者身体健康。

2. 社区层面　相较于医院的体检中心，以基层社区为平台、由全科医生主导开展集预防、治疗和康复于一体的社区卫生服务，可以充分贯彻“基层首诊、双向转诊、急慢分治、上下联动”的分级诊疗制度，重点解决慢性病相关问题。

一方面，通过社区卫生诊断，调查和评估社区的公共卫生问题，为社区慢性病防控政策提供依据。通过明确慢性病健康管理的重点关注人群，针对相关因素开展慢性病的管理，做好高危人群的发现和预防，同时做好已发病患者的治疗和管理。

另一方面，开展社区慢性病管理，包括以下两个层面。①个体层面，社区针对慢性病的管理是指以患者为主导者的自我健康管理模式，医护人员评估患者健康状态，根据患者身体情况，从患者的健康需求出发选择治疗方案，同时通过系统指导、定期检查的方式对患者的慢性病现状进行观察，并给予健康教育和管理及督促患者自我管理；②群体层面，近年来逐渐流行以家庭为单位的健康家庭管理模式和慢性病俱乐部模式，强调病友互助、家庭和社区共同参与，可使患者之间互相激励学习，更好掌握关于慢性病防治知识，改变消极的认知，提高疾病的应对能力和自我管理能力。

3. 医院 - 社区 - 家庭三元联动模式　近年来，“医院 - 社区”“医院 - 社区 - 家庭”“医患合作、自我管理”等慢性病管理模式广泛在临床开展。该三元联动的模式，强调医院、社区与家庭之间的联合，以社区卫生服务中心为场所，以社区全科医生为主导和枢纽，以医院、社区、患者三方之间构建起环形交流、紧密协作的管理方式，使患者得到全程的专业医疗服务。这一照护体系保障了患者的康复护理活动在治疗环境发生改变的情况下不会受到影响，得到同样科学的医疗服务，使护理服务能够延伸到社区、延伸到家庭，并且使患者能够更积极、更主动地向外部寻求治疗照护帮助，增强了患者的就医主动性和诊治信心。

4. 健康管理产业层面　我国的健康管理产业于 21 世纪初出现，2013 年出现在国家的正式文件中，至此健康服务业的发展被提升至国家战略的高度。随着国民对健康的认识不断提高，经济改善和消费结构逐步升级，人们开始追求个性化、多元化、高水平的健康服务。

健康管理产业聚焦于两点：一是尽可能减少疾病发生的可能性，二是最大程度降低已患病人群可能遭受的危害。它从促进健康、维护健康、管理健康与治疗疾病四个方面进行产品生产、服务提供以及信息传播，其所融入与涵盖的范围较广，是集“医、药、养、游”为一体的关联性、融合性、渗透性较强的产业，在慢性病的防控管理中发挥了不容忽视的作用。

总之，我国的慢性病防控管理工作在政府部门、医学院校及科研单位、各级医院等相关工作者的共同努力下，逐步开展并形成较为完善的体系。慢性病管理的实践与发展，可使得我国国民的健康观念得到进一步提高，慢性病的发生发展逐步得到控制，同时可以达到更高效合理地使用医疗卫生资源，减轻经济和社会负担的目的。

【思考题】

简述我国目前常见的慢性病管理模式。

（任菁菁）

第三节　国外慢性病诊治及管理现状

【学习提要】 1. 了解国外慢性病管理的重要政策。
2. 熟悉国外实施的慢性病管理模式。

世界卫生组织（World Health Organization，WHO）于20世纪80年代起倡导采用健康促进的策略解决人群健康的问题，为慢性病的防控工作奠定了基础。基于此，各个国家开始积极探索适合自身国情的慢性病防控政策，并因地制宜采取了不同的防控策略与措施。

一、国外慢性病管理的重要政策

1. 健康促进《渥太华宪章》 1986年，第一届全球健康促进大会于加拿大渥太华召开，此次会议发布了健康促进《渥太华宪章》。该宪章明确了健康和疾病不仅是卫生部门的责任，更关系到健康的生活方式以及公众的福祉。它提出通过倡导、促使和协调三个手段来促进健康，减少疾病；对政策、经济、社会、文化、环境、行为和生物遗传因素等进行倡导，促进其利于健康的维护；促使人们公平地获得有助于健康的支持性环境、信息和咨询、生活技能，进而作出利于健康的选择；与健康相关的各部门协调开展行动。该宪章进一步提出五大行动领域：制定健康公共政策、构建支持性环境、强化社区行动、发展个人技能、调整卫生服务方向。该宪章成为健康领域最重要的政策文件，在慢性病防控工作中奠定了政策基础，指明了工作方向。

2.《赫尔辛基宣言》 2013年发布的《赫尔辛基宣言》将“健康融入万策”(health in all policies，HiAP)定义为一种以改善人群健康和健康公平为目标的公共政策制定方法，它系统地考虑公共政策可能带来的健康后果，寻求部门间协作，避免政策对人群健康和健康公平造成不利影响。HiAP提高了各级各类领导者在决策中对健康的责任感，强调公共政策对卫生系统以及对健康和福祉决定性的影响。在该政策的引领下，各级政府和部门开始逐渐承担慢性病防控工作设计和实施的责任，为形成多部门协调、全社会参与的慢性病防控环境起到了引领指示作用。

3. 充分依托全科医生，推行分级诊疗制度 与我国分级诊疗制度相比，西方国家的分级诊疗制度发展较早。其中以英国、德国、美国、日本为代表，他们分别根据各自的国情，形成了较为完备、各具特色的分级诊疗体系。

英国最早建立分级诊疗制度，其形成了一套严格的分级转诊和医疗保障政策，整个流程上下畅通，分工明确，通过基层医疗机构对居民进行健康管理和宣传，及时监控致死率较高的病种，预防常见病、慢性疾病的发生，充分发挥全科医生“守门人”的首诊作用；德国为家庭医生提供“专项培训＋终身学习”的教育模式，保证家庭医生的诊治素质和效率，从患者和全科医生两个角度促进分级诊疗的落地；美国通过差异化的保险额度来实现患者的分级就医，并通过长学制的教育和较高的收入，提升医生群体的综合素质和社会地位，提高患者对医生的信任度，使得分级诊疗更加完善；日本的分级诊疗模式采取圈层结合的医疗服务模式，并设置了双向转诊的比例标准，要求上转率低于下转率，实现患者的理性截流，为患者提供适度的诊治水平，避免医疗资源的过度使用。

二、国外慢性病管理模式

目前，在相关政策的引领和规范下，各个国家已针对自身需求设计并实施了多种慢性病管理模式。

1. 慢性病照护模型(chronic care model，CCM) 美国作为最早开展慢性病管理模式研究的国家之一，于20世纪70年代提出并实施了CCM。CCM是一种基于证据系统的综合慢性病管理模式，通过对各种慢性病相关证据进行综合，最终形成改善健康和管理疾病的指南。CCM主要由6个模块构成：卫生保健机构、社区资源、自我管理、服务提供系统、决策支持和临床信息系统。其工作模式为：在社区中建立一个积极、全面的医疗护理专家团队，利用社区资源，由专科医生、护士、全科医生等协调配合，共享患者信息，积极与患者沟通交流，使患者能够更好地对慢性病进行管理。

2. 北卡项目模式　同样在20世纪70年代，芬兰为应对冠心病和其他心血管病死亡率极高的情况，在北卡地区提出了一种新型的慢性病管理模式。该模型强调基层、社区和卫生机构之间的团结合作，在社区内将居民划分为管理单元，在政府的协助下满足每个管理单元内的健康需求。同时，政府定期进行健康教育以及健康项目评估，从而培养患者自我管理意识，改善行为方式以降低疾病发生的可能性；同时，还能有效帮助单元内居民互相照护、监管，使全民参与到慢性病管理当中。这种模式可以提高居民的健康水平，同时显著降低医疗支出。

3. 慢性病自我管理计划模型（chronic disease self-management program, CDSMP）　CDSMP由美国学者在20世纪90年代提出，随后在以瑞士等国家为首的亚欧各国得到广泛应用。该计划在政府政策和资金支持的基础上，调动患者主动参与疾病管理的积极性，加强患者与社区医护人员之间的沟通。社区医院护士在协助医生工作的同时，还向社区居民提供慢性病管理的相关知识，并协助患者进行自我行为管理。此计划严格贯彻社区医生首诊、双向转诊的分级诊疗模式，只有这样居民才有资格获得免费的医疗保障。

4. 慢性病创新照护框架（innovative care for chronic conditions framework, ICCC）　2002年WHO基于CCM和CDSMP等模型的基础，针对卫生系统相对不完善且人民收入水平较低的发展中国家提出了ICCC。ICCC强调政府在疾病管理中的作用，通过政策干预和财政拨款，建立不同级别医院的协调运作，建设双向转诊平台，保障医生能以最快的速度阅览到患者最全的信息。同时，在全科医生培养上增加财政支出，为慢性病管理的人才资源提供良好的保障。

5. 国民慢性病战略（national chronic disease strategy, NCDS）　NCDS由澳大利亚集合各级政府、相关部门及群众的意见后提出，旨在团结社会力量管理慢性病。通过国家财政拨款和社会保险的方式为资金流动提供保障。政府系统划分区域卫生规划，由全科医生成立全科医生诊所，与社区等机构协调配合。此战略贯穿慢性病整个阶段，从减少危险因素开始，通过早期发现、急症治疗、长期护理和晚期护理的综合持久的管理方式来规范慢性病管理。它需要患者、家庭成员和医护人员协调配合、相互促进，通过医护人员提供个性化的最佳方案来培养患者的自我管理能力和通过涵盖饮食、生活习惯、服药适应性、适度锻炼等方面的健康教育来提高患者的健康意识，使患者主动参与到慢性病的管理过程中。

6. 疾病管理计划（disease management plan，DMP） 德国引入DMP，主要由全科医生诊所负责，通过向慢性病患者实施社区干预和管理措施为其提供医疗服务。其严格的医学教育体系保证了全科医生提供慢性病预防和治疗服务的质量，因此社区居民对全科医生信任度高且依从性好，从而有利于慢性病的早发现和早治疗。

通过回顾国外针对慢性病管理颁布的相关政策及管理模式，可为我国开展慢性病防控管理工作提供思路和启示。在结合我国国情和借鉴国外较为成熟的管理模式的基础上，通过充分理解并实施健康融入万策的实施框架、形成多部门协调的体系和开展综合的健康行动，促使我国慢性病防控工作更加完善高效。

【思考题】

简述国外实施的慢性病管理模式。

（任菁菁）

第四节　全科医生诊治及管理慢性病的优势与展望

【学习提要】 1. 全科医生诊治及管理慢性病的优势。
2. 全科医生诊治及管理慢性病的展望。

慢性病在我国有着高患病率、高致残率的特点，消耗着大量医疗卫生资源，随着人口老龄化进程加快，当前人民对于慢性病诊治及管理方面的卫生需求有显著提升。全科医生作为社区居民健康“守门人”，承担着基层慢性病诊治及管理的初级卫生保健任务。了解全科医生在诊治及管理慢性病的优势与展望，能更好地认识全科医生在诊治及管理慢性病中的重要作用，推进基层慢性病防治进程。

一、全科医生诊治及管理慢性病的优势

1. 国家政策支持　2011 年 7 月 1 日，国务院颁布《国务院关于建立全科医生制度指导意见》（国发〔2011〕23 号）中提到：全科医生是综合程度较高的医学人才，主要在基层承担预防保健、常见病多发病诊疗和转诊、患者康复和慢性病管理、健康管理等一体化服务，被称为居民健康的“守门人”。此后 2015 年 9 月国务院办公厅印发的《国务院办公厅关于推进分级诊疗制度建设的指导意见》中也提出了基层医疗卫生机构中的全科医生为慢性病患者提供治疗、管理等服务。2018 年 1 月 24 日国务院发布的《国务院办公厅关于改革完善全科医生培养与使用激励机制的意见》中，提出进一步加快培养合格的全科医生，提升全科医生诊治、管理慢性病方面的能力。目前的各项政策不仅表明全科医生拥有慢性病管理诊治的能力，更推进了全科医生全面素质的提升。

2. 全科医生队伍的提升　2018—2022 年，中国全科医生总数增长了 1.9 倍。全科医生的培养逐步规范，以全科住院医师规范化培训、全科医生转岗培训以及助理全科医生培训为主的培养体系已日渐完善。

3. 全科医生的知识结构　全科医生涉及的疾病范围更广，其掌握的知识内容涵盖了多个学科，其所提供的服务具有全方位、全过程的特点，所以称为“全”。相较于专科医生，全科医生虽然对于知识深度及精细度的掌握有所不及，但是在知识广度方面，具有明显优势。慢性病具有涉及多系统、病程长、可控可防、难以治愈等特点，全科医生宽基底的知识结构模式，对于慢性病管理有着天然优势。

4. 全科医生服务的连续性、主动性与互动性　随着家庭医生签约模式的出现，目前全科医生与患者之间的联系更为紧密。家庭医生签约模式将传统坐诊转为主动问诊，将间断服务转为连续服务，同时患者与家庭医生在长期相处熟悉的过程中，加强互助互信的亲密关系，也助于形成和谐的医患关系。全科医生连续性、主动性、互动性的服务，使得慢性病患者可以更加切实地享受健康管理，满足其需求。

二、全科医生诊治及管理慢性病的展望

1. 全科医学的发展是大势所趋　自 2011 年国务院颁布《国务院

关于建立全科医生制度的指导意见》后，各部门先后颁布了大量卫生文件，如《全科医生规范化培养标准（试行）》《助理全科医生培训标准（试行）》《中医类别全科医生规范化培养标准（试行）》《国务院办公厅关于推进分级诊疗制度建设的指导意见》《国务院办公厅关于改革完善全科医生培养与使用激励机制的意见》《关于加快医学教育创新发展的指导意见》等，由此可见国家重大卫生政策大力支持全科医学的发展。2020 年 3 月，中央全面深化改革委员会第十二次会议指出，我国现存医疗体系不完善，需加强全科医生培养、分级诊疗等制度建设，同时推动公共卫生服务与医疗服务高效协同、无缝衔接，健全防治结合、联防联控、群防群治工作机制。党的二十大报告提出，促进优质医疗资源扩容和区域均衡布局，坚持预防为主，加强重大慢性病健康管理，提高基层防病治病和健康管理能力，发展壮大医疗卫生队伍，把工作重点放在农村和社区。综上所述，全科医学的发展是大势所趋。

2. 信息技术助力全科医学发展　随着信息技术的进步，信息技术在医疗卫生领域的作用也越发得以体现。如电子健康记录、电子护理记录等，不仅保障了医疗文书记录的规范性，同时也减少了医生繁冗的文书书写工作，也方便患者更加直观地了解自己接受的诊疗措施，拉近医患关系。对于基层全科医生来说，信息技术的加持使他们能更方便地了解患者的健康状况及用药情况等，方便作出合适的判断，同时也有利于分级诊疗制度的完善与推广。

3. 人工智能发展促进基层诊疗能力提升　人工智能正高速发展，且已经有越来越多的人工智能应用于疾病诊断、治疗及预后评估等。目前，基层医疗机构中的全科医生往往对于慢性病的首诊仍有困难。为明确患者慢性病的诊断，以实施更好的诊疗及管理，亟须人工智能等信息化技术的辅助决策，以提升基层全科医生的慢性病诊疗能力、优化慢性病基层管理模式。

4. 逐步培养亚专长全科医生　亚专长全科医生（general practitioner with special interest，GPwSI）最早源于英国，指在某方面经过培训和认证之后，具有特长的全科医生，如运动医学、老年医学、女性健康、痴呆。GPwSI 的出现填补了全科医疗与专科医疗的沟壑，在提升全科医疗诊疗水平的同时，将“以人为中心”的全科理念渗入专科医疗服务中。通过 GPwSI 的培养，促进社区卫生服务中心等基层卫生机构慢性病诊治能力的提高，完善基层首诊、分级诊疗。

我国全科医生队伍发展至今，无论是质量还是数量上较10年前都有明显提升，但仍未满足人民群众日益增长的慢性病诊疗需求，全科医生在慢性病诊治及管理工作中发挥其优势，提升我国慢性病防控水平，仍然任重而道远。

【思考题】

1. 简述全科医生诊治及管理慢性病的优势。
2. 如何提升全科医生诊治及管理慢性病的能力？

（任菁菁）

【推荐阅读】

[1] 姜莹莹，毛凡，张伟伟，等. 健康促进政策发展对中国慢性病防控工作启示. 中国公共卫生，2022，38（3）：381-384.

[2] 李雪梅，夏雅娟. 国内外慢性病防控策略. 公共卫生与预防医学，2021，32（3）：117-121.

[3] 梁晓峰. 我国慢性病防控工作及展望. 中国慢性病预防与控制，2022，30（6）：408-409.

[4] 刘颖，陈韶华，邱艳，等. 中国亚专长全科医师培养现状及建议. 中国全科医学，2018，21（22）：2664-2667.

[5] 王培玉. 健康管理学. 北京：北京大学医学出版社，2012.

[6] 杨辉，韩建军，许岩丽，等. 中国全科医学行业十年发展：机会和挑战并存. 中国全科医学，2022，25（1）：14.

[7] 中国心血管健康与疾病报告编写组. 中国心血管健康与疾病报告2021概要. 中国循环杂志，2022，37（6）：26.

[8] 《中国卒中中心报告2020》编写组.《中国卒中中心报告2020》概要. 中国脑血管病杂志，2021，18（11）：737-743.

[9] LI X，KRUMHOLZ H M，YIP W，et al.Quality of primary health care in China：challenges and recommendations.The Lancet，2020，395（10239）：1802-1812.

[10] NCD Countdown 2030 Collaborators.NCD Countdown 2030：worldwide trends in non-communicable disease mortality and progress towards Sustainable Development Goal target 3.4.The Lancet，2018，392（10152）：1072-1088.

第二章 呼吸系统

第一节 慢性支气管炎

【学习提要】 1. 慢性支气管炎的病因、临床表现和诊断。
2. 慢性支气管炎的综合治疗。
3. 慢性支气管炎的三级预防和健康管理。

【定义】

慢性支气管炎(chronic bronchitis),简称“慢支”,是气管、支气管黏膜及其周围组织的慢性非特异性炎症。临床上以咳嗽、咳痰为主要症状,或有喘息,每年发病持续3个月或更长时间,连续2年或2年以上,并排除具有咳嗽、咳痰、喘息症状的其他疾病。

【流行病学】

有统计显示,我国慢性支气管炎整体发病率约为3.8%,并随年龄升高而增长,在50岁以上人群中的发病率上升到15%。

【病因及发病机制】

一、病因

慢性支气管炎的病因尚不完全清楚,可能是多种环境因素与机体自身因素长期互相作用的结果。

1. 吸烟 吸烟是最重要的环境发病因素,吸烟者慢性支气管炎的患病率比不吸烟者高2~8倍。烟草中的焦油、尼古丁和氢氰酸等化学物质具有多种损伤效应。

2. 空气污染　大量有害气体如二氧化氮、二氧化硫、氯气等可损伤气道黏膜上皮，使纤毛清除功能下降，黏液分泌增多。

3. 职业粉尘和化学物质　接触职业粉尘及化学物质，如烟雾、工业废气、变应原和室内空气污染等，接触时间过长或浓度过高，均有可能促进慢性支气管炎发病。

4. 感染因素　病毒、细菌、支原体等感染可造成气管、支气管黏膜的损伤和慢性炎症，是慢性支气管炎发生发展的重要原因之一。

5. 其他因素　气道高反应性、年龄增大、免疫功能紊乱、自主神经功能失调等机体因素和气候等环境均与慢性支气管炎的发生和发展有关。

二、发病机制

慢性支气管炎发病机制涉及炎症反应及相关通路、氧化应激、黏液高分泌、气道表面脱水及气道重塑等多种方式，这些机制都与慢性支气管炎的发生发展、慢性迁延等密切相关。其中炎症反应是慢性支气管炎发生发展的核心机制，氧化应激为炎症反应的中心环节。

【临床表现】

一、症状

慢性支气管炎主要症状是咳嗽、咳痰或伴有喘息。缓慢起病，病程长，反复急性发作而使病情加重。急性加重时表现为咳嗽、咳痰、喘息等症状突然加重。

1. 咳嗽　晨间咳嗽为主，睡眠时有阵咳或排痰。

2. 咳痰　痰液常为白色黏液或浆液泡沫性，清晨排痰较多，起床后或体位变动时可刺激排痰。

3. 喘息或气急　喘息明显者可能伴发支气管哮喘，若伴发肺气肿可表现为活动后气促。

二、体征

早期多无异常体征。急性发作期可在背部或双肺底闻及干、湿啰

音，咳嗽后可减少或消失。

三、接诊要点

诊断慢性支气管炎时，应详细问诊、全面采集病史。在问诊中需要注意患者就诊的主要原因、倾听患者对疾病的看法、关注患者的担心和期望，适时反馈。具体要点包括以下几个方面。

1. 起病情况　包括发病年龄、发病时间、起病形式、诱因等。多见于气候多变的冬、春季节。

2. 病情特点　常缓慢起病，病程长，常反复急性发作而使病情加重。

3. 伴随症状　有无畏寒发热，有无活动后气促，有无食欲缺乏、乏力，有无消瘦等。

4. 治疗经过　详细询问患病以来的诊治经过，包括已做的检查，所用药物、剂量、疗效，有助于病情的诊断。

5. 生活方式及社会心理因素　详细询问患者是否有吸烟、职业粉尘接触史等。了解患者对慢性支气管炎的看法，以及心情是否焦虑，是否因疾病影响生活质量等。

四、常见并发症

1. 阻塞性肺气肿　是慢性支气管炎最常见的并发症。慢性支气管炎反复发作可导致肺过度膨胀，肺泡弹性降低，形成阻塞性肺气肿，主要表现为在原有症状的基础上出现逐渐加重的呼吸困难。

2. 肺不张　慢性支气管炎引起肺不张，多数是因为感染加重后痰液引流不畅，痰栓阻塞气道后导致。

3. 支气管肺炎　慢性支气管炎症蔓延至支气管周围肺组织中，患者有寒战、发热、咳嗽、咳脓黄痰等表现。血常规白细胞总数及中性粒细胞增多，胸部影像学检查显示有片状、斑片状浸润性阴影等表现。

4. 支气管扩张　慢性支气管炎反复急性发作，会导致支气管反复感染和支气管壁结构破坏，继而引起支气管扩张。

5. 慢性阻塞性肺疾病　主要症状是慢性咳嗽、咳痰和呼吸困难。慢性支气管炎患者若肺功能检查第一秒用力呼气容积（forcedexpiratory volume in one second，FEV_1）与用力肺活量（forced vital capacity，FVC）的比值，即一秒率（FEV_1/FVC）<0.70，即存在持续的气流受限，提示已

发展为慢性阻塞性肺疾病。

6. 慢性肺源性心脏病　大多是从慢性阻塞性肺疾病发展而来，由于慢性阻塞性肺疾病引起肺血管床减少及缺氧致肺动脉收缩和血管重塑，导致肺动脉高压，右心室肥厚扩大，最终发生右心功能不全。

【辅助检查】

一、实验室检查

1. 血液检查　细菌感染时可出现白细胞总数和/或中性粒细胞计数增高。

2. 痰液检查　可培养出致病菌。涂片可发现革兰氏阳性菌或革兰氏阴性菌，或大量破坏的白细胞和杯状细胞。

二、影像学检查

1. X 射线检查　早期可无异常。反复发作者表现为肺纹理增粗、紊乱，呈网状或条索状、斑点状阴影，以双下肺明显。

2. 计算机断层成像（computed tomography，CT）检查　表现为肺纹理增多、增粗和紊乱。

三、呼吸功能检查

早期无异常。如有小气道阻塞时，最大呼气流速 - 容量曲线在 75% 和 50% 肺容量时流量明显降低。当使用支气管扩张剂后，一秒率（FEV_1/FVC）<0.70，提示已发展为慢性阻塞性肺疾病。

【诊断和评估】

一、诊断思维

1. 诊断　依据咳嗽、咳痰或伴有喘息，每年发病持续 3 个月，连续 2 年或 2 年以上，并排除其他可以引起类似症状的慢性疾病，可诊断慢性支气管炎。若每年发病时间不足 3 个月，而有明确的客观检查依据（如 X 射线、肺功能等）亦可作出诊断。

2. 鉴别诊断　慢性支气管炎应与支气管哮喘、肺结核、支气管扩张、支气管肺癌等进行鉴别。

（1）支气管哮喘：常有家庭或个人过敏性疾病史，以刺激性咳嗽为特征，油烟、冷空气等容易诱发。支气管激发试验阳性，抗生素治疗无效。

（2）肺结核：常有午后低热、乏力、盗汗、消瘦等结核毒性症状，干、湿啰音多局限于上肺，痰液查找抗酸杆菌及X射线检查可以鉴别。

（3）支气管扩张：主要表现为反复咯血或反复大量咯脓痰，X射线检查常见肺纹理粗乱或卷发状，胸部高分辨率CT可确定诊断。

（4）支气管肺癌：多有长期嗜烟史，表现为刺激性咳嗽、痰中带血、胸痛和消瘦等症状。影像学、痰液细胞学检查、支气管镜检查有助于确诊。

二、临床评估

慢性支气管炎临床分型可分为单纯型和喘息型。单纯型主要表现为咳嗽、咳痰；喘息型除咳嗽、咳痰外尚有喘息症状，并常伴有哮鸣音。

【治疗】

一、治疗目标

慢性支气管炎的治疗目标是减轻和消除症状，防止肺功能损害，促进康复。

二、治疗原则

慢性支气管炎急性加重期的治疗原则主要是控制感染、镇咳祛痰和平喘，缓解期治疗主要以切断诱发因素、提高自身机体免疫力及对症为主。

三、治疗方案

（一）急性加重期治疗

1. 控制感染　可依据患者当地常见病原菌经验性选择抗生素，一般可选择喹诺酮类、大环内酯类、β-内酰胺类等口服，病情严重时静脉给药。如能培养出致病菌，可按药敏试验选用抗生素。

2. 镇咳祛痰　可使用复方甘草合剂、复方氯化铵合剂、溴己新、盐酸氨溴索等药物。干咳为主者可用右美沙芬或其合剂等止咳。

3. 平喘　有气喘者可加用支气管扩张剂，如氨茶碱、茶碱控释剂或 β_2 受体激动剂吸入。

（二）缓解期治疗

1. 戒烟　应避免吸入有害气体和其他有害颗粒。

2. 增强体质，预防感冒。

3. 免疫调节治疗　反复呼吸道感染者可试用免疫调节剂，如流行性感冒疫苗、肺炎疫苗、卡介苗多糖核酸、胸腺素等。

4. 中医治疗　慢性支气管炎属中医的“咳嗽”“喘证”“痰饮”范畴，与肺、脾、肾三脏密切相关，外感六淫，内在脏腑功能失调、肺宣降失常、痰邪壅滞所致。中医药疗法如针刺、贴敷以及中成药的治疗，对慢性支气管炎有较好的改善作用，尤其对缓解期的患者效果更为显著。

5. 康复治疗　慢性支气管炎康复治疗可通过呼吸运动、体育活动等方式改善肺功能，延缓病情发展。患者可在医生指导下，通过正确的呼吸方式改善呼吸功能，最有效的呼吸运动是腹式呼吸。适合慢性支气管炎患者体育活动项目主要包括散步、慢跑、瑜伽、太极拳等。患者可结合自身情况进行适当的体育活动，要注意逐渐增加运动量，运动负荷不能过重。

【健康管理】

一、三级预防

（一）一级预防

1. 预防感冒　感冒是引起慢性支气管炎急性发作的常见诱因。建议加强耐寒锻炼，提高机体免疫力和对气候变化的适应力。

2. 控制危险因素　如戒烟，避免吸入有害气体和其他有害颗粒等。

3. 做好环境保护　保持室内空气新鲜，避免烟雾、粉尘和刺激性气体对呼吸道的影响，以免诱发慢性支气管炎。

4. 避免受凉　在气候变冷的季节，要注意保暖，避免受凉。寒冷可降低支气管的防御功能，同时也可反射性引起支气管平滑肌收缩、黏膜血液循环障碍和分泌物排出受阻，而发生继发感染。

（二）二级预防

二级预防主要包括早期诊断、戒烟以及免疫治疗。免疫治疗包括流行性感冒疫苗及肺炎链球菌的疫苗接种，接种流行性感冒、肺炎链球菌疫苗减少呼吸道感染。

（三）三级预防

三级预防的目的是减少慢性支气管炎对人体功能和生活质量的影响，包括：①积极治疗原发病；②注重预防感冒；③绝对戒烟；④适当锻炼，体育锻炼能增强体质，提高机体免疫力和对气候变化的适应力；⑤合理搭配饮食，以清淡为宜，多吃富含维生素、微量元素的食物，每天补充新鲜蔬菜和水果等；⑥接种流行性感冒、肺炎链球菌疫苗减少呼吸道感染。

二、健康教育

慢性支气管炎健康教育内容包括：①教育与督促患者戒烟；②使患者了解慢性支气管炎的病因与临床基础知识；③学会保持乐观的情绪，避免紧张、焦虑、忧郁等不良因素的刺激，树立战胜疾病的信心；④了解赴医院就诊的时机。

三、双向转诊

（一）上转指征

1. 慢性支气管炎经社区正规治疗无明显好转，病情症状加重者。

2. 原发病症状加重并出现并发症者。

（二）下转指征

1. 初次疑诊慢性支气管炎，已明确诊断、确定了治疗方案。

2. 慢性支气管炎急性加重经正规抗感染治疗后，病情稳定、症状缓解。

四、社区管理

对于慢性支气管炎患者应建立相关社区健康档案，建立随访记录表，纳入社区长期健康管理。

【预后】

部分患者可控制，不影响工作、学习；部分患者可发展成慢性阻塞性肺疾病甚至肺源性心脏病。

【诊治进展】

慢性支气管炎发病机制复杂多样，参与的细胞与炎症因子关系错综复杂，炎症调控机制已深入基因层面。未来的研究重点可能在于阐明各参与因素之间的关系，包括炎症通路之间的联系与区别，阻断慢性炎症正向调控回路并实现从基础研究向临床实践的转化。这些研究的发展都为研究相关药物提供了更多的可能。

【病例分享】

患者，男性，56岁，因“反复咳嗽咳痰10年，加重4天”于当地卫生院全科门诊就诊。患者10年前受凉后出现咳嗽咳痰，咳嗽阵发性，晨起时明显，咳少量白痰，无胸闷气促，无畏寒发热，无反酸呕吐等不适。此后患者症状反复发作，每年发病持续3个月，当地卫生院诊断“慢性支气管炎”，予以抗感染治疗后好转。4天前患者感冒后再次出现咳嗽咳痰，症状较前加重，咳中等量脓黄痰，无胸闷气促，无发热乏力等。既往体健，有长期嗜烟史20年，每天2包（20根/包），否认嗜酒史。体格检查：体温36.8℃，脉搏74次/min，呼吸16次/min，血压120/70mmHg，神志清，两肺呼吸音略粗，未闻及明显干、湿啰音，心律齐，未及杂音，腹软，肝脾肋下未及，双下肢无水肿。接诊的全科医生予以血常规检查，示白细胞计数11.0×10^9/L；胸部X射线检查示两肺纹理增粗紊乱，诊断慢性支气管炎急性加重。建议患者去上一级综合性医院行肺功能检查，排除有无慢性阻塞性肺疾病。

患者转诊至上一级医院后行肺功能检查，示肺通气功能正常，予以头孢呋辛酯片口服抗感染、氨溴索口服液化痰、复方甘草口服液止咳等对症治疗。嘱患者回当地卫生院门诊随访。5天后患者症状逐渐好转，当地卫生院全科门诊复诊。全科医生给患者建立健康档案，教育患者戒烟，避免感冒受凉，嘱患者定期社区随访。

【思考题】

1. 慢性支气管炎的病因有哪些？
2. 慢性支气管炎的常见并发症有哪些？
3. 慢性支气管炎的三级预防和转诊指征有哪些？

（周　炜）

第二节　慢性阻塞性肺疾病

【学习提要】 1. 慢性阻塞性肺疾病的病因、临床表现和诊断。
2. 慢性阻塞性肺疾病的综合评估和治疗。
3. 慢性阻塞性肺疾病的三级预防和社区健康管理。

【定义】

慢性阻塞性肺疾病（chronic obstructive pulmonary disease，COPD，下列简称“慢阻肺”）是一种常见的、可预防和治疗的慢性气道疾病，其特征是持续存在的气流受限和相应的呼吸系统症状；其病理学改变主要是气道和 / 或肺泡异常，通常与显著暴露于有害颗粒或气体相关，遗传易感性、异常的炎症反应以及与肺异常发育等众多的宿主因素参与发病过程；严重的合并症可能影响疾病的表现和病死率。

【流行病学】

根据全球疾病负担调查，慢阻肺是我国 2016 年第 5 大死亡原因，2017 年第 3 大伤残调整寿命年的主要原因。2018 年“中国成人肺部健康研究”调查结果显示，我国 20 岁及以上成人慢阻肺患病率为 8.6%，40 岁以上人群患病率高达 13.7%。世界卫生组织关于病死率和死因的最新预测数字显示，慢阻肺患病率在未来 40 年将继续上升，预计至 2060 年死于慢阻肺及其相关疾病的患者数超过每年 540 万人。

【病因及发病机制】

一、病因

引起慢阻肺的危险因素主要包括个体易感因素和环境因素。

（一）个体易感因素

1. 遗传因素　慢阻肺有遗传易感性，α_1-抗胰蛋白酶重度缺乏与非吸烟者的肺气肿形成有关。

2. 年龄和性别　年龄是慢阻肺的危险因素，年龄越大，慢阻肺患病率越高。有文献报道，女性对烟草烟雾的危害更敏感。

3. 肺生长发育　妊娠、出生和青少年时期直接和间接暴露于有害因素时可以影响肺的生长，肺的生长发育不良是慢阻肺的危险因素。

4. 支气管哮喘和气道高反应性　支气管哮喘不仅可以和慢阻肺同时存在，也是慢阻肺的危险因素，气道高反应性也参与慢阻肺的发病过程。

5. 低体重指数　体重指数越低，慢阻肺的患病率越高。吸烟和体重指数对慢阻肺存在交互作用。

（二）环境因素

1. 烟草　吸烟是慢阻肺最重要的环境致病因素。

2. 燃料烟雾　柴草、煤炭和动物粪便等燃料燃烧时产生的烟雾中含有大量有害成分，可能是不吸烟女性发生慢阻肺的重要原因。

3. 空气污染　空气污染物中的颗粒物质（particulate matter，PM）和有害气体物质（二氧化硫、二氧化氮、臭氧和一氧化碳等）对支气管黏膜有刺激和细胞毒性作用。

4. 职业性粉尘　当职业性粉尘（二氧化硅、煤尘、棉尘和蔗尘等）的浓度过大或接触时间过久，可导致慢阻肺的发生。

5. 感染和慢性支气管炎　呼吸道感染是慢阻肺发病和加剧的重要因素，病毒和/或细菌感染是慢阻肺急性加重的常见原因。慢性支气管炎增加发生慢阻肺的可能性，并可能与急性加重的次数和严重程度有关。

6. 社会经济地位　慢阻肺的发病与患者的社会经济地位相关，室内外空气污染程度不同、营养状况等与社会经济地位的差异可能存在一定内在联系。

二、发病机制

慢阻肺的发病机制复杂、尚未完全阐明。吸入烟草烟雾等有害颗粒或气体可引起气道氧化应激、炎症反应以及蛋白酶-抗蛋白酶失衡等多种途径参与慢阻肺发病。此外，自身免疫调控机制、遗传危险因素以及肺发育相关因素也可能在慢阻肺的发生发展中起到重要作用。上述机制的共同作用导致慢阻肺的形成。

【临床表现】

一、症状

慢阻肺主要症状是慢性咳嗽、咳痰和呼吸困难。

1. 慢性咳嗽　慢阻肺常见的症状，咳嗽症状出现缓慢，迁延多年，以晨起和夜间阵咳为主。

2. 咳痰　痰液常为白色黏液浆液性，常于早晨起床时剧烈阵咳，咳出较多黏液浆液样痰后症状缓解；急性加重时痰液可变为黏液脓性而不易咳出。

3. 气短或呼吸困难　早期仅在劳力时出现，之后逐渐加重，以致在日常活动甚至休息时也感到呼吸困难；活动后呼吸困难是慢阻肺的“标志性症状”。

4. 胸闷和喘息　部分患者有明显的胸闷和喘息，此非慢阻肺特异性症状，常见于重症或急性加重患者。

二、体征

慢阻肺的早期体征可不明显，随着疾病进展，胸部体检可见以下体征。

1. 视诊　胸廓前后径增大，肋间隙增宽，剑突下胸骨下角增宽，称为桶状胸。部分患者呼吸变浅、呼吸频率增快，严重者可有缩唇呼吸和/或前倾体位；合并低氧血症时可见患者黏膜和皮肤发绀。

2. 触诊　双侧语颤减弱。并发早期肺源性心脏病的患者可触及剑突下心脏搏动。

3. 叩诊　胸部叩诊过清音，心浊音界缩小，肺下界和肝浊音界下降，均系肺过度充气所致。

4. 听诊　双肺呼吸音减弱，呼气期延长，可闻及干啰音或哮鸣音和/或湿啰音；心脏听诊心音遥远，剑突下心音较清晰响亮。

此外，合并肺源性心脏病时患者可见下肢水肿、腹水和肝大并压痛等体征；合并肺性脑病时偶可引出神经系统病理体征。

三、接诊要点

诊断慢阻肺时，为减少漏诊，应详细问诊、全面采集病史。在问诊中需要注意患者就诊的主要原因、倾听患者对疾病的看法、关注患者的担心和期望，适时反馈。具体要点包括以下几个方面。

1. 起病情况　包括发病年龄、发病时间、起病形式、诱因等。慢阻肺患者多于中年以后发病，秋、冬寒冷季节症状明显。

2. 病情特点　慢阻肺起病隐匿，缓慢渐进性进展，常有反复呼吸道感染及急性加重史。随着病情进展，急性加重愈渐频繁。

3. 伴随症状　有无畏寒、发热，有无腹痛、腹胀，有无恶心、呕吐，有无食欲缺乏、乏力、消瘦，有无意识障碍等。

4. 治疗经过　详细询问患病以来的诊治经过，包括已做的检查，所用药物、剂量、疗效，有助于病情的诊断。

5. 既往史、家族史等　包括哮喘史、过敏史、结核病史、儿童时期呼吸道感染及呼吸道传染病史（麻疹、百日咳）等。慢阻肺有家族聚集倾向。

6. 生活方式及社会心理因素　详细询问患者的饮食结构和运动习惯，是否有吸烟、酗酒史。了解患者对慢阻肺的看法，以及心情是否焦虑，是否因疾病影响了生活质量。了解患者家庭成员关系是否和睦，家庭支持度如何，社会人际关系是否和谐。

四、常见并发症 / 合并症

（一）并发症

1. 慢性呼吸衰竭　常在慢阻肺急性加重时发生，其症状明显加重，发生低氧血症和 / 或高碳酸血症，出现缺氧和二氧化碳潴留表现。

2. 自发性气胸　如有突然加重的呼吸困难，并伴有明显发绀，患侧肺部叩诊为鼓音，听诊呼吸音减弱或消失，应考虑并发自发性气胸，通过 X 射线检查可以确诊。

3. 慢性肺源性心脏病　由于慢阻肺引起肺血管床减少及缺氧致肺动脉收缩和血管重塑，导致肺动脉高压，右心室肥厚扩大，最终发生右心功能不全。

（二）合并症

1. 心血管病　是慢阻肺常见和重要的合并症，主要包括缺血性心脏病、心力衰竭、心房颤动、高血压和外周血管疾病。

2. 骨质疏松　与肺气肿、低体重指数相关，是慢阻肺的主要合并症之一，与健康状况和预后差相关。

3. 焦虑和抑郁　是慢阻肺重要的合并症，常发生于年轻女性、吸烟、FEV_1 较低、咳嗽、圣乔治呼吸问卷评分较高及合并心血管病的患者。

4. 肺癌　在慢阻肺患者中很常见，肺癌发生的常见危险因素包括：①年龄>55 岁；②吸烟史>30 包 / 年；③胸部 CT 检查发现肺气肿；④存在气流限制 $FEV_1/FVC<70\%$；⑤体重指数<25kg/m^2；⑥有肺癌家族史。

5. 代谢综合征和糖尿病　慢阻肺患者常合并代谢综合征和糖尿病，而后者可能影响慢阻肺预后。

6. 胃食管反流病　是一种全身性合并症，会对肺部病变产生影响。与急性加重风险增加和较差的健康状态有关，是慢阻肺急性加重的独立危险因素。

7. 支气管扩张　慢阻肺患者进行胸部 CT 检查常显示以往未发现的支气管扩张，多为轻度的柱状支气管扩张，囊状支气管扩张不常见。

8. 重症感染　在慢阻肺患者中很常见，特别是呼吸系统感染。

9. 阻塞性睡眠呼吸暂停（obstructive sleep apnea，OSA）　慢阻肺患者合并 OSA 的患病率为 20%～55%，中重度慢阻肺患者 OSA 患病率可高达 65.9%，当两者并存时称为重叠综合征。

【辅助检查】

一、实验室检查

1. 肺功能检查　是目前检测气流受限公认的客观指标，是慢阻肺诊断的“金标准”，也是慢阻肺的严重程度评价、疾病进展监测、预后及治疗反应评估中最常用的指标。吸入支气管舒张剂后 $FEV_1/FVC<70\%$ 是判断存在持续气流受限，诊断慢阻肺的肺功能标准。在明确慢阻肺诊断的前提下，以 FEV_1 占预计值的百分比来评价气流受限的严重程度。

2. 脉搏氧饱和度（SpO_2）监测和动脉血气分析　当患者临床症状提示有呼吸衰竭或右心衰竭时应监测 SpO_2。如果 $SpO_2<92\%$，应进行动脉血气分析检查。

3. 血常规检查　稳定期外周血嗜酸粒细胞计数对慢阻肺药物治疗方案是否联合吸入性糖皮质激素有一定的指导意义。慢阻肺合并细菌感染时，外周血白细胞计数增高，核左移。

二、影像学检查

1. 胸部X射线检查　主要X射线征象为肺过度充气，表现为肺野透亮度增高，双肺外周纹理纤细稀少，胸腔前后径增大，肋骨走向变平，横膈位置低平，心脏悬垂狭长，严重者常合并有肺大疱的影像学改变。

2. 胸部CT检查　CT检查可见慢阻肺小气道病变表现、肺气肿表现以及并发症的表现，其主要临床意义在于排除其他具有相似症状的呼吸系统疾病。

三、其他

心电图和超声心动图检查对于晚期慢阻肺以及慢阻肺急性加重的鉴别诊断、并发肺源性心脏病以及慢阻肺合并心血管系统疾病的诊断、评估和治疗具有一定的临床意义与实用价值。

【诊断和评估】

一、诊断思维

对有慢性咳嗽或咳痰、呼吸困难、反复下呼吸道感染史和/或有慢阻肺危险因素暴露史的患者，临床上应该考虑慢阻肺诊断的可能性。

1. 诊断标准　慢阻肺的诊断主要依据危险因素暴露史、症状、体征及肺功能检查等临床资料，并排除可引起类似症状和持续气流受限的其他疾病，综合分析确定。肺功能检查表现为持续气流受限是确诊慢阻肺的必备条件，吸入支气管舒张剂后 $FEV_1/FVC<70\%$ 即明确存在持续的气流受限。临床医生可使用图2-2-1的诊断流程进行慢阻肺诊断。

2. 鉴别诊断　慢阻肺应与哮喘、支气管扩张症、充血性心力衰竭、肺结核和弥漫性泛细支气管炎等疾病进行鉴别。应注意当哮喘发生气道重塑时，可导致气流受限的可逆性减少，需全面分析患者的临床资料才能作出正确的判断。此外还要明确，慢阻肺和哮喘这两种疾病亦可同时存在于同一患者。

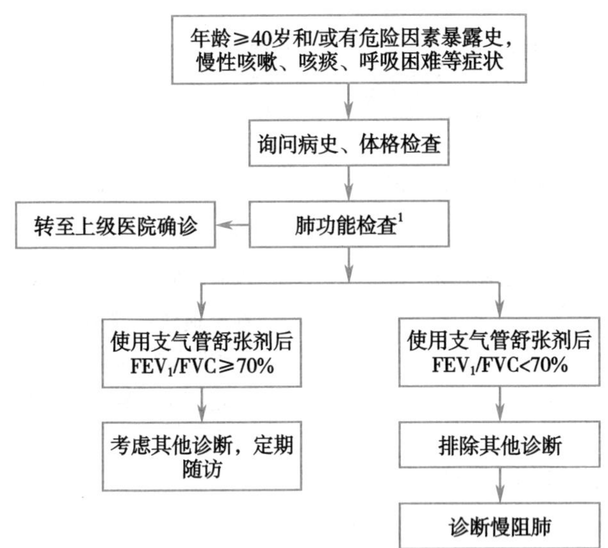

图 2-2-1 慢性阻塞性肺疾病（简称“慢阻肺”）诊断流程

[1] 当基层医院不具备肺功能检查条件时，可通过筛查问卷发现慢阻肺高危个体（表 2-2-1），疑诊患者应向上级医院转诊，进一步明确诊断；非高危个体建议定期随访。

表 2-2-1 中国慢性阻塞性肺疾病（简称“慢阻肺”）筛查问卷

问题	选项	评分标准	得分
您的年龄 / 岁	40～49	0	
	50～59	3	
	60～69	7	
	≥70	10	
您的吸烟量 / 包年	0～14	0	
= 每天吸烟____包 × 吸烟____年	15～29	1	
	≥30	2	
您的体重指数 /（$kg \cdot m^{-2}$）	<18.5	7	
= 体重____kg/ 身高 ^{2}____m^2	18.5～23.9	4	
如果不会计算，您的体重属于哪一类：很瘦（7），一般（4），	24.0～27.9	1	

续表

问题	选项	评分标准	得分
稍胖（1），很胖（0）	≥28.0	0	
没有感冒时您是否经常咳嗽	是	3	
	否	0	
您平时是否感觉有气促	没有气促	0	
	在平地急行或爬小坡时感觉气促	2	
	平地正常走路时都感觉气促	3	
您目前使用煤炉或柴草烹饪或取暖吗	是	1	
	否	0	
您父母、兄弟姐妹及子女中，是否有人患有支气管哮喘、慢性支气管炎、肺气肿或慢阻肺	是	2	
	否	0	
	总分		

注：总分≥16分需要进一步检查明确是否患有慢阻肺。

二、临床评估

慢阻肺病情评估应根据患者的临床症状、肺功能受损程度、急性加重风险以及合并症/并发症等情况进行综合分析，其目的在于确定疾病的严重程度，以最终指导治疗。

1. 肺功能评估　可使用GOLD分级，按照气流受限严重程度进行肺功能评估，即以FEV_1占预计值的百分比为分级标准。慢阻肺患者根据气流受限程度分为1～4级（表2-2-2）。

2. 症状评估　可采用改良版英国医学研究委员会（Modified British Medical Research Council，mMRC）呼吸困难问卷（表2-2-3）对呼吸困难严重程度进行评估，或采用慢阻肺患者自我评估测试（COPD Assessment Test，CAT）进行综合症状评估（表2-2-4）。

表 2-2-2 慢性阻塞性肺疾病(简称"慢阻肺")患者气流受限严重程度的肺功能分级

分级	严重程度	肺功能(基于使用支气管舒张剂后 FEV_1)
GOLD 1 级	轻度	FEV_1 占预计值的百分比≥80%
GOLD 2 级	中度	50%≤FEV_1 占预计值的百分比<80%
GOLD 3 级	重度	30%≤FEV_1 占预计值的百分比<50%
GOLD 4 级	极重度	FEV_1 占预计值的百分比<30%

注：基本条件为使用支气管舒张剂后 FEV_1/FVC<70%。

表 2-2-3 改良版英国医学研究委员会(mMRC)呼吸困难问卷

呼吸困难评价等级	呼吸困难严重程度
0 级	只有在剧烈活动时才感到呼吸困难
1 级	在平地快步行走或步行爬小坡时出现气短
2 级	由于气短，平地行走时比同龄慢或需要停下来休息
3 级	在平地行走 100m 左右或数分钟后需要停下来喘气
4 级	因严重呼吸困难以至于不能离开家，或在穿衣服、脱衣服时出现呼吸困难

表 2-2-4 慢性阻塞性肺疾病(简称"慢阻肺")患者自我评估测试(CAT)

序号	症状	评分	症状
1	我从不咳嗽	0 1 2 3 4 5	我总是咳嗽
2	我肺里一点痰都没有	0 1 2 3 4 5	我有很多痰
3	我一点也没有胸闷的感觉	0 1 2 3 4 5	我有很严重的胸闷感觉
4	当我在爬坡或爬一层楼梯时没有喘不过气的感觉	0 1 2 3 4 5	当我上坡或爬 1 层楼时，会感觉严重喘不上气
5	我在家里的任何活动都不受到慢阻肺的影响	0 1 2 3 4 5	我在家里的任何活动都很受慢阻肺的影响
6	尽管有肺病我仍有信心外出	0 1 2 3 4 5	因为我有肺病，我没有信心外出
7	我睡得好	0 1 2 3 4 5	因为有肺病我睡得不好
8	我精力旺盛	0 1 2 3 4 5	我一点精力都没有

注：数字 0～5 表现严重程度，请标记最能反映您当时情况的选项，并在数字上打√，每个问题只能标记 1 个选项。

3. 急性加重风险评估　是依据前 1 年的急性加重次数，若上 1 年发生 2 次及以上中 / 重度急性加重，或者 1 次及以上因急性加重住院，评估为急性加重的高风险人群。未来急性加重风险的预测因素主要为既往急性加重史，其他可参考症状、肺功能、嗜酸性粒细胞计数等。

4. 稳定期慢阻肺综合评估与分组　依据上述肺功能分级和对症状及急性加重风险的评估，即可对稳定期慢阻肺患者的病情严重程度进行综合性评估（图 2-2-2），并依据该评估结果选择稳定期的治疗方案。综合评估系统中，根据患者气流受限程度分为 GOLD 1～4 级；根据症状水平和过去 1 年的中 / 重度急性加重史将患者分为 A、B、C、D 4 个组。

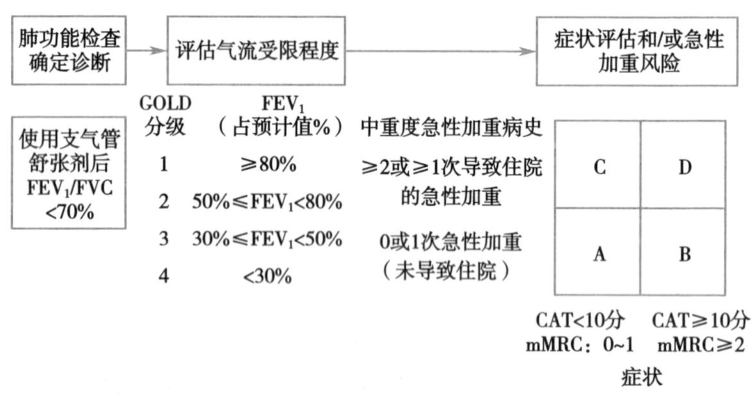

图 2-2-2　慢性阻塞性肺疾病综合评估示意图

5. 急性加重期病情评估　慢阻肺急性加重期是指患者呼吸道症状急性加重，超过日常变异水平，常规用药方案无法控制病情，需要调整治疗。对于急性加重患者，首先应寻找急性加重的原因，其次需根据患者呼吸频率、喘憋程度、血气分析、影像学资料等评估患者病情，以决定门诊或者住院治疗。

【治疗】

一、治疗目标

慢阻肺稳定期的治疗目标是减轻当前症状，包括缓解症状、改善运动耐力、改善健康状况；降低未来风险，包括防止疾病进展、防止和治疗急性加重、减少病死率。慢阻肺急性加重期的治疗目标是尽可能减少当前急性加重的不良影响和预防以后急性加重的发生。

二、治疗原则

慢阻肺急性加重期治疗原则是根据患者临床症状、体征、血气分析和胸部影像学等指标评估患者严重程度，采取相应治疗措施。

三、治疗方案

（一）稳定期治疗

1. 一般治疗　①戒烟：劝导吸烟患者戒烟，这是减慢肺功能损害最有效的措施。因职业或环境粉尘、刺激性气体所致者，应脱离污染源。②营养支持：营养不良是慢阻肺常见的并发症，应对患者的营养状态加以评估，对于需要加强营养的患者提供方法支持。③心理疏导：慢阻肺患者因长期患病，常出现焦虑、抑郁、紧张、恐惧、悲观失望等不良心理。应针对病情及心理特征及时给予心理疏导。

2. 药物治疗　慢阻肺稳定期药物治疗主要包括以下几种。

（1）支气管舒张剂：主要有 β_2 受体激动剂、抗胆碱能药物及甲基黄嘌呤类药物。

1）β_2 受体激动剂：分为短效和长效 2 种类型。短效 β_2 受体激动剂（short-acting beta2-agonist，SABA）主要有特布他林、沙丁胺醇等，主要用于按需缓解症状。长效 β_2 受体激动剂（long-acting beta2-agonist，LABA）作用时间持续 12 小时以上，包括沙美特罗和福莫特罗，其中福莫特罗属于速效和长效 β_2 受体激动剂。近年来新型 LABA 起效更快、作用时间更长，包括茚达特罗、奥达特罗和维兰特罗等。

2）抗胆碱能药物：分为短效和长效 2 种类型。短效抗胆碱能药物（short-acting muscarinic antagonist，SAMA）主要有异丙托溴铵。长效抗胆碱能药物（long-acting muscarinic antagonist，LAMA）包括噻托溴铵、格隆溴铵、乌美溴铵和阿地溴铵等。

3）茶碱类药物：缓释型或控释型茶碱口服 1～2 次 /d 可以达到稳定的血浆药物浓度，对治疗稳定期慢阻肺有一定效果。由于茶碱的有效治疗窗小，必要时需监测茶碱的血药浓度。

（2）吸入糖皮质激素（inhaled corticosteroid，ICS）：慢阻肺稳定期

患者不推荐使用单一 ICS 治疗。在使用支气管舒张剂基础上是否加用 ICS，要根据症状和临床特征、急性加重风险、外周血嗜酸性粒细胞数值和合并症及并发症等综合考虑。

（3）联合治疗：LABA 和 LAMA 联合制剂，如福莫特罗 / 格隆溴铵、奥达特罗 / 噻托溴铵、维兰特罗 / 乌美溴铵、茚达特罗 / 格隆溴铵。ICS 和 LABA 联合较单用 ICS 或单用 LABA 在肺功能、临床症状和健康状态改善以及降低急性加重风险方面获益更佳，目前已有布地奈德 / 福莫特罗、氟替卡松 / 沙美特罗、倍氯米松 / 福莫特罗、糠酸氟替卡松 / 维兰特罗等多种联合制剂。在 ICS+LABA 治疗后仍然有症状的患者中，增加 LAMA 的三联治疗能显著改善肺功能及健康状态，减轻症状，并能减少急性加重。目前国内有布地奈德 / 富马酸福莫特罗 / 格隆溴铵、糠酸氟替卡松 / 维兰特罗 / 乌美溴铵 2 种三联制剂。

（4）初始治疗方案推荐：稳定期慢阻肺患者初始治疗方案见图 2-2-3。

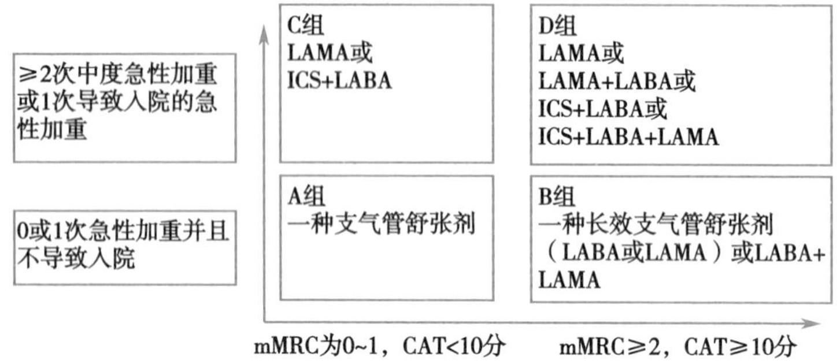

图 2-2-3　慢性阻塞性肺疾病稳定期初始治疗推荐*

A 组患者，条件允许可推荐使用 LAMA；B 组患者，若 CAT>20 分，推荐起始使用 LAMA+LABA 联合治疗；D 组患者，若 CAT>20 分和血嗜酸性粒细胞计数≥300 个 /μl，可考虑 ICS+LABA+LAMA 三联治疗，尤其是重度或以上气流受限者。

（5）磷酸二酯酶 -4（phosphodiesterase-4，PDE-4）抑制剂：推荐用于在慢性支气管炎、重度和极重度气流受限伴有反复急性加重，不能被长效支气管舒张剂控制者。目前应用临床的选择性 PDE-4 抑制剂有罗氟司特。

（6）其他药物：主要有祛痰药及抗氧化剂和免疫调节剂。

1）祛痰药及抗氧化剂：祛痰药及抗氧化剂的应用可促进黏液溶

* C 组不作特殊说明。

解，有利于气道引流通畅，改善通气功能。主要有 N- 乙酰半胱氨酸、羧甲司坦、厄多司坦、福多司坦和氨溴索等。

2）免疫调节剂：采用常见呼吸道感染病原菌裂解成分生产的免疫调节药物。

3. 长期家庭氧疗（long-term domiciliary oxygen therapy，LTOT）的使用指征　①$PaO_2 \leq 55mmHg$ 或 $SaO_2 \leq 88\%$，有或没有高碳酸血症；②PaO_2 55～60mmHg 或 $SaO_2 < 89\%$，并有肺动脉高压、右心衰竭或红细胞增多症（血细胞比容>0.55）。一般用鼻导管吸氧，氧流量为 1.0～2.0L/min，吸氧时间>15h/d。目的是使患者在海平面、静息状态下，达到 $PaO_2 \geq 60mmHg$ 和 / 或使 SaO_2 升至 90% 以上。

4. 手术治疗　①肺移植，慢阻肺患者经过积极充分的内科治疗（包括戒烟、充分的支气管舒张剂及激素吸入、康复锻炼、长期氧疗等）无法阻止疾病进展，不适合肺减容术或肺减容术后疾病进展时，可考虑行肺移植手术。②外科肺减容术，是指通过手术切除部分气肿的肺组织来治疗慢阻肺的手段。

5. 中医治疗　对慢阻肺患者也应根据辨证施治的中医治疗原则，某些中药具有祛痰、支气管舒张和免疫调节等作用，可有效缓解临床症状，改善肺功能和免疫功能，提高生活质量。

6. 康复治疗　是慢阻肺患者稳定期的重要治疗手段，B～D 组的患者建议行肺康复。可通过适当咳嗽、呼吸及体育锻炼，增强呼吸功能，改善生活质量。具体包括：①缩唇呼吸和腹式呼吸；②咳嗽和排痰；③扩胸、步行和骑车等运动。

（二）急性加重期治疗

1. 一般治疗　控制性氧疗是慢阻肺急性加重伴呼吸衰竭患者的基础治疗，氧流量调节应以改善患者的低氧血症、保证 SpO_2 88%～92% 为目标。一般吸入氧浓度为 28%～30%。合理补充液体和电解质以维持患者的水电解质酸碱平衡，注意补充营养。注意痰液引流。

2. 药物治疗　急性加重期药物治疗主要包括以下几种。

（1）支气管舒张剂：推荐优先选择单用 SABA 或联合 SAMA 吸入治疗。住院患者首选雾化吸入给药，而门诊家庭治疗可采用经储物罐吸入定量气雾剂的方法或家庭雾化治疗。

（2）抗菌药物：慢阻肺急性加重抗菌治疗的临床指征如下。①同时具备呼吸困难加重、痰量增加和脓性痰3个主要症状；②具备脓性痰和另1个主要症状；③需要有创或无创机械通气治疗。若呼吸困难改善和脓性痰减少则提示治疗反应好，推荐抗菌疗程为5～7天。

(3) 糖皮质激素：在中重度慢阻肺急性加重患者中，推荐剂量为甲泼尼龙40mg/d，治疗5天，静脉应用与口服疗效相当。雾化ICS不良反应较小，可以替代或部分替代全身糖皮质激素。推荐在非危重患者中应用雾化ICS，建议在应用短效支气管舒张剂雾化治疗的基础上联合雾化ICS治疗。

3. 机械通气治疗　无创机械通气是目前慢阻肺急性加重合并Ⅱ型呼吸衰竭患者首选的呼吸支持方式。在积极的药物和无创通气治疗后，若患者呼吸衰竭仍进行性加重出现危及生命的酸碱失衡和/或意识改变时，宜启动有创机械通气治疗。

【健康管理】

一、三级预防

（一）一级预防

1. 戒烟　是慢阻肺一级预防中最重要的方面，可在最大程度上影响慢阻肺的自然病程。

2. 禁烟　减少二手烟的暴露也是慢阻肺一级预防的环节之一。

3. 控制危险因素　应建议高危人群减少职业性粉尘及有害化学物质暴露，加强室内外空气污染治理。

（二）二级预防

二级预防主要包括早期诊断、戒烟以及免疫治疗。全科医生在识别慢阻肺的高危人群后，无论有无慢阻肺症状，都应进行肺功能检查。戒烟是二级预防中最主要、最关键性措施。免疫治疗包括流行性感冒疫苗及肺炎链球菌的疫苗接种。接种流行性感冒疫苗可降低慢阻肺患者严重疾病和死亡发生率。建议所有≥65岁的患者接种肺炎链球菌(PCV13和PPSV23)疫苗，有明显合并症（慢性心脏病或肺疾病）的较年轻的慢阻肺患者接种PPSV23疫苗。

（三）三级预防

三级预防的目的是减少慢阻肺疾病对人体功能和生活质量的影响。对于全科医生而言，慢阻肺的长期随访管理也是三级预防的过程，包括：①继续强化戒烟；②对患者及其家庭成员进行健康教育；③加强慢阻肺患者康复锻炼；④重视稳定期的长期药物治疗；⑤对于严重低氧患者进行长期家庭氧疗；⑥接种流行性感冒、肺炎链球菌疫苗减少呼吸道感染；⑦对慢阻肺患者进行长期系统管理。

二、健康教育

慢阻肺健康教育内容包括：①教育与督促患者戒烟；②使患者了解慢阻肺的病理生理与临床基础知识；③正确使用吸入装置的指导和培训；④学会自我控制病情的技巧，如腹式呼吸及缩唇呼吸锻炼等；⑤了解赴医院就诊的时机。全科医生可根据患者的情况设计个体化的连续教育内容，并且通过患者的自我管理干预更好地实现疾病的控制。

三、双向转诊

（一）上转指征

1. 初次筛查疑诊慢阻肺患者。

2. 随访期间发现慢阻肺患者症状控制不满意，或出现药物不良反应，或其他不能耐受治疗的情况。

3. 随访期间发现慢阻肺症状急性加重，需要改变治疗方案者。

4. 出现慢阻肺合并症，需要进一步评估和诊治。

5. 因确诊或随访需求或条件所限，需要做肺功能等检查。

6. 对具有中医药治疗需求的慢阻肺患者，出现以下情况之一的，应当转诊：①基层医疗卫生机构不能提供慢阻肺中医辨证治疗服务时；②经中医辨证治疗临床症状控制不佳或出现急性加重时。

（二）下转指征

1. 初次疑诊慢阻肺，已明确诊断、确定了治疗方案。

2. 慢阻肺急性加重治疗后病情稳定。

3. 慢阻肺合并症已确诊，制订了治疗方案，评估了疗效，且病情已得到稳定控制。

4. 诊断明确，已确定中医辨证治疗方案，病情稳定的患者。

四、社区管理

1. 慢阻肺患者稳定期的社区管理　对于慢阻肺稳定期患者，基层管理过程中应根据患者的肺功能、症状和既往急性加重情况进行分级管理。对于初诊的慢阻肺患者首先应建立相关健康档案，建立随访记录表，纳入社区长期健康管理。根据其ABCD分组，进行分级管理，见表2-2-5。

表2-2-5 慢阻肺患者分级管理

项目	一级管理	二级管理
管理对象	A、B组	C、D组
建立健康档案	立即	立即
非药物治疗	立即开始	立即开始
药物治疗（确诊后）	A组按需或酌情使用；B组立即开始	立即开始
随访周期	6个月1次	1～3个月1次
随访肺功能	1年1次	6个月1次
随访症状	6个月1次	3个月1次
随访急性加重（包括住院）	6个月1次	3个月1次
随访合并症	1年1次	1年1次
转诊	必要时	必要时

2. 慢阻肺急性加重期的社区管理　急性加重期患者的社区管理包括适当增加以往所使用支气管舒张剂的剂量及频度，单一吸入β_2受体激动剂或联合应用吸入β_2受体激动剂和抗胆碱能药物。对较严重的病例可以雾化治疗，并加用抗菌药物。

【预后】

慢阻肺的预后因人而异。通过合理治疗与管理，大部分患者可以控制症状，避免急性发作，减缓肺功能的下降。而不规范治疗或依从性差，反复出现急性加重，病情逐渐加重，气流阻塞进行性加重，最后并发肺源性心脏病和呼吸衰竭等，预后较差。

【诊治进展】

近年来，慢阻肺急性加重的异质性逐步得到重视和初步探索。急性加重有可能是“细菌感染、病毒感染、嗜酸粒细胞增高或寡细胞”的

内因型，推测其防治策略也应该有所不同。然而，目前的指南中，以是否频繁急性加重为原则指导ICS应用，实质上是把急性加重视作“同质性事件”。展望未来，有可能首先对急性加重进行早期识别及分型，然后制定不同的应对策略，进一步优化急性加重的治疗与针对性预防。

【病例分享】

患者，男性，60岁，因“反复咳嗽咳痰5年，加重伴气促1周”于当地社区卫生服务中心全科门诊就诊。患者5年前受凉后出现咳嗽咳痰，咳嗽阵发性，咳少量白痰，无气促胸闷，无发热咯血等不适。此后症状多于感冒后反复发作，时有咳黄痰，予以抗感染治疗好转，当地诊断“慢性支气管炎”。5年来患者每年均出现咳嗽咳痰反复发作3～4次，每次持续时间1个月左右，经抗感染治疗可缓解。1周前患者感冒后再次出现咳嗽咳痰加重，咳黄痰，伴有活动后气促，无发热胸痛，无反酸腹痛等。既往否认冠心病、高血压病、糖尿病等病史。有长期嗜烟史30年，每天1包，否认嗜酒史。体格检查：体温37.2℃，脉搏90次/min，呼吸21次/min，血压126/78mmHg，神志清，两侧胸廓对称，无畸形，呼吸活动度对称，两肺呼吸音偏低，未闻及明显哮鸣音和湿啰音，心界不大，心音遥远，腹软，肝脾肋下未触及，双下肢无水肿。

接诊的基层全科医生考虑慢性支气管炎诊断明确，需要进一步明确有无慢阻肺。因社区卫生服务中心无肺功能检查设备，全科医生用慢阻肺筛查问卷评分16分，于是建议患者去上一级综合性医院行肺功能检查。

患者转诊至上一级医院后行肺功能检查示中度阻塞性肺通气功能障碍，胸部X射线示慢性支气管炎、肺气肿改变，结合病史诊断慢阻肺急性加重期，收入院治疗。入院后予以持续低流量吸氧，雾化吸入布地奈德、沙丁胺醇和异丙托溴铵，静脉滴注头孢他啶抗感染等治疗。经过5天治疗后，患者呼吸道症状缓解，将抗生素改为头孢地尼口服抗感染，布地奈德福莫特罗吸入剂维持治疗。后患者症状进一步改善，出院后转回当地社区全科门诊。社区全科医生给患者建立健康档案，教育患者戒烟，嘱患者规律吸入药物维持治疗，定期随访，并纳入社区长期健康管理。

【思考题】

1. 慢阻肺急性加重期抗菌治疗的临床指征有哪些？

2. 慢阻肺患者长期家庭氧疗的使用指征有哪些？

3. 什么是慢阻肺的三级预防？

（周　炜）

第三节　支气管哮喘

【学习提要】1. 支气管哮喘的病因、临床表现和诊断。

2. 支气管哮喘的综合评估和治疗。

3. 支气管哮喘的健康管理。

【定义】

支气管哮喘（bronchial asthma）简称“哮喘”，是由多种细胞以及细胞组分参与的慢性气道炎症性疾病，临床表现为反复发作的喘息、气急，伴或不伴胸闷或咳嗽等症状，同时伴有气道高反应性和可变的气流受限，随着病程延长可导致气道结构改变，即气道重塑。哮喘是一种异质性疾病，具有不同的临床表型。

【流行病学】

根据 2015 年全球疾病负担研究结果显示，全球哮喘患者达 3.58 亿，患病率较 1990 年增加了 12.6%，亚洲的成人哮喘患病率为 0.7%～11.9%（平均不超过 5%）。2012—2015 年“中国成人肺部健康研究”调查结果显示我国 20 岁及以上人群的哮喘患病率为 4.2%，其中 26.2% 的哮喘患者已经存在气流受限，20 岁及以上人群有 4 570 万哮喘患者。2017 年我国 30 个省市城区门诊支气管哮喘患者控制水平的调查显示，我国城区哮喘总体控制率为 28.5%。

【病因及发病机制】

一、病因

哮喘是一种复杂的、具有多基因遗传倾向的疾病，患者个体的过

敏体质与外界环境的相互影响是发病的重要因素。环境因素包括变应原性因素，如室内变应原（尘螨、蟑螂、霉菌、家养宠物等）、室外变应原（草粉、花粉等）、职业性变应原（油漆、饲料、活性染料等）、食物（牛奶、鱼虾、蛋类等）、药物（阿司匹林、抗生素等）和非变应原性因素，如寒冷、运动、精神紧张、焦虑、过劳、烟雾（包括香烟、厨房油烟、污染空气等）。

二、发病机制

哮喘的发病机制尚未完全阐明，目前可概括为气道免疫 - 炎症机制、神经调节机制及其相互作用（图 2-3-1）。

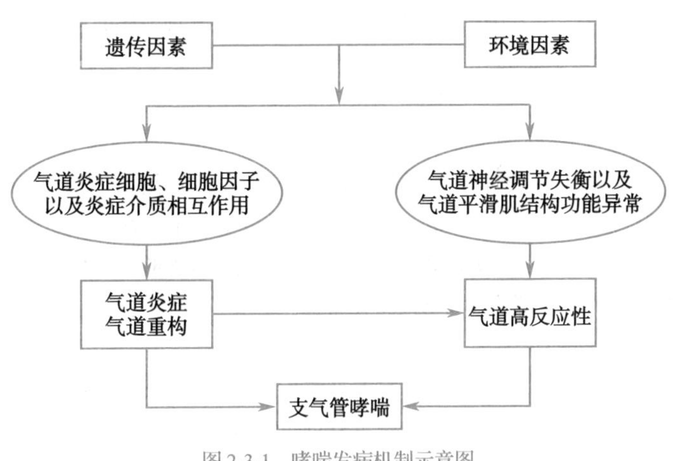

图 2-3-1　哮喘发病机制示意图

【临床表现】

一、症状

典型的症状为发作性伴有哮鸣音的呼气性呼吸困难，可伴有气促、胸闷或咳嗽。多与接触变应原、冷空气、物理、化学性刺激以及上呼吸道感染、运动等有关。哮喘症状可在数分钟内发作，并持续数小时至数天，可经支气管舒张剂等平喘药物治疗后缓解或自行缓解。夜间及凌晨发作或加重是哮喘的重要临床特征。有些患者尤其是青少年，其哮喘症状在运动时出现，称为运动性哮喘。此外，临床上还存在无喘息症状的不典型哮喘，患者可表现为发作性咳嗽、胸闷或其他症状。对以咳嗽为唯一症状的不典型哮喘称为咳嗽变异性哮喘（cough variant asthma，CVA）；对以胸闷为唯一症状的不典型哮喘称为胸闷变异性哮喘（chest tightness variant asthma，CTVA）。

二、体征

发作时典型的体征是双肺可闻及广泛的哮鸣音，呼气音延长。但非常严重的哮喘发作，哮鸣音反而减弱，甚至完全消失，表现为“沉默肺”，是病情危重的表现。心率增快、奇脉、胸腹反常运动和发绀常出现在严重哮喘患者中。非发作期体检可无异常发现，因此未闻及哮鸣音，也不能排除哮喘。

三、接诊要点

在问诊中需要注意患者就诊的主要原因、倾听患者对疾病的看法、关注患者的担心和期望，具体要点包括以下几个方面。

1. 起病情况　包括发病年龄、发病时间、起病形式、诱因等。哮喘患者多为儿童或青少年期起病，常与接触变应原、冷空气、理化刺激以及运动等有关。

2. 病情特点　表现为反复发作性喘息、气急，胸闷或咳嗽等，常在夜间及凌晨发作或加重，症状可自行缓解或经治疗后缓解。

3. 伴随症状　有无咳嗽咳痰，有无胸闷胸痛，有无畏寒发热，有无恶心呕吐，有无意识障碍等。

4. 治疗经过　详细询问患病以来的诊治经过，包括已做的检查，所用药物、剂量、疗效，有助于病情的诊断。

5. 既往史、家族史等　包括有无变应性鼻炎病史、药物或食物过敏史等，哮喘有家族集聚现象。

6. 生活方式及社会心理因素　详细询问患者的饮食结构和运动习惯，是否有吸烟史。了解患者对哮喘的看法，以及心情是否焦虑，是否因疾病影响生活质量。了解患者家庭成员关系是否和睦，家庭支持度如何，社会人际关系是否和谐。

四、常见并发症 / 合并症

1. 并发症　哮喘严重发作时可并发气胸、纵隔气肿、肺不张；长期反复发作或感染可致慢性并发症，如慢性阻塞性肺疾病、支气管扩张症、间质性肺炎、肺纤维化和肺源性心脏病。

2. 合并症　哮喘常见合并症包括变应性鼻炎、鼻窦炎、胃食管反流病、肥胖、慢性阻塞性肺疾病、支气管扩张症、阻塞性睡眠呼吸暂停低通气综合征、抑郁和焦虑等。

【辅助检查】

一、实验室检查

（一）痰液检查

部分哮喘患者痰涂片显微镜下可见较多嗜酸性粒细胞。诱导痰嗜酸性粒细胞计数可作为评价哮喘气道炎症指标之一，也是评估糖皮质激素治疗反应性的敏感指标。

（二）外周血嗜酸性粒细胞计数

部分哮喘患者外周血嗜酸性粒细胞计数增高，可作为诱导痰嗜酸性粒细胞的替代指标。外周血嗜酸性粒细胞增高也可以作为判定嗜酸性粒细胞为主的哮喘临床表型，以及作为评估抗感染治疗是否有效的指标之一。

（三）肺功能检查

1. 通气功能检测　哮喘发作时呈阻塞性通气功能障碍表现，用力肺活量（FVC）正常或下降，第1秒用力呼气容积（FEV_1）、1秒率（FEV_1/FVC）以及呼气流量峰值（peak expiratory flow，PEF）均下降；残气量（residual volume，RV）及残气量与肺总量比值增加。其中以 FEV_1/FVC%<70% 或 FEV_1 低于正常预计值的 80% 为判断气流受限的最重要指标。缓解期上述通气功能指标可逐渐恢复。病变迁延、反复发作者，其通气功能可逐渐下降。

2. 支气管舒张试验　用于测定气道的可逆性改变。舒张试验阳性判断标准：吸入支气管舒张剂 15 分钟后重复测定肺功能，FEV_1 较用药前增加>12%，且其绝对值增加>200ml，判断结果为阳性，提示存在可逆性的气道阻塞。

3. 呼气流量峰值（PEF）及其变异率测定　PEF 可反映肺通气功能的变化，哮喘发作时 PEF 下降，故监测 PEF 日间、周间变异率有助于哮喘的诊断和病情评估。连续 2 周或以上监测 PEF，平均每天昼夜 PEF 变异率 >10%，提示存在可逆性的改变。

4. 支气管激发试验（bronchial provocation test，BPT）　用于测定气道反应性。常用吸入激发剂为乙酰甲胆碱或组胺，通常以吸入激发剂后 FEV_1 下降≥20%，判断激发试验结果为阳性，提示存在气道高反应性。BPT 适用于非哮喘发作期、FEV_1 在正常预计值 70% 以上患者的检查。

（四）变应原检测

有体内皮肤变应原点刺试验及体外特异性 IgE 检测，通过检测可以明确患者的过敏因素，以及用于指导变应原特异性免疫疗法。多数患者外周血可检测到增高的变应原特异性 IgE，血清总 IgE 测定对哮喘诊断价值不大，但其增高的程度可作为重症哮喘使用抗 IgE 抗体治疗的依据。皮肤点刺试验阳性提示患者对该变应原过敏。

（五）动脉血气分析

严重哮喘发作时可出现缺氧。由于过度通气可使 $PaCO_2$ 下降，pH 上升，表现为呼吸性碱中毒。若病情进一步恶化，可同时出现缺氧和 CO_2 潴留，表现为呼吸性酸中毒。当 $PaCO_2$ 较前增高，即使在正常范围内也要警惕严重气道阻塞的发生。

（六）呼出气一氧化氮（fractional concentration of exhaled nitric oxide，FeNO）

FeNO 测定可以作为评估气道炎症类型和哮喘控制水平的指标，可以用于预判和评估吸入激素治疗的反应。美国胸科学会推荐 FeNO 的正常参考值：健康儿童（5～20）$\times10^{-9}$，成人（5～25）$\times10^{-9}$。FeNO>50×10^{-9} 提示激素治疗效果好，<25×10^{-9} 提示激素治疗反应性差。

二、影像学检查

哮喘发作时早期胸部 X 射线可见两肺透亮度增加，呈过度通气状态；在缓解期多无明显异常。部分患者胸部 CT 可见支气管壁增厚、黏液阻塞。

【诊断和评估】

一、诊断

（一）诊断标准

1. 典型哮喘的临床症状和体征　①反复发作性喘息、气促，伴或不伴胸闷或咳嗽，夜间及晨间多发，常与接触变应原、冷空气、物理、化学性刺激以及上呼吸道感染、运动等有关；②发作时及部分未控制的慢性持续性哮喘，双肺可闻及散在或弥漫性哮鸣音，呼气相延长；③上述症状和体征可经治疗缓解或自行缓解。

2. 可变气流受限的客观检查　①支气管舒张试验阳性；②支气管激发试验阳性；③平均每天 PEF 昼夜变异率 >10% 或 PEF 周变异率 >20%。

符合上述症状和体征，同时具备气流受限客观检查中的任一条，并除外其他疾病所引起的喘息、气促、胸闷及咳嗽，可以诊断为哮喘。

（二）不典型哮喘的诊断

1. 咳嗽变异性哮喘　咳嗽作为唯一或主要症状，无喘息、气促等典型哮喘的症状和体征，同时具备可变气流受限客观检查中的任何一条，除外其他疾病所引起的咳嗽，按哮喘治疗有效。

2. 胸闷变异性哮喘　胸闷作为唯一或主要症状，无喘息、气促等典型哮喘的症状和体征，同时具备可变气流受限客观检查中的任何一条，除外其他疾病所引起的胸闷。

3. 隐匿性哮喘　指无反复发作喘息、气促、胸闷或咳嗽的表现，但长期存在气道反应性增高者。随访发现有 14%～58% 的无症状气道反应性增高者可发展为有症状的哮喘。

（三）分期

1. 哮喘急性发作期　是指喘息、气促、咳嗽、胸闷等症状突然发生，或原有症状加重，并以呼气流量降低为其特征，常因接触变应原、刺激物或呼吸道感染诱发。

2. 慢性持续期　是指每周均不同频度和 / 或不同程度地出现喘息、气促、胸闷、咳嗽等症状。

3. 临床控制期　是指患者无喘息、气促、胸闷、咳嗽等症状 4 周以上，1 年内无急性发作，肺功能正常。

（四）分级

1. 严重程度的分级　根据达到哮喘控制所采用的治疗级别来进行分级，在临床实践中更实用。轻度哮喘：经过第1级、第2级治疗能达到完全控制者。中度哮喘：经过第3级治疗能达到完全控制者。重度哮喘：需要第4级或第5级治疗才能达到完全控制，或者即使经过第4级或第5级治疗仍不能达到控制者。

2. 急性发作时的分级　哮喘急性发作时严重程度可分为轻度、中度、重度和危重4级，见表2-3-1。

表2-3-1　哮喘急性发作时病情严重程度的分级

临床特点	轻度	中度	重度	危重
气短	步行、上楼时	稍事活动	休息时	休息时，明显
体位	可平卧	喜坐位	端坐呼吸	端坐呼吸或平卧
讲话方式	连续成句	单句	单词	不能讲话
精神状态	可有焦虑，尚安静	时有焦虑或烦躁	常有焦虑、烦躁	嗜睡或意识模糊
出汗	无	有	大汗淋漓	大汗淋漓
呼吸频率	轻度增加	增加	常>30次/min	常>30次/min
辅助呼吸肌活动及三凹征	常无	可有	常有	胸腹矛盾呼吸
哮鸣音	散在，呼吸末期	响亮、弥散	响亮、弥散	减弱乃至无
脉率/（次·min^{-1}）	<100	100～120	>120	脉率变慢或不规则
奇脉	无，<10mmHg	可有，10～25mmHg	常有，10～25mmHg（成人）	无，提示呼吸肌疲劳
最初支气管舒张剂治疗后PEF占预计值的百分比或个人最佳值百分比	>80%	60%～80%	<60%或100L/min或作用时间<2h	无法完成检测

续表

临床特点	轻度	中度	重度	危重
PaO_2/mmHg（吸空气）	正常	≥60	<60	<60
$PaCO_2$/mmHg	<45	≤45	>45	>45
SaO_2/%（吸空气）	>95	91～95	≤90	≤90
pH	正常	正常	正常或降低	降低

注：只要符合某一严重程度的指标≥4项，即可提示为该级别的急性发作；1mmHg=0.133kPa。

（五）鉴别诊断

哮喘应注意与左心功能不全、慢阻肺、上气道阻塞性病变等常见疾病相鉴别，此外哮喘还应与支气管扩张、嗜酸细胞肉芽肿性血管炎、变应性支气管肺曲菌病等疾病相鉴别，以上这些疾病都可以有哮喘样症状。

二、临床评估

1. 评估患者的临床控制水平　根据患者的症状、用药情况、肺功能检查结果等复合指标将患者分为完全控制、部分控制和未控制（表2-3-2），据此来确定治疗方案和调整控制用药。无肺功能设备的基层医疗机构可以采用哮喘控制测试（asthma control test，ACT）问卷评估哮喘患者的控制水平（表2-3-3），ACT简便、易操作，适合在基层医院应用。

表 2-3-2　哮喘控制水平分级

哮喘症状控制	哮喘控制症状水平		
	良好控制	部分控制	未控制
过去4周，患者存在： 日间哮喘症状>2次/周　是□否□ 夜间因哮喘憋醒　是□否□ 使用缓解药SABA次数>2次/周　是□否□ 哮喘引起的活动受限　是□否□	无	存在1～2项	存在3～4项

注：SABA：短效 β_2 受体激动剂。

表 2-3-3　ACT 问卷及其评分标准

问题	1分	2分	3分	4分	5分	得分
1. 在过去4周内，在工作、学习或家中，有多少时候哮喘妨碍您进行日常活动？	所有时间	大多数时间	有些时候	极少时候	没有	
2. 在过去4周内，您有多少次呼吸困难？	每天>1次	每天1次	每周3～6次	每周1～2次	完全没有	
3. 在过去4周内，因为哮喘症状（喘息、咳嗽、呼吸困难、胸闷或疼痛），您有多少次在夜间醒来或早上比平时早醒？	每周≥4晚	每周2～3晚	每周1次	1～2次	没有	
4. 过去4周内，您有多少次使用急救药物治疗（如沙丁胺醇）？	每天≥3次	每天1～2次	每周2～3次	每周1次或更少	没有	
5. 您如何评估过去4周内您的哮喘控制情况？	没有控制	控制很差	有所控制	控制良好	完全控制	

注：ACT 问卷得分判读：评分 20～25 分，哮喘得到良好控制；16～19 分，哮喘部分控制；5～15 分，哮喘未控制。

2. 评估患者有无未来急性发作的危险因素　哮喘未控制、持续接触变应原、有相关合并症、用药不规范、依从性差以及在过去 1 年中曾有过因哮喘急性发作而看急诊或住院等，都是未来急性发作的危险因素。

3. 评估哮喘的过敏状态及触发因素　大部分哮喘为过敏性哮喘，应常规检测变应原以明确患者的过敏状态。常见触发因素还包括职业、环境、气候变化、药物和运动等。

4. 评估患者的药物使用情况　包括患者对速效支气管舒张剂的使用量、药物吸入技术、长期用药的依从性以及药物的不良反应等都要全面评估。

5. 评估患者是否有合并症　应仔细询问病史，必要时做相关检查，以明确是否存在合并症。

【治疗】

一、治疗目标

哮喘慢性持续期治疗目标在于达到哮喘症状的良好控制，维持正常活动水平，尽可能减少急性发作、肺功能不可逆损害和药物相关不良反应的风险。急性发作期治疗目标主要为尽快缓解症状、解除气流受限和改善低氧血症。

二、治疗原则

哮喘慢性持续期治疗主要以药物吸入治疗为主，强调规律用药，应遵循分级治疗和阶梯治疗的原则。哮喘急性发作期治疗原则是去除诱因，根据严重程度不同，给予相应治疗方案，如使用支气管扩张剂、合理氧疗、适时足量全身使用糖皮质激素。

三、治疗方案

（一）哮喘慢性持续期治疗

1. 一般治疗　脱离变应原，如果能够明确引起哮喘发作的变应原或其他非特异刺激因素，使患者立即脱离并长期避免接触变应原是防治哮喘最有效的方法。

2. 治疗方案的选择　根据哮喘病情严重程度和控制水平，选择相应的治疗方案，推荐的长期治疗方案（阶梯式治疗方案）分为 5 级（表 2-3-4）。对大多数未经治疗的持续性哮喘患者，初始治疗应从第 2 级方案开始；如果初始评估提示哮喘处于严重未控制期，治疗应从第 3 级方案开始。各治疗级别方案中都应该按需使用缓解药物以迅速缓解症状，规律使用控制药物以维持症状的控制。根据疾病控制水平和风险因素水平等，采取升级或降级治疗。

3. 药物治疗　可分为控制药物和缓解药物。

（1）控制药物：需要每天使用并长时间维持的药物，这些药物主要通过抗炎作用使哮喘维持临床控制，其中包括吸入糖皮质激素（inhaled corticosteroid，ICS）、全身性激素、白三烯调节剂、长效 β_2 受体激动剂（long-acting beta2-agonist，LABA）、缓释茶碱、甲磺司特、色甘酸钠等。

表 2-3-4 哮喘患者长期(阶梯式)治疗方案

药物	1级	2级	3级	4级	5级
推荐选择控制药物	按需 ICS+福莫特罗	低剂量 ICS 或按需 ICS+福莫特罗	低剂量 ICS+LABA	中剂量 ICS+LABA	参考临床表型加抗 IgE 单克隆抗体，或加抗 IL-5，或加抗 IL-5R，或加抗 IL-4R 单克隆抗体
其他选择控制药物	按需使用 SABA 时即联合低剂量 ICS	白三烯受体拮抗剂（LTRA）、低剂量茶碱	中剂量 ICS 或低剂量 ICS 加 LTRA 或茶碱	高剂量 ICS 加 LAMA 或加 LTRA 或加茶碱	高剂量 ICS+LABA 加其他治疗，如加 LAMA，或加茶碱或加低剂量口服激素（注意不良反应）
首选缓解药物	按需使用低剂量 ICS+福莫特罗，处方维持和缓解治疗的患者按需使用低剂量 ICS+福莫特罗				
其他可选缓解药物	按需使用 SABA				

注：ICS：吸入糖皮质激素；LABA：长效 β_2 受体激动剂；SABA：短效 β_2 受体激动剂；LAMA：长效抗胆碱能药物；IL-5：interleukin-5，白细胞介素 -5；IL-5R：interleukin-5 receptor，白细胞介素 -5 受体。

1）糖皮质激素：是最有效的控制哮喘气道炎症的药物，主要通过吸入和口服途径给药，吸入为首选途径。①吸入给药：ICS 局部抗炎作用强，药物直接作用于呼吸道，所需剂量较小，全身性不良反应较少。ICS 在口咽局部的不良反应包括声音嘶哑、咽部不适和念珠菌感染。吸入药物后应及时用清水含漱口咽部。②口服给药：对于大剂量 ICS+LABA 仍不能控制的慢性重度持续性哮喘，可以附加小剂量口服激素维持治疗。推荐泼尼松每天或隔天清晨顿服，每天维持剂量最好 ≤10mg。

2）β_2 受体激动剂：分为短效、长效以及超长效。①短效 β_2 受体激动剂（short-acting beta2-agonist，SABA）主要有特布他林、沙丁胺醇等，吸入给药能够迅速缓解支气管痉挛，通常在数分钟内起效，疗效可维持数小时，是缓解轻至中度哮喘急性症状的首选药物，不良反应包括骨骼肌震颤、低血钾、心律失常等。②LABA：舒张支气管平滑肌的作用可维持 12 小时以上，目前临床使用的吸入型 LABA 主要有沙美特罗和福莫特罗，以及超长效的茚达特罗、维兰特罗及奥达特罗等。

3）ICS+LABA 复合制剂：适合于中至重度慢性持续哮喘患者的长期治疗，低剂量 ICS+ 福莫特罗复合制剂可作为按需使用药物，包括用于预防运动性哮喘。

4）抗胆碱能药物：有短效抗胆碱能药物（short-acting muscarinic antagonist，SAMA）异丙托溴铵和长效抗胆碱能药物（long-acting muscarinic antagonist，LAMA）噻托溴铵。雾化吸入异丙托溴铵与沙丁胺醇复合制剂是治疗哮喘急性发作的常用药物。妊娠早期、有青光眼、前列腺肥大的患者应慎用此类药物。哮喘治疗方案中的第 4 级和第 5 级患者在吸入 ICS+LABA 治疗基础上可以联合使用吸入 LAMA，重度哮喘患者使用吸入的 ICS+LABA+LAMA 三联复合制剂更为方便。

5）白三烯调节剂：包括白三烯受体拮抗剂（leukotriene receptor antagonist，LTRA）和 5- 脂氧合酶抑制剂，可作为轻度哮喘的替代治疗药物和中重度哮喘的联合用药。在我国主要使用 LTRA。LTRA 可减轻哮喘症状、改善肺功能、减少哮喘的恶化，尤其适用于伴有变应性鼻炎、阿司匹林哮喘、运动性哮喘患者的治疗。

6）茶碱类药物：具有舒张支气管平滑肌及强心、利尿、兴奋呼吸中枢和呼吸肌等作用，对 ICS 或 ICS+LABA 仍未控制的哮喘患者，可加用缓释茶碱维持治疗。茶碱的不良反应有恶心呕吐、心律失常、血压下降及多尿等。多索茶碱的作用与氨茶碱相同，不良反应较轻。

7）甲磺司特：是一种选择性 Th2 细胞因子抑制剂，可抑制 IL-4、IL-5 的产生和 IgE 的合成，减少嗜酸性粒细胞浸润，减轻气道高反应性。该药适用于过敏性哮喘患者的治疗。

8）生物靶向药物：已经上市的治疗哮喘的生物靶向药物包括抗 IgE 单克隆抗体、抗 IL-5 单克隆抗体、抗 IL-5R 单克隆抗体和抗 IL-4R 单克隆抗体，这些药物主要用于重度哮喘患者的治疗。

9）变应原特异性免疫疗法（allergen specific immune therapy，AIT）：通过皮下注射常见吸入变应原（如尘螨、豚草等）提取液，可减轻哮喘症状和降低气道高反应性，适用于变应原明确，且在严格的环境控制和药物治疗后仍控制不良的哮喘患者。

（2）缓解药物：在有症状时按需使用，通过迅速解除支气管痉挛从而缓解哮喘症状，包括速效吸入和短效口服 β_2 受体激动剂、吸入性抗胆碱能药物、短效茶碱和全身性激素等。

4. 治疗方案的调整　哮喘治疗方案的调整策略主要是根据症状控制水平和风险因素水平（主要包括肺功能受损的程度和哮喘急性发作史）等，按照哮喘阶梯式治疗方案进行升级或降级调整，以获得良好的症状控制并减少急性发作的风险。各治疗级别方案中都应该按需使用缓解药物以迅速缓解症状，规律使用控制药物以维持症状的控制。

（1）升级治疗：如果使用当前治疗方案不能使哮喘得到控制，并排除和纠正影响哮喘控制的因素（如吸入方法不正确、依从性差、持续暴露于触发因素、存在合并症、诊断错误等）后，治疗方案应该升级直至达到哮喘控制为止。

（2）降级治疗：当哮喘症状达到良好控制且肺功能稳定至少 3 个月后，治疗方案可考虑降级。选择合适时机才能进行降级治疗，避开呼吸道感染、妊娠、旅游等；每 1 次降级治疗都应视为 1 次试验，使患者参与到治疗中，记录哮喘状态（症状控制、肺功能、危险因素），书写哮喘行动计划，密切观察症状控制情况、PEF 变化，并定期随访；通常每 3 个月减少 ICS 剂量 25%～50% 是安全可行的。推荐的药物减量方案的选择通常是首先减少激素用量（口服或吸入），再减少使用次数（由每天 2 次减至每天 1 次），然后再减去与激素合用的控制药物，以最低剂量 ICS 维持治疗。

5. 中医治疗　哮喘属于中医“哮病”“喘证”范畴，是因宿痰伏肺、遇感引触，痰阻气道，肺失肃降，痰气搏结，气道挛急而出现的发作性痰鸣气喘疾病。哮喘临床三期前后呈递，各有侧重，各期病位不同，病性也有差异。因此，在整体观念，辨证论治的理论下，从全病程的角度出发，将辨证论治与辨病论治相结合，采用辨证施治，可有助于减轻哮喘症状和缓解期哮喘的治疗。

6. 康复治疗　近年来，呼吸康复（respiratory rehabilitation，RR）作为非药物治疗方法在慢性呼吸系统疾病中备受关注。RR 可以根据患者的具体情况制订个性化的治疗方案，通过非药物治疗，如运动训练、自我管理、心理干预等行为习惯的改变，稳定或逆转慢性呼吸道疾病所引起的病理生理和病理心理改变，进而在条件允许的情况下使患者恢复至最佳功能状态。RR 治疗结合常规的药物治疗是控制哮喘的有效手段，尤其对于控制不佳的哮喘患者可能更有益处。

（二）哮喘急性发作期治疗

哮喘急性发作治疗的目标在于尽快缓解气道痉挛，纠正低氧血症，恢复肺功能，预防进一步恶化或再次发作，防治并发症。对所有急性发作的患者都要制订个体化的长期治疗方案。

1. 轻度　经定量雾化吸入器吸入 SABA，效果不佳时可加缓释茶碱片，或加用短效抗胆碱能药气雾剂吸入。

2. 中度　吸入 SABA（常用雾化吸入），第 1 小时内可持续雾化吸入。联合应用雾化吸入短效抗胆碱能药、激素混悬液，也可联合静脉注射茶碱类。如果治疗效果欠佳，应尽早口服激素，同时吸氧。

3. 重度至危重度　持续雾化吸入 SABA、联合雾化吸入短效抗胆碱能药、激素混悬液以及静脉茶碱类药物，吸氧。尽早静脉使用激素，待病情控制和缓解后改为口服给药。注意维持水、电解质平衡，纠正酸碱失衡。经过上述治疗，临床症状和肺功能无改善甚至恶化，应及时给予机械通气治疗，其指征主要包括呼吸肌疲劳、$PaCO_2 \geq 45mmHg$、意识改变等。

（三）特殊类型哮喘的治疗

咳嗽变异性哮喘和胸闷变异性哮喘的治疗原则与典型哮喘治疗相同。大多数患者可选择吸入低剂量 ICS 联合 LABA 或白三烯调节剂、缓释茶碱，必要时可短期口服小剂量激素治疗。

【健康管理】

一、三级预防

1. 一级预防　改善环境，控制诱发哮喘的各种危险因素，预防哮喘的发生。

2. 二级预防　早期诊断、及时治疗，控制哮喘症状，防止病情发展。

3. 三级预防　预防哮喘的急性发作，延缓并发症的出现、降低致残率和病死率，改善患者的生命质量。

二、健康教育

哮喘健康教育内容包括：①正确使用吸入装置的指导和培训；②提高患者用药依从性，可显著改善哮喘控制水平；③传授哮喘知识；④病情自我监测和管理，内容包括正确使用峰流速仪、准确记录哮喘日记、定期门诊；⑤医务人员的定期评估；⑥应用物联网、人工智能等技术是管理哮喘患者很好的途径和方法。

三、双向转诊

（一）上转指征

1. 出现中度及以上程度急性发作，经过紧急处理后症状无明显缓解，应考虑紧急转诊。

2. 因确诊或随访需求需要做肺功能检查[包括支气管舒张试验（bronchial dilation test，BDT）、BPT、运动激发试验等]。

3. 为明确变应原，需要做变应原皮肤试验或血清学检查。

4. 经过规范化治疗哮喘仍然不能得到有效控制。

（二）下转指征

1. 初次疑诊哮喘，已明确诊断、确定了治疗方案。

2. 哮喘急性发作治疗后病情稳定。

3. 哮喘合并症已确诊，制订了治疗方案，评估了疗效，且病情已得到稳定控制。

四、社区管理

全科医生应该为哮喘患者建立健康档案，定期对哮喘急性发作患者和慢性持续期患者进行随访，随访应包括以下内容。

1. 评估哮喘控制水平　检查患者的症状或 PEF 日记，评估症状控制水平（ACT 评分），如有加重应帮助分析加重的诱因；评估有无并发症。

2. 评估肺功能　哮喘初始治疗 3～6 个月后应复查肺功能，随后多数患者应至少每 1～2 年复查 1 次，但对具有急性发作高危因素、肺功能下降的患者，应适当缩短肺功能检查时间。

3. 评估治疗问题　评估治疗依从性及影响因素；检查吸入装置使用情况及正确性，必要时进行纠正；教育患者需配备缓解药物；询问对其他有效干预措施的依从性（如戒烟）；检查哮喘行动计划，如果哮喘控制水平或治疗方案变化时应及时更新哮喘行动计划。

【预后】

通过合理治疗与管理，绝大多数的患者可以控制哮喘症状，避免急性发作。而不规范治疗或依从性差者，哮喘反复发作，病情逐渐加重，气道发生不可逆性损害和重构，持续的气流受限，转变为重症哮喘，最后并发肺源性心脏病、呼吸衰竭等，预后较差。

【诊治进展】

在新型冠状病毒感染方面，全球哮喘防治创议 2022（The Global Initiative for Asthma，GINA 2022）指出，哮喘患者似乎并未出现感染新型冠状病毒感染的风险增加，系统分析也未显示控制良好的轻至中度哮喘患者罹患严重新型冠状病毒感染的风险增加。迄今为止的研究表明，哮喘控制良好的患者不会出现与新型冠状病毒感染相关的死亡风险增加。

【病例分享】

患者，女性，35 岁，因“反复咳嗽 3 个月”在当地卫生院全科门诊就诊。患者 3 个月前无明显诱因下出现反复咳嗽，咳嗽阵发性，夜间多见，干咳为主，无明显咳痰，无气促胸闷，无胸痛发热，无恶心反酸等不适。既往体健，否认药物、食物过敏史和不良嗜好史。体格检查：体温 37.1℃，脉搏 80 次 /min，呼吸 16 次 /min，血压 P120/70mmHg，神志清，两肺呼吸音清，未闻及明显干、湿啰音，心律齐，未闻及病理性杂音，腹软，肝脾肋下未触及，双下肢无水肿。

接诊的基层全科医生予以血常规和胸部 X 射线检查均正常，结合患者咳嗽时间超过 2 个月，咳嗽性质干咳为主，夜间多见，基层全科医生考虑慢性咳嗽，需要排除支气管哮喘可能。因当地卫生院无肺功能检查设备，全科医生建议患者去上一级综合性医院行肺功能检查。

患者转诊至上一级综合性医院后行相关检查，胸部 CT 正常，FeNO 60×10^{-9}，肺功能检查 + 激发试验提示肺通气功能正常，激发试验阳性。上级医院诊断考虑咳嗽变异性哮喘，初始治疗从第 2 级方案开始，予以布地奈德福莫特罗吸入剂治疗，并嘱患者 2 周后于当地医院门诊复查。患者布地奈德福莫特罗吸入治疗2周后，咳嗽症状好转，于当地卫生院全科门诊复查。社区全科医生给患者建立健康档案，进行哮喘健康宣教，并检查吸入装置使用情况及正确性。嘱患者规律吸入药物维持治疗，定期门诊随访评估哮喘控制水平。

【思考题】

1. 什么是不典型哮喘，如何进行诊断和治疗？
2. 哮喘慢性持续期的治疗方案如何选择，如何进行升级或降级治疗？
3. 基层全科医生如何开展哮喘的社区管理？

（周　炜）

第四节　慢性肺源性心脏病

【学习提要】 1. 慢性肺源性心脏病的诊断标准。
2. 慢性肺源性心脏病的合理用药。
3. 慢性肺源性心脏病的双向转诊指征。

【定义】

肺源性心脏病（cor pulmonale，下列简称“肺心病”），指由于呼吸系统疾病导致的右心室结构和/或功能改变，产生肺血管阻力增加、肺动脉高压，进而导致右心室肥厚、扩大，伴或不伴右心衰竭的疾病。根据起病的缓急和病程长短，分为急性肺心病和慢性肺心病。

【流行病学】

慢性肺心病是我国呼吸系统的一种常见病，我国在20世纪70年代的普查结果显示，>14岁人群慢性肺心病的患病率为4.8‰。该病的患病率存在明显的地区差异，北方地区患病率高于南方地区，农村患病率高于城市患病率，并随年龄增加而增高。无明显性别差异，吸烟者患病率明显高于不吸烟者。冬、春季节和气候骤然变化时，易出现急性加重。

【病因及发病机制】

一、病因

1. 支气管、肺疾病　慢性阻塞性肺疾病（慢阻肺）、支气管哮喘、支气管扩张、肺结核、间质性疾病等，是慢性肺源性心脏病的常见病因。

2. 胸廓运动障碍性疾病　使胸廓活动受限、肺部受压、支气管严重变形，从而引起肺血管受损，继发肺动脉压力升高的疾病，包括肺动脉高压严重胸廓或脊椎畸形以及神经肌肉疾患，临床上较为少见。

3. 肺血管疾病　原发于肺血管的疾病，包括特发性肺动脉高压、慢性血栓栓塞性肺动脉高压等，临床上较罕见。

4. 其他　原发性肺通气不足、睡眠呼吸暂停低通气综合征等。

二、发病机制

1. 功能性因素　当机体发生缺氧、高碳酸血症、呼吸性酸中毒时，会产生收缩血管的活性物质（前列腺素、白三烯等），当局部收缩血管物质和扩张血管物质的比例失衡，肺血管收缩、阻力增加，从而形成肺动脉高压。

2. 解剖性因素　肺气肿、肺纤维化、肺血管床减少、肺动脉和肺毛细血管受压等。

3. 其他　慢性缺氧继发红细胞增多，致血液黏度增加易继发肺动脉原位血栓形成，引发肺血管阻力增加，加重肺动脉高压。缺氧可使醛固酮增加，导致水、钠潴留，又可使肾小动脉收缩，肾血流量减少也使水、钠潴留加重，血容量增多，这些因素均导致肺动脉高压。

【临床表现】

一、症状

初期可无明显症状，随着病程的进展，逐步出现肺、心功能障碍以及其他脏器损害的临床表现，包括慢性咳嗽、咳痰，活动后气促、运动耐量下降，心悸、胸闷，食欲缺乏、腹胀、恶心等。

二、体征

1. 视诊　皮肤发绀、桶状胸、颈动脉充盈或怒张、下肢水肿等。

2. 触诊　剑突下心脏搏动、肝颈静脉回流征阳性、肺部语颤减弱等。

3. 叩诊　心界扩大、肺部叩诊过清音等。

4. 听诊　肺部闻及干、湿啰音，肺动脉瓣区第二心音（P_2）亢进、三尖瓣区闻及收缩期杂音等。

三、接诊要点

作为全科医生，在接诊患者过程中，必须始终遵循以患者为中心的原则，关注患者全人健康，而非仅仅注重疾病本身，充分融合医生和患者的关注点，更好地处理患者的问题。

1. 起病情况　包括发病年龄、发病时间、生活地点、起病形式、诱因等。慢性肺心病多见于中、老年人，冬、春季和气候骤然变化时，易出现急性加重，感染是其发病的一大诱因。

2. 病情特点　慢性肺心病常缓慢起病，初期可无明显症状，随着病程进展，可发展为心力衰竭、呼吸衰竭等，更为甚者，出现肺性脑病等严重并发症。

3. 伴随症状　有无畏寒、发热，有无腹痛、腹胀，有无恶心、呕吐，有无谵妄、意识障碍等。

4. 治疗经过　详细询问患者自原发病诊断起的诊治过程，包括相关辅助检查结果，使用过的药物、剂量及其疗效。

5. 既往史、家族史　重点掌握患者既往呼吸系统病史，包括慢性咳嗽、支气管哮喘、支气管扩张、肺结核等，了解患者是否存在慢性肺心病的病因，这对慢性肺心病的诊断至关重要，家族有无相似病史者。

6. 生活方式及社会心理因素　详细询问患者的饮食结构、运动习惯，是否有吸烟、酗酒史；了解患者对慢性肺心病的看法，其担心的问题、对疾病的治疗预期；了解患者的家庭成员关系是否和睦，家庭支持度及其社会关系是否和谐等。

四、常见合并症/并发症

1. 肺性脑病　由于严重缺氧和二氧化碳潴留，导致中枢神经系统功能紊乱的综合征，多发生于慢性肺心病急性发作期，是肺心病的主要死亡原因。早期可表现为头痛、烦躁不安、恶心、呕吐、视力下降、记忆力和判断力减退，后期可出现神志恍惚、谵妄、无意识动作、肌震颤、癫痫样发作，严重者逐渐进入昏睡、神志模糊乃至昏迷。

2. 酸碱平衡失调及电解质紊乱　当肺心病患者机体发挥最大限度代偿能力仍不能保持体内酸碱平衡时，可发生各种不同类型的酸碱平衡失调及电解质紊乱，最常见为呼吸性酸中毒、呼吸性酸中毒合并代谢性酸中毒、呼吸性酸中毒合并代谢性碱中毒、低钾、低氯、低钠、低钙、低镁等。

3. 心律失常　慢性肺心病并发的心律失常多表现为房性期前收缩及阵发性室上性心动过速，也可出现心房扑动、心房颤动，少数患者出现心室颤动以致心脏停搏。

4. 休克　肺心病休克不多见，一旦发生，预后不良。常见有感染中毒性休克、失血性休克及心源性休克。

5. 消化道出血　①缺氧和高碳酸血症引起胃黏膜屏障的损害，使胃腔内的 H^+ 产生逆向扩散，致胃黏膜充血、水肿和糜烂；②长期慢性应激和胃黏膜血流量的降低，胃黏膜缺血缺氧而发生糜烂和溃疡；③药物刺激，在胃肠黏膜屏障作用减弱的基础上，激素、氨茶碱、氯化钾、非甾体抗炎药等可损伤胃肠黏膜，导致出血。

6. 弥散性血管内凝血　症状多种多样，主要表现为皮肤、内脏自发性出血，可见瘀点、瘀斑等，此并发症尤其凶险，死亡率高。

7. 静脉血栓栓塞症　慢性肺心病患者由于心功能不全、活动受限以及年龄等因素常存在静脉血栓栓塞症风险。通常发生在下肢，表现为下肢不对称肿胀、疼痛、皮温升高等。

【辅助检查】

一、实验室检查

1. 血液化验　红细胞、血红蛋白升高，全血黏度、血浆黏度增加，红细胞电泳时间延长，心功能不全者可出现肝、肾功能异常。

2. 动脉血气分析　可出现低氧血症甚至呼吸衰竭，严重者合并二氧化碳潴留。

3. 痰细菌培养　病原学检查有助于指导抗生素的针对性使用。

二、影像学检查

胸部 X 射线除肺、胸基础疾病及可能存在的急性肺部感染表现外，常见表现为肺动脉高压和右心增大，包括：右下肺动脉干扩张，其横径≥15mm；肺动脉段明显突出；中心肺动脉扩张和外周分支纤细，形成“残根”征；右心室增大。

三、电生理学检查

心电图检查　表现为电轴右偏，额面平均电轴≥+90°；顺钟向转位，V_1 导联 R/S≥1，V_5 导联 R/S≤1，$R_{V1}+S_{V5}$≥1.05mV；aVR 导联 R/S 或 R/Q≥1；V_1～V_3 导联呈 QS、Qr 或 qr，V_1～V_3 导联 ST 段压低或 T 波倒置；肺性 P 波等（图 2-4-1，彩图见文末彩插）。

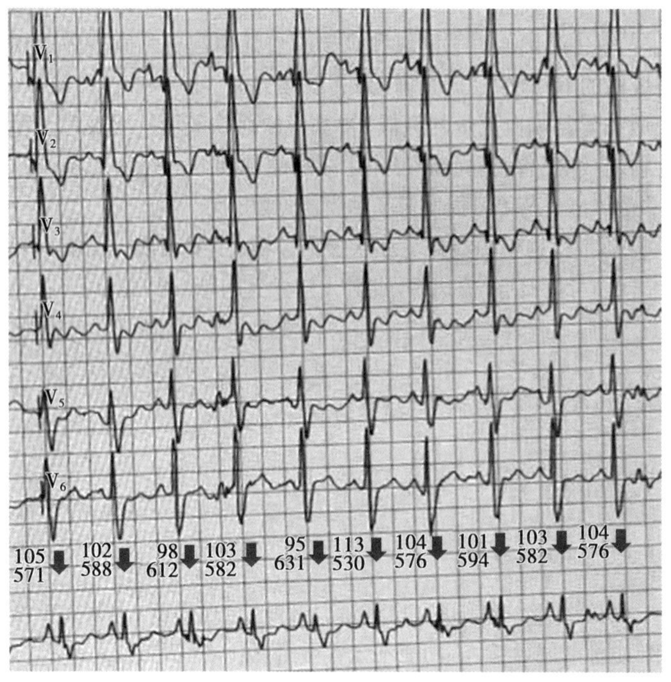

图 2-4-1　慢性肺心病患者的心电图表现

四、超声检查

超声心动图检查　慢性肺心病的超声心动图表现包括：①右心室流出道内径≥30mm；②右心室内径≥20mm；③右心室前壁厚度≥5mm

或前壁搏动幅度增强；④左、右心室内径比值<2；⑤右肺动脉内径≥18mm或肺动脉干≥20mm；⑥右心室流出道与左心房内径比值>1.4；⑦肺动脉瓣曲线出现肺动脉高压征象（α波低平或<2mm，或有收缩中期关闭征等）。

【诊断和评估】

一、诊断思维

对有呼吸系统原发病，如慢阻肺、支气管扩张、肺结核等病因的患者，出现心、肺功能障碍表现，如活动后气促、心悸、胸闷等，临床上应该考虑慢性肺心病的可能。

1. 诊断标准　①患者是否存在相关胸、肺疾病病史，如慢阻肺、支气管扩张等；②患者的症状及体征符合慢性肺心病的表现；③心电图、胸部X射线提示肺心病征象；④超声心动图有肺动脉增宽和右心增大、肥厚的征象。符合1～3条中的任一条加上第4条，并除外其他疾病所致右心改变（如风湿性心脏病、心肌病、先天性心脏病），即可诊断为慢性肺心病。

2. 鉴别诊断　慢性肺心病应与冠状动脉粥样硬化性心脏病（冠心病）、风湿性心脏病（风心病）、原发性心肌病相鉴别。慢性肺心病、冠心病均多见于老年人，常两病共存，冠心病多有典型心绞痛、心肌梗死病史，应详细询问病史结合体格检查和有关心、肺功能检查加以鉴别；其与风心病及原发性心肌病的鉴别点，主要在于对既往病史的详细询问，结合X射线、心电图等加以鉴别。

【治疗】

一、治疗目标

减轻患者症状，改善患者生命质量和活动耐力，减少急性加重次数，提高患者生存率。

二、治疗原则

1. 缓解期　积极治疗基础疾病，预防感染，改善生活方式，提高生命质量。

2. 急性加重期　积极控制诱发因素，通畅呼吸道，纠正缺氧和/或二氧化碳潴留，控制心力衰竭，防治并发症。

三、治疗方案

（一）缓解期治疗

1. 一般治疗　①改善生活方式：劝导患者戒烟，避免吸入二手烟，减少接触厨房油烟，避免长期居于密闭、不通风室内，避免久坐，根据身体状况，进行适量的户外活动。②营养支持：慢性肺心病属于慢性消耗性疾病，多见于老年人，可出现营养不良、衰弱、跌倒等老年综合征，需定期评估患者的营养状况，及时进行积极的营养干预。③心理疏导：患者由于长期患病，易出现焦虑、抑郁、悲观等不良心理，应针对患者病情及心理特征及时给予心理疏导，同时充分了解家庭状况、做好家人工作，树立战胜疾病的信心。

2. 药物治疗　慢性肺心病缓解期药物治疗主要包括以下几种。

（1）平喘药：对于具有明显气流受限的患者，使用吸入激素（ICS）联合长效 β_2 受体激动剂（LABA）和/或长效 M 受体拮抗剂（LAMA）吸入，ICS+LABA、ICS+LAMA 或 ICS+LABA+LAMA。推荐药物有布地奈德/福莫特罗（干粉吸入器，dry power inhaler，DPI）、沙美特罗替卡松（DPI）、噻托溴铵（DPI）。注意定期评估疗效，及时发现药物不良反应，如口咽部不适感、口腔念珠菌感染、心悸、震颤、头痛、关节痛、肌痛等。

（2）祛痰药：当患者出现痰液分泌不正常及排痰功能不良时，可使用祛痰药，辅助排痰、控制感染。推荐药物有溴己新、氨溴索、乙酰半胱氨酸、羧甲司坦等。常见药物不良反应有恶心、呕吐、皮疹、腹痛、腹泻等。

3. 长期家庭氧疗　对于血氧分压<60mmHg 者，使用家庭氧疗或家庭无创呼吸机治疗。持续低流量吸氧，氧流量<2L/min，每天氧疗时间在 15 小时以上，为保证氧疗时间及白天的活动时间，晚间需吸氧睡眠。使用无创呼吸机治疗的患者要注意气道湿化问题，以呼吸机管路及面罩内不干燥但又不产生水滴为最佳。

4. 中医治疗　本病属于中医学“咳嗽”“痰饮”“喘息”“心悸”“水肿”等范畴，多由外邪或痰饮久留于肺、肺气受损、气滞血瘀，进而伤及脾肾、水气泛溢所致；中医治疗之法，宜标本兼治。治标以肃肺化痰、降气平喘、温化寒痰、活血化瘀、行气利水；治本以益气补肺、温补脾肾、养阴、纳气等。

5. 康复治疗　坚持每周进行至少 5 天的康复锻炼，根据自身情况选择不同的锻炼方式。①可通过功率自行车或快步行走的方法进行，并量力循序渐进，保证在运动时 SpO_2>90%；②可以做八段锦或太极拳等运动；③每天进行上肢肌肉锻炼，如做哑铃操，立位无法完成时，可采取坐位或卧位的方法进行；④进行呼吸操锻炼，如缩唇呼气、腹式呼吸等，2 次 /d，每次 5 分钟，改善呼吸肌肉的调节能力。

6. 疫苗接种　建议患者每年进行流行性感冒疫苗接种，预防感染，对于反复发生肺炎者，接种肺炎疫苗。

（二）急性加重期治疗

1. 一般治疗　合理氧疗纠正缺氧，合理补充液体、电解质，避免内环境紊乱，注意补充营养。

2. 药物治疗　急性加重期药物治疗主要包括以下几种。

（1）抗生素：根据痰细菌学结果针对性使用抗生素控制感染，注意及时评估疗效、复查相关血液学指标及影像学检查。

（2）支气管扩张剂：推荐优先选择单用短效 β_2 受体激动剂（SABA）或联合短效 M 受体拮抗剂（SAMA）吸入治疗。住院患者首选雾化吸入给药，而门诊家庭治疗可采用经储物罐吸入定量气雾剂的方法或家庭雾化治疗。

（3）利尿剂：经积极抗感染、改善呼吸功能、纠正缺氧等治疗后，心力衰竭症状未得到改善者，考虑使用利尿剂。通过抑制肾脏钠、水重吸收而起到增加尿量、消除水肿、减少血容量、减轻右心前负荷的作用。但是利尿剂应用后易出现低钾、低氯性碱中毒，痰液黏稠不易排出和血液浓缩，应注意预防。因此，对于慢性肺心病急性期的患者，需要记录患者的出入量，采用量出为入的原则用药，控制液体入量，当患者尿少、入量明显大于出量或患者经治疗后水肿情况未减轻时，可使用利尿剂治疗。原则上宜选用作用温和的利尿剂，联合保钾利尿剂，小剂量、短疗程使用，如氢氯噻嗪联用螺内酯。使用利尿剂后需要注意患者的电解质情况，防止发生电解质紊乱。

（4）正性肌力药：慢性肺心病患者由于慢性缺氧及感染，对洋地黄类药物的耐受性低，易致中毒，出现心律失常。且正性肌力药物对改善患者的总体预后并无显著获益，因此不推荐常规应用。使用指征如下：①心功能无改善者；②以右心衰竭为主要表现而无明显感染的患者；③合并室上性快速心律失常，如室上性心动过速、心房颤动（心室率>100 次 /min）者；④合并急性左心衰竭的患者。原则上选用作用快、排泄快的洋地黄类药物，小剂量静脉给药。

（5）血管扩张药：通常用于肺血管疾病本身导致的肺动脉高压、慢性血栓栓塞性肺动脉高压继发的肺心病，如波生坦、安利生坦、他达拉非等。血管扩张药在扩张肺动脉的同时也扩张体动脉，往往造成体循环血压下降，反射性产生心率增快、氧分压下降、二氧化碳分压上升等不良反应。

【健康管理】

一、三级预防

1. 一级预防　防治支气管、肺及肺血管等基础疾病，预防肺动脉高压、慢性肺心病发生。①生活方式管理：戒烟、加强锻炼、增强体质。②优化环境：避免接触二手烟，避免过多接触厨房油烟，控制职业环境污染，减少有害气体、颗粒的吸入。③疫苗接种：每年接种流行性感冒疫苗、肺炎疫苗，预防呼吸道感染。

2. 二级预防　积极治疗支气管、肺及肺血管等基础疾病，控制基础疾病进展，减少因基础疾病加重导致的慢性肺心病。戒烟，增强体质，通过接种流行性感冒疫苗、肺炎疫苗预防反复呼吸道感染等。

3. 三级预防　针对已存在慢性肺心病的患者，防止肺、心功能不全的发生，①避免诱发因素：避免呼吸道感染、受凉、过度劳累，避免到高原缺氧地区旅游。②规律用药：遵医嘱服药，防止基础疾病加重而诱发心力衰竭。③康复：坚持康复锻炼，改善心、肺功能。

二、健康教育

慢性肺心病健康教育内容包括：①教育、督促患者戒烟；②使患者了解慢性肺心病的发病原因、发展规律及治疗效果；③指导患者正确使用药物吸入装置，交代相关注意事项；④使患者了解赴医院就诊的时机；⑤掌握自我控制病情的技巧，如腹式呼吸、缩唇呼吸、有氧锻炼等。全科医生应根据患者的病情、个人习惯、家庭环境等，制订个体化连续教育内容，通过患者良好的自我管理和医生的督促，力争更好实现疾病的控制。

三、双向转诊

（一）上转

1. 紧急转诊　对于慢性肺心病患者，出现以下情况应立即转诊至上级综合性医院。

（1）高度怀疑急性肺栓塞导致的急性加重，基层无条件诊治的。

（2）患者意识状态改变，如出现嗜睡、谵妄或昏迷。

（3）无法纠正的呼吸衰竭，如血氧饱和度（SpO_2）<90%，或呼吸困难持续不缓解。

（4）持续性症状性心律失常，药物治疗无法改善。

（5）心功能改善不满意，持续存在心力衰竭症状者，如持续尿少、下肢水肿等，需调整治疗方案者。

（6）循环血流动力学不稳定，如低血压状态用药后不改善。

转诊前应进行必要的紧急处置，包括抗感染，保持呼吸道通畅，维持血压稳定；高度怀疑急性肺栓塞者，应立即给予吸氧、制动，如无抗凝禁忌证，可给予普通肝素 3 000～5 000U 静脉注射或低分子量肝素皮下注射；紧急转诊必须由专业的医护人员协助进行。

2. 普通转诊　对于慢性肺心病患者，出现以下情况应择期转诊至上级医院。

（1）据患者的病史、体征疑诊肺心病，但无诊断条件者。

（2）常规检查无法诊断、无法明确病因的肺心病。

（二）下转指征

1. 经正规治疗后，病情稳定，社区随访。

2. 呼吸衰竭、心力衰竭症状得到有效控制。

3. 相关并发症经正规治疗基本控制，转至社区进行后续护理照顾。

四、社区管理

慢性肺心病稳定期患者纳入社区管理，经患者知情同意后签约，建立健康档案。在病情稳定期，应每月对患者进行 1 次随访，随访内容如下。①引起慢性肺心病的基础疾病情况：如慢阻肺、支气管扩张等的控制情况，有无急性加重等。②体格检查：包括体重监测、有无外周水肿、颈静脉怒张，以及心率、肝脾检查情况。③吸烟患者是否戒烟（一有机会就提供戒烟疗法）。④药物吸入装置使用方法：包括是否规律使用，使用方法是否正确。⑤氧疗：包括氧疗的时间、氧流量的设定、无创呼吸机的使用情况及 SpO_2 的监测。⑥利尿剂的使用及指导。⑦运动及锻炼情况并进行相应指导。⑧评估心理状态：采用量表工具量化焦虑或抑郁程度，并提供治疗。⑨用药评估：包括多重用药评估、有无发生药物副作用。

【预后】

该病的预后因原发疾病的不同而异，预后好坏与缓解期的正确规范管理密切相关。随着医疗技术的发展，病死率逐年下降；无危重并发症的慢性肺心病患者经积极治疗、科学的社区管理后，预后较好；基础疾病为肺动脉高压者、合并肺性脑病、消化道大出血、弥散性血管内凝血等患者，预后差、病死率高。

【诊治进展】

慢性肺心病的临床表现无明显特异性，其诊断除结合病史外，更多地依赖于辅助检查，最新中国慢性肺源性心脏病基层诊疗指南指出，关于慢性肺心病的诊断标准，超声心动图的相关表现为必要条件，同时提出了肺部磁共振成像（magnetic resonance imaging，MRI）对于测量右心室大小、评估右心室功能改变的优势及重要意义，未来该项检查将会更多应用于肺心病的临床诊疗中，这有助于肺心病的精准诊断与疗效评估。

【病例分享】

患者，男性，68 岁，退休教师。因“反复咳嗽、咳痰 30 年，加重 5 天”入院。自 30 年前受凉后咳嗽、咳黄色脓痰，经青霉素静脉滴注治疗后好转。此后每年发作 1～2 次，多于冬季发作，工作和日常生活不受影响。10 年前出现咳嗽、咳痰加重，晨起为甚，咳白色泡沫痰，活动后如爬楼梯、快步走等感心悸、气促，休息后可自行缓解，在当地医院诊断为“慢性支气管炎，肺气肿”，此后经常服用止咳、祛痰药物（具体不详）。5 年前发作频率增加，于 1 年前受凉后咳嗽加重、咳黄脓痰，伴发热，最高体温 38.5℃，伴胸闷、气促，出现双下肢水肿，曾于当地医院就诊，诊断为“慢性支气管炎，肺气肿，肺心病”，经左氧氟沙星、氨茶碱、氢氯噻嗪等药物治疗后症状好转出院。在家日常生活不能完全自理，有时静卧时亦感气促。5 天前受凉后上述症状加重，痰量增至每天 100ml 左右，不易咳出，活动耐量下降，轻微活动即气喘、胸闷，无发热、盗汗，无胸痛、咯血等，尿量减少。既往否认高血压、糖尿病、肺结核等病史，吸烟 40 年，每天 20 支左右，无饮酒嗜好。

体格检查：体温 36.8℃，脉搏 114 次 /min，呼吸 32 次 /min，血压 100/60mmHg，SpO_2 86%，慢性重病容，神志清楚，半坐卧位，口唇发绀。颈静脉充盈，桶状胸，肋间隙增宽。两侧呼吸运动对称，触觉语颤减弱，无胸膜摩擦感，叩诊过清音。两肺呼吸音减弱，双肺下野可闻及细湿啰音。心前区无隆起，剑突下可见心尖搏动，未触及震颤，心界叩不出，心音遥远，心率 114 次 /min，律齐，肺动脉瓣区第二心音亢进。腹平软，肝肋缘下 2cm，剑突下 3cm，质中，边缘钝，触痛不明显，肝颈静脉回流征阳性，移动性浊音阴性。双下肢轻度凹陷性水肿。

经全科医生接诊后，考虑为慢性肺心病（急性加重期）、心功能Ⅲ级，予鼻导管吸氧、口服托拉塞米利尿、氨溴索化痰等对症处理，经皮血氧饱和度无明显升高，症状无明显缓解，有上级转诊指征。全科医生遂为该患者联系转诊至上级综合医院，行相关检查，血液结果显示白细胞、血红蛋白升高，呼吸性酸中毒；肺功能检查显示中度阻塞性通气障碍；胸部 X 射线显示肺纹理增多、右下肺动脉干横径 18mm、右心室增大；心电图显示电轴右偏、肺性 P 波；超声心动图显示右心室前壁厚度 6mm，右心室流出道内径 35mm。诊断：慢性肺源性心脏病（急性加重期）、心功能Ⅲ级、肺部感染、呼吸性酸中毒。入院后予无创呼吸机辅助通气，雾化吸入布地奈德、沙丁胺醇和异丙托溴铵，静脉滴注头孢他啶抗感染，口服乙酰半胱氨酸化痰，静脉注射呋塞米、口服氢氯噻嗪联合螺内酯利尿等治疗。5 天后患者呼吸道症状、心力衰竭症状缓解，将抗生素改为头孢地尼口服抗感染，噻托溴铵吸入剂维持治疗。

后患者症状进一步改善，出院后转回当地社区全科门诊。社区全科医生给患者建立健康档案，教育患者戒烟，进行长期家庭氧疗，遵医嘱规律使用吸入药物，定期随访，并纳入社区长期健康管理。

【思考题】

1. 当慢性肺心病患者出现哪些情况时需紧急上级转诊？

2. 慢性肺心病的社区随访内容有哪些？

（熊　晶）

第五节　慢性呼吸衰竭

【学习提要】 1. 慢性呼吸衰竭的常见病因。
2. 慢性呼吸衰竭稳定期的临床表现和治疗。
3. 慢性呼吸衰竭的三级预防和社区健康管理。

【定义】

慢性呼吸衰竭（respiratory failure，RF）是由肺内、外各种原因，如慢性阻塞性肺疾病、严重肺结核、肺间质纤维化、胸部手术、外伤、胸膜增厚、胸廓畸形等，上述各种疾病持续进展引起的慢性肺通气和/或换气功能严重障碍。

【流行病学】

根据美国的资料，各种原因导致的呼吸衰竭每年约有 360 000 例，其中 36% 的患者死于住院期间，并发症和合并症随年龄增长而增加。我国尚缺乏全面的统计资料。

【病因及发病机制】

一、病因

1. 支气管 - 肺疾病　慢性阻塞性肺疾病、重症肺结核、肺间质纤维化、肺尘埃沉着病等。

2. 胸廓和神经肌肉病变　胸部手术、外伤、广泛胸膜增厚、胸廓畸形、脊髓侧索硬化症等。

二、发病机制

1. 通气不足　在静息呼吸空气时，总肺泡通气量约为4L/min，才能维持正常的肺泡氧和二氧化碳分压。当肺泡通气量减少时，肺泡氧分压下降，二氧化碳分压上升。

2. 通气血流比例失调　肺泡的通气与灌注周围毛细血管血流的比例必须协调，才能保证有效的气体交换。正常每分钟肺泡通气量（VA）4L，肺毛细血管血流量（Q）5L，两者之比为0.8。如肺泡通气量在比率上>血流量（>0.8），则形成生理无效腔增加，即为无效腔效应；肺泡通气量在比率上<血流量（<0.8），使肺动脉的混合静脉血未经充分氧合进入肺静脉，则形成动静脉样分流。

3. 肺动-静脉样分流　由于肺部病变如肺泡萎陷、肺不张、肺水肿和肺炎实变均可引起肺动脉样分流增加，使静脉血没有接触肺泡气进行气体交换的机会。因此，提高吸氧浓度并不能提高动脉血氧分压。分流量越大，吸氧后提高动脉血的氧分压效果越差，如分流量超过30%，吸氧对氧分压的影响有限。

4. 弥散障碍氧弥散能力仅为二氧化碳的1/20，故在弥散障碍时，产生单纯缺氧。

5. 氧耗量增加　氧耗量增加是加重缺氧的原因之一，发热、寒战、呼吸困难和抽搐均将增加氧耗量。寒战耗氧量可达500ml/min，严重哮喘，随着呼吸功的增加，氧耗量可为正常的十几倍。氧耗量增加，肺泡氧分压下降。

【临床表现】

一、症状

除引起慢性呼吸衰竭的原发病症状外，主要是缺氧和二氧化碳潴留所致的多脏器功能紊乱的表现。

1. 呼吸困难　主要表现在频率、节律和幅度的改变，如深慢呼吸、浅快呼吸等。

2. 发绀　缺氧的典型症状，当动脉血氧饱和度低于 85% 时，可在血流量较大的口唇、指甲出现发绀；另应注意红细胞增多者发绀更明显，贫血者则发绀不明显或不出现。

3. 精神神经症状　慢性缺氧多有智力或定向功能障碍，严重的二氧化碳潴留可发生肺性脑病，表现为神志淡漠、肌肉震颤、昏睡甚至昏迷。

4. 血液循环系统症状　严重缺氧和二氧化碳潴留引起肺动脉高压，可发生右心衰竭，出现胸闷、心慌等症状；因脑血管扩张，产生搏动性头痛；晚期由于严重缺氧、酸中毒引起心肌损害，出现周围循环衰竭、血压下降、心律失常、心脏停搏。

5. 消化和泌尿系统症状　常因胃肠道黏膜充血水肿、糜烂渗血，或应激性溃疡引起上消化道出血，有时会出现蛋白尿、尿中出现红细胞和管型。

二、体征

慢性呼吸衰竭部分患者在稳定期可无明显阳性体征，急性发作时可出现以下体征：口唇和甲床发绀、双肺散在或弥漫性啰音，心率增快、血压升高，合并肺心病者可出现下肢水肿、颈静脉怒张等，合并肺性脑病可出现神志模糊、昏迷，更严重者腱反射减弱或消失、锥体束征阳性。

三、接诊要点

慢性呼吸衰竭在稳定期，较少有明显的症状及体征，为减少漏诊，应详细问诊、全面采集病史。作为全科医生，在对患者进行问诊时，建议应用“RICE”问诊法，即倾听患者对疾病的看法、关注患者的担心和期望，适时反馈，做到以人为中心。具体要点包括以下几个方面。

1. 起病情况　包括发病年龄、发病时间、起病形式、诱因等。

2. 病情特点　有无呼吸困难，如呼气时间延长、呼吸浅快等，有无烦躁、神志淡漠等神经症状。

3. 伴随症状　有无畏寒、发热，有无腹痛、腹胀，有无恶心、呕吐，有无食欲缺乏、乏力、消瘦，有无意识障碍等。

4. 治疗经过　详细询问患病以来的诊治经过，包括已做的检查，所用药物、剂量、疗效，有助于病情的诊断。

5. 既往史、家族史等　包括结核病史、慢性阻塞性肺疾病病史、肺纤维化病史，有无工业粉尘接触史，有无胸部外伤史等。

6. 生活方式及社会心理因素　详细询问患者的饮食结构和运动习惯，是否有吸烟、酗酒史。了解患者对慢性呼吸衰竭的看法，以及心情是否焦虑，是否因疾病影响生活质量。了解患者家庭成员关系是否和睦，家庭支持度如何，社会人际关系是否和谐。

四、常见并发症 / 合并症

1. 慢性肺源性心脏病　基础疾病为慢性阻塞性肺疾病者，长期慢性缺氧引起肺血管床减少及缺氧致肺动脉收缩和血管重塑，导致肺动脉高压，右心室肥厚扩大，最终发生右心功能不全。

2. 肺性脑病　严重的二氧化碳潴留可导致患者出现精神神经症状，如神志模糊、昏睡、昏迷等。

3. 消化道出血　当慢性呼吸衰竭在相关因素诱发下急性加重时，可出现消化道应激性溃疡，表现为黑便、呕血等。

【辅助检查】

1. 实验室检查　动脉血气分析反映机体的代偿状况，有助于鉴别急性或慢性呼吸衰竭，亦是诊断呼吸衰竭的主要依据。根据血气分析，可以分为Ⅰ型呼吸衰竭和Ⅱ型呼吸衰竭。Ⅰ型呼吸衰竭：PaO_2<60mmHg（8kPa），$PaCO_2$ 正常或略<35mmHg。Ⅱ型呼吸衰竭：PaO_2<60mmHg（8kPa），$PaCO_2$>50mmHg（6.6kPa）时为Ⅱ型呼吸衰竭。需注意由于血气受年龄、海拔高度、氧疗等多种因素影响，分析时要结合具体临床情况。

2. 影像学检查　主要包括胸部X射线、胸部CT、放射性核素肺通气灌注扫描、肺血管造影及超声检查，它们对明确是否合并肺外疾病和获取病理学证据具有重要意义。

3. 肺功能检测　重症患者不能配合完成该项检查，其他患者通过肺功能可以判断其通气障碍的性质，即阻塞性、限制性或混合性，是否合并换气障碍，并对通气和换气功能障碍的严重程度进行判断，有助于针对性、个体化治疗。

4. 其他　呼吸肌功能检测能够提示呼吸肌无力的原因和严重程度，对病因诊断有一定的辅助作用。

【诊断和评估】

一、诊断思维

慢性呼吸衰竭的诊断主要依据以下三点：①患者存在引起呼吸衰竭的原发病及基础疾病，如慢性阻塞性肺疾病、脑血管意外、呼吸中枢异常等；②患者出现以上缺氧和二氧化碳潴留有关的临床表现；③动脉血气分析是诊断呼吸衰竭主要依据。

（一）诊断标准

慢性呼吸衰竭时临床上常见的是Ⅱ型呼吸衰竭，动脉血气分析结果为 $PaO_2<60mmHg$，并伴 $PaCO_2>50mmHg$。吸氧情况下动脉血气分析示 $PaO_2>60mmHg$，但 $PaCO_2$ 仍高于正常水平，亦可诊断慢性呼吸衰竭。

（二）鉴别诊断

1. 急性呼吸衰竭　pH 反映机体的代偿状况，有助于鉴别急性或慢性呼吸衰竭。当 $PaCO_2$ 升高、pH 正常时，称为代偿性呼吸性酸中毒；若 $PaCO_2$ 升高、pH<7.35，则称为失代偿性呼吸性酸中毒。需要注意由于血气受年龄、海拔高度、氧疗等多种因素影响，具体分析时要结合临床情况。

2. 慢性心力衰竭急性发作　慢性心力衰竭的急性发作多有高血压、冠心病、风湿性心脏病二尖瓣狭窄等病史和体征。阵发性咳嗽，常咳出粉红色泡沫痰，两肺可闻广泛的水泡音和哮鸣音，左心界扩大，心率增快，心尖部可闻及奔马律。若一时难以鉴别可雾化吸入 β_2 受体激动剂或静脉氨茶碱缓解症状，忌用肾上腺素或吗啡。

3. 脑部病变　当慢性呼吸衰竭合并肺性脑病发生时，应与脑部疾病相鉴别，必要时完善颅脑 CT 等检查。

二、临床评估

对慢性呼吸衰竭病情的评估主要依赖于动脉血气分析，条件允许者可结合肺功能检查。

当 $PaO_2<60mmHg$ 时，诊断为Ⅰ型呼吸衰竭，若合并 $PaCO_2>50mmHg$ 则诊断为Ⅱ型呼吸衰竭。临床上Ⅱ型呼吸衰竭患者还常见于另一种情况，即吸氧治疗后，$PaO_2>60mmHg$，但 $PaCO_2$ 高于正常水平。

【治疗】

一、治疗目标

慢性呼吸衰竭的治疗目标是①减轻当前症状，包括缓解症状、改善运动耐力、改善健康状况；②降低未来风险，包括防止疾病进展、防止和治疗急性加重、减少病死率。慢性呼吸衰竭急性加重期的治疗目标是尽可能减少当前急性加重的不良影响和预防以后急性加重的发生。

二、治疗原则

慢性呼吸衰竭急性加重期治疗原则是根据患者临床症状、体征、血气分析和胸部影像学等指标评估患者严重程度，采取相应治疗措施。

三、治疗方案

1. 氧疗　根据不同类型的呼吸衰竭，选择相应的给氧浓度，如伴明显二氧化碳潴留，其氧疗原则应给予低浓度（<35%）持续给氧。常用的氧疗为鼻导管或鼻塞吸氧，吸入氧浓度（FiO_2）与吸入氧流量大致呈如下关系：FiO_2（%）=21+4×吸入氧流量（L/min）。

2. 中医中药　通过中医辨证，进行补益肺肾、祛痰化湿等，亦可有效缓解临床症状，提高生活质量。

3. 营养支持　慢性呼吸衰竭患者因呼吸功增加、发热等因素，导致能量消耗增加，会降低机体免疫功能，感染不易控制，呼吸肌疲劳，建议常规优质蛋白、低碳水化合物，以及多种维生素和微量元素的饮食。对于衰弱患者，如合并吞咽障碍，则应及时插胃管，经胃管补充营养制剂，必要时可以辅以肠外营养。

4. 康复治疗　可根据患者活动耐量，针对性进行肺康复训练，包括缩唇呼吸、腹式呼吸、扩胸等。

【健康管理】

一、三级预防

1. 一级预防　预防可导致慢性呼吸衰竭原发病的发生，积极戒烟，创造无烟环境，减少工作、生活中有害粉尘接触等。

2. 二级预防　早期识别慢性呼吸衰竭的高危人群，定期进行肺功能筛查，积极进行健康宣教，鼓励患者在身体状况允许的条件下加强身体锻炼。

3. 三级预防　三级预防的目的是减少慢性呼吸衰竭对机体功能和生活质量的影响，具体包括：①积极治疗原发病；②减少能量消耗，如解除支气管痉挛、降低气道阻力；③改善机体营养状况，提高糖、蛋白质及各种维生素的摄入量；④坚持锻炼，每天做呼吸操，增强呼吸肌的活动功能；⑤对于严重低氧患者监督其进行长程家庭氧疗；⑥接种流行性感冒、肺炎链球菌疫苗，减少呼吸道感染；⑦对患者及家属进行健康宣教，为患者树立治疗信心。

二、健康教育

慢性呼吸衰竭健康教育内容包括：①教育与督促患者戒烟；②使患者了解慢性呼吸衰竭的病理生理与临床基础知识；③学会自我控制病情的技巧，如腹式呼吸及缩唇呼吸锻炼等；④了解赴医院就诊的时机。全科医生可根据患者的情况设计个体化的连续教育内容，并且通过患者的自我管理干预更好地实现疾病的控制。

三、双向转诊

（一）上转

1. 原发病症状加重伴或不伴低氧血症及二氧化碳潴留所致的临床表现。

2. 原发疾病症状加重伴精神神经症状。

3. 原发疾病症状加重伴循环系统症状，如周围循环衰竭、血压下降、心律失常等。

4. 原发疾病症状加重伴消化系统表现，如转氨酶升高、消化道出血等。

5. 原发疾病症状加重伴泌尿系统表现，如尿素氮升高、尿中出现红细胞和管型。

6. 无创呼吸治疗无效、没有无创呼吸机或有气管插管指征。

7. 经随访评估后需调整治疗方案。

（二）下转

1. 原发疾病病情得到控制，病情平稳者。

2. 呼吸衰竭终末期，家庭氧疗，由全科医生定期上门随访。

四、社区管理

定期对社区高危人群进行肺功能筛查，为诊断慢性呼吸衰竭的居民建立健康档案，进行健康宣教，提高患者与相关人员对慢性呼吸衰竭的认识及自身处理疾病的能力，维持病情稳定，提高生命质量，监督患者改善生活方式，坚持进行家庭氧疗，鼓励其适当加强锻炼，定期随访病情变化，指导药物调整，必要时协助患者转诊上级医院。

【预后】

慢性呼吸衰竭更多见于老龄患者，病死率高达 40%～76%，呼吸肌疲劳是预后不良的表现，主要死因是肺性脑病，其次是感染、酸碱及电解质紊乱、多器官功能衰竭。

【诊治进展】

近年来，对于慢性呼吸衰竭等慢性呼吸道疾病的长期管理，呼吸康复已成为其核心组成部分，是基于全面患者评估，为患者制订的个体化非药物治疗手段，主要包括不依赖设备的运动训练、手法排痰和体位引流、主动循环呼吸技术、自主引流，依赖设备的呼气正压 / 振荡呼气正压治疗、高频胸壁振荡。通过缓解呼吸困难和疲劳，改善情绪，增加运动能力，有效减少患者住院频次、提高生活质量；对于能够配合呼吸康复的患者，该治疗能以较小的成本带来诸多受益；呼吸康复在病患中的良好应用，亦能帮助降低慢性呼吸道疾病的患病率、致残率以及疾病负担。

【病例分享】

患者，男性，78 岁，退休煤矿工人。因“反复咳嗽咳痰 20 年，加重伴胸闷 1 周”至当地社区卫生服务中心就诊。患者自诉于 20 年前无明显诱因出现咳嗽、咳痰，痰液多为白色黏稠性质，偶呈拉丝状，不易咳出，无咯血，伴气促，无呼吸困难，无胸闷、胸痛，无腹痛，无头晕、头痛，受凉后症状加重，自服“感冒药”后症状稍缓解，曾至煤矿职工医院行相关检查，自诉诊断为肺尘埃沉着病，具体不详，未服药、未治疗，上述症状反复发作。1 周前天气变化后咳嗽、咳痰加重，痰液性质大致同前，量较前增多；伴胸闷，活动耐量下降，偶气喘；伴胸痛，吸气时加重；无心悸，无咯血，无恶心、呕吐等。近来食欲一般，睡眠、精神差，大小便正常。既往有高血压病史30年，目前口服硝苯地平控释片30mg/d，血压控制在130/80mmHg左右。否认糖尿病，否认结核、肝炎等传染病史，否认吸烟、饮酒，有工业粉尘接触史，无特殊家族史，与儿孙同住，家庭关系和睦。

全科医生查体：体温36.8℃，脉搏92次/min，呼吸24次/min，血压145/78mmHg，体形消瘦，神志清楚，口唇发绀。双肺呼吸音粗，可闻及胸膜摩擦音，心率92次/min，心律齐，无杂音，腹软，肝脾肋下未及，无压痛、反跳痛，肠鸣音3次/min，双下肢轻度水肿。全科医生予以检测患者指脉氧为93%，完善血常规、动脉血气分析，结果提示白细胞升高、PaO_2为55mmHg、$PaCO_2$为40mmHg，诊断考虑：①慢性呼吸衰竭，②肺尘埃沉着病，③胸膜炎？④高血压病。全科医生予以鼻导管高流量吸氧，同时联系上级医院，协助患者转诊。

上级医院医生为患者完善胸部CT、支气管镜检查，诊断：肺尘埃沉着病、胸膜炎、慢性呼吸衰竭。予抗感染、氧疗、营养支持等治疗，患者症状好转，指脉氧99%，出院后转回当地社区全科门诊。社区全科医生给患者建立健康档案，教导患者做呼吸操，监督患者规律进行家庭氧疗，定期随访，并纳入社区长期健康管理。

【思考题】

1. 慢性呼吸衰竭的上转指征有哪些？
2. 慢性呼吸衰竭的治疗目标是什么？

（熊　晶）

第六节　肺　结　核

【学习提要】

1. 肺结核的病因、临床表现和诊断。
2. 肺结核的综合评估和治疗。
3. 肺结核的三级预防和社区健康管理。

【定义】

肺结核(pulmonary tuberculosis，PTB)是指发生在肺组织、气管、支气管和胸膜的结核，包括肺实质的结核、气管支气管结核和结核性胸膜炎，占人体器官结核病总数的80%～90%。根据病变部位不同，分原发性肺结核、血行播散型肺结核、继发性肺结核、气管支气管结核和结核性胸膜炎。继发性肺结核是最常见类型，根据影像学特点分为浸润性肺结核、空洞性肺结核、结核球、干酪性肺炎、纤维空洞性肺结核。

【流行病学】

据世界卫生组织(World Health Organnization，WHO)估计，约20亿人曾受到结核菌的感染，是全球的公共卫生和社会问题。中国是结核病患者高负担国家，2019年新发结核患者83.3万，居世界第3位，病死大约15万人，地区差异大，西部等经济落后地区患病率明显高于全国平均水平，防控工作任重而道远。

【病因及发病机制】

一、病因

肺结核的致病菌为结核分枝杆菌，传染源主要是痰菌阳性患者。飞沫传播是最重要的传播途径。易感人群为婴幼儿、老年、感染人类免疫缺陷病毒(human immunodeficiency virus，HIV)、使用免疫抑制剂、糖尿病等免疫低下人群。影响机体感染除了遗传，还包括生活贫困、居住拥挤、营养不良等社会因素。传染性的大小取决于传染源排菌量、毒力大小、空间含菌密度及通风情况、个体免疫力。

二、发病机制

肺结核的基本病理过程是炎性渗出、增生和干酪样坏死。发病特点是破坏与修复交替或同时进行。肺结核免疫保护机制以细胞免疫为主，免疫力与迟发性变态反应关系复杂，确切机制尚未明确。

【临床表现】

一、症状

肺结核起病较慢，症状表现多样，病程较长。

1. 呼吸系统症状　咳嗽、咳痰 2 周以上或痰中带血。约 1/3 的患者有咯血，病灶累及胸膜时可胸痛。

2. 结核中毒症状　发热伴倦怠乏力、盗汗、食欲减退和体重减轻等，育龄期女性患者可表现月经不调。

二、体征

取决于病变性质和范围。病变范围较小时，可无任何体征；渗出性病变范围较大或干酪样坏死时，可有肺实变体征，气管狭窄严重者可出现“三凹征”。少数可有类似风湿热样表现，称为结核性风湿症，多见于青少年女性，常累及四肢大关节，在受累关节附近可见结节性红斑或环形红斑，间歇出现。

三、接诊要点

1. 症状、体征情况　明确症状的发展过程对结核病诊断有参考意义，体征对肺结核的诊断意义有限。

2. 诊断治疗过程　确定患者是初发还是复发。记录首次诊断情况，特别是痰排菌情况、用药品种、用药量和时间、坚持规律用药情况等，这对将来确定治疗方案有重要价值。如果是复发患者，治疗史对判断耐药情况有参考意义。

3. 肺结核接触史　主要是家庭内接触史，对邻居、同事、同宿舍者等有无肺结核患者也应了解。记录接触患者的病情、排菌情况、治疗方案和用药规律情况、接触时间、接触密切程度等。

四、常见并发症 / 合并症

（一）并发症

1. 咯血　最常见的并发症，因肺结核炎性渗出、空洞、气管内膜病变等导致气管变形、扭曲和扩张出血。大多数表现为少量咯血。

2. 气胸　多发生于病变广泛或邻近胸膜者。如有突然加重的呼吸困难，伴发绀，患侧肺部叩诊为鼓音，听诊呼吸音减弱或消失，应考虑并发气胸，通过胸部X射线或CT检查可确诊。

3. 支气管扩张　常见于肺结核空洞，表现为慢性反复咳嗽、咳痰，大量脓黄痰，反复咯血。胸部X射线或CT检查可见卷发样改变，有助于确诊。

4. 肺不张　常见于胸膜广泛肥厚粘连、大面积肺纤维化，可有胸闷、气急、呼吸困难、干咳等，胸部听诊可正常或有捻发音、干啰音。胸部X射线或CT检查可以确诊。

（二）合并症

1. HIV/艾滋病（acquired immune deficiency syndrome，AIDS）　肺结核是HIV/AIDS最常见和最高危的机会感染性疾病，两者互相产生不利影响，病情发展迅速，死亡率极高。约1/3双重感染HIV/AIDS死亡病例的临床表现多而复杂，如全身淋巴结肿大，结核菌素试验常为阴性，治疗常出现药物不良反应，易产生耐药。

2. 肝炎　肺结核的化疗潜在的肝毒性发生率为1%，20%患者可出现轻度转氨酶升高，无须停药，可恢复正常。如肝功能损害严重应立即停药，直至恢复正常。传染性肝炎可考虑使用2SHE/10HE（强化期链霉素异烟肼乙胺丁醇2个月/巩固期异烟肼乙胺丁醇10个月）方案。

3. 糖尿病　合并肺结核有逐年增高趋势，肺结核治疗必须在控制糖尿病基础上才能起效。

4. 硅沉着病　是感染肺结核的高危因素，合并感染比例高达50%以上。诊断强调多次查痰，特别是培养法。

【辅助检查】

一、实验室检查

1. 直接涂片抗酸杆菌镜检　简单、快捷、可靠的方法，但灵敏度不够。至少检出2次阳性具有诊断意义。

2. 结核菌素皮肤试验（tuberculin skin test，TST）　判断是否存在结核分枝杆菌感染，但特异度不够，TST阳性价值低于阴性价值。重症结核感染、免疫缺陷者合并结核病时，TST也可表现阴性。

3. 胸腔积液检查　行胸腔穿刺术抽取胸腔积液行常规、生化、结核分枝杆菌等检查。结核性胸腔积液为渗出液，单核细胞为主，腺苷脱氨酶（adenosine deaminase，ADA）>40U/L。

4. 其他　结核分枝杆菌培养、结核分枝杆菌核酸检测、γ- 干扰素释放试验、结核抗体检测均需在结核病定点专科医院或综合医院进行。

二、影像学检查

1. 胸部 X 射线检查　是诊断肺结核的首选常规方法。

2. 胸部 CT 检查　较 X 射线检查更敏感，能发现胸部微小病变。增强 CT 和支气管动脉 CT 有利于与肺癌鉴别，可指导支气管动脉栓塞术治疗大咯血。

三、纤维支气管镜和其他组织学检查

常用于临床表现不典型的肺结核、支气管内膜结核和淋巴结支气管瘘的诊断，可在病灶部位钳取活体组织行病理学检查和结核分枝杆菌培养，可采集分泌物或冲洗液标本做病原体检查，也可经皮肺穿刺获取标本检查。其他如胸腔镜检查获取胸膜组织，检查排除结核性胸膜炎。

【诊断和评估】

一、诊断思维

1. 诊断程序　对有咳嗽、咳痰持续 2 周以上和咯血，其次是午后低热、乏力、盗汗、月经不调或闭经，有肺结核接触史或肺外结核等情况应考虑肺结核的可能。

（1）是否为肺结核：X 射线检查肺部有阴影，通过系统检查确定病变性质是否为结核。难以确定，可经 2 周观察后复查，炎症病变会有所变化，肺结核变化不大。

（2）有无活动性：如诊断肺结核，应明确有无活动性，活动病变必须给予治疗。

（3）是否排菌：明确是否排菌，是确定传染源的唯一方法。

（4）是否耐药：通过药物敏感性试验确定是否耐药。

2. 鉴别诊断　肺结核应与肺炎、慢性阻塞性肺疾病、支气管扩张、肺癌、肺脓肿、纵隔和肺门疾病、其他疾病如发热等疾病鉴别。结核菌素试验、多次痰标本找结核分枝杆菌、病灶活检是鉴别的重要方法，动态胸部X射线、高分辨率CT检查有助于鉴别诊断。

二、临床评估

肺结核病情评估应根据营养风险筛查2002、汉密尔顿焦虑抑郁量表、匹兹堡睡眠质量指数量表、健康素养量表等进行综合分析，其目的在于满足机体代谢过程中的能量和蛋白质需求，维持和增强机体免疫能力及组织修复功能，有效缓解患者焦虑、抑郁等负性情绪和睡眠障碍，增强自身健康素养的主观能动性，提高恢复健康信心。

【治疗】

一、治疗目标

利福平敏感或耐药未知肺结核的治疗目标是治愈和完成治疗，均以痰涂片或痰培养阴性为主要依据。因“诊断变更”或“不良反应”停止抗结核治疗，归为剔除或失访。利福平耐药肺结核治疗目标中的治愈和完成治疗，以强化期连续3次痰培养阴性为判断依据。

二、治疗原则

结核病化疗的基本原则是早期、规律、全程、适量、联合。整个治疗方案分强化期和巩固期2个阶段。

三、治疗方案

1. 一般治疗　嘱患者卧床休息，指导患者进行有效咳嗽、咳痰，定期监测体温，观察患者是否有咽痒、面色苍白等咯血先兆，勤擦身，更换宽松、柔软的棉质衣服。对于巩固期患者，补充优质蛋白、富含维生素及钙质的食物，日常生活掌握正确的消毒隔离方法，进行适当运动，遵医嘱服药，定期随访，同时保证愉悦的心情、充分的睡眠。

2. 化疗药物　肺结核主要的化学药物有以下几种。

（1）异烟肼（isoniazid，INH，H）：单一杀菌力最强的一线抗结核药物，特别是早期杀菌力。偶发生药物性肝炎、周围神经炎等不良反应。

（2）利福平（rifampicin，RFP，R）：快速杀灭巨噬细胞内外的结核分枝杆菌，特别是偶尔繁殖的C菌群有独特杀灭作用。主要不良反应为肝损害和过敏反应。

（3）吡嗪酰胺（pyrazinamide，PZA，Z）：对巨噬细胞内酸性环境中的结核分枝杆菌具有独特的杀菌作用。常见不良反应为高尿酸血症、肝损害、皮疹、食欲缺乏、关节痛、恶心。

（4）乙胺丁醇（ethambutol，EMB，E）：不良反应为球后视神经炎，用于儿童时需密切观察视野视力变化。

（5）链霉素（streptomycin，SM，S）：对巨噬细胞外碱性环境中的结核分枝杆菌具有杀菌作用。需皮试。不良反应主要为耳毒性、前庭功能损害和肾毒性。

3. 标准化疗　肺结核主要的化疗方案有以下几种。

（1）初治活动性肺结核（含痰涂片阳性和阴性）：通常选用2HRZE/4HR方案，即强化期使用异烟肼、利福平、吡嗪酰胺、乙胺丁醇，共2个月；巩固期使用异烟肼、利福平，共4个月，总疗程6个月。粟粒型肺结核或结核性胸膜炎延长强化期为3个月，巩固期6～9个月，总疗程9～12个月。异烟肼高耐药地区，选择2HRZE/4HRE方案。

（2）复治活动性肺结核（含痰涂片阳性和阴性）：常用方案为2HRZSE/6HRE，3HRZE/6HR，2HRZSE/1HRZE/5HRE。药敏试验方案治疗无效应参考耐药结核治疗。

（3）耐药结核和耐多药结核：对至少包括异烟肼和利福平在内的2种药物产生耐药的结核为耐多药结核（multidrug resistant tuberculosis，MDR-TB）。WHO根据药物的有效性和安全性将治疗耐药结核的药物分为A、B、C、D 4组，其中A、B、C组为核心二线药物，D组为非核心的附加药物。

4. 对症治疗　主要有以下几方面。

（1）发热：有效抗结核治疗后肺结核所致的发热大多在1周内消退，少数发热不退者可应用小剂量布洛芬等非类固醇类退热剂。急性血行播散型肺结核或伴有高热等严重毒性症状者，有效抗结核药物的前提下使用泼尼松等类固醇糖皮质激素，可有助于改善症状。

（2）咯血：少量咯血予以安慰、消除紧张情绪、卧床休息为主，可用氨基己酸等药物止血。应警惕和尽早发现大咯血窒息先兆，首要抢救措施是迅速畅通气道，包括体位引流、负压吸引、气管插管。可使用垂体后叶激素和酚妥拉明。药物难以控制的大咯血，应紧急转诊至有条件的专科或综合医院进行手术治疗或支气管动脉栓塞术。

（3）呼吸衰竭：需在全身抗结核化疗基础上，给予冷冻、球囊扩张等气道介入治疗气管支气管结核所致气道狭窄严重者。

5. 手术治疗　外科治疗是药物治疗失败或单侧肺结核局限性病变的重要治疗方法。我国专家起草肺结核外科手术适应证标准主要包括：肺结核空洞、结核瘤、毁损肺、结核性脓胸、肺门纵隔淋巴结结核、大咯血急救、自发性气胸等。手术类型主要包括 19 世纪人工气胸肺萎陷疗法、胸廓成形术和填塞术、肺切除术。

6. 中医治疗　祖国传统医学辨证施治“肺痨”历史久远，茜草、人参、黄芪等某些中药具有杀灭结核分枝杆菌、提高机体免疫力、增效减毒功能，可有效缓解肺结核症状、改善肺功能和免疫功能，促进病灶吸收，提高生活质量。

7. 康复治疗　是肺结核巩固期的重要治疗手段，内容包括肺结核的规律治疗用药、消毒与隔离、自我管理技能、饮食与生活等，可通过医患护患沟通、呼吸操训练、适宜的咳嗽排痰、扩胸、步行、骑车等肺康复训练，增强呼吸功能，改善生活质量。

【健康管理】

一、三级预防

1. 一级预防　新生儿接种卡介苗是预防结核的主要措施，新生儿接种后仍需注意与肺结核患者隔离。

2. 二级预防　高危人群使用预防性抗结核治疗可减少肺结核发病率。预防性化疗主要应用于受结核分枝杆菌感染易发病的高危人群，包括 HIV 感染者、痰涂片阳性肺结核的密切接触者、肺部硬结纤维病灶（无活动性）、硅沉着病、糖尿病、长期使用糖皮质激素或免疫抑制剂者、吸毒者、营养不良者、35 岁以下结核菌素试验硬结直径达 ≥15mm 者等。常用异烟肼 300mg/d，顿服 6～8 个月，儿童用量为 4～8mg/kg；或利福平和异烟肼 3 个月，每天顿服或每周 3 次。

3. 三级预防　全程督导化疗可以提高治疗依从性，保证规律用药，显著提高治愈率，降低患病率、复发率、病死率和耐药发生率。

二、健康教育

肺结核健康教育内容包括：①形式分讲座、发放宣传资料等；②对结核病患者及家属的治疗和预防进行指导、监测，指导患者规律用药；③随访患者有无出现药品不良反应，并给予正确处置。全科医生如果发现患者出现严重并发症或不良反应（见转诊部分），应将患者转诊至有条件的上级医院。

三、双向转诊

（一）上转

1. 上转指征　患者出现以下情况之一，需转诊至结核病定点医院。

（1）初次筛查疑诊肺结核患者。

（2）严重的合并症或并发症：大气道狭窄有窒息风险；短时间内出现呼吸、循环系统衰竭症状及体征；发生大咯血、生命体征不稳定。

（3）治疗出现严重不良反应和脏器功能衰竭：急性肝衰竭、急性肾衰竭、严重皮肤过敏反应、严重骨髓抑制或明显出血倾向等。

（4）确诊或随访需求或诊疗条件限制：需要肺部CT、纤维支气管镜检查等。

（5）具有中医药治疗需求：基层医疗机构不能提供肺结核中医辨证治疗服务，或者经中医药治疗疗效不佳。

2. 上转注意事项　患者需要向上转诊时，需注意以下事项。

（1）全科医生应在门诊日志标注疑似肺结核病例，按乙类传染病疫情报告要求网络直报，完整仔细填写《肺结核病例登记报告卡》和《肺结核患者转诊单》。

（2）积极抢救肺结核严重合并症和急重症肺结核患者，待患者病情稳定后上转。

（二）下转

1. 下转指征　当患者满足以下情况之一，可转至基层医疗卫生机构。

（1）初次疑诊肺结核，已明确诊断、确定了治疗方案。

（2）肺结核病情稳定。

（3）诊断明确，已确定中医辨证治疗方案。

2. 下转注意事项　患者需要向下转诊时，需注意以下事项。

（1）全科医生每天核对肺结核病例的登记、报告、转诊工作，了解转诊情况，尽力确保结核病例报告率 100%，转诊率 100%，转诊追踪到位率>85% 以上。

（2）不具备结核病诊断条件的医疗机构疑似病例或诊断不明确下转时，应当下转至当地卫生行政部门指定的结核病定点医疗机构进行诊断。在非结核病定点医疗机构确诊病例下转时，应当下转至其居住地结核病定点医疗机构继续治疗。

四、社区管理

1. 基层医疗机构在结核病管理中的职责　协助结核病定点医疗机构对治疗效果进行判断。对辖区居民进行结核病相关知识的宣传等。指导、监测与随访患者及家属规律用药。如果出现严重并发症或不良反应（见转诊部分），应将患者转诊至符合诊治条件的上级医院。根据《中华人民共和国传染病防治法》规定报告疫情。

2. 基层医疗机构结核病高危人群筛查　结核病筛查对象主要是痰涂片阳性肺结核患者的密切接触者，包括患者的家庭成员、同事和同学等。全科医生要按照肺结核可疑者的诊断程序督促有症状者的密切接触者到医院或结防机构进一步检查。

【预后】

肺结核是一种可治愈、可控制的疾病，患者预后良好。但我国耐药比较突出，新药研发相对滞后，需要强化全民卫生健康意识、加强基层公共卫生管理、减少漏诊与误诊、抗结核规范化与个体化结合治疗，才能提高治疗成功率。

【诊治进展】

全球结核病疫情的严重性使抗结核新药及疫苗的研发刻不容缓，但与我国实情存在一定差距，故我国需要加快基础创新研究及临床研究的步伐，为提高我国耐药结核病的防治水平提供可靠的研究数据，具体内容包括：①探索结核分枝杆菌持续存在及复发耐药的生物学机制和筛查新技术；②开展系统研究抗结核治疗方案的选择和认知；③研发耐多药化疗药物，如贝达喹啉、德拉玛尼的临床疗效与副作用；④处于不同临床试验阶段的恶唑烷酮类备选新药 OTB-658 和 12 个疫苗，均值得期待。

【病例分享】

患者，男性，69 岁，因“发热伴咳嗽半个月”至当地社区卫生服务中心全科门诊就诊。患者半个月前受凉感冒后出现发热，自测最高体温 38.5℃，下午及夜间发热加重，无明显畏寒寒战，伴咳嗽，以干咳为主，乏力、夜间盗汗，无咯血、恶心、呕吐、腹胀、腹痛等不适，当地医院诊断“急性支气管炎”予以抗感染、祛痰、镇咳等对因对症支持治疗后，症状无明显好转。患者患病以来精神、睡眠欠佳，食欲可，小便色黄，大便无异常，体重较前无明显增减。既往史：乙型肝炎病毒携带 30 年，未规律诊治；2 型糖尿病 30 年，目前使用胰岛素诺和锐 30，血糖控制欠佳。否认高血压、心脏病病史。无输血史及食物、药物过敏史。体格检查：体温 37.8℃，脉搏 98 次 /min，呼吸 21 次 /min，血压 135/69mmHg，精神较差，问答切题，消瘦体形，慢性面容，全身浅表淋巴结未触及肿大。双侧呼吸运动度对称，双肺呼吸音低，双下肺可闻及散在细湿啰音，腹部软，无明显压痛及反跳痛，肝脾肋下未扪及，移动性浊音阴性，双下肢无水肿，脑神经检查阴性，病理征未引出。

接诊的基层全科医生考虑发热原因不明，需要进一步检查排除活动性肺结核可能。因社区卫生服务中心无结核病相关检查设备，全科医生上转患者至上一级医院行相关检查。转诊后检查结果：结核感染性 T 细胞阳性；结核 IgM 阳性；结核菌素试验阳性；PPD 皮试 1∶2 000 及 1∶10 000 均为强阳性；痰找抗酸杆菌阳性（2 次）；痰培养阳性（2 次）。胸部 X 射线及 CT 检查提示“活动性肺结核”，结合病史诊断“肺结核活动期”，收入院治疗。予以标准初治活动性肺结核化疗方案 2HRZE/4HR 方案。经过 2 个月的强化治疗后，患者症状缓解，出院后转当地社区全科门诊，社区全科医生综合评估患者病情，给患者建立健康档案，教育患者戒烟酒，遵医嘱规律服药，巩固治疗，定期随访，并纳入社区长期健康管理。

【思考题】

1. 肺结核的诊断程序是什么？

2. 基层医疗卫生机构诊治肺结核过程中的转诊指征是什么？

3. 什么是肺结核的三级预防？

（丁　汀）

第七节　支气管扩张症

【学习提要】 1. 支气管扩张症的定义、病因、临床表现和诊断。
2. 支气管扩张症的综合评估和治疗。
3. 支气管扩张症的三级预防和社区健康管理。

【定义】

支气管扩张症（bronchiectasis，以下简称“支气管扩张”）是一种感染、理化、免疫或遗传等因素引起反复支气管化脓性炎症性疾病，导致支气管壁结构改变并引起支气管异常和持久性扩张的一类异质性疾病的总称，分为囊性纤维化（cystic fibrosis，CF）和非囊性纤维化导致的支气管扩张。

非囊性纤维化支气管扩张较为常见，也是本节讨论的主要对象，其特征是支气管持久性扩张并伴有支气管壁结构的破坏和相应的呼吸系统症状；其病理学改变主要是支气管不可逆的扩张、变形及反复化脓性感染等，感染因素、异物吸入、纤毛功能的异常、先天性结构缺损和异常、其他疾病为主要病因；严重的合并症可能影响疾病的表现和病死率。

【流行病学】

支气管扩张在全球的发病率和患病率均呈现增长趋势，在我国，支气管扩张也是三大慢性气道炎症性疾病之一。2013 年全国报道 40 岁以上居民支气管扩张患病率为 1.2%，2005—2011 年间全国医院慢性阻塞性肺疾病住院患者中有 39.2% 合并支气管扩张。而由于我国缺乏大型流调数据，其实际发病率或远高于此，且年龄的增加与患病率呈正相关，年龄标准化死亡风险是普通人的2倍以上。

【病因及发病机制】

一、病因

引起支气管扩张的危险因素多为综合性原因，常见病因为感染因素；遗传、免疫功能或解剖缺陷等先天性因素；异物吸入、免疫缺陷或异常、纤毛功能异常和其他类疾病等。

1. 感染因素　细菌性、病毒性、支原体、真菌、结核分枝杆菌及非结核分枝杆菌等病原体感染引起的支气管和肺部感染，尤其是儿童期感染后破坏支气管组织，导致支气管不规则扩张。

2. 先天性因素　气管、支气管先天发育不全、淋巴管性 / 淋巴结病、血管性异常、黄甲综合征等致结构缺损。

3. 免疫因素　类风湿性关节炎、干燥综合征、系统性红斑狼疮、强直性脊柱炎、嗜酸性肉芽肿性多血管炎（Churg-Strauss 综合征）、严重的 α_1- 抗胰蛋白酶缺乏、变应性支气管肺曲菌病、长期服用免疫抑制剂、低免疫球蛋白血症、艾滋病等。

4. 其他　炎性肠病；毒性物质吸入致气道受损；支气管异物、肿瘤、邻近组织纤维化引起的牵拉致气道阻塞；儿童误吸、成人误吸、局部淋巴结肿大、肺叶的手术牵拉导致支气管的扭曲和变形，都是支气管扩张的诱发和加重因素。

二、发病机制

支气管扩张分为先天性和继发性，先天性支气管扩张较少见，主要是发育异常引起。继发性支气管扩张多为支气管的阻塞、支气管感染，互为因果，导致支气管结构破坏，从而引起支气管持久性扩张。

【临床表现】

一、症状

支气管扩张一般病程较长，部分患者可有儿童时期支气管肺炎的相关病史，后出现反复发作的呼吸道感染。主要症状为咳嗽、咳痰或咳脓痰、反复咯血、反复感染及慢性气道阻塞的症状。病变的范围、部位、是否合并慢性感染，是决定症状的主要因素。

1. 咳嗽、咳脓痰　咳嗽是支气管扩张最常见的症状，多伴有咳痰。合并感染时症状加重，可出现黄绿色脓痰，合并厌氧菌感染时痰带有恶臭味，稳定期可为白痰，咳痰通畅。反复咳脓痰为支气管扩张的典型症状。

2. 反复咯血　部分患者在咳嗽、咳痰同时，可伴有痰中带血，甚至出现咯血。50%～70% 的患者可出现咯血，多为间断性，咯血量和病情严重程度、病变范围不完全成正比。少数患者仅有咯血而无脓痰，病变主要是上叶支气管，称为“干性支气管扩张”。短时间内大量咯血可引起窒息甚至危及生命，为支气管扩张危重并发症。

3. 反复感染　由于支气管结构破坏和功能异常，容易出现肺部的反复感染。急性感染加重时，可以出现发热，又因痰液或血阻塞气道，可出现胸闷、气促、呼吸困难。

4. 慢性气道阻塞的症状　由于支气管结构的破坏、反复感染、长期迁延不愈，多会出现免疫力低下，可出现喘息、呼吸困难等气道阻塞的症状。严重者出现肺动脉高压和 / 或右心衰竭、慢性呼吸功能衰竭等相应症状。

5. 全身症状和并发症　长期反复感染可出现毒血症症状，多数患者可出现不同程度的继发焦虑状态、睡眠障碍、抑郁等心理疾病。

二、体征

支气管扩张的早期体征可不明显，随着疾病进展，胸部体检可见以下体征。

1. 肺部啰音　肺部听诊可闻及湿啰音，也可出现干啰音、散在的哮鸣音和吸气时吱吱声。

2. 杵状指　约占患者的 2%～3%，中重度患者更易出现。

3. 发绀　慢性缺氧引起的发绀。

4. 其他体征　部分患者可出现体重下降和消瘦，部分患者可出现鼻息肉和慢性鼻窦炎的体征。

合并肺源性心脏病时患者可见下肢水肿、腹水、肝大并压痛、身体红斑等体征；合并肺性脑病时偶可引出神经系统病理征或体征。

三、接诊要点

诊断支气管扩张时，为减少漏诊，应详细问诊、全面采集病史。在问诊中需要注意患者就诊的主要原因、倾听患者对疾病的看法、关注患者的担心和期望，适时反馈。具体要点包括以下几个方面。

1. 起病情况　包括发病年龄、发病时间、起病形式、诱因、加重与缓解因素等。支气管扩张部分患者可有儿童时期的支气管肺炎病史。

2. 病情特点　常有咳嗽、咳脓痰、反复咯血、反复呼吸道感染及慢性气道阻塞症状，随着病情进展，急性期可出现发热或严重的大咯血。

3. 伴随症状　有无畏寒、发热、腹痛、腹胀、恶心、呕吐、食欲缺乏、乏力、消瘦、呼吸困难及意识障碍等。

4. 治疗经过　详细询问患病以来的诊治经过，包括已做的检查，所用药物、剂量、疗效等。

5. 既往史、家族史　包括哮喘和慢性阻塞性肺疾病史、过敏史、结核病史、儿童时期呼吸道感染及呼吸道传染病史如百日咳、麻疹病毒、腺病毒、流行性感冒病毒和呼吸道合胞病毒，有无普通变异性免疫缺陷病（common variable immunodeficiency，CVID）等。

6. 生活方式及社会心理因素　详细询问患者的饮食结构和运动习惯，是否有吸烟、酗酒史。了解患者对支气管扩张的看法，心情是否焦虑，是否因疾病影响生活质量。了解患者家庭成员关系、家庭支持度和社会人际关系。

四、常见并发症/合并症

（一）并发症

1. 胸膜炎、肺脓肿　通常由病毒或细菌刺激胸膜引起胸膜炎。反复的肺部感染，且存在引流不畅，极易导致肺组织坏死，严重时继发肺部脓肿，也可造成肺炎性胸腔积液、脓胸等。

2. 休克或窒息　短期内出现大咯血极易出现休克或窒息。

3. 肺动脉高压、慢性肺源性心脏病。

4. 呼吸衰竭　支气管扩张的患者由于气道反复的化脓感染，使得肺泡的通气功能障碍，可能出现低氧血症或高碳酸血症，最后发展为呼吸衰竭。急性加重期可诱发急性呼吸功能衰竭或慢性呼吸功能衰竭失代偿。

（二）合并症

1. 支气管哮喘　可促进支气管扩张急性加重，这与哮喘引起下呼吸道微生物的播散、激素使用引起患者免疫功能削弱等有关。

2. 慢性阻塞性肺疾病　初次诊断慢性阻塞性肺疾病的患者中约1/3通过CT检查可发现支气管扩张。支气管扩张-慢性阻塞性肺疾病重叠综合征的患病率大概在4%～72%不等。

3. 心血管病　包括肺动脉高压、慢性肺源性心脏病、心包炎、心力衰竭等。

4. 焦虑和抑郁　是支气管扩张重要合并症，常发生于病程较长的患者。

5. 肺癌　不常见，但支气管扩张发生肺部感染的患者，是肺癌的高危人群，故应定期复查肺部CT有无异常变化。

6. 肺诺卡菌病　支气管扩张是肺诺卡菌病的危险因素之一，支气管扩张合并肺诺卡菌病的患者预后相对良好。

【辅助检查】

一、实验室检查

1. 肺功能检查　是支气管扩张的严重程度评价、疾病进展、预后及用药后效果评价常用的指标，每年至少1次肺通气功能检查。支气管扩张以阻塞性通气障碍常见，表现为FEV_1、FEV_1/FVC、PEF降低，RV/肺总量（total lung capacity，TLC）比值增高，后期部分患者可出现低氧血症。部分患者激发试验阳性提示气道高反应性，对于合并气流阻塞患者，应行支气管舒张试验。

2. 微生物学检查　原则上支气管扩张患者均需留取深部痰标本检查，典型的支气管扩张痰液静置数小时后可分层：上层为泡沫组织，中层为黏液，下层为脓性物，最下层为坏死组织。如有厌氧菌感染，痰有恶臭味，培养可见致病菌。多次检测阴性的应至少在不同日期留取3次的痰液标本以提高阳性检出率。急性感染的患者，在使用抗生素前留取痰液标本。

3. 炎性标志物　支气管扩张合并细菌感染时，外周血白细胞计数增高，可以出现核左移，中性粒细胞计数、红细胞沉降率（erythrocyte sedimentation rate，ESR）、C反应蛋白（C-reactive protein，CRP）可以反映疾病活动性及感染的急性加重的严重程度，ESR、CRP对于预后有一定参考价值。

二、影像学检查

1. 正侧位胸部X射线　囊性支气管扩张在X射线上可见粗乱肺纹理中，有多个不规则蜂窝状（卷发型）阴影，或圆形、卵圆形的透明区，少数患者出现小液平面，多见于肺底和肺门附近。其他表现为气道壁增厚，纵切面、横切面可分别显示为“双轨征”“环形阴影”，胸部X射线对于支气管扩张的检查灵敏度低，对于轻症或部位特殊的支气管扩张患者，可无特异性表现。

2. 胸部CT检查　胸部高分辨率CT（high resolution CT，HRCT）是目前诊断支气管扩张的“金标准”，根据胸部CT的表现诊断支气管扩张，至少应符合以下一条直接征象：①支气管直径-伴行的肺动脉直径B/A>1（正常平均为0.65～0.7），部分支气管扩张B/A>1.5，如1.5>B/A>1，需排除一些老年人和长期高海拔地区生活的人；②缺乏支气管逐渐变细的征象，表现为气道从支气管分支点到远端至少50px直径保持不变；③靠近胸膜1cm仍可见支气管，无逐渐变细，并呈柱状改变，管壁增厚。柱状扩张时，异常增厚的支气管壁呈“轨道征”，扩张的支气管和伴行减小的肺动脉称为“印戒征”，不规则扩张则表现为“串珠征”。间接征象：①树芽征（tree-in-bud）；②支气管密集，对应的肺容积缩小；③马赛克征，一般提示闭塞性细支气管炎；④支气管壁增厚。

三、其他检查

1. 支气管造影　支气管碘油造影为传统的确诊支气管扩张的方法，明确病变部位、性质及范围，可为外科手术提供重要参考依据，近几年逐渐被HRCT或螺旋CT替代。

2. 支气管镜检查　经支气管镜进行局部灌洗、药物注射，并可吸痰行痰培养、痰涂片检查，对于诊断意义不大。

3. 血气分析　评估患者肺功能受损的状态，判断有无合并低氧血症和或高碳酸血症。

4. 免疫球蛋白检测　免疫功能缺陷可出现免疫球蛋白缺乏，反之感染时可增高。

5. 血清 IgE 测定、烟曲霉皮试、曲霉沉淀抗体测定检测　排除变应性支气管肺曲霉病。

【诊断和评估】

一、诊断思维

对有慢性咳嗽、咳痰（脓痰）和 / 或咯血以及反复下呼吸道感染的患者，肺部固定、局限性湿啰音，结合胸部 HRCT 支气管扩张影像学特征使得对支气管扩张的诊断灵敏度明显提高。

1. 诊断标准　支气管扩张的诊断主要依据症状、体征及胸部 HRCT 等临床资料，并排除可引起类似症状咳脓痰、咯血的其他疾病。胸部 HRCT 是目前诊断支扩症的“金标准”。支气管扩张诊治流程见图 2-7-1。

2. 鉴别诊断　支气管扩张应与慢性支气管炎、慢性阻塞性肺疾病、肺脓肿、肺结核、先天性肺囊肿、弥漫性泛细支气管炎及支气管肺癌等疾病进行鉴别。支气管扩张的患者要积极探索可能的潜在病因，同时也要关注合并症的情况，如支气管扩张 - 慢性阻塞性肺疾病重叠综合征等。

二、临床评估

支气管扩张病情评估应根据患者的病因、疾病严重程度评价、肺功能受损程度、急性加重风险以及合并症 / 并发症等情况进行综合分析，其目的在于确定疾病的严重程度，包括气流受限严重程度、患者健康状况及未来不良事件的发生风险（如急性加重、住院或者死亡等），以最终指导治疗。

1. 影像学评估　临床多数采用影像学评价（Reiff 评分常用）进行支气管扩张严重程度的评估，包括支气管扩张严重程度指数（bronchiectasis severity index，BSI）（表 2-7-1）和 E-FACED 评分表（表 2-7-2）。

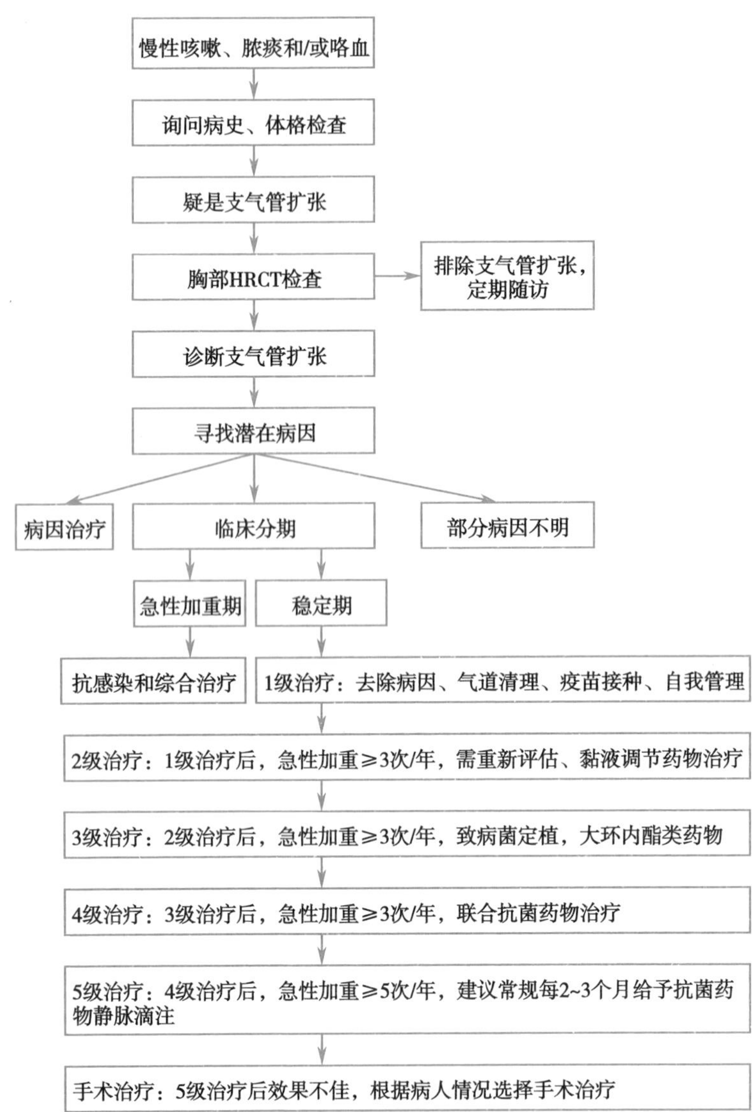

图 2-7-1　支气管扩张诊治流程

表 2-7-1　支气管扩张严重程度指数（BSI）评分表

指标	变量	分值
年龄 / 岁	<50	0
	50～69	2
	70～79	4
	≥80	6
BMI/（$kg \cdot m^{-2}$）	<18.5	2
	18.5～25	0
	26～29	0
FEV_1 占预计值的百分比 /%	>80	0
	50～80	1
	30～49	2
	<30	3
既往 2 年的住院次数	无	0
	有	1
既往 1 年内急性加重次数	0	0
	1～2	1
	≥3	2
mMRC 评分	0～Ⅱ	0
	Ⅲ	2
	Ⅳ	3
铜绿假单胞菌定植	无	0
	有	3
其他微生物定植	无	0
	有	1
影像累及 3 叶以上或囊性扩张	无	0
	有	1

注：BSI 评分主要用于评估和预测支气管扩张的未来病情趋势、住院、健康状态和死亡情况，总得分 0～4 分为轻度，5～8 分为中度，≥9 分为重度。

表 2-7-2　E-FACED 评分标准

指标	变量	分值
既往 1 年内至少 1 次因病情加重住院	无	0
	有	2
FEV1 占预计值的百分比 /%	≥50	0
	<50	2
年龄 / 岁	<70	0
	≥70	2
铜绿假单胞菌慢性定植	无	0
	有	1
影像受累肺叶数	1～2	0
	>2	1
mMRC 评分	0～Ⅱ	0
	Ⅲ	2
E-FACED 评分	总分	0～9

注：E-FACED 评分主要用于评估和预测支气管扩张患者未来急性加重次数和住院风险，0～3 分为轻度，4～6 分为中度，7～9 分为重度。

2. 肺功能评估　通气功能障碍的分级均按照 FEV_1 占预计值的百分比来判断，中华医学会呼吸病学分会肺功能专业组《肺功能检查指南》及 2005 年美国胸科协会（American Thoracic Society，ATS）/ 欧洲呼吸学会（European Respiratory Society，ERS）推荐 5 级分法（表 2-7-3）。

表 2-7-3　支气管扩张患者肺通气功能障碍的程度分级

严重程度	FEV_1 占预计值的百分比 /%
轻度	≥70
中度	60～69
中重度	50～59
重度	35～49
极重度	<35

3. 症状评估　诊断明确的支气管扩张，根据临床表现等评估患者的临床分期：稳定期和急性加重期。《英国胸科协会成人支气管扩张

指南》2018 版指出支气管扩张急性加重的定义：咳嗽、痰量变化、脓性痰、呼吸困难或者运动耐受程度、乏力或不适、咯血，其中这 6 项症状中的 3 项及以上出现恶化，病情时间超过 48 小时，临床医生需评估要处理的情况。急性加重的频繁发作会导致整体预后相关的肺功能下降、病死率增加，因此，及时判断支气管扩张急性加重期十分重要。

4. 合并症评估　全科医生在进行病情综合评估时，还应注意患者的各种全身合并症，如呼吸系统疾病（支气管哮喘、慢性阻塞性肺疾病、肺结核、肺癌等）；心血管病（肺动脉高压、慢性肺源性心脏病、心包炎、心力衰竭等）；焦虑、抑郁等慢性身心合并症，治疗时应以整体思维考虑。

【治疗】

一、治疗目标

支气管扩张稳定期治疗目标是减轻当前症状，包括减少症状（咳嗽、咳痰、呼吸困难等），防止和减少急性加重，维持或改善肺功能，改善生活质量。急性加重期治疗目标是尽可能治疗原发病因，识别相关病原体，减少急性加重的不良影响，包括不可逆的并发症，降低死亡率。

二、治疗原则

根据患者临床症状、体征和胸部影像学等指标整体评估患者病情，确定并治疗潜在病因，减缓疾病进展，预防或控制气道的急慢性感染，促进痰液的引流。

三、治疗方案

（一）稳定期治疗

1. 治疗基础性疾病　对于支气管扩张合并肺结核、低蛋白血症等疾病应予以积极对症治疗。

2. 清除气道分泌物　主要为物理和药物排痰。物理排痰包括体位引流（头低臀高）、胸壁震荡（以高频为主）、正压通气及主动呼吸训练等，支气管镜下定期气道廓清也在研究探索中。药物排痰包括黏液溶解剂，如 N- 乙酰半胱氨酸（N-acetylcysteine，NAC）、桉柠蒎等；黏液动力剂，如氨溴索口服制剂及雾化剂；黏液调剂剂，如福多司坦、羧甲司坦等；高渗制剂，如干粉甘露醇、高渗盐水等。

3. 控制感染　①口服抗菌药物，阿奇霉素 250mg/d 或 250mg/500mg 每周 3 次，或红霉素 400mg，2 次 /d，用药过程中需关注胃肠道反应和耐药情况。②静脉用抗菌药物，稳定期出现急性加重转变时可根据病情需要使用，因有效性和安全性的不明确性，不推荐长期使用。

4. 病原体清除治疗　针对新分离的铜绿假单胞菌且有临床恶化的支气管扩张患者需进行清除治疗，一线治疗为口服环丙沙星 500～750mg，2 次 /d，疗程 2 周；再次培养铜绿假单胞菌阴性即可停药，仍阳性更改为静脉抗生素治疗，总疗程 3 个月。二线治疗为静脉使用抗生素，如 β- 内酰胺类联合氨基糖苷类治疗 2 周，再次培养铜绿假单胞菌阴性即可停药。对于需要治疗的支气管扩张合并非结核分枝杆菌（non-tuberculous mycobacteria，NTM）肺病患者，建议药敏试验指导临床用药，一般是 3～4 种药物联合治疗，疗程持续至痰培养转阴后至少 12 个月。

5. 手术治疗　病变局限，药物和非药物治疗 1 年症状仍控制不佳；复发性难治性咯血，大咯血危及生命保守治疗无效；局部病变可导致败血症，保守治疗易引起肺组织的进一步破坏者，可行支气管动脉栓塞或肺叶切除术。临床表现控制不佳；或在最优方案治疗，呼吸系统功能仍在迅速恶化的可考虑肺移植。

6. 其他治疗　①支气管舒张剂，合并气流受阻的患者可行支气管舒张试验，评价气道反应性，指导用药；②疫苗接种，根据患者个体性差异，选择性接种流行性感冒疫苗和肺炎链球菌疫苗，减少支气管扩张的急性加重风险；③抗感染治疗，目前不推荐支气管扩张患者常规使用糖皮质激素吸入或口服治疗，如有慢性阻塞性肺疾病、支气管哮喘、变应性支气管肺曲霉病等合并症情况经评估后除外。

7. 中医药治疗　支气管扩张在中医理论属肺痈范畴，需分证论治。①初期：治法疏风散热，宣肺化痰，方药银翘散加减。②成痈期：治法清肺解毒，化瘀消痈，方药千金苇茎汤、如意解毒散加减。③溃脓期：治法排脓解毒，方药加味桔梗汤加减。④恢复期：治法清养补肺，方药沙参清肺汤、桔梗杏仁煎加减。

（二）急性加重期的治疗

支气管扩张急性加重期治疗需要个体化：评估病情的严重性；参考既往急性加重病史和住院情况，参考既往痰培养药敏结果指导用药；抗菌药物使用前常规痰培养送检和药敏试验。早期经验性抗菌药物治疗应考虑覆盖最常见的病原菌：流感嗜血杆菌与铜绿假单胞菌，如无铜绿假单胞菌感染的高危因素，可选择对流感嗜血杆菌敏感的药物，如阿莫西林、阿莫西林 / 克拉维酸钾、头孢呋辛、阿奇霉素、头孢曲松等；有铜绿假单胞菌感染的高危因素，可选择相应抗菌药物，如环丙沙星、左氧氟沙星、头孢他啶、头孢哌酮 / 舒巴坦、哌拉西林 / 他唑巴坦及碳青霉烯类（亚胺培南、美罗培南）等，病情严重者可以联合用药。轻症患者如能耐受尽可能采用口服药物治疗。

（三）并发症的治疗

1. 咯血　少量咯血，予以休息、镇静、止咳等对症治疗；中量咯血，经静脉予以垂体后叶激素或酚妥拉明；大量咯血重点要预防咯血引起的窒息，如保守治疗无效，可考虑介入或手术治疗。

2. 慢性呼吸衰竭　长期家庭氧疗（1～2L/min）可改善患者的肺功能和生活质量；祛痰药物及物理方法排痰，保持气道的通畅；可使用支气管扩张剂缓解呼吸困难等症状。

3. 肺动脉高压　长期氧疗适用于合并低氧血症的患者；合并肺源性心脏病的治疗原发疾病，体循环淤血表现的可使用小剂量利尿剂，急性加重患者血流动力学不稳定的，可加用正性肌力药物。

4. 肺脓肿　选择支气管扩张常见病原菌（如铜绿假单胞菌）及厌氧菌药物，加强祛痰治疗，必要时行支气管镜冲洗、经皮导管引流。

【健康管理】

一、三级预防

（一）一级预防

1. 避毒消敏　避免接触有毒气体和物质，保持室内外环境的干净卫生，空气流通，及时清除容易滋生细菌的污物，去除变应原。

2. 控制继发感染　对于已发现的呼吸道疾病及时根治，在幼儿时期积极防治麻疹、百日咳、支气管肺炎等疾病，按时预防接种，防止支气管腔受损而发展成为支气管扩张。

3. 生活习惯　戒烟戒酒，改善不良生活习惯，积极参加体育锻炼，增强机体免疫力。

4. 预防上呼吸道疾病　积极根治鼻炎、鼻窦炎、咽喉炎、慢性扁桃体炎，减少各种危险因素的产生。

（二）二级预防

二级预防核心是治疗潜在病因以防止疾病的进展，促进痰液的排出和控制感染，维持和改善肺功能。基本策略为治疗潜在的病因；气道廓清的治疗；活动能力受限的制订肺康复锻炼计划，进行有氧训练、力量和呼吸肌的训练；急性加重期患者及时给予抗菌药物治疗；加强患者的自我管理。

（三）三级预防

三级预防的目的是减少支气管扩张疾病对人体功能和生活质量的影响，尤其是合并症和并发症的处理或预防。对于全科医生而言，支气管扩张的长期随访管理也是三级预防的过程，包括：①强化戒烟，减少外界有害物的刺激；②对患者及其家庭成员进行健康教育；③加强体育锻炼，增强机体抵抗力；④重视稳定期的药物治疗和预防急性加重；⑤对于严重低氧患者进行长期家庭氧疗；⑥免疫调节剂的使用；⑦中医药辨证论治；⑧对支气管扩张患者进行长期系统规范管理。

二、健康教育

支气管扩张健康教育内容包括：①教育与敦促患者戒烟；②使患者了解支气管扩张的特征和主要治疗方法；③及时识别急性加重并及时就医；④上呼吸道感染、疲劳、营养状态低下都可以加重支气管扩张的临床症状，不建议患者自行服用抗菌药物；⑤了解痰液检查的重要性。全科医生可根据患者的情况设计个体化的随访计划及监测方案，及时对治疗方案的整体性优化调整。

三、双向转诊

（一）上转指征

1. 初次筛查疑诊支气管扩张患者。

2. 随访期间发现患者症状控制不满意，或出现药物不良反应，或其他不能耐受治疗的情况。

3. 随访期间发现症状急性加重，需要改变治疗方案者。

4. 出现合并症，需进一步评估和诊治。

（二）下转指征

1. 初次疑诊已明确诊断、确定了治疗方案并在基层医疗机构可满足治疗需求的患者。

2. 急性加重治疗后病情稳定的后续治疗。

3. 合并症已确诊，制订了治疗方案，评估了疗效，且病情已得到稳定控制。

4. 诊断明确，已确定中医辨证治疗方案，病情稳定的患者。

四、社区管理

1. 稳定期的社区管理　对于稳定期患者，基层管理应根据患者的病情进行综合性评估，制订个性化方案。对于上级医院初诊的支气管扩张患者应建立相关健康档案，建立随访记录表，纳入社区长期健康管理。

2. 急性加重期的社区管理　急性加重期患者的社区管理包括抗菌药物的使用以及及时转诊前的初步处理。

【预后】

支气管扩张的预后因人而异。通过合理治疗与管理，大部分患者可控制症状，避免急性发作，改善或稳定肺功能，从而提高患者的生活质量。但不规范治疗或依从性差，反复出现急性加重，病情逐渐加重，反复感染和支气管壁的结构破坏，最后并发大咯血、肺源性心脏病和慢性呼吸衰竭等，预后较差。

【诊治进展】

近年来，支气管扩张在全球的发病率和患病率呈现增长趋势，国内虽为常见病，但国内的相关研究进展较慢且关注度低。2018 年《儿童支气管扩张症诊断与治疗专家共识》和 2021 年《中国成人支气管扩张症诊断与治疗专家共识》等内容的更新，使得国内支气管扩张的诊治能力得到了提升。尽管如此，支气管扩张的关注度远不如慢性阻塞性肺疾病或哮喘等，但也日益受到重视，且随着诊断技术的发展，肺部高分辨率 CT（HRCT）的广泛开展，支气管扩张的诊断率已经明显提高。治疗上强调排痰、抗感染、扩张支气管、康复治疗等长期治疗的重要性，抗菌药物使用的规范性，以及患者气道定植菌及耐药状态的监测，远期目标改善或减缓肺功能的破坏，减少急性发展，提高生活质量，延长患者的寿命。

【病例分享】

患者，女性，67 岁，因“反复咳嗽咳痰 15 年，加重伴咯血 1 周”于当地社区卫生服务中心全科门诊就诊。患者 15 年前受凉后出现咳嗽、咳痰，咳嗽呈持续性，痰多呈黄痰，无气促胸闷，无畏寒发热、胸痛咯血等不适。此后症状多于劳累后反复发作，常有脓痰，予以抗感染治疗好转，曾就诊于三甲医院诊断“支气管扩张”。5 年来患者出现咳嗽咳痰反复发作 2 次，经口服抗感染药物治疗可缓解。1 周前患者感冒后再次出现咳嗽咳痰加重，咳脓痰，伴咯血，无畏寒发热、胸痛胸闷，无大汗淋漓、皮肤湿冷等。既往有支气管肺炎病史后经输液治疗痊愈，否认冠心病、高血压病、糖尿病等病史。否认吸烟、嗜酒史。体格检查：体温 36.5℃，脉搏 92 次 /min，呼吸 23 次 /min，血压 116/72mmHg，神志清，急性面容。两侧胸廓对称，无畸形，呼吸活动度对称，两肺呼吸音粗，左肺底部可闻及湿啰音，心界不大，腹平软，肝脾肋下未触及，双肾区无叩击痛，双下肢无水肿。

接诊的基层全科医生考虑支气管扩张诊断明确，因合并咯血，为进一步观察患者支气管扩张的感染情况和预防大咯血，患者转诊至上一级医院后行 HRCT 检查，HRCT 提示支气管扩张，结合病史诊断支气管扩张急性加重期，收入院治疗。入院后予以吸氧、镇静、止咳、抗感染等治疗。经过 5 天治疗后，患者呼吸道症状缓解，将抗生素改为左氧氟沙星口服抗感染，后患者无出现咯血加重，症状进一步改善，出院后转回当地社区全科门诊。社区全科医生给患者建立健康档案，教育患者病情恢复后加强锻炼，避免被动吸烟，使用免疫调节剂，完善辅助检查，嘱患者继续抗菌药物治疗 1 周，并予以中药制剂对症支持治疗，定期随访，并纳入社区长期健康管理。

【思考题】

1. 支气管扩张的典型临床表现和影像学表现有哪些？
2. 支气管扩张并发大咯血的处理是什么？
3. 支气管扩张常见的并发症和合并症有哪些？

（章炜颖　郑友清）

第八节　睡眠呼吸暂停低通气综合征

【学习提要】 1. 睡眠呼吸暂停低通气综合征的定义分型和临床表现。
2. 睡眠呼吸暂停低通气综合征的诊断和治疗。
3. 睡眠呼吸暂停低通气综合征的三级预防和社区健康管理。

睡眠呼吸疾病是以睡眠过程中呼吸节律异常和通气功能异常为主要表现的一类疾病，伴或不伴清醒时呼吸功能异常，包括阻塞性睡眠呼吸暂停低通气综合征（obstructive sleep apnea hypopnea syndrome，OSAHS）、中枢性睡眠呼吸暂停综合征（central sleep apnea syndrome，CSAS）、睡眠相关低氧血症、睡眠相关低通气疾病、单独症候群和正常变异（鼾症和夜间呻吟）五大类。本文重点介绍成人阻塞性睡眠呼吸暂停低通气综合征。

【定义和分型】

一、睡眠呼吸暂停

睡眠呼吸暂停（sleep apnea）指睡眠中口鼻呼吸气流消失或明显减弱（较基线幅度下降≥90%），持续时间≥10秒。其类型包括以下几种。

1. 阻塞性睡眠呼吸暂停（obstructive sleep apnea，OSA）　指上述呼吸暂停发生时，胸腹式呼吸仍存在，系因上气道阻塞而出现呼吸暂停，但中枢神经系统呼吸驱动功能正常，能发出呼吸运动指令兴奋呼吸肌。

2. 中枢性睡眠呼吸暂停（central sleep apnea，CSA）　指上述呼吸

暂停发生时，口鼻气流与胸腹式呼吸同时消失，由呼吸中枢神经功能调节异常引起，呼吸中枢神经不能发出有效指令。

3. 混合性睡眠呼吸暂停（mixed sleep apnea，MSA） 指一次呼吸暂停过程中，先出现 CSA，后出现 OSA。

二、低通气

低通气（hypopnea）指睡眠中口鼻气流较基线水平降低≥30%，同时伴动脉血氧饱和度（SaO_2）下降≥3%，持续时间≥10 秒；或者口鼻气流较基础水平降低≥50% 伴 SaO_2 下降≥3%，持续时间≥10 秒。呼吸暂停低通气指数（apnea-hypopnea index，AHI）：睡眠过程中平均每小时呼吸暂停与低通气的次数之和。

三、微觉醒

微觉醒指非快速眼动（non-rapid eye movement，NREM）睡眠中持续 3 秒以上的脑电图频率改变，包括 θ 波，α 波频率>16Hz 的脑电波（不包括纺锤波）。

【流行病学】

据 20 世纪 90 年代美国威斯康星睡眠队列研究结果，有症状 OSA 在中年人的发病率为 2%～4%。随着肥胖人群的增加，根据国际睡眠疾病分类（第 3 版）中成人 OSA 的诊断标准，最新的流行病学研究结果显示在 30～70 岁的美国人群中，成人 OSA 的发病率达到男性 14% 和女性 5%。我国流行病学调查显示成人 OSAHS 患病率 3.5%～4.8%。老年人 OSAHS 的患病率增加。

【病因及发病机制】

一、病因

（一）阻塞性睡眠呼吸暂停低通气综合征的诱因或危险因素

1. 肥胖　体重指数（BMI）超过标准值的 20%，即 BMI≥28kg/m^2。

2. 年龄　成年后随着年龄的增长患病率也增加；女性绝经期后患病率明显增加，70 岁以后患病率趋于平稳。

3．性别　男∶女＝(2～4)∶1，女性绝经前发病率低于男性，绝经后与男性无显著性差异。

4．上气道解剖异常　包括鼻腔阻塞疾病（鼻中隔偏曲、鼻甲肥大、鼻部肿瘤、鼻息肉等）、Ⅱ度以上扁桃体肥大、软腭松弛、悬雍垂过粗或过长、咽腔狭窄、咽部肿瘤、咽腔黏膜肥厚、舌体肥大、舌根后坠、下颌后缩及小颌畸形等。

5．具OSAHS家族史。

6．长期大量饮酒和/或服用催眠、镇静或肌肉松弛类药物。

7．长期吸烟　可加重OSAHS。

8．其他相关疾病　包括甲状腺功能减退、心功能不全、脑卒中、肢端肥大症、胃食管反流以及神经肌肉疾病等。

（二）中枢性睡眠呼吸暂停低通气综合征的病因

原发性少见，继发性CSAS病因一般有各种中枢神经系统疾病、脑外伤疾病、充血性心力衰竭、麻醉及药物中毒等。

二、发病机制

在OSAHS患者中，上气道扩张肌不足以预防气道狭窄或者闭塞，是导致气道阻塞的主要原因。由于肥胖、上气道解剖异常等因素导致的上气道软组织增多伴或不伴有颌面部解剖结构异常，可使OSA患者的上气道横截面变小。吸气时，上气道产生负压容易导致气道闭合。呼气末肺容积减小和低碳酸血症导致的通气驱动下降也可能导致上气道塌陷。在快速眼动（rapid eye movement，REM）期时，上气道扩张肌的张力和活性进一步下降，可导致呼吸暂停和低通气事件进一步加重。

睡眠中呼吸暂停和低通气事件终止时伴或不伴有觉醒，其机制不明。觉醒导致睡眠片段化，导致白天嗜睡。随着反复的睡眠呼吸暂停和低通气事件，患者呈现间歇低氧。反复低氧和交感神经兴奋，可致全身炎症反应、氧化应激增加，这可能与OSAHS并发高血压、心血管病的机制有关。

中枢性睡眠呼吸暂停低通气综合征（central sleep apnea hypopnea syndrome，CSAHS）发病通常与呼吸中枢呼吸调控功能的不稳定性加强有关。

【临床表现】

临床以 OSAHS 常见，故这里重点阐述其临床特点。

一、症状

1. 夜间症状　①打鼾，鼾声响亮且不规律，可伴间歇性呼吸暂停，夜间或晨起自我感觉口干；②呼吸暂停，多为他人发现，气流中断时间一般数 10 秒，个别长达 2 分钟以上；③夜间憋醒，少数会突然憋醒而起坐，并感胸闷、心慌等不适，深快呼吸后可快速缓解；④多动不安，患者睡眠时频繁翻身，肢体舞动甚至因窒息而挣扎；⑤夜尿增多，老年人及重症者为甚；⑥睡眠行为异常，表现为磨牙、惊恐、呓语及做噩梦等。

2. 白天症状　①嗜睡，为主要症状，可应用艾普沃斯嗜睡量表（Epworth Sleepiness Scale，ESS）（表 2-8-1）进行评估，评分≥9 分考虑存在日间嗜睡；②疲倦乏力；③认知障碍，注意力、记忆力、判断力和反应能力等下降；④头痛头晕，多在清晨出现，隐痛，持续 1～2 小时；⑤性格变化，烦躁易怒、焦虑多疑等；⑥性功能减退，约 10% 男性中出现。

表 2-8-1　Epworth 嗜睡量表

在以下情况有无嗜睡发生	从不（0）	很少（1）	有时（2）	经常（3）
坐着阅读时				
看电视时				
在公共场所坐着不动时（如在剧场或开会）				
长时间坐车中间不休息时（>1h）				
坐着与人谈话时				
饭后休息时（未饮酒时）				
开车等红绿灯时				
下午静卧休息时				

二、体征

体形多肥胖，可见颈部粗短、下颌后缩、下颌畸形，鼻腔、咽喉部检查可见悬雍垂肥大、扁桃体肿大、舌体肥大、腺样体肥大、上腭高拱以及硬腭狭窄等。

三、常见并发症

OSAHS 患者中，因反复出现的间歇性缺氧和睡眠结构破坏，可引起一系列靶器官功能受损，包括高血压、冠心病、心律失常（以慢 - 快心律失常为主）、2 型糖尿病、脑卒中、癫痫发作、肺动脉高压、重叠综合征（慢性阻塞性肺疾病 +OSAHS）、代谢综合征、胃食管反流、精神（心理）异常等。

四、接诊要点

当接诊疑诊 OSAHS 或确诊的 OSAHS 时，需详细询问睡眠病史并进行体格检查，以协助评估 OSAHS 对患者的影响及严重程度。

1. 睡眠病史　包括夜间打鼾、可观察到的呼吸暂停、窒息或憋气、睡眠时间、夜尿等情况；白天嗜睡情况（可用 ESS 评估）、白天头痛、记忆力减退、注意力和警觉性下降；性功能障碍等。

2. 注意询问 OSAHS 并发症和合并症　包括高血压、糖尿病、脑卒中、心肌梗死和交通意外风险等。

3. 体格检查　特别注意 BMI、上气道狭窄程度以及其他可能导致 OSA 疾病的相关体征。

4. 生活方式及社会心理因素　询问患者的饮食和运动情况，是否吸烟、酗酒史。了解患者对 OSAHS 的看法，是否存在焦虑等心理问题，是否因疾病影响生活质量，患者家庭成员关系是否和睦，家庭支持度如何，社会人际关系是否和谐。

5. STOP-BANG 问卷　基层医疗机构可应用 STOP-BANG 问卷对可疑的 OSAHS 患者进行筛查和分层。STOP-BANG 问卷评分≥3 分为 OSA（AHI≥5 次 /h）高危，<3 分为 OSA 低危，该问卷敏感度为 84.7%，特异度为 52.6%。见表 2-8-2。

表 2-8-2　STOP-BANG 问卷中文版

问题	是（1分）	否（0分）
1. 打鼾　您睡眠鼾声很大吗（比普通说话声音大，或者透过关闭的门可以听到）？		
2. 乏力　您常常觉得疲倦、乏力，或者白天昏昏欲睡？		
3. 目击呼吸暂停　有人看到您睡眠时停止呼吸吗？		
4. 血压　您以前有高血压或者正在接受高血压治疗吗？		
5. BMI　>35kg/m^2 吗？		
6. 年龄　>50 岁吗？		
7. 颈围　>40cm 吗？		
8. 性别　是男性吗？		

【辅助检查】

1. 多导睡眠监测（polysomnography, PSG）　确诊 OSAHS 的主要手段，是由睡眠呼吸监测装置连续并同步采集、记录、分析睡眠期间脑电图、眼动电图、肌电图、口鼻气流、胸腹活动、血氧饱和度、体位等多项参数的技术，通过监测可与其他睡眠疾病相鉴别，确定病情的严重程度并分型，评价各种治疗对 OSAHS 的疗效。家庭便携式监测仪（portable monitoring，PM）也可用于 OSAHS 的初筛。

2. 血常规和动脉血气分析　红细胞数和血红蛋白增加可见于病程长、低氧血症严重的患者。当病情严重或并发肺源性心脏病、呼吸衰竭的患者，可出现低氧血症、高碳酸血症和呼吸性酸中毒等。

3. X 射线检查　胸部 X 射线检查，如并发高血压、冠心病、肺动脉高压时，可有心影增大等相应的表现。头颅 X 射线检查可定量了解颌面部异常的程度。

4. 心电图及超声心动图检查　有高血压、冠心病时，可出现心肌肥厚、心肌缺血、心律失常等改变。动态心电图检查则可发现夜间心律失常。

5. 其他　鼻咽镜检查可评价上气道解剖异常的程度，判断阻塞层面和程度以及是否考虑手术治疗等。

【诊断和评估】

一、诊断标准

1. 临床出现以下症状至少一项　①白天嗜睡、醒后精力未恢复、乏力或失眠；②因憋气、喘息或窒息而从睡眠中醒来；③习惯性打鼾、呼吸中断；④高血压、2 型糖尿病、冠心病、心力衰竭、心房颤动、脑卒中、情绪障碍、认知障碍。

2. PSG　AHI≥5 次 /h，阻塞型事件为主。

3. 无上述症状，PSG AHI≥15 次 /h，阻塞型事件为主。

满足条件 1 和 2，或者只满足条件 3 者即可明确诊断 OSAHS。

二、病情程度分级

根据 AHI 和夜间最低 SaO_2，将睡眠呼吸暂停低通气综合征（sleep apnea hypopnea syndrome，SAHS）分为轻、中、重度，其中以 AHI 作为主要判断标准，夜间最低 SaO_2 作为参考。见表 2-8-3。

表 2-8-3　睡眠呼吸暂停低通气综合征（SAHS）病情严重程度分级

病情严重程度	AHI/（次·h^{-1}）	夜间最低 SaO_2/%
轻度	5～15	85～90
中度	>15～30	80～<85
重度	>30	<80

三、鉴别诊断

1. 单纯鼾症　夜间有不同程度打鼾，AHI<5 次 /h，白天无明显症状。

2. 肥胖低通气综合征　肥胖（BMI>30kg/m^2），清醒时 CO_2 潴留，$PaCO_2$>45mmHg（1mmHg=0.133kPa），患者常合并 OSA。

3. 内科疾病相关的睡眠低通气　可有夜间呼吸暂停、打鼾，白天嗜睡及疲劳，PSG 可见睡眠相关低通气，可伴 OSA，但持续氧饱和度下降无法用呼吸暂停和低通气事件解释，需结合临床症状、血气分析、肺功能和影像学等进行鉴别。

4. 发作性睡病　主要临床表现为难以控制的白天嗜睡、发作性猝倒、睡眠瘫痪和睡眠幻觉，多在青少年起病，主要诊断依据为多次小睡睡眠潜伏时间试验显示异常 REM 睡眠。鉴别时应注意询问发病年龄、主要症状及 PSG 结果，同时应注意该病与 OSAHS 合并的可能性也很大，临床上需避免漏诊。

5. 不宁腿综合征和周期性腿动　不宁腿综合征患者日间困倦，晚间腿动难以控制，常伴异样不适感，安静或卧位时严重，活动时缓解，入睡前加重，PSG 表现典型的周期性腿动，需和睡眠呼吸事件相关的腿动鉴别，后者经持续气道正压通气（continuous positive airway pressure，CPAP）治疗后常可消失。通过向患者及同室睡眠者询问患者睡眠病史，结合查体和 PSG 结果可进行鉴别。

6. 其他　OSAHS 还需与引起夜间呼吸困难的疾病鉴别，如支气管哮喘、充血性心力衰竭、夜间心绞痛发作、胃食管反流、夜间惊恐发作等。根据临床症状和 PSG 结果可鉴别。

【治疗】

一、治疗目标

OSAHS 的治疗目的是纠正睡眠低氧，改善睡眠结构，缓解临床症状，防止相关并发症的发生，提高患者的睡眠质量和生活质量。

二、治疗原则

根据患者临床症状、体征、PSG 和影像学等指标评估患者的病因和严重程度，采取相应治疗措施。

三、治疗方案

（一）危险因素控制

需有效控制体重，包括饮食控制、加强锻炼。戒烟、戒酒、慎用镇静催眠药物及其他可引起或加重 OSAHS 的药物。

（二）病因治疗

纠正引起 OSAHS 或使之加重的基础疾病，如应用甲状腺素治疗甲状腺功能减退等。

（三）体位治疗

侧卧位睡眠，适当抬高床头。

（四）药物治疗

目前尚无有效的药物治疗。

（五）无创气道正压通气治疗

OSAHS 患者的一线治疗手段。

1. 无创气道正压通气治疗的适应证　①中、重度 OSAHS（AHI>15 次 /h）；②轻度 OSAHS（5 次 /h≤AHI≤15 次 /h），但患者临床症状明显（如白天嗜睡、认知障碍及抑郁等），合并或并发心脑血管疾病、糖尿病等；③经手术或其他治疗[如悬雍垂腭咽成形术（uvulopalatopharyngoplasty，UPPP）、口腔矫治器等]后复发或失败者；④OSAHS 患者围手术期治疗；⑤OSAHS 合并慢性阻塞性肺疾病。

2. 无创气道正压通气治疗的相对禁忌证　遇到下列情况时，临床医生可根据患者实际情况，权衡利弊后应用：①影像学检查发现肺大疱；②气胸或纵隔气肿；③血压明显降低[血压 <90/60mmHg（12/8kPa）]或休克时；④急性心肌梗死患者血流动力学指标不稳定者；⑤脑脊液漏、颅脑外伤或颅内积气；⑥急性中耳炎、鼻炎、鼻窦炎感染未控制时；⑦青光眼。

3. 呼吸机工作模式选择　①持续气道正压通气（CPAP），中、重度 OSAHS 患者的首选；②自动气道正压通气（auto-titrating positive airway pressure，APAP），适用 CPAP 不耐受者、病情严重程度随着体位、睡眠分期、饮酒和药物等因素而变化明显的 OSAHS 患者；③双水平气道正压通气（bilevel positive airway pressure，BPAP），用于治疗压力 >15cmH_2O（1cmH_2O=0.098kPa），或不适应 CPAP 者，或合并慢性阻塞性肺疾病或肥胖低通气综合征者。

4. 压力滴定（pressure titrating）　设定合适的无创通气压力水平是保证疗效的关键。受睡眠体位、睡眠阶段、患者体重和上气道结构等因素的影响，不同患者维持上气道开放所需的最低有效治疗压力不同，同一患者在睡眠中的不同阶段所需压力也不断变化。因此，在进行无创通气治疗前应先行压力滴定，设定个体所需最适治疗压力后在家中长期治疗，并定期复诊，根据病情变化调整治疗压力。

5. 气道正压通气治疗疗效的表现　①夜间睡眠鼾声、憋气消退，无间歇性缺氧，SaO_2 正常；②白天嗜睡明显改善，其他伴随症状显著好转；③相关并发症，如高血压、糖尿病、冠心病、心律失常和脑卒中等得到改善。

（六）口腔矫治器（oral appliance，OA）治疗

目前临床应用较多的是下颌前移器。适用于单纯鼾症，轻、中度OSAHS患者，不能耐受CPAP、不能手术或手术效果不佳者均可试用，亦可作为CPAP治疗的补充或替代治疗措施。禁忌证：重度颞下颌关节炎或功能障碍，严重牙周病，严重牙齿缺失者。

（七）手术治疗

仅适用于确实有手术可解除上气道阻塞的患者，应严格掌握手术适应证。通常手术不作为OSAHS的初始治疗手段。手术治疗包括耳鼻咽喉科手术和口腔颌面外科手术两大类，包括鼻手术、扁桃体手术、气管切开造瘘术、腭垂软腭咽成形术（UPPP）和正颌手术等。

【健康管理】

一、三级预防

1. 一级预防　针对OSAHS危险因素预防采取的措施，如戒烟戒酒管理、控制体重、进行睡眠卫生教育等。

2. 二级预防　针对OSAHS高危人群进行早发现、早诊断、早治疗，防止OSAHS发展为中重度。

3. 三级预防　对于确诊的OSAHS患者，需积极治疗，预防并发症，提高患者生活质量。

二、健康教育

OSAHS健康教育内容包括：①使患者了解OSAHS的病因、发病机制和危害，增强治疗信心；②健康生活方式，如控制体重、戒烟酒、调整睡眠体位等；③指导患者和家属学会使用并坚持呼吸机治疗。

三、双向转诊

（一）上转指征

1. 临床上怀疑为OSAHS而不能确诊者。
2. 清醒状态下合并有肺泡低通气或可疑睡眠低通气。

3. 并发慢性心功能不全、脑卒中、癫痫、阿尔茨海默病及认知功能障碍、可疑神经肌肉疾病等。

4. 长期服用阿片类药物。

5. 需进行无创通气治疗、口腔矫治器治疗或外科手术而本单位不具备专业条件。

（二）下转指征

1. 初次疑诊 OSAHS，上级医院已明确诊断，确定了治疗方案且病情稳定者。

2. OSAHS 合并症已确诊，已制订治疗方案，评估了疗效，病情已控制者。

3. 确诊为 OSAHS 但未接受积极的治疗方法，需基层医疗卫生机构加强随访者。

4. 已在上级医院接受无创通气治疗、口腔矫治器治疗或外科手术等治疗后，后续需基层医疗卫生机构管理者。

四、社区管理

1. 未接受 CPAP、口腔矫治器及外科手术等积极治疗的 OSAHS 患者　需注意病情变化，告知其家属应注意患者夜间鼾声的变化，有无憋气及白天嗜睡等情况，如鼾声时断时续或白天嗜睡加重，提示患者病情可能进展，应及时就诊复查 PSG，必要时采取积极的治疗。

2. 已应用 CPAP 患者　①初期管理，一般要求接受治疗的第 1 周、第 1 个月和第 3 个月时进行随访，了解患者呼吸机治疗过程中的适应性、评估疗效、依从性（依从性良好的标准：1 个月内 >70% 的夜晚接受无创气道正压通气治疗≥4h/ 晚），记录随访内容，并及时处理相关问题，必要时应行 CPAP 压力再滴定。②长期管理，一般需每 6 个月或 1 年应进行规律随访，关注家庭和社会的支持。

3. 已行口腔矫治器及外科手术者　治疗后 3 个月、6 个月需复查 PSG，以了解其疗效，对于不能耐受或效果不佳的患者应尽快改用疗效更肯定的治疗方法（如 CPAP 等）。

【预后】

OSAHS 患者通过合理治疗与管理，大部分患者能纠正睡眠低氧，改善睡眠结构，缓解临床症状。而不规范治疗或依从性差，可导致相关并发症的发生。

【诊治进展】

近年来远程医疗的发展，对 OSAHS 的筛查、诊断、治疗提供了新思路。结合问卷筛查，可穿戴设备特别是Ⅲ型家庭睡眠呼吸暂停监测（home sleep apnea testing，HSAT）可作为适宜技术构建远程睡眠医疗体系的筛查系统。家庭无创正压通气作为 OSAHS 的重要治疗手段，呼吸机内置芯片可以客观评估患者治疗的依从性，通过远程传输可评估疗效，密切随访可提高患者的依从性。随着科技的发展，一些经过充分临床验证的消费级睡眠监测工具可用于 OSAHS 高危人群自我筛查。

【病例分享】

患者，男性，48 岁，因“夜间阵发性憋气 3 年”至某基层医疗机构就诊。3 年来夜间睡眠过程中阵发性憋气，常伴晨起口干、头晕，白天嗜睡乏力，易激动。高血压史 10 年，血压最高 180/112mmHg，口服氨氯地平片 + 缬沙坦胶囊治疗，血压控制在 140/（90～100）mmHg，2 型糖尿病 4 年，口服二甲双胍片 + 格列美脲片治疗，糖化血红蛋白（glycosylated hemoglobin A_1c，HbA_1c）控制在 6.8% 左右。饮用葡萄糖酒 50ml/d，吸烟 5 支 /d。体格检查：BMI 32kg/m^2，颈部粗短，舌体肥大，心肺听诊无特殊。ESS 评分 12 分，STOP-BANG 问卷评分 6 分。转至某上级医院睡眠门诊，予以 PSG，提示中度 OSAHS（AHI：25 次 /h，夜间最低 SaO_2 82%），予以持续气道正压通气（CPAP）治疗，在进行无创通气治疗前予以压力滴定，设定个体所需最适治疗压力后，戴呼吸机转回社区，拟家中长期治疗。

社区家庭医生团队对其于接受 CPAP 治疗的第 1 周、第 1 个月、第 3 个月、第 6 个月进行随访，了解其对 CPAP 治疗的耐受性和依从性，并对其进行减轻体重、睡眠体位等生活方式指导。患者依从性良好，家属配合度好，督促患者治疗。经治疗管理，目前患者夜间睡眠鼾声、憋气好转，白天嗜睡乏力改善，血压在 130/（80～90）mmHg，糖化血红蛋白（HbA_1c）6.0%。嘱其继续 CPAP 治疗。

【思考题】

1. SAHS 的诊断标准是什么？

2. 无创气道正压通气治疗的适应证有哪些？

3. 基层医疗机构如何对 OSAHS 患者进行健康管理？

（章炜颖　马程乘）

【推荐阅读】

[1] 程越，邱志新，李为民. 慢性支气管炎发病机制研究进展. 华西医学，2017，32(4)：606-611.

[2] 葛均波，徐永健，王辰. 内科学. 9 版. 北京：人民卫生出版社，2018.

[3] 李为民，陈霞. 呼吸系统与疾病. 2 版. 北京：人民卫生出版社，2022.

[4] 王吉耀，葛均波，邹和建. 实用内科学. 16 版. 北京：人民卫生出版社，2022.

[5] 徐小勇，施毅. 支气管扩张的诊断和治疗进展. 中国呼吸与危重监护杂志，2017，16(2)：186-190.

[6] 于晓松，路孝琴. 全科医学概论. 5 版. 北京：人民卫生出版社，2018.

[7] 中国医师协会呼吸医师分会睡眠呼吸障碍工作委员会，"华佗工程"睡眠健康项目专家委员会. 成人阻塞性睡眠呼吸暂停低通气综合征远程医疗临床实践专家共识. 中华医学杂志，2021，101(22)：1657-1664.

[8] 中华医学会呼吸病学分会慢性阻塞性肺疾病学组，中国医师协会呼吸医师分会慢性阻塞性肺疾病工作委员会. 慢性阻塞性肺疾病诊治指南(2021 年修订版). 中华结核和呼吸杂志，2021，44(3)：170-205.

[9] 中华医学会呼吸病学分会哮喘学组. 支气管哮喘防治指南(2020 年版). 中华结核和呼吸杂志，2020，43(12)：1023-1048.

[10] 中华医学会呼吸分会睡眠呼吸障碍学组，中国医学装备协会呼吸病学装备技术专业委员会睡眠呼吸设备学组. 成人阻塞性睡眠呼吸暂停高危人群筛查与管理专家共识. 中华健康管理学杂志，2022，16(8)：520-528.

[11] 中华医学会，中华医学会临床药学分会，中华医学会杂志社，等. 慢性肺源性心脏病基层合理用药指南. 中华全科医师杂志，2020，19(9)：792-798.

[12] 中华医学会，中华医学会杂志社，中华医学会全科医学分会，等. 成

人阻塞性睡眠呼吸暂停基层诊疗指南（2018 年）. 中华全科医师杂志，2019，18（1）：21-29.

[13] 中华医学会，中华医学会杂志社，中华医学会全科医学分会，等. 肺结核基层诊疗指南（2018 年）. 中华全科医师杂志，2019，18（8）：709-717.

[14] 中华医学会，中华医学会杂志社，中华医学会全科医学分会，等. 慢性肺源性心脏病基层诊疗指南（实践版•2018）. 中华全科医师杂志，2018，17（12）：966-969.

[15] 中华医学会，中华医学会杂志社，中华医学会全科医学分会，等. 慢性阻塞性肺疾病基层诊治指南（2018 年）. 中华全科医师杂志，2018，17（11）：856-870.

[16] 中华医学会，中华医学会杂志社，中华医学会全科医学分会，等. 支气管哮喘基层诊疗指南（2018 年）. 中华全科医师杂志，2018，17（10）：751-762.

[17] HILL A T，SULLIVAN A L，CHALMERS J D，et al.British Thoracic Society Guideline for bronchiectasis in adults．Thorax：The Journal of the British Thoracic Society，2019，74（Suppl.1）：1-69.

第三章 循环系统

第一节 慢性心力衰竭

【学习提要】 1. 慢性心力衰竭的诊断标准。

2. 慢性心力衰竭的合理用药。

3. 慢性心力衰竭的双向转诊指征。

【定义】

心力衰竭（heart failure，HF）简称“心衰”，指由于任何心脏结构或功能异常导致心室充盈或射血能力受损的一组复杂临床综合征。其主要临床表现为呼吸困难和乏力（活动耐量受限）以及液体潴留（肺淤血和外周水肿）。根据发生的时间、速度、严重程度可分为慢性心衰和急性心衰，在原有慢性心脏疾病基础上逐渐出现心衰症状和体征的为慢性心衰。

【流行病学】

心衰具有高患病率、高死亡率、高医疗费用等特点，根据我国 50 家医院住院患者的调查，如临床症状的心衰统计，患病率为 1.3%～1.8%，约 400 万心衰患者，如以超声心动图监测指标计算，患病率为 3% 左右，国外研究显示，慢性心衰影响全球 2% 成年人口；曾住院治疗的心衰患者年均病死率高达 30%～50%，心衰的患病率与年龄正相关，<60 岁人群患病率<2%，>75 岁人群患病率则>10%。

【病因及发病机制】

一、病因及诱因

（一）病因

1. 原发性心肌损害　①缺血性心肌损害，包括冠状动脉粥样硬化性心脏病（冠心病）、心肌梗死；②心肌炎和心肌病，包括病毒性心肌炎、扩张型心肌病等；③心肌代谢障碍性疾病，包括糖尿病心肌病等。

2. 心脏负荷过重　①压力负荷（后负荷）过重，包括高血压、主动脉瓣狭窄、肺动脉高压、肺动脉瓣狭窄等引起左、右心室收缩期射血阻力增加的疾病；②容量负荷（前负荷）过重，包括心脏瓣膜关闭不全、动静脉分流、伴有全身血容量增多或循环血量增多的疾病如慢性贫血、甲状腺功能亢进症。

（二）诱因

1. 感染　以呼吸道感染最常见，女性患者中泌尿道感染亦常见，感染性心内膜炎也常因损害心瓣膜和心肌而诱发心力衰竭。

2. 心律失常　包括快速型心律失常以及严重缓慢型心律失常。

3. 血容量增加　包括摄入钠盐过多、静脉输液过多过快等。

4. 过度体力劳动或情绪激动。

5. 治疗不当　包括不恰当地停用洋地黄类药物或降压药等。

6. 原有心脏病变加重或并发其他疾病　包括冠心病发生心肌梗死、风湿性心瓣膜病出现风湿活动等。

中国心衰注册登记研究分析结果显示，心衰患者中冠心病占49.6%、高血压占 50.9%，风湿性心脏病在住院心衰患者中占的比例为8.5%。心衰患者急性加重的主要诱因为感染（45.9%）、劳累或应激反应（26.0%）及心肌缺血（23.1%）。

二、发病机制

心衰的主要发病机制之一为心肌病理性重构。导致心衰进展的 2 个关键过程，一是心肌死亡（坏死、凋亡、自噬等）的发生，二是神经内分泌系统的失衡，其中如肾素 - 血管紧张素 - 醛固酮系统（renin-angiotensin-aldosterone system，RAAS）和交感神经系统过度兴奋起主要作用，切断这 2 个关键过程是有效预防和治疗心衰的基础。

【临床表现】

临床上左心衰竭最为常见，单纯右心衰竭较少见。左心衰竭后继发右心衰竭而致全心衰竭者，以及严重广泛心肌疾病同时波及左、右心而发生全心衰竭者更为多见。

一、症状与体征

（一）左心衰竭

心衰最初或主要发生在左心，以肺淤血和心排血量降低表现为主。

1. 症状

（1）不同程度的呼吸困难。①劳力性呼吸困难，是左心衰竭最早出现的症状；②端坐呼吸，肺淤血达到一定程度，患者不能平卧，需保持高枕卧位、半卧位甚至端坐位，以缓解呼吸困难；③夜间阵发性呼吸困难，在夜间睡眠中因呼吸困难惊醒，被迫采取坐位，重者可有哮鸣音，称为“心源性哮喘”；④急性肺水肿，是心源性哮喘的进一步发展，是左心衰竭呼吸困难最严重的形式。

（2）咳嗽、咳痰和咯血：白色浆液性泡沫状痰为其特点，偶可见痰中带血丝，严重者可引起大咯血。

（3）心排血量降低，器官灌注不足的表现：乏力、头晕，体力、耐力下降，尿少，血尿素氮、血肌酐水平的升高。

2. 体征

（1）肺部体征：双肺湿啰音。

（2）心脏体征：心界扩大，肺动脉瓣区第二心音亢进及舒张期奔马律。

（二）右心衰竭

心衰最初或主要发生在右心，以体静脉淤血的表现为主。

1. 症状

（1）消化道症状：最常见，腹胀、食欲缺乏、恶心、呕吐。

（2）劳力性呼吸困难：继发于左心衰竭的右心衰竭呼吸困难。单纯性右心衰竭常由先天性心脏病或肺部疾患所致，也均有明显的呼吸困难。

2. 体征

（1）水肿：身体低垂部位水肿是右心衰竭的典型体征；常为对称性可凹陷性。胸腔积液多见于同时有左、右心衰竭时，以双侧多见，如为单侧则以右侧多见。

（2）颈静脉征：颈静脉搏动增强、充盈、怒张是右心衰竭时的主要体征；肝颈静脉反流征阳性更具有特征性。

（3）肝大：肝脏淤血肿大常伴压痛，出现较早，大多发生于水肿之前。

（4）心脏体征：除基础心脏病体征外，可出现三尖瓣关闭不全反流性杂音。

（三）全心衰竭

左、右心衰竭同时并存，多为右心衰竭继发于左心衰竭而形成的全心衰竭，左心衰竭的症状可由右心衰竭的出现而减轻。

二、接诊要点

作为全科医生，在接诊患者过程中，必须始终遵循以患者为中心的原则，关注患者全人健康，而非仅仅注重疾病本身，充分融合医生和患者的关注点，更好地处理患者的问题，推荐使用RICE问诊法。

1. 起病情况　包括发病年龄、发病时间、生活地点、起病形式、诱因等。

2. 病情特点　有无心慌、胸闷，有无劳力性呼吸困难，有无端坐呼吸，有无咳嗽、咳痰等。

3. 伴随症状　有无腹痛、腹胀，有无恶心、呕吐，有无咯血等。

4. 治疗经过　详细询问患者自原发病诊断起的诊治过程，包括相关辅助检查结果，使用过的药物、剂量及其疗效。

5. 既往史、家族史　重点掌握患者既往循环系统病史，包括冠心病、高血压等，了解患者是否存在慢性心衰的病因，家族有无相似病史者。

6. 生活方式及社会心理因素　详细询问患者的饮食结构、运动习惯，是否有吸烟、酗酒史；了解患者对慢性心衰的看法，其担心的问题、对疾病的治疗预期；了解患者的家庭成员关系是否和睦，家庭支持度及其社会关系是否和谐等。

三、常见合并症/并发症

1. 心律失常　以窦性心动过缓和心房颤动多见，室性心律失常、房室传导阻滞亦常见，这些心律失常可诱发或加重心衰。

2. 酸碱平衡失调及电解质紊乱　心衰患者由于限钠、食欲减退、继发性醛固酮增加及服用利尿剂等，易发生低钾、低氯、低钠、低钙、低镁，还可发生代谢性酸中毒、碱中毒等。

3. 肾功能不全　因肾灌注不足可引起尿少和肾前性氮质血症，从而导致肾功能异常，称作心肾综合征。

【辅助检查】

一、实验室检查

1. 血浆脑钠肽（brain natriuretic peptide，BNP）或N末端脑钠肽前体（NT-proBNP）　是心衰诊断、患者管理、临床事件风险评估中的重要指标。未经治疗者若BNP水平正常可基本排除心衰诊断，已接受治疗者BNP水平高则提示预后差；排除慢性心衰诊断的界值：BNP<35ng/L，NT-proBNP<125ng/L，在此范围内心衰诊断的可能性非常小。

2. 肌钙蛋白　严重心衰或心衰失代偿期、败血症患者的肌钙蛋白可有轻微升高，但心衰患者检测肌钙蛋白更重要的目的是明确是否存在急性冠脉综合征；肌钙蛋白升高，特别是同时伴有BNP升高，也是心衰预后不良的强预测因子。

3. 常规检查　包括血常规、尿常规、肝肾功能、血糖、血脂、电解质等，对于老年及长期服用利尿剂、RAAS抑制剂类药物的患者尤为重要，在接受药物治疗的心衰患者的随访中也需要定期监测。

4. 甲状腺功能检测　因为无论甲状腺功能亢进或减退均可导致心力衰竭，因此相关检查不可忽视。

二、影像学检查

1. 胸部X射线　是确诊左心衰竭肺水肿的主要依据，并有助于心衰与肺部疾病的鉴别。心影大小及形态为心脏病的病因诊断提供了重要的参考资料，心脏扩大的程度和动态改变也间接反映了心脏的功能状态，但并非所有心衰患者均存在心影增大。

2. 超声心动图检查　更准确地评价各心腔大小变化及瓣膜结构和功能，方便快捷地评估心功能和判断病因，是诊断心衰最主要的仪器检查。正常左心室射血分数（left ventricular ejection fraction，LVEF）>50%，左心室收缩功能不全时，LVEF下降，左心室舒张功能不全时，左心室舒张早期快速充盈的充盈峰(E 峰)下降,左心室舒张晚期充盈的充盈峰(A 峰)升高,E/A 比值下降、E/A<1.2。

3. 心脏磁共振(cardiac magnetic resonance, CMR) 能评价左右心室容积、心功能、节段性室壁运动、心肌厚度、心脏肿瘤、瓣膜、先天性畸形及心包疾病等。因其精确度及可重复性而成为评价心室容积、室壁运动的金标准。

4. 冠状动脉造影(coronary angiography, CAG) 对于拟诊冠心病或有心肌缺血症状、心电图或负荷试验有心肌缺血表现者,可行冠状动脉造影明确病因诊断。

5. 核素心室造影及核素心肌灌注和/或显像 核素心室造影可评估左心室容量和 LVEF,核素心肌灌注等可以评估心肌缺血和心肌存活情况。

三、心电生理学检查

心衰并无特异性心电图表现,但心电图检查能帮助判断心肌缺血、既往心肌梗死、传导阻滞及心律失常等。

四、心肺功能评估

1. 心肺运动试验 量化心衰患者的运动能力,指导优化运动处方,鉴别诊断原因不明的呼吸困难,该项检查仅适用于临床症状稳定 2 周以上的慢性心衰患者。

2. 6 分钟步行试验 用于评估患者的运动耐力。根据 US Carvedilol 标准,<150m 为重度心衰,150~450m 为中度心衰,>450m 为轻度心衰。

【诊断和评估】

一、诊断思维

心衰完整的诊断包括病因学诊断、病理解剖诊断、病理生理诊断、心功能分级。其诊断主要依靠病因、病史、症状、体征及客观检查综合判断。

1. 诊断流程 首先,应有明确的器质性心脏病的诊断;其次,心衰的症状、体征是诊断心衰的重要依据。早期识别心衰，对患者的治疗和预后至关重要，基层全科医生作为大多数患者的首诊医生，更应尽早识别心衰，及时干预。

2. 鉴别诊断　心衰一般需要和以下疾病相鉴别。

（1）表现为呼吸困难的肺部疾病：如慢性阻塞性肺疾病，两者均有夜间呼吸困难。鉴别要点在于，对支气管扩张剂有效者，倾向诊断为肺源性呼吸困难，而对强心、利尿、扩血管药有效者，则考虑为心衰导致的呼吸困难；必要时可完善肺功能检查帮助鉴别。

（2）肺栓塞：患者常突发呼吸困难，伴胸痛、咳嗽，甚至咯血等，常有下肢静脉血栓、长期卧床病史，肺血管CT有助于鉴别。

（3）心包疾病：如缩窄性心包炎，通过心脏查体、超声心动图等有助于鉴别。

（4）血液源性呼吸困难：如重度贫血，患者可出现劳力性呼吸困难，伴水肿，多有出血、营养不良等病史，完善血常规等可帮助鉴别。

（5）其他：如代谢性酸中毒、心脏神经官能症等均可表现为呼吸困难、心慌、胸闷等，临床应注意排除上述情况。

二、临床评估

目前主要采用纽约心脏病学会（New York Heart Association，NYHA）制定的心脏功能分级标准，按照诱发心衰症状的活动程度将心功能的受损状况分为4级（表3-1-1）。

表3-1-1　纽约心脏病协会（NYHA）心功能分级

分级	症状
Ⅰ	活动不受限。日常体力活动不引起明显的气促、疲乏或心悸
Ⅱ	活动轻度受限。休息时无症状，日常活动可引起明显的气促、疲乏或心悸
Ⅲ	活动明显受限。休息时可无症状，轻于日常活动即可引起明显的气促、疲乏或心悸
Ⅳ	休息时也有症状，任何体力活动均会引起不适。如无须静脉给药，可在室内或床边活动者为Ⅳa级；不能下床并需静脉给药支持者为Ⅳb级

【治疗】

一、治疗目标

减轻患者症状，减少致残，提高存活率，改善功能，延缓疾病进展。

二、治疗原则

防治病因，去除诱因，逆转心室重塑，降低死亡率、改善预后。

三、治疗方案

1. 一般治疗　心衰的一般治疗措施主要包括以下内容。

（1）生活方式管理：休息，避免体力过度劳累；控制钠盐的摄入；积极控制加重心衰的诱因，如感染、心律失常、电解质紊乱等；日常体重监测能反映体内液体潴留及利尿剂疗效，指导调整治疗方案。

（2）休息与活动：急性期卧床休息，但不宜长期卧床，避免发生深静脉血栓导致肺栓塞。病情稳定后可逐步增加有氧运动，步行、骑自行车、太极拳等均是较好的运动方式，也应进行心脏康复训练。

（3）病因治疗：控制高血压、糖尿病等危险因素，使用抗血小板药物和他汀类调脂药物进行冠心病二级预防。

（4）患者教育：对患者及家属进行疾病知识及自我管理的指导，必要时对患者及家属进行心理疏导及治疗，甚至使用抗焦虑药物。

2. 药物治疗　主要有减轻心衰症状药物和改善心衰预后药物。

（1）减轻心衰症状的药物：主要有利尿剂、正性肌力药和血管扩张药等。

1）利尿剂：有液体潴留证据的所有心衰患者均应给予利尿剂，痛风是噻嗪类利尿剂的禁忌证，一旦有液体潴留证据，需尽早适量使用，一般从小剂量开始使用。使用中应注意利尿剂引起的电解质、酸碱代谢平衡紊乱，直立性低血压，以及糖、脂代谢等不良反应。

2）正性肌力药：能明显改善患者的症状、体征，提高运动耐量，但对于减少患者死亡率无明显帮助。适用于慢性收缩功能不全的心衰患者、心衰伴有快速心室率心房颤动患者。使用洋地黄类药物，应谨防洋地黄中毒的发生，故需严格掌握禁忌证。

3）血管扩张药：不建议应用于慢性心衰患者，一般在伴有心绞痛或高血压患者中使用，对存在心脏流出道或瓣膜狭窄患者禁用。

（2）改善心衰预后的药物：主要有以下几大类药物。

1）血管紧张素转化酶抑制剂（angiotensin converting enzyme inhibitor，ACEI）、血管紧张素Ⅱ受体阻滞剂（angiotensin Ⅱ receptor blocker，ARB）：心衰患者首选ACEI，不能耐受时可用ARB。

适应证：所有的无症状和有症状的心衰患者（NYHAⅠ～Ⅳ级）；心衰的高发人群（A期）。

禁忌证：双侧肾动脉狭窄；无尿性的肾衰竭；妊娠妇女；对ACEI过敏或曾发生过血管神经性水肿。

建议终身使用，除非有禁忌证或不能耐受；根据患者的血压情况从小剂量开始，逐渐增加到目标剂量或可耐受剂量；一旦调整到合适剂量，应终身使用，避免突然停药。

2）β受体拮抗剂：常用药物有美托洛尔、比索洛尔、卡维地洛。

适应证：所有NYHA心功能Ⅱ、Ⅲ级；病情稳定者。

禁忌证：哮喘；慢性阻塞性肺疾病；Ⅱ度或Ⅲ度心脏传导阻滞；严重的外周动脉疾病；心源性休克。

从小剂量开始服用；每2～4周调整剂量，逐渐到最大耐受量（靶心率）后长期维持；靶心率测量在清晨醒后10分钟，以心率60～65次/min为宜，不低于55次/min。

3）醛固酮受体拮抗剂：在ACEI或ARB的基础上加用醛固酮受体拮抗剂能进一步抑制心肌的重构，有益于心衰患者的治疗。

适应证：NYHA心功能Ⅲ～Ⅳ级的中重度心衰；急性心肌梗死后合并心衰且LVEF≤40%。

禁忌证：高钾血症；肾功能异常。

4）血管紧张素受体-脑啡肽酶抑制剂（angiotesnsin receptor neprilysin inhibitor，ARNI）：有ARB和脑啡肽酶抑制剂的作用，后者可升高BNP、缓激肽和肾上腺髓质素及其他内源性血管活性肽的水平，代表药物有沙库巴曲缬沙坦钠。

适应证：已用指南推荐剂量或达到ACEI/ARB最大耐受剂量后，收缩压>95mmHg，NYHA心功能Ⅱ～Ⅲ级、仍有症状的心衰患者，可用ARNI替代ACEI/ARB。

禁忌证：血管神经性水肿病史；双侧肾动脉重度狭窄；妊娠妇女、

哺乳期妇女；重度肝损害（Child-Pugh 分级 C 级）、胆汁性肝硬化和胆汁淤积；对 ARB 或 ARNI 过敏。

以下情况者须慎用：血肌酐>221pmol/L；血钾>5.4mmol/L；症状性低血压（收缩压<95mmHg）。

5）钠 - 葡萄糖协同转运蛋白 -2（sodium-glucose cotransporter 2，SGLT-2）抑制剂：代表药物有达格列净、恩格列净、卡格列净、索格列净等。

适应证：推荐已使用指南推荐剂量 ACEI/ARB、β 受体拮抗剂及醛固酮受体拮抗剂或达到最大耐受剂量后，NYHA 心功能Ⅱ～Ⅳ级、仍有症状的心衰患者。

禁忌证：重度肾损害、终末期肾病或需要透析的患者禁用。

注意事项：应用过程中需注意监测低血压、酮症酸中毒、急性肾损伤和肾功能损害、尿脓毒症和肾盂肾炎、低血糖、生殖器真菌感染等不良反应。

6）伊伐布雷定。

适应证：NYHA 心功能Ⅱ～Ⅳ级、LVEF≤35% 的窦性心律患者，合并以下情况之一可加用伊伐布雷定。已使用 ACEI/ARB/ARNI、β 受体拮抗剂、醛固酮受体拮抗剂，β 受体拮抗剂已达到目标剂量或最大耐受剂量，心率仍≥70 次 /min；心率≥70 次 /min，对 β 受体拮抗剂禁忌或不能耐受者。

禁忌证：病态窦房结综合征，即窦房传导阻滞、二度及以上房室传导阻滞，经治疗的静息心率<60 次 /min；血压<90/50mmHg；急性失代偿性心衰；重度肝功能不全；心房颤动（房颤）/ 心房扑动；依赖心房起搏。

3. 非药物治疗

（1）心脏再同步化治疗（cardiac resyn-chronization therapy，CRT）：对于窦性心律，心电图 QRS 间期≥150ms，QRS 波呈左束支传导阻滞形态，优化药物治疗后 LVEF≤35% 的症状性心衰患者（NYHA 分级Ⅱ～Ⅳ级），建议植入 CRT 以改善症状、提高生活质量及降低心衰死亡率。

（2）植入型心律转复除颤器（implantable cardioverter defibrillator，ICD）：对于症状性心衰（NYHA 分级Ⅱ～Ⅲ级），已接受至少 3 个月的优化药物治疗，但 LVEF≤35%，预期能以良好功能状态生存>1 年的患者，建议植入 ICD 以降低猝死和全因死亡风险。

（3）其他植入式电子装置：心肌收缩调节器及通过靶向电刺激来

调节自主神经系统的活动装置（包括迷走神经刺激、脊索刺激、颈动脉体消融及肾交感神经去除术）等。

4. 中医治疗　中医基本证候特征可用气虚血瘀概括，分为气虚血瘀证、气阴两虚血瘀证、阳气亏虚血瘀证 3 种基本证型，各基本证型均可兼痰饮。

5. 康复治疗　心衰患者若能及早进行运动康复，将有助于改善患者的运动耐量和生活质量，在充分评估心衰患者病情的前提下，可针对性进行运动康复。适应证包括慢性稳定型心衰、NYHA 心功能分级Ⅱ级或Ⅲ级、急性心衰经治疗稳定后。具体方案应根据患者的症状、运动时的客观表现等进行个体化定制，运动的形式主要有耐力运动和抗阻力运动，应结合患者个人实际情况，经由医生指导，选择一种或多种运动形式相结合，以期达到改善心功能、提高生活质量的目的。

【健康管理】

一、三级预防

1. 一级预防　控制心衰的相关危险因素，全科医生及时筛查发现心血管病高危人群，进行积极的健康宣教及跟踪管理，从根本上防止或减少疾病的发生。

2. 二级预防　积极控制原发疾病，指导患者遵医嘱规律服药，提高患者依从性，全科医生定期随访，积极去除易诱发心衰的高危因素，早期识别心衰患者，减少患病率和并发症的发生。

3. 三级预防　对症治疗，改善心衰症状，降低心衰的病死率，积极开展康复、心理治疗，提高患者的心功能和生活质量，全科医生应密切观察慢性心衰患者的病情变化，定期随访，动态监测各项相关指标。

二、健康教育

1. 生活方式　低盐饮食，建议心衰患者每天钠盐摄入量<2g，避免吸烟、饮酒，增强免疫力，避免感染、过度劳累、情绪激动等，根据身体情况，适当参加户外活动，减轻心理压力。

2. 运动指导　根据 NYHA 心功能分级情况，进行针对性锻炼指导。心功能Ⅰ级者不限制一般体力活动，但应避免剧烈运动；心功能

Ⅱ～Ⅲ级者可适当进行，如太极、慢走、家务活等轻体力活动；心功能Ⅳa级者可下床站立或室内缓步行走，在协助下生活自理，以不引起症状加重为度；心功能Ⅳb级者卧床休息，日常生活由他人照顾，但长期卧床易导致静脉血栓形成甚至肺栓塞，因此患者卧床期间应进行波动或主动运动，如四肢的屈伸运动、翻身、踝泵运动，每天温水泡脚，以促进血液循环。

3. 用药指导　遵医嘱服药，注意监测相关药物的不良反应，服用利尿药者还应监测体重、每天尿量等。

4. 自我管理　提高患者的自护能力，教会患者及家属测量脉搏、准确记录24小时出入液体量，及时识别病情变化，如四肢进行性水肿、突发呼吸困难、大汗淋漓、咳粉红色泡沫痰等。

三、双向转诊

（一）上转指征

1. 症状恶化，NYHA分级加重。

2. 新发生的呼吸困难、水肿患者，需明确心衰病因。

3. 慢性心衰患者急性加重，出现严重呼吸困难、端坐呼吸、咳粉红色泡沫痰等，应立即进行紧急处理，同时立即联系救护车转诊。

4. 诱发因素难以去除，如难以控制的感染、严重的心律失常等。

5. 用药过程中出现不良反应，如恶心、呕吐、电解质及酸碱代谢紊乱等。

6. 药物疗效欠佳，症状无明显改善，需调整治疗方案。

（二）下转指征

1. 经正规治疗后，基础心脏病稳定，社区随访。

2. 呼吸困难、水肿等表现消失，或经评估症状处于稳定期。

3. 治疗方案确定或调整后，社区随诊。

四、社区管理

慢性心衰患者纳入社区管理，经患者知情同意后签约，建立健康档案，档案内容包括主观资料采集、客观资料采集、健康问题评估及制订随访计划。病情稳定时，一般间隔1～2个月随访1次，随访内容包括：体重、饮食、运动量、药物使用情况，肺部啰音、水肿程度、心率等情况；每 3～6 个月重点评估心脏重构的严重性，包括完善心动图、生化、BNP 或 NT-proBNP、胸部 X 射线、心脏超声心动图等；动态监测，主要包括临床评估及 BNP 监测。病情变化时随时就诊。

【预后】

多种因素影响心衰预后，包括年龄、病因、心功能分级、LVEF、BNP 等。总体来说，心衰是心脏疾病的终末阶段，预后情况相对较差，心功能减退往往带来日常活动能力减退、衰弱、跌倒等不良后果，严重影响患者的生活质量。目前随着更多改善心衰预后药物的问世，以及非药物治疗手段的推进，心衰患者的预后情况必将得到改善、病死率亦能得到控制。

【诊治进展】

近年来，心衰的诊断、治疗等均取得许多进展。诊断方面，生物学标志物血浆 BNP 的重要性显得尤为重要，其可用于心衰筛查、诊断和鉴别诊断、危险分层、预后评价等多个环节。治疗方面，提出了主要的几类新药，包括 ARNI、SGLT-2 抑制剂、伊伐布雷定，由过去的心衰治疗“金三角”演变为今天的“新四联”，即 ACEI/ARB/ARNI、醛固酮受体拮抗剂、β 受体拮抗剂以及 SGLT-2 抑制剂。在对心衰患者的连续性健康管理中，更加强调了患者及家属的自我健康管理，重视心衰的全方位治疗，即从身心、运动、营养、社会、精神状态等多方面综合评估、随访。这些进展减轻了慢性心衰患者的病死率、住院风险，提高了心衰患者的生活质量。

【病例分享】

患者，男性，76 岁，退休工人。因“反复胸闷、气促 5 年，加重 1 周”入院。患者 5 年前开始于劳累或剧烈活动后出现胸闷、气短，休息后可减轻，夜间喜睡高枕，曾口服“呋塞米、螺内酯、地高辛”治疗。近 1 周以来，活动后出现胸闷气促加重，伴咳嗽、咳痰，白痰为主，无发热，夜间不能平卧，睡眠差，食欲差，对答正常，尿量减少，患者认为病情加重前来社区卫生服务中心就诊。既往高血压病史 10 年，目前口服硝苯地平控释片，1 片 /d，控制血压，自诉血压控制在 150/80mmHg 上下，有二尖瓣脱垂伴中度关闭不全病史，未行手术治疗，否认糖尿病、心肌炎病史，否认乙型肝炎、结核等传染病病史，有新冠疫苗接种史，否认新冠感染接触史。体格检查：体温 36.5℃，脉搏 99 次 /min，呼吸 22 次 /min，血压 146/72mmHg，SpO_2 98%，慢性重病容，神志清楚，半坐卧位，口唇发绀。颈静脉怒张。两侧呼吸运动对称，触觉语颤减弱，无胸膜摩擦感，双肺底可闻及细湿啰音。心前区无隆起，未触及震颤，心界扩大，心率 99 次 /min，律齐，二尖瓣听诊区可闻及收缩期喀喇音。腹平软，肝颈静脉回流征阳性，移动性浊音阴性。双下肢中度凹陷性水肿。

社区全科医生接诊后，予以完善 NT-proBNP、超声心动图检查，结果提示 NT-proBNP>125pg/ml，二尖瓣重度脱垂、关闭不全，左心室收缩功能不全和射血分数降低。初步诊断，①心脏瓣膜病：二尖瓣脱垂伴重度关闭不全、慢性心衰（全心衰竭）、心功能Ⅳ级，②肺部感染。经评估，患者需向上级医院转诊。

患者转诊至上级医院经抗感染、强心、扩血管等治疗后，胸闷症状较前缓解，复查 NT-proBNP 较入院前明显下降，活动耐量较前增强，患者及家属暂无手术意愿，出院后至社区随诊。社区全科医生给患者建立健康档案，对患者进行健康宣教，鼓励患者进行可承受的有氧运动，每年定期为患者接种肺炎、流行性感冒疫苗等，定期随访，并纳入社区长期健康管理。

【思考题】

1. 慢性心衰患者的社区随访内容有哪些？
2. 慢性心衰药物使用注意事项有哪些？

（熊　晶）

第二节　持续性房颤

【学习提要】 1. 持续性房颤的诊断和评估。
2. 持续性房颤的治疗。
3. 持续性房颤的健康管理。

【定义】

心房颤动（以下简称“房颤”）是一种以快速、无序心房电活动为特征的室上性快速型心律失常。房颤的心电图特征包括不规则的RR间期（当房室传导功能未受损时）、没有明确重复的P波和不规则的心房激动。心房因无序电活动而失去有效收缩，导致心脏泵血功能下降，心房内附壁血栓形成，是心力衰竭、缺血性脑卒中等疾病的重要原因。

【分类】

房颤的分类（表3-2-1）。

表3-2-1　房颤的分类

类型	定义
阵发性房颤	在发病7d内自动终止或干预终止的房颤
持续性房颤	持续时间>7d的房颤，包括>7d后通过复律（药物或电复律）终止发作
长期持续性房颤	当决定采用节律控制策略时，房颤持续已>12个月
永久性房颤	医生和患者共同决定放弃恢复或维持窦性心律的一种类型，反映了患者和医生对房颤的治疗态度，而不是房颤自身的病理生理特征。如重新考虑节律控制，则按照长期持续性房颤处理

注：本章节主要讲述持续性房颤。

【流行病学】

2004年流行病学调查显示，我国30～85岁人群中房颤患病率为0.65%，并随年龄增长而显著增加，在80岁以上人群中患病率高达7.5%。有资料显示，房颤致残率高，男性为64.5/10万，女性为45.9/10万，并导致女性、男性全因死亡率分别增加2倍、1.5倍。

【病因与发生机制】

一、病因

房颤的原因多为原有的心血管病，常见于风湿性心瓣膜病、冠心病、高血压心脏病、心肌病、甲亢性心脏病、慢性肺源性心脏病、心肌炎、心包炎等。房颤也可见于正常人，可在情绪激动、手术后、酗酒、运动、缺氧、代谢障碍、肥胖、睡眠呼吸暂停等可逆因素下发生，而原有的心血管病如发生心力衰竭或心肌缺血则与房颤互为因果、相互促进，使疾病进展加速和恶化预后。

二、发生机制

房颤的发生机制是复杂的，目前有电生理机制和病理生理学机制，虽有部分共识，但仍需深化研究。

（一）电生理机制

1. 触发机制　肺静脉及心房其他部位的异位兴奋灶，可以发放快速冲动导致房颤的发生。其他非肺静脉触发灶存在于左心耳、界嵴、左心房后游离壁、心脏神经丛等处。

2. 维持机制　房颤的维持机制极具多样化，且在不同个体或同一个体的不同时间都存在差异。目前相对认可的机制假说包括如下几种：多子波折返、局灶激动、转子学说。

（二）病理生理学机制

心房重构、神经调节机制、肾素 - 血管紧张素 - 醛固酮系统激活以及遗传学影响等病理生理学机制促进房颤的发生和维持。

【临床表现】

一、症状

房颤常见的症状包括心悸、乏力、胸闷、运动耐量下降、活动后气促等。器质性心脏病发生房颤的症状较重，当心室率过快时还可诱发心绞痛、二尖瓣狭窄者发生急性肺水肿、原有心功能障碍者发生急性心力衰竭。房颤引起心室停搏可致脑供血不足而发生黑矇、晕厥。房颤并发左心房附壁血栓可引起脑栓塞、肠系膜动脉栓塞、下肢动脉栓塞等相应症状。

二、体征

房颤患者的体征包括脉律不齐、脉搏短绌、颈静脉搏动不规则、心脏听诊有第一心音强弱不等和心律绝对不齐等。

三、接诊要点

应当重视人群中房颤的初步识别，特别是具有房颤高危因素的人群，如65岁以上、高血压、糖尿病、冠心病、心肌病、脑梗死等患者。通过心电图或动态心电图（dynamic electrocardiogram，DCG）来筛查房颤，具体要点包括以下几个方面。

1. 起病情况　包括发病年龄、发病时间、起病形式、诱因等。

2. 症状及伴随症状　有无心悸、乏力、胸闷、运动耐量下降、头昏、黑矇、晕厥，判断心功能、了解脏器栓塞风险评估相关因素、抗凝药物出血风险评估相关因素。

3. 既往史　既往有无心血管危险因素、心血管基础疾病、合并疾病、全身性疾病等。

4. 治疗经过　详细询问患病以来的诊治经过。

5. 行辅助检查　做心电图及DCG诊断房颤后行实验室检查，包括血清电解质、肝肾功能、血常规、甲状腺功能等。应常规行经胸超声心动图检查以明确心脏结构和功能、是否有附壁血栓等；必要时，可行经食管超声心动图、胸部X射线、CT、MRI（心、脑）等进一步评估。

6. 确定治疗策略，告知患者，协商治疗方案。

四、常见并发症

1. 脑卒中及血栓栓塞　房颤并发左心房附壁血栓可引起动脉栓塞，增加缺血性脑卒中及体循环动脉栓塞的风险，其缺血性脑卒中的风险是非房颤患者的4～5倍，如出现头晕、头痛、语言及肢体活动障碍等神经系统症状时要高度怀疑脑栓塞。体循环栓塞常见部位依次为下肢、肠系膜及内脏、上肢，如突发腹痛要排除肠系膜动脉栓塞的可能，出现下肢疼痛、间歇性跛行则要考虑下肢动脉栓塞。

2. 心力衰竭　心力衰竭和房颤常同时存在并形成恶性循环，两者有相同的危险因素如高血压、糖尿病及心脏瓣膜病等，房颤可使心排血量下降1/4，使心力衰竭的患病率增加2倍且加重心力衰竭的症状。

3. 其他　持续性房颤可以引起心肌梗死、痴呆、肾功能损伤等发生率升高。

【辅助检查】

一、实验室检查

包括血常规、电解质、肝肾功能、甲状腺功能、脑钠肽等。肝肾功能是评估房颤患者抗凝治疗中出血风险以及合理用药的重要依据。甲状腺功能亢进症是房颤的重要原因之一。脑钠肽可以作为预测房颤进展程度和心功能状况的重要指标。

二、心电检查

1. 心电图　是确诊房颤的重要依据。P 波消失，代之以 f 波（房颤波），频率 350～600 次 /min，RR 间期绝对不规则，QRS 波形态大多正常。

2. DCG　有助于发现短阵房颤及无症状房颤，以及长间隙>3 秒以上的心脏停搏，并对房颤的负荷进行评估。可了解 24 小时房颤心室率情况，对制订心室率控制的用药方法和时间以及评价治疗效果有重要意义。

3. 新型检测手段　带有心电监测功能的手机、手表、血压计、植入心电事件记录仪，可用于识别无症状房颤。

三、影像学检查

1. 经胸超声心动图（transthoracic echocardiography，TTE）　房颤患者均应行 TTE 检查以指导治疗。TTE 帮助评估结构性心脏病，测量左心房大小或体积，评估心功能、左心耳血栓风险以及筛选有进一步行经食管超声心动图检查适应证的患者。

2. 经食管超声心动图检查（trans-esophageal echocardiography，TEE）　当计划早期房颤复律时，行 TEE 排除心脏内血栓。TEE 监测左心房血栓的灵敏度和特异度较高，常用于指导房颤复律和导管消融等治疗。房颤导管消融术前应行 TEE。对于 CHA_2DS_2-VASc 评分≥2 分者，如没有抗凝 3 周需要进行复律时，须行 TEE。

3. 胸部 X 射线　用于评估心影大小和形态、心功能及肺部疾病等，有助于发现可能与房颤相关的器质性心肺疾病。

4. 计算机断层成像（CT）或磁共振成像（MRI）　多排 CT 心房成像和心脏 MRI 可观察整体心脏结构的相关性，明确心房、心耳的大小、形态，与肺静脉的解剖关系等，对指导房颤的消融治疗有重要意义。行脑部 CT 或 MRI 检查，可以检出脑卒中，指导急诊和长期抗凝治疗的决策。

【诊断和评估】

一、诊断思维

根据临床表现、体格检查和心电图特点可以明确房颤的诊断，确诊后应进一步明确房颤的病因和诱因，房颤发生血栓栓塞风险和出血高危因素、是否合并器质性心脏病和心功能状态、是否急性加重合并血流动力学改变而需紧急处理。

1. 诊断标准　有典型的房颤心电图表现，且发作持续时间>7 天或>7 天通过复律终止的。

2. 诊断流程图　全科医生可以使用图 3-2-1 进行持续性房颤的诊断。

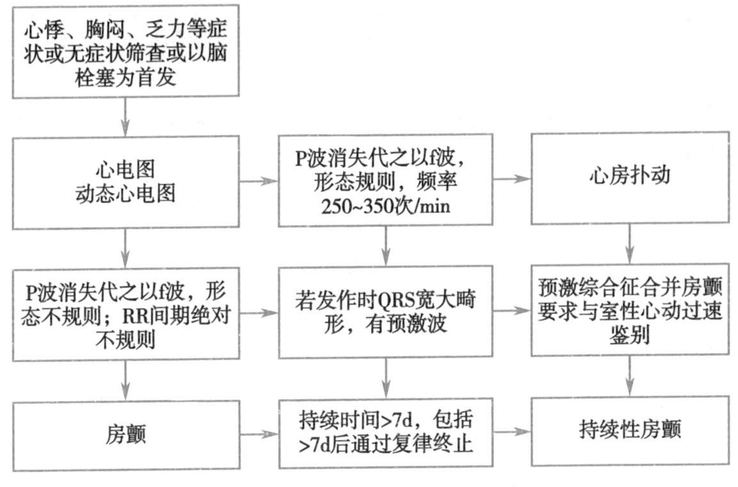

图 3-2-1　持续性房颤诊断流程图

3. 鉴别诊断　房颤发作时 QRS 波宽大畸形提示伴室内差异性传导或旁路前传（预激综合征合并房颤），QRS 波快速心室率时要与室性心动过速（室速）进行鉴别。使用抗心律失常药物（anti-arrhythmic drug，AAD）治疗过程中，心室律突然规整应考虑：①恢复窦性心律；

第三章　循环系统

②演变为房性心动过速或心房扑动呈 2∶1 或 4∶1 下传；③发生完全性房室传导阻滞或非阵发性交界性心动过速；④如果使用了洋地黄类药物，应考虑洋地黄中毒。

二、临床评估

房颤患者确诊后，应当启动全面、细致的临床评估，通过症状、体征、实验室检查、影像学检查等了解房颤的病因、患者的基本情况、房颤的进展情况、有无合并症等，为患者推荐合理的膳食指导和锻炼方法、制订合适的药物治疗方案、评估导管消融或其他介入治疗的可行性、成功率、潜在的并发症及提出适宜的长期随访计划。2020 年 ESC 指南新增了对房颤患者进行系统性评估的新方案，方案包括脑卒中风险、症状严重性、房颤负荷、房颤基质特征，也称 4S-AF 方案。4S-AF 方案对房颤患者进行临床评估（表 3-2-2）。具体评估包括以下几点。

表 3-2-2　4S-AF 方案对心房颤动患者进行临床评估

脑卒中风险	症状严重程度	房颤负荷	房颤基质特征
描述			
真正低脑卒中风险	• 无或轻微症状	• 自发终止	• 合并症 / 心血管危险因素
• 是	• 中等症状	• 房颤的持续时间和位时间复发密度	• 心房心肌病（心房扩大 / 功能障碍 / 纤维）
• 否	• 严重		
常用评估工具			
HA_2DS_2-VASc 评分	• EHRA 症状评分	• 房颤类型	• 临床评估 房颤复发风险评分 房颤进展风险评分
		• 房颤负荷（每个监测期间房颤的总时间、最长复发、复发次数等）	• 影像检查（TTE、TEE、CT、MRI）
			• 生物标志物

1. 症状严重程度评估　采用欧洲心律学会（European Heart Rhythm Association，EHRA）症状评级标准（表 3-2-3）评估症状严重性。

表 3-2-3　EHRA 房颤症状评级标准

EHRA 评级	症状严重程度	描述
1	无	房颤不引起任何症状
2a	轻度	日常活动不受房颤相关症状的影响
2b	中度	日常活动不受房颤相关症状的影响，但受到症状困扰
3	严重	日常活动受到房颤相关症状的影响
4	致残	正常日常活动受限或终止

2. 血栓栓塞危险评估　应定期评估其血栓栓塞风险。对非瓣膜病性房颤患者血栓栓塞风险的评估推荐采用 CHA_2DS_2-VASc 评分方法（表 3-2-4），≥2 分的男性或≥3 分的女性发生血栓事件的风险较高。瓣膜病、肥厚型心肌病、心腔内有血栓或有自发超声回声现象等亦视为高危血栓风险。

表 3-2-4　非瓣膜病性房颤脑卒中危险 CHA_2DS_2-VASc 评分

缩写	CHA_2DS_2-VASc 评分	评分
C	慢性心力衰竭、左心室收缩功能障碍	1
H	高血压	1
A	≥75 岁	2
D	糖尿病	1
S	脑卒中、短暂性脑缺血发作、血栓栓塞史	2
V	血管疾病（外周动脉疾病、心肌梗死、主动脉斑块）	1
A	65～74 岁	1
Sc	女性	1
	总分	9

3. 出血风险评估　推荐使用 HAS-BLED 评分评估抗凝出血风险，≤2 分为出血低风险，≥3 分提示出血风险增高（表 3-2-5）。对于评分≥3 分者，应注意防止增加出血风险的因素。

表 3-2-5 房颤出血风险 HAS-BLED 评分

缩写	HAS-BLED 评分	评分
H	高血压（收缩压>160mmHg）	1
A	肝功能异常（肝硬化、胆红素>2 倍正常值上限、ALT>3 倍正常值）	1
	肾功能异常（慢性透析、肾移植、Cr>200μmol/L）	1
S	脑卒中	1
B	出血（出血史或出血倾向）	1
L	INR 值易波动（使用华法林的患者 TTR<60%）	1
E	高龄（年龄>65 岁）	1
D	药物（合并应用抗血小板药物或非甾体抗炎药）	1
	酗酒（≥8 个饮酒量 / 周）	1
	总分	9

注：Cr：肌酐，INR：国际标准化比值，TTR：治疗目标范围内的时间百分比。

4. 合并基础疾病评估　常见的基础疾病包括心血管病（心力衰竭、冠心病、心脏瓣膜病变、高血压、血脂异常、血管疾病等）和非心血管病（慢性肺疾病、糖尿病、慢性肾脏病、甲状腺功能异常、睡眠呼吸障碍等），需要尽早识别，合理管理。

【治疗】

一、治疗目标

控制心脏节律、控制心室率、预防脑卒中等栓塞事件，以改善临床症状、提高生活质量，降低致残、致死率。

二、治疗方案

（一）一般治疗

1. 上游治疗　治疗心血管相关疾病时，若考虑预防房颤，推荐优先选择能够降低房颤发病风险的药物。

（1）糖尿病和心力衰竭患者：使用钠 - 葡萄糖协同转运蛋白 2 抑制

剂（达格列净、恩格列净）显著降低新发房颤风险。

（2）房颤合并高血压或心力衰竭患者：选用沙库巴曲缬沙坦、ACEI或ARB类药物以减少房颤的发生，改善预后。

（3）冠心病患者：使用他汀类药物可减少新发房颤的发生；房颤患者合并冠心病，他汀的使用有助于减少房颤的负荷。

（4）糖尿病患者：二甲双胍、噻唑烷二酮类、胰高血糖素样肽-1（glucagon-like peptide-1，GLP-1）激动剂有助降低新发房颤和房颤负荷的作用。

2. 生活方式干预　戒烟酒、保持良好的睡眠和情绪，采取规律适度运动，避免过度耐力运动，建议采取瑜伽、太极、走路或短距离慢跑等运动。

3. 危险因素及合并疾病管理　高血压、心力衰竭、糖尿病、呼吸睡眠暂停综合征等。相应疾病的药物治疗可参考上游治疗方案。

（二）预防脑卒中

房颤脑卒中预防方式有3种，包括规范药物抗凝治疗、左心耳封堵术和外科切除/夹闭左心耳。

1. 抗凝药物　包括维生素K拮抗剂（华法林）和新型口服抗凝药物（new oral anticoagulants，NOAC）。抗血小板药物预防房颤血栓栓塞远不如抗凝药物，不推荐使用。抗凝流程图详见图3-2-2。

（1）华法林：服用时应定期监测国际标准化比值（international standardized ratio，INR），其目标值为2.0～3.0。华法林起始剂量为2.0～3.0mg/d，2～4天起效，多数患者在5～7天达治疗高峰，要注意不同厂家的华法林生物利用度不一样，对INR影响较大。因此在开始治疗时应每周监测INR 1～2次，抗凝强度稳定后（连续3次INR均在监测窗内），每月复查1～2次。

（2）NOAC：可特异性阻断凝血瀑布中某一关键环节，目前NOAC包括直接凝血酶抑制剂达比加群酯及直接Xa因子抑制剂利伐沙班与艾多沙班等。NOAC具有良好的有效性和安全性，使用过程中无须常规监测凝血功能。相比华法林，患者服用NOAC的依从性更好，停药率更低。结合不同的临床实际情况，NOAC的使用应审慎把握适应证与禁忌证。目前，合并机械瓣置换术以及中重度二尖瓣狭窄的房颤为NOAC明确的禁忌证。NOAC剂量推荐见表3-2-6。

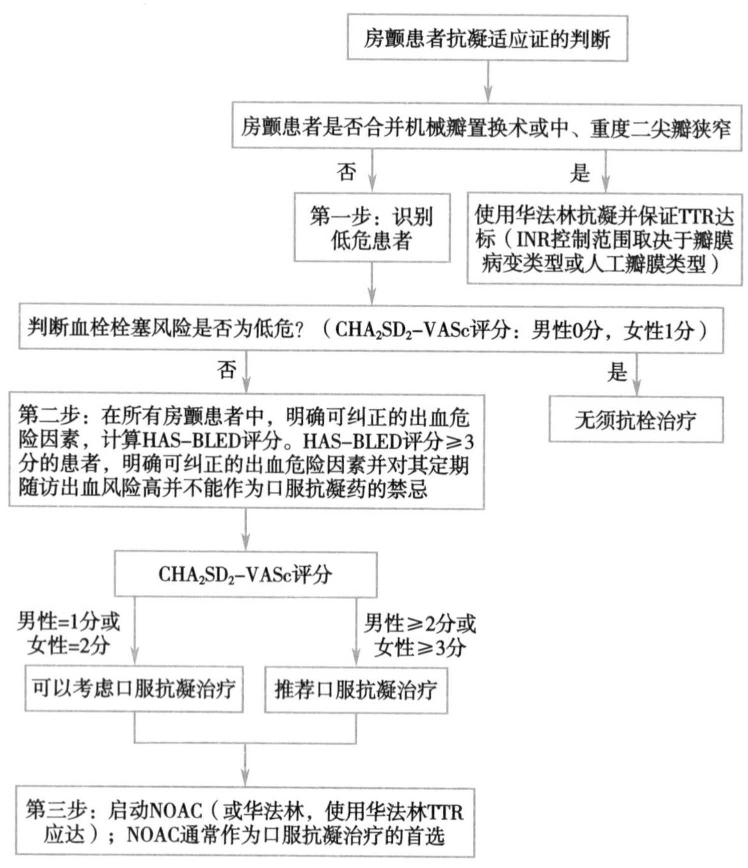

图 3-2-2 房颤抗凝流程图

TTR. 治疗目标范围内的时间百分比，INR. 国际标准化比值，NOAC. 新型口服抗凝药物。

表 3-2-6 非维生素 K 拮抗剂口服抗凝药（NOAC）剂量推荐表

项目	达比加群酯	利伐沙班	艾多沙班
标准剂量	150mg，2 次 /d	20mg，1 次 /d	60mg，1 次 /d
低剂量	110mg，2 次 /d	15mg，1 次 /d	30mg，1 次 /d 或 15mg，1 次 /d[a]
减量的标准	以下患者推荐使用 110mg，2 次 /d：	CCR15～49ml/min	满足以下任一标准：

续表

项目	达比加群酯	利伐沙班	艾多沙班
	年龄≥80岁 合用维拉帕米 消化道出血风险高		体重≤60kg CCR 15～49ml/min 合用维拉帕米或决奈达隆

注：CCR. 内生肌酐清除率；[a] 仅用于年龄≥80岁，无法使用口服抗凝药标准剂量抗凝的非瓣膜病性房颤患者。

2. 经皮左心耳封堵术　对于 CHA_2DS_2-VASc 评分≥2分的非瓣膜病性房颤患者，具有下列情况之一，推荐经皮左心耳封堵术预防血栓栓塞事件。

（1）不适合长期规范抗凝治疗。

（2）长期规范抗凝治疗的基础上仍发生血栓栓塞事件。

（3）HAS-BLED 评分≥3分。

对于部分脑卒中高危的房颤患者，导管消融联合左心耳封堵一站式手术可能是一个合理的策略。

3. 外科干预左心耳　既可以作为房颤手术或其他心脏手术中的合并术式，也可以作为预防房颤脑卒中的独立术式，目前常用左心耳切除和夹闭2种方法，适用范围同左心耳封堵术。

（三）控制心室率

房颤引起的心室率异常是产生症状的重要原因，而长时间房颤伴快速心室率也可能引起血流动力学不稳定或心动过速性心肌病。因此，心室率的控制是房颤管理的重要环节。心室率控制包括紧急和长期的心室率控制。对于需要紧急控制心室率的房颤患者，首要目标是稳定血流动力学和改善症状，同时进一步评估心室率增快的病因，根据患者LVEF及血流动力学状况选择合适的药物。而长期心室率控制的手段则包括口服药物治疗及房室结消融结合永久性心脏起搏器的植入。

1. 长期心室率控制的目标　目前房颤患者长期心室率控制目标多推荐宽松心室率控制（静息心率<110次/min）和严格心室率控制（静息心率<80次/min）。

2. 药物治疗　控制心室率常见药物用法及禁忌证见表3-2-7。

（1）β受体拮抗剂：包括美托洛尔、艾司洛尔、卡维地洛、比索洛尔等。

（2）非二氢吡啶类钙通道阻滞剂：维拉帕米、地尔硫䓬。

（3）洋地黄类：地高辛、去乙酰毛花苷。

（4）胺碘酮：仅作为其他药物联合治疗控制心室率不佳时的备选药物。

表 3-2-7　房颤患者控制心室率常见药物用法及禁忌证

药物名称	静脉给药剂量	常用口服维持剂量	禁忌证
β受体拮抗剂			
酒石酸美托洛尔	2.5～5.0mg，可重复给药	25～100mg，2 次 /d	哮喘患者使用选择性 β_1 受体拮抗剂
琥珀酸美托洛尔	无	47.5～95mg，1 次 /d	在急性心力衰竭及明确严重气管痉挛患者禁用
卡维地洛	无	3.125～50mg，2 次 /d	
比索洛尔	无	1.25～20mg，1 次 /d	
非二氨吡啶类钙离子阻滞剂			
维拉帕米	0.075～0.15mg/kg（2min 内给药）30min 后无效，可追加 10mg，继以 0.005mg/kg 维持	40mg，2 次 /d 120～480mg，1 次 /d（缓释剂型）	在射血分数降低的心力衰竭患者中禁用
地尔硫䓬	0.25mg/kg，5min，继以 5～15mg/h 维持	60mg，3 次 /d 60mg，1 次 /d（缓释剂型）	肝肾功能不全患者应按照说明书调整剂量
洋地黄类			
地高辛	0.5mg，可重复剂量，每天不超过 0.75～1.5mg	0.062 5～0.25mg，1 次 /d	血药浓度过高将增加死亡率
去乙酰毛花苷	0.4～0.6mg，可重复剂量，24h 总量 0.8～1.2mg	无	使用前完善肾功能检查，在慢性肾脏病患者中需调整剂量

续表

药物名称	静脉给药剂量	常用口服维持剂量	禁忌证
其他类			
胺碘酮	300mg（5%葡萄糖250ml配制，30～60min内给药），继以900～1 200mg维持24h（稀释为500～1 000ml）或微泵	200mg，3次/d的负荷剂量维持4周后，200mg，1次/d（需根据心率调整用量，同时调整其他抗心律失常药物）	对于甲状腺疾病患者，仅在上述药物不可用时使用

3. 房室结消融+植入永久起搏器　当药物不能有效控制心室率且症状严重不能改善时，消融房室结并植入永久性起搏器可作为控制心室率的选择治疗策略。

（四）控制心脏节律

恢复和维持窦性心律是房颤治疗的重要目标，包括心脏电复律、抗心律失常药物治疗、导管消融治疗等。复律治疗的成功与否与房颤持续时间长短、左心房大小、肾功能和年龄有关，在对持续性房颤决定复律前要对主要预测因素进行全面评估以决定治疗策略。复律存在血栓栓塞的风险，复律前需确认心房内是否有血栓，并应依据房颤持续时间而采用恰当的抗凝方案。在症状性房颤中启动长期节律控制治疗流程图见图3-2-3。

1. 复律　主要有以下几种方式。

（1）药物复律：目前用于复律的主要药物是ⅠA类（普罗帕酮）和Ⅲ类抗心律失常药物（胺碘酮、伊布利特、多非利特、尼非卡兰），可通过减慢传导速度及/或延长有效不应期以终止折返激动达到复律的目的。对于无器质性心脏病患者，可静脉应用普罗帕酮、伊布利特和尼非卡兰复律。上述药物无效或出现不良反应时，可选择静脉应用胺碘酮。伴有严重器质性心脏病、心力衰竭以及缺血性心脏病患者应选择静脉胺碘酮。常用复律药物的作用特点、应用方法及注意事项，见表3-2-8。

（2）电复律：同步直流电复律是转复房颤的有效手段，伴有严重血流动力学障碍及预激综合征旁路前传伴快速心室率的房颤首选电复律。

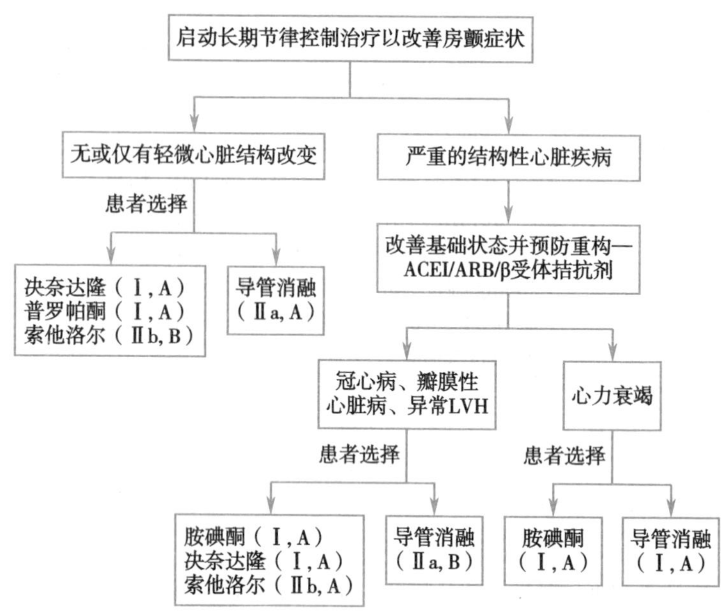

图 3-2-3 在症状性房颤中启动长期节律控制治疗

ACEI. 血管紧张素转化酶抑制剂；ARB. 血管紧张素Ⅱ受体阻滞剂；LVH. 左心室肥厚。

表 3-2-8 用于药物复律的抗心律失常药物

药物	给药途径	起始剂量	后续剂量	禁忌证/注意事项
胺碘酮	口服	600～800mg/d，分次服用，总负荷为 10g	200mg，1 次/d	静脉用药期间注意低血压、肝损害、心动过缓、静脉炎等不良反应；长期应用时注意甲状腺功能、肺毒性、肝损害等不良反应，甲亢患者仅在无其他选择时才考虑使用
	静脉	5～7mg/kg，酌情 1h 以上或 2h 以上	50mg/h；24h 最大剂量不超过 1g	

续表

药物	给药途径	起始剂量	后续剂量	禁忌证/注意事项
普罗帕酮	口服	450～600mg	—	可能发生低血压、房扑伴1:1传导；轻度QRS时限延长；避免用于缺血性心脏病和或明显结构性心脏病合并心衰者；避免用于房扑的复律
	静脉	1.5～2.0mg/kg，10min以上	—	
伊布利特	静脉	1.0mg，10min以上 0.01mg/kg（体重<60kg）	10min内1mg（首次给药10～20min后）	可能发生QT间期延长、多形性室速/尖端扭转型室速（3%～4%）；避免用于QT间期延长、低血钾、严重左心室肥大或射血分数降低者；给药后4h进行心电图监测

1）适应证：①血流动力学不稳定的房颤；②预激综合征旁路前传伴快速心室率的房颤；③有症状的持续性或长期持续性房颤。

2）禁忌证：洋地黄中毒、低钾血症或其他电解质紊乱、急性感染或炎性疾病、控制未满意的甲状腺功能亢进等情况时，电击可能导致恶性心律失常及全身病情恶化；超声或其他影像检查证实心腔内血栓形成者。

复律前后的抗凝治疗：持续性房颤持续时间已>7天，远>48小时，转复过程中患者脑卒中和血栓栓塞的风险增加。心脏复律前需抗凝治疗3周，复律后仍需要4周的抗凝，4周之后是否需要长期抗凝需根据CHA_2DS_2-VASc评分决定。需要早期复律时，经TEE排除左心房血栓后，可即刻行电复律；TEE检查证实有血栓，应再进行≥3周抗凝之后，经TEE复查，确保血栓消失后行电复律；若仍存在血栓，不建议复律。复律前后的抗凝治疗流程图见图3-2-4。

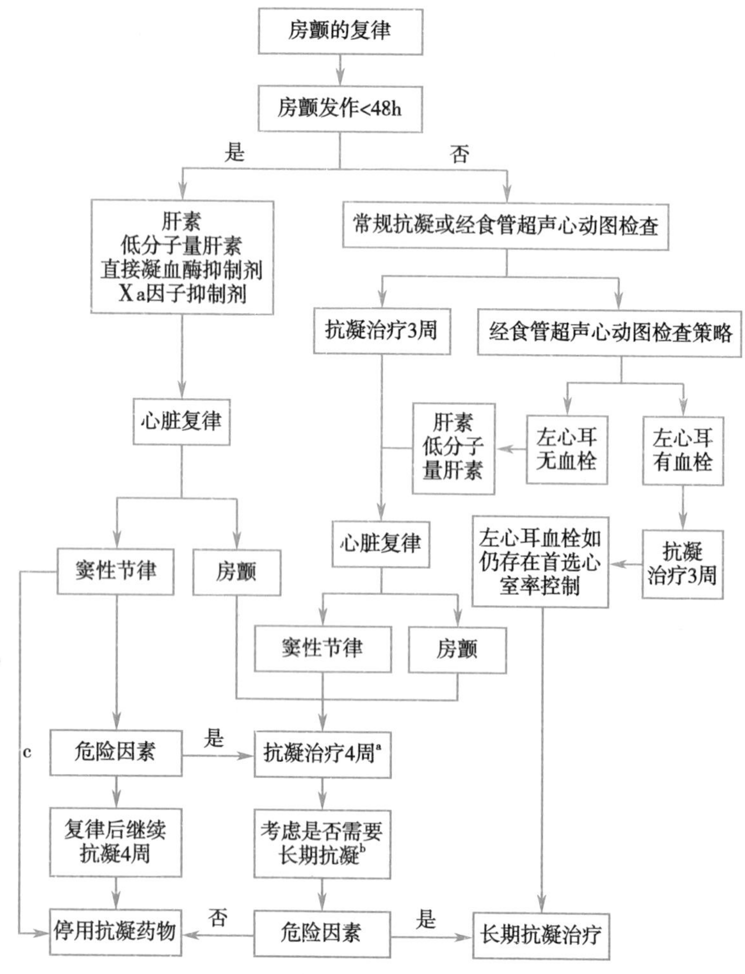

图 3-2-4　心房颤动患者复律的抗凝治疗流程

a. 如无栓塞危险因素，在心脏复律后继续抗凝 4 周；b. 如存在脑卒中危险因素或已有血栓存在，建议长期抗凝；c. 房颤发作≤24 小时且脑卒中风险极低（CHA_2DS_2-VASc 评分男性 0 分或女性 1 分）的患者。

（3）导管消融：目前房颤的导管消融以射频能和冷冻能为主，射频消融以射频能量加热导管头端来进行消融，多采用盐水灌注导管；冷冻消融采用球囊内释放冷冻剂（液态一氧化二氮或液态氮），使周围组织冷冻。

2. 外科治疗　对于房颤患者合并需要手术治疗的瓣膜病、冠心病、先天性心脏病等疾病时，建议在行瓣膜手术、冠状动脉旁路移植术、先天性心脏病矫治术等手术的同时对房颤行手术治疗。外科术式从左心房隔离术、走廊手术、心房横断术到迷宫Ⅰ、Ⅱ、Ⅲ、Ⅳ型手术；隔绝传导的方式从传统的"切和缝"发展到冷冻、射频等能量消融。

3. 房颤杂交消融手术　房颤的心内、外科杂交消融手术由微创（经胸壁小切口或者胸腔镜途径）心外膜消融和经导管心内膜消融2部分组成。其中，心外膜消融的靶区包括左心房后壁（含肺静脉）、Marshall静脉及心外膜脂肪垫等。绝大多数情况下，外科手术中还会同期夹闭或者切除左心耳。经导管心内膜消融术中，除评估心外膜消融的损伤效果，并对消融线上的传导缝隙进行补充消融以外，尚可对经心外膜途径难以达到的靶区，例如左心房前壁和三尖瓣环峡部等进行消融。

（五）中医治疗

遵循中医药"四诊合参"的原则，采集患者的病史、症状与体征、舌脉诊等信息，综合评估患者病情，把握房颤基本病机进行中医辨证治疗。

1. 气阴两虚证　益气养阴，复脉安神，推荐方药：炙甘草汤加减。

2. 心虚胆怯证　益气养心，安神定惊，推荐方药：安神定志丸加减。

3. 痰热内扰证　清热化痰，宁心安神，推荐方药：黄连温胆汤加减。

4. 气虚血瘀证　益气活血，养心安神，推荐方药：补阳还五汤加减。

【健康管理】

一、三级预防

1. 一级预防　①控制体重，房颤患者应尽可能将BMI控制在$<27kg/m^2$；②戒烟酒；③保证良好睡眠，避免焦虑；④适当运动，建议采取规律适度运动，避免过度耐力运动，建议采取瑜伽、太极、走路或短距离慢跑等运动方式；⑤管理危险因素及合并疾病，积极治疗高血压、糖尿病、心力衰竭、睡眠呼吸暂停综合征等。

2. 二级预防　进行房颤筛查，早期发现、早期诊断、早期规范治疗。

3. 三级预防　已经发生阵发性房颤，规范治疗，避免向持续性房颤转化。积极预防房颤并发症。

二、健康教育

1. 疾病知识　让患者了解房颤的危害和治疗方法，提高依从性和自我管理能力。

2. 生活方式　保持健康的生活方式。

3. 用药指导　持续性房颤口服华法林者，避免与其他药物及食物的相互影响，定期监测 INR。富含维生素 K 的食物如菠菜、青菜、胡萝卜、番茄、花菜、马铃薯、猪肝等能拮抗华法林的抗凝作用，应保持食用此类食物的相对平衡，以免引起 INR 较大的波动。服用抗凝药物期间让患者学会自我监测有无出血倾向，如有无牙龈渗血、鼻出血、眼结膜出血、血尿、黑便、皮肤青紫等，遵医嘱继续服用抗心律失常等药物。

三、双向转诊

（一）上转指征

1. 社区初诊或疑似房颤的患者。

2. 合并的基础疾病加重，经治疗不能缓解。

3. 出现严重并发症，如血流动力学紊乱、血栓栓塞、抗凝出血情况、心力衰竭等。

4. 符合介入诊疗和手术适应证者，包括导管消融、左心耳封堵、外科治疗等。

5. 有中医药治疗需求，经基层中医药治疗疗效不佳者。

（二）下转指征

诊断明确，治疗方案确定，并发症控制良好，需常规治疗、康复和长期随访者。

四、社区管理

房颤患者需要多学科合作的全程管理，涉及初步识别、门诊、住院、手术、随访、康复等多个环节，包括急诊救治、规范化抗凝、节律控制、心室率控制、合并症的诊疗、长期随访、生活方式干预、健康教育、患者自我管理等全程规范化管理。建议成立社区管理团队、建立房颤随访制度和房颤患者的医疗健康档案，社区随访内容包括：房颤发作频率、是否规范化抗凝治疗、是否发生相关心血管事件、药物 / 手术治疗的安全性与有效性。房颤患者随访流程见图 3-2-5。

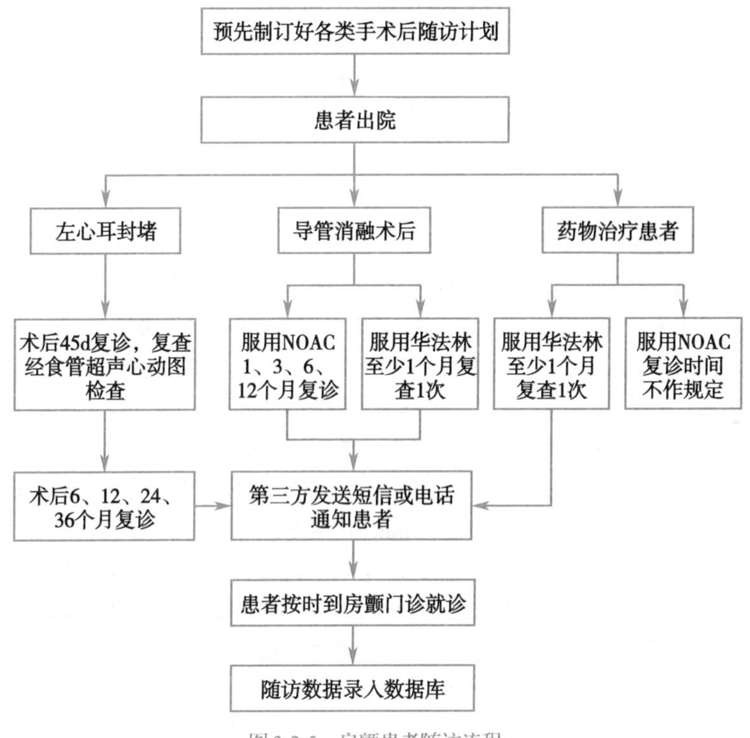

图 3-2-5　房颤患者随访流程

NOAC. 新型口服抗凝药物。

【预后】

房颤症状会明显降低患者的生活质量，导致高的急诊就诊率和住院率。房颤的发生可以增加患者的死亡率，房颤相关的死亡主要是猝死、心力衰竭和脑卒中。通过节律控制和心室率控制可以改善房颤患者症状。规范的抗凝可明显减少血栓栓塞事件。

【诊治进展】

对于房颤节律控制策略的认识，2022 年 7 月欧洲心律学会（EHRA）发出声明：早期诊断和更好的心律管理能改善房颤患者的预后。近年来房颤导管消融新策略和新技术的进展颇多，为提高手术效率和安全性以及降低手术门槛作出了一定贡献，现阶段房颤导管消融术已较为成熟，而对房颤本身治疗和脑卒中预防的联合干预，即导管消融＋左心耳封堵治疗“一站式”介入治疗得到多中心有效应用。对导管消融能源的研发也在不断的临床探索之中，其中脉冲消融能源有望成为一种全新的导管消融能源。

【病例分享】

患者，男性，72岁，已婚，农民，汉族，因“反复心悸1年余”来院。患者1年余前开始出现心悸不适，活动时明显，伴有少许胸闷、乏力，休息后好转，能耐受家中轻中度体力劳动，无胸痛、气急、水肿，无头昏、黑矇、晕厥，无多食、消瘦。既往有高血压史，吸烟20支/d，饮白酒1两/d（1两=50g）。查体：体温36.3℃，脉搏92次/min，呼吸18次/min，血压149/102mmHg。精神可，颈静脉无怒张，两肺呼吸音清晰，未闻及啰音，心界无扩大，心率102次/min，律不齐，心音强弱不等，各瓣膜区未闻及杂音。腹软，无压痛、反跳痛，双下肢无水肿，四肢肌力5级，巴宾斯基征阴性。全科医生接诊，根据心悸、脉搏短绌、律不齐、心音强弱不等等表现初步诊断房颤，当即予以查心电图确诊。进一步行超声心动图检查：左心房偏大，内径3.8cm，二尖瓣、三尖瓣轻度反流。动态心电图示：心房颤动，平均心率101次/min，最快152次/min，最慢52次/min，轻度T波改变。查血常规、肝肾功能、电解质、血糖、甲状腺功能正常，查低密度脂蛋白3.8mmol/L。查颅脑CT提示：左侧基底节小片低密度病灶，考虑陈旧性脑梗死。

全科医生根据上述资料诊断该患者为持续性房颤、原发性高血压、陈旧性脑梗死。临床评估：EHRA房颤症状评级2b级，非瓣膜病性房颤脑卒中危险CHA_2DS_2-VASc评分4分，出血评分HAS-BLED评分1分，考虑曾发生无症状性脑梗死，栓塞风险极大。根据2021年房颤诊治指南，治疗上予以美托洛尔控制房颤心室率，沙库巴曲缬沙坦控制血压抑制心房重构，利伐沙班抗凝，阿托伐他汀抗动脉硬化，进行戒烟酒等健康教育和高血压、房颤疾病相关风险告知，并告知患者家属房颤治疗策略优缺点：需要选用华法林或NOAC抗凝治疗预防栓塞，症状的控制有节律控制和心室率控制2种方式，节律控制有药物复律和经导管消融房颤的治疗策略，患者家属倾向于经导管消融房颤，通过双向转诊系统上转到上级医院进一步治疗。上级医院经过查食管超声心动图未发现心房血栓，排除禁忌证，做好围手术期管理，经导管心脏三维射频消融术治疗，手术顺利。术后恢复窦性心律，予以胺碘酮口服抗心律失常；继续沙库巴曲缬沙坦 100mg，2 次 /d，口服控制血压；利伐沙班片 20mg，1 次 /d，口服抗凝；阿托伐他汀片 20mg，1 次 /d，口服抗动脉硬化。出院后在社区进行规范的随访管理。

【思考题】

1. 如何对持续性房颤患者进行临床评估？
2. 持续性房颤症状控制方式有哪几种及选择的策略如何决定？
3. 房颤的脑卒中预防策略和选择。

（吴晓峰）

第三节 原发性高血压

【学习提要】 1. 原发性高血压的定义及分类、临床表现、并发症、诊断。
2. 原发性高血压的综合评估和治疗。
3. 原发性高血压的三级预防和社区健康管理。

【定义】

原发性高血压（essential hypertension）是由多种病因相互作用所致的、进行性的、以体循环动脉压升高为主要临床表现的心血管综合征，简称高血压。高血压定义：在未用降压药情况下，非同日测量 3 次以上，收缩压≥140mmHg 和 / 或舒张压≥90mmHg。

【流行病学】

2018 年的调查结果显示，中国≥18 岁成人高血压知晓率、治疗率和控制率分别为 41.0%、34.9% 和 11.0%。我国高血压患病率和流行存在地区、城乡和民族差别，且随年龄增长而升高。高血压在老年人中较为常见，尤其以单纯收缩期高血压为多。北方高于南方，华北和东北属于高发区；沿海高于内地；城市高于农村；高原少数民族地区患病率较高。男、女性高血压总体患病率差别不大，青年期男性略高于女性，中年后女性稍高于男性。

【病因及发病机制】

原发性高血压的病因为多因素，尤其是遗传和环境因素交互作用的结果。

1. 遗传因素　高血压有明显的家族聚集性，约60%高血压患者有高血压家族史。

2. 环境因素　①饮食：血压水平及高血压患病率与钠盐平均摄入量显著呈正相关；钾摄入与血压呈负相关；高蛋白质摄入属于升压因素；饮食中饱和脂肪酸比例较高也属于升压因素；饮酒量与血压水平呈线性相关，尤其与收缩压相关性更强。②精神应激：从事精神紧张度高的职业者发生高血压的可能性较大。③吸烟：使交感神经末梢释放去甲肾上腺素增加而使血压增高，同时通过氧化应激损害一氧化氮介导的血管舒张，引起血压升高。

3. 其他因素　①体重；②药物；③睡眠呼吸暂停低通气综合征。

引起血压高的发病机制包括交感神经、肾素 - 血管紧张素 - 醛固酮系统的兴奋以及水钠潴留导致容量的增加，还有血管内皮功能损害、弹性下降以及胰岛素抵抗等。

【临床表现】

一、症状

多数高血压患者起病缓慢，缺乏特殊的临床表现，常见症状主要有：头痛、头晕、头部沉重或颈项板紧等。高血压直接引起的头痛多发生在早晨，位于前额、枕部或颞部，可能是颅外颈动脉系统血管扩张，脉搏振幅增高所致，头痛程度和高血压的严重程度相关，典型的头痛在血压控制后可消失。

高血压出现严重的靶器官损害后，还会表现出靶器官受损的症状：胸闷、心悸、心绞痛、气短等。恶性高血压患者表现血压持续≥

230/130mmHg，并有头痛、视物模糊、眼底出血等临床表现。

二、体征

原发性高血压在出现靶器官损害之前，除外血压升高，一般没有其他明显的体征。当出现靶器官损伤时，会出现相应靶器官损伤表现的体征。长期高血压可出现第二心音增强、收缩期杂音或收缩早期喀嚓音，并发心脏损害可出现左心室肥厚，心脏向左下扩大，心尖部收缩期杂音等。

三、接诊要点

诊断原发性高血压时，应详细问诊、全面采集病史，避免漏诊和误诊，具体要点包括以下几个方面。

1. 起病情况　包括发现年龄、发现时间、如何发现、有无明显诱因、血压最高值等。

2. 病情特点　多数高血压患者起病缓慢，缺乏特殊的临床表现，在出现靶器官损害之前难以被发现，大多数的高血压是在常规体检筛查中被发现的。

3. 伴随症状　有无头晕、头痛，有无心悸、胸闷，有无乏力，有无视物模糊等。

4. 治疗经过　详细询问患病以来的诊治经过，包括已做的检查，所用药物、剂量、疗效，有助于病情的诊断。

5. 既往史、家族史等　包括高血压、冠心病、脑血管病、糖尿病等。

6. 生活方式及社会心理因素　详细询问患者的饮食结构和运动习惯，是否有吸烟、酗酒史；是否规律运动；患者性格是否易怒，与家庭成员关系是否和睦，家庭支持度如何，社会人际关系是否和睦；了解患者对高血压的看法，心情是否焦虑，是否因疾病影响生活质量。

四、常见合并症 / 并发症

（一）并发症

1. 脑血管病　包括脑出血、脑血栓形成、腔隙性脑梗死、短暂性脑缺血发作。

2. 高血压脑病　一般发生于重症高血压患者中，由于血压过高，超过了脑血管的自身调节能力，导致脑组织血流灌注过多引起脑水肿。临床以脑病症状和体征为特点，表现为弥漫性严重头痛、呕吐、抽搐、昏迷等。

3. 高血压肾病　若损伤发生在肾小球，可能导致高血压肾病的发生，出现肾功能不全。

4. 高血压心脏病　由于心脏直接承受血压的压力，心脏收缩时承受的负担会加重，所以在长期高负荷的工作下，可能会出现高血压心脏病而导致心肌肥厚，甚至造成心力衰竭的发生。

5. 主动脉夹层　长期的高血压和动脉粥样硬化，导致动脉长期处于应激状态，动脉内膜受损或者是弹力纤维组织发生变性及坏死动脉硬化斑块形成。如果斑块不稳定发生破裂，血液可以通过破口进入动脉中膜随着血压的增高及血液进入破口的冲击，内膜进一步撕裂，压力增大，造成主动脉夹层发生。

（二）合并症

1. 冠状动脉性心脏病　在流行病学方面，冠状动脉性心脏病和高血压之间存在非常强的交互作用，占急性心肌梗死原因的25%～30%。

2. 心力衰竭　高血压是射血分数降低心力衰竭和射血分数保留心力衰竭的危险因素。高血压合并心力衰竭患者的临床结局更差，死亡率增加。高血压的治疗对降低早期心力衰竭和心力衰竭住院的风险有重要影响。

3. 慢性肾脏病　高血压是蛋白尿以及任何形式慢性肾脏病发生发展的主要危险因素。肾小球滤过率降低与难治性高血压、隐蔽性高血压和夜间血压值升高有关。降低血压对肾功能和蛋白尿的影响与心血管获益是互相独立的。

4. 慢性阻塞性肺疾病　高血压是慢性阻塞性肺疾病患者最常见的合并症。应该加强改善生活方式（如戒烟），应考虑环境（大气）污染的影响，如果可能请避免。

5. 糖尿病　根据《高血压基层诊疗指南（实践版•2019）》，合并糖尿病患者治疗方案中应包括降低血糖和血脂，糖尿病患者的降压目标为<130/80mmHg。

6. 其他　血脂异常、代谢综合征、炎症性风湿病、精神疾病等。

【辅助检查】

1. 血压测量　是评估血压水平、诊断高血压以及观察降压疗效的主要手段。血压测量方法主要有诊室血压、家庭血压、动态血压测量。

2. 基本项目　血常规（红细胞计数、血红蛋白、血细胞比容）、尿常规（尿蛋白、尿沉渣、尿糖）、生化常规（空腹血糖、血总胆固醇、血甘油三酯、低密度脂蛋白胆固醇与高密度脂蛋白胆固醇、肾功能、血尿酸、血电解质）、心电图等。

3. 推荐项目检查　评估高血压靶器官损害情况，①心脏，24 小时动态心电图、超声心动图、胸部 X 射线检查；②血管，颈动脉超声、踝臂血压指数、24 小时动态血压监测；③肾脏，肾脏超声、尿蛋白定量（尿蛋白定性阳性者）、尿微量蛋白或尿白蛋白 / 尿肌酐；④眼，眼底检查；⑤其他危险因素评估，血同型半胱氨酸、餐后 2 小时血糖等。

【诊断和评估】

一、诊断

1. 诊断标准　高血压诊断主要依据诊室测量的血压值，采用经校准的水银柱或电子血压计，测量安静状态下坐位时上臂肱动脉部位血压值，一般需非同日测量 3 次以上，收缩压均≥140mmHg 和 / 或舒张压≥90mmHg，可诊断为高血压。收缩压≥140mmHg 和舒张压<90mmHg 为单纯收缩期高血压。既往有高血压病史，目前正在用降压药，血压虽然<140/90mmHg，亦诊断为高血压。

诊室血压测量容易出现白大衣高血压，为排除白大衣高血压和发现隐蔽性高血压，在诊室测量血压的同时，应同时积极进行家庭血压测量和 24 小时动态血压监测。家庭血压测量值一般低于诊室血压，其高血压诊断标准为收缩压≥135mmHg 和 / 或舒张压≥85mmHg。24 小时动态血压诊断高血压的标准：24 小时内血压≥130/80mmHg，白天血压≥135/85mmHg，夜间血压≥120/70mmHg。动态血压可以同时作为评估降压治疗疗效的评判标准，见表 3-3-1。

2. 鉴别诊断　高血压一旦确诊，须鉴别是原发性还是继发性。5%～10% 的高血压患者为继发性高血压。常见继发性高血压有：肾实质性高血压、肾血管性高血压、原发性醛固酮增多症、嗜铬细胞瘤、皮质醇增多症、大动脉疾病等。

表 3-3-1　血压水平分类和定义　　单位：mmHg

分类	收缩压		舒张压
正常血压	<120	和	<80
正常高值血压	120～139	和/或	80～89
高血压	≥140	和/或	≥90
1级高血压	140～159	和/或	90～99
2级高血压	160～179	和/或	100～109
3级高血压	≥180	和/或	≥110
单纯收缩期高血压	≥140	和	<90

二、临床评估

高血压患者的预后不仅和血压水平相关，还受其他心血管危险因素影响，确诊原发性高血压后，全科医生应从详细的病史询问和体格检查以及辅助检查结果中，对患者进行评估高血压相关危险因素（表 3-3-2），制订干预方案。目的是评估心血管病发病风险、靶器官损害及并存的临床情况。评估是确定高血压治疗策略的基础。初诊时及以后建议每年评估 1 次。评估内容包括病史、体格检查及辅助检查。

【治疗】

一、治疗目标

一般高血压患者，血压降至<140/90mmHg。合并糖尿病、冠心病、心力衰竭、慢性肾脏病伴有蛋白尿的患者，如能耐受，血压应降至<130/80mmHg；65～79 岁的患者血压降至<150/90mmHg，如能耐受，血压可进一步降至<140/90mmHg；80 岁及以上的患者血压降至<150/90mmHg。

二、治疗原则

高血压治疗三原则：达标、平稳、综合管理。首先要降压达标，不

表 3-3-2 影响高血压患者心血管预后的重要因素

心血管病的危险因素	靶器官的损害	并存的临床情况
• 高血压（1～3 级） • 男性>55 岁，女性>65 岁 • 吸烟 • 糖耐量受损和/或空腹血糖受损 • 血脂异常：TC≥5.7mmol/L（220mg/dl）或 LDL-C>3.3mmol/L（130mg/dl）或 HDL-C<1.0mmol/L（40mg/dl） • 早发心血管病家族史（一级亲属，发病年龄男性<55 岁，女性<65 岁） • 腹型肥胖（男性≥90cm，女性≥85cm）或肥胖（BMI≥28kg/m^2） • 血同型半胱氨酸升高（≥10μmol/L）	• 左心室肥厚 心电图：Sokolow（SV_1+RV_5）>38mm 或 Cornell（RaVL+SV_3）>2 400mm•ms 超声心动图：LVMI 男性≥125g/m^2，女性≥120g/m^2 或 X 射线 • 颈动脉超声：IMT≥0.9mm 或动脉粥样硬化性斑块超声表现 • 颈股动脉 PWV≥12m/s • ABI≤0.9 • eGFR<60ml/（min•1.73m^2）或血清肌酐轻度升高：男性 115～133μmol/L（1.3～1.5mg/dl） 女性 107～124μmol/L （1.2～1.4mg/dl） • 尿微量白蛋白 30～300mg/24h 白蛋白/肌酐≥30mg/g	• 脑血管病 脑出血，缺血性脑卒中，短暂性脑缺血发作 • 心脏疾病 心肌梗死史，心绞痛，冠状动脉血运重建，充血性心力衰竭 • 肾脏病 糖尿病肾病，肾功能受损，血清肌酐：男性>133μmol/L（1.5mg/dl），女性>124μmol/L（1.4mg/dl） 尿蛋白>300mg/24h • 外周血管疾病 • 视网膜病变：出血或渗出，视盘水肿 • 糖尿病

注：TC：total cholesterol，总胆固醇；LDL-C：low density lipoprotein cholesterol，低密度脂蛋白胆固醇；HDL-C：high density lipoprotein cholesterol，高密度脂蛋白胆固醇；BMI：体重指数；LVMI：left ventricular mass index，左心室质量指数；IMT：intima media thickness，内膜中层厚度；ABI：ankle brachial index，踝臂血压指数；PWV：pulse wave velocity，脉搏波传导速度；eGFR：estimated glomerular filtration rate，估算的肾小球滤过率。

论采用何种治疗，将血压控制在目标值以下是根本。其次是平稳降压，告知患者长期坚持生活方式干预和药物治疗，保持血压长期平稳至关重要。再次要对高血压患者进行综合干预管理。选择降压药物时应综合考虑其伴随的合并症情况，对于已有心血管病的患者及具有某些危险因素的患者，应考虑给予抗血小板及降脂治疗，以降低心血管病发生率、致残率和死亡率。

三、治疗方案

1. 生活方式干预　①减轻体重：尽量将体重指数（BMI）控制在<24kg/m^2；②减少钠盐摄入：减少烹调用盐，每人每天食盐量以≤6g为宜；③对无禁忌证者补钾：每天吃新鲜蔬菜和水果；④减少脂肪摄入；⑤戒烟、限制饮酒；⑥适量增加身体活动；⑦减轻精神压力，保持心态平衡；⑧必要时补充叶酸制剂。

2. 药物治疗

（1）降压药物治疗对象：高血压2级或以上患者（≥160/100mmHg）；高血压合并糖尿病，或者已经有心、脑、肾靶器官损害和并发症患者；血压持续升高，改善生活行为后血压仍未获得有效控制的患者。从心血管危险分层的角度，高危和很高危患者必须使用降压药物强化治疗。一般主张血压控制目标值为<140/90mmHg。合并糖尿病、慢性肾脏病等并发症患者，血压目标值可控制在<130/80mmHg，65岁以上老年人群血压水平可控制在收缩压<150mmHg，如能耐受，可将收缩压控制在<140mmHg。

（2）降压药物运用的原则：小剂量，优先选用长效制剂，联合用药，个体化用药。老年人群、病程较长以及有靶器官损害人群宜缓慢降压。

（3）降压药物的种类：目前常用降压药物可归为5大类，即利尿剂、β受体拮抗剂、钙通道阻滞剂（calcium channel blocker，CCB）、血管紧张素转化酶抑制剂（angiotensin converting enzyme inhibitor，ACEI）和血管紧张素Ⅱ受体阻滞剂（angiotensin Ⅱ receptor blocker，ARB）。各类降压药物特点如下。

1）CCB：适用于大多数类型高血压，尤其对老年高血压、单纯收缩期高血压、稳定型心绞痛、冠状动脉或颈动脉粥样硬化、周围血管病患者适用。可单药或与其他 4 类药联合应用。代表用药有硝苯地平 5～10mg，每天 3 次，非洛地平缓释片 5～10mg，每天 1 次。

2）ACEI 和 ARB：适用于轻中度高血压，尤其对高血压合并慢性心力衰竭、心肌梗死后、心功能不全、心房颤动预防、糖尿病肾病、非糖尿病肾病、代谢综合征、蛋白尿 / 微量白蛋白尿患者有益。可与小剂量噻嗪类利尿剂或二氢吡啶类 CCB 合用。代表用药，ACEI：卡托普利 12.5～50mg，每天 1 次，依那普利 10～20mg，每天 1 次；ARB：氯沙坦 50～100mg，每天 1 次，厄贝沙坦 150～300mg，每天 1 次。

3）利尿剂：有噻嗪类、袢利尿剂和保钾利尿剂 3 类。噻嗪类使用最多，常用的有氢氯噻嗪。适用于轻、中度高血压，对单纯收缩期高血压、盐敏感性高血压、合并肥胖或糖尿病、更年期女性、合并心力衰竭和老年人高血压有较强降压效应。噻嗪类利尿剂可与 ACEI 或 ARB、CCB 合用。代表用药：氢氯噻嗪 12.5～25mg，每天 1～2 次。

4）β 受体拮抗剂：小剂量适用于高血压伴心肌梗死后、冠心病、心绞痛、快速型心律失常、慢性心力衰竭或心率偏快（心率 80 次 /min 及以上）的轻中度高血压。对心血管高危患者的猝死有预防作用。可与二氢吡啶类 CCB 合用。代表用药：美托洛尔 25～50mg，每天 2 次，阿替洛尔 50～100mg，每天 1 次。

3. 中医治疗　中医“未病先防、既病防变、已变防衰”的防治策略，对高血压的预防、治疗、康复等不同阶段均可以通过调节阴阳平衡而发挥不同程度的作用。

（1）辨证论治：可简要分为风阳上亢、肝肾阴虚等实、虚 2 个证型进行辨治，痰、火、瘀等病理因素作为兼夹证候处理。

（2）中医特色适宜技术：针灸、推拿、耳穴贴压、穴位贴敷、刮痧、中药足浴、体质调摄等。

4. 康复治疗　主要包括有氧训练、循环抗阻训练、放松训练、音乐疗法、太极拳等。

（1）适应证：临床病情稳定的高血压患者。

（2）禁忌证：急性高血压、重症高血压或高血压危象；高血压合并心力衰竭、不稳定型心绞痛、肥厚型心肌病、严重心律失常。

（3）运动时间及频率：20～60min，包括准备、训练、结束活动阶段，3～5 次 / 周。

【健康管理】

一、三级预防

1. 一级预防　合理膳食，适量运动，保持心理平衡。

2. 二级预防　定期的体检和对高危因素的控制，严密随访观察，定期测量血压，定时服用降压药。

3. 三级预防　积极治疗脑卒中、心肌梗死、慢性肾衰竭等并发症，重症患者应及时抢救。

二、健康教育

由高血压管理团队共同负责高血压患者的健康教育，主要内容见下表 3-3-3。

表 3-3-3　高血压患者的健康教育内容

正常人群	高血压的高危人群	已确诊的高血压患者
		什么是高血压，高血压的危害，健康生活方式，定期监测血压
什么是高血压，高血压的危害	什么是高血压，高血压的危害 健康生活方式，定期监测血压	高血压的危险因素，有针对性的行为纠正和生活方式指导
健康生活方式，定期检测血压		高血压的危险因素及综合管理
高血压是可以预防的	高血压的危险因素，有针对性的行为纠正和生活方式指导	非药物治疗与长期随访的重要性和坚持终身治疗的必要性

三、双向转诊

（一）上转指征

1. 社区初诊高血压转诊指征　①合并严重的临床情况或靶器官损害；②患者年轻且高血压水平高达 3 级；③怀疑继发性高血压；④妊娠和哺乳期妇女；⑤因诊断需要到上级医院进一步检查。

2. 社区随诊高血压转诊指征　①按治疗方案用药 2～3 个月，血压不达标者；②血压波动大，临床处理有困难者；③随访过程中出现新的严重临床疾患者；④患者服降压药后出现不能解释或难以处理的不良反应；⑤高血压伴发多重危险因素或靶器官损害而处理困难者。

（二）下转指征

1. 高血压诊断已明确。

2. 治疗方案已确定。

3. 血压及伴随临床情况已控制稳定。

四、社区管理

1. 做好高血压的筛查与登记。

2. 做好高血压长期随访的分级管理。

在基层高血压患者长期随访中，根据患者血压水平是否达标确定长期随访的级别，血压已达标者纳入一级管理，每3个月随访1次；未达标者纳入二级管理，每2～4周随访1次；随访的具体内容与要点见表3-3-4。

表3-3-4 高血压分级随访管理内容

项目	一级管理	二级管理
管理对象	血压已达标患者	血压未达标患者
随访频率	3个月1次	2～4周1次
生活方式干预	生活方式评估及建议	生活方式评估及建议
药物治疗	了解服药情况，询问药物不良反应，必要时调整治疗	了解服药情况，询问药物不良反应，必要时调整治疗
临床情况处理	询问症状，重点查体（血压、心率、心律，超重肥胖者检测体重及腰围）	询问症状，重点查体（血压、心率、心律，超重肥胖者检测体重及腰围）
血压水平评估	①根据患者家庭血压检测和诊室测量结果 ②嘱患者就诊前每周测量1d	①根据患者家庭血压检测和诊室测量结果 ②嘱患者就诊前每天测量，连续7d
个体化健康咨询		每次随访
转诊	每次随访	必要时

续表

项目	一级管理	二级管理
随访记录	必要时 ①每次随访 ②更新健康档案与患者健康问题列表	①每次随访 ②更新健康档案与患者健康问题列表
其他诊断评估检查	根据血糖管理、血脂管理、体重管理、靶器官损害评估、并发症与并存疾病情况，酌情处理	

推荐高血压患者每年进行1次心血管病危险因素、靶器官损害和并存临床疾病情况评估，年度评估的主要内容同初诊评估，包括：①询问临床症状，包括是否有心脑血管疾病相关新发症状、服药情况、生活方式改善情况等；②查体（血压、心率、心律、体重、腰围、血管杂音）；③必要的实验室与辅助检查，如血常规、尿常规、肌酐、尿酸、谷丙转氨酶、血钾、血糖、血脂、同型半胱氨酸、心电图、动态血压监测、超声心动图、颈动脉超声、尿白蛋白/肌酐、胸部X射线、眼底检查等。

【预后】

高血压的预后因人而异。通过合理治疗与管理，大部分患者可以控制血压，避免高血压急症发作，预防进行性或不可逆性靶器官损害，减少心脑血管发生率和死亡率。

【诊治进展】

有研究表明微生态制剂可改善肠炎相关症状，甚至还可对血压起调节作用，通过肠道微生态疗法，维持或调整肠道微生态平衡，达到防治疾病、增进宿主健康的作用。这一新的发现或许能成为原发性高血压患者治疗的新方法。

【病例分享】

患者，女性，54岁，因“头痛2小时”就诊于某社区卫生服务中心。患者自诉2小时前在工作中与同事发生口角，之后自觉头痛，持续性胀痛、枕部为主，伴有头昏、恶心、心悸、烦躁、多汗。患病以来无视物模糊、无呕吐，无言语与肢体障碍，二便无异常。既往史：否认传染病、慢性病病史。家族史：父亲及哥哥有高血压病史，母亲有高血压、2型糖尿病、冠心病病史。体格检查：左上肢血压188/126mmHg，右上肢血压200/130mmHg；双肺呼吸音清，心率110次/min，律齐，心脏听诊无杂音；颈部、腹部血管听诊无杂音；腹软无压痛，肝脾肋下未触及，双下肢无水肿，腰围90cm。实验室与辅助检查结果：血、尿常规无异常、血钾3.6mmol/L，心肌酶谱及肌钙蛋白无异常，血糖（随机）9.8mmol/L。心电图提示：窦性心动过速、V_1～V_4导联T波低平。

处理原则为：①口服快速起效的降压药，直至血压降至<180/110mmHg；②控制性降压，在24～48小时内降至<160/100mmHg；③需要与患者讨论转诊至上级医院进一步评估和治疗；④转诊2～4周内基层全科医生应主动联系该患者，询问在上级医院就诊情况，帮助患者建立健康档案，纳入高血压患者基层管理，进行长期随访管理。

【思考题】

1. 高血压易患人群包括哪些？
2. 简述高血压诊断要点。
3. 什么是高血压的三级预防？

（单海燕）

第四节　冠状动脉粥样硬化性心脏病

【学习提要】

1. 冠状动脉粥样硬化性心脏病定义及分类、临床表现、并发症、诊断。
2. 冠状动脉粥样硬化性心脏病的综合评估和治疗。
3. 冠状动脉粥样硬化性心脏病的三级预防和社区健康管理。

【定义】

冠状动脉粥样硬化性心脏病（coronary atherosclerotic heart disease，CAHD）指因为冠状动脉粥样硬化使管腔狭窄、痉挛或阻塞，导致心肌缺血、缺氧或坏死而引起的心脏病，它和冠状动脉功能性改变即冠状动脉痉挛一起统称为冠状动脉性心脏病（coronary artery heart disease，CHD）或冠状动脉病（coronary artery disease，CAD），简称为“冠心病”，有时也被称为缺血性心脏病（ischemic heart disease）。冠心病是动脉粥样硬化导致器官病变最常见的类型。由于冠状动脉的完全阻塞常为血栓形成所致，近年又被称为冠状动脉粥样硬化血栓性心脏病（coronary atherothrombotic heart disease）。

【流行病学】

冠心病的发病率有逐年上升趋势，已成为我国病死率最高的疾病。2013 年中国第 5 次卫生服务调查显示，中国≥15 岁人口冠心病的患病率为 10.2‰，60 岁以上人群为 27.8‰。与 2008 年第 4 次调查数据相比（7.7‰），总患病率升高。2013 年中国≥15 岁人口冠心病的患病人数为 1 140 万人，比 2008 年第 4 次国家卫生服务调查的全年龄段冠心病患病人数增加了约 108 万。根据世界卫生组织（World Health Organization，WHO）的报告，心血管病是全世界居民的首要死因。全科医生对冠心病的流行病学特征有所了解，才能更好地做好冠心病的预防和管理工作。

【病因及发病机制】

一、病因

本病病因尚未完全确定。研究表明本病是多因素作用于不同环节所致，这些因素称为危险因素。主要的危险因素如下。

1. 年龄、性别　本病临床上多见于40岁以上的中老年人，49岁以后进展较快，近年来临床发病有年轻化趋势。

2. 血脂异常　脂质代谢异常是最重要的危险因素。

3. 高血压　高血压患者的发病率明显增高。

4. 吸烟　与不吸烟者比较，吸烟者的发病率和病死率增高 2～6 倍，且与每天吸烟的支数成正比。

5. 糖尿病和糖耐量异常　糖尿病者发病率较非糖尿病者高出数倍，且病变进展迅速。

6. 肥胖　近年研究认为肥胖者常有胰岛素抵抗。

7. 家族史　一级亲属男性<55 岁，女性<65 岁发生疾病，考虑存在早发冠心病家族史。

8. 其他危险因素　如口服避孕药、A 型性格者、饮食习惯等。

二、发病机制

冠心病的发病机制有多种学说，包括脂质浸润学说、血小板聚集和血栓形成学说、平滑肌细胞克隆学说等。近年多数学者支持“内皮损伤反应学说”，认为冠心病的各种主要危险因素最终都损伤动脉内膜，而粥样硬化病变的形成是血管内皮和内膜炎症 - 纤维增生性反应的病理结果。

【临床表现】

一、症状

冠心病通常表现为发作性胸痛，常由体力劳动或情绪激动所诱发。疼痛部位主要在胸骨体之后，可波及心前区，有手掌大小范围，甚至横贯前胸，界限不清。常放射至左肩、左臂内侧达无名指和小指，或至颈、咽、下颌部。胸痛常为压迫性，有些患者仅觉胸闷不适而未感胸痛。疼痛出现后往往逐步加重，达到一定程度后持续一段时间，然后逐渐消失。胸痛一般持续数分钟至十余分钟，多为 3～5 分钟，很少超过半小时。通常在停止原来诱发症状的活动后即可缓解；舌下含服硝酸甘油等硝酸酯类药物也能在几分钟内使之缓解。急性冠脉综合征胸痛程度通常表现更重，持续时间更长，可达数十分钟，胸痛在休息时也可发生，舌下含服硝酸甘油等硝酸酯类药物只能暂时甚至不能完全缓解症状。

二、体征

冠心病通常无特殊体征，但发作时可出现各种心律失常，一旦出现心律失常，常为持续存在。其中以室性期前收缩或房性期前收缩、心房颤动、病态窦房结综合征、房室传导阻滞和束支传导阻滞为多见。心脏浊音界可正常也可轻度至中度增大。心率多增快，少数也可减慢。心尖区第一心音减弱，可出现第四心音（心房性）奔马律。

三、接诊要点

诊断冠心病时，为减少漏诊，应详细问诊、全面采集病史。在问诊中需要注意患者就诊的主要原因、倾听患者对疾病的看法、关注患者的担心和期望，适时反馈。具体要点包括以下几个方面。

1. 起病情况　包括发病年龄、发病时间、起病形式、诱因等。

2. 病情特点　此次发作最主要表现、部位、性质、持续时间、加重及缓解因素，是否有伴随症状等。

3. 个人史　询问是否合并其他疾病，严重程度及既往就诊情况；询问生活方式，是否有血脂异常、吸烟等其他相关危险因素影响。

4. 既往史　是否有高血压、高血脂、糖尿病等相关疾病。

5. 家族史　询问高血压、高血脂、糖尿病等家族患病情况。

6. 社会心理因素　对于有意愿的患者，可了解患者就诊原因，对该病的看法，对预后的期待等。

7. 解释病情　向患者解释该病的病因、进展、诊疗计划及预后；结合患者意愿及病情，制订合理规范的诊疗计划；构建良好、和谐的医患关系。

四、常见并发症

1. 乳头肌功能失调或断裂　是心肌梗死最常见的并发症，心尖区出现收缩中晚期喀喇音和吹风样收缩期杂音，第一心音可不减弱。

2. 心室游离壁破裂　是心脏破裂最常见的一种，常在起病 1 周内出现，早高峰在心肌梗死 24 小时内，晚高峰在心肌梗死后 3～5 天。

3. 室间隔穿孔　较心室游离壁破裂少见，常发生于急性心肌梗死后 3～7 天。胸骨左缘突然出现粗糙的全收缩期杂音或可触及收缩期震颤，或伴有心源性休克和心力衰竭者应高度怀疑室间隔穿孔，超声心动图检查可确诊。

4. 心室壁瘤　又称室壁瘤，主要见于左心室。体格检查可见左侧心界扩大，心脏搏动范围较广，可有收缩期杂音。瘤内发生附壁血栓时心音减弱。

5. 血管栓塞　见于起病后 1～2 周，可为左心室附壁血栓脱落所致，引起脑、肾、脾或四肢等动脉栓塞。也可因下肢静脉血栓形成部分脱落所致，产生肺动脉栓塞，大块肺栓塞可导致猝死。

6. 心肌梗死后综合征　为炎症并发症，于心肌梗死后数周至数月内出现，可反复发生，表现为心包炎、胸膜炎或肺炎。有发热、胸痛、白细胞增多和红细胞沉降率增快等症状及检查结果，可能是机体对坏死物质的过敏反应所致。

7. 猝死　心脑血管疾病常是猝死的原因，绝大部分患者死于心脏停搏，即心源性猝死。心源性猝死最常见的病因是冠心病猝死，见于急性冠脉综合征。

【辅助检查】

一、实验室检查

1. 心电图　心电图的动态变化不但可以帮助诊断，而且根据其异常的严重程度和范围可以提供冠心病预后信息，同时可以提高冠心病患者心肌缺血及心律失常的检出率。

2. 血生化检查　在动脉粥样硬化的早期尚缺乏敏感而又特异的实验室诊断方法，血液检查有助于危险因素如脂质或糖代谢异常的检出。心肌损伤标志物增高水平与心肌坏死范围及预后明显相关。

二、影像学检查

胸部 X 射线检查、多排螺旋 CT 血管造影、冠状动脉磁共振成像、数字减影血管造影、放射性核素、超声心动图、冠状动脉造影等。

【诊断和评估】

一、诊断思维

1. 诊断　根据典型临床表现，如体力劳动、饱食、寒冷或情绪激动等后出现胸骨体后压迫性、发闷、紧缩性或烧灼性疼痛，持续几分钟到数小时或更长时间，休息或含服硝酸甘油可缓解或不缓解。结合年龄（40 岁以上的中、老年人）及存在冠心病的危险因素（高血脂、高血压、糖尿病或糖耐量异常、肥胖、吸烟、家族史）等。

2. 鉴别诊断　冠心病的相应鉴别诊断主要与胸痛有关，应与心肌炎、梗阻性肥厚型心肌病、心包炎及胸膜炎等相鉴别。部分患者疼痛位于上腹部，应与胃穿孔、急性胰腺炎等急腹症表现相鉴别；部分患者疼痛放射至下颌、颈部、背部上方，被误认为骨关节痛，临床诊断应注意鉴别。

二、临床评估

1. 心电图评估　特征性心电图改变，如损伤性 ST 段抬高、缺血性 ST 段压低≥0.1mV、缺血性 T 波倒置≥0.2mV、病理性 Q 波；心肌损伤标志物[心肌肌钙蛋白 T（cardiac troponin T，cTnT）、心肌肌钙蛋白 I（cardiac troponin I，cTnI）、肌酸激酶同工酶（creatine kinase-MB，CK-MB）]测定等可确定诊断。

2. 超声心动图评估　超声心动图负荷试验是采用不同的负荷方法，使心肌耗氧量增加致使冠状动脉血流储备不足以满足其需要从而诱发心肌缺血、心肌收缩异常。

3. 冠状动脉 CT 评估　冠状动脉 CT 有助于无创性评价冠脉狭窄程度及管壁病变性质和分布。冠状动脉造影仍是冠心病的重要方法，可以直接显示冠状动脉狭窄的程度，决定患者的治疗方案，介入和 / 或手术治疗适应证的选择，以及判断患者预后。

【治疗】

一、治疗目标

主要心血管病危险因素及其控制目标和心血管保护药物。

1. 血脂异常　①高危患者血清低密度脂蛋白胆固醇（LDL-C）<2.6mmol/L（100mg/dl）；极高危患者<1.8mmol/L（70mg/dl），包括急性冠脉综合征（acute coronary syndrome，ACS）或冠心病合并糖尿病；②血清甘油三酯（triglyceride，TG）<1.7mmol/L（150mg/dl）；③高危患者非血清高密度脂蛋白胆固醇（HDL-C）<3.3mmol/L（130mg/dl）；极高危患者<2.6mmol/L（100mg/dl）。

2. 高血压　理想血压<120/80mmHg。降压靶向目标<140/80mmHg（无论高血压风险水平，如可耐受可将血压控制在<130/80mmHg，尤其中青年患者），<150/90mmHg（老年高血压患者）。

3. 糖尿病　控制目标糖化血红蛋白≤7.0%。

4. 心率控制　冠心病患者静息心率应控制在55～60次/min。

5. 体重和腰围　体重指数（BMI）维持在18.5～23.9kg/m^2；腰围控制在男性≤90cm、女性≤85cm。

6. 戒烟　医生接诊患者时应全程帮助患者戒烟，重点是减少患者尼古丁依赖。戒烟的治疗原则：重视戒烟教育；给予心理支持治疗和行为指导；选择戒烟药物治疗；持续门诊随访。

7. 体力活动　指导患者在家庭进行有氧运动，每周进行中等强度运动>150分钟。

二、治疗原则

恢复缺血心肌血供、预防严重不良反应（即死亡或心肌梗死或再梗死），保护心功能。及时防治各种并发症（心律失常、泵衰竭）等。

三、治疗方案

1. 一般治疗　缓解期时尽量避免各种诱发因素：调节饮食，进食不宜过饱；戒烟限酒；减轻工作压力及精神负担；保持适当体育活动。发作期时需卧床休息，尽量避免各种诱发因素，监测生命体征，镇静、吸氧（维持SaO_2>90%），积极处理可能引起心肌氧耗增加的疾病（如感染、发热、甲状腺功能亢进症、贫血、心力衰竭、低血压、低氧血症、快速型心律失常、严重缓慢型心律失常等），建立有效静脉通道。

2. 药物治疗　主要包括两大功效药物。一类是改善缺血、减轻症状药物，如硝酸酯类、β受体拮抗剂、钙通道阻滞剂；另一类是预防心肌梗死、改善预后的药物，如抗血小板聚集类药物、他汀类降脂药、ACEI/ARB等。

（1）抗心肌缺血药物：①硝酸酯类，可扩张静脉、正常及粥样硬化的冠状动脉；②β受体拮抗剂，通过减慢心率、减弱心肌收缩、降血压等，从而降低心肌氧耗，改善缺血症状；③钙通道阻滞剂，通过抑制心肌收缩、扩张冠状动脉及周围血管、降低血黏度等改善循环，从而缓解心肌缺血。

（2）预防心肌梗死，改善预后药物：①抗血小板治疗，阿司匹林、氯吡格雷、替罗非班等；②调脂类，他汀类能有效降低血脂，从而延缓斑块进展，稳定斑块和抗炎等调脂以外的作用；③ACEI、ARB类，可改善心肌重构，显著降低冠心病患者主要终点事件的相对危险性。

（3）抗凝治疗：应常规用于中高危不稳定型心绞痛、非ST段抬高型心肌梗死及ST段抬高型心肌梗死患者中，在降低心脏事件发生方面有一定疗效。常用药物有普通肝素、低分子量肝素。

3. 血管重建治疗　①经皮冠状动脉介入治疗（percutaneous coronary intervention，PCI），包括经皮冠状动脉腔内成形术（percutaneous transluminal coronary angiopla-sty，PTCA）、冠状动脉支架植入术、粥样斑块消融术等；②冠状动脉旁路移植术（coronary artery bypass grafting，CABG）。

4. 溶栓治疗　早期溶栓是临床治疗心肌梗死的有效方法，治疗过程通常需要患者发病6小时内完成，全科医生接诊该类患者时应先评估患者是否符合溶栓条件，并排除相关禁忌证。溶栓治疗静脉给药常选用：尿激酶，链激酶或重组组织型纤溶酶原激活剂等。

5. 中医治疗　冠心病心力衰竭气虚血瘀兼有咳嗽、咳痰、水肿、脘痞的患者推荐方案主要涉及葶苈子、丹参、黄芪、党参；有气喘、水肿、头晕、腰酸或腹胀的患者推荐方案主要涉及丹参、黄芪、泽泻、桂枝；合并高血压、陈旧性心肌梗死、心律失常、糖尿病用药推荐黄芪、葶苈子、红花、白术，以益气活血化痰为主。

6. 康复治疗　包括住院心脏康复、门诊心脏康复和社区/家庭心脏康复。

（1）Ⅰ期住院心脏康复：包括病情评估、患者健康教育、日常活动指导、心理支持和出院运动评估指导，主要康复目的为促进患者早期离床，避免卧床带来的不利影响。

（2）Ⅱ期门诊心脏康复：按照危险分层选择运动能力测试方法，根据运动能力测试结果制订运动处方。启动时间在出院后1～3周之内，持续3～6个月，共完成36次医学监督下心脏康复。

（3）Ⅲ期社区/家庭心脏康复：指发生心血管急性事件12个月后的冠心病终身预防和管理服务，其核心内容涉及心血管病预防、治疗、康复和社会心理等问题的全程综合管理，重点帮助患者维持已形成的健康生活方式和运动习惯，继续有效控制冠心病高危因素，帮助患者恢复家庭生活和社会交往等日常活动，部分患者可重返工作岗位。

【健康管理】

一、三级预防

1. 一级预防　积极控制冠心病发生的危险因素以及指导患者建立健康的生活方式从而预防冠心病的发生。通过采取健康的生活方式可以降低疾病的危险因素，定期锻炼和制订健康的饮食计划是有效的策略。除此之外，还需要提高患者对疾病知识的认知程度，减少疾病的危险因素，建立良好的生活习惯，促进疾病的预后和康复。

2. 二级预防　对已经诊断为冠心病以及行 PCI 术后的患者采取综合的防治措施，延缓病情的发展。根据住院期间的各种事件、治疗效果和耐受性，予以个体化治疗，尤其是 ABCDE 方案（表 3-4-1）对于指导二级预防有帮助。

表 3-4-1　冠心病二级预防方案

冠心病二级预防	内容
A	阿司匹林（aspirin） 抗心绞痛药物（anti-angina drug） 血管紧张素转化酶抑制剂 / 血管紧张素Ⅱ受体阻滞剂（ACEI/ARB）
B	β受体拮抗剂（β-blocker） 控制血压（blood pressure）
C	降低胆固醇（cholesterol） 戒烟（cigarette）
D	防治糖尿病（diabetes mellitus） 控制饮食（diet）
E	健康教育（health education） 体育锻炼（exercise）

3. 三级预防　主要是通过提高患者服药的依从性，加强健康教育确保冠心病患者掌握更多的疾病保健知识，改善生活习惯，建立健康的生活方式，加强运动锻炼。

二、健康教育

住院期间是触发患者改变不良生活方式的重要阶段，建议向患者提供相关科普信息：心肌梗死和心绞痛是如何发生的，危险因素有哪些，出院后需什么治疗，坚持治疗的好处是什么，参加心脏康复对预后有什么获益，如何科学运动和健康饮食，如何恢复正常工作和生活，再次发生胸痛的自救方法。对于吸烟的患者，在此阶段强烈建议戒烟，提供吸烟的危害和戒烟的获益相关信息，并提供戒烟方法，有助于提高患者的戒烟成功率。

出院后应持续开展冠心病健康教育，结合冠心病二级预防指南进行戒烟、药物、运动、饮食、睡眠、心理全面指导，既要强调控制冠心病危险因素，又要强调冠心病运动康复，并向患者及家属普及急救知识。

三、双向转诊

（一）上转指征

1. 社区初诊或者社区管理的冠心病患者，如有以下情况之一者需转诊。①首次发生心绞痛；②无典型胸痛发作，但心电图 ST-T 有动态异常改变；③稳定型心绞痛患者出现心绞痛发作频率增加，胸痛加重，持续时间延长，硝酸甘油对胸痛缓解效果不好，活动耐量下降或伴发严重症状；④反复心绞痛发作，心电图有或无 ST 段压低，但有明显心力衰竭症状或合并严重心律失常；⑤胸痛伴新出现的左、右束支传导阻滞；⑥新近发生或者可疑心力衰竭；⑦急性冠脉综合征患者；⑧不明原因的晕厥、血流动力学不稳定；⑨出现其他严重合并症，如消化道出血、脑卒中等需要进一步检查者：⑩需要做运动试验、核素成像检查、超声心动图、冠状动脉 CT、冠状动脉造影等检查者。

2. 社区管理的冠心病患者，如有以下情况之一者需转诊。①抗血小板、抗凝药物需要调整；②他汀类药物治疗 LDL-C 达标困难或有不良反应，需调整药物；③血糖及血压等重要危险因素不能控制；④6～12 个月转上级医院进行病情评估。

（二）下转指征

二级及以上医院冠心病患者转诊基层医疗机构标准符合下列转诊条件的患者，可转至基层医疗卫生机构进行持续性治疗：①诊断明确，治疗方案确定，患者病情稳定，尚不需要介入治疗等；②已完成血运重建治疗（冠状动脉介入或搭桥手术），进入稳定康复期；③症状相对稳定，无明确冠心病直接相关症状。

四、社区管理

1. 冠心病患者出院后基层随访　①第 1～3 周，每周各 1 次家访或门诊；②第 4 周，第 4 周专科复查，社区医生可电话随访；③第 5～12 周，每 2 周到社区站复查 1 次，包括总体评估、做心电图（electrocardiogram，ECG）行为干预、患者教育等；④第 3～6 个月，每月到社区站复查 1 次，包括总体评估、做 ECG 行为干预、患者教育等，并根据结果调整治疗方案。

2. 稳定冠心病患者社区管理路径　①建立或填写个人健康档案；②曾到专科就诊的患者，社区医生应了解专科诊疗情况并及时把转诊单归档；③制订相应的治疗计划和危险因素干预计划；④二级预防性治疗计划；⑤制订重大共存疾病的管理计划；⑥低危组 1～2 个月随访 1 次，高危组 1 个月随访 1 次；⑦必要时可转诊。

【预后】

决定冠心病预后的主要因素为冠状动脉病变累及心肌供血的范围和心功能，因此需要患者坚持长期药物治疗，控制缺血症状、降低心肌梗死和死亡的发生，严格控制危险因素，进行有计划且适当的运动锻炼。急性 ST 段抬高型心肌梗死（ST-segment elevation myocardial infarction，STEMI）的预后与梗死范围的大小、侧支循环产生的情况以及治疗是否及时有关。急性期住院病死率过去一般为 30% 左右，采用监护治疗后降低至 15% 左右，采用溶栓疗法后再降至 8% 左右，住院 90 分钟内施行介入治疗后进一步降至 4% 左右。死亡多发生在第 1 周内，尤其在数小时内，发生严重心律失常、休克或心力衰竭者，病死率尤高。

【诊治进展】

在急性冠脉综合征和 / 或接受 PCI 或 CABG 的人群中应用双联抗血小板治疗（dual antiplatelet therapy，DAPT）较阿司匹林单药治疗可显著减少缺血事件。近来，DAPT 在药物选择、用药时机和最佳疗程等方面积累了较多的临床证据。DAPT 期间减少出血的关键措施：建议在配备桡动脉径路手术专家的情况下，优先选择桡动脉入路进行冠状动脉造影和 PCI；建议接受 DAPT 的患者使用阿司匹林的剂量范围为 75～100mg/d；建议在

DAPT 的基础上联合使用质子泵抑制剂（proton pump inhibitor，PPI）。

【病例分享】

患者，男性，68 岁，因“劳累后出现胸闷 2 年，加重 8 小时”就诊。患者 2 年前于上楼时出现胸闷；位于胸骨中段，休息约 5 分钟可逐渐缓解，无明显胸痛、肩背部放射痛，未到医院就诊。此后每次于劳累或情绪激动时均出现上述症状，休息后或者自服速效救心丸症状能缓解。8 小时前患者劳累后再次出现胸闷，位于胸骨中段，呈压榨样，休息 10 分钟后稍缓解，无胸痛、肩背部放射痛，无夜间阵发性呼吸困难，无大汗、心悸，无头昏头痛，无恶心呕吐，无发热，无咳嗽等不适。既往有高血压病、高脂血症病史，否认“糖尿病”病史，否认“肝炎、结核”病史，有吸烟史 42 年，15 支 /d，偶有饮酒，每次约 2 两（1 两 =50g）白酒。体格检查：体温 36.8℃，脉搏 72 次 /min，呼吸 18 次 /min，血压 132mmHg/90mmHg，体重 75kg，BMI 30kg/m^2，神志清楚，颈软，双肺呼吸音清，未闻及干、湿啰音；心率 72 次 /min，律齐，未闻及病理性杂音；腹软，无压痛、反跳痛及肌紧张；双下肢无水肿。

接诊的社区全科医生诊断为：①冠心病不稳定型心绞痛；②高血压病 3 级（很高危）；③心功能Ⅱ级。给予患者美托洛尔缓释片，单硝酸异山梨酯治疗，并将患者转诊至上一级医院专科进一步治疗。患者在上一级医院住院行冠状动脉造影术，确诊为冠心病：不稳定型心绞痛，给予阿司匹林片抗血小板聚集、阿托伐他汀钙片调脂、酒石酸美托洛尔片控制心室率、硝苯地平控释片降压和奥美沙坦酯片改善心室重塑等治疗。患者病情稳定后，出院转回社区继续治疗。

作为全科医生注意了解和记录患者在专科医生处治疗的情况及结果，包括诊断意见和处理的建议。特别强调医院专科医生与社区全科医生的联防，在治疗中发现新的问题应立即与专科医生联系，反映病情变化并争取获得专科医生的指导。

【思考题】

1. 冠心病的危险因素有哪些？

2. 何为一、二、三级预防冠心病的二级预防有哪些？

3. 请简述心肌梗死与心绞痛的鉴别要点。

（单海燕）

第五节　扩张型心肌病

【学习提要】 1. 扩张型心肌病的病因、临床表现和诊断。
2. 扩张型心肌病的综合评估和治疗。
3. 扩张型心肌病的三级预防和社区健康管理。

【定义】

扩张型心肌病（dilated cardiomyopathy，DCM）是一类以左心室或双心室扩大伴收缩功能障碍为特征的心肌病，临床表现为心脏扩大、心力衰竭、心律失常、血栓栓塞及猝死。本病预后差。

【流行病学】

1985 年美国的一项流行病学调查显示，DCM 患病率为 36.5/10 万。2002 年中国分层整群抽样调查 9 个地区 8 080 例正常人群，DCM 患病率为 19/10 万。DCM 的 5 年生存率约为 15%～50%，10 年生存率约为 25%。

【病因及发病机制】

该病较为常见，病因多样，约半数病因不详。部分患者有家族遗传性。可能的病因包括感染、非感染的炎症、长期大量饮酒、药物、内分泌和代谢紊乱、遗传、精神创伤等。

1. 感染　病原体直接侵袭和由此引发的慢性炎症和免疫反应是造成心肌损害的机制。在心内膜探及的常见病毒基因包括柯萨奇病毒 B、埃可（ECHO）病毒、人类细小病毒 B19，人疱疹病毒 6 型，脊髓灰质炎病毒、流行性感冒病毒、腺病毒等。

2. 炎症　活检证实的心肌炎中有约 30% 可进展为慢性心肌炎或 DCM。其他多种结缔组织病如系统性血管炎、系统性红斑狼疮等均可直接或间接地累及心肌，引起获得性 DCM。

3. 长期大量饮酒　长期大量摄入酒精可导致线粒体损伤、氧化应激损伤、心肌细胞肥大、凋亡及坏死、肌动蛋白和肌球蛋白结构改变以及钙稳态改变，从而引起心肌收缩力下降。

4. 药物　蒽环类化疗药、某些抗血管内皮生长因子抑制剂等有心肌细胞毒性作用，易损伤心肌导致心肌病。另外毒品类包括可卡因、冰毒麻黄碱类也是造成药物性心肌病的病因，儿茶酚胺是这类毒品致心肌损害的主要成分。

5. 遗传　家族性 DCM 以常染色体显性遗传最为常见。既往的遗传学研究表明，基因突变在家族性 DCM 的发病中具有重要作用，现已发现引起 DCM 的基因超过 60 个。

6. 其他　缺乏某些维生素和微量元素，也能导致 DCM，如硒的缺乏引起克山病。嗜铬细胞瘤、甲状腺疾病等内分泌疾病也是 DCM 的常见病因。神经肌肉疾病如进行性假肥大性肌营养不良（包括 Duchenne 型肌营养不良、Backer 型肌营养不良）等也可以伴发 DCM。

【临床表现】

一、症状

起病隐匿，早期可无症状。临床主要表现为活动时呼吸困难和活动耐量下降。

1. 呼吸困难　随着病情加重可以出现夜间阵发性呼吸困难和端坐呼吸等左心功能不全症状。

2. 消化道症状　食欲下降、腹胀等右心功能不全症状。

3. 心律失常　可表现心悸、头晕、黑矇甚至猝死。

4. 持续顽固低血压　往往是 DCM 终末期的表现。

5. 栓塞　DCM 心房附壁血栓脱落引起相应器官栓塞症状。

二、体征

1. 心脏体征　心界扩大，听诊心音减弱，常可闻及第三或第四心音，心率快时呈奔马律，有时可于心尖部闻及收缩期杂音。

2. 左心衰竭体征　肺部听诊可闻及湿啰音，可以仅局限于两肺底，出现急性左心衰竭时湿啰音可以遍布两肺或伴哮鸣音。

3. 右心衰竭体征　颈静脉怒张、肝大及外周水肿，长期肝淤血可以导致肝硬化、胆汁淤积和黄疸。

三、接诊要点

1. 起病情况　包括发病年龄、发病时间、起病形式、诱因等。

2. 病情特点　DCM 起病隐匿，早期可无症状，随着病情加重可逐渐出现心力衰竭症状。

3. 伴随症状　有无胸闷、胸痛，有无心慌，有无咳嗽、咳痰，有无发热等。

4. 治疗经过　详细询问患病以来的诊治经过，包括已做的检查，所用药物、剂量、疗效，有助于病情的诊断。

5. 既往史、家族史等　包括冠心病、内分泌疾病、感染、中毒史等。DCM 部分患者有家族遗传性。

6. 生活方式及社会心理因素　详细询问患者的饮食结构和运动习惯，饮酒史。了解患者对 DCM 的认识，以及心情是否焦虑，是否因疾病影响生活质量。了解患者家庭成员关系是否和睦，家庭支持度如何，社会人际关系是否和谐。

四、常见并发症

1. 心力衰竭　病情加重可出现不同程度的呼吸困难的左心衰竭症状，随着病情逐渐进展，可出现腹胀、恶心等右心衰竭症状。

2. 心律失常　多样易变的心律失常是 DCM 的突出特点。各种心律失常在 DCM 患者中均可发生且多变。室性心动过速和心室颤动对猝死有预后意义。

3. 血栓栓塞　心肌病患者可出现心腔表面肌小梁增多、隐窝形成、心腔增大、运动减弱、血流淤滞等现象，且部分特殊类型心肌病（如围生期心肌病）可合并高凝状态。DCM 患者血栓栓塞事件为其显著的并发症之一，也是其致残、致死的重要原因，对 DCM 患者的生活质量及生存率造成很大影响。

【辅助检查】

一、实验室检查

DCM 可出现脑钠肽（BNP）或 N 末端脑钠肽前体（NT-proBNP）升高，

有助于鉴别呼吸困难的原因。部分患者也可出现心肌肌钙蛋白I轻度升高。

二、影像学检查

1. 超声心动图检查　是诊断和评估DCM最常用的重要检查方法。主要表现为早期左心室扩大，后期各心腔均有扩大；左心室壁运动弥漫性减弱、室壁相对变薄；左心室收缩功能下降，左心室射血分数（LVEF）<45%；可在左心室心尖部发现附壁血栓。

2. 心脏磁共振检查　不仅可以准确检测DCM心肌功能，而且能清晰识别心肌组织学特征，是诊断和鉴别心肌疾病的重要检测手段，但不是首要检查手段。

3. 胸部X射线检查　心影向左侧或双侧扩大，心胸比>0.5。常伴有肺淤血、肺水肿、肺动脉高压或胸腔积液等表现。

4. 心电检查　心电图、动态心电图是常用检查方法。可见多种心电异常（如各类期前收缩、心房颤动、传导阻滞及室性心动过速等）；此外还有ST-T改变、低电压、R波递增不良，少数可见病理性Q波，多系心肌广泛纤维化所致，但需与心肌梗死相鉴别。

5. 冠状动脉造影检查　有助于排除因冠状动脉狭窄所造成的缺血性心肌病。

6. 心内膜心肌活检　DCM的心肌病变主要是心肌纤维化，心内膜心肌活检和组织病理学检查有助于心肌病的病因诊断与鉴别诊断，有助于患者进行下一步治疗的决定。

【诊断和评估】

一、诊断

对于有慢性心力衰竭临床表现，超声心动图检查有心腔扩大与心脏收缩功能减低，即应考虑DCM。

1. 临床诊断标准　①左心室舒张末内径女性>5.0cm和男性>5.5cm（或>年龄和体表面积预测值的117%）；②LVEF<45%，左心室短轴缩短率（left ventricular short-axis shortening rate，LVFS）<25%；③发病时除外高血压、心脏瓣膜病、先天性心脏病或缺血性心脏病。

2. 鉴别诊断　主要应该除外引起心脏扩大、收缩功能减低的其他继发原因，包括心脏瓣膜病、高血压心脏病、冠心病、先天性心脏病等。

二、临床评估

DCM 病情评估应根据患者的慢性心力衰竭的临床症状、超声心动图检查以及合并症 / 并发症等情况进行综合分析，其目的在于确定疾病的严重程度，包括心力衰竭的严重程度、患者健康状况及未来不良事件的发生风险，以最终指导治疗。

【治疗】

一、治疗目标

旨在阻止基础病因介导的心肌损害，阻断造成心力衰竭加重的神经体液机制，去除心力衰竭加重的诱因，控制心律失常和预防猝死，预防各种并发症的发生如血栓栓塞，提高临床心功能、生活质量和延长生存。

二、治疗原则

控制病因，改善心力衰竭和心律失常，预防猝死和栓塞，提高患者的生活质量及生存率。根据患者临床症状、体征、超声心动图等指标评估患者严重程度，采取相应治疗措施。

三、治疗方案

（一）控制病因

获得性 DCM，如酒精性心肌病，控制病因能延缓疾病进展。继发性 DCM 全身性系统性疾病累及心肌，首先应治疗基础疾病，再同步对症控制心力衰竭等症状。

（二）药物治疗

1. 针对心力衰竭的药物治疗　主要包括以下几方面。

（1）血管紧张素转化酶抑制剂（ACEI）/ 血管紧张素Ⅱ受体阻滞剂（ARB）：对于所有 LVEF 值下降的患者，无禁忌证者都应尽早且终生使用。开始服药和调整剂量后应监测血压、血钾及肾功能。

（2）β 受体拮抗剂：无禁忌证、病情稳定且 LVEF<45% 的患者应积极使用 β 受体拮抗剂。

（3）盐皮质激素受体拮抗剂：包括依普利酮和螺内酯，合并肾功能不全的患者建议谨慎使用或不使用，注意监测血钾，避免高钾血症。

（4）伊伐布雷定：经过目标剂量或最大耐受量的β受体拮抗剂、ACEI 或 ARB 和醛固酮拮抗剂后仍有症状，射血分数≤35% 且窦性心律，心率仍≥70 次 /min 的患者，应考虑使用伊伐布雷定以降低心力衰竭住院与心血管死亡风险。

（5）利尿剂的应用：慢性心力衰竭患者多口服最小有效量利尿剂长期维持。

（6）洋地黄：主要适用于心力衰竭合并快速心室颤动患者，可减慢心室率，应注意监测患者体内地高辛浓度。

2. 抗凝治疗　栓塞是本病常见的并发症，对于已经有附壁血栓形成和血栓栓塞并发症发生的患者必须接受长期抗凝治疗。对于合并心房颤动，CHA_2DS_2-VASc 评分≥2 分的患者，应考虑接受口服抗凝治疗，可使用华法林或新型口服抗凝药物，预防血栓形成及栓塞。单纯 DCM 患者如无其他适应证，不建议常规应用华法林和阿司匹林。

（三）心力衰竭的心脏再同步化治疗（cardiac resyn-chronization therapy，CRT）

CRT 适用于窦性心律且 QRS≥150ms 伴左束支传导阻滞，经标准和优化的药物治疗后仍持续有症状且 LVEF≤35% 的患者。

（四）心律失常的治疗

以控制室性心律失常为主，出现无法控制的恶性心律失常时，可置入植入型心律转复除颤器（implantable cardioverter defibrillator，ICD）降低猝死率。

（五）中医治疗

中药党参、黄芪和葛根等具有降低 DCM 血浆炎性因子表达和改善心功能的作用，推荐用于 DCM 早期的免疫调节治疗。

（六）手术治疗

DCM 患者出现难治性心力衰竭时，心脏移植是目前唯一已确立的外科治疗方法。

（七）康复治疗

注意休息，控制和去除可能导致心力衰竭加重的外在因素，适当运动，改善睡眠，加强心理辅导。

（八）特殊类型 DCM

酒精性心肌病早期发现并戒酒 6 个月后 DCM 的临床症状可得到缓解。围生期心肌病通常预后良好，但再次妊娠常引起疾病复发。心动过速性心肌病由持续性心动过速引起，有效控制心室率是关键。

【健康管理】

一、三级预防

1. 一级预防　针对性地开展 DCM 相关讲座，使人们认识到该病的病因及危害性，有效地预防获得性 DCM 的发生。患者对相关知识的掌握程度有了明显提高，有利于患者掌握科学、合理的自我管理方法，增强自我保护意识。

2. 二级预防　定期体检，对家族有 DCM 病史、长期大量饮酒者、孕妇等重点人群进行重点关注。重点人群受检率应达到 85% 以上。对化疗患者应评价其基线心功能（如 LVEF），以早期发现化疗药物引起的 DCM。早期诊断后应早用药、合理用药、心理治疗和防止并发症。

3. 三级预防　DCM 的三级预防主要目的是预防疾病引起的心力衰竭和心律失常，对于已出现心力衰竭的患者，预防猝死和栓塞，提高患者的生活质量及生存率。

二、健康教育

针对不同类型的 DCM 患者，应进行相应的健康教育。戒酒是治疗酒精性心肌病的关键。运动锻炼可安全有效地改善慢性心力衰竭患者的心功能状态，心脏康复可提高慢性心力衰竭患者的运动能力、延长运动时间和提高生活质量，降低死亡率。在常规护理的基础上采取心理护理及健康教育能有效缓解患者的不良心理情绪，提高患者对疾病的认知程度，进而提高患者的依从性，利于预后康复。

三、双向转诊

（一）上转

1. 上转指征　当患者出现以下情况，建议向上一级综合性医院转诊。

（1）反复室性心律失常，甚至出现恶性心律失常的情况，影响循环，本地医院无法进行ICD。

（2）并发顽固性心力衰竭。

（3）患者病情严重有心脏移植指征，本地医院不能完成手术者。

（4）病情复杂，医疗风险大、难以判断预后。

2. 上转注意事项　主要有以下几方面。

（1）有指征进行射频消融或ICD的患者，应选择转诊到有资质开展射频消融或ICD的三级医院机构。

（2）接诊到DCM并发室性心律失常的患者，一级医疗机构应仔细评估病情。如室性心律失常危及患者生命时应立即抢救，待病情好转后再考虑转诊到二、三级医疗机构。

（3）接诊到DCM伴发顽固性心力衰竭的患者，应进行病情评估，积极处理，如病情难以控制，应尽快转诊到二、三级医疗机构。

（二）下转

下转指征　当患者满足以下情况，建议下转至基层医疗卫生机构。

（1）已经诊断明确，治疗方案确定，治疗后病情相对稳定，应转至基层医疗卫生机构进行长期治疗和随访。

（2）心脏移植手术后病情稳定，仅需康复治疗或定期复诊。

（3）DCM晚期仅能进行保守、支持、姑息治疗的患者。

（4）自愿转至社区中心的患者。

四、社区管理

①健康教育：依据缺乏运动、吸烟、过量饮酒、高血压及高钠、高脂饮食等危险因素，对患者开展有针对性的健康教育，社区医生将一些健康的生活方式教给患者。②随访管理：各个作业区卫生所对社区心血管病患者开展统一化、深层次的管理，进行定期性随访，积极开展药物治疗及药物干预。③营养指导：根据患者BMI值及工作性质计算出每天所需能量，以低盐低脂清淡饮食为原则，适度限水，补充优质蛋白及维生素，少量多餐。④心理指导：DCM合并心力衰竭难完全治愈，病程长，反复住院，患者易出现焦虑、抑郁、急躁等不良的心理反应，变得脆弱和敏感。因此在工作中，心理护理特别重要。

【预后】

DCM病因多样，包括多种类型，且有个体化差异，预后不同。如酒精性心肌病戒酒后，其导致的心肌抑制可逆，预后较好；难治性快速型心律失常并发的心动过速性心肌病预后较差，且有发生心源性休克或猝死的可能；某些病因不明的DCM，在针对心力衰竭治疗后，仍难以控制病情进展，预后较差。

【诊治进展】

血清学和影像学研究越来越多地用于表征心肌炎。改进诊断、识别心肌炎发展的危险因素和新的治疗方法对最终DCM的发展至关重要。少数有与DCM相关的完全性左束支传导阻滞的患者，在接受沙库巴曲缬沙坦治疗后恢复正常。可溶性生长刺激表达基因2蛋白(ST2)水平与DCM患者全因死亡风险密切相关，ST2阈值单一，数值容易解读，并且不受年龄、性别以及肾功能等因素影响，在DCM危险分层领域具有广阔的前景。

【病例分享】

患者，女性，58岁，因“劳累性胸闷气短渐加重2个月”就诊。患者2个月前出现活动后胸闷气短，休息后可缓解，上述症状反复发生，呈进行性加重。近2个月来上1楼即感胸闷气短，近2周出现夜间端坐呼吸。既往史：无高血压、糖尿病病史，无心绞痛、心肌炎、甲状腺功能亢进病史。个人史：不饮酒，不抽烟。体格检查：体温36.2℃，呼吸20次/min，脉搏110次/min，血压100/80mmHg。神志清楚，精神不振，甲状腺不大，无静脉怒张。双肺底可闻及湿啰音，心尖搏动于第6肋间左锁骨中线外1cm，呈抬举样搏动，心率110次/min，律齐，各瓣膜听诊区未闻及病理性杂音。腹软，肝脾未及，双下肢无水肿。超声心动图示：左心室内径69mm，左心房内径46mm×53mm，右心房内径46mm×50mm，EF26%；胸部X射线提示：双肺纹理增强，心影饱满。血常规、尿常规、便常规、肝肾功均正常，诊断为DCM、全心衰竭、心功能Ⅲ级。

治疗：予以单硝酸异山梨酯扩血管，呋塞米利尿纠正心力衰竭，β受体拮抗剂、ARB、阿司匹林改善预后。

【思考题】

1. DCM 的常见并发症包括哪些？

2. DCM 的诊断标准是什么？

3. DCM 患者出现心力衰竭后的治疗包括哪些？

（单海燕）

【推荐阅读】

[1] 葛均波，徐永健，王辰. 内科学. 9 版. 北京：人民卫生出版社，2018.

[2] 国家卫生健康委员会疾病预防控制局，国家心血管病中心，中国医学科学院阜外医院，等. 中国高血压健康管理规范（2019）. 中华心血管病杂志，2020，48（1）：10-46.

[3] 王吉耀，葛均波，邹和建. 实用内科学. 16 版. 北京：人民卫生出版社，2022.

[4] 于晓松，路孝琴. 全科医学概论. 5 版. 北京：人民卫生出版社，2018.

[5] 中国高血压防治指南修订委员会，高血压联盟（中国），中华医学会心血管病学分会中国医师协会高血压专业委员会，等. 中国高血压防治指南（2018 年修订版）. 中国心血管杂志，2019，24（1）：24-56.

[6]《中国心血管健康与疾病报告》编写组.《中国心血管健康与疾病报告2021》概述. 中国心血管病研究，2022，20（7）：577-596.

[7] 中国医疗保健国际交流促进会精准心血管病分会，心肌病抗凝治疗中国专家共识专家组. 心肌病抗凝治疗中国专家共识. 中国循环杂志，2021，36（12）：1148-1157.

[8] 中华医学会心电生理和起搏分会，中国医师协会心律学专业委员会，中国房颤中心联盟心房颤动防治专家工作委员会. 心房颤动：目前的认识和治疗建议（2021）. 中华心律失常学杂志，2022，26（1）：15-88.

[9] 中华医学会心血管病学分会，中国心肌炎心肌病协作组. 中国扩张型心肌病诊断和治疗指南. 临床心血管病杂志，2018，34（5）：421-434.

[10] 中华医学会，中华医学会临床药学分会，中华医学会杂志社，等. 慢性心力衰竭基层合理用药指南. 中华全科医师杂志，2021，20（1）：42-49.

[11] 中华医学会，中华医学会杂志社，中华医学会全科医学分会，等. 高血压基层诊疗指南（实践版•2019）. 中华全科医师杂志，2019，18（8）：723-731.

第四章 消化系统

第一节 胃食管反流病

【学习提要】 1. 胃食管反流病的病因、临床表现和诊断。
2. 胃食管反流病的规范治疗及转诊指征。

【定义】

胃食管反流病是由胃十二指肠内容物反流入食管引起反酸、胃灼热等症状并可导致食管炎以及咽喉、气道等食管邻近的组织损害。根据是否导致食管黏膜糜烂、溃疡，分为非糜烂性胃食管反流病和反流性食管炎，其中非糜烂性胃食管反流病最为常见。反流性食管炎可合并食管狭窄、溃疡和消化道出血。

【流行病学】

胃食管反流病是临床常见病，全球范围内，每周至少发作 1 次反流和 / 或胃灼热症状的患病率为 13.3%，西方国家发病率较高，我国典型症状的患病率为 2.5%～7.8%。患病率随年龄增长而增加，男女患病率无明显差异。

【病因及发病机制】

胃食管反流病是以食管下括约肌功能障碍为主的胃食管动力障碍性疾病，直接损伤因素为胃酸、胃蛋白酶、非结合胆盐、胰酶等反流物。发病机制包括抗反流屏障结构与功能异常、食管清除作用降低及食管黏膜屏障功能降低 3 个方面。

【临床表现】

一、症状

（一）食管症状

1. 典型症状 反流和胃灼热是本病最常见和典型的症状。反流是指胃十二指肠内容物在无恶心和不用力的情况下涌入咽部或口腔的感觉，含酸味时称反酸。胃灼热是指胸骨后或剑突下烧灼感，常由下段向上延伸。反流和胃灼热常发生于餐后1小时，卧位、弯腰或腹内压增高时可加重，部分患者也可发生于夜间睡眠时。

2. 非典型症状 胸痛由反流物刺激食管引起，发生在胸骨后，严重时表现为剧烈刺痛，可放射至后背、肩部、颈部、耳后，酷似心绞痛，伴或不伴反流和胃灼热。胃食管反流病是非心源性胸痛的常见病因之一，对于不伴典型反流和胃灼热的胸痛患者，应先排除心脏疾病后再进行胃食管反流病的评估。间歇性出现的吞咽困难或胸骨后异物感可能是由于食管痉挛或功能紊乱所致，少数患者吞咽困难是由食管狭窄引起，呈持续或进行性加重。

（二）食管外症状

由反流物刺激或损伤食管以外的组织或器官引起，如咽喉炎、慢性咳嗽、哮喘和牙蚀症。对于病因不明、反复发作的上述疾病患者，应考虑是否存在胃食管反流病。严重者可发生吸入性肺炎，甚至出现肺间质纤维化。部分患者诉咽部不适，有异物感或堵塞感，但无吞咽困难，称为癔球症，目前也认为与胃食管反流病有关。

二、体征

多数患者无特殊体征，部分患者可有中上腹饱满，轻度压痛等。

三、接诊要点

诊断胃食管反流病时，应详细全面采集病史。在问诊中需要注意患者就诊的主要原因、倾听患者对自己状况的看法、关注患者的担心和期望，适时反馈。具体要点包括以下几个方面。

1. 起病情况 包括发病年龄、时间、起病形式、诱因等。

2. 病情特点 是否有胃食管反流病的典型症状，需要仔细鉴别的非典型症状如胸痛、吞咽困难或胸骨后异物感等。

3. 伴随症状　是否有过呕血和/或黑便，以及贫血的症状。

4. 治疗经过　详细询问患病以来已做的检查，所用药物、剂量、疗效，有助于病情的诊断，尤其是服用质子泵抑制剂的效果。

5. 既往史、家族史　是否有干燥综合征、食管裂孔疝等。

6. 生活方式及社会心理因素　询问患者的饮食结构和习惯、情绪，是否影响生活质量。了解患者家庭成员、社会人际关系是否和谐。

四、常见合并症/并发症

1. 上消化道出血　食管黏膜糜烂及溃疡可导致呕血和/或黑便、慢性失血性贫血。

2. 食管狭窄　食管炎反复发作引起纤维组织增生最终导致瘢痕狭窄。

3. 巴雷特(Barrett)食管　有恶变为腺癌的倾向。

【辅助检查】

1. 反流监测　包括pH监测、pH-阻抗监测、pH-阻抗-压力监测，用于评估食管反流负荷，并能明确反流与症状的相关性，是目前诊断胃食管反流病的“金标准”。无线食管pH胶囊因其痛苦小、对日常活动影响小、安全性高，故患者依从性好。

2. 影像学检查　上消化道造影对诊断胃食管反流病敏感性不高，主要用于诊断食管裂孔疝、贲门失弛缓症、胃下垂等。对不愿接受或不能耐受胃镜检查者，此检查有助于排除食管癌等疾病。

3. 食管高分辨率测压　可反映食管的动力状态，可作为抗反流内镜下治疗和外科手术前的评估手段。

4. 器械检查　胃镜和镜下活检是胃食管反流病最基本、最重要的检查，可检出并发症、评价抗反流解剖结构、发现其他疾病或病变。胃镜发现食管糜烂、消化性狭窄、Barrett食管，即可确诊胃食管反流病。对所有具有反流症状的患者初诊时均建议行内镜检查，有利于肿瘤的筛查和疾病状态的评估。

【诊断和评估】

一、诊断思维

临床上有反流、胃灼热的典型症状的患者，应当考虑胃食管反流病的存在。对于有非典型症状者，尤其是以胸痛为主的患者，首先排除心脏疾病，对于以咽喉炎、慢性咳嗽、哮喘等食管外症状就诊的患者，要仔细询问病史，是否与胃食管反流病有关，以及既往经验性使用质子泵抑制剂治疗的良好效果，可以考虑胃食管反流病。

（一）诊断标准

1. 典型的反流、胃灼热症状。

2. 胃镜发现反流性食管炎。

3. 食管过度酸反流的客观证据。

如患者有典型的反流、胃灼热症状，可作出胃食管反流病的初步诊断，胃镜检查如发现有反流性食管炎并能排除其他原因引起的食管病变，则诊断成立。胃镜检查为阴性者，可用质子泵抑制剂行诊断性治疗 1～2 周，如效果明显，本病诊断一般可成立。监测 24 小时食管 pH，如证实有食管过度酸反流，诊断成立。对症状不典型者，常需结合胃镜检查、24 小时食管 pH 监测和诊断性治疗进行综合性分析来作出诊断。

（二）鉴别诊断

1. 其他原因的食管病变

（1）感染性食管炎：最常见于白念珠菌、单纯疱疹病毒 -1 型、巨细胞病毒感染。内镜下形态及溃疡面多点活检的病理学检查为诊断提供明确依据。

（2）食管癌：多表现为进行性吞咽困难、胸痛、反流、呕吐，上消化道造影、胃镜及活检可明确。

（3）消化性溃疡：慢性过程，周期性发作，与进餐有关的节律性疼痛，可被抑酸或抗酸剂缓解。

2. 与其他以胸痛为主要症状的疾病相鉴别　心源性胸痛及其他原因引起的非心源性胸痛。

3. 与功能性疾病相鉴别　如功能性消化不良、功能性胸痛，常伴有较多不典型症状，无器质性病变。

二、临床评估

临床症状的个体差异较大，病情严重程度主要依据胃镜和活检结果。胃镜能判断反流性食管炎的严重程度和有无并发症，结合活检可与其他原因引起的食管炎和其他食管病变（如食管癌等）相鉴别。胃镜下反流性食管炎分级（洛杉矶分级法，LA）如表 4-1-1。正常食管黏膜为复层鳞状上皮，胃镜下呈均匀粉红色，当其被化生的柱状上皮替代后呈橘红色，多位于胃食管连接处的齿状线近端，当环形、舌形或岛状病变≥1cm 时，应考虑为 Barrett 食管。

表 4-1-1　反流性食管炎洛杉矶分级

LA 分级	胃镜下表现
正常	食管黏膜无破损
A 级	1 个及以上食管黏膜破损，长径<5mm
B 级	1 个及以上食管黏膜破损，长径>5mm，但没有融合性病变
C 级	食管黏膜破损有融合，但<75% 的食管周径
D 级	食管黏膜破损融合，至少累及 75% 的食管周径

【治疗】

一、治疗目标

缓解症状、治愈食管炎、提高生活质量、预防复发和并发症。

二、治疗原则

调整生活方式，抑酸对症治疗，必要时转诊。

三、治疗方案

1. 一般治疗　生活方式干预是治疗的基础，应贯穿治疗的全过程。戒烟忌酒、避免食用降低食管下括约肌压力的食物如浓茶、咖啡、可乐、巧克力等，减少引起腹压增高因素如肥胖、便秘、紧束腰带、长时间弯腰等；慎用降低食管下括约肌压力和影响胃排空的药物如硝酸甘油、抗胆碱能药物、茶碱、钙通道阻滞剂等。改变睡眠习惯即抬高床头15～20cm，睡前2小时内不再进食。

2. 药物治疗　包括质子泵抑制剂、钾离子竞争性酸阻滞剂、组胺H_2受体拮抗剂、胃肠促动药、黏膜保护剂等。

（1）质子泵抑制剂或钾离子竞争性酸阻滞剂（potassium-competitive acid blocker，P-CAB）：通过阻滞H^+/K^+-ATP酶的K^+通道，竞争性阻滞K^+与该酶的结合，可长时间停留于胃壁细胞，从而快速抑制胃酸的分泌。质子泵抑制剂或P-CAB是治疗胃食管反流病首选药物，单剂量无效可改用双倍剂量，一种无效可换用另一种，其疗程至少8周。对于合并食管裂孔疝的患者，质子泵抑制剂剂量通常需要加倍。常用药物有奥美拉唑、雷贝拉唑、泮托拉唑、艾司奥美拉唑等，目前P-CAB有伏诺拉生、瑞伐拉赞等。

（2）组胺H_2受体拮抗剂：适合于轻、中度患者，食管炎的治愈率和症状缓解率不如质子泵抑制剂和P-CAB。常用药物有雷尼替丁、法莫替丁等。

（3）胃肠促动药：可以增加食管下括约肌压力、改善食管蠕动功能、促进胃排空，从而减少胃十二指肠内容物反流及其在食管的暴露时间，仅适用于轻症患者，或与抑酸药联合用药，不推荐单独使用。常用药物有多潘立酮、莫沙必利等。

（4）黏膜保护剂：主要包括硫糖铝和枸橼酸铋钾，此类药物能在受损黏膜表面形成保护膜以隔绝有害物质的侵袭，从而有利于受损黏膜的愈合。

（5）抗抑郁或焦虑治疗：对久治不愈或反复发作者，应评估患有精神性疾病的可能，5-羟色胺再摄取抑制剂可用于伴有抑郁或焦虑症状患者的治疗。

（6）维持治疗：包括按需治疗和长期治疗。非糜烂性胃食管反流病及轻度食管炎患者采用按需或者间歇治疗。对于停药后症状复发、重度食管炎患者需要长期维持治疗。维持治疗的剂量应个体化，以调整至患者无症状的最低剂量为适宜剂量。

（7）难治性胃食管反流病：对于双倍剂量质子泵抑制剂或P-CAB治疗8周后症状无明显改善者，首先需检查患者的服药依从性，优化质子泵抑制剂的使用或更换为P-CAB。无效者在质子泵抑制剂停药后采用食管pH-阻抗监测及内镜检查等进行评估，排除其他食管和胃的疾病。若结果阳性，可考虑转诊外科行手术治疗。

3. 手术治疗　包括内镜治疗和外科手术。经充分抑酸治疗后症状仍难以控制，且经检测证实存在与症状相关的反流，可行抗反流手术治疗。患者不愿长期服药也是手术治疗的适应证。

4. 中医治疗　中医在辨证的基础上进行选方治疗。中成药可选用荜铃胃痛颗粒、荆花胃康胶丸、胃苏颗粒等。

【健康管理】

一、三级预防

1. 一般人群　普及防病知识，宣传健康生活方式，避免烟酒，节制饮食，如过重或肥胖应减轻体重，避免辛辣酸甜等刺激性食物，避免增加腹压的因素。

2. 高危人群　定期社区筛查，对危险人群进行监测，积极控制危险因素。

3. 患病人群　积极进行生活方式干预，指导合理用药，控制症状及预防并发症，改善患者的生活质量，对伴有Barrett食管等并发症者，应定期接受内镜检查。

二、健康教育

同一般治疗中的生活方式干预。

三、双向转诊

（一）上转指征

1. 怀疑有食管狭窄或Barrett食管的患者。

2. 有进行性吞咽困难、吞咽疼痛、体重减轻、贫血、呕血或黑便等警惕性症状。

3. 对经验性治疗反应不佳，没有得到明显改善的难治性胃食管反流病。

4. 症状不典型，需进一步与冠心病、肺炎、支气管炎等鉴别。

5. 需行内镜治疗或外科手术的情形。

（二）下转指征

1. 诊断明确。

2. 正规治疗后症状好转，并已经拟定正规治疗方案。

四、社区管理

胃食管反流病患者需要社区随访，主要观察患者症状，若无明显诱因出现症状加重，出现消化道出血、吞咽困难、腹痛、消瘦等症状，要警惕并发症，需转上级医院。

【预后】

大多数患者经规范治疗后预后良好，部分患者依从性差成为难治性胃食管反流病，极个别出现并发症。

【诊治进展】

食管黏膜阻抗技术是近年来用于胃食管反流病诊断的新技术。该技术不断改进，目前已经采用球囊导管，阻抗检测通道位于球囊两侧，可更好贴合食管准确检测黏膜阻抗值，并形成黏膜阻抗地形图，较直观地对胃食管反流病进行诊断。

P-CAB 是治疗胃食管反流病的新型药物，在食管炎黏膜愈合率和反流症状的缓解方面不劣于质子泵抑制剂。

【病例分享】

患者，女性，58 岁，因“间断反酸、胃灼热 1 年，加重 1 周”就诊当地社区卫生服务中心。患者 1 年前间断出现反酸、胃灼热等症状，多在进食后 1 小时左右发生，弯腰或卧位时可诱发，有时夜间有胸痛，向背部和左上肢放射，持续几分钟至 1 小时不等，可自行缓解。6 个月前因出现上述不适症状，就诊于三级医院，行“冠状动脉造影”除外“冠心病”诊断。胃镜检查显示食管黏膜溃烂，诊断为“反流性食管炎”，予泮托拉唑钠肠溶片 40mg，每天 2 次口服，胸痛症状缓解，但仍偶有反酸和胃灼热，出院后未规律用药。1 周前饮用咖啡后上述症状加重，发作持续，无恶心、呕吐，无腹泻、黑便，自服某中药症状无明显缓解，故来就诊。发病以来患者焦虑，食欲欠佳，体重无明显减轻，睡眠较差，二便正常。

既往无高血压、糖尿病、冠心病、脑卒中等慢性病病史，否认肝炎、结核等传染病病史。平日饮食清淡，生活尚规律，日常缺乏运动，无吸烟、饮酒嗜好。经济收入稳定，家庭关系和谐。体格检查：体温 36.8℃，脉搏 88 次 /min，呼吸 18 次 /min，血压 120/70mmHg，BMI 22.3kg/m²。发育正常，营养中等，神志清，查体合作。浅表淋巴结未触及，皮肤、巩膜无黄染，无肝掌及蜘蛛痣。双肺呼吸音清，未闻及啰音；心界不大，心率 88 次 /min，律齐，未闻及杂音。腹软，剑突下无压痛及反跳痛，腹部未触及包块，无移动性浊音，肠鸣音每分钟 4～5 次；双下肢无水肿。基层全科医生接诊后，考虑患者饮用咖啡后食管下括约肌压力降低，加重了反流，经过健康教育并给予泮托拉唑钠肠溶片 40mg，每天 2 次口服，随访 1 周后患者反酸、胃灼热症状缓解。

【思考题】

1. 胃食管反流病的管理内容。

2. 胃食管反流病的规范治疗。

（马军庄）

第二节　幽门螺杆菌感染

【学习提要】 1. 幽门螺杆菌感染的临床表现。

2. 幽门螺杆菌感染的诊断方法。

3. 根除幽门螺杆菌感染的方案。

【定义】

幽门螺杆菌（*Helicobacter pylori*，Hp）是一种革兰氏染色阴性螺旋状细菌，主要通过口 - 口途径在人与人之间传播。Hp 从口腔进入人体后特异地定植于胃型上皮，定植后机体难以自发清除，从而造成持久或终生感染。Hp 感染几乎均可引起胃黏膜活动性炎症，在慢性炎症活动的基础上，部分患者还可发生消化性溃疡和胃癌等一系列疾病。

【流行病学】

全球自然人群 Hp 感染率已超过 50%，发展中国家高于发达国家。我国 Hp 感染率为 40%～90%，平均为 59%。不同国家、地区 Hp 再感染率不同，发达国家 Hp 再感染率每年<3%，而发展中国家 Hp 再感染率普遍>3%。目前人类是 Hp 感染唯一明确的传染源，从感染患者的胃肠道分泌物、唾液、牙龈和粪便中分离出 Hp，在多种动物体内也可检测到 Hp，在饮用水、牛奶、速食食品、蔬菜、果汁，以及不同的肉类、海产品中也可存活一定的时间，表明 Hp 主要通过口 - 口、粪 - 口和水源途径传播。Hp 感染存在明显的家庭聚集现象，亲密接触，尤其是家庭内父母与孩子之间的亲密接触，是导致 Hp 感染非常重要的因素。

【病因及发病机制】

一、病因

因不良的饮食卫生习惯以及婴幼儿喂养方式，使得 Hp 从口腔进入人体，且因亲属之间的生活习惯和遗传基因、身体对 Hp 的免疫状态相似，因此当一人感染时，Hp 便在共同生活的家庭成员之间传播，引起疾病。

二、发病机制

Hp 感染后机体难以自发清除，如不治疗，往往造成终生慢性活动性胃炎，即 Hp 胃炎，可导致部分患者产生消化不良症状，以胃窦胃炎为主者部分可发生十二指肠溃疡，部分患者可发生胃黏膜萎缩 / 肠化生，在此基础上，少部分患者发生胃溃疡，极少部分（<1%）患者发生胃癌。此外，极少部分患者还会发生胃黏膜相关淋巴组织（mucosal-associated lymphoid tissue，MALT）淋巴瘤。Hp 胃炎的胃内分布部位（胃窦为主胃炎、胃体为主胃炎和全胃炎）在很大程度上决定了 Hp 感染后胃酸分泌的变化，胃酸分泌的高低则影响了 Hp 胃炎的结局。胃窦感染为主者多数胃酸分泌增加，十二指肠溃疡发生的风险增加，而胃癌发生风险则降低；而胃体感染为主者则与之相反。多数轻度全胃炎患者胃酸分泌无明显改变。少数 Hp 感染者经多年缓慢发展后，出现慢性非萎缩性胃炎、萎缩性胃炎、肠化生、上皮内瘤变并导致胃癌发生。

【临床表现】

一、症状

Hp 感染可导致不同结局，如无症状的慢性活动性胃炎、消化不良、消化性溃疡、胃恶性肿瘤等，并产生相应临床表现。Hp 感染还与多种胃肠外的疾病发生有关，如不明原因缺铁性贫血、特发性血小板减少性紫癜、自身免疫病、心脑血管疾病等，可以出现相应的临床症状。

二、体征

Hp 感染可以无体征，也可以有上腹部压痛。如果发生了胃肠外的疾病，可以有相应的体征。

三、接诊要点

接诊 Hp 感染者时应详细、全面采集病史。在问诊中需要注意患者就诊的主要原因、倾听患者对疾病的认识、关注患者的担心和期望，适时反馈。具体要点包括以下几个方面。

1. 起病情况　包括发病年龄、发作时间、起病形式、诱因等。

2. 病情特点　是否为慢性过程、周期性发作、与进餐有关的上腹部疼痛、腹痛的性质及持续时间等。

3. 伴随症状　有无恶心、呕吐，有无反酸、胃灼热、厌食、嗳气等。

4. 治疗经过　详细询问患病以来的诊治经过，包括已做的检查，所用药物、剂量、疗程，尤其是腹痛是否可被抑酸剂或者抗酸剂缓解、是否复查，有助于病情的诊断。

5. 既往史、家族史等　包括消化不良、消化性溃疡、胃癌、胃 MALT 淋巴瘤史，密切接触的家庭成员 Hp 感染情况。

6. 生活方式及社会心理因素　详细询问患者的饮食结构和生活习惯。了解患者心情是否焦虑，是否因疾病影响生活质量。了解患者家庭成员关系，家庭支持程度，社会人际关系是否和谐。

四、常见并发症

1. 慢性胃炎　Hp 感染是最常见的病因，胃黏膜呈非糜烂的炎症改变。大多患者无明显症状。可表现为中上腹不适、饱胀、烧灼痛等，也可呈食欲缺乏、嗳气、反酸、恶心等消化不良症状。体征多不明显，有时上腹部轻压痛。

2. 消化性溃疡　Hp 感染是消化性溃疡的主要原因，十二指肠球部溃疡患者的 Hp 感染率高达 90%～100%，胃溃疡为 80%～90%。上腹部疼痛或不适为主要症状，常有下列特点：慢性过程，季节性周期性发作、与进餐有关的节律性腹痛、腹痛可被抗酸剂缓解。发作时剑突下可有压痛，缓解后无明显体征。

【辅助检查】

一、非侵入性方法

1. 尿素呼气试验（urea breath test，UBT）　该检测灵敏度和特异度相对较高、操作方便、不受 Hp 在胃内斑片状分布的影响，是临床最常用的诊断方法，但易受到临床药物使用的影响，如检测前使用过抗生素、质子泵抑制剂、钾离子竞争性酸阻滞剂、铋剂、某些具有抗菌作用的中药等，可能导致 UBT 假阴性；胃内残留食物、胃部分切除术后、胃出血、胃肿瘤、胃黏膜严重萎缩或胃黏膜 Hp 菌量少，可能导致 UBT 结果不能确定。当检测值接近临界值时，其结果可能不可靠，可间隔一段时间复查或用其他方法检测。

2. Hp 粪便抗原检测　该检测准确性与 UBT 相似，但需收集粪便，接受度有限，在不愿接受 UBT 或者呼气配合欠佳者，此方法有优势。

3. 常规血清学试验检测 Hp 抗体 IgG　通常用于流行病学调查。如被检测者未接受抗 Hp 治疗，Hp 抗体阳性可视为现症感染。消化性溃疡出血、胃 MALT 淋巴瘤和胃黏膜严重萎缩等疾病的患者存在 Hp 检测干扰因素或胃黏膜 Hp 菌量少，UBT 结果不能确定，但血清学试验不受这些因素影响，Hp 抗体阳性可视为现症感染。对于 Hp 根除治疗后的患者，由于血清抗体长期存在，无法确认现症感染和用于随访，UBT、粪便抗原检测可以弥补以上不足。

二、侵入性方法

包括组织学检测、快速尿素酶试验（rapid urease test，RUT）、Hp 培养和聚合酶链反应检测。胃镜检查如需活检，若患者无活检禁忌，临床上推荐RUT检测Hp，病理组织学检测可作为备选。

三、其他

口腔菌斑或唾液的Hp检测具备简便、快速的特点，有望用于家庭成员入户检测的初筛手段。

【诊断和评估】

一、诊断思维

对有消化不良、上腹部不适、与进餐或季节有关的周期性发作的上腹部疼痛、有胃癌家族史等患者，除了行胃镜检查外，还要进行Hp检测；对于已知有Hp感染者，与其共同生活的家庭成员也应行Hp检测。

（一）诊断标准

符合下述4项之一者可判断为Hp现症感染。

1. 胃黏膜组织RUT、组织切片染色或细菌培养3项中任一项阳性。
2. UBT阳性。
3. 粪便Hp抗原检测阳性。
4. 血清Hp抗体检测阳性提示曾经感染，从未治疗者可视为现症感染。

（二）鉴别诊断

1. 功能性消化不良　是指具有上腹痛、上腹胀、早饱、嗳气、食欲缺乏、恶心、呕吐等不适症状，经检查排除引起上述症状的器质性疾病的一组临床综合征。慢性胃炎与功能性消化不良在临床表现和精神心理状态上无明显差异。

2. 有上消化道症状的胆胰疾病　上消化道症状不一定由胃部疾病引起，按常规处理后症状改善不明显时，需要考虑其他疾病如胆囊疾病、胰腺疾病等，可通过相关检查等排除。

二、临床评估

Hp胃炎不管有无症状和/或并发症，所有Hp阳性者，均有必要治疗，但是应根据感染者的具体情况。对家庭中的儿童 Hp 感染者，需根据风险获益评估和相关疾病状态进行处理，依照共识意见并与患儿家长磋商决定是否治疗。老年人根除 Hp 治疗应进行获益和风险综合评估，个体化掌握根除指征。

【治疗】

一、治疗目标

根除 Hp，缓解临床症状，改善、逆转或消除胃黏膜炎症、萎缩、肠上皮化生等病变，提高患者生活质量，降低胃癌发生风险。

二、治疗原则

改变不良生活方式、饮食结构和习惯，以家庭为单位防控 Hp 感染。

三、治疗方案

（一）一般治疗

1. 生活方式　养成良好的卫生习惯，包括手卫生、饮食及生活用水卫生、口腔卫生等。

2. 避免家庭性感染　Hp 感染主要在家庭内传播，避免导致垂直传播的不良喂食习惯，并提倡分餐制或使用公筷、公勺，餐具定期消毒。

3. 饮食调节　尽量避免食用对胃黏膜有刺激的食物和饮品，如辛辣、腌制及熏制食品、油炸食品等；可适当食用发酵奶制品、富含维生素 C 的水果、蔬菜。

4. 避免产生焦虑、恐慌情绪，保持良好心理状态及充足睡眠。

5. 戒烟限酒。

（二）根除治疗

1. 根除指征　根除 Hp 可促进消化性溃疡愈合和降低溃疡并发症的发生率，预防溃疡复发，根除 Hp 可使约 80% 早期胃 MALT 淋巴瘤获得缓解。胃癌发生高风险个体（有胃癌家族史、早期胃癌内镜黏膜下剥离术和胃黏膜萎缩和 / 或肠化生等）根除 Hp 预防胃癌的获益高于低风险个体。多次根除治疗失败后治疗难度增加，应再次评估治疗的获益风险比，进行个体化处理。Hp 胃炎作为一种感染性疾病，所有 Hp 阳性者均有必要治疗。但目前我国 Hp 感染率仍大约 50%，主动筛查所有 Hp 阳性者并进行治疗并不现实。现阶段仍然需要根除 Hp 指征（表 4-2-1），以便主动对获益较大的个体进行 Hp 检测和治疗。

表 4-2-1　幽门螺杆菌（Hp）阳性患者根除指征

根除指征	推荐强度
消化性溃疡（无论是否活动和有无并发症史）	强
胃黏膜相关淋巴组织淋巴瘤	强
早期胃癌接受内镜黏膜下剥离术或胃次全切除术者	强
胃癌家族史	强
Hp 胃炎	强
Hp 相关性消化不良	强
计划长期服用非甾体抗炎药（包括低剂量阿司匹林）	强
长期服用质子泵抑制剂	强
不明原因的缺铁性贫血	强
原发免疫性血小板减少症	强
维生素 B_{12} 缺乏	强
胃增生性息肉	强
证实有 Hp 感染（无根除治疗抗衡因素）	强

2. 根除方案　四联方案：我国《第六次全国幽门螺杆菌感染处理共识报告》推荐铋剂四联方案作为主要的经验性根除 Hp 治疗方案 7 个，各方案的剂量及用法见表 4-2-2。除含左氧氟沙星的方案不作为初次治疗方案外，其他方案均可用于初次治疗。我国多数地区推荐经验性铋剂四联治疗方案疗程为 14 天，除非当地的研究证实 10 天治疗有效（根除率>90%）。方案中抗菌药物组合的选择应参考当地人群的 Hp 耐药率和个人抗菌药物使用史。克拉霉素、甲硝唑和左氧氟沙星的耐药率（包括多重耐药率）逐年上升，形势严峻，但呋喃唑酮在我国耐药率低，仍可应用于难治性 Hp 感染的根除，但需注意禁忌证、使用剂量，且服药期间应避免食用富含酪胺的食物（鱼、虾、鸡肉、乳酪、腌制及熏制肉制品、蚕豆等）及其他容易诱发过敏的食物，并监测不良反应。新

的钾离子竞争性酸阻滞剂对胃酸分泌的抑制作用强、持续时间久，且不受细胞色素 P450（cytochrome P450，CYP）2C19 基因多态性的影响，为提高 Hp 根除率提供了新的选择。目前我国推行的 Hp 根除方案已经很成熟，在基层医院都可以按照标准方案治疗。

表 4-2-2　推荐的 Hp 根除四联方案中抗菌药物组合、剂量和用法[a]

序号	抗菌药物 1	抗菌药物 2
1	阿莫西林 1 000mg，2 次 /d	克拉霉素 500mg，2 次 /d
2	阿莫西林 1 000mg，2 次 /d	左氧氟沙星 500mg，1 次 /d 或 200mg，2 次 /d
3	阿莫西林 1 000mg，2 次 /d	甲硝唑 400mg，3 次 /d 或 4 次 /d
4	阿莫西林 1 000mg，2 次 /d	四环素 500mg，3 次 /d 或 4 次 /d
5	阿莫西林 1 000mg，2 次 /d	呋喃唑酮 100mg，2 次 /d
6	四环素 500mg，3 次 /d 或 4 次 /d	甲硝唑 400mg，3 次 /d 或 4 次 /d
7	四环素 500mg，3 次 /d 或 4 次 /d	呋喃唑酮 100mg，2 次 /d

注：[a] 标准剂量（PPI+ 铋剂）（2 次 /d，餐前半小时口服）+2 种抗菌药物（餐后口服）。标准剂量 PPI 为艾司奥美拉唑 20mg、雷贝拉唑 10mg（或 20mg）、奥美拉唑 20mg、兰索拉唑 30mg、泮托拉唑 40mg、艾普拉唑 5mg，以上选一；标准剂量铋剂为枸橼酸铋钾 220mg（果胶铋标准剂量待确定）。

大剂量二联方案：无青霉素过敏者，可用双倍剂量质子泵抑制剂（PPI）2 次 /d 和阿莫西林≥3g/d（分 3 次或以上给予）的方案，疗程为 14 天，临床上可用于 Hp 根除的初次或再次治疗。方案中的 PPI 应为：艾司奥美拉唑 40mg，2 次 /d；雷贝拉唑 40mg，2 次 /d。也可选择 PPI+ 阿莫西林的改良二联疗法（PPI 为常规剂量 3 次 /d 或 4 次 /d，阿莫西林 1.0g，3 次 /d 或 0.75g，4 次 /d，每天总剂量 3.0g），疗程 14 天，上述方法简便、易行、患者依从性好，其 Hp 根除率与四联疗法相当。

3. 中医治疗　Hp 属中医“邪气”范畴，扶正祛邪是 Hp 相关病证的基本治则。根据其虚、实分治，实则泻之，虚者补之，虚实夹杂者补泻并用。中成药对提高 Hp 根除率、缓解消化不良症状及改善胃黏膜病变有积极的作用，可结合现有循证医学证据，根据不同的治疗目的辨证选用，如荆花胃康胶丸、温胃舒胶囊、养胃舒胶囊等。

【健康管理】

一、预防

同一般治疗方案。

二、健康教育

Hp 感染的健康教育内容包括：①教育与督促患者养成良好的饮食卫生习惯；②让居民了解 Hp 的危害；③鼓励患者根除治疗；④家庭成员的检测；⑤根除治疗后的复查。全科医生可督促患者及家庭成员进行 Hp 监测，尤其是有消化性溃疡、胃 MALT 淋巴瘤、胃癌发生高风险个体。

三、双向转诊

（一）上转指征

1. 诊断怀疑 Hp 相关疾病，但当地无法进行 Hp 感染检测。

2. 正规根除 Hp 治疗失败，再次根除方案选择困难或当地不具备行药敏试验的条件。

3. 抗菌药物种类不全。

（二）下转指征

Hp 相关疾病诊断明确、制订了合理的治疗方案。

四、社区管理

（一）社区 Hp 感染管理

1. 有消化不良症状的患者　根据患者病史及危险因素进行评估，决定行胃镜检查、Hp 检测或单纯 Hp 检测，根据结果给予治疗。

2. 个人要求检测 Hp　针对无症状个人要求检测 Hp 的人群，年龄 <14 岁者不推荐进行相关检查，年龄≥14 岁者，根据患者的危险因素决定行胃镜检查、Hp 检测或单纯 Hp 检测，Hp 阳性者给予根除，根除失败者需转诊上级医院进行相关诊疗。

3. 再感染的预防　为了减少根除后的再感染，应对 Hp 感染的家庭成员进行共同治疗。

（二）筛查

1. 建议筛查对象

（1）胃癌高发区年龄>14 岁的人群。

（2）年龄>14 岁的胃癌高风险个体。

（3）Hp 感染者的家庭成员。

2. 筛查方法　以非侵入性 Hp 检测方法为主。如患者有胃癌报警症状（包括消化道出血、呕吐、消瘦、上腹部包块等）或属于胃癌高风险个体，建议联合胃镜进行早癌筛查。

（三）随访评估

所有患者均应在根除治疗后行 Hp 复查，UBT 是最佳选择。多数患者不需要复查胃镜，评估应在根除治疗结束至少 4 周后进行，对于胃癌高风险人群，建议根除 Hp 治疗后定期随访检测 Hp 和胃镜。

【预后】

单纯的 Hp 感染或者合并了消化性溃疡，及时治疗预后良好，如合并胃癌，则预后差。

【诊治进展】

双倍剂量 PPI 和阿莫西林≥3g/d 的方案，临床上可用于 Hp 根除的初次或再次治疗。接种有效疫苗，可能是 Hp 感染防控的最佳措施，国内外 Hp 疫苗的前期研发已取得初步进展，但其保护作用是否足够持久，有待进一步研究。

【病例分享】

患者，男性，45 岁，因“间断上腹部灼痛 3 年，加重 2 周”就诊当地社区卫生服务中心。患者 3 年前间断出现上腹部灼痛不适，秋冬季发作，饥饿时疼痛，进食可以缓解，近 2 周感疼痛加重。既往无高血压、糖尿病、冠心病、脑卒中等慢性病病史，否认肝炎、结核等传染病病史。平日饮食清淡，生活规律，日常缺乏运动，吸烟 30 年，20 支 /d，饮白酒每周 500ml。家庭经济收入稳定，家庭关系和谐。体格检查：

体温 36.5℃，脉搏 80 次 /min，呼吸 18 次 /min，血压 130/80mmHg，BMI23.5kg/m²。发育正常，营养中等，神志清楚，表情自然，查体合作。浅表淋巴结未触及，皮肤、巩膜无黄染，无肝掌及蜘蛛痣。双肺呼吸音清，未闻及啰音；心界不大，律齐，未闻及杂音。腹软，剑突下偏右侧轻压痛，腹部未触及包块，无移动性浊音，肠鸣音每分钟 4～5 次；双下肢无水肿。

基层全科医生接诊后根据患者腹痛特点，考虑消化性溃疡，上转患者到上级医院检查。胃镜检查：十二指肠溃疡，Hp：1 680。予口服泮托拉唑钠肠溶片 40mg，2 次 /d；枸橼酸铋钾 220mg，2 次 /d；阿莫西林 1 000mg，2 次 /d；克拉霉素 500mg，2 次 /d。基层全科医生管理：患者规律服药 14 天，4 周后复查 UBT，共同生活的家庭成员检测 Hp，并进行健康教育。

【思考题】

1. Hp 的根除指征。

2. Hp 的根除方案。

（马军庄）

第三节 慢性胃炎

【学习提要】 1. 慢性胃炎的病因、分类、临床表现、诊断和鉴别诊断。

2. 慢性胃炎的诊治思维和综合评估。

3. 慢性胃炎的转诊和社区管理。

【定义和分类】

慢性胃炎（chronic gastritis）是由多种病因引起的胃黏膜慢性炎症性病变。慢性胃炎的分类尚未统一，目前主要按照悉尼系统（Sydney system）和新悉尼系统（updated Sydney system）标准进行分类，基于病因分为 Hp 胃炎和非 Hp 胃炎，基于内镜和病理诊断分为非萎缩性胃炎和萎缩性胃炎，基于分布范围分为胃窦为主胃炎、胃体为主胃炎和全胃炎三大类。

【流行病学】

慢性胃炎及其类型在不同国家、地区和人群中的流行情况有较大差异。目前我国基于内镜诊断的慢性胃炎患病率接近90%，患病率随年龄增加而上升，尤其是慢性萎缩性胃炎与年龄的相关性更大。Hp感染与经济条件、年龄、不良生活习惯等相关，一般非发达国家高于发达国家，老年人群感染率高于非老年人群，男女性别差异不明显，自身免疫性胃炎在我国鲜少报道，慢性萎缩性胃炎与胃癌发病有关。

【病因及发病机制】

一、Hp感染

Hp感染是慢性胃炎的主要病因。Hp是一种螺旋状的革兰氏阴性菌，其螺旋结构和分泌的多种黏附因子、尿素酶可帮助Hp定植于胃黏膜上皮。Hp的主要毒力因子是空泡毒素A（VacA）和细胞毒素相关基因A（cagA）蛋白，这些因子可破坏胃黏膜结构，引发一系列免疫应答和炎症反应，最终导致细胞变性和转化。

二、十二指肠-胃反流

反流液对胃黏膜造成损伤的原理主要是：①反流液中的胆汁酸、溶血性卵磷脂、胰酶等物质可溶解胃黏膜表面的黏液，造成黏膜的通透性增高，H^+逆向弥散损伤胃黏膜屏障功能。②胆汁可减弱前列腺素E_2保护黏膜屏障、增加黏膜血液循环的作用，进而损伤胃黏膜防御屏障。③胆汁中的胆酸和胆盐会降低胃内酸度，使促胃液素反馈性升高，导致幽门括约肌松弛，加重胆汁反流。

三、药物和毒素

长期服用非甾体抗炎药（nonsteroidal anti-inflammatory drug，NSAID）（包括阿司匹林）、糖皮质激素、抗肿瘤药物、部分抗生素、抗组胺药和酒精摄入是慢性胃炎相对常见的病因。NSAID能抑制环氧化酶，抑制胃黏膜细胞前列腺素的合成，最终导致胃黏膜上皮受损。酒精所致的氧化应激损害在慢性胃炎发生发展过程中发挥一定作用。临床上往往有较多患者会联合使用上述药物和毒物，从而加重胃黏膜的多重损伤。

四、自身免疫

目前大多数学者认为自身免疫性胃炎的发病机制是位于壁细胞上的 H^+-K^+-ATP 酶作为自身抗原被 $CD4^+T$ 细胞识别，血清中产生抗胃壁细胞抗体（anti-parietal cell antibody，PCA）和抗内因子抗体（anti-internal factor antibody，IFA），从而导致胃酸分泌障碍和维生素 B_{12} 吸收障碍，最终导致恶性贫血。

五、环境、饮食和遗传、个体因素

慢性胃炎发病率与地理位置、气候、水质、饮食习惯等密切相关，其原理可能与破坏胃黏膜的防御功能和微环境、导致局部黏膜缺血缺氧、促进肠上皮化生和腺体萎缩等相关，甚至可引发癌变。遗传和个体因素亦不可忽略。

【临床表现】

一、症状

慢性胃炎患者临床表现不一，可无症状，亦可出现上腹部不适或隐痛、上腹胀、饱胀感、嗳气、恶心、呕吐、气闷感等，上述症状可单发或叠加。自身免疫性胃炎患者可伴随贫血症状，甚至以维生素 B_{12} 所致的神经系统表现为首发就诊原因。

二、体征

慢性胃炎可无阳性体征，部分患者可有上腹部剑突下轻压不适或压痛。

三、接诊要点

接诊慢性胃炎患者时需注意结合全面的病史资料，具体包括如下。

1. 病情特点　疾病呈慢性进展，可反复或持续存在。发病年龄和性别无特异性，但与饮食生活习惯、是否接触烟酒、是否服用药物等有关，接诊时需进行相关病史询问。

2. 既往史、家族史　如胆石症、自身免疫性疾病等，以及家族中Hp感染、胃癌等病史均有助于诊断的鉴别。

3. 临床表现　慢性胃炎的临床表现不一，可无临床症状，有症状者大多表现与消化不良类似，约1/3的患者可有上述2个及以上症状叠加，注意有无伴随症状如反酸、黄疸、消瘦、贫血等。

4. 体格检查　大多阴性，少部分可有上腹部触诊不适或压痛。

5. 辅助检查　包括Hp检测、血清促胃液素-17（gastrin-17，G-17）、胃蛋白酶原Ⅰ和Ⅱ测定、血PCA和IFA、维生素B_{12}测定、胃镜及镜下活检病理等。

四、常见合并症/并发症

（一）合并症

1. 胃食管反流病　可有反流、胃灼热等典型表现，亦可表现为胸闷、咳嗽、胸骨后疼痛、吞咽困难等非典型表现。

2. 肝胆系统疾病　如慢性胆囊炎、胆石症、慢性肝病等，可与慢性胃炎合并存在，且临床症状多有类似和叠加，临床上需注意鉴别。

（二）并发症

1. 消化性溃疡　胃窦部位为主的慢性胃炎常出现胃酸分泌过多，该类患者往往合并消化性溃疡，可出现反酸、胸骨后烧灼感、呕血、黑便等症状。

2. 上消化道出血　慢性胃炎伴有胃糜烂时可有出血，一般量少，以黑便或大便隐血阳性为主，少见呕血。

3. 胃癌　慢性萎缩性胃炎患者有一定的发生胃癌的概率。

【辅助检查】

一、实验室检查

1. Hp检测　目前常用^{13}C或^{14}C尿素呼气试验，另有粪便Hp抗原检测和血清抗幽门螺杆菌 IgG 抗体定性检测，呼气试验操作简便，目前社区基层医院可普遍开展。胃镜下活组织 Hp 培养有助于指导抗 Hp 方案，临床上可根据实验室条件和病情需要选择。

2. 血清促胃液素 -17（G-17）、胃蛋白酶原Ⅰ和Ⅱ　该指标有助判断萎缩的部位和程度。胃体萎缩者血清促胃液素 -17（G-17）水平显著升高、胃蛋白酶原Ⅰ和 / 或胃蛋白酶原Ⅰ/Ⅱ比值下降；胃窦萎缩者血清促胃液素 -17（G-17）水平下降、胃蛋白酶原Ⅰ和胃蛋白酶原Ⅰ/Ⅱ比值正常；全胃萎缩者则两者均低。

3. 自身免疫性胃炎的相关检查　血 PCA 和 IFA 检测、血清维生素 B_{12} 测定、维生素 B_{12} 吸收试验等有助于鉴别自身免疫性胃炎，该病患者 PCA 多呈阳性，伴恶性贫血时 IFA 多呈阳性。

二、影像学检查

1. 超声　适合医疗条件有限或患者本身不能耐受有创检查时实施，但阳性率不高。

2. 计算机断层成像（CT）/ 磁共振（MR）　CT/MR 检查对慢性胃炎的诊断灵敏度、特异度差，但对于肝胆系统疾病鉴别意义较大。

3. 胃肠造影　可用于协助诊断食管和胃肠疾病，但需注意存在胃肠道梗阻的情况。

三、病理学检查

活组织病理是诊断慢性胃炎的金标准。按照组织学变化（Hp、活动性、炎性反应、萎缩和肠化生）分成 5 级，每一级分成无、轻度、中度和重度（0、+、++、+++）4 级，分级标准采用我国慢性胃炎的病理诊断标准和新悉尼系统的直观模拟评分法。慢性胃炎病理活检显示固有腺体萎缩，即可诊断为萎缩性胃炎，异型增生（上皮内瘤变）是最重要的胃癌癌前病变。

四、器械检查

内镜检查是临床常用诊断慢性胃炎的方式。常规内镜诊断系肉眼所见，需与病理检查结果结合作出最终判断。特殊类型胃炎的内镜诊断必须结合病因和病理检查结果。

【诊断和评估】

一、诊断思维(图 4-3-1)

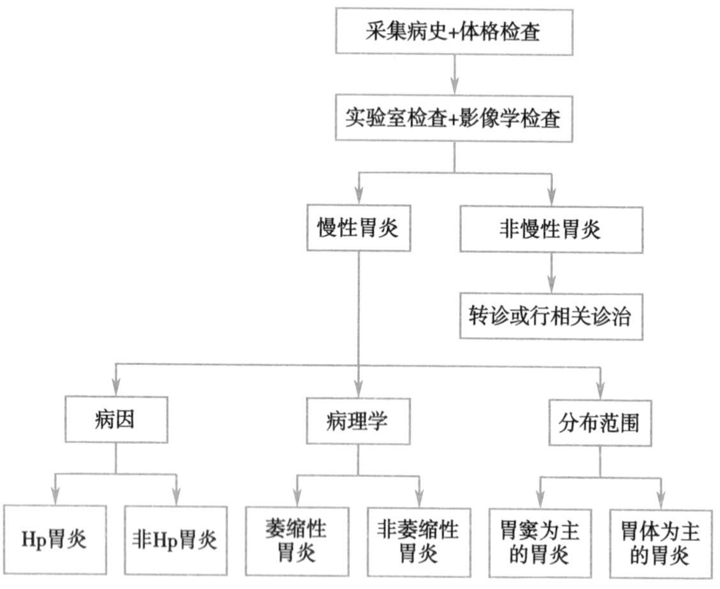

图 4-3-1　慢性胃炎诊断流程图

二、临床评估

1. 全面病史评估　评估疾病诊治及症状复发情况、生活方式改善情况，应重视和警惕原发病不能解释的新发症状，以及治疗效果不佳的顽固病例，必要时转诊。

2. 评估 Hp 感染状态　对于已行根除治疗者行呼气试验判断根除成功与否。

3. 病理学评估　通过胃镜下取活组织检查作出病理学诊断，目前采用"可操作的与胃癌风险联系的胃炎评估(operative link for gastritis assessment，OLGA)"和"可操作的与胃癌风险联系的肠化生评估(operative link for gastric intestinal metaplasia assessment，OLGIM)"分级分期系统来评估疾病风险(表 4-3-1、表 4-3-2)。

表 4-3-1 慢性胃炎可操作的与胃癌风险联系的胃炎评估(OLGA)分组

胃窦(包括胃角)	胃体萎缩			
萎缩	无(0分)	轻度(1分)	中度(2分)	重度(3分)
无(0分)	0期	Ⅰ期	Ⅱ期	Ⅱ期
轻度(1分)	Ⅰ期	Ⅰ期	Ⅱ期	Ⅲ期
中度(2分)	Ⅱ期	Ⅱ期	Ⅲ期	Ⅳ期
重度(3分)	Ⅲ期	Ⅲ期	Ⅳ期	Ⅳ期

表 4-3-2 慢性胃炎可操作的与胃癌风险联系的肠化生评估(OLGIM)分组

胃窦(包括胃角)	胃体肠化生			
肠化生	无(0分)	轻度(1分)	中度(2分)	重度(3分)
无(0分)	0期	Ⅰ期	Ⅱ期	Ⅱ期
轻度(1分)	Ⅰ期	Ⅰ期	Ⅱ期	Ⅲ期
中度(2分)	Ⅱ期	Ⅱ期	Ⅲ期	Ⅳ期
重度(3分)	Ⅲ期	Ⅲ期	Ⅳ期	Ⅳ期

【治疗】

一、治疗目标

缓解临床症状，去除病因，改善胃黏膜炎性反应，预防复发和并发症，提高生命质量。

二、治疗原则

尽可能针对病因，遵循个体化原则。

三、治疗方案

1. 一般治疗 建议饮食和生活方式的个性化调整。

2. 药物治疗

(1) 根除 Hp：2017 年《中国慢性胃炎共识意见(2017 年，上海)》提出不管有无症状和/或并发症，均建议进行 Hp 根除治疗，除非有抗衡因素存在。具体抗 Hp 方案见“消化性溃疡”章节内容。

（2）胃肠促动药：以腹胀为主或伴有胆汁反流的慢性胃炎可应用促动力药，常用药物如盐酸伊托必利、莫沙必利和多潘立酮等。

（3）胃黏膜保护剂：常用药物包括替普瑞酮、瑞巴派特、铝碳酸镁、铋剂等，其中铝碳酸镁制剂兼有结合胆酸作用，尤其适用于伴有胆汁反流的慢性胃炎患者。

（4）制酸剂和抗酸剂：常用质子泵抑制剂（PPI）和 H_2 受体拮抗剂（histamine 2 receptor antagonist，H_2RA），主要适用于有胃黏膜糜烂和/或以上腹痛和烧灼感症状为主的患者。临床上多选用 PPI 类，常用包括雷贝拉唑、泮托拉唑、奥美拉唑、兰索拉唑等。PPI 是预防和治疗 NSAID 相关消化道损伤的首选药物，但需注意与其他药物相互作用的可能。

（5）消化酶制剂：常用包括米曲菌胰酶片、胰酶肠溶胶囊、复方消化酶胶囊等，适用于具有消化不良症状的慢性胃炎患者，建议餐中服用。

（6）抗抑郁药或抗焦虑药：部分慢性胃炎患者存在精神和情绪异常，加用抗焦虑或抗抑郁药物后症状改善明显，常用包括三环类抗抑郁药（tricyclic antidepressant，TCA）和选择性 5- 羟色胺再摄取抑制剂（selective 5-hydroxytryptamine reuptake inhibitor，SSRI），前者如阿米替林、多虑平等，后者如帕罗西汀、盐酸氟西汀、西酞普兰、氟伏沙明、舍曲林等。

（7）其他：针对特殊病原体感染的胃炎主要是抗病原体治疗。对于病因未明的特殊类型慢性胃炎如 Ménétrier 病等目前无特效治疗，伴有恶性贫血的自身免疫性胃炎可注射维生素 B_{12} 纠正贫血。

3. 手术治疗　重度异型增生病灶建议进行预防性手术，目前多采用内镜下胃黏膜切除术。

4. 中医治疗　通过辨证论治，选用合适的中药制剂，常用药物如摩罗丹、胃复春、羔羊胃提取物维 B_{12} 胶囊等。

【健康管理】

一、三级预防

（一）一级预防

1. 建立良好的饮食生活习惯　建议温软饮食，少量多次进餐，少吃熏制、腌制等富含亚硝酸盐和硝酸盐的食物，避免食用过多粗硬辛辣刺激、高盐多油食物和浓茶咖啡摄入，避免长时间处于精神焦虑、情绪紧张的环境。

2. Hp 感染　减少公共就餐，使用公筷，注意餐具消毒等以减少Hp的相互传染。

3. 避免药物毒物刺激　戒烟戒酒，充分评估基础病情，及时停用可引起胃黏膜损伤的药物，如必须使用则考虑同时加用胃黏膜保护剂或制酸剂预防治疗。

（二）二级预防

建议社区人群在卫生条件允许下常规进行 Hp 检测，选择有效方案进行 Hp 根治，尤其是有胃癌或其他慢性胃病家族史的人群，进行必要的健康宣教，做好定期随访。如出现相关症状建议及时就诊，对于病情评估困难的患者应及时转诊上级医院。

（三）三级预防

对已诊断慢性胃炎的患者应全面评估病因、分类和组织学特点，拟定合理的治疗方案，做好后期的预防复发和病变进展。伴有上皮内瘤变或早期癌变者及时做好干预；中、重度萎缩并伴中、重度肠化生者建议 6～12 个月进行胃镜、病理组织学检查和随访；伴有低级别上皮内瘤变并证明此标本并非来自癌旁者，根据内镜和临床情况缩短至 6 个月左右随访 1 次；高级别上皮内瘤变需立即确认，证实后行内镜下治疗或手术治疗。

二、健康教育

慢性胃炎健康教育内容包括：①饮食习惯、生活方式、情绪睡眠等的调整；②做好健康宣教，了解慢性胃炎的疾病特点和预防知识；③制订个性化治疗方案；④做好定期复诊评估病情。

三、双向转诊

（一）上转指征

1. 对常规经验性治疗效果不佳的患者。

2. 需行内镜等进一步检查明确，或需行内镜下治疗甚至手术的患者。

3. 需排除继发于其他疾病所致的情况。

上转注意事项：与患者做好病情沟通，交代注意事项如携带完整的病史资料，如有黑便、呕血、消瘦、贫血、腹部肿块等表现者，建议立即转诊。

（二）下转指征

1. 在综合医院诊治后已排除其他器质性病因的患者。

2. 经过综合医院充分评估和干预后，病情已得到稳定控制的患者。

3. 已确定中医辨证治疗方案，病情相对稳定但仍需巩固治疗的患者。

下转注意事项：转诊前做好病情交接，明确好治疗方案及后续的方案调整，做好患者的情绪安抚等。

四、社区管理

对于现处治疗期的患者需密切关注病情变化，症状是否缓解抑或波动，是否出现药物副反应等，及时做好病情跟踪和方案调整。对于稳定期已停药的患者建议定期做好复诊随访，尤其是萎缩性胃炎、胃黏膜有异型增生等高危患者。

【预后】

预后取决于病因。经治疗后大多数患者症状可减轻，但复发很常见。部分萎缩性胃炎可以改善或逆转，肠上皮化生通常难以逆转，轻度异型增生可以逆转，但重度者易转变为胃癌。

【诊治进展】

“浅表性胃炎 - 慢性萎缩性胃炎 - 肠上皮化生 - 异型增生 - 胃癌”的发病模式在胃疾病中常见，如何干预其中进程是目前该领域的关键。目前已有学者发现 Hp 相关慢性胃炎进展的可能相关指标和诊断靶点，如 S100A8 和 S100A9 蛋白及信使 RNA（messenger RNA，mRNA）水平、核因子 κB（nuclear factor-κB，NF-κB）等，相关机制仍待进一步研究。内镜和组织病理学之间的相关性不高，探索寻求灵敏度、特异度更强的血清学标志物仍是未来努力的方向，目前有发现新的生物学标志物如 PCA、hsa-miR-122-5p 等，但仍处在探讨阶段。

【病例分享】

患者，女性，66 岁，因“反复上腹部隐痛不适 10 余年，伴发加重 1 个月”就诊于当地社区卫生服务中心全科门诊。患者 10 余年来反复出现上腹部隐痛，时有饱胀感、恶心、嗳气，食欲差，无反酸、胃灼热、呕吐、黑便等。曾多次就诊，查上腹部彩色超声和胃镜提示“慢性胃炎”，予服药后症状可有改善，但时有反复。1 个月前进食粽子后再发，症状较前加重，每餐仅进食少许米粥，大便量少，无黑便和黏液脓血便，近 1 个月体重下降约 2.5kg。既往有高血压病史，长期口服缬沙坦 80mg/d，血压控制可。否认冠心病、糖尿病、肝病、肾病及恶性肿瘤等病史，否认烟酒史。体格检查：生命体征稳定，精神软，情绪紧张。皮肤巩膜无明显黄染，贫血貌不明显，颈部、锁骨上等浅表淋巴结未及明显肿大，心肺未见明显异常，腹软，肝脾肋下未触及，剑突下轻压痛，无反跳痛，全腹部未及明显肿大包块，双下肢无水肿。接诊的基层全科医生考虑慢性胃炎，建议转诊至上级医院复查胃镜评估病情。

患者至上级医院行胃镜（病理活检 +Hp 培养）提示慢性萎缩性胃炎，病理示（胃窦）慢性中度活动性炎症伴轻度肠腺化生，Hp 培养阳性。结合病史诊断慢性萎缩性胃炎伴 Hp 感染，加用替普瑞酮保护胃黏膜、复方消化酶改善症状，四联抗 Hp（根据药敏试验选用抗生素）等治疗，嘱患者可在社区继续随访治疗。半个月后患者在当地社区全科门诊复诊，发现不适症状较前明显改善，无明显药物副反应。社区全科医生给患者建立健康档案，再次对疾病进行宣教，嘱患者注意饮食习惯调整和情绪调节，加用胃复春胶囊，建议定期随访，1 年复查内镜。

【思考题】

1. 慢性胃炎的病因和分类。
2. 简述慢性胃炎的全科诊疗思维。

（沈佳英）

第四节　消化性溃疡

【学习提要】 1. 消化性溃疡的病因、临床表现和特殊类型。
2. 消化性溃疡的诊断和治疗。
3. 慢消化性溃疡的三级预防和社区健康管理。

【定义】

消化性溃疡（peptic ulcer，PU）主要包括胃溃疡（gastric ulcer，GU）和十二指肠溃疡（duodenal ulcer，DU），其主要病理改变是胃肠黏膜的局限性组织缺损、炎症与坏死性病变，深达黏膜肌层。

【流行病学】

PU 是全球性常见病，但不同国家、地区的发病率有较大差异，DU 多于 GU，两者之比为 2～3∶1。在我国人群中的发病率尚无确切的流行病学资料，但临床统计显示，患病率在近十多年来呈下降趋势。本病可发生于任何年龄，以中年最为常见，DU 多见于青壮年，GU 多见于中老年，男性患病率比女性高[（2～5）∶1]。在胃癌高发区 GU 所占的比例有增加。

【病因及发病机制】

PU 的发病机制主要与胃十二指肠黏膜的损害因素和自身防御 - 修复因素之间失平衡有关。现将这些病因及其导致溃疡发生的机制分述如下。

一、幽门螺杆菌（Hp）

Hp 感染是消化性溃疡的重要发病原因和复发因素之一。该细菌感染导致 DU 的发生机制可能与高促胃液素血症、壁细胞泌酸增加、胆酸沉淀、黏膜分泌碳酸氢盐减少等有关。Hp 引起 GU 的机制一般认为是与 Hp 引起的炎症减弱了黏膜自身的屏障功能有关。

二、非甾体抗炎药（NSAID）和阿司匹林

NSAID 和阿司匹林是消化性溃疡病的另一个常见病因，尤以 GU 多见，在上消化道出血中起重要作用。其机制包括：①局部作用指药物导致黏膜上皮通透性增加，激活炎性反应；②系统作用指药物抑制环加氧酶 -2（cyclo-oxygenase 2，COX-2）减轻炎症反应的同时抑制了 COX-1，导致前列腺素（prostaglandin，PG）合成减少，最终导致溃疡形成。

三、胃酸/胃蛋白酶

胃酸/胃蛋白酶可在黏膜防御和修复功能受损时对自身进行消化，最终导致溃疡。另有一些少见疾病如促胃液素瘤，可出现高酸负荷状态，是溃疡的起始因素。

四、其他因素

目前普遍认为溃疡是胃酸、宿主、环境三因素共同作用的结果。溃疡形成的其他因素包括：吸烟、饮食因素、应激、胃十二指肠运动异常、其他药物及遗传等。

【临床表现】

上腹痛和反酸是消化性溃疡的主要症状，典型特点是慢性、周期性、节律性上腹痛，但亦有部分患者可无明显症状或症状比较轻微，少数患者以出血、穿孔等并发症为首发症状就诊。

一、症状

腹痛多位于中上腹部，疼痛性质多为钝痛、胀痛、灼痛、隐痛，程度轻至中等，也可为剧痛，一般呈持续性，或者与进食有关，腹痛发生与进餐时间的关系是鉴别 GU 与 DU 的重要临床依据。部分患者可仅呈无规律性的上腹部不适或饥饿感。有无疼痛均可伴有反酸、嗳气、腹胀、恶心、厌食、食欲缺乏等症状。

二、体征

上腹部有局限性压痛，一般无反跳痛，缓解期无阳性体征。

三、特殊类型的PU

临床上除常见的 DU 或 GU 外，尚有其他特殊类型的 PU，包括：①复合溃疡；②幽门管溃疡；③球后溃疡；④巨大溃疡；⑤老年人溃疡及儿童期溃疡；⑥难治性溃疡。

四、接诊要点

PU因发病人群各异和合并其他用药的关系，部分患者表现可不典型。具体接诊要点包括以下几个方面。

1. 病情特点 PU全年龄段均可发病，呈慢性过程，反复发作，腹痛有周期性和节律性特点，可全年发病，多为秋末春初，饮食不当、生活习惯紊乱情况下可诱发。上腹痛和反酸是主要表现。

2. 体格检查 多有上腹部局限性压痛，位置因不同类型的溃疡而有区别，一般无反跳痛，如出现并发症可有相应的阳性体征，如出血引起的贫血貌、低血压、周围循环灌注不足表现，穿孔可及腹膜刺激征等。

3. 治疗经过 上腹痛可通过进食或抑酸剂所缓解是诊断DU的重要线索。但应注意，典型PU症状与PU无必然联系。

4. 既往史、家族史等 询问既往患病情况，临床上较多PU患者既往有相关病史和治疗史。同时需询问是否服用对黏膜有损伤的药物，是否感染Hp。

5. 生活方式及社会心理因素 详细询问患者的饮食和运动习惯，是否有吸烟、酗酒和辛辣食物、浓茶摄入等。了解患者对疾病的焦虑、畏惧、抵触心理，关注家庭和医保支持情况。

五、常见并发症/合并症

（一）并发症

1. 出血 是PU最常见的并发症，PU也是上消化道大出血最常见的病因。根据出血的位置、速度和血量可出现呕血、黑便、头晕、心悸、乏力、肢冷、贫血、低血压等表现，出血后上腹痛可减轻。

2. 穿孔 溃疡穿孔临床上可分为急性、亚急性和慢性三种类型，以第一种常见。穿孔后可引起急性腹膜炎、腹腔粘连，继而形成穿透性溃疡。

3. 幽门梗阻 主要是由DU或幽门管溃疡引起。临床表现为餐后上腹饱胀、上腹疼痛加重，伴恶心、呕吐，大量呕吐后症状可改善。体检可见胃型和胃蠕动波、胃内振水声。

4. 溃疡癌变 少数GU可发生癌变。对可疑癌变者应在胃镜下取多点活检做病理检查；做好治疗后的复查和随访。

（二）合并症

PU 常与其他疾病并存，如慢性胃炎、胃食管反流病、功能性消化不良以及焦虑和抑郁等，这些合并症会影响慢性 PU 的发生发展，全科医生需在诊治中注意共同管理。

【辅助检查】

一、实验室检查

1. Hp 检测　分非侵入性和侵入性检测，前者包括尿素呼气试验、粪便抗原试验和血清学检查，其中呼气试验（包括 ^{13}C、^{14}C）在临床最常应用，具有准确性相对较高、操作方便和不受 Hp 在胃内灶性分布影响等优点。后者为内镜下活检组织进行快速尿素酶试验，该方法容易因 Hp 的灶性分布出现假阴性，但可进行细菌学培养指导抗 Hp 治疗。

2. 常规和生化免疫指标检测　血常规、肾功能的检测可观察血红蛋白、红细胞比容、尿素氮等指标的变化，以评估出血量，便于及时补充血容量。对疑有恶变的患者应检测血肿瘤指标。

3. 胃液分析和血清促胃液素测定　一般仅在疑有促胃液素瘤时用于鉴别诊断。

二、影像学检查

1. 钡餐检查　PU 的主要 X 线下影像是壁龛或龛影，适用于对胃镜检查有禁忌或不愿接受胃镜检查者。

2. 腹部摄片和 CT　用于鉴别穿孔等并发症，以及间接观察胃和十二指肠病变。

3. 腹部超声　适合医疗条件有限或患者本身不能耐受有创检查时实施，但灵敏度和特异度较低。

4. 胃镜　电子胃镜是确诊 PU 的首选方法。胃镜检查过程中应注意溃疡的部位、形态、大小、深度以及溃疡周围黏膜的情况。胃镜和镜下活组织检查对鉴别良恶性溃疡具有重要价值。

【诊断和评估】

一、诊断思维

1. PU的诊断流程　对于有慢性病程，且呈现周期性发作和节律性特点的上腹部疼痛，有反酸、嗳气、恶心、食欲缺乏等伴随症状，上腹部可及压痛或轻压痛，通过进食或制酸剂能缓解症状的患者，尤其是伴有Hp感染者，临床上需考虑PU。怀疑有PU的患者诊断流程（图4-4-1）：①确定有无溃疡存在；②辨别溃疡的良恶性；③确定溃疡的类型；④判断溃疡分期；⑤明确溃疡的病因；⑥了解有无并发症。

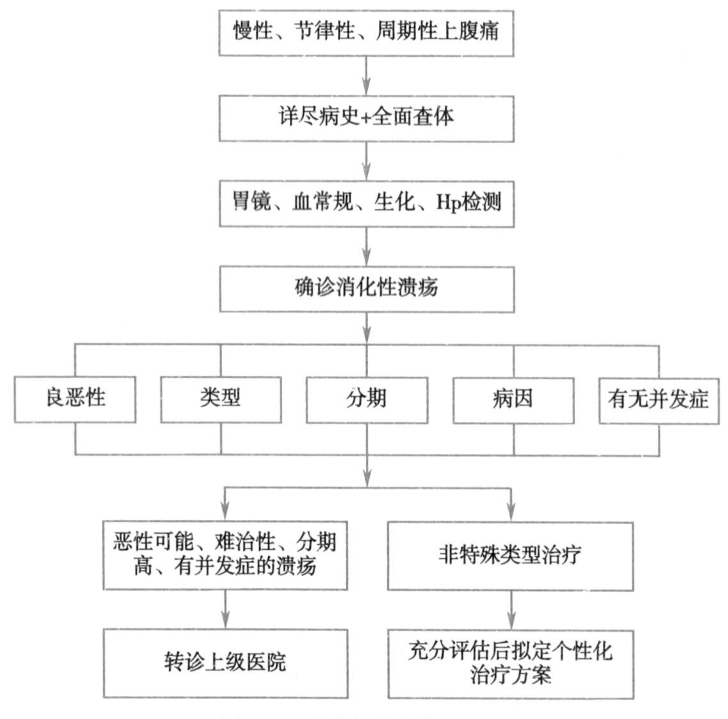

图4-4-1　消化性溃疡诊断流程图

2. 鉴别诊断　PU还须与胃癌、淋巴瘤、克罗恩病、结核、巨细胞病毒感染等继发的上消化道溃疡相鉴别。

二、临床评估

根据溃疡的类型、溃疡的分期、溃疡的病因、有无并发症等情况进行综合分析，其目的是综合评估病情，以此最终指导治疗。

1. 类型的评估　根据溃疡发生的部位明确是 GU、DU、复合性溃疡或其他特殊类型的溃疡。

2. 分期的评估　应根据溃疡的特点判断溃疡所处的分期和阶段，根据溃疡发展过程及胃镜下表现，按照日本畸田隆夫的分期法将溃疡分为活动期（A 期）、愈合期（H 期）和瘢痕期（S 期），而每期又分为 1、2 两个阶段。

3. 病因的评估　明确是否为 Hp 相关性溃疡，是否为 NSAID 相关性溃疡。

4. 并发症的评估　根据血常规、尿素氮、影像学、胃镜、病理学等结果，判断有无贫血、活动性出血、穿孔、梗阻，甚至癌变等并发症。

【治疗】

一、治疗

治疗目标为缓解症状、促进溃疡愈合、防止并发症、预防复发。

二、治疗原则

治疗原则为消除病因、降低胃酸、保护胃黏膜、根除 Hp 等。通常 DU 治疗 4～6 周，GU 治疗 6～8 周，特殊类型溃疡的治疗时间要适当延长。

三、治疗方案

1. 一般治疗　PU 的一般治疗包括以下方面。

（1）饮食治疗：进食原则是易消化、富营养、少刺激，避免刺激性食物、烟酒、咖啡、浓茶等。

（2）生活方式调整：在 PU 活动期注意休息，避免剧烈运动。

（3）心理治疗：调整心态，放松心情，避免精神刺激，必要时进行心理疏导。

（4）服药调整：在基础病情允许情况下停用 NSAID 或阿司匹林，

进行宣教今后慎用。

2. 药物治疗　PU 的药物治疗主要包括以下几种。

（1）抑酸治疗：这是促进 PU 恢复的最主要措施。

1）质子泵抑制剂（PPI）：是治疗 PU 的首选药物。PPI 作用于壁细胞胃酸分泌终末步骤中的关键酶 H^+-K^+-ATP 酶，使其不可逆失活，抑酸作用强且持久。特别适用于难治性溃疡或 NSAID 相关性溃疡患者不能停药时的治疗，以及根除 Hp 治疗。临床常用奥美拉唑、兰索拉唑、雷贝拉唑、埃索美拉唑、泮托拉唑等，副反应少见。

2）H_2 受体拮抗剂：主要是抑制基础胃酸分泌，抑酸效果不如 PPI，如西咪替丁、雷尼替丁、法莫替丁和尼扎替丁等。

3）钾离子竞争性酸阻滞剂（P-CAB）：该类药物主要通过可逆性竞争 H^+-K^+-ATP 酶的结合来影响胃酸的分泌，起效迅速、抑酸持久，如伏诺拉生。

（2）抗 Hp 治疗：根除 Hp 是 PU 的基本治疗。

1）根除 Hp 的方案：应选择根除率高的治疗方案，力求一次根除成功。目前推荐铋剂 +PPI+2 种抗菌药物组成的四联疗法（PPI、铋剂每天 2 次，餐前半小时，抗生素餐后）（表 4-4-1），疗程为 10 天或 14 天。如初次治疗失败，可在剩余的方案中再选择 1 种方案进行补救治疗。补救治疗建议间隔 2～3 个月。2 次正规方案治疗失败时，如需给予第 3 次治疗，应先评估根除治疗的风险获益比。此外，抑酸剂在根除方案中起重要作用，选择作用稳定、疗效高、受 *CYP2C19* 基因多态性影响较小的 PPI，可提高 Hp 根除率。

表 4-4-1　根除 Hp 治疗药物

抗生素			抑酸剂		
阿莫西林	1.0g	2 次 /d	艾司奥美拉唑	20mg	2 次 /d
克拉霉素	0.5g	2 次 /d	雷贝拉唑	10mg 或 20mg	2 次 /d
左氧氟沙星	0.5g	1 次 /d	奥美拉唑	20mg	2 次 /d
四环素	0.5g	3 次 /d 或 4 次 /d	兰索拉唑	30mg	2 次 /d
甲硝唑	0.4g	3 次 /d 或 4 次 /d	泮托拉唑	40mg	2 次 /d

2）根除 Hp 后的抗溃疡治疗：根除 Hp 后继续给予一个常规疗程的抗溃疡治疗是最理想的，在有并发症或溃疡面积大的患者尤为必要。

3）根除 Hp 后复查：治疗后应常规复查，复查应在根除 Hp 治疗结束至少 4 周后进行，检查前停用 PPI 或铋剂 2 周。复测常规采用尿素呼气试验，但对未排除胃恶性溃疡或有并发症的 PU 应常规进行胃镜复查。

（3）其他药物治疗：包括胃黏膜保护剂、解痉剂、胃肠促动药、抗胆汁反流剂等（见前一章节所述）。对老年人溃疡、难治性溃疡、巨大溃疡、复发性溃疡建议在抗酸、抗 Hp 治疗同时，应用胃黏膜保护剂。

（4）NSAID 相关性溃疡的治疗：PPI 是治疗 NSAID 相关性溃疡的首选药物，胃黏膜保护剂亦有一定的治疗作用，同时关注 Hp 的根除。如条件允许建议停用 NSAID，不能停药者可换用 COX-2 抑制剂并同时服用 PPI。

（5）PU 并发出血的治疗：尽可能做急诊胃镜检查，首选治疗方法是胃镜下止血，同时使用大剂量 PPI，可有效改善高危患者的预后。

（6）PU 复发的治疗与预防：复发病例首先应明确原因，针对不同的病因作出相应的处理。Hp 是导致溃疡复发的主要因素，无论是再燃（recrudescence）或再感染（reinfection）均建议对 Hp 再次进行根除。对非 Hp 感染、根除 Hp 失败或其他不明原因的复发性 PU，建议应用 PPI 或 H_2 受体拮抗剂维持治疗。

3. 手术治疗　如出现以下情况则考虑外科手术：①有上消化道大出血，镜下治疗无效者；②幽门梗阻；③难治性溃疡；④球部或球后明显狭窄，影响胃的正常排空功能；⑤急性穿孔；⑥巨大溃疡，内科治疗无效者；⑦重度异型增生甚至恶变倾向者。

4. 中医治疗　PU 的中医药治疗在证候规律研究、辨证治疗方法等诸多方面取得了不少进展。治疗前需对本病进行辨证，可分为肝胃不和证、脾胃虚弱（寒）证、脾胃湿热证、肝胃郁热证、胃阴不足证、胃络瘀阻证等数个证型，再以健脾理胃、和胃止痛为原则进行施治。

5. 康复治疗　主要是治疗后的胃肠功能恢复，具体措施包括饮食调整、运动锻炼、情绪调节等多方面。

【健康管理】

一、三级预防

（一）一级预防

1. 饮食　是影响发病的重要因素，注意三餐规律饮食、营养均衡、勿食刺激性及难消化食物、戒烟酒，少食甜品和调味品等。

2. 生活习惯　过度的精神紧张和疲劳是 PU 形成的主要心理性因素。缓解精神压力，调整休息时间，对疾病有预防和改善作用。

3. 控制危险因素　Hp 检测和及时根除治疗对预防溃疡有重大意义，同时注意交叉感染。另一危险因素就是 NSAID 和阿司匹林等药物，启用该类药物前应充分评估必要性和风险。

（二）二级预防

如出现溃疡相关症状及时就诊，诊断明确后根据病情拟定个性化治疗方案，选择有效方案进行 Hp 根除，尤其是既往有溃疡发作和 Hp 感染史的人群，如病情需要及时转诊至上级医院。

（三）三级预防

减少溃疡的并发症和复发预防，包括：①做好复查随访，及时跟进溃疡恢复情况；②对有恶变倾向的患者及时做好干预；③对复发风险高的患者做好维持治疗；④对长期需要服用高风险致溃疡药物者建议同时服用 PPI；⑤对于 Hp 自燃和再感染的患者建议再次根除治疗；⑥做好长期系统追踪管理。

二、健康教育

健康教育内容包括：①告知患者疾病的相关知识、治疗方式和注意事项，进行饮食和用药指导；②建议养成良好生活习惯，戒烟戒酒，非病情严重者可适当活动锻炼，促进身体恢复和预防复发；③对患者进行心理护理，保持良好心态、心境；④倾听患者心声，提高其信任感，从而提升治疗的依从性。全科医生可根据患者的具体情况实施个性化的健康教育，提高患者健康素养水平和健康行为能力，预防 PU 复发。

三、双向转诊

（一）上转指征

1. 因基层医院条件有限，诊断无法明确者。

2. 初步评估病情危重，合并有严重并发症如上消化道大出血、穿孔等，需及时救治者。

3. 经常规内科保守治疗无效者。

4. 不能排除恶变者。

5. 活动性溃疡需同时应用 NSAID 药物，治疗困难者。

6. 溃疡反复、根除 Hp 困难者。

7. 因病情需要有外科手术指征者。

（二）下转指征

1. 初次疑诊 PU，已明确诊断、确定好治疗方案者。

2. 危重患者治疗后病情稳定，需后续维持治疗者。

3. 并发症积极干预后，需后期跟踪管理者。

四、社区管理

社区管理措施包括：①建立个人档案，便于专案管理；②进行疾病宣教，提高患者疾病认知能力；③个性化拟定饮食、运动、情绪调节、用药方案；④实时监测患者病情，注意药物副反应；⑤做好病情随访，积极预防并发症和复发。

【预后】

由于强效制酸剂的发现，溃疡的内科治疗得到迅速发展，预后大大改善，死亡率和手术率显著下降。预后不佳者往往是高龄伴有并发症的患者，特别是大出血和急性穿孔。

【诊治进展】

目前对于 PU 的诊治进展主要集中在药物治疗，更多的新剂型药物被研发应用，制剂新技术、药物辅料以及药物载体装置均得到了大幅度的提升和完善。同时随着分子生物学技术的发展，用该技术检测 Hp 耐药基因突变预测耐药的方法已具有临床实用价值。但 PU 药物的生物利用度差异也是亟须关注的问题，如何降低患者用药个体化差异，将给科研工作者带来较大的挑战。

【病例分享】

患者，男性，32 岁，因“上腹部不适伴乏力头晕 1 周”在社区医院就诊。1周前患者大量饮酒后出现上腹部不适，伴乏力、头晕、食欲缺乏、恶心，近2天解黑便，每天2次中等量糊烂便，无腹痛、呕吐、发热。既往有PU病史，服药治疗好转后未正规随访，当时就诊资料遗失。否认其他疾病和药物过敏史，有饮酒嗜好，量不定。体格检查：体温正常，血压100/64mmHg，呼吸20次/min，脉搏102次/min，精神软，贫血貌，皮肤巩膜无黄染。两肺未见明显异常，心率102次/min，律齐，未及明显病理性杂音，腹平软，剑突下轻压痛，无反跳痛，肝脾肋下未及，肠鸣音5次/min，下肢无水肿，神经系统查体阴性。社区全科医生收集病史资料后考虑PU再发伴出血，建议转诊至上级医院进一步诊治。

综合医院全科接诊医生对其完善血常规、肝肾功能、血肿瘤指标、^{13}C呼气试验、胃镜等检查，诊断DU伴出血、Hp感染、轻度贫血，予葡萄糖生理盐水补液、奥美拉唑制酸、替普瑞酮保护胃黏膜等综合治疗3天，患者自觉不适症状明显改善，故转诊至社区医院。社区全科医生给患者加用四联抗Hp治疗和后期维持用药，嘱正规服药，告知药物相关副反应，并建立健康档案，对其进行健康宣教和情绪开导，嘱注意饮食、戒酒、充分休息，停药后1个月复诊，纳入社区健康管理。

【思考题】

1. PU的特殊类型及其特点。
2. Hp相关性溃疡的治疗策略有哪些？
3. PU的双向转诊指征。

（沈佳英）

第五节　功能性消化不良

【学习提要】 1. 功能性消化不良的病因、临床表现和诊断。
2. 功能性消化不良的治疗。
3. 功能性消化不良的三级预防和社区健康管理。

【定义】

功能性消化不良（functional dyspepsia，FD）是指以上腹部不适为主要表现的非器质性胃十二指肠功能紊乱性临床综合征，主要症状包括中上腹疼痛、中上腹烧灼感、餐后饱胀感和早饱中的一种或多种，可同时存在上腹胀、嗳气、食欲缺乏、恶心、呕吐等。

【流行病学】

功能性消化不良是我国临床上最常见的一种功能性胃肠病，约占胃肠病专科门诊患者的一半。在欧美国家，普通人群中有消化不良症状者占 19%～41%。

【病因和发病机制】

一般认为与下列几种因素和机制有关。

1. 胃肠道动力障碍　包括胃排空延迟、胃十二指肠蠕动协调失常。

2. 内脏感觉过敏　因脑 - 肠轴的功能异常，致胃、十二指肠对压力、扩张、胃酸感觉过敏；胃的感觉容量明显低于正常人。

3. 胃容受舒张功能障碍　胃容受性受损包括近端胃储存力下降，胃内容物分布异常、胃窦部存留食物，这些常见于出现早饱症状的患者。

4. 胃酸分泌过多和胃、十二指肠高敏感性　部分患者可出现与消化道溃疡极其相似的症状，且抑酸药物可取得良好效果。

5. 幽门螺杆菌感染　部分学者认为幽门螺杆菌是功能性消化不良发生的主要致病因子，但目前还没有确切研究证实。

6. 社会和心理因素　据调查，功能性消化不良患者的社会压力、个体焦虑、抑郁状态明显高于正常人及十二指肠溃疡患者，但确切致病机制尚未研究确定。

【临床表现】

一、症状

主要症状包括早饱感、餐后饱胀感、中上腹部疼痛或烧灼感、嗳气、恶心、食欲缺乏等。中上腹疼痛为常见症状，常与进食有关。许多患者同时伴有焦虑、抑郁、失眠、注意力涣散等精神症状。病程缓慢，持续性或反复发作，常以一个或多个症状为主。许多患者有不当饮食、精神创伤等诱发因素。

二、体征

多无特异性体征，可有中上腹压痛或按压不适感。

三、接诊要点

诊断功能性消化不良时，为避免漏诊误诊，应详细、全面采集病史，包括各种症状、病程变化，诱发和加重因素等。对于年龄 45 岁及以上且伴有明显异常症状者，需全面检查排除器质性疾病；对于年龄 45 岁以下且无明显症状者，可先经验性治疗或选择基本检查，对于可疑诊断或治疗无效者可进一步行针对性检查。同时在问诊中关注患者的担心和期望，以及对疾病的看法，适当予以反馈。具体要点包括以下几个方面。

1. 起病情况　包括发病年龄、发病时间、病因、诱因等。

2. 病情特点　功能性消化不良病程长，反复发作。询问时应注意病情变化与饮食、睡眠、情绪、社会压力、家庭状况等相关因素的关系。

3. 伴随症状　有无呕吐、呕血、腹泻、黑便，有无食欲缺乏、乏力、消瘦、贫血，有无胸痛、胸闷，有无右上腹疼痛、背部放射痛等。

4. 治疗经过　询问患病后详细的诊疗经过，包括做过的检查和治疗，所用药物以及疗效等。

5. 既往史、家族史等　包括精神疾病史、药物过敏史、传染性肝炎和结核病史。

6. 个人生活方式和社会心理因素　详细了解患者的饮食和运动，以及吸烟、饮酒史；了解患者患病后的心情，是否有焦虑、抑郁、失眠等情况，以及对疾病的看法，是否因疾病影响生活质量；了解患者家庭各成员间关系是否融洽，社会人际关系是否和谐。

四、常见合并症 / 并发症

（一）并发症

1. 营养不良　功能性消化不良患者长期进食减少，摄入营养素缺乏，可致营养不良。表现为体重下降、水肿、皮下脂肪减少、贫血等。

2. 慢性贫血　因长期铁剂、蛋白质摄入不足可致慢性贫血。

3. 低蛋白血症　长期蛋白质摄入不足，致使肝脏合成蛋白质的原料减少，可引起低蛋白血症。体内白蛋白过度减少引起血管内胶体渗透压不足，可导致水肿。

4. 焦虑、抑郁　部分功能性消化不良患者可出现头痛、失眠、焦虑、抑郁等精神症状，严重者可并发精神分裂症。

（二）合并症

功能性消化不良常与其他疾病并存，这些合并症常会影响功能性消化不良的诊治。

1. 其他功能性胃肠病　部分功能性消化不良患者常有症状重叠，即患有功能性消化不良的同时患有胃食管反流病、肠易激综合征以及其他功能性胃肠病。

2. 心血管病　功能性消化不良的老年患者常合并有心血管病，包括缺血性心脏病、心力衰竭、心房颤动、高血压等。

3. 呼吸系统疾病　功能性消化不良患者也可合并有慢性阻塞性肺疾病、慢性支气管炎、肺结核等。

【辅助检查】

一、实验室检查

1. 血液检查　血常规用于评估功能性消化不良患者贫血程度，早期常较轻，如果长期进食减少，贫血可较重；血生化检测用于发现代谢性疾病、肝脏病变，以及低蛋白血症等；病毒性肝炎检测用于排除病毒性肝炎；消化道肿瘤指标检测用于排除消化道肿瘤；心肌酶谱、肌钙蛋白检测用于帮助诊断心脏疾病。

2. 大小便检查　大便常规、隐血试验用于发现消化系统出血；尿常规用于发现泌尿系统疾病。

3. 幽门螺杆菌检测　常用 ^{13}C 或 ^{14}C 尿素呼气试验检测。该检测准确性较高，患者依从性好，对于消化性溃疡、胃癌前疾病、慢性胃炎的诊断具有重要作用。部分功能性消化不良患者检测结果呈阳性，鉴别诊断需要结合胃镜检查。

二、影像学检查

胃钡餐检查能够显示胃态结构和功能的改变，可作为评估功能性消化不良手段之一。上腹部超声、CT 检查用于排除肝胆胰腺疾病。心电图、胸部 X 射线及 CT 检查用于发现心肺疾病。

三、器械检查

胃镜是上消化道疾病最常用和最准确的检查方法，可以排除上消化道炎症、溃疡、肿瘤等器质性疾病。

四、心理量表测评

抑郁、焦虑量表测评对于疑诊心理障碍，如焦虑和 / 或抑郁患者有重要价值，同时仔细询问生活应激事件、情感状态，进行相关心理评估。

【诊断和评估】

一、诊断思维

对有可能诊断为功能性消化不良的患者首先要排除上消化道的器质性疾病。特别是年龄大于 45 岁，伴有呕血、黑便、贫血、吞咽困难、上腹部肿块、黄疸等“报警症状和体征”者，必须全面检查直至找到病因，不能轻易诊断为功能性消化不良。

（一）诊断标准

根据罗马Ⅳ标准，符合以下情况可诊断为功能性消化不良。①具有下述 1 项或多项症状：餐后饱胀不适感、早饱感、中上腹疼痛、中上腹烧灼感；②上述症状出现至少 6 个月，近 3 个月症状呈持续或反复发作，且符合以上诊断标准；③排除有类似症状的器质性疾病。

（二）鉴别诊断

1. 上消化道各种器质性疾病　如消化性溃疡、胃癌、慢性胃炎等，行胃镜检查可以作出诊断。

2. 肝脏、胆囊、胰腺的各种疾病　上腹部超声、CT 及肝功能、血常规、肿瘤指标等实验室检查可提供诊断依据。

3. 其他系统疾病引起的上消化道症状　如糖尿病、慢性肾脏病、风湿免疫性疾病、冠心病、慢性心功能不全、慢性阻塞性肺疾病及精神神经性疾病等。

4. 非甾体抗炎药等药物引起的上消化道症状。

二、临床评估

功能性消化不良病情评估应根据其临床症状、病程长短，以及合并症、并发症作出综合分析，治疗时予以兼顾。

【治疗】

一、治疗目标

主要为缓解症状，提高患者的生活质量。

二、治疗原则

主要为对症治疗、综合治疗及个体化治疗。

三、治疗方案

1. 一般治疗　帮助患者了解病情，放松心态，建立信心，适当运动，保证睡眠。指导其建立良好的生活方式和饮食习惯，避免烟酒浓茶及其他刺激性食物、药物。必要时根据患者不同特点进行心理治疗。

2. 药物治疗　主要有以下几方面。

（1）抑酸药：对于上腹痛、灼热感为主要症状的患者比较适用，且起效较快。包括 H_2 受体拮抗剂和质子泵抑制剂，这类药对反酸、恶心、易饥等有一定缓解作用。常用的质子泵抑制剂有奥美拉唑，20mg/次，1次/d；泮托拉唑，30mg/次，1次/d；雷贝拉唑，10～20mg/次，1次/d。

（2）胃肠促动药：对于餐后饱胀、早饱为主要症状的患者比较适用，且不良反应低。常用的有多潘立酮，10mg/次，3次/d；莫沙必利，5mg/次，3次/d；依托必利，5mg/次，3次/d。

（3）助消化药：消化酶制剂可改善食欲，缓解餐后饱胀感，为辅助用药。常用复方消化酶2片/次，3次/d。

（4）抗抑郁、焦虑药：精神症状明显者可尝试使用，但该类药物起效慢，宜从小剂量开始，且需注意药物的不良反应。常用的有阿米替林、帕罗西汀、氟西汀、西酞普兰、舍曲林等。

（5）幽门螺杆菌的根除治疗：对幽门螺杆菌检测阳性者，可用三联或四联疗法进行根除治疗。常用药有质子泵抑制剂＋两个抗生素（三联疗法＋果胶铋制剂），如雷贝拉唑＋克拉霉素＋阿莫西林＋果胶铋。

3. 中医治疗　此病辨证论治可分为以下几型：①脾胃虚寒证，可予理中丸加减；②肝胃不和证，可予柴胡疏肝散加减；③脾虚气滞证，可予香砂六君子汤加减；④脾胃湿热证，可予连朴饮加减；⑤寒热错杂证，可予半夏泻心汤加减等；⑥饮食积滞证，可予保和丸加减。

常用的中成药有：①气滞胃痛颗粒，用于胃脘疼痛者；②胃苏颗粒，用于胃脘胀痛，嗳气，食少，排便不畅者；③四磨汤，用于气滞、食积证、腹痛、便秘者；④健胃消食口服液，健胃消食；⑤荜铃胃痛颗粒，用于胃脘痛者；⑥越鞠丸，用于腹中胀满，嗳气吞酸者；⑦三九胃泰颗粒，用于胃痛、饱胀反酸、恶心呕吐者；⑧枫蓼肠胃康颗粒，用于腹痛腹满、泄泻臭秽者；⑨理中丸，用于呕吐泄泻，胸满腹痛者；⑩温胃舒胶囊，用于腹胀痛、嗳气、食欲缺乏者。

4. 康复治疗　常用治疗方法为针灸、穴位敷贴及中药热熨。刺激的穴位以足阳明胃经及任脉为主，对于脾胃虚寒、饮食停滞、肝气犯胃或气滞血瘀者可加气海、关元、下脘、太冲、膈俞等穴位；穴位敷贴主要取神阙、中脘及天枢，药物以对症为主；中药热熨取食盐、吴茱萸及麦麸炒热装袋后放在痛处。其余包括艾灸、电针、毫针、穴位埋线等方法，也能改善功能性消化不良的症状。

【健康管理】

一、三级预防

（一）一级预防

1. 改善生活习惯　禁烟戒酒，少量多餐，避免进食不容易消化及刺激性食物。

2. 适当运动　积极锻炼身体，保持机体处于健康的状态。

3. 保持愉悦的心情　缓解精神紧张焦虑，化解不良情绪，保持良好的心境。

（二）二级预防

主要为早发现、早诊断，早治疗。全科医生对此病要有清楚的认识，对出现相关症状的患者鼓励及时就医，在日常门诊中要善于发现和作出诊断，及时做必要的药物干预。

（三）三级预防

主要为减少该疾病对消化功能的不良影响，改善患者的生活质量。

二、健康教育

具体内容包括以下 3 个方面。

1. 心理调适　帮助患者理解此病的发生、发展及整个病程的变化发展，了解自己的病情，建立信心，稳定情绪。

2. 建立健康生活方式　禁烟戒酒，避免辛辣刺激性食物，少量多餐，做到合理饮食、运动锻炼。

3. 及时就医　知道适时就医用药，控制不适症状。

三、双向转诊

（一）上转指征

1. 初次就诊需要明确诊断的患者。

2. 治疗期间功能性消化不良症状改善不明显或加重，并出现呕血、便血、上腹部肿块等情况，需要进一步明确诊断的患者。

3. 焦虑、抑郁症状明显，需要精神卫生科进一步处理的患者。

4. 对中医有治疗需求的患者，可转中医专科治疗。

注意事项：当患者有上转指征时，应及时跟患者沟通，取得其理解，并转上级医院专科处理。

（二）下转指征

1. 初次疑诊功能性消化不良，诊断明确，已确定治疗方案。

2. 并发症、合并症诊断明确，制订了治疗方案，病情控制稳定。

3. 对精神症状较重的患者，精神卫生科诊断明确，用药后病情得到了稳定控制。

4. 患者已确定了中医辨证治疗方案，病情稳定。

注意事项：对要下转到基层医疗机构的功能性消化不良患者，应该诊断明确，治疗方案有效，病情稳定。

四、社区管理

全科医生应根据患者的病情综合评估后，制订个性化方案，加强健康教育，督促建立健康的生活方式，随访干预效果和病情进展，必要时及时予以转诊。

【预后】

功能性消化不良患者的症状可反复、间断性发作，病程长。且社会心理负担越重、焦虑抑郁、疑病者，治疗效果较差，症状更不容易消失。

【诊治进展】

近年来，功能性消化不良中医药治疗方面取得了许多新的进展，新增穴位敷贴，以溶剂随证调制中药，贴于神阙、中脘、天枢等穴位；中药热熨，将食盐、吴茱萸、麦麸等炒热后装袋，热熨痛处等适用于基层的中医外治方法。也有基因方面研究，如 G 蛋白 β3 亚基、炎症基因多态性 CD14、巨噬细胞迁移抑制因子与上腹痛有关；*GNB3* 825CC 与餐后饱胀感有关；*GNB3* 基因多态性与功能性消化不良症状的强弱有关。

【病例分享】

患者，女，68 岁，因“反复上腹部疼痛伴饱胀不适感 1 年余，再发 4 个月”到当地社区卫生服务中心全科门诊就诊。患者 1 年余前无明显诱因下出现上腹部疼痛，伴有餐后饱胀不适感，病情时轻时重。最近 4 个月来自觉上述症状发作频繁，伴有嗳气、恶心，无呕吐、无黑便，无吞咽困难、无胸闷气急。患病后食欲稍差，精神状态欠佳，经常担心自己病情，夜间入睡困难、多梦、早醒。患者曾到市级医院行胃镜检查，无阳性发现，服用奥美拉唑、铝碳酸镁片及中成药（具体不详）治疗无明显好转。既往否认冠心病、高血压病、糖尿病等病史。不吸烟，否认嗜酒史。体格检查：体温 37.0℃，脉搏 90 次 /min，呼吸 18 次 /min，血压 126/78mmHg，偏瘦，神志清，精神疲软，两肺呼吸音清，心率 90 次 /min，律齐，腹平软，中上腹按压不适，肝脾肋下未及。门诊查心电图、腹部超声未见明显异常，血常规、尿常规、大便常规、血生化未见明显异常，^{14}C呼气试验阴性。

接诊医生考虑功能性消化不良，予以雷贝拉唑钠肠溶片、莫沙必利片口服，同时因患者表现焦虑，建议患者到上级医院精神卫生科就诊。患者精神科就诊后服用舍曲林片。2 周后随访患者，自诉腹痛腹胀好转，睡眠改善。

【思考题】

1. 功能性消化不良患者的常见合并症有哪些？
2. 功能性消化不良患者出现哪些情况需要转上级医院专科处理？
3. 功能性消化不良患者治疗后症状不容易改善的原因有哪些？

（章炜颖　周少文）

第六节　非酒精性脂肪性肝病

【学习提要】 1. 非酒精性脂肪性肝病的病因、临床表现和诊断。
2. 非酒精性脂肪性肝病的综合评估和治疗。
3. 非酒精性脂肪性肝病的三级预防和社区健康管理。

【定义】

非酒精性脂肪性肝病（non-alcoholic fatty liver disease，NAFLD）是指除外酒精和其他明确的肝损害因素所致，以肝脏脂肪变性为主要特征的临床病理综合征，包括非酒精性脂肪肝（non-alcoholic fatty liver，NAFL）也称单纯性脂肪肝，以及由其演变的脂肪性肝炎（non-alcoholic steatohepatitis，NASH）、脂肪性肝纤维化、肝硬化、肝癌。

【流行病学】

NAFLD 已成为全球最常见的慢性肝病，患病率 25%。NAFLD 是一组高度异质性疾病，与代谢功能障碍密切相关。2020 年 3 月，国际专家共识将 NAFLD 更名为代谢相关脂肪性肝病（metabolic associated fatty liver disease，MAFLD）。

【病因及发病机制】

一、病因

NAFLD 的易感因素包括不良生活方式，如高能量饮食、过多摄入含糖饮料、久坐少动等，以及肥胖、2 型糖尿病、高脂血症、代谢综合征等单独或共同存在的疾患。

二、发病机制

“多重打击”学说可解释部分 NAFLD 发病机制。第一次打击是肥胖、2 型糖尿病、高脂血症导致胰岛素抵抗，引起肝细胞内脂质过量沉积；第二次打击是肝细胞氧化应激和脂质过氧化，导致线粒体功能障碍，肝细胞发生炎症、坏死。此外，也与内质网应激、肝纤维化、肠道菌群紊乱相关，遗传背景、心理应激、免疫功能也有一定作用。

【临床表现】

一、症状

NAFLD 起病隐匿，发病缓慢，常无症状。少数患者可有乏力、右上腹轻度不适、肝区隐痛或上腹胀痛等非特异症状。严重 NASH 可出现黄疸、食欲缺乏、恶心、呕吐等症状。NAFLD 发展至肝硬化失代偿期，临床表现与其他原因所致肝硬化相似。

二、体征

部分患者可有肝脾大、肝区压痛、黄疸等。

三、接诊要点

1. 健康体检　接诊健康咨询时，需关注血清谷丙转氨酶和γ-谷氨酰转移酶增高的肝脏生物化学指标异常者，应筛查 NAFLD。

2. 采集病史　需询问患者是否存在肥胖症、高甘油三酯血症、2 型糖尿病和代谢综合征。如果是，则需要行肝脏生物化学和 B 型超声筛查 NAFLD。

3. 生活方式　对疑似 NAFLD 患者需询问有无嗜酒、高脂高糖饮食、缺少运动等不良生活习惯。

四、常见并发症/合并症

（一）并发症

1. 肝硬化　是NAFLD肝脏的不良结局，判断有无纤维化及预后价值大。

2. 肝癌　肝细胞癌（hepatocellular carcinoma，HCC）是NASH终末期表现，肝移植手术术后NAFLD复发及并发心血管病的风险高。

（二）合并症

1. 2型糖尿病　因NAFLD的发生和发展与胰岛素抵抗（insulin resistance，IR）直接相关，故NAFLD多合并2型糖尿病。

2. 代谢综合征（metabolic syndrome，MS）　存在3项及以上代谢性危险因素（腹型肥胖，高血压，高甘油三酯血症，低高密度脂蛋白胆固醇血症、高血糖）与NAFLD互为因果。

3. 肥胖症　NAFLD是肥胖累及肝脏的表现，故多表现肥胖症。

4. 高血压　与NAFLD互为因果，是NAFLD主要死亡因素。

5. 高脂血症　以肝脏脂肪变性为主要特征，故大多数存在高脂血症，包括高甘油三酯血症，低高密度脂蛋白胆固醇血症。

6. 肌少症　又称肌肉衰减综合征，是脂肪肝发生的独立相关因素。

【辅助检查】

一、实验室检查

单纯脂肪性肝病肝功能正常，或γ-谷氨酰转移酶（γ-glutamyl transferase，GGT）轻度升高；NASH时，多见血清谷丙转氨酶（又名谷氨酸转氨酶，alanine aminotransferase，ALT）和GGT水平升高。血脂、尿酸、转铁蛋白和空腹血糖升高或糖耐量异常。

二、影像学检查

1. 超声检查　诊断脂肪性肝病的准确率高达70%～80%，可定量肝脂肪变程度。

2. CT检查　肝脏密度普遍降低，根据肝/脾CT密度及比值可明确脂肪性肝病的诊断，判断脂肪性肝病的程度。

3. 质子磁共振波谱　无创定量肝脏脂肪的最佳方法。

三、病理学检查

肝穿刺活组织检查是确诊的主要方法，对鉴别局灶性病变、肝肿瘤、血色病、胆固醇酯贮积病和糖原贮积病等有重要意义，也是判断预后的最敏感和特异的方法。

【诊断和评估】

一、诊断思维

NAFLD的诊断需要有弥漫性肝细胞脂肪变的影像学或组织学证据，并且要排除乙醇（酒精）滥用等可能导致肝脂肪变的其他病因。

1. 诊断标准　凡具备下列第1～5项和第6或第7项中任何一项者即可诊断为NAFLD。①易患因素：肥胖、2型糖尿病、高脂血症；②无饮酒史或饮酒精量男性每周<140g，女性每周<70g；③除外病毒性肝炎、药物性肝病、全胃肠外营养、肝豆状核变性和自身免疫性肝病等可导致脂肪肝的特定疾病；④乏力、肝区隐痛、肝脾大等；⑤血清转氨酶或GGT、转铁蛋白升高；⑥影像学符合脂肪性肝病的诊断标准；⑦肝组织病理学诊断标准。

2. 鉴别诊断　应与病毒性肝炎、酒精性肝病、药物性肝病、全胃肠外营养、肝豆状核变性和自身免疫性肝病等鉴别。

二、临床评估

NAFLD的评估包括定量肝脂肪变和纤维化程度，判断有无代谢和心血管危险因素及并发症、有无肝脏炎症损伤以及是否合并其他原因的肝病。临床定量评估肝脂肪变性程度首先被推荐的是一系列非侵入性检查，如常规腹部超声检查，简单方便，可以敏感而准确地评估中-重度肝脂肪变性。通过振动控制瞬时弹性成像技术（vibration controlled transientelastography，VCTE）检测受控衰减参数（controlled attenuation parameter，CAP）可敏感预测轻度脂肪肝变性，其量化的指标可动态监测肝脂肪变性程度的变化，也能分析数据的可靠性，如CAP值四分位数>40dB/m通常代表检测数据的可靠性不强，故此项VCTE已在包括我国在内的全球很多国家和地区普及和推广。目前，临床量化评估肝脏脂肪含量的金标准是基于磁共振成像（MRI）技术的质子密度脂肪含量测定和波谱分析，该技术不仅可以评估肝脏脂肪含量绝对值的变化，而且可显示肝脏脂肪含量相对比例的改变，现已广泛用于新药临床早期阶段试验的评估。

因脂肪肝最常见的并发症是肝纤维化，而肝纤维化程度是决定NAFLD患者全因死亡、肝病死亡、肝移植需求以及肝病并发症风险的重要指标。除传统的肝活检组织学评估外，基层医院全科医生如何初步评估慢性肝病患者有无中晚期肝纤维化？是否需转诊？或转上一级医院做进一步检查？一直是肝脏病学诊断的热点和难点问题。通过VCTE测定肝脏硬度值（liver stiffness measurement，LSM）可非侵入性评估诊断和定量肝纤维化。测量LSM还可用于判断NAFLD患者的预后，随着LSM的增加，死亡率升高。因肥胖症会影响VCTE检测的成功率，通过自动转换正常人群与肥胖人群的探头，使得肥胖人群LSM检测成功率显著提高。通常认为，LSM>15kPa提示进展期肝纤维化，需对此类人群进行肝细胞癌的筛查。而LSM>25kPa和/或血小板减少的人群可能具有门静脉高压，应建议进一步通过内镜筛查胃食管静脉曲张情况。虽然基于MRI的实时弹性成像对肝纤维化的预测较LSM具有更高的精确度，但因其价格昂贵而难以广泛普及。

值得一提的是，既往常用的肝纤维化特异性生物学指标，如天冬氨酸转氨酶（即谷草转氨酶）-血小板比值指数（aminotransferase/platelet ratio index，APRI）、纤维化-4指数（fibrosis 4 score，FIB-4）、非酒精性脂肪性肝病纤维化评分（NAFLD fibrosis score，NFS）、增强肝纤维化评分、Ⅲ型胶原形成的标记（released N-terminal propertied of type Ⅲ collagen，Pro-C3）以及基于Pro-C3的纤维化评分ADAPT，在多项临床试验中显示出良好的整体准确性，可推荐用于全科医生专业化评估肝纤维化并指导患者的治疗和随访。尽管NFS评分阳性预测准确率不高，但阴性预测值相对较高，可用于排除进展期肝纤维化。根据各自评分界值（APRI：0.5和1.5，FIB-4：1.30和2.67，NFS：<−1.455和>0.676）来区分NAFLD患者进展期纤维化的低、中、高风险。肝纤维化评分低的患者肝脏并发症发生风险较低。

既往认为肝细胞凋亡的细胞角蛋白 -18 片段（M30、M65）水平是反映非酒精性 NASH 的提示指标，但近年研究发现其精准性不高。最近的一项多中心研究发现，联合 ALT、CAP 及 LSM 组合的 FAST 评分能较好地评估伴肝纤维化的 NASH。

【治疗】

一、治疗目标

首要目标为减肥和改善胰岛素抵抗，预防和治疗 MS、2 型糖尿病及其并发症，减轻疾病负担、改善患者生活质量并延长寿命；次要目标为减少肝脏脂肪沉积，避免因“附加打击”而导致 NASH 和肝衰竭；对于 NASH 和脂肪性肝纤维化患者还需阻止肝病进展，减少肝硬化、肝细胞癌及其并发症的发生。

二、治疗原则

治疗 NASH 的原则是 NASH 和纤维化程度都能显著改善，至少要达到减轻肝纤维化而 NASH 不加剧，或者 NASH 缓解而纤维化程度不加重。

三、治疗方案

1. 一般治疗　单纯性脂肪性肝病无须药物治疗，通过改变生活方式即可。改变生活方式至关重要如减重、健康饮食、体育运动。减重 3%～5% 可改善肝脂肪变，减重 7%～10% 能改善肝脏酶学和组织学的异常。

2. 药物治疗　主要的治疗药物有以下几种。

（1）减轻脂质过氧化类：维生素 E、甘草酸制剂、多烯磷脂酰胆碱等可改善肝脂肪变。

（2）胰岛素受体增敏剂：二甲双胍、吡格列酮可用于合并 2 型糖尿病的 NAFLD。

（3）降血脂药物：伴有血脂高的 NAFLD 可应用，需要监测肝功能，必要时联合用保肝药。

（4）肠道益生菌：可减少内毒素的产生和能量的过度吸收。

3. 手术治疗　对改变生活方式和药物治疗无反应者，可通过减重手术进行治疗。粪菌移植对 NASH 伴有严重 MS 患者，也正在研究中。

4. 中医治疗　水飞蓟宾、甘草、熊去氧胆酸等针对肝脏损伤的治疗药物安全性良好，部分药物在药物性肝损伤、胆汁淤积性肝病等患者中已取得相对确切的疗效，但这些药物对 NASH 和肝纤维化的治疗效果仍需进一步的临床试验证实。

5. 康复治疗　是 NAFLD 康复期的重要治疗手段，可通过提倡给 NAFLD 患者提供包括健康饮食、加强锻炼和修正不良行为的生活方式干预的指导。NAFLD 患者 1 年内减重 5% 以上可以改善血清生物化学指标和肝脏组织学病变，改善生活质量。

【健康管理】

一、三级预防

1. 一级预防　饮食指导应兼顾限制能量摄入、调整膳食结构和避免不良膳食行为。通过低热量饮食伴体育锻炼来减轻体质量，可以减少肝脏脂肪沉积。

2. 二级预防　积极干预高危因素和治疗相关疾病，包括高尿酸血症、红细胞增多症、甲状腺功能减退、垂体功能减退、睡眠呼吸暂停综合征、多囊卵巢综合征。

3. 三级预防　NAFLD 合并危险因素包括隐源性肝硬化、MS 和 2 型糖尿病等，应定期筛查肝细胞癌。

二、健康教育

控制饮食、增加运动，是治疗肥胖相关 NAFLD 的最佳措施。减肥过程中应使体重平稳下降，注意监测体重及肝功能。注意纠正营养失衡，禁酒，不宜乱服药，在服降血脂药物期间应遵医嘱定期复查肝功能。

三、双向转诊

（一）上转指征

1. 初次筛查疑诊 NAFLD 患者。

2. 存在较严重的合并症或并发症，如肝硬化和肝癌患者。

3. 治疗中出现严重不良反应和脏器功能衰竭，如急性肝衰竭、急性肾衰竭、严重皮肤过敏反应、严重骨髓抑制或明显出血倾向等。

4. 因确诊或随访需要质子磁共振波谱、肝穿刺活组织检查等。

5. 治疗需提供中医辨证治疗服务。

（二）下转指征

1. 初次疑诊 NAFLD，已明确诊断、确定了治疗方案。

2. NAFLD 病情稳定。

3. 诊断明确，已确定中医辨证治疗方案。

四、社区管理

1. 基层医疗机构在 NAFLD 管理中的职责　协助上级医疗机构治疗 NAFLD 效果判断，对辖区内的居民进行 NAFLD 相关知识的宣传，包括讲座、发放宣传资料等；同时对 NAFLD 患者及家属的治疗、预防进行指导、监测与随访，指导患者规律用药。随访患者有无出现药品不良反应，并给予正确处置，如果出现严重并发症或不良反应（见转诊部分），应将患者转诊至有条件的上级医院。

2. 基层医疗机构对 NAFLD 高危人群筛查　加强肥胖症、高血压病、糖尿病和 MS 患者心血管和肝病并发症的监测，定期随访合并胰岛素抵抗和/或腹型肥胖的瘦人患者。

【诊治进展】

很多新药研究值得期待，例如脂肪酸合成酶抑制剂、成纤维细胞生长因子单抗、细胞凋亡调节信号激酶-1 抑制剂等，但并未达到逆转 NAFLD 或缓解肝纤维化组织学终点，主要是缺乏足够认识 NASH 异质性及仅聚焦下游治疗靶点，研发仍任重而道远。

【病例分享】

患者，男性，39 岁，因“右胁不适 1 年，加重半个月”至当地社区卫生服务中心全科门诊就诊。患者 1 年前无明显诱因下出现右胁不适，加重半个月。无畏寒寒战，伴全身乏力、嗜睡、反酸、头昏头痛，无呕血、恶心、呕吐、腹胀、腹痛等不适，小便色黄，大便稀，一天 2 次。

平素嗜食肥甘厚味，高血压病、糖尿病病史3年，平素血压、血糖基本正常。查体：形体肥胖，身高170cm，体重120kg，体重指数（BMI）41.5kg/m^2，腰臀比1.04。肝功能指标：ALT 92.4U/L，谷草转氨酶（又名天冬氨酸转氨酶，aspartate aminotransferase，AST）56.4U/L，GGT 71.0U/L，碱性磷酸酶（alkaline phosphatase，ALP）126.6U/L；血脂：胆固醇（cholesterol，CHO）5.96mmol/L，甘油三酯（triglyceride，TG）2.36mmol/L；彩色超声检查示：脂肪肝（重度），胆囊壁毛糙。接诊的基层全科医生考虑诊断：①非酒精性脂肪性肝炎；②高脂血症；③高血压病；④糖尿病，需要进一步检查排除肝硬化可能，因社区卫生服务中心无肝硬化相关检查设备，全科医生上转患者至上一级医院行相关检查。

转诊后检查结果，肝脏瞬时弹性：肝脏脂肪衰减参数（CAP）349dB/m，肝脏硬度（E）6.7kPa，肝脏脂肪变≥67%，提示重度脂肪肝。结合病史诊断“NAFLD”，收住入院治疗。予以节制饮食，适量运动，降脂、降糖、护肝等治疗2个月后，症状明显改善，出院后转当地社区全科门诊。全科医生综合评估病情，建立患者健康档案，教育患者戒烟酒，控制体重，遵医嘱规律服药，定期随访，并纳入社区长期健康管理。

【思考题】

1. NAFLD的诊断标准是什么？
2. 基层医疗卫生机构诊治NAFLD过程中的转诊指征是什么？
3. 什么是NAFLD的三级预防？

（丁　汀）

第七节　自身免疫性肝病

【学习提要】
1. 自身免疫性肝病的病因、临床表现和诊断。
2. 自身免疫性肝病的综合评估和治疗。
3. 自身免疫性肝病的三级预防和社区健康管理。

【定义】

自身免疫性肝病（autoimmune liver disease，AILD）是一组病因和发病机制尚未完全明确的、与自身免疫系统异常相关的肝胆炎症性疾病。主要包括以肝细胞损伤为主的自身免疫性肝炎（autoimmune hepatitis，AIH）、以胆管损伤为主的原发性胆汁性胆管炎（primary biliary cholangitis，PBC）和原发性硬化性胆管炎（primary sclerosing cholangitis，PSC），也包括具有上述任意 2 种疾病主要特征的重叠综合征，近来 IgG4 相关肝胆疾病也被列入此类。

【流行病学】

近年来，AILD 的发病率逐年升高。其中，AIH 可以在任何性别、年龄和种族人群中发病，欧洲和亚洲人群中以女性患者居多。研究显示，我国 AIH 发病年龄呈双峰分布，峰值年龄为 55（6～82）岁，在 20 岁有小的波峰，男女比例为 1∶5。PBC 呈全球性分布，发病不受地区和种族的限制，主要发生在 40～60 岁的中年女性，男女患病比例为 1∶9。PSC 发病率存在区域差异性，北欧与北美发病率高于亚洲，好发于男性患者，发病年龄呈双峰分布，高峰分别在 15 岁和 35 岁左右。

【病因及发病机制】

一、病因

1. 遗传因素　遗传易感性是 AILD 的主要因素。

2. 环境因素　病毒、细菌和其他病原体感染，以及接触化学物质和药物等可能诱发。

3. 免疫因素　AILD 患者体内存在多种自身抗体，这些自身抗体是引起抗原抗体反应必不可少的媒介。肝脏组织无法耐受自身免疫反应时，可引起肝功能异常。

二、发病机制

该病属于自身免疫性疾病，是遗传易感个体在环境因素诱发下产生的针对肝脏正常组织的异常免疫攻击，包括特异性自身抗体产生、免疫细胞数量和功能失衡等。

【临床表现】

一、症状

1. AIH　最常见的症状是极度疲乏、嗜睡，可伴有不适和 / 或恶心，无食欲。还可出现厌食、体重下降、右上腹疼痛和 / 或不适、皮肤瘙痒、关节肌肉疼痛、皮疹、发热等。部分患者可无任何症状，仅在体检时发现。约 1/3 患者诊断时已存在肝硬化表现，少数患者以食管 - 胃底静脉曲张破裂出血引起的呕血、黑便为首发症状。

2. PBC　有症状的患者可表现为慢性进行性胆汁淤积的症状，如伴或不伴黄疸的瘙痒、乏力、右上腹疼痛；还可表现为肝硬化失代偿期的症状如腹水、静脉曲张出血等。无症状的患者占所有首次诊断患者的 20%～60%。合并其他自身免疫性疾病者，可有相应的临床症状。

3. PSC　临床表现多样，常见症状有乏力、瘙痒、黄疸、体重下降，黄疸呈波动性、反复发作，可伴有中低热或高热及寒战。

二、体征

1. 视诊　皮肤、巩膜黄染，皮肤可见蜘蛛痣，PBC 患者可发现色素沉着、搔痕、黄斑瘤、黄瘤。有腹水的患者可见腹部膨隆、大量腹水表现为蛙腹。

2. 触诊　腹部可触及肝脾大，肝脏质地坚硬，可伴有压痛。

3. 叩诊　合并腹水时可叩及移动性浊音。

4. 听诊　腹部听诊通常无异常音。大量腹水存在时，可表现为肠鸣音减弱或消失。

三、接诊要点

诊断 AILD 时，为避免漏诊、误诊，应详细、全面采集病史。在问诊中需要注意全面了解患者就诊原因，倾听患者对病情的疑问、看法，关注患者的担心和期望，适时反馈。具体要点包括以下几个方面。

1. 起病情况　就诊时是否出现不适症状，出现了哪些症状以及从什么时候开始出现这些症状的。

2. 病情特点　部分患者发病呈隐匿性，无任何临床症状，于体检时发现肝功能异常，或因其他疾病就诊时发现，就诊时易被误认为风湿免疫病或皮肤病等其他疾病。

3. 伴随症状　有无腹水、静脉曲张等肝硬化失代偿表现，有无腹痛腹泻等炎性肠病表现，有无维生素缺乏相关的夜盲及神经系统异常表现等。

4. 治疗经过　既往和最近的肝功能生化、腹部超声等检查结果，详细询问患病以来的诊治情况。

5. 既往史　是否患者有其他自身免疫系统疾病，是否有病毒性肝炎史，是否饮酒、服用过可导致肝损害的药品及保健品等。

6. 生活方式及社会心理因素　详细询问患者的生活习惯，是否有酗酒史。了解患者是否对疾病产生焦虑情绪，并且因疾病影响生活质量。了解患者家庭成员关系是否和睦，家庭支持度如何，社会人际关系是否和谐。

四、常见并发症

1. 骨质疏松　是胆汁淤积常见的并发症，PBC 及 PSC 可导致慢性胆汁淤积，进而引起维生素 D 缺乏和吸收障碍，使骨密度降低，引起骨质疏松。

2. 脂溶性维生素缺乏症　长期肝内胆汁淤积会导致分泌和排泄到肠腔的胆汁减少，进而引起脂肪消化吸收障碍，出现脂肪泻和脂溶性维生素缺乏。维生素 A 缺乏可引起夜盲，维生素 E 缺乏可引起反射异常、本体感觉减退、共济失调等。

【辅助检查】

一、实验室检查

（一）血清生化指标

1. AIH　典型特点为血清谷丙转氨酶和谷草转氨酶水平升高，而血清碱性磷酸酶和 γ- 谷氨酰转移酶水平基本正常或轻微升高。

2. PBC　以血清碱性磷酸酶和 / 或 γ- 谷氨酰转移酶明显升高为主要特征，可同时伴有血清谷丙转氨酶和谷草转氨酶的轻度至中度升高，疾病进展期可有血清胆红素逐步升高。

3. PSC 通常伴有血清碱性磷酸酶、γ- 谷氨酰转移酶升高。碱性磷酸酶升高是诊断的敏感指标，但无特异度。

（二）免疫学检查

1. AIH 可根据自身抗体的不同分为两型：抗核抗体和 / 或抗平滑肌抗体阳性者为 1 型 AIH，约占 AIH 病例的 90%；抗肝肾微粒体抗体 -1 型和 / 或抗肝细胞溶质抗原 -1 型阳性者为 2 型 AIH。IgG 和 / 或 γ- 球蛋白升高是 AIH 特征性的血清免疫学改变之一。

2. PBC 血清抗线粒体抗体是诊断 PBC 的特异性标志物，诊断本病的灵敏度和特异度高达 90%～95%。大约 50% 的 PBC 患者抗核抗体阳性，在抗平滑肌抗体阴性时是诊断 PBC 的另一种重要标志物。对 PBC 较特异性的抗体还包括抗肝脂蛋白抗体、抗核骨架蛋白抗体等。

3. PSC 缺乏特异性的自身抗体。部分患者血清中可检测出多种自身抗体，包括抗核抗体、抗中性粒细胞胞质抗体，抗平滑肌抗体、抗内皮细胞抗体、抗磷脂抗体等。

二、影像学检查

超声检查、电子计算机断层成像、磁共振成像检查、内镜逆行胰胆管造影、磁共振胰胆管成像用于排除肝胆系统的肿瘤和结石等胆道疾病，一般首选超声。瞬时弹性成像或磁共振弹性成像可判断肝脏硬度，用于评估 PBC 患者的分期。

PSC 胆管造影可显示肝内和 / 或肝外胆管弥散性、多灶性环状狭窄；短带状狭窄；憩室状突出。磁共振胰胆管成像因其具有无创性的特点，成为诊断 PSC 的首选，内镜逆行胰胆管造影为诊断 PSC 的“金标准”。

三、组织病理学检查

AIH 的病理表现主要是界面型肝炎、淋巴细胞 - 浆细胞浸润、玫瑰花结和穿入现象。PBC 的病理学特点是累及小叶间胆管（简称小胆管）的慢性非化脓性损伤性胆管炎或肉芽肿性胆管炎。肝内胆管周围纤维组织围绕小胆管呈同心圆样排列的“洋葱皮样”改变是 PSC 的典型病理学改变。

【诊断和评估】

一、诊断思维

（一）AIH

1. 诊断标准　临床上如遇到不明原因肝功能异常和/或肝硬化的任何年龄、性别患者，均应考虑AIH的可能。2008年国际自身免疫性肝炎小组提出了AIH简化诊断积分系统（表4-7-1）。

表4-7-1　简化AIH诊断积分系统

变量	标注	分值	备注
ANA或SMA	≥1∶40	1分	相当于我国常用的ANA 1∶100的最低滴度
ANA或SMA 或LKM-1 或SLA，或LC1	≥1∶80 ≥1∶40 阳性	2分	多项同时出现，最多2分
IgG	>正常上限 >1.10倍正常上限	1分 2分	
肝组织学	符合AIH 典型AIH表现	1分 2分	典型AIH组织学表现：界面型肝炎、汇管区和小叶淋巴浆细胞浸润、肝细胞玫瑰样花环以及淋巴细胞对肝细胞的穿透现象 4项中具备3项为典型表现
排除病毒性肝炎	是	2分	

注：=6分：AIH可能；≥7分：确诊AIH。ANA：antinuclear antibody，血清抗核抗体；SMA：anti-smooth muscle antibody，抗平滑肌抗体；LKM-1：anti-liver-kidney microsomal antibody 1，抗肝肾微粒体抗体-1；SLA：anti-soluble liver antigen，抗可溶性肝抗原抗体；LC1：anti-liver cytosol antibody type1，抗1型肝细胞溶质抗原抗体；AIH：自身免疫性肝炎；IgG：immunoglobulin G，血清免疫球蛋白。

2. 鉴别诊断　抗核抗体和抗平滑肌抗体等自身抗体缺乏疾病特异性，需进行鉴别诊断（表4-7-2）。

表 4-7-2 AIH 的鉴别诊断

疾病	临床表现和实验室检查	病理学表现
HCV 感染	血清 ANA 可低效价阳性或 LKM-1 阳性，IgG 水平轻度升高；抗 -HCV 抗体和 HCV RNA 阳性	肝细胞脂肪变形、淋巴滤泡形成、肉芽肿形成
药物性肝损伤	药物史明确，停用药物后好转；血清转氨酶水平升高和/或胆汁淤积表现	汇管区中性粒细胞和嗜酸性粒细胞浸润、肝细胞大泡脂肪变性、肝细胞胆汁淤积，纤维化程度一般较轻（低于 S2）
非酒精性脂肪性肝病	1/3 患者血清 ANA 可低效价阳性，血清转氨酶轻度升高，胰岛素抵抗表现	肝细胞呈大泡脂肪变性、肝窦纤维化、汇管区炎症较轻
Wilson 病	血清 ANA 可阳性，血清铜蓝蛋白低，24 小时尿铜升高，可有角膜色素环（K-F 环）阳性	存在肝细胞脂肪变性、空泡状核形成、汇管区炎症，可伴界面型肝炎，可有大量铜沉着

注：HCV：hepatitis C virus，丙型肝炎病毒；ANA：血清抗核抗体；LKM-1：抗肝肾微粒体抗体 -1；IgG：血清免疫球蛋白；Wilson 病：威尔逊氏病。

（二）PBC

1. 诊断标准 PBC 的诊断需依据生物化学、免疫学、影像学及组织学检查进行综合评估。满足以下 3 条标准中的 2 条即可诊断：①存在胆汁淤积的生物化学证据（主要是血清碱性磷酸酶和 γ- 谷氨酰转移酶升高）；②抗线粒体抗体、抗线粒体 M_2 型抗体、抗核膜糖蛋白抗体、抗多核点抗体之一出现阳性；③肝活检有非化脓性破坏性胆管炎和小胆管破坏的组织学证据。

2. 鉴别诊断 PBC 的鉴别诊断应包括其他各种病因所致的胆汁淤积性疾病，如肝外胆管阻塞、PSC、肝炎肝硬化、酒精性肝病、药物性肝损伤、IgG4 相关性胆管炎、成人特发性胆管减少症及良性再发性或进行性家族性肝内胆汁淤积、巴德 - 吉亚利综合征、结节病、朗格汉斯细胞组织细胞增生症及肝淀粉样变性等。

（三）PSC

1. 诊断标准　诊断主要依据影像学检查：胆管系统呈多灶性狭窄、节段性扩张、串珠状及枯树枝样改变，碱性磷酸酶和γ-谷氨酰转移酶等相关肝脏血清酶指标升高和/或胆汁淤积症状等表现。对于经典PSC患者，肝脏组织学检查并非必须。诊断小胆管型PSC需要肝脏组织学，病理表现包括小胆管周围纤维组织增生，呈同心圆性洋葱皮样改变。

2. 鉴别诊断　需要与继发性硬化性胆管炎进行鉴别。

（1）慢性梗阻：胆管结石、胆管狭窄（手术或慢性胰腺炎继发）、肝移植后吻合口狭窄、良恶性肿瘤。

（2）感染性疾病：寄生虫感染、病毒感染（HIV、巨细胞病毒等）。

（3）药物、毒物：意外在胆管内注入酒精或甲醛溶液、药物性损伤（氯胺酮、塞来昔布、七氟烷、阿莫西林克拉维酸、阿托伐他汀、英夫利西单抗等）。

（4）免疫性：IgG4相关自身胰腺炎或IgG4相关硬化性胆管炎、嗜酸性粒细胞性胆管炎、肥大细胞性胆管疾病、淀粉样变性、白塞病。

（5）缺血性胆管疾病：肝移植后肝动脉血栓、肝移植排斥反应、肝动脉内插管化疗、肝动脉栓塞化疗、系统性血管炎、放射损伤。

（6）缺血样胆管疾病：危重症患者继发性硬化性胆管炎（创伤、烧伤、心胸手术、呼吸系统疾病、HELLP综合征、胰腺炎、急性心肌梗死、蛛网膜下腔出血、脑出血等）。

二、临床评估

1. AIH　根据临床症状评估分为：①无症状AIH；②有症状AIH；③缓解期AIH；④治疗中复发；⑤代偿期无活动性肝硬化；⑥失代偿期活动性肝硬化；⑦肝衰竭。

2. PSC　根据组织学评估分四期，Ⅰ期为门静脉期，表现为门静脉肝炎（局限于界板）；Ⅱ期为门静脉周围期，表现为门静脉周围纤维化/炎症（超出界板）；Ⅲ期为间隔期，表现为间隔区纤维化和/或桥样坏死；Ⅳ期为硬化期，表现为胆汁性肝硬化。

3. PBC　根据组织学评估分四期，Ⅰ期以胆管损伤和坏死为特点；Ⅱ期可见显著的胆管炎、肉芽肿及胆管增生；Ⅲ期表现为进展性纤维化和瘢痕，邻近的门静脉之间以纤维间隔连接起来，小管稀少更为常见；Ⅳ期以具有纤维间隔和再生结节的胆汁性肝硬化形成为特点。

【治疗】

一、治疗目标

治疗的总体目标是缓解症状，防止并发症产生，控制疾病进展，延长患者的生存期和提高生活质量。

二、治疗原则

AILD 的基本治疗原则主要是抑制异常的自身免疫反应；缓解肝内炎症和消除症状，恢复肝功能，保持代偿状态和减少并发症的发生。

三、治疗方案

1. 一般治疗　以营养支持和对症治疗为主。饮食上以低脂肪、高热量、高蛋白为主。如患者出现皮肤瘙痒，可用润肤剂及考来烯胺进行治疗；如出现脂肪泻和维生素吸收不良，应及时补充缺乏的维生素并进行监测；如出现骨质疏松，应对症补充钙剂和维生素 D。

2. 药物治疗　主要包括以下 3 方面内容。

（1）AIH：主要治疗方案为泼尼松（龙）单药或联合硫唑嘌呤（azathioprine，AZA）治疗，其他治疗包括吗替麦考酚酯（mycophenolate mofetil，MMF），一般用于激素抵抗或 AZA 治疗不耐受患者。但长期大量应用泼尼松（龙）可引起多种严重不良反应，如糖尿病、骨质疏松、骨坏死、高血压、白内障和体重增加等。为降低不良反应的发生，在治疗中会逐渐减少药物剂量至控制疾病的最低剂量为止。当泼尼松（龙）联合使用硫唑嘌呤时，可减少泼尼松（龙）剂量及不良反应。

（2）PBC：熊去氧胆酸（ursodeoxycholic acid，UDCA）是目前推荐用于 PBC 的首选药物，用于保护胆管细胞和肝细胞，改善患者长期预后。对于部分 UDCA 应答不佳的患者可选择奥贝胆酸（obeticholic acid，OCA）5mg/d 作为二线治疗，或者视病情加用贝特类药物（非诺贝特 200mg/d）、布地奈德（6mg/d）改善患者的生化指标。

（3）PSC：目前还没有药物能够缓解此疾病造成的肝损害。UDCA

中等剂量可改善患者的肝生化指标。此外，泼尼松、布地奈德、秋水仙碱、青霉素、硫唑嘌呤、他克莫司、甲氨蝶呤、吗替麦考酚酯均对 PSC 有一定的益处，但效果不明显。

3. 手术治疗　肝移植是治疗终末期肝病的唯一有效手段。肝移植术后 5 年生存率为 80%～85%，但术后有复发的可能。该手术适用于终末期肝病经内科治疗疗效不佳以及急性肝衰竭患者。对于 PSC 患者，药物治疗效果不佳的情况下还可以选择内镜治疗、介入治疗等。

4. 中医治疗　中医认为“肝藏血，主疏泄”，主导全身气血升降、脾胃消化功能。对于病情轻中度、西药治疗效果不佳、因各种原因未长期接受免疫抑制剂治疗以及已发展至肝硬化的患者，可通过内服中药以及采用中药离子导入、贴敷疗法配合红外治疗仪等中医特色疗法治疗。

【健康管理】

一、三级预防

（一）一级预防

1. 保持良好生活习惯　规律饮食，营养均衡，保证充足的睡眠，加强体育锻炼，调节免疫功能，控制饮酒避免加重肝脏负担。

2. 规范用药　避免滥用药及长期使用肝毒性药物，减少肝损害风险。

3. 改善生活环境　长期接触化学物质可诱发 AILD，因此需改善生活、工作环境，避免增加患病风险。

（二）二级预防

定期体检，及时发现异常检查，对于合并其他自身免疫性疾病等具备高危因素的患者应重视肝功能的筛查，做到早诊断、早治疗，避免误诊、漏诊。

（三）三级预防

明确诊断，积极干预治疗，减少肝脏的损伤，延缓病情及进展，预防并发症的发生。定期复诊，按时随访监测，改善生活质量。

二、健康教育

1. 疾病认知　使患者了解 AILD 的慢性病程、较长的治疗时间以及药物的不良反应，缓解疾病带来的消极情绪，保持愉悦的心情配合治疗。

2. 生活习惯　规律的生活作息时间，合理的膳食营养，避免增加肝毒性的食物及药物的摄入。

3. 规范治疗　规范用药，增加治疗依从性，避免多用药和滥用药。

4. 健康监测　根据患者的情况设计个体化的随访内容，督促患者定期复诊，加强疾病的自我管理从而更好地实现疾病的控制、改善预后。

三、双向转诊

（一）上转指征

1. 初次筛查疑诊 AILD 患者。
2. AILD 患者初始治疗应答不完全或无应答。
3. 随访期间出现治疗相关严重药物不良反应，需要调整治疗方案者。
4. AILD 患者复发及急性加重。
5. 疗程结束需要停药前检查。

（二）下转指征

确诊 AILD 患者，已明确治疗方案，并且病情稳定的患者。

四、社区管理

对于病情稳定的 AILD，可于社区定期复查相关肝功能生化等指标，早期发现异常，早期进行病情再评估及调整诊疗方案，延缓病情的进展，改善预后，提高生活质量。

【预后】

AILD 患者预后差异较大，早期诊断及治疗可获得较长生存期。初诊时是否有肝硬化、治疗有无应答及治疗后是否反复发作，是影响长期预后的主要因素。

【诊治进展】

AILD 是一类由自身免疫因素引起的慢性肝胆损伤性疾病，随着我国医学科技的发展及研究的深入，其临床诊治技术已得到了明显改进。但是AILD不仅需要预防终末期疾病，还需要关注疾病早期患者，并进行早期诊治。通过高新技术及基因组学研究探索AILD的发病机制、早期诊断标志物、治疗靶点可能是未来的研究方向。在治疗方面，有研究显示，低剂量的白细胞介素-2、抗肿瘤坏死因子-α抑制剂等生物制剂对AILD有保护、缓解的作用。除此之外，干细胞治疗也成为治疗研究的热点。

【病例分享】

患者，女性，42岁，因“发现皮肤巩膜黄染1周”于当地社区卫生服务中心全科门诊就诊。患者1周前无明显诱因发现皮肤巩膜黄染，伴周身皮肤瘙痒、食欲减退、乏力，无发热、关节酸痛等不适。患病以来食欲缺乏，睡眠差，尿液颜色深黄，大便干燥，呈灰白色。体格检查：体温36.2℃，脉搏80次/min，呼吸21次/min，血压126/78mmHg，神志清，全身皮肤黏膜及巩膜黄染，无出血点，无肝掌及蜘蛛痣。双肺呼吸音清，未闻及干、湿啰音。心律齐，无杂音。腹软，肝脾肋下未触及。既往否认冠心病、高血压病、糖尿病等病史。否认肝病患者接触史，否认输血及血液制品应用史，否认肝损伤药物应用史。否认吸烟、嗜酒史。

接诊的基层全科医生给予初步化验检查，结果提示谷丙转氨酶、谷草转氨酶、碱性磷酸酶、胆红素、胆固醇均升高。考虑肝损害原因待查，建议患者转至上级医院进一步明确诊断及治疗。患者转诊至当地三甲医院，完善上腹部CT检查示胆囊内胆汁淤积或泥沙样结石，肝、脾、胰未见异常。化验提示抗线粒体抗体（anti-mitochondrial antibody，AMA）阳性，抗线粒体抗体2（AMA_2）阳性，免疫球蛋白M（IgM）、免疫球蛋白G（IgG）、红细胞沉降率（ESR）均升高。完善肝穿刺检查，病理结果提示原发性胆汁性肝硬化（PBC），Ⅰ～Ⅱ期。诊断“原发性胆汁性肝硬化”明确。给予熊去氧胆酸保肝支持治疗，出院后转回当地社区全科门诊。社区全科医生给患者建立健康档案，教育患者饮食，避免应用肝损害药物，嘱患者规律应用保肝药，定期随访，并纳入社区完善长期健康管理。

随访第4年，患者逐渐出现肝脾大、腹水等门静脉高压表现。考虑病情变化并出现并发症，再次转诊至上级医院，给予肝移植手术，术后常规免疫抑制（甲泼尼龙、吗替麦考酚酯、他克莫司）、保肝降黄疸（熊去氧胆酸）等治疗，肝功能逐步恢复正常。出院后于社区全科门诊长期随访，制订随访及复诊计划，监测肝功能，目前患者病情稳定。

【思考题】

1. AILD 分类及诊断标准有哪些？

2. PBC 的治疗方案有哪些？

3. 肝移植的手术指征有哪些？

（孙利丽　于　丽）

第八节　肝　硬　化

【学习提要】 1. 肝硬化的病因、临床表现和诊断。

2. 肝硬化的综合评估和治疗。

3. 肝硬化的健康教育和双向转诊。

【定义】

肝硬化（liver cirrhosis）是各种慢性肝病进展至以肝脏慢性炎症、弥漫性纤维化、假小叶、再生结节和肝内外血管增殖为特征的病理阶段。代偿期无明显症状，失代偿期以门静脉高压和肝功能减退为临床特征。患者常因并发食管 - 胃底静脉曲张出血、肝性脑病、感染、肝肾综合征、门静脉血栓等多器官功能慢性衰竭而死亡。

【流行病学】

根据 2015 年全球肝病相关死亡率评估报告显示，肝硬化每年导致 116 万人死亡，是第 11 位最常见的死因，是 45～64 岁人群第三大死因，与肝癌一起，占全球所有死亡人数的 3.5%。2017 年，全球有 1 060 万失代偿期肝硬化患者和 1.12 亿代偿期肝硬化患者。这给许多国家和地区带来了沉重的经济卫生负担。我国一项研究显示，1990—

2016 年，我国肝硬化和慢性肝病患病人数从近 700 万人（6 833 300）升高到近 1 200 万（11 869 600），全年龄组患病率由 601.5/10 万升高到 868.3/10 万，男性的患病率、死亡率均高于女性。

【病因及发病机制】

一、病因

导致肝硬化的病因有很多种，我国目前仍以乙型肝炎病毒为主；在欧美国家，酒精及丙型肝炎病毒为多见病因。具体病因及分类见表 4-8-1。

表 4-8-1　肝硬化的常见病因

分类	具体病因
感染性	慢性乙型肝炎、慢性丙型肝炎、血吸虫性肝病等
酒精性	酒精性肝硬化
胆汁淤积性	原发性胆汁性肝硬化、继发性胆汁性肝硬化
药物或化学毒物	肝损伤药物的应用（如对乙酰氨基酚、甲基多巴），或长期接触四氯化碳等毒物引起肝损伤
自身免疫性	自身免疫性肝炎
代谢性及遗传性	非酒精性脂肪性肝病、肝豆状核变性、遗传性血色病、α_1-抗胰蛋白酶缺乏症、糖原贮积症等多种遗传代谢性肝病
血管性	肝外门静脉阻塞、肝窦阻塞综合征、巴德 - 吉亚利（Budd-Chiari）综合征、右心血液回流障碍（右心衰竭、心肌病、缩窄性心包炎等）及遗传性出血性毛细血管扩张症等

二、发病机制及病理变化

通常在各种致病因素作用下，肝脏经历慢性炎症、脂肪样变性、肝细胞减少、弥漫性纤维化及肝内外血管增殖，逐渐发展为肝硬化。肝硬化的形成是一种损伤后的修复反应，发生在慢性肝脏损伤的患者。在这一过程中，肝脏星状细胞活化是中心环节，还包括了正常肝细胞外基质的降解，纤维瘢痕组织的聚集、血管扭曲变形以及细胞因子的释放等。代偿期肝硬无明显病理生理特征，失代偿期主要出现门静脉高压和肝功能减退两大类病理生理变化。

【临床表现】

一、症状

1. 全身症状　乏力多为早期症状，随病情进展逐步出现体重下降、消瘦、精神不振，甚至因衰弱而卧床不起，患者皮肤干枯或水肿。少数患者可有不规则低热，通常与肝细胞坏死有关，但需注意与感染相鉴别。

2. 消化道症状　食欲减退为常见症状，可伴随恶心、呕吐。腹胀亦常见，餐后加重，腹水量大时，腹胀可成为患者最难忍受的症状。荤食后易腹泻，对脂肪和蛋白质耐受差，多与门静脉高压时胃肠道淤血水肿、消化吸收障碍和肠道菌群失调等有关。部分患者有腹痛，表现为肝区隐痛，疼痛明显时注意与肝癌、原发性腹膜炎、胆系感染、消化性溃疡等相鉴别。

3. 黄疸　皮肤、巩膜黄染，尿色深，肝细胞进行性或广泛坏死及肝衰竭时，黄疸持续加重，多系肝细胞性黄疸。

4. 出血　常有鼻腔、牙龈出血及皮肤紫癜，与肝脏合成凝血因子减少、脾功能亢进和毛细血管脆性增加有关。

5. 门静脉高压　常因食管 - 胃底静脉曲张破裂致上消化道出血，可表现为呕血及黑便；腹水；脾大、脾功能亢进致三系减少、贫血。

6. 内分泌失调　常见雌激素增多、雄激素减少，男性患者常有性欲减退、睾丸萎缩、毛发脱落及乳房发育等；女性有月经失调、闭经、不孕等症状。蜘蛛痣及肝掌的出现，均与雌激素增多有关。因肾上腺皮质功能减退致患者面部和其他暴露部位的皮肤色素沉着、面色黑黄，晦暗无光，称肝病面容。

二、体征

1. 视诊　肝病面容。少数中、重度黄疸者可见皮肤、巩膜黄染。颈、胸、上肢等上腔静脉引流区域可出现蜘蛛痣；手掌大小鱼际和指端腹侧出现红斑，称为肝掌；男性乳房发育。腹壁静脉曲张，严重者脐周呈水母头状外观。合并大量腹水者可表现为腹部膨隆、腹壁紧绷，蛙状腹。

2. 触诊　腹部可触及肝脏轻度肿大，质地结实或偏硬，边缘较薄，无或仅有轻度压痛。脾脏轻、中度增大，部分可达脐下。大量腹水时，触击腹部，可有液波震颤。

3. 叩诊　移动性浊音是腹水存在的重要体征，当腹水量在1 000ml以上时，表现为移动性浊音阳性。

4. 听诊　肝硬化通常较难听出异常音。大量腹水存在时，可表现为肠鸣音减弱或消失。

此外，合并上消化道大出血时可出现肢体湿冷、心率增快等周围循环衰竭的体征；合并肝性脑病时可出现腱反射亢进、肌张力增高、锥体束征阳性等相关的神经系统病理征。

三、接诊要点

详细、全面地采集病史可为肝硬化的诊断提供重要依据。在问诊过程中需要注意收集患者既往的病史资料，同时明确患者就诊的主要原因，认真倾听其对疾病的看法，详细了解患者的诉求，给予适时反馈。具体要点包括以下几个方面。

1. 起病情况　包括发病年龄、发病时间、起病形式、诱因等。肝硬化患者多于中年以后发病，早期症状不明显，晚期以肝功能减退和门静脉高压为主要表现。

2. 病情特点　肝硬化起病隐匿，病程发展缓慢，是各种慢性肝病发展的晚期阶段，发现时通常为失代偿期，出现多种并发症。

3. 伴随症状　有无呕血、黑便，有无发热、腹痛、咳嗽咳痰、尿频尿急，有无水肿，有无呼吸困难，有无性格改变、智力下降、行为异常及意识障碍等。

4. 治疗经过　详细询问患病以来的诊治经过，包括已做的检查、所用药物及其他治疗手段，有助于病情的诊断及评估。

5. 既往病史　可引起肝硬化的相关病因。包括肝炎史、饮酒史、药物史、输血史、家族遗传代谢性疾病史以及药物、毒物接触史等。

6. 生活方式及社会心理因素　详细询问患者的饮食结构和运动习惯，是否有吸烟、酗酒史。了解患者对肝硬化的看法，以及心情是否焦虑，是否因疾病影响生活质量。了解患者家庭成员关系是否和睦，家庭支持度如何，社会人际关系是否和谐。

四、常见并发症

1. 上消化道大出血　为最常见的并发症，突然发生呕血和 / 或黑便，可致出血性休克、诱发肝性脑病甚至死亡。大多数是由于食管 - 胃底静脉曲张破裂所致，但还应考虑其他因素如并发消化性溃疡、门静脉高压性胃病、急性出血糜烂性胃炎、贲门撕裂综合征等。

2. 肝性脑病　为最严重的并发症，也是最常见的死亡原因。主要临床表现为性格行为失常、意识障碍、昏迷。常见诱因有消化道出血、大量排钾利尿、放腹水、高蛋白饮食、催眠镇静药、感染等。

3. 感染　肝硬化患者由于脾功能亢进致免疫功能低下，易并发各种感染如支气管炎、肺炎、胆道感染、结核性腹膜炎、自发性细菌性腹膜炎（spontaneous bacterial peritonitis，SBP）等，并出现相应的症状。SBP 是肝硬化常见的一种严重并发症，发生率可占肝硬化的 3%～10%，致病菌多为革兰氏阴性杆菌。典型表现为发热、腹痛、腹水迅速增长。体检发现轻重不等的腹膜刺激征。血白细胞可有升高，腹水混浊，呈渗出液表现。少数病例无腹痛或发热，表现为低血压或休克、顽固性腹水或进行性肝衰竭。

4. 电解质和酸碱平衡紊乱　常见的电解质紊乱有低钠血症、低钾低氯血症，与摄入不足、大量放腹水、利尿、抗利尿激素增多（稀释性低钠）等因素相关。低钾低氯可导致代谢性碱中毒，并诱发肝性脑病。最常见的酸碱平衡紊乱是代谢性碱中毒或呼吸性碱中毒，其次是代谢性碱中毒合并呼吸性碱中毒。

5. 原发性肝癌　部分肝硬化患者可发生原发性肝癌，特别是有乙型肝炎、丙型肝炎病史者及酒精性肝硬化患者，发生肝癌风险明显增高。有下列情况应考虑并发肝癌的可能性：①无其他原因可解释的肝区疼痛；②进行性肝大；③无法解释的发热；④血性腹水；⑤血清甲胎蛋白持续性或进行性升高；⑥超声或 CT 发现肝脏占位性病变。

6. 肝肾综合征（hepatorenal syndrome，HRS）　是终末期肝硬化最常见的严重并发症之一。是由于有效循环血容量不足及肾内血流重新分布等原因导致的功能性肾衰竭，肾脏本身无器质性损害。临床表现为自发性少尿或无尿，氮质血症和血肌酐升高，稀释性低钠血症、低尿钠。

7. 肝肺综合征（hepatopulmonary syndrome，HPS） 是由严重肝病、肺血管扩张、低氧血症 / 肺泡 - 动脉氧梯度增加组成的三联征。临床表现为呼吸困难，尤其立位时加重。诊断依据是立位呼吸室内空气时，动脉氧分压<70mmHg 或肺泡 - 动脉氧梯度>20mmHg，特殊检查（超声心动图气泡造影、肺扫描及肺血管造影）提示肺内血管扩张。

8. 门静脉血栓形成 如血栓形成缓慢可无明显临床症状。如突然产生完全性梗阻，可出现剧烈腹痛、腹胀、便血、呕血、休克等，此外脾脏常迅速增大，腹水迅速增加，可诱发肝性脑病。

【辅助检查】

一、实验室检查

1. 血常规 肝功能代偿期，血常规多在正常范围。失代偿期，患者可出现不同程度的贫血，脾功能亢进时可伴有白细胞、血小板降低。

2. 尿液检验 有黄疸时可出现胆红素，尿胆原增加。胆汁淤积引起的黄疸，尿胆红素阳性、尿胆原阴性。

3. 肝功能试验 主要有以下表现。

（1）血清酶学：血清谷丙转氨酶与丙草转氨酶均升高；腺苷脱氨酶升高；胆碱酯酶下降，极度降低者提示预后不良。

（2）胆红素代谢：血清结合胆红素、总胆红素升高。

（3）蛋白代谢：血清白蛋白下降、球蛋白升高，白蛋白与球蛋白比例降低或倒置。

（4）凝血酶原时间：不同程度延长。

（5）肝纤维化血清学指标：如透明质酸、Ⅳ型胶原、Ⅲ型前胶原、层粘连蛋白等可有不同程度的升高。

4. 血清免疫学检查 病毒性肝炎血清标志物及血清自身抗体测定有助于病因分析，甲胎蛋白有助于肝癌的鉴别。

二、影像学检查

1. 腹部超声 是肝硬化患者常规检查，诊断肝硬化最简便的方法，有助于早期发现原发性肝癌，但不能作为确诊依据。门静脉高压表现为脾大、门静脉扩张、门腔侧支开放及腹水等。

2. 食管钡餐 X 射线检查　食管静脉曲张时显示虫蚀样或蚯蚓状充盈缺损，纵行黏膜皱襞增宽；胃底静脉曲张时可见菊花瓣样缺损。

3. 腹部 CT 和 MRI 检查　可显示早期肝大，晚期肝缩小。CT 对肝硬化的诊断价值与超声相似，对于原发性肝癌的鉴别优于超声，诊断仍有疑问时，可配合 MRI 检查。

4. 内镜检查　胃、肠镜是筛查消化道静脉曲张及评估出血风险的“金标准”。

三、组织学检查

肝组织活检是诊断与评价不同病因致早期肝硬化及肝硬化炎症活动程度的“金标准”。为了反映肝脏全貌，肝穿组织长度应≥1.6cm，宽度 1.2～1.8mm，至少含有 8～10 个完整的门管区。

【诊断和评估】

一、诊断思维

肝硬化的诊断需要结合病史、临床症状以及肝功能相关的实验室检查、影像学检查来进行综合性分析。完整的诊断应包括病因、肝代偿功能和并发症。

1. 诊断标准　有病毒性肝炎、长期大量饮酒等可导致肝硬化的相关病史；有肝功能减退和门静脉高压的临床表现；肝功能试验有血清白蛋白下降、胆红素升高、凝血酶原时间延长等指标提示肝功能失代偿；超声或 CT 提示肝硬化以及内镜发现食管 - 胃底静脉曲张。肝活组织检查见假小叶形成是诊断本病的金标准。

2. 鉴别诊断　包括其他原因所致的肝脾大的鉴别，如血液病、代谢性疾病等；其他原因所致的腹水的鉴别，如结核性腹膜炎、缩窄性心包炎等；其他原因所致的上消化道出血的鉴别，如消化性溃疡、胃炎等；其他原因所致的神经精神症状的鉴别，如尿毒症、糖尿病酮症酸中毒引起的昏迷，需与肝性脑病相鉴别。

二、临床评估

1. 肝功能分级评估　对肝脏储备功能的评估不但有助于预后估计，且对治疗方案的选择具有重要意义，临床常用 Child-Pugh 分级来评估（表 4-8-2）。

表 4-8-2　肝硬化患者 Child-Pugh 分级标准

临床或生化指标	1 分	2 分	3 分
肝性脑病（级）	无	1～2	3～4
腹水	无	轻度	中、重度
总胆红素 /（μmol·L^{-1}）	<34	34～51	>51
白蛋白 /（g·L^{-1}）	>35	28～35	<28
凝血酶原时间延长 / 秒	1～3	4～6	>6

注：A 级 Child-Pugh 评分 5～6 分；B 级 Child-Pugh 评分 7～9 分；C 级 Child-Pugh 评分 10～15 分。

2. 肝硬化临床分期　肝硬化起病常隐匿，早期可无特异性症状、体征。根据是否出现腹水、食管静脉曲张出血、肝性脑病等并发症，将肝硬化分为五期，代偿期（1、2 期）和失代偿期（3、4、5 期）。见表 4-8-3。

表 4-8-3　各期肝硬化临床特征

分期	代偿期肝硬化			失代偿期肝硬化		
	1a 期	1b 期	2 期	3 期	4 期	5 期
特征	临床无显著门静脉高压，无静脉曲张	临床有显著门静脉高压，但无消化道静脉曲张	消化道有静脉曲张，但无出血及腹水	有腹水，无消化道静脉曲张出血，伴或不伴消化道静脉曲张	有消化道静脉曲张出血，伴或不伴腹水或肝性脑病	脓毒症，难控制消化道静脉曲张出血或顽固性腹水、急性肾损伤 - 肝肾综合征及肝性脑病等多器官功能损伤

续表

分期	代偿期肝硬化			失代偿期肝硬化		
	1a期	1b期	2期	3期	4期	5期
注意要点	预防临床显著门静脉高压	预防静脉曲张		预防失代偿期肝硬化肝功能进一步恶化，降低死亡率		降低死亡率
	预防肝功能失代偿					
已知主要危险因素	饮酒、肥胖、持续性肝脏损伤因素（例：乙型肝炎、丙型肝炎）			可导致肝肾功能受损的因素，饮酒，肌肉减少，维生素D缺乏		

【治疗】

一、治疗目标

对于代偿期患者，治疗旨在延缓肝功能失代偿、预防肝细胞肝癌，争取逆转病变；对于失代偿期患者，则以改善肝功能、治疗并发症、延缓或减少对肝移植需求为目标。

二、治疗原则

肝硬化明确诊断后，应尽早开始综合治疗。重视病因治疗，积极防治并发症。

三、治疗方案

（一）一般治疗

1. 休息　肝功能代偿期患者可参加一般轻工作，失代偿期应卧床休息。

2. 饮食　严禁饮酒，以高热量、高蛋白质、维生素丰富而易消化饮食为宜。

（二）药物治疗

1. 抗病毒治疗　乙型肝炎、丙型肝炎所致的肝硬化患者可进行抗病毒治疗，通过抑制病毒复制、改善肝功能，延缓疾病的进展，预防肝癌的发生。乙型肝炎可选用的抗病毒药物，包括恩替卡韦及替诺福韦等，丙型肝炎抗病毒药物主要有索磷布韦、索磷布韦维帕他韦片、磷酸奥司他韦等。

2. 抗炎抗肝纤维化治疗　常用的抗炎保肝药物有甘草酸制剂、双环醇、多烯磷脂酰胆碱、水飞蓟宾类、腺苷甲硫氨酸、还原型谷胱甘肽。这些药物可通过促进肝细胞修复来改善肝功能。在抗肝纤维化治疗方面，目前尚无有效的经过临床验证的西药，但可选用中药辅助治疗。市面上用于肝硬化的中成药，主要有复方鳖甲软肝片、安络化纤丸、扶正化瘀胶囊等。

（三）腹水的治疗

1. 一线治疗　消除诱因，限制水、钠盐的摄入（4～6g/d），合理应用呋塞米、螺内酯等利尿剂。

2. 二线治疗　合理应用缩血管活性药物和其他利尿剂，如特利加压素、盐酸米多君及托伐普坦；腹腔穿刺大量放腹水及补充人血清白蛋白；经颈静脉肝内门体静脉分流术（transjugular intrahepatic portosystemic shunt，TIPS）。

3. 三线治疗　包括肝移植、腹水浓缩回输、肾脏替代治疗等。

（四）并发症的治疗

1. 上消化道出血　急性出血的治疗主要有：保持气道通畅、避免呛咳窒息，禁食，迅速建立静脉通路，止血、合理补液恢复血容量、纠正出血性休克，降低门静脉压力，预防并发症。应用质子泵抑制剂或 H_2 受体拮抗剂抑酸、协助止血，生长抑素、特利加压素等降低门静脉压力，短期应用抗生素如第三代头孢或喹诺酮类药物预防出血后感染。必要时输注红细胞、血浆等。

2. 自发性腹膜炎　一旦发现需及早进行病原学检查，尽快开始经验性抗感染治疗，保证早期、足量、联合应用抗菌药物，同时积极加强支持治疗。抗生素通常首选第三代头孢菌素，可联合半合成广谱青霉素与β-内酰胺酶抑制剂合剂和/或喹诺酮类药物。

3. 肝性脑病　①早期识别、去除发病诱因：纠正电解质和酸碱平衡紊乱，上消化道出血者需及时止血、清除肠道积血，预防和控制感染，防治便秘；②减少肠源性毒素吸收、促进氨的代谢：限制蛋白饮食，使用乳果糖、L-鸟氨酸-L-天冬氨酸、鸟氨酸-α-酮戊二酸等。

4. 肝肾综合征　治疗原则是增加有效循环血容量，降低门静脉压力。可应用白蛋白扩容，配合使用特利加压素以及去甲肾上腺素等血管活性药。此外也可采取TIPS或肝移植手术等治疗措施。

【健康管理】

一、三级预防

（一）一级预防

1. 积极预防病毒性肝炎　是肝硬化一级预防的关键。

2. 控制酒精的摄入　减少饮酒及酒精对肝脏的损伤是肝硬化一级预防的重要手段之一。

3. 改善生活习惯　合理饮食、均衡营养、减少损伤肝脏功能的药物的应用。

（二）二级预防

二级预防主要包括早诊断、早治疗，应积极组织中老年人，尤其是有肝硬化危险因素的人群进行有效体检，及时发现无症状的代偿期肝硬化患者，监测肝脏结构及功能状态，防止其进展为失代偿期甚至出现严重的并发症。

（三）三级预防

明确诊断并通过合理治疗，减少肝硬化对机体的损伤，减少并发症对机体的危害，并通过社区服务及时与二、三级医院建立联系，改善肝硬化患者的健康状况，提高其生活质量。

二、健康教育

1. 休息　不宜进行重体力活动及高强度体育锻炼，代偿期患者可从事轻体力劳动，失代偿期患者应多卧床休息。保持情绪稳定，减轻心理压力。

2. 酒精及药物　严格禁酒。避免不必要且疗效不明确的药物、各种解热镇痛的复方感冒药、不正规的中药偏方及保健品，以减轻肝脏代谢负担，避免肝毒性损伤。失眠患者应在医生指导下慎重使用镇静、催眠药物。

3. 进食　对已有食管-胃底静脉曲张者，进食不宜过快、过多，食物不宜过于辛辣和粗糙，在进食带骨的肉类时，应注意避免吞下刺或骨。食物应以易消化、产气少的粮食为主，持续少量蛋白及脂肪食物，常吃蔬菜水果，调味不宜过于辛辣，保持大便通畅，不宜用力排便。

4. 避免感染　居室应通风，养成良好的个人卫生习惯，避免着凉及不洁饮食。

5. 其他　了解肝硬化病因，坚持用药，定期随访。乙型肝炎及丙型肝炎患者可以与家人、朋友共餐，但避免通过血液、性及密切接触等途径的传染。

三、双向转诊

（一）上转指征

1. 不明原因肝硬化患者，需要转诊至上一级医院明确病因。
2. 确诊患者经积极治疗病情仍恶化或出现并发症。
3. 药物治疗过程中定期的随访复诊及监测。

（二）下转指征

1. 肝硬化代偿期已明确病因，于规范化药物治疗中。
2. 失代偿期肝硬化病情稳定者。

四、社区管理

（一）代偿期肝硬化的社区管理

对于肝硬化代偿期患者，基层管理过程中应根据患者的危险因素、病因、症状和并发症情况进行管理。对于初诊的肝硬化患者应建立相关健康档案，建立随访记录表，纳入社区长期健康管理。鼓励患者积极治疗原发病、控制危险因素、预防肝功能失代偿。

（二）失代偿期肝硬化社区管理

急危重期或不稳定期的肝硬化患者常需专科医院诊疗，一旦病情稳定，绝大多数患者因诸多因素（如经济、心理等）需要回归社区。在社区医院及家中疗养期间，除按照专科医生的医嘱服药外，并发症防治、用药指导、营养评估以及心理干预等对患者的康复也起着关键的作用。

1. 病因防治管理　抗病毒治疗、戒酒、安全用药。

2. 相关并发症的管理　对于腹水患者，社区需定期给予监测，进行饮食宣教、监测利尿剂等治疗药物的应用，同时注意提高其免疫力，减少感染风险，如发生自发性腹膜炎等并发症时能及早发现干预，并转入上级医院进行治疗。社区医疗机构可以提供血清电解质水平监测，并可对患者出现的电解质失衡进行及早干预调整，以降低患者相关并发症的发生率。

3. 改善营养状态　全科医生和社区医生应加强对患者及患者家属的指导，调整患者饮食及营养状态，预防感染等并发症的发生。

4. 心理管理　肝硬化病程长、症状复杂、治愈率低，患者易产生焦虑、抑郁等心理问题。社区医疗单位开展心理健康讲座，对于肝病患者的预后有非常重要的意义。通过心理辅导相关讲座，肝病的社区居民可以相互熟悉和了解；当患者存在心理问题时，社区病友可予以针对性的心理疏导，实现相互帮助、相互倾诉、相互体谅的互助模式，这些对其心理负担的释放、心理问题的解决，甚至疾病恢复均有积极作用。

【预后】

肝硬化是一种不可逆的疾病，预后一般较差。其预后与临床分期、Child-Pugh 分级及其他并发症情况等相关。定期体检对早期发现和保护肝功能有积极的意义。肝移植可以明显改变肝硬化患者的预后，移植后患者 1 年生存率为 90%，5 年生存率可达 80%。

【诊治进展】

干细胞移植是近年来研究较多的一种肝硬化的治疗方法，可以使肝脏血清酶、白蛋白、凝血因子等检验指标恢复正常，可以消除腹水等并发症，但其长期疗效还需要进一步观察、研究，其疗效有待进一步循证医学证据来支持。

【病例分享】

患者，男性，63 岁，因“乏力、食欲减退 3 年，腹胀 3 个月，加重 1 周”于当地社区卫生服务中心全科门诊就诊。患者 3 年前无明显诱因出现乏力、食欲减退，当时无腹痛、腹胀、腹泻，无呕血黑便，未在意。3 个月前开始出现腹胀，自服胃药治疗未见改善，近 1 周上述症状加重，无法耐受。既往史：否认高血压、糖尿病、胃肠道疾病病史。个人史：否认吸烟史、嗜酒史。家族史：其母有乙型肝炎病史，死于肝癌。体格检查：体温 36.5℃，脉搏 85 次 /min，呼吸 20 次 /min，血压 120/75mmHg，发育正常，消瘦。神志清楚、精神不振，肝病面容，全身皮肤黏膜无黄染，结膜无苍白，巩膜无黄染，未及肝掌及蜘蛛痣，心肺未及异常。腹膨隆，腹壁静脉显露，腹壁紧绷，无压痛，肝脾肋下未触及，可触及液波震颤，移动性浊音阳性，双下肢轻度水肿，神经系统查体未及阳性体征。

接诊的基层医生考虑腹水明确，病因为乙型肝炎后肝硬化、肝硬化失代偿期可能，因社区服务中心检查设备有限，建议患者去上级医院进一步行相关检查明确诊断、规范化治疗。患者转至上一级医院后行血常规检查提示轻度贫血，肝功能检验提示转氨酶增高、胆红素阴性，白蛋白降低、白蛋白与球蛋白的比值倒置，病毒系列提示乙型肝炎，甲胎蛋白（alpha-fetoprotein，AFP）检验阴性，凝血酶原时间延长。彩色超声及 CT 检查提示肝硬化，腹水。患者拒绝行内镜检查。初步诊断为乙型肝炎后肝硬化失代偿期，乙型病毒性肝炎。给予抗病毒、保肝、利尿消肿、营养支持治疗，患者症状逐渐好转，病情平稳后出院。出院后转回当地社区全科门诊。社区全科医生给患者建立健康档案，教育注意休息，禁酒，指导进食高热量、高蛋白质、维生素丰富且易消化饮食。嘱患者规律应用抗病毒药物，定期监测，预防感染等并发症。定期随访，并纳入到社区长期健康管理。

【思考题】

1. 肝硬化的发病原因有哪些？
2. 肝硬化失代偿期的临床表现有哪些？

（孙利丽　丁　雪）

第九节　慢性胆囊炎

【学习提要】
1. 慢性胆囊炎的病因、临床表现和诊断。
2. 慢性胆囊炎的综合评估和治疗。
3. 慢性胆囊炎的预防和社区健康管理。

【定义】

慢性胆囊炎是由长期存在的胆囊结石所致的胆囊慢性炎症，或急性胆囊炎反复发作迁延而来，其临床表现差异较大，可表现为无症状、反复右上腹不适或腹痛，也可出现急性发作。根据胆囊内是否存在结石，分成结石性胆囊炎与非结石性胆囊炎。

【流行病学】

成人慢性胆囊炎患病率为 0.78%～3.91%，胆囊结石患病率为 2.3%～6.5%。女性胆囊结石患病率高于男性，男女比为 1∶(1.07～1.69)。慢性胆囊炎、胆囊结石发病率近年来呈上升趋势。发病率随年龄增长而升高，发病高峰为 50 岁以后。胆囊结石分为胆固醇结石或以胆固醇为主的混合性结石和胆色素结石，中国人群中胆固醇结石占 70% 以上。

【病因及发病机制】

一、病因

发病危险因素包括油腻饮食、肥胖、脂肪肝、糖尿病、高血压、高脂血症、缺乏运动、不吃早餐和胆囊结石家族史等。可能的保护性因素包括增加运动、高纤维饮食、多吃水果、多吃坚果、素食和饮咖啡等。

（一）慢性结石性胆囊炎

1. 胆囊结石　胆囊结石是慢性胆囊炎的主要病因，慢性结石性胆囊炎占所有慢性胆囊炎的 90%～95%。结石可导致胆囊管反复梗阻，造成胆囊黏膜损伤，出现胆囊壁炎症反应、瘢痕形成和胆囊功能障碍。

2. 细菌感染　正常胆汁是无菌的，当胆囊或胆管出现结石嵌顿、梗阻时，则可能导致肠源性细菌感染。慢性胆囊炎的病原菌主要来源于肠道，致病菌种类与肠道细菌基本一致，以革兰氏阴性菌为主，占 74.4%，主要包括大肠埃希菌、不动杆菌和奇异变形杆菌等。

3. 其他　低纤维、高能量饮食可增加胆汁胆固醇饱和度，利于结石形成；某些药物可导致胆囊结石形成，如头孢曲松、避孕药等；体质量快速减少如不合理的减肥方法，易导致胆囊结石形成。

（二）慢性非结石性胆囊炎

1. 感染　肠道细菌可经胆管至胆囊，亦可由血液或淋巴途径到达胆囊。寄生虫、病毒感染是少数慢性胆囊炎的病因。

2. 胆囊排空障碍　导致排空时间延长，胆囊内胆汁淤积，胆囊增大，逐渐出现胆囊壁纤维化及慢性炎症细胞浸润。

3. 胆囊缺血　胆囊壁血管病变、大型非胆道手术，以及败血症、休克、严重创伤等重症疾病，造成长期的胆囊黏膜缺血和局部炎症反应、坏死，胆囊浓缩功能减低或丧失，最终致胆囊壁纤维化。

4. 代谢因素　某些原因致胆汁酸代谢障碍时，胆盐长期的化学性刺激、胰液反流亦可引起化学性慢性胆囊炎症。

二、发病机制

结石性胆囊炎发生在胆囊管阻塞的情况下，引发胆囊炎症还需要有其他刺激因素。胆囊炎症会刺激炎症介质的释放，这些炎症介质又进一步促进炎症的发展，如溶血卵磷脂、前列腺素等。胆道系统内胆汁感染在胆囊炎的发生发展中发挥了一定作用，但并不是所有胆囊炎患者都存在胆汁感染。

慢性胆囊炎引起的胆囊组织学改变轻则可呈轻微水肿和慢性炎症，重则发生急性发作，严重的可导致胆囊坏死和坏疽。胆囊管长时间嵌顿胆结石可导致胆囊扩张，腔内充满无色黏液样液体，称为黏液囊肿，其原因是胆汁没能进入胆囊以及胆囊内所有胆红素被吸收，从而导致胆囊内含白胆汁（积液）。

【临床表现】

一、症状

多数慢性胆囊炎、胆囊结石患者无明显症状，常见的症状包括反复发作的右上腹不适、右上腹痛和胆源性消化不良，甚至发生各种并发症。反复发作的右上腹不适或右上腹痛，其发作常与油腻饮食、高蛋白饮食有关。少数患者可能会发生胆绞痛，系由结石嵌顿于胆囊颈部或胆囊管诱发胆囊、胆道平滑肌及奥迪（Oddi）括约肌痉挛收缩而引起的绞痛，常在饱食或油腻饮食后发作，表现为右上腹或上腹部持续疼痛伴阵发性加剧，可向右肩背部放射，如嵌顿结石因体位变动或解痉等药物解除梗阻，则绞痛即可缓解。胆源性消化不良，表现为嗳气、饭后饱胀、腹胀和恶心等症状。

二、体征

多数慢性胆囊炎、胆囊结石患者可无任何阳性体征。少数患者体格检查可发现右上腹压痛或叩痛。如患者因胆囊管阻塞而胆囊肿大者，偶尔可在右上腹部触及到圆形肿块，有的还可发现患者略有皮肤和巩膜轻度黄染，提示病变是在胆道系统，更有少数病例在第 8～10 胸椎右旁有压痛，或在右颈胸锁乳突肌两下脚之间有压痛，后者尤其有诊断意义。

三、接诊要点

诊断慢性胆囊炎应详细问诊、全面采集病史。在问诊中需要注意患者就诊的主要原因、倾听患者对疾病的看法、关注患者的担心和期望，适时反馈。具体要点包括以下几个方面。

1. 起病情况　包括发病年龄、发病时间、起病形式、诱因等。多数慢性胆囊炎、胆囊结石患者无明显症状，无症状者约占所有患者的70%。反复发作的右上腹痛，常与油腻饮食、高蛋白饮食有关，可向右肩背部放射。

2. 病情特点　常有反复发作的右上腹痛及急性加重史。

3. 伴随症状　有无畏寒、发热，有无腹痛、腹胀，有无恶心、呕吐，有无腹泻，有无黄疸，有无食欲缺乏、乏力、消瘦等。

4. 治疗经过　详细询问患病以来的诊治经过，包括已做的检查，所用药物、剂量、疗效，有助于病情的诊断。

5. 既往史、家族史等　有无反复右上腹痛及胆囊结石家族史等。

6. 生活方式及社会心理因素　详细询问患者的饮食及生活方式，包括有无油腻饮食、肥胖、脂肪肝、糖尿病、高血压、高脂血症、缺乏运动、不吃早餐等。了解患者对慢性胆囊炎的看法，以及心情是否焦虑，是否因疾病影响生活质量。了解患者家庭成员关系是否和睦，家庭支持度如何，社会人际关系是否和谐。

四、常见并发症

1. 慢性胆囊炎急性发作　表现为急性胆囊炎相应的症状和体征。

2. 胆源性胰腺炎　可出现急性胰腺炎相应的症状和体征。

3. 米里齐（Mirizzi）综合征　由于胆囊颈部或胆囊管结石嵌顿和/或其他良性疾病压迫或炎症引起肝总管或胆总管梗阻，导致以胆管炎、梗阻性黄疸为特征的一系列综合征，其表现与胆总管结石类似。

4. 胆石性肠梗阻　以肠梗阻表现为主。

5. 胆囊癌　结石及炎症的长期刺激可诱发胆囊癌，尤其对于老年患者，>10 年胆囊结石病史，结石直径>3cm 者，发生癌变风险增加。胆囊癌早期一般无明显临床表现，晚期可出现黄疸、右上腹或上腹部包块，侵犯十二指肠时可引起肠梗阻等临床表现。

【辅助检查】

一、实验室检查

血常规白细胞可无明显改变，并发急性胆囊炎时可发生血白细胞及中性粒细胞比例增高。

二、影像学检查

1. 腹部超声　常规腹部超声检查是诊断慢性胆囊炎、胆囊结石最常用、最有价值的检查方法，对胆囊结石诊断准确率可达 95% 以上。慢性胆囊炎腹部超声检查主要表现为胆囊壁增厚（壁厚≥3mm）、毛糙；如合并胆囊结石，则出现胆囊内强回声及后方声影；若胆囊内出现层状分布的点状低回声，后方无声影时，则常是胆囊内胆汁淤积物的影像学表现。腹部超声检查时还需注意与息肉相鉴别，若表现为胆囊内不随体位移动的与胆囊壁相连的固定强回声团且后方不伴声影时，多诊断为胆囊息肉。内镜超声对常规腹部超声检查未发现的胆囊微小结石有较高的检出率。

2. X 射线检查　普通腹部 X 射线检查可发现部分含钙较多的结石影。口服碘番酸等对比剂后行胆囊造影对胆囊结石诊断率仅为 50% 左右，虽有助于了解胆囊的大小和收缩功能，但目前已基本不再应用。

3. CT检查　能良好地显示胆囊壁增厚，但不能显示X射线检查阴性的结石。CT检查对慢性胆囊炎的诊断价值与腹部超声检查相似，但对胆囊结石的诊断不具优势。多能谱CT是一种新型CT，可提供以多种定量分析方法与多参数成像为基础的综合诊断模式，脂/水基物质图和单能量图能很好地显示X射线检查阴性结石并可分析其结石成分，明显优于传统CT。

4. MRI检查　在评估胆囊壁纤维化、胆囊壁缺血、胆囊周围组织水肿、胆囊周围脂肪堆积等方面均优于CT检查，主要用于鉴别急性和慢性胆囊炎。在腹部超声检查显示胆囊病变不清晰时，可选用MRI检查。此外，磁共振胰胆管成像（magnetic resonance cholangiopancreatography，MRCP）可发现腹部超声和CT检查不易检出的胆囊和胆总管小结石。

【诊断和评估】

一、诊断思维

对有反复发作的右上腹不适、右上腹痛和胆源性消化不良患者，有油腻饮食、肥胖、脂肪肝、糖尿病、高血压、高脂血症、缺乏运动、不吃早餐等高危因素，腹部超声检查提示胆囊壁增厚（壁厚≥3mm）、毛糙等影像学表现，临床上应该考虑慢性胆囊炎可能性。

1. 诊断标准　慢性胆囊炎的诊断主要依据有危险因素、症状、体征及影像学检查等临床资料，并排除可引起类似症状的其他疾病，综合分析确定。腹部超声是最常用、最有价值的检查方法。

2. 鉴别诊断　由于慢性胆囊炎的临床症状不典型，临床常易误诊，以下疾病常被误诊为慢性胆囊炎，故应注意鉴别。

（1）消化性溃疡：症状不典型的消化性溃疡与慢性胆囊炎容易混淆，且此类疾病常与慢性胆囊炎并存，除仔细询问病史外，上消化道钡餐检查及超声检查有助于鉴别。

（2）慢性胃炎：各种慢性胃炎的症状与慢性胆囊炎有相似之处，纤维胃镜检查是诊断慢性胃炎的重要方法，诊断明确后行药物治疗如症状好转，则可与慢性胆囊炎相鉴别。

（3）食管裂孔疝：本病常见的症状是上腹或两季肋部不适，典型者表现为胸骨后疼痛，多在饱餐后 0.5～1 小时发生，饭后平卧加重，站立或半卧位时减轻，可有嗳气、反胃。而慢性胆囊炎腹痛多在右季肋部，饭后加重而与体位无关。因食管裂孔疝约 20% 的患者合并慢性胆囊炎，故二者临床症状常同时并存，钡餐检查可以鉴别。

（4）原发性肝癌：在无超声的时代，临床上有些原发性肝癌被诊断为慢性胆囊炎。因为原发性肝癌早期，即小肝癌及亚临床肝癌多无自觉症状，一旦出现右上腹不适或隐痛，多已是晚期，超声及 CT 检查可以鉴别。

（5）胆囊癌：本病早期症状颇似慢性胆囊炎，如此时行超声检查可与慢性胆囊炎鉴别，并可有较好的治疗效果，如病情发展，出现黄疸及右上腹肿块，多为晚期。

二、临床评估

根据患者的临床症状、体征，结合实验室及影像学检查，判断有无急性胆囊炎及胆石症发作，是否出现并发症，是否影响生活和工作等情况进行个体化综合评估，判断病情的缓急轻重，针对存在的问题，确定治疗目标，为患者制订和实施合理的治疗方案。

【治疗】

一、治疗目标

去除病因、缓解症状、预防复发、防治并发症。

二、治疗原则

对于慢性胆囊炎、胆囊结石患者，应按是否有症状、是否有并发症分别进行个体化治疗。

三、治疗方案

1. 一般治疗　胆囊结石及慢性结石性胆囊炎的发病与饮食及肥胖有关。建议规律、低脂、低热量膳食，并提倡定量、定时的规律饮食方式。

2. 药物治疗　慢性胆囊炎的药物治疗主要包括以下几种。

（1）口服药物溶石治疗：常用的药物有熊去氧胆酸（UDCA）。推荐UDCA连续服用6个月以上。若服用12个月后腹部超声检查或胆囊造影无改善者即应停药。UDCA是目前唯一被美国食品药品监督管理局批准用于非手术治疗胆结石的胆汁酸药物。

（2）缓解胆源性消化不良症状：慢性胆囊炎、胆囊结石患者嗳气、腹胀、脂肪餐不耐受等消化功能紊乱症状常见。对有胆源性消化不良症状患者宜补充促进胆汁合成和分泌的消化酶类药物，如复方阿嗪米特肠溶片。亦可应用米曲菌胰酶片等其他消化酶类药物治疗，同时可结合茴三硫等利胆药物促进胆汁分泌。

对于合并有不同程度上腹部疼痛患者，可加用钙离子通道拮抗剂缓解症状。匹维溴铵为临床常用的消化道钙离子通道拮抗剂，可用于治疗胆道功能紊乱有关的疼痛，其直接作用于Oddi括约肌表面的钙离子通道，从而缓解Oddi括约肌痉挛，改善胆道系统的压力梯度。

（3）缓解胆绞痛症状：胆绞痛急性发作期间应予禁食及有效的止痛治疗。临床上仍以解痉药更常用，包括阿托品、山莨菪碱（654-2）和间苯三酚等。需要注意的是，这些药物并不能改变疾病转归，且可能掩盖病情，因此需密切观察病情变化，一旦无效或疼痛复发，应及时停药。吗啡可能促使Oddi括约肌痉挛进而增加胆管内压力，故一般禁用。

（4）抗感染治疗：慢性胆囊炎患者通常不需要使用抗生素。如出现急性发作，建议首先采用经验性抗菌药物治疗，在明确致病菌后应根据药物敏感试验结果选择合适的抗菌药物进行目标治疗。如病因为寄生虫或病毒感染，需进行驱虫或抗病毒治疗。

3. 手术治疗　鉴于无症状胆囊结石患者未来较低的症状和并发症发生率，建议在充分评估胆囊壁的前提下对无症状患者随访观察，不推荐行预防性胆囊切除术。慢性胆囊炎、胆囊结石患者在内科治疗的基础上，如出现以下表现，则需考虑外科治疗：疼痛无缓解或反复发作，影响生活和工作者；胆囊壁逐渐增厚达4mm及以上或胆囊壁局部增厚或不规则疑似胆囊癌者；胆囊壁呈陶瓷样改变；胆囊结石逐年增多和增大或胆囊颈部结石嵌顿者，合并胆囊功能减退或障碍。

4. 中医治疗　传统中药在慢性胆囊炎治疗方面有悠久历史，可根据患者不同的临床表现辨证施治。同时可配合中医其他疗法，如针灸、耳穴疗法、药物贴敷等。慢性胆囊炎在祖国医学中归属于“胁痛”“黄疸”“胆胀”“痞满”等范畴，胆囊炎的病因总结为与饮食、外感邪气、情绪有关，病位在胆，与肝、脾、肾密切相关，病性多为实证，久病后可见虚实夹杂，其病理因素多为湿热之邪、气滞、血瘀，其治则多为疏肝理气，清肝胆湿热，佐以活血化瘀排石。日常生活中，注意畅情志，中医治疗从整体观出发，辨证论治地看待每一位慢性胆囊炎患者，具有多样性的治疗。

5. 康复治疗　慢性胆囊炎患者康复治疗的目的是消除疼痛行为的强化因素、缓解或控制疼痛反应、提高功能水平和日常生活活动的能力、减少药物使用、提高生活质量。物理因子治疗包括电疗法、热疗和冷疗、光疗法、超声波疗法等，可协助缓解疼痛、降低痛阈、缓解痉挛、减少疼痛介质的释放等作用。传统康复疗法还包括针灸、推拿、按摩、拔罐等。

【健康管理】

一、三级预防

1. 一级预防　教育人群了解和认识胆道疾病的相关知识及其对健康的危害，注重从儿童期培养健康的生活方式，积极预防胆道疾病，如合理膳食、适量运动和减轻体重等。

2. 二级预防　重视健康体检，针对有家族史或已存在危险因素的人群实施早期的社区干预，如消除诱发胆道疾病各种危险和致病因素；对筛查出无症状的胆道疾病进行积极干预，控制轻型患者的临床症状；对小的胆结石认真分析，寻找可控方法以避免胆囊炎的发生。

3. 三级预防　对已有胆道疾病的患者社区管理包括：观察胆结石的变化并给予适当处理；慢性胆道炎者，积极控制感染、行为干预，预防反复和急性发作，掌握带病健康生存的各种技能。若病情需要外科治疗时要及时、果断，以避免并发症和意外发生。

二、健康教育

1. 遵医嘱正确用药　正确使用药量、药物种类，按时按量服用药物，不可自行换药、加减药物或是停药。

2. 合理饮食　低脂饮食，多食富含维生素以及蛋白质食物，提升饮水量。

3. 培养健康饮食习惯　规律饮食，定时、定量饮食，坚持吃早餐，注意饮食卫生。

4. 远离烟酒　烟酒会对患者的胆囊形成刺激，加重其病情发展。

5. 劳逸结合　注意休息，避免过度劳累，劳逸结合，控制不良情绪，保持心情愉悦。

6. 适量运动锻炼　养成运动锻炼的好习惯，选择散步、打太极拳等运动强度较小的体育活动，避免在胆囊内淤积胆汁。

7. 确保大便畅通　保持大便畅通，避免便秘，便秘患者可予适量通便药物。

8. 避免腹部出现震动等情况　不宜长期骑自行车，避免腹部出现震动，注意加强腹部的保暖措施，避免腹部着凉。

9. 避免肥胖过度　超重（BMI>24kg/㎡）者应积极控制体重，将BMI值降至24kg/㎡以下。

10. 定期复查　结合实际病情发展情况、治疗方式等因素，在医生的建议下定期复查。若患者出现急性腹痛、恶心、发热、黄疸以及呕吐等症状时，应考虑是否为胆囊炎急性发作，禁食、禁饮并主动去医院进行相关检查，避免耽误病情。

三、双向转诊

（一）上转指征

1. 初次筛查疑诊慢性结石性胆囊炎患者。

2. 随访期间发现慢性胆囊炎患者症状控制不满意，反复出现右上腹疼痛不适或出现药物不良反应，或其他不能耐受治疗的情况。

3. 慢性胆囊炎急性加重，需要改变治疗方案者。

4. 出现慢性胆囊炎合并症或并发症，需要进一步评估和诊治。

5. 因确诊或随访需求或条件所限，需要做腹部CT或MRI等检查。

6. 对具有中医药治疗需求的慢性胆囊炎患者，出现以下情况之一的，应当转诊：①基层医疗卫生机构不能提供慢性胆囊炎中医辨证治疗服务时；②经中医辨证治疗临床症状控制不佳或出现急性加重者。

（二）下转指征

1. 初次疑诊慢性胆囊炎，已明确诊断和治疗方案。

2. 慢性胆囊炎急性加重治疗后病情稳定。

3. 慢性胆囊炎并发症已确诊，已制订治疗方案及评估疗效，且病情已得到稳定控制。

4. 诊断明确，已确定中医辨证治疗方案，病情稳定的患者。

四、社区管理

社区对胆道疾病的管理，重点在于发现和控制危险因素。通过改善个人不良行为，对具有不同危险因素的个体，进行个性化的健康教育与指导。胆道疾病也是社区常见的慢性病，社区管理要针对胆道疾病的临床特点，制订适合患者个体的，一系列可操作的对病情控制的管理措施。社区管理在遵医嘱用药的基础上，根据该病生理、病理特点和疾病的治疗需要，给予患者能接受的行为干预。争取以最小的药物剂量、渐进的行为改变方式，达到控制疾病的目的，同时亦包括减少医疗花费的健康管理目标。

【诊治进展】

近年来随着内镜技术的飞速发展，对慢性胆囊炎肝胆管结石病诊断与微创治疗的理念及模式产生了重大影响。经皮经肝Ⅰ期胆道造瘘（percutaneous transhepatic one-step biliary fistulation，PTOBF）取石术，是在经皮经肝胆道镜检查（percutaneous transhepatic cholangioscopy，PTCS）的基础上优化的穿刺取石方案。即在术中实时超声引导下经皮经肝穿刺胆管成功后，逐步扩张瘘管，采用保护性鞘管建立手术通道，应用硬质胆道镜进行取石手术。该方案可有效降低瘘管出血及胆漏的发生风险，具有可操作性强、取石次数少、术中出血量少等优点。经皮经肝取石术可明显缩短住院时间，显著降低结石复发率，是近几年来开展的一种新的更有效的微创治疗。术后需常规随访，随访超声、CT、MRCP 及实验室检查结果，重点关注有无结石复发、胆管炎、胆道出血、癌变等相关症状体征。

【病例分享】

患者，56岁，因“反复右上腹痛4年，再发加重伴黄疸7天”就诊。既往体健，无特殊病史。查体：腹平坦，未见胃肠型及蠕动波，腹式呼吸存在，无腹壁静脉曲张及手术瘢痕；右上腹压痛、肌紧张，以胆囊区明显，墨菲征阳性，其余腹区无压痛，未扪及包块；腹部叩诊呈鼓音，无移动性浊音，肝浊音界正常，肝肾区无叩痛，肠鸣音正常，未闻及气过水声及血管杂音。超声：胆总管扩张并胆总管结石可能，胆囊多发结石。接诊的基层全科医生考虑慢性胆囊炎急性发作、胆结石，诊断明确，需要进一步评估病情及手术治疗。因社区卫生服务中心无进一步评估检查设备和专科手术资质及技术，故建议患者去上一级综合性医院进一步诊治。

患者转诊至上一级医院后行急诊腹部CT示胆总管扩张、胆总管结石，胆囊壁毛糙，胆囊内多发结石。诊断胆结石、胆总管结石、慢性胆囊炎急性发作，收住入院治疗。入院第2天全麻下行腹腔镜胆囊切除术，术后头孢曲松钠抗感染、补液等对症支持治疗。经过5天治疗后，患者腹痛症状缓解，停用头孢曲松钠抗生素抗感染，出院后转回当地社区全科门诊。社区全科医生给患者建立健康档案，教育患者低脂肪及低胆固醇饮食为主，坚持吃早餐，不暴饮暴食，提升饮水量，远离烟酒，避免过度劳累，病情稳定后适量进行运动锻炼，定期随访，并纳入社区长期健康管理。

【思考题】

1. 慢性胆囊炎药物治疗有哪些？
2. 如何进行慢性胆囊炎健康宣教？
3. 社区慢性胆囊炎双向转诊指征有哪些？

（潘晓华）

【推荐阅读】

[1] 葛均波，徐永健，王辰. 内科学. 9版. 北京：人民卫生出版社，2018.
[2] 国家消化系疾病临床医学研究中心（上海），国家消化道早癌防治中心联盟，中华医学会消化病学分会幽门螺杆菌和消化性溃疡学组，等. 中国居民家庭幽门螺杆菌感染的防控和管理专家共识（2021年）. 中华

消化杂志，2021，41（4）：221-233.

[3] 任菁菁. 全科常见慢性病诊疗手册. 北京：人民卫生出版社，2017.

[4] 单姗，赵连晖，马红，等. 肝硬化的定义、病因及流行病学. 临床肝胆病杂志，2021，37（1）：14-16.

[5] 王吉耀，葛均波，邹和建. 实用内科学. 16 版. 北京：人民卫生出版社，2022.

[6] 于晓松，路孝琴. 全科医学概论. 5 版. 北京：人民卫生出版社，2018.

[7] 中国中西医结合学会消化系统疾病专业委员会. 消化性溃疡中西医结合诊疗共识意见（2017 年）. 中国中西医结合消化杂志，2018，26（2）：112-120.

[8] 中华消化杂志编辑委员会. 消化性溃疡病诊断与治疗共识意见（2022，上海）. 中华消化杂志，2023，43（3）：176-192.

[9] 中华消化杂志编辑委员会，中华医学会消化病学分会肝胆疾病协作组. 中国慢性胆囊炎、胆囊结石内科诊疗共识意见（2018 年），中华消化杂志，2019，39（2）：73-79.

[10] 中华医学会肝病学分会. 肝硬化诊治指南. 临床肝胆病杂志，2019，35（11）：2408-2425.

[11] 中华医学会肝病学分会. 原发性胆汁性胆管炎的诊断和治疗指南（2021）. 临床肝胆病杂志，2022，38（1）：35-41.

[12] 中华医学会肝病学分会. 原发性硬化性胆管炎诊断及治疗指南（2021）. 临床肝胆病杂志，2022，38（1）：50-61.

[13] 中华医学会肝病学分会. 自身免疫性肝炎诊断和治疗指南（2021）. 中华内科杂志，2021，60（12）：1038-1049.

[14] 中华医学会肝病学分会脂肪肝和酒精性肝病学组，中国医师协会脂肪性肝病专家委员会. 非酒精性脂肪性肝病防治指南（2018 更新版）. 中华肝脏病杂志，2018，26（3）：195-203.

[15] 中华医学会肝病学分会，中华医学会消化病学分会，中华医学会感染病学分会. 自身免疫性肝炎诊断和治疗共识（2015）. 国际消化病杂志，2016，36（1）：1-17.

[16] 中华医学会消化病学分会. 中国慢性胃炎共识意见（2017 年，上海）. 胃肠病学，2017，22（11）：670-687.

[17] 中华医学会消化病学分会. 2020 年中国胃食管反流病专家共识. 中华

消化杂志，2020，40（10）：649-663.

[18] 中华医学会消化病学分会幽门螺杆菌学组. 第六次全国幽门螺杆菌感染处理共识报告（非根除治疗部分）. 中华消化杂志，2022，42（5）：289-303.

[19] 中华医学会，中华医学会杂志社，中华医学会全科医学分会，等. 幽门螺杆菌感染基层诊疗指南（实践版•2019）. 中华全科医师杂志，2020，19（5）：403-407.

[20] 中华医学会，中华医学会杂志社，中华医学会消化病学分会，等. 慢性胃炎基层诊疗指南（2019 年）. 中华全科医师杂志，2020，19（9）：768-775.

[21] 中华中医药学会儿童健康协同创新平台委员会. 儿童功能性消化不良中西医结合诊治专家共识. 中国实用儿科杂志，2022，37（1）：7-11.

[22] 中华中医药学会脾胃病分会，张声生. 功能性消化不良中医诊疗专家共识意见（2017）. 中华中医药杂志，2017，32（6）：2595-2598.

[23] LI M，WANG ZHU Q，ZHANG L，et al.Burden of cirrhosis and other chronic liver diseases caused by specific etiologies in China，1990-2016：findings from the global burden of disease study 2016.Biomedical and Environmental Sciences，2020，33（1）：1-10.

[24] SUMEET K A，HARSHAD D，JOHN E，et al.Burden of liver diseases in the world.Journal of Hepatology：The Journal of the European Association for the Study of the Liver，2019，70（1）：151-171.

第五章　泌 尿 系 统

第一节　慢性肾小球肾炎

【学习提要】 1. 原发性肾小球肾炎的临床分型。

2. 慢性肾小球肾炎的临床表现、评估和治疗。

3. 慢性肾小球肾炎的社区管理。

肾脏是机体重要的排泄、调节与内分泌器官，每侧肾脏包含约100万个肾单位，肾单位由一个肾小球及包围在其外的肾小球囊组成的肾小体和相通的肾小管组成。

肾小球疾病可分为原发性肾小球肾炎，继发性肾小球肾炎，遗传性肾小球肾炎。临床中多见的是原发性肾小球肾炎。根据发病机制、病理类型不同，分为5个类型：①急性肾小球肾炎（acute glomerulonephritis），简称“急性肾炎”；②急骤进行性肾小球肾炎（rapidly progressive glomerulonephritis），简称“急进性肾炎”；③慢性肾小球肾炎（chronic glomerulonephritis），简称“慢性肾炎”；④隐匿性肾小球疾病（无症状性血尿和/或蛋白尿）（asymptomatic hematuria and/or proteinuria）；⑤肾病综合征（nephrotic syndrome）。

慢性肾炎起病隐匿，病情迁延并呈缓慢进展，具有高患病率、高致残率、高医疗花费、低知晓率的“三高一低”特征，已成为危害人类健康的全球范围重要公共问题。

【定义】

慢性肾炎是由各种病因引起的不同病理类型的双侧肾小球弥漫性

或局灶性炎症改变，以蛋白尿、血尿、高血压和水肿为基本临床表现，是一组病程缓慢进展的原发性肾小球疾病总称。

【流行病学】

现全球范围内最为常见的原发性肾小球肾炎是 IgA 肾病（IgA nephropathy，IgAN），IgAN 在不同地域和种族间发病率存在着较大差异，80% 患者处于 16～35 岁，男性多于女性。中国是 IgAN 高发国家，占原发性肾小球肾炎的 40%～58.2%。由于诊断依赖于肾活检病理，因此 IgAN 的实际发病率可能被低估。第二大常见的慢性肾炎是膜性肾病（membranous nephropathy，MN）。

【病因及发病机制】

绝大多数慢性肾炎由不同病因的原发性肾小球疾病发展而来，仅有少数慢性肾炎是由急性肾炎直接迁延或临床痊愈若干年后再现发展所致。

原发性肾小球疾病的发病机制尚未完全明确。一般认为，免疫反应是肾小球疾病的始动机制，在此基础上炎症介质参与，最终导致肾小球损伤。免疫反应造成的肾损害还受到患者遗传因素的影响。此外，高血压、大量蛋白尿、高血脂等非免疫、非炎症因素也起到重要作用。

【临床表现】

慢性肾炎多数起病缓慢、隐匿，早期患者可无特殊症状。临床表现呈多样性，个体间差异较大。

一、症状

1. 蛋白尿　当尿蛋白>150mg/d，尿蛋白定性为阳性，若尿蛋白量>3.5g/d，则称为大量蛋白尿。

2. 血尿　血尿常为无痛性、全程性，持续性或间发性出现，也可伴蛋白尿、管型尿。

3. 高血压　高血压常出现在肾衰竭前平均 6 年，个体间差异较大，部分患者以高血压为首发症状。IgAN 是恶性高血压中最常见的肾性继发因素，多见于青壮年。

4. 水肿　多数患者有不同程度的水肿，水肿多从眼睑、颜面部开始，晨起明显，随着疾病加重，可出现全身水肿、体腔积液。

5. 其他症状　出现乏力、贫血、食欲减退及腰部酸痛等。

二、体征

患者面色晦暗和 / 或贫血貌，检眼镜检查可发现眼底出血、渗出，甚至视盘水肿。如因感染诱发急性肾炎或合并尿路感染时，相应部位出现压痛点，肾区有不同程度叩击痛。

三、接诊要点

对出现或体检发现血尿、蛋白尿、高血压等症状，尤其伴水肿、乏力、贫血者，无论有无肾功能损害（有部分患者首诊即表现为肾衰竭）均应警惕慢性肾炎可能性，需行进一步筛查。特别注意因某一表现突出而造成误诊，如慢性肾炎以高血压突出表现而易误诊为原发性高血压；增生性肾炎感染后急性发作易误诊为急性肾炎，应予以鉴别。

四、常见合并症和并发症

常合并其他自身免疫性疾病及结缔组织病，如干燥综合征等。感染、高脂血症、动脉硬化、静脉血栓等是慢性肾炎常见的并发症。

【辅助检查】

一、实验室检查

1. 尿常规检查　镜下血尿或肉眼血尿，尿相差显微镜异形红细胞增多>50%，提示为肾小球源性血尿，部分患者表现为混合性血尿，可见红细胞管型。多数患者为轻度蛋白尿，但也有患者表现为大量蛋白尿甚至肾病综合征。

2. 肾功能检查　肾功能检测是判断肾脏病严重程度和预测预后、确定疗效、调整药物剂量的重要依据，但对早期肾脏病诊断价值有限。

反映肾小球滤过功能的常用生化指标有血肌酐（creatinine，Cr）、血尿素氮（urea nitrogen，UN）、血尿酸（uric acid，UA）。因肾脏有强大代偿能力，故内生肌酐清除率较生化指标更早反映肾小球滤过功能。

反映肾小管功能的检测可选择行昼夜尿比密试验，尿渗透压、尿微球蛋白测定，血、尿视黄醇结合蛋白测定等。

3. 免疫学检查　免疫学检测在肾炎诊断和分型上具有关键作用。如免疫荧光和免疫组化是诊断 IgAN 的首要和必要的决定性诊断方法；磷脂酶 A_2 受体（phospholipase A_2 receptor，PLA_2R）抗体对膜性肾病具有诊断意义等。

二、影像学检查

慢性肾炎早期行肾脏超声检查大多提示体积正常，晚期可出现双肾对称性缩小、皮质变薄。

磁共振成像作为无创的检测手段在慢性肾炎诊断中的作用受到关注，多频磁共振弹性成像中的断层弹性显像对慢性肾脏的结构、功能改变可进行准确及适用评估，有助于疾病诊断、病理分级及预后判断。

三、病理学检查

肾脏活体组织检查对于慢性肾炎具有重要的指导治疗和估计预后价值，但如出现双肾缩小伴有瘢痕则不建议行肾脏活体组织检查。慢性肾炎晚期，表现为程度不等的肾小球硬化、肾小管萎缩、肾间质纤维化。

【诊断和评估】

一、诊断思维

当尿检发现蛋白尿、血尿伴或不伴水肿及高血压病史达 3 个月以上，无论有无肾功能损害均应考虑慢性肾炎，在除外继发性肾小球肾炎及遗传性肾小球肾炎后，临床上可诊断为慢性肾炎（图 5-1-1）。

慢性肾炎主要与下列疾病鉴别：①继发性肾小球疾病如狼疮肾炎、过敏性紫癜肾炎、糖尿病肾病等；②原发性高血压肾损害；③遗传性肾小球肾炎如奥尔波特（Alport）综合征；④其他原发性肾小球疾病如无症状性血尿和 / 或蛋白尿、感染后急性肾炎等。

当无症状性血尿和 / 或蛋白尿患者出现水肿、高血压、肾功能不全情况之一者，应重新评估，符合慢性肾炎诊断的则需按慢性肾炎进行治疗随访。

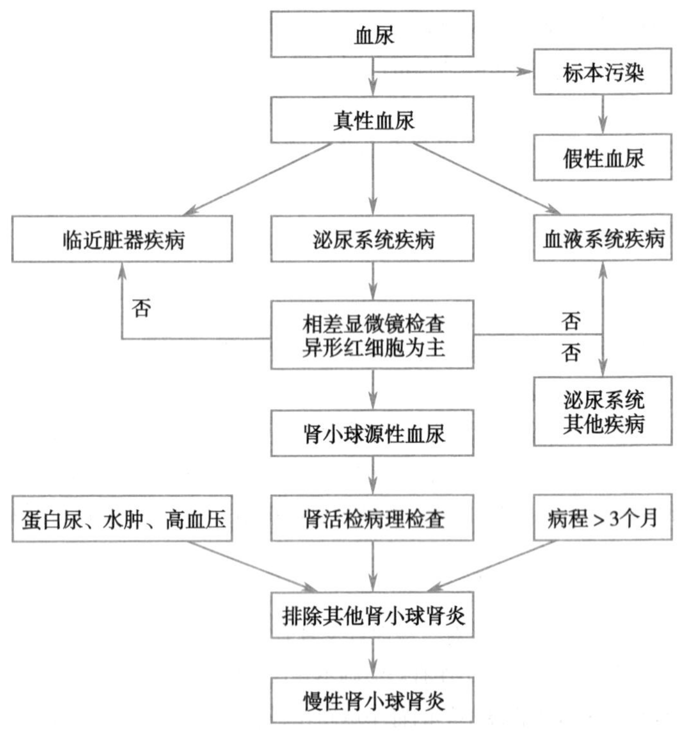

图 5-1-1　血尿的临床诊断思维

二、临床评估

当诊断为慢性肾炎时均应进行肾功能及影响预后因素的评定，包括但不限于疾病分型、严重程度、工作强度乃至家庭经济状况等。

三、治疗目标

慢性肾炎的治疗目标应以改善或缓解临床症状，防止或延缓肾功能恶化，防治并发症、提高生活质量为目标。

四、治疗原则

控制血压，减少尿蛋白，营养指导，消除或避免加重肾功能的危险因素。

五、治疗方案

1. 一般治疗　患者应保持良好的生活方式，避免劳累，伴高血压者应限盐（<5g/d）。重视营养治疗，肾功能不全患者应限制蛋白及磷的摄入量，适当增加碳水化合物的摄入。

2. 药物治疗

（1）糖皮质激素和免疫抑制剂：部分慢性肾炎患者需糖皮质激素和/或其他免疫抑制剂的治疗。但选用时需慎重权衡药效与治疗风险。

（2）积极控制高血压和减少尿蛋白：肾炎患者血压应较一般患者控制更严格。当蛋白尿≥1g/d，血压应控制在125/75mmHg；蛋白尿≤1g/d，血压应控制在130/80mmHg。尿蛋白的治疗目标争取减少至<1g/d。

首选药物为血管紧张素转化酶抑制剂（ACEI）或血管紧张素Ⅱ受体阻滞剂（ARB），肾功能受损时使用要防止高血钾，血压控制欠佳时，可联合使用降压药物。

（3）利尿剂：出现水、钠潴留引起的水肿及容量依赖性高血压时，可选用噻嗪类利尿剂，噻嗪类无效应改用袢利尿剂，一般不宜过多和长久使用。

3. 手术治疗　肾移植是慢性肾炎发展至终末期肾病的最佳治疗方式，但仍有原发性肾小球肾炎在移植肾上复发的可能，因此严格的术前综合评估愈发重要。

4. 中医治疗　我国传统中医药学以辨病辨证防治慢性肾炎具有确切疗效，且卫生经济学价值较好，因此中医药治疗地位受到日益关注。

【健康管理】

一、三级预防

1. 一级预防　即病因预防，避免劳累，改善生活方式，提高机体免疫力。谨防各种感染导致的病理性免疫，如反复出现的化脓性扁桃体炎予手术摘除。

2. 二级预防　对高危人群实施慢性肾炎早筛查、早诊断、早治疗。

3. 三级预防　延缓肾功能衰退，与终末期肾病（end-stage renal disease，ESRD）患者共同决策，选择适宜的肾脏替代治疗方法，提高生活质量。

二、健康教育

对患者及家庭成员均应进行疾病相关健康教育，增加就医遵医行为，共同树立面对疾病的信心。

三、双向转诊

（一）上转指征

1. 初诊慢性肾炎，需进一步明确病理诊断及治疗方案。

2. 慢性肾炎患者维持治疗过程中出现血尿、蛋白尿、高血压、水肿等症状加重，需调整治疗方案。

（二）下转指征

1. 慢性肾炎诊断明确且临床症状已缓解，继续维持治疗及随访管理。

2. 社区医院有条件接受 ESRD 患者行维持性肾脏替代治疗。

四、社区管理

肾脏病作为主要慢性病之一被列入《中国防治慢性病中长期规划（2017—2025 年）》中，全科医生开展肾脏病防治科普宣传，提升慢性肾炎知晓率，对高危人群开展肾脏病监测和行为干预，促进慢性肾炎早筛、早诊、早治。肾脏病专科医生加强对全科医生的知识培训和技术示范，规范慢性肾炎社区管理。基于“互联网 +”的信息化技术，开展患者教育和智能设备自我管理，建立 ESRD 替代治疗监测和管理体系等。

【预后】

慢性肾炎病情迁延，缓慢进展乃至 ESRD。病变进展个体差异大，主要取决于病理类型、严重程度、处置措施以及是否避免了各种危险因素等。

【诊治进展】

肾脏病理检查采用分子病理学、分子遗传学、电子显微镜等技术使得疾病研究更为精准和全面。数字化病理能将病理数据持久保存，还能通过网络实现多中心分享，中国已有肾脏中心开发的肾小球病理人工智能识别系统。此外，二代测序及蛋白质组学等也应用到肾脏病理学诊断中。

分子生物医学已鉴定出了一些新的、有效的、非侵入性的标志物来识别慢性肾炎类型及进展 ESRD 风险，如半胱氨酸蛋白酶抑制剂 C、肾损伤分子 -1 等，但更倾向于将多个生物标志物组合，以便更精准诊治。

新型免疫抑制剂，血液净化、腹膜透析新技术，肾移植技术应用发展，为临床提供了更安全有效的治疗。

【病例分享】

患者，女性，17 岁，因“出现血尿、泡沫尿 6 天”就诊。6 天前无明显诱因下出现血尿、泡沫尿，无尿频尿急尿痛，无腹痛腹胀等不适，偶感乏力、双侧腰部间歇性胀痛。于当地医院就诊，尿常规显示：隐血(+++)，尿蛋白(++)，白细胞 3～6/HP，红细胞 3+/HP，为进一步诊治收住肾内科病房。既往史、个人史、家族史无特殊。

入院后进一步检查：红细胞沉降率 50mm/h，血液生化、自身抗体、抗中性粒细胞抗体、抗肾小球基底膜抗体等均为阴性。超声检查提示双肾饱满伴皮质回声增高。入院 1 周后行肾脏穿刺活检，病理学检查：肾小球系膜细胞和基质轻 - 中度增生，局灶节段性加重。免疫荧光：IgA 沿系膜区呈团块状沉积。病理诊断：符合局灶增生型 IgAN，Lee 分级Ⅲ级。即予以氯沙坦、羟氯喹等药物治疗，现随访病情缓解且稳定。

【思考题】

1. 如何治疗肾性贫血？

2. 慢性肾炎患者发生细菌性感染时如何选择抗菌药物？

3. 如何对患有慢性肾炎的育龄女性开展生育健康教育？

（蒋巧巧）

第二节 肾病综合征

【学习提要】1. 肾病综合征的定义、临床表现。
2. 肾病综合征的评估和治疗。
3. 肾病综合征的三级预防。

【定义】

肾病综合征（nephrotic syndrome，NS）指大量蛋白尿即尿蛋白排泄大于3.5g/d，低蛋白血症（血浆总蛋白低于60g/L或白蛋白低于30g/L），常伴有水肿和高脂血症，是各类肾小球疾病常见的临床综合征之一。

【流行病学】

NS可发生于任何年龄，但在儿童中最为常见，大多介于1.5岁到4岁之间，男女比例为3.7∶1，在老年阶段，则发病率无性别差异。国内资料显示膜性肾病占原发性NS首位，其次为微小病变及IgA肾病（IgAN），各占约1/4。继发性NS常见为糖尿病肾病、系统性红斑狼疮肾炎、乙型肝炎病毒相关肾炎、肾淀粉样变等。

【病因及发病机制】

NS根据病因分为原发性和继发性。最常见的NS病因有膜性肾病、微小病变肾病、局灶节段性肾小球硬化。继发性NS则多因免疫性疾病、代谢性疾病及肿瘤等所致，对于正服用多种药物的人群，应警惕药源性NS。

血浆蛋白持续、大量从尿液中丢失是该病基础，但产生蛋白尿的发病机制尚未明确，有证据提示T淋巴细胞异常是主要机制，其他可能因素包括肾小球裂孔膜蛋白遗传缺陷，补体激活导致肾小球上皮细胞损伤及肾小球基底膜的缺失等。

【临床表现】

起病隐匿，常无明显诱因，也可以突然急性起病。

一、症状

水肿最常见，也是患者就诊的主要主诉。开始见于眼睑，以后逐渐遍及全身，液体潴留可导致呼吸困难、胸闷（胸腔、心包积液），关节痛（关节积水）或腹胀腹痛（腹水）。其他症状包括厌食、精神萎靡，可有因高浓度尿蛋白导致的泡沫尿。

二、体征

肾病面容，表现为面色苍白，眼睑颜面水肿，舌色淡，舌缘有齿痕。出现凹陷性水肿，并与重力相关，严重时为体腔积液，如出现腹腔移动性浊音。在指甲床上可见平行的白线（Muehrcke 线）。因低蛋白血症导致的水肿可掩盖肌肉消瘦，故可出现体重增加的表现。也有因调理素、免疫球蛋白、促红细胞生成素、转铁蛋白、激素结合蛋白的丢失而导致的一系列并发症表现。长期患有高脂血症，上眼睑处可见黄色瘤。

三、接诊要点

应详细问诊、全面采集病史，区分原发性或继发性 NS，在问诊中需要注意患者就诊的主要原因、倾听患者对疾病的看法、关注患者的担心和期望，了解患者家族史、家庭成员关系、社会人际关系等，并作适时反馈。

四、常见并发症和合并症

（一）并发症

1. 感染　是 NS 的常见并发症，与蛋白质营养不良、免疫功能紊乱、长期使用免疫抑制剂相关，呼吸道、泌尿道、皮肤软组织是常见的感染部位。

2. 血栓和栓塞　严重的、致死性并发症之一，与有效血容量减少而血液浓缩、高脂血症有关。可静脉栓塞，也可见于动脉栓塞。

3. 营养不良　除大量蛋白质的丢失导致蛋白质 - 能量营养不良引起肌肉萎缩、儿童生长发育障碍外，尚可因各种营养素缺乏所致的乏力、伤口愈合缓慢等表现。

4. 急性肾衰竭　多随着蛋白尿减少、扩容利尿治疗而缓解。

5. 心血管病　高血压和高脂血症均易导致急性或慢性心脑血管事件的发生。

（二）合并症

常合并其他自身免疫性疾病及结缔组织病、恶性肿瘤、乙型肝炎病毒感染等疾病。

【辅助检查】

一、实验室检查

1. 血常规　常表现为正常细胞性贫血，由于血液浓缩，贫血的严重程度可能被低估。

2. 尿常规　尿液中显示大量蛋白、红细胞和/或管型、脂肪尿、脂肪管型。

3. 血生化系列　血浆白蛋白通常小于25g/L，肌酐、尿素氮水平因肾损伤程度而不同，总胆固醇和甘油三酯水平明显增高，伴低密度脂蛋白及极低密度脂蛋白浓度增加，高密度脂蛋白正常或稍下降。

二、影像学检查

尿常规异常者常需完善肾脏影像学检查，肾脏超声具有无创、经济、重复性好的优势，尤其适合在基层医疗机构常规检查。视病情需要选择CT或MRI检查。

三、病理学检查

肾组织活检特别有助于明确病因并评估肾损害程度，利于指导治疗。

【诊断和评估】

一、诊断思维

1. 临床诊断　对出现水肿、泡沫尿伴或不伴高脂血症、高血压等患者，应高度怀疑NS可能，予血液、尿等检测进一步确认是否为NS。大量蛋白尿（大于3.5g/d）及低蛋白血症是该病诊断的必需指标。

2. 鉴别诊断　在确认 NS 基础上通过鉴别诊断确定病因。首先需要鉴别的是原发性 NS 还是继发性 NS。小儿应着重除外遗传性疾病、感染性疾病及过敏性紫癜等引起的继发性肾病综合征 NS；中青年则应着重除外结缔组织病、感染、药物引起的继发性 NS；老年则应着重除外代谢性疾病及新生物有关的 NS，注意常有老年患者 NS 被误诊为心力衰竭。推荐行肾脏活检作出病理诊断。

二、临床评估

NS 作为一组临床综合征具有共同的临床表现、病理生理和代谢变化，但因不同病因，所以防治措施又各有其特点，需作细致全面评估，方可制订利于疾病控制的方案。评估内容包括病因、病程、病情严重程度、基础疾病、选择合适药物等整体的诊治方案。

【治疗】

一、治疗目标

控制蛋白尿，减轻水肿，预防并发症，保护肾功能。

二、治疗原则

以病因治疗为先，关注整体治疗，延缓疾病进展。

三、治疗方案

（一）一般治疗

适当休息，适量运动，预防感染，防止血栓或栓塞。调整饮食中蛋白质和脂肪摄入比例。

（二）免疫抑制治疗

1. 糖皮质激素　是最常用的免疫抑制剂，能广泛抑制免疫反应和炎症，但也具有较多的不良反应如易感染、高血压、高血糖、高血脂、骨质疏松、消化性溃疡等。

2. 其他免疫抑制剂　协同激素治疗，一般不作为首选或单独使用。包括细胞毒性药物、抑制淋巴细胞信号通路药物、靶向 B 细胞治疗药物、钙调神经蛋白抑制剂等新型免疫抑制剂。

（三）利尿消肿

治疗原则是不宜过快过猛，以免造成血容量不足、加重血液黏滞度、电解质紊乱等并发症。常用的药物有噻嗪类利尿剂、袢利尿剂、保钾利尿剂、渗透性利尿剂等。为避免输注白蛋白引起肾小球高滤过损伤及肾小管上皮细胞损伤，应酌情使用白蛋白制剂纠正低蛋白血症导致的水肿。

（四）减少蛋白尿

血管紧张素转化酶抑制剂（ACEI）或血管紧张素Ⅱ受体阻滞剂（ARB）除降压作用外，还可通过降低肾小球内压和改善肾小球基底膜对大分子的通透性从而减少尿蛋白作用。但所用剂量一般比常规降压剂量大。

（五）调脂治疗

常用调脂药物如他汀类药同样适用 NS，但在 NS 缓解前常难以完全纠正脂质代谢紊乱，如蛋白尿控制后高脂血症缓解，则无须再继续药物治疗。

（六）中医药治疗

中医药以温肾健脾、攻补兼施理论，在降低蛋白尿、除湿消肿、调节脂代谢等均有独特疗效。

【健康管理】

一、三级预防

1. 一级预防　即病因预防，如增强体质预防各类感染，避免使用肾毒性药物、过敏药物或禁食过敏食物。对推测有某种遗传性基因突变所致肾脏病家族史的，应得到优生优育指导。

2. 二级预防　包括早期发现、早期诊断、早期治疗。开展健康教育，普及肾脏病学知识，对高危人群行定期监测尿常规、肾功能等，如发现异常，及时转专科进一步诊治。

3. 三级预防　对 NS 患者通过专科医生、全科医生协作式、规范化的长期随访管理，以指导用药、临床监测、防治并发症等综合干预，减少或延缓肾脏病对人体功能和生活质量影响，改善预后，提高生存质量。

二、健康教育

全科医生开展个体化、群体性、多样化的健康教育，促进患者及家庭健康素养，正确对待疾病，增加就医、随访依从性，利于疾病康复。

三、双向转诊

（一）上转指征

1. 初次筛查发现大量蛋白尿，疑诊肾脏病。

2. 随访期间发现症状控制不满意，或出现药物不良反应，或其他不能耐受治疗的情况；需要改变治疗方案者。

3. 出现不可控制的并发症，需要进一步评估和诊治。

（二）下转指征

1. 已明确诊断、治疗方案。

2. 急性加重治疗后病情稳定。

3. 基层医院能为病情稳定的 NS 患者提供可及性的常规治疗和随访。

四、社区管理

国际肾脏病学会与国际肾脏基金联合会将每年 3 月的第 2 个星期四确定为世界肾脏日，目的在于提高全社会对肾脏病的认识和重视，尤其强调全科医生在社区层面对肾脏病实施三级预防。全科医生应对高危人群筛查、转诊、生活方式、用药指导等多方面进行管理，利用医院 - 社区 - 家庭资源，改善患者自我效能，利于疾病康复。

【预后】

NS 的预后因病而异。可自发性或通过治疗达到完全缓解。对皮质类激素反应好的患者通常预后良好。影响预后恶化因素有：感染、难治性高血压、显著的氮质血症、血尿、反复深静脉血栓形成等。

【诊治进展】

近年来研究表明，各种包括 NS 的肾小球疾病发病机制均与免疫介导的炎症反应相关，因此肾病免疫学研究会越来越得到关注。现代免疫学、分子生物学给肾脏病诊治带来新的手段和思路，为预防、诊治、预后评估开辟广阔前景。

降糖药物钠 - 葡萄糖协同转运蛋白 2（SGLT-2）抑制剂通过促尿钠、尿糖排泄，在治疗 2 型糖尿病尤其合并肾脏病时不仅具有降低血糖的作用，而且具有能有效减少蛋白尿排泄、保护肾脏及心脏的作用，为减少尿蛋白提供了新的药物选择。

【病例分享】

患者，女性，34 岁，苗族，3 天前因“双下肢水肿 2 周”就诊当地医院。查血常规：白细胞计数 2.3×10^9/L，中性粒细胞绝对值 1.6×10^9/L，红细胞计数 2.78×10^{12}/L，血红蛋白 90g/L，血清白蛋白 22.0g/L；尿蛋白（++）。为求进一步诊治，就诊我院，门诊诊断“NS，贫血”，收入院。入院后检查：贫血貌，眼睑水肿，双下肢中度凹陷性水肿，心脏、两肺及腹部等查体未见明显异常。血清总胆固醇 7.36mmol/L，低密度脂蛋白胆固醇 4.77mmol/L，甘油三酯 3.55mmol/L。自身抗体：抗核抗体（ANA）阳性，抗 SmD_1 抗体阳性，抗 U1snRNP 抗体阳性，抗核糖体 P0 蛋白阳性；补体系统：C3 0.33g/L，C4 0.03g/L；24 小时尿总蛋白 3 558.6mg。给予“呋塞米、螺内酯”利尿，“甲泼尼龙”静脉滴注及其他对症治疗。排除禁忌证后予右肾活检，病理报告：符合弥漫球性增生和硬化性狼疮性肾炎伴膜性狼疮性肾炎。由肾内科转至风湿免疫科诊治。

该系统性红斑狼疮（systemic lupus erythematosu，SLE）病例是以 NS 为首发症状，属于继发性肾病综合征，好发于青年女性，肾脏是 SLE 多脏器损伤中最常见的器官，确诊依赖于相关自身抗体结合肾活检病理。

【思考题】

1. NS 糖皮质激素的使用注意事项有哪些？
2. 在怀疑 NS 时，肾活检适应证有哪些？

（蒋巧巧）

第三节 慢性肾盂肾炎

【学习提要】 1. 慢性肾盂肾炎的定义、临床表现和诊断。
2. 慢性肾盂肾炎的综合评估和治疗。
3. 慢性肾盂肾炎的三级预防和社区健康管理。

【定义】

慢性肾盂肾炎(chronic pyelonephritis，CPN)是一般指病程超过半年或 1 年的肾盂肾炎。但目前对于其定义还存在争议。目前认为，CPN 多发生在尿路解剖或功能异常的基础之上，除了细菌性尿路感染外，在影像学上还表现为肾脏表面凹凸不平、两侧肾脏大小不等、肾盂肾盏畸形，并伴有肾小管功能的损害。该病起病较为隐匿，容易反复发作，并可导致慢性肾功能不全。

【流行病学】

本病好发于女性，女、男之比为 10∶1，其中以育龄妇女发病率最高，发病高峰年龄在 31～40 岁。国外文献报道本病发病率为 0.92%，非西方国家和社会经济地位较低的妇女更易患病。国内资料统计表明男性发病率为 0.25%，女性为 2.37%。CPN 在成人和儿童中都有发生，但在儿童中更常见，婴儿和 2 岁以下幼儿发病多由于结构异常引起。CPN 是仅次于慢性肾小球肾炎引起肾衰竭的常见原因。

【病因及发病机制】

一、病因

目前认为，CPN 发生于反复多次的有尿路复杂情况下的尿路感染。常见的尿路复杂情况包括反流性肾病和梗阻性肾病。反流性肾病是指由于膀胱输尿管反流和 / 或肾内反流导致的肾脏病；梗阻性肾病指各种原因(如结石、腹膜后纤维化、肿瘤、前列腺肥大等)，引起尿液流动障碍导致的肾脏病。

二、发病机制

对于其发病机制，目前主要认为涉及细菌致病能力、机体抵抗力、炎症和免疫反应等方面。

1. 细菌致病力　目前认为，致病菌株必须首先侵犯尿道上皮细胞和肾盂黏膜上皮细胞才能进行增殖，并入侵肾间质，而肾内细菌或者细菌抗原的持续存在能产生典型的 CPN 病变。然而并非所有的病原菌都具有强大的侵袭能力。这与细菌特异性致病能力有关，大肠埃希菌仍是其中最主要菌种。

2. 炎症反应　临床已经证实：炎症过程中多型核白细胞，在感染部位的浸润及释放超氧化物，氧化爆发参与了 CPN 病理改变的形成，应用抗氧化剂能够有效抑制这种由氧自由基介导的小管损伤。

3. 免疫机制　目前对于肾盂肾炎过程中免疫反应的研究主要集中在 2 个方面：①机体针对侵入的细菌抗原，产生的获得性体液免疫机制在感染转归中的作用，现已经明确，体液免疫机制参与了肾盂肾炎病程；②细菌感染诱导自体免疫机制的产生，这种针对肾组织的自体免疫有可能是病原微生物清除后，肾损伤进展的原因。另外，局部炎症、瘢痕、异物损伤黏膜屏障，也是尿路感染反复产生的重要原因。

【临床表现】

一、症状

CPN 临床表现复杂，容易反复发作，发病及病程隐匿，主要有 3 个部分的表现。

1. 尿路感染　急性发作期表现为可出现尿频、尿急、尿痛伴发热、腰痛等急性肾盂肾炎表现，并可见肉眼血尿及蛋白尿，常以蛋白尿为主。稳定期可表现为间歇性腰部胀痛，伴乏力、低热、厌食等，或间歇性出现尿频、尿急、尿痛等下尿路感染症状。有时可表现为无症状性菌尿。

2. 慢性间质性肾炎表现　如尿浓缩能力下降，可出现低渗、低比重尿、夜尿增多；肾小管重吸收能力下降可表现为低钠、低钾血症，肾功能不全时也可出现高钾血症；晚期则肾小管酸中毒常见。

3. 慢性肾功能不全　少数患者以高血压为首发表现，可伴有水肿、乏力、食欲缺乏、贫血等表现，发展至终末期可出现慢性肾衰竭，甚至尿毒症。

另外，儿童CPN还可出现感音神经性听力受损。

二、体征

1. 肾区叩痛　常见于急性发作期感染的患者，单侧或双侧肋脊角叩痛阳性。

2. 水肿　多见于中晚期患者，易先发生在低垂部位，如足部、踝部，呈凹陷性水肿，严重时可出现全身性水肿。

3. 腹部压痛　见于单侧或双侧肾区压痛，多见于急性发作期患者。

三、接诊要点

接诊CPN患者时，应详细问诊、全面采集病史。在问诊中需要注意患者就诊的主要原因、倾听患者对疾病的看法、关注患者的担心和期望，适时反馈。具体要点包括以下几方面。

1. 起病情况　发病年龄、时间、可能的诱因如导尿、介入治疗等情况。

2. 病情特点　是否存在复杂尿路情况，发作时的表现，有无伴随全身症状等情况。

3. 治疗经过　是否有反复尿路感染，是否有系统治疗及治疗经过，有无定期随访，是否有手术治疗等情况。

4. 既往史　有无高血压、糖尿病病史，有无特殊用药情况如免疫抑制剂等。有无冶游史等。

5. 生活方式及社会心理因素　详细询问患者的饮食及个人卫生习惯，女性是否有妇科疾病，男性是否有包茎等。了解患者对CPN的看法，以及心情是否焦虑，是否因疾病影响夫妻性生活等。了解患者家庭成员关系是否和睦，家庭支持度如何，社会人际关系是否和谐。

四、常见合并症/并发症

（一）并发症

1. 高血压　CPN的病程常与夜间高血压有关。儿童CPN血压昼夜节律的特点是常伴有不稳定性高血压和较高的夜间舒张压。

2. 肾乳头坏死　感染是引起该并发症的主要原因，多见于糖尿病或尿路梗阻的肾盂肾炎患者，严重者可并发败血症或导致急性肾衰竭。

3. 肾周围脓肿　多由严重肾盂肾炎直接进展，致病菌以大肠埃希菌常见，多存在糖尿病、尿路结石等不利因素，患者常出现明显的单侧腰痛和压痛，向健侧弯腰时，疼痛加剧。治疗上宜加强抗感染及营养支持治疗，必要时切开引流。

4. 感染性结石　结石的成分以磷酸铵镁为主，这是由于变形杆菌等所含的尿素酶，可分解尿中的尿素，使尿素呈碱性，而磷酸盐在碱性尿中的溶解度明显降低，易产生沉淀而形成磷酸铵镁和磷灰石性结石。

5. 革兰氏阴性杆菌败血症　多发生于急性、严重性肾盂肾炎，病情严重，常伴寒战、高热等全身症状，甚至引起休克，死亡率达 50%，应积极给予强有力抗生素，加强支持治疗。

6. 肾衰竭　CPN 可导致慢性肾功能不全，最终发展至肾衰竭。

（二）合并症

1. 骨质疏松症　CPN 患者多合并骨代谢异常，应及早采取措施，避免骨质疏松的发生。

2. 焦虑和抑郁症状　CPN 病情反复、迁延不愈，易使患者产生焦虑和抑郁，对患者实施有针对性的心理护理和健康教育，能减轻患者的负性情绪，对基本的诊治有积极正面的作用。

3. 糖尿病　CPN 常合并代谢综合征，而糖尿病也是 CPN 的一个复杂因素，控制血糖水平达标也十分重要。

【辅助检查】

一、实验室检查

1. 尿常规　最简便而可靠的方法。凡每个高倍视野下超过 5 个（>5 个 /HP）白细胞称为脓尿，有时可发现白细胞管型、菌尿，可伴有镜下血尿。偶见微量蛋白尿，如有较多蛋白尿则提示肾小球可能受累。

2. 尿细菌学检查　95% 以上的尿路感染由革兰氏阴性菌引起，其他一些寄生菌如表皮葡萄球菌、乳酸杆菌、厌氧菌、棒状杆菌等很少引起尿路感染。清洁中段尿培养菌落计数 $>10^5$/ml 有临床意义。尿细菌培养能够帮助确定致病菌株，并可进行药敏试验，提高抗生素治疗效果。

3. 尿浓缩功能检查　肾小管功能不全，可出现低比重尿、尿糖阳性、尿渗透压下降等表现，但缺乏特异性。

4. 肾功能检查　晚期可出现肾功能异常，如肌酐、尿素氮、胱抑素C增高等；肾小球滤过率下降。

二、影像学检查

1. X射线检查　静脉或逆行肾盂造影具有特征性征象，即肾盂和肾盏的变形、扩张或缩窄，肾乳头收缩等。

2. 超声学检查　应用最广泛、最简便的影像学方法。可见肾外形凹凸不平、两肾大小不等，集合系统结构紊乱，可见肾盂分离或扩张。后期可见皮质回声增强、变薄等表现。

3. CT征象　常表现为肾形态改变、肾萎缩、肾皮质变薄、轮廓不规则，表现有多发深浅不等切迹，相邻肾盏可见扩张，达到肾皮质边缘。

三、病理学检查

CPN的病理学表现为肾盂扩大、畸形，肾皮质及乳头部有瘢痕形成，肾髓质变形，肾盂、肾盏黏膜及输尿管管壁增厚，严重者肾实质广泛萎缩。

【诊断和评估】

一、诊断思维

CPN的表现多样，有的表现低热、乏力及膀胱刺激症状，有的呈反复急性发作的尿路感染，有的呈无症状性菌尿或有高血压、夜尿增多等表现。接诊此类患者时，需要仔细问诊病史、发病特点及治疗经过，当出现以下特殊情况，更应该想到CPN的可能：①不明原因肾功能损害、双肾大小不等、表面不光滑；②肾小管间质损害与肾功能改变不同步；③存在复杂因素的反复尿路感染。

1. 诊断标准　除反复发作尿路感染病史之外，尚需结合影像学及肾脏功能检查。

(1) 肾外形凹凸不平，且双肾大小不等。

(2) 静脉肾盂造影可见肾盂、肾盏变形，缩窄。

(3) 持续性肾小管功能损害。

具备上述第(1)、(2)条的任何一项再加第(3)条可诊断CPN。

2. 鉴别诊断　主要和以下疾病相鉴别。

(1) 膀胱炎：主要表现为下尿路刺激征，如尿频、尿急、尿痛、排尿不适，常伴膀胱区不适等症状。一般无明显全身感染症状，多数有白细胞尿，严重者有血尿，外周血白细胞计数和分类常无明显变化。

(2) 慢性肾小球肾炎：肾盂肾炎的尿蛋白量一般<2g/d，>3g/d则应考虑肾小球疾病。隐匿性肾炎尿常规中常有较多红细胞，而肾盂肾炎则以尿白细胞为主。此外，尿培养及长期低热、尿频等症状亦有助于鉴别诊断。晚期慢性肾小球肾炎并发尿路感染时鉴别困难，此时可详细询问病史、结合临床特点加以分析，常可鉴别。

(3) 尿道综合征：本综合征有一部分可能为病原体感染，另一部分可能为非感染性疾病。多见于中年妇女，有明显的尿频、尿急、排尿困难等尿路刺激症状，无腰痛及肾区叩击痛，须行3次清洁中段尿细菌定量培养，无真性细菌尿方可诊断。

(4) 肾结核：尿路刺激征非常明显，以血尿为主，晨尿结核分枝杆菌培养可阳性，而普通细菌培养为阴性，静脉肾盂造影可显示输尿管呈串珠状改变。该患者有尿路刺激征、低热表现，但其他症状和静脉肾盂造影检查及尿细菌培养均不支持。

二、临床评估

1. 急性发作期评估　当发生尿路感染急性发作时，需要了解具体病因，是否存在呼吸道感染、鼻窦炎发作、牙周炎等，是否存在尿路结石及尿道侵入性操作，近期是否使用抗生素治疗以及疗效，了解既往发病及治疗经过。

2. 稳定期评估　患者反复发生尿路感染，首先需确认病情复发还是再发，其次评估是否存在尿路复杂情况，尤其是儿童出现反复尿路感染，应考虑存在膀胱输尿管反流的可能，是否可以通过手术解除，再次要了解既往发病情况和详细治疗经过，最后还需进行并发症 / 合并症的评估，关注平时个人卫生、饮食习惯等。

【治疗】

一、治疗目标

纠正尿路异常或反流和控制感染，预防肾功能进一步损害。

二、治疗原则

控制症状，积极寻找并去除易感因素，预防再发。

三、治疗方案

（一）急性发作期治疗

1. 一般治疗　多饮水，促排尿，高热者应卧床休息，给予营养支持。

2. 药物治疗　在留取尿液标本做细菌培养后，尽早予以覆盖革兰氏阴性杆菌的抗生素经验性治疗，并根据药敏试验结果及时调整抗生素方案。

（二）稳定期治疗

1. 一般治疗　饮食上要以高热量、高纤维、低盐低脂、易消化的食物为主，多饮水。

2. 药物治疗

（1）抗感染治疗：CPN 致病菌常较复杂，抗生素选择需要在药物敏感试验指导下进行。轻者可口服复方磺胺甲噁唑片、喹诺酮类或加β内酰胺酶抑制剂的半合成广谱青霉素；重者需联合用药和静脉用药，采用较长疗程，达4～6周，以期达到彻底清除细菌的目的，如不能清除细菌而尿路感染反复急性发作，可采用低剂量长疗程的抑菌疗法，剂量为原来的1/3～1/2，至少用药1年。疗效判断如下。

1）临床治愈：症状消失，停药72小时后，每隔2～3天行尿常规及细菌培养，连续3次阴性。

2）痊愈：临床治愈后，尿常规及细菌培养每月复查1～2次，连续半年均阴性。

3）复发：指治疗后菌尿转阴，但停药后6周内再发，且致病菌与先前感染完全相同。复发的常见原因有：①尿路解剖或功能异常而引起尿流不畅。应积极解除梗阻、纠正解剖异常。如无法纠正，则根据药敏选择恰当抗生素治疗6周；②抗生素选用不当或疗程不足。根据药敏选择药物，疗程 4 周；③病变部位瘢痕形成，血供差，病灶内抗菌药物浓度不足。可选用大剂量杀菌性抗生素，如头孢菌素、氨苄西林等，疗程 6 周。

4）再发：治疗后菌尿转阴，停药后 6 周内发生一种与先前不同的病菌感染，即重新感染。可按首次发作的治疗方法处理，并重视预防。同时应全面检查有无易感因素存在并予以去除。

（2）糖皮质激素和非甾体抗炎药：可减轻感染导致的肾脏瘢痕的发生发展。

（3）降压治疗：CPN 易并发高血压，血压升高可进一步加重肾功能损害，故 CPN 的长期治疗中应注意控制血压。

3. 手术治疗　①尿路梗阻：对于尿路先天畸形、尿路结石、肿瘤、前列腺肥大等，可利用手术或其他手段尽早解除梗阻；②膀胱输尿管反流：目前治疗意见尚未统一。一般认为轻、中度膀胱输尿管反流的患儿并不需要手术，随年龄增长反流常能自发消失；而重度膀胱输尿管反流并经常引起感染的患儿，仍宜尽早进行手术治疗纠正反流。对于成年反流患者是否应行手术治疗目前也无定论。

4. 中医治疗　本病属于中医的“淋证（劳淋）”或“虚劳”范畴，病理多属湿热毒邪蕴结下焦，膀胱气化失职，水道不利，久则腑病及脏，脾肾亏虚，血行瘀滞，虚实夹杂。急性期可清热解毒，慢性期以扶正祛邪为主，养肾阴益肾气。选择治疗下焦湿热证的中药如银花泌炎灵片的等药物进行治疗，同时坚持使用含有桑寄生的中药进行巩固治疗，能降低 CPN 的反复发作概率。

5. 康复治疗　主要有运动康复和心理康复治疗。

（1）运动康复：根据患者的爱好和自身条件，可以选择适合自己的运动如步行、慢跑、打太极拳、气功等运动来增强体质和提高机体免疫力。同时还可进行缩肛运动来加强膀胱逼尿肌功能，促进排尿。

（2）心理康复：针对性的心理护理和健康宣教能更有效地改善 CPN 患者的焦虑和抑郁症状。正念减压疗法是个体通过有目的地将注意投注于当一个又一个瞬间所呈现的体验，而达至深度的觉解。其核心观点：一是将注意力集中于当下；二是对当下呈现的所有观念均不予以评判。通过控制或减少促肾上腺激素和促炎性细胞因子释放，增强机体抗应激能力而产生效果。

【健康管理】

一、三级预防

1. 一级预防　包括早期预防、控制危险因素，以健康教育为主。例如：多喝水，清淡饮食，避免劳累，注意会阴部卫生，勤换内衣，忌憋尿，加强身体锻炼，提高机体的防御能力，积极治疗原发病，如糖尿病、肾结石等。

2. 二级预防　包括疾病的治疗、预防反复发作，对已经发生的CPN应积极治疗，如药物及手术治疗。同时，注意积极根治慢性感染病灶如妇科疾病、慢性结肠炎、牙龈脓肿、慢性扁桃体炎、鼻窦炎、中耳炎等，必要时手术根除感染灶。还应注意血压、血糖等的管理，延缓肾功能的下降。

3. 三级预防　即并发症的预防，防止进一步出现肾周脓肿、肾乳头坏死、慢性肾衰竭等严重并发症。对常再发者，可采用低剂量长期抑菌治疗，避免应用损害肾脏的药物。

二、健康教育

坚持每天多饮水、促排尿，避免劳累，预防感冒，加强体质锻炼，增强抵抗力。注意会阴部的清洁，特别是女性患者，在月经、妊娠和产褥期尤应注意。男性如包皮过长，应注意清洁。夫妻性生活后注意及时清洁及排尿。

三、双向转诊

（一）上转指征

1. 初诊的CPN。
2. 具有复杂尿路情况的CPN患者。
3. 反复发作病情无法控制。
4. 出现肾功能不全等并发症。

（二）下转指征

1. 经过住院系统治疗，病情稳定，但患有高血压、糖尿病等慢性疾病，需要长期随访诊疗的患者。
2. 疾病终末期，由全科医生担任家庭照顾角色。

四、社区管理

社区全科医生给患者建立健康档案，教育患者清淡饮食，避免劳累，注意个人卫生及外阴清洁，适当运动锻炼增强体质，女性性生活后建议排尿，积极治疗易发因素，如糖尿病、肾结石和尿路梗阻等，尽量减少导尿及泌尿道器械操作。更年期可服用尼尔雌醇 1～2mg，每月 1～2 次，以增强局部抵抗力。出现尿路感染时及时门诊复诊，注意避免肾毒性药物使用，定期至上级医院评估并发症及合并症，同时注意心理干预，并纳入社区长期健康管理。

【预后】

CPN 的预后，很大程度上取决于患者是否有复杂尿路情况及易感因素，是否及时、有效地进行系统治疗。若无上述情况，急性期易被治愈，稳定期也可获得较好疗效，不易复发。反之，则病情难以治愈，且常反复发作，最终导致肾功能不全，预后不良。同时适当的治疗和密切的随访观察也可改善预后。

【诊治进展】

有学者研究血锌水平对 CPN 患者肾脏炎症反应活性的影响，发现增加血液中的这种微量元素，可减少肾脏炎症反应的活性，为 CPN 的治疗提供了一个有前途的方向。同时有研究还发现，肾盂肾炎的发生发展及进程除取决于病原体特征外，还取决于个体特征（如患者的免疫反应），这主要受其遗传因素影响。近年来，随着分子生物学的发展，从基因层面预测患者的遗传为预后及病理发展提供了可能。

【病例分享】

患者，女性，53 岁，因“反复尿频、尿急、尿痛伴腰部不适 2 年”就诊社区全科门诊。患者自 2 年前起无明显诱因多次出现尿频、尿急、尿痛及腰部不适，常伴发热（体温不详）、乏力和夜尿增多，无茶色尿、肉眼血尿等。发作时曾多次就诊，经化验尿常规后，诊断为“尿路感染”，予以“氧氟沙星”或“阿莫西林”等药物治疗，症状好转后自行停药，未再复查尿液。3 天前患者再发尿频、尿急、尿痛和夜尿增多，伴腰背部胀痛，伴发热，测耳体温 38.1℃。既往否认“糖尿病、高血压、心脏病”病史，有“尿路结石”病史，曾行碎石治疗。否认“肝炎、结核”病史，否认药物及食物过敏史。体格检查：体温 38.2℃，脉搏 98 次 /min，呼吸 23 次 /min，血压 135/85mmHg。发育正常，精神欠佳，自动体位，神志清楚，皮肤黏膜无黄染，未见皮疹及出血点，浅表淋巴结未触及肿大，双肺呼吸音清，未闻及干湿啰音；心律齐，各瓣膜区未闻及杂音；腹平软，肝脾肋下未触及，双肾区叩痛（+），移动性浊音（-），双下肢无水肿。社区医生接诊后，结合患者病史特点及既往治疗经过，考虑 CPN，建议转上级医院肾内专科进一步明确病因。

患者在上级医院行相关检验检查，尿常规：pH 5.7，尿比重 1.006，尿白细胞（white blood cell，WBC）（+++），红细胞（red blood cell，RBC）（++），蛋白（+），尿上皮细胞（+），白细胞酯酶（++）；血生化：血肌酐 170μmol/L，血尿素氮 10.5mmol/L，血钾 4.5mmol/L，血钠 132mmol/L；肝炎病毒学指标、肿瘤指标等正常；中段尿培养提示大肠埃希杆菌 4.5×10^5/ml，未见支原体和衣原体；尿结核培养（-）。双肾超声显示双肾大小不等，左肾实质轻度变薄。静脉肾盂造影双肾大小不等，双肾下极均见局灶、粗糙的皮质瘢痕，邻近肾盏杯口变钝。结合患者病史特点及上述阳性检验检查结果，CPN 诊断明确，未见明显梗阻因素，病因考虑与膀胱输尿管反流相关。根据药敏试验选择合适的抗生素，疗程 4～6 周，2 个月内追踪，每月复查尿常规和细菌培养。考虑患者有肾皮质瘢痕产生，予糖皮质激素应用。回社区后，社区医生做好健康宣教，建议其饮食清淡，适当加强运动，增强体质，提高机体防御能力，平素忌憋尿，注意个人卫生及外阴清洁，并定期行并发症的评估。患者定期复查尿培养均（-），腰部不适症状明显改善。

【思考题】

1. 儿童 CPN 的特点是什么？

2. 无症状菌尿的临床处理有哪些？

（杨浙宁）

第四节　慢性肾衰竭

【学习提要】 1. 慢性肾衰竭的病因、临床表现和诊断。
2. 慢性肾衰竭的综合评估和治疗。
3. 慢性肾衰竭的三级预防和社区健康管理。

【定义】

慢性肾衰竭（chronic renal failure，CRF）是指各种慢性肾脏病（chronic kidney disease，CKD）持续进展至后期的共同结局。是以代谢产物潴留，水、电解质及酸碱平衡失调和全身各系统症状为表现的一种临床综合征。

【流行病学】

近年来，CRF 的发生率明显上升，据国际肾脏病学会统计，CRF 在自然人群中的年发病率为 98～198/100 万。目前我国尚无全国范围的 CRF 的流行病学资料，一项由王海燕教授牵头的对于全国近 5 万名 18 岁以上成年居民进行了 CKD 的调查，结果显示我国成年人群中 CKD 的患病率为 10.8%，据此估算中国 CKD 的患者人数估计约为 1.195 亿。另外，环境污染正在增加 CRF 的发病率，可能是物理（如辐射、高温）、化学（如重金属）或生物（细菌、寄生虫、病毒或真菌），亦可通过空气、食物、水、药物或化妆品接触人体。CRF 的发病在不同性别、种族、年龄及地区间存在差异。患病人群性别构成中，男性多于女性，在种族差异上，黑种人终末期肾病（ESRD）的发病率和患病率是白种人的 34 倍。在发达国家，CRF 患者以老年人多见，但在非洲，则以年轻人为主。

【病因及发病机制】

一、病因

CRF 患者的病因因性别、民族、年龄的不同而发生变化，主要病因为慢性肾小球肾炎、IgA 肾病、膜性肾病、糖尿病肾病（diabetic nephropathy，DN）和高血压肾病等。相关资料显示，西方发达国家ESRD的主要病因是糖尿病肾病与高血压肾病，而在我国则以原发性肾病为主，但近年来糖尿病肾病发生率也持续升高。

二、发病机制

CRF进展的机制尚未完全阐明，目前认为可能与以下因素有关。①肾单位高滤过；②肾单位高代谢；③肾组织上皮细胞表型转化的作用；④细胞因子和生长因子的作用；⑤其他：在多种CKD动物模型中，均发现肾脏固有细胞凋亡增多与肾小球硬化、肾小管萎缩和间质纤维化有密切关系，提示细胞凋亡可能在CRF进展中起某种作用。此外，醛固酮增多也参与肾小球硬化和间质纤维化的过程。

【临床表现】

一、症状和体征

在CRF的不同阶段，其临床表现也各不相同。在CRF的代偿期和失代偿早期，患者可以无任何症状，或仅有乏力、腰酸、夜尿增多等轻度不适；少数患者可有食欲减退、代谢性酸中毒或轻度贫血。进入肾衰竭期以后，上述症状更为明显。在尿毒症期，可出现急性心力衰竭、严重高钾血症、消化道出血、中枢神经系统障碍等严重并发症，甚至有生命危险。

（一）水、电解质酸碱平衡紊乱

1. 代谢性酸中毒　轻度慢性酸中毒时，多数患者症状较少，但如动脉血 HCO_3^-<15mmol/L时则可出现明显食欲缺乏、呕吐、虚弱无力、呼吸深长等。

2. 水、电解质代谢紊乱　肾功能不全时，肾脏对钠负荷过多或容量过多，常表现为水钠潴留、低钠血症，此时患者可有高血压等表现。早期肾衰竭，血钾、钙、磷、镁仍能维持在正常范围，患者常无不适表现。当病情进展至中、晚期（GFR<20ml/min）时，由于肾脏排钾、磷、镁能力进一步下降、钙摄入不足、活性维生素D缺乏、感染、代谢性酸中毒等原因，多表现为高钾、高磷、高镁、低钙血症。但当摄入不足、利尿剂过度使用时，部分患者可出现低钾、低镁血症。

（二）蛋白质、糖类、脂肪和维生素的代谢紊乱

1. 蛋白质代谢紊乱　一般表现为蛋白质代谢产物蓄积（氮质血症），也可有血清白蛋白水平下降、血浆和组织必需氨基酸水平下降等。主要与蛋白质分解增多或 / 和合成减少、负氮平衡、肾脏排出障碍等因素有关。

2. 糖代谢异常　主要表现为糖耐量降低和低血糖两种情况，前者多见，后者少见。

3. 脂代谢紊乱　高脂血症常见，其中多数患者表现为轻到中度高甘油三酯血症，少数患者表现为轻度高胆固醇血症，或两者兼有。

4. 维生素代谢紊乱　常有血清维生素 A 水平升高、维生素 B_6 及叶酸缺乏等。

（三）心血管系统表现

常见的心血管病变包括高血压和左心室肥厚、心力衰竭、尿毒症性心肌病、心包积液、心包炎、血管钙化和动脉粥样硬化等。

（四）呼吸系统症状

体液过多或酸中毒时均可出现气短、气促，严重酸中毒可致呼吸深长。体液过多、心功能不全可引起肺水肿或胸腔积液。由尿毒症毒素诱发的肺泡毛细血管渗透性增加、肺充血可引起“尿毒症肺水肿”，此时肺部 X 射线检查可出现“蝶翼”征，经利尿或透析后症状可改善。

（五）消化系统表现

最早期表现为食欲减退，尿毒症期可出现恶心、呕吐，口腔有尿味。消化道出血常见，多因胃黏膜糜烂或消化性溃疡引起，尤以前者多见。

（六）血液系统表现

主要表现为肾性贫血、出血倾向和血栓形成倾向。

（七）神经肌肉系统表现

早期症状可有疲乏、失眠、注意力不集中、记忆力减退、判断力降低。尿毒症严重时有反应淡漠、谵妄、惊厥、幻觉、昏迷、精神异常等表现，即“尿毒症脑病”。周围神经病变常见，以感觉神经障碍为主，最常见的是肢端袜套样分布的感觉丧失，也可有肢体麻木、烧灼感或疼痛感、深反射迟钝或消失，并可有神经肌肉兴奋性增加，如肌肉颤动、痉

挛和不宁腿综合征等，以及肌萎缩、肌无力等。

（八）内分泌功能紊乱

1. 肾脏本身内分泌功能紊乱　1，25-（OH）$_2$D$_3$ 不足、促红细胞生成素缺乏和肾内肾素 - 血管紧张素Ⅱ增多。

2. 糖耐量异常和胰岛素抵抗　与骨骼肌及外周器官摄取糖能力下降、酸中毒、肾脏降解小分子物质能力下降有关。

3. 下丘脑 - 垂体内分泌功能紊乱　如催乳素、促黑素、卵泡刺激素、黄体生成素、促肾上腺皮质激素等水平增高。

4. 外周内分泌腺功能紊乱　大多数患者均有血甲状旁腺激素升高，部分患者有轻度甲状腺素水平降低，以及胰岛素功能障碍、性腺功能减退等。

（九）骨骼系统

CKD 患者存在钙、磷等矿物质代谢及内分泌功能紊乱，导致矿物质异常、骨病、血管钙化等临床综合征，称之为慢性肾脏病 - 矿物质和骨异常（CKD-mineral and bone disorder，CKD-MBD）。

1. 高转化性骨病　主要由于甲状旁腺激素（parathyroid hormone，PTH）过高引起，破骨细胞过度活跃引起骨盐溶解、骨质重吸收增加，骨胶原基质破坏，而代以纤维组织，形成纤维囊性炎，易发生骨折。X 射线检查可见骨骼囊样缺损（如指骨、肋骨）及骨质疏松（如脊柱、骨盆、股骨等处）的表现。

2. 低转化性骨病　主要包括骨软化症和骨再生不良。

3. 混合型骨病　是指兼有纤维性骨炎和骨软化的组织学特点。

4. 透析相关性淀粉样变骨病　只发生于透析多年以后，可能是由于 β_2- 微球蛋白淀粉样变沉积于骨所致，X 射线检查在腕骨和股骨头有囊肿性变，可发生自发性股骨颈骨折。

二、接诊要点

诊断 CRF 时，需要掌握诊断标准，首先要满足 CKD 史持续超过 3 个月，其次是不明原因的 GFR 下降<60ml/min（老年人 GFR<50ml/min）超过 3 个月，并伴有相关的临床表现。

1. 病因问诊　除了常见的病因如高血压、糖尿病、肾炎等，需详细询问患者容易忽略的 CKD 病因，尤其是药物如非甾体抗炎药物及不明中草药物的使用。同时需要询问家族史，尤其是遗传性疾病如多囊性肾病病史。

2. 生活方式及社会心理因素　详细询问患者的饮食结构和运动习惯，是否有吸烟、酗酒史。了解患者对 CRF 的看法，以及心情是否焦虑、抑郁，是否因疾病影响生活质量。了解患者家庭成员关系是否和睦，家庭支持度如何，社会人际关系是否和谐。

三、常见合并症/并发症

（一）并发症

1. 贫血　是 CRF 的常见并发症，引起贫血的病因有多种，比如促红细胞生成素产生减少、慢性感染、甲状旁腺功能亢进、铁缺乏、营养不良等。因原发性病因不同，贫血的程度也会有所差异。高血压、肾硬化、多囊肾引起的贫血相对较轻，而伴有肾病综合征并发严重的继发性甲状旁腺功能亢进的患者贫血相对较重。

2. 肾性骨病　由于钙、磷及维生素 D 代谢障碍，CRF 患者容易继发甲状旁腺功能亢进、酸碱平衡紊乱等因素导致的骨病。常见于儿童患者、先天性肾畸形以及进展缓慢的 CRF 患者。

3. 水、电解质紊乱　CRF 患者常出现各种电解质代谢紊乱和酸碱平衡失调，其中以代谢性酸中毒和水钠平衡紊乱最为常见。

4. 心血管病（cardiovascular disease，CVD）　50% 的 CRF 死于心血管疾患，主要有高血压、心力衰竭、心包炎和心肌病。患者会感到乏力、胸痛心悸、呼吸困难，查体出现颈静脉怒张，肝大及水肿，检查可见心脏扩大。

5. 感染　是患者死亡的主要原因之一。应尽早使用抗生素，但不提倡预防使用抗生素。根据细菌培养和药敏试验选用对肾脏无或低毒性药物，并按 GFR 调整用药剂量。

（二）合并症

1. 冠心病　CRF 患者常合并动脉粥样硬化，冠心病是常见的合并症。患者会感到胸闷乏力，甚至出现心肌梗死等危急重症。

2. 慢性阻塞性肺疾病　可合并隐性肾衰竭，其发病率约为 9%。

3. 痛风　CRF 患者由于肾脏排尿酸能力障碍，常引起血尿酸偏高，可诱发痛风发作。

4. 精神疾病　CRF 患者的焦虑和抑郁状态发生率均高于普通人，且合并精神障碍往往具有较差的肾功能。

5. 骨质疏松　CRF 是骨质疏松的重要影响因素，发病率与肾衰竭程度呈正相关。

【辅助检查】

一、实验室检查

1. 血常规　红细胞和血红蛋白减少。酸中毒或感染时白细胞计数可升高。晚期患者血小板计数可降低。

2. 尿常规　尿比重降低、血尿、蛋白尿、管型尿和白细胞尿。

3. 电解质　低钠血症为多见，在尿毒症终末期可出现高钾血症，血磷升高，血钙降低，血镁多正常或轻度升高。

4. 血脂　常见有高甘油三酯血症，高密度脂蛋白水平降低，低密度脂蛋白水平升高，而胆固醇水平正常。

5. pH　代谢性酸中毒是 CRF 的常见表现之一。

6. 血肌酐　在肾功能不全代偿期，血肌酐不升高；在尿毒症期，当肾肌酐清除率<25ml/min 时，血肌酐会明显升高。

7. 其他　CRF 患者体内的甲状旁腺激素（PTH）、胱抑素 C、β_2- 微球蛋白等升高。

二、影像学检查

1. X 射线检查　腹部 X 射线检查观察肾脏的大小和形态，有无泌尿系统内结石。

2. 放射性核素肾图、肾扫描检查　可了解两侧肾脏的大小、血流量、分泌和排泄功能。

3. 肾脏超声、CT　对确定肾脏的位置、大小、厚度以及肾盂有无积液、结石、肿瘤有帮助。通常情况下，尿毒症患者双侧肾脏萎缩，皮质变薄。但糖尿病、狼疮、血管炎等继发性病因导致的尿毒症患者的双肾可无明显缩小，但超声下皮质回声增强。肾脏超声检查能判断肾脏的大小、皮质回声等，临床上得到广泛应用。

三、病理学检查

肾活检对 CKD 的正确诊断、进行有效的针对性治疗及疾病预后判断具有重要价值。但肾脏严重萎缩（直径<8cm）、超声显示肾脏轮廓不清、无法定位者不能盲目行肾活检。

【诊断和评估】

一、诊断思维

诊断 CRF 时，要追溯患者的病史及发病病程中存在的临床表现，应与多次发生的急性肾功能损伤相鉴别。

1. 诊断标准　①CKD 病史持续超过 3 个月；②不明原因的 GFR 下降<60ml/min（老年人 GFR<50ml/min）超过 3 个月；③CRF 相关的临床表现。

在接诊 CRF 患者时，应具备以下诊疗思路：①CKD 的病史；②寻找引起肾功能恶化的因素；③鉴别是急性肾衰竭还是 CRF；④分析 CRF 的程度；⑤明确有无并发症。

2. 鉴别诊断　CRF 应与以下疾病鉴别。

（1）肾前性氮质血症：在有效血容量补足 48～72 小时后，肾前性氮质血症患者肾功能即可恢复。

（2）急性肾损伤：往往根据详细病史即可作出鉴别诊断，但患者病史不详细时，可借助影像学等检查（如超声、CT 等）和肾图检查结果进行分析。如双侧肾脏明显缩小（糖尿病肾病、肾脏淀粉样病变性、多囊肾等疾病肾脏往往不缩小）等，或肾图提示慢性病变，则提示 CRF。

二、临床评估

CRF 主要包括 G4～G5 期 CKD 患者，病情评估应结合患者的临床表现、肾功能损伤程度及合并症 / 并发症等情况进行综合分析，终末期时应及时评估肾脏替代治疗的时机。可通过 CKD 患者的分期和白蛋白尿分级的风险评估、转诊时机等，做好患者的随访及指标监测频率，规范慢性病管理流程，做好健康教育工作（表 5-4-1）。

表 5-4-1　基于慢性肾脏病（CKD）分期和白蛋白尿分级的风险评估、监测频率及转诊时机

CKD 分期	白蛋白尿分级 A1 风险（分级）	白蛋白尿分级 A1 监测/（次·年$^{-1}$）	白蛋白尿分级 A1 转诊	白蛋白尿分级 A2 风险（分级）	白蛋白尿分级 A2 监测/（次·年$^{-1}$）	白蛋白尿分级 A2 转诊	白蛋白尿分级 A3 风险（分级）	白蛋白尿分级 A3 监测/（次·年$^{-1}$）	白蛋白尿分级 A3 转诊
G1	1	1	-	2	1	a	3	2	b
G2	1	1	-	2	1	a	3	2	b
G3a	2	1	a	3	2	a	4	3	c
G3b	3	2	a	4	3	a	4	3	c
G4	4	3	b	4	3	b	4	4+	c
G5	4	4+	c	4	4+	c	4	4+	c

注：风险评估内容包括全因死亡率、心血管死亡率、终末期肾病（ESRD）、急性肾损伤、CKD 进展等；风险（分级）中，1：低危；2：中危；3：高危；4：极高危；监测中，1～4+ 分别表示 CKD 患者每年至少检测肾小球滤过率和尿白蛋白肌酐比值的次数；转诊中，-：指南未具体指明监测或专科转诊情况；a：患者继续监测肾小球滤过率和尿白蛋白肌酐比值；b：首诊医生可根据当地肾脏病专科的安排，与专科医生讨论后决定继续监测或转诊；c：需转诊至肾脏专科治疗。

【治疗】

一、治疗目标

治疗各种并发症，减缓肾脏病恶化速度，为以后的透析做准备。

二、治疗原则

原发疾病和加重因素的治疗，防治相关并发症及替代治疗。

三、治疗方案

一般治疗

1. 饮食治疗　限制蛋白饮食，控制高热量饮食的摄入，注意控制水、电解质平衡。

2. 药物治疗　包括降压治疗、慢性贫血治疗和慢性骨病治疗等。

（1）降压治疗：CRF 时常常需要 2 种以上降压药物联合应用才能达到降压目标。血管紧张素转化酶抑制剂（ACEI）或血管紧张素Ⅱ受体阻滞剂（ARB）与钙通道阻滞剂（CCB）联合应用是临床上常用组合。

（2）慢性贫血治疗：①促红细胞生成素治疗肾性贫血：初始剂量 50U/kg，每周 3 次，皮下注射；②补充铁剂：口服硫酸亚铁 0.3g/d；③补充叶酸 10mg，3 次 /d。

（3）慢性骨病治疗：控制血磷、血钙水平，合理使用维生素 D，可选用活性维生素 D_3 0.25μg/d，口服。

3. 肾脏替代治疗　包括血液透析、腹膜透析和肾移植等。肾脏替代治疗时机目前尚不确定。通常对于非糖尿病患者，当 GFR<10ml/min 并有明显尿毒症症状和体征时，则建议行肾脏替代治疗。对糖尿病肾病患者，可适当提前至 GFR 10～15ml/min 时安排替代治疗。

（1）血液透析：一般每周 3 次，每次 4～6 小时。

（2）腹膜透析：可在家中操作。

（3）肾移植：是目前最佳的肾脏替代疗法，成功的肾移植可使肾功能恢复正常。

4. 中医治疗　CRF 的中医治疗原则是辨证论治，根据其临床复合证型制订其治疗方案。如气血阴阳俱虚证：气虚证 + 血虚证 + 阴虚证 + 阳虚证；治法：益气补血，温阳滋肾；主方：金匮肾气汤合当归补血汤加减。血瘀水湿证：血瘀证 + 水湿证；治法：化瘀利水；主方：桃红四物汤合五苓散加减。湿热溺毒证：湿热证 + 溺毒证；治法：清热除湿蠲毒；主方：四妙散合苏叶黄连汤合调胃承气汤加减。

5. 康复治疗　包括运动康复和心理康复。

（1）运动康复：CRF 患者多合并心肺功能、肌力、平衡能力下降，跌倒及骨折风险增加，因此应遵循量力而行，循序渐进的原则，即运动需从低强度开始，逐步增加运动强度。运动类型应该包含有氧运动、抗阻训练、柔韧性训练、平衡训练。

（2）心理康复：认知行为疗法（cognitive behavioral therapy，CBT）。越来越多的研究表明，CBT 能够改善患者焦虑、抑郁状态，减轻心理应激，增加对治疗的依从性，从而提高患者的功能状态、生活状态，使患者达到最大的职业潜能，回归家庭和社会。

【健康管理】

一、三级预防

1. 一级预防　是指对已有的原发性肾脏病（如肾小球肾炎）或可能引起继发性肾脏损害的疾病（如糖尿病、高血压病）进行有效治疗，以防止 CRF 的发生，包括对肾脏病的普查。主要包括积极治疗原发病、避免应用对肾脏有毒性的药物、合理的饮食方法、卫生宣教。

2. 二级预防　是指对轻中度 CRF 患者进行及时治疗，不仅要积极控制某些影响疾病渐进性进展的因素，如积极纠正脂代谢紊乱、进优质低蛋白饮食、控制高血压等，而且要避免可导致病情急剧加重的危险因素，避免感染，同时注意合理饮食和休息，以延缓 CRF 的进展。

3. 三级预防　是指对早期尿毒症的患者及早采取治疗措施，以防止危及生命的严重并发症发生，如高钾血症、心力衰竭、尿毒症脑病、严重感染、上消化道出血、严重代谢性酸中毒等，提高患者的存活率和生活质量。

二、健康教育

劳逸结合、严格遵从饮食治疗的原则、注意个人卫生、观察病情、严格遵医嘱用药、保护和有计划地使用血管、注意心理调节。

三、双向转诊

（一）上转指征

1. 出现 CRF 症状（呕吐、消化道出血、高血压等）、水、电解质代谢紊乱等，需要接受正规治疗。

2. 需接受血液透析维持生命，转诊至上级医院建立血管通路。

（二）下转指征

1. 经过住院治疗，患者相关症状好转，水、电解质、酸中毒基本纠正，但患有高血压、糖尿病等慢性疾病，需要长期维持治疗或跟踪诊疗的患者。

2. 需长期接受血液透析的患者，转诊至社区，由接受过正规培训的全科医生跟踪指导治疗。

3. 疾病终末期，由全科医生担任家庭照顾角色。

四、社区管理

对于初诊的 CRF 患者建立健康档案并做好随访登记，纳入社区长期健康管理，根据表 5-4-1 做好相关指标监测，指导患者用药，非必要时尽量避免肾毒性药物的使用。其间社区医生和上级专科医生紧密联系，尤其是并发症 / 合并症的管理，延缓病情的进展，同时重视患者的精神及心理健康干预，请患者及家人共同参与决策肾脏替代治疗的时机，改善患者的生活质量。

【预后】

CRF 难以逆转，治疗周期长，同时极易导致并发症的发生，严重影响患者的生活质量。防治并发症是提高生存率、降低死亡率的关键。但随着药物及肾脏替代治疗相关技术的发展，患者积极配合治疗，部分患者仍可以获得长期的生存。

【诊治进展】

CKD 进入 4 期以后，心血管病（CVD）的风险和死亡风险均明显升高，然而我们对于预后的差异及最优化的治疗方案所知甚少。为了解临床预后的时间表和不同结局的风险因子，改善全球肾脏病预后组织（Kidney Disease：Improving Global Outcomes，KDIGO）联合 CKD 预后协会（Chronic Kidney Disease Prognosis Consortium，CKD-PC）发起全球队列研究的 Meta 分析后得出结论：年龄和 CVD 病史与肾脏替代治疗（renal replacement therapy，RRT）呈负相关，但与 CVD 事件和死亡呈正相关；吸烟是死亡的最强预测因子；血压与 RRT 呈正相关，但和 CVD 及病死率显示出“U”形相关性；糖尿病、男性是所有预后的危险因素且是 CVD 和 RRT 的最强预测因子；低估算的肾小球滤过率（eGFR）和高尿微量白蛋白与肌酐的比值与 RRT 最相关；时变 CVD 事件和 RRT 起始与死亡强相关。该研究成果的发表，将对临床工作者对 CRF 患者并发症的管理指明方向，可能对预后的改善提供极大帮助。

【病例分享】

患者，男性，30 岁，因“乏力、食欲缺乏伴夜尿增多 1 年”来社区全科门诊就诊。1 年来感于轻体力活或活动后易疲劳，休息后可好转，夜尿次数增多，每晚 2～3 次，小便未观察，未重视。近 3 个月感乏力加重、进食后恶心，无腹痛，无发热，曾到药店购买胃药治疗，稍好转。既往否认“高血压、糖尿病”等病史，否认“肝炎、结核”等传染病史。有吸烟史 10 年，每天 1 包，否认嗜酒史。体检：体温 36.5℃，脉搏 98 次 /min，呼吸 22 次 /min，血压 160/95mmHg，神志清楚，精神软，轻度贫血貌，颜面部水肿，口腔黏膜有溃疡。双肺底未闻及湿啰音，心律齐，腹软，无压痛，双下肢轻度水肿。社区全科医生接诊后，首先考虑肝肾功能异常可能，但检验检查受限，查血常规检查示：血红蛋白 88g/L；血钾 5.3mmol/L，血钙 1.97mmol/L；肝功能 ALT、AST 轻度升高，血清肌酐（serum creatinine，Scr）536μmol/L。尿化验检查：尿比重 1.009，尿蛋白（+++），有颗粒管型；超声示肝胆胰脾未见异常，双肾缩小。首先考虑 CRF，慢性肾小球肾炎？由于首诊发现 CRF，上转至上级医院肾内科就诊。

入院后完善相关检查如抗核抗体谱、ANCA、风湿病相关抗体、免疫相关抗体、肝炎病毒学检查、肿瘤、结核等指标排除继发性病因。生化检查提示白蛋白 28g/L，血脂提示低密度脂蛋白 3.6mmol/L，血钙 1.95mmol/L，血磷 1.73mmol/L，PTH 升高，尿蛋白提示白蛋白升高为主，24 小时尿蛋白 2.8g，超声提示双肾轻度缩小，考虑慢性肾小球肾炎，经行肾脏穿刺病理提示膜性肾病，初步诊断：CKD、CRF、高脂血症。予以饮食调整如限盐限水，优质蛋白饮食，活动期卧床休息，药物上予以他汀类药物、厄贝沙坦片、甲泼尼龙片、铁剂、阿魏酸哌嗪片等对症治疗，好转后出院。回社区后，社区全科医生给患者建立健康档案，教育患者戒烟、饮食及作息管理、严格遵嘱用药，慎用肾损伤药物，定期上级医院观察并发症及合并症，同时注意心理干预，纳入社区长期健康管理。半年后，患者复查尿常规显示尿蛋白（+～++），24 小时尿蛋白 0.5g。

【思考题】

1. 临床上哪些常用的药物易产生肾毒性？

2. CRF 的透析时机是什么？

（杨浙宁）

第五节　前列腺增生

【学习提要】 1. 前列腺增生的病因、临床表现和诊断。
2. 前列腺增生的综合评估和治疗。
3. 前列腺增生的预防和社区健康管理。

【定义】

前列腺位于直肠前，形似栗子，底部紧贴膀胱颈部，包绕着后尿道。前列腺可分为五叶，即前叶、中叶、后叶和左右两侧叶，和前列腺增生关系密切的是中叶和两侧叶。中叶增生常突入膀胱颈部，阻塞尿道内口侧引起排尿困难。两侧叶紧贴尿道侧壁，它的增生可以压迫、延长、扭曲尿道，导致排尿困难。

前列腺增生（hyperplasia of prostate）是中老年男性常见的排尿障碍为主的慢性疾病，是泌尿男科临床诊疗中最为常见的疾病之一。主要表现为组织学上前列腺间质和腺体成分增生、解剖学上前列腺体积增大（benign prostatic enlargement，BPE）、尿动力学上膀胱出口梗阻（bladder outlet obstruction，BOO）。尿流梗阻的症状与增生的程度并不一定成正比，而与增生部分的位置有直接关系。

【流行病学】

从组织学角度观察，前列腺增生一般发生在 40 岁以后，发生率随年龄的增长而逐年增加，51～60 岁男性人群发生率约 20%，60～70 岁发生率达 50%，81～90 岁时高达 83%。

【病因及发病机制】

一、病因

目前前列腺增生的发病机制仍不十分明了。概括地说，老年男性体内性激素，包括雄激素和雌激素，两者代谢失平衡是导致前列腺良性增生的病因。但具体环节和机制，虽经多年基础和临床研究，目前仍不十分明确。

相关的危险因素包括年龄、遗传、代谢综合征如糖尿病、高血压、高血脂、肥胖等相关慢性疾病、勃起功能障碍（erectile dysfunction，ED）、不良生活习惯如饮酒、咖啡因、吸烟、缺乏运动等。

二、发病机制

1. 下尿路动脉粥样硬化和缺血　良性前列腺增生（benign prostatic hyperplasia，BPH）、下尿路症状（lower urinary tract symptoms，LUTS）与动脉粥样硬化危险因素如高血压、糖尿病和心脏病之间有很强的相关性。下尿路动脉粥样硬化和缺血引起前列腺腺泡细胞和间质细胞的凋亡减少和各种生长因子的过度表达，进而引起前列腺增生。

2. 炎症刺激　慢性炎症刺激导致前列腺增生，降低副交感神经的活动性而影响排尿中枢，出现下尿路症状。前列腺增生导致后尿道延长、受压变形、狭窄和尿道阻力增加，引起膀胱高压并出现下尿路症状。下尿路症状包括储尿期症状、排尿期症状以及排尿后症状。

【临床表现】

一、症状

男性患者主诉有下尿路症状，且年龄 50 岁以上，考虑前列腺增生可能。

1. 膀胱刺激症状　包括尿频、尿急、尿失禁以及夜尿增多等。

2. 下尿路症状　包括排尿踌躇、排尿费力、排尿时间延长、尿线变细、尿流无力、排尿间断、尿后滴沥、尿潴留及充盈性尿失禁等。

3. 血尿　部分患者可能伴有肉眼血尿或镜下血尿，需要进一步排查是否有其他方面的问题，比如膀胱癌、尿路结石等问题。

二、体征

直肠指检可触及前列腺弥漫性增大、表面光滑，富于弹性，中央沟变浅或消失。直肠指检可以了解到前列腺形态、大小、质地、有无结节、压痛、肛门括约肌张力，还可以了解是否存在前列腺癌的可能。急性尿潴留时，下腹部膨隆，耻骨上区触及充盈的膀胱。

三、接诊要点

详细询问患者具有哪些下尿路症状以及持续时间。是否存在相关伴随症状，如有无尿痛、有无勃起功能障碍、有无精神心理状态异常，尿量、尿液颜色改变；既往史有无盆腔手术或外伤史、有无糖尿病、高血压、血脂异常等代谢综合征病史，有无性传播疾病、神经系统疾病史、有无相关心脏疾病史、精神心理疾病史；有无服用影响膀胱出口功能或导致下尿路症状的药物史等。对患者主观症状及感受的评估可以借助相关量表进行。

在病史采集的基础上，应对患者进行深入细致的体格检查，发现患者重要阳性体征获得可靠真实完整的体检信息。主要需进行外生殖器检查、局部神经系统检查（包括运动和感觉）和直肠指诊。

四、常见并发症

1. 尿路感染　前列腺增生压迫易发生膀胱颈、后尿道，尿流梗阻引起感染。

2. 急性尿潴留、肾积水　前列腺增生导致尿路梗阻引起急性尿潴留、肾积水、肾功能损害，甚至引起肾性高血压。

3. 痔疮、脱肛　因排尿困难，腹压长期增加，引起痔疮和脱肛。

4. 其他　当前列腺增生引起排尿困难时，高血压病史者易并发脑血管意外及心力衰竭等。

【辅助检查】

一、实验室检查

1. 尿液分析　可以确定是否有血尿、蛋白尿、脓尿及尿糖等。

2. 血清前列腺特异性抗原（prostate-specific antigen，PSA）检测　前列腺增生、前列腺炎、前列腺癌都可以使 PSA 增高。

3. 肾功能检测　BPH 导致的膀胱出口梗阻可以引起肾功能损害，血肌酐升高。

4. 尿流率测定　是一种最基本的无创尿动力学检查，广泛用于下尿路整体功能的评估。

二、影像学检查

1. 超声检查　超声是一项简单便捷、经济实用的影像学检查，可用于泌尿系统、腹膜后、膀胱残余尿及前列腺的评估。推荐下尿路症状患者治疗方式的选择。对膀胱残余尿过多、血尿、有泌尿系结石病史的下尿路症状患者，推荐行上尿路超声检查。

2. 尿道造影　不推荐用于下尿路症状患者的常规诊断，但它可能有助于膀胱输尿管反流、膀胱憩室或尿道病变的检测。逆行尿道造影可用于评估可疑尿道狭窄。

3. 尿道膀胱镜检查　对于有镜下或肉眼血尿史、尿道狭窄史、可疑膀胱肿瘤伴有下尿路症状的患者，在诊断评估时应行尿道膀胱镜检查。

4. CT 及磁共振成像　可显示前列腺的大小、形态、质地是否均匀、是否突入膀胱等，部分患者如疑有前列腺癌，可作为鉴别诊断方法之一。

三、其他检查

1. 尿动力学检测尿　动力学检测需要经尿道放置测压管，为侵入性的有创检查。因此，该检查通常只在保守治疗失败后的患者中应用。大多数膀胱尿道异常功能状态可通过尿动力学检查确定。在男性下尿路症状中，最常用的尿动力学技术是充盈期膀胱压力容积测定和压力-流率测定，是评估膀胱尿道储存和排空尿液功能状态的金标准。

2. 性功能问题的评估　对于较年轻患者或者对性功能有需求的患者，建议完善国际勃起功能指数问卷表（International Index of Erectile Function，IIEF）、血清睾酮测定、夜间阴茎勃起硬度检测，用于评估当前患者的勃起功能状态，可用于勃起功能障碍的筛查、严重程度评估及治疗后的随访。

【诊断和评估】

一、诊断思维

中老年男性，出现尿频、尿急、尿失禁、夜尿增多、排尿费力、排尿时间延长、尿线变细、尿流无力、排尿间断、尿后滴沥等，直肠指检和前列腺超声发现前列腺弥漫性增大，首先考虑前列腺增生。

1. 诊断标准 前列腺增生诊断主要依据有危险因素、症状、体征及影像学检查等临床资料，并排除可引起类似症状的其他疾病，综合分析确定。前列腺超声是最常用、最有价值的检查方法。

2. 鉴别诊断 本病应与膀胱颈挛缩、前列腺癌、神经源性膀胱、膀胱肿瘤、尿道狭窄、前列腺结核、前列腺结石、前列腺囊肿、输尿管间嵴肥大、结石、异物等相鉴别。

（1）膀胱颈挛缩（Marion 氏病）：继发于炎症病变。膀胱颈口平滑肌被结缔组织所代替，亦可能是发育过程中膀胱颈部肌肉排列异常，以致膀胱逼尿肌收缩时颈部不能开放。膀胱镜检查时，膀胱颈后唇抬高，后尿道与膀胱三角区收缩变短。根据病史、查体、影像学检查等可作出鉴别。

（2）前列腺癌：前列腺有结节，PSA>4μg/L，经直肠超声可见前列腺内低回声区。CT 检查可见前列腺形状不规则，膀胱精囊角消失，精囊形状发生变化。前列腺活检可明确诊断。

（3）神经源性膀胱：各年龄段均可发生，有明显的神经系统损害的病史和体征，往往同时存在有下肢感觉和运动障碍，有时伴有肛门括约肌松弛和反射消失。直肠指检前列腺不大，尿动力学检查可进行鉴别。

（4）膀胱癌：膀胱颈附近的膀胱癌可表现为膀胱出口梗阻，常有血尿，膀胱镜检查可以鉴别。

（5）尿道狭窄：多有尿道损伤、感染等病史。结合病史、查体、化验等检查可作出鉴别。

二、临床评估

根据患者的临床症状、体征，结合实验室及影像学检查，判断有无急性尿潴留及尿道感染等发作，是否出现并发症，是否影响生活和工作等情况进行个体化综合评估，判断病情的缓急轻重，针对存在的问题，确定治疗目标，为患者制订和实施合理治疗方案。国际前列腺症状评分（international prostate symptom score，I-PSS）和生活质量指数（quality of life，QOL）评分可以用来评估症状的严重程度并检测治疗效果。I-PSS 评分分类：0～7 分为轻度症状；8～19 分为中度症状；20～35 分为重度症状。

【治疗】

一、治疗目标

去除病因、缓解症状、预防复发、防治并发症。

二、治疗原则

对于前列腺增生患者，应按是否有症状、是否有并发症分别进行个体化治疗。在减少药物治疗副作用的同时保持患者较高的生活质量。

三、治疗方案

1. 一般治疗　对于仅偶有轻度尿频或夜尿的早期前列腺增生患者，改善生活规律和饮食习惯，健康宣教，定期复查尿常规、前列腺超声等。

2. 药物治疗　随着疾病症状的加重，药物治疗是缓解症状、延缓疾病进展的首要干预措施。其中药物治疗常按化学类药物和中医药及植物类药物分类。

（1）α 受体拮抗剂：选择性 α_1 受体拮抗剂，可缓解尿路症状，不影响前列腺体积和血清 PSA 水平。评估症状改善情况一般推荐在用药 4～6 周后进行。连续使用 α_1 受体拮抗剂 4～6 周无明显症状改善时，可以考虑更改剂型、剂量，或不同类型 α 受体拮抗剂。常见不良反应包括头晕、头痛、乏力、困倦、直立性低血压、异常射精等。

（2）5α 还原酶抑制剂：通过抑制 5α 还原酶的活性、减少双氢睾酮生成，是治疗雄激素依赖性疾病的有效手段，也是目前可缩小前列腺体积的主要药物。常见的 5α 还原酶抑制剂有甾体和非甾体两类。

甾体类化合物均拥有甾体的四环结构，代表药物为氮杂甾类的非那雄胺、度他雄胺和雄甾烯酸类的依立雄胺。非那雄胺抑制Ⅱ型 5α 还原酶，度他雄胺可抑制Ⅰ型和Ⅱ型 5α 还原酶（双重阻滞剂），依立雄胺为强效非竞争性 5α 还原酶抑制剂。目前研究认为非那雄胺和度他雄胺在临床疗效方面相似，均可在一定程度上缩小前列腺体积，减轻下尿路症状；依立雄胺在国内音译为爱普列特，也有越来越多的证据显示其具有较好的临床疗效。

非甾体类 5α 还原酶抑制剂大多源自模拟甾体结构，即去除甾体结构中的一个或多个环，并加以进一步的结构修饰，应用较少。

5α 还原酶抑制剂最常见的不良反应包括勃起功能障碍、射精异常、性欲低下和其他如男性乳房女性化、乳腺痛等，对于较年轻 BPH 患者或者性功能需求较高的患者，谨慎应用。

（3）M 受体拮抗剂：M 受体是毒蕈碱型受体的简称，当乙酰胆碱与这类受体结合后可产生一系列副交感神经末梢兴奋的效应。M 受体拮抗剂可缓解逼尿肌过度兴奋，降低膀胱敏感性，从而改善 BPH 患者的储尿期症状。目前常用的针对 M_2 和 M_3 受体的非选择性 M 受体拮抗剂为托特罗定、奥昔布宁等，选择性 M_3 受体拮抗剂主要有索利那新。

M 受体拮抗剂的不良反应包括口干、头晕、便秘、排尿困难和视物模糊等，多发生在用药 2 周内和年龄>66 岁的患者。注意事项：多数研究显示残余尿量>200ml 时 M 受体拮抗剂应慎重应用，逼尿肌收缩无力时不能应用，尿潴留、胃潴留、窄角性青光眼以及对 M 受体拮抗剂过敏者禁用。

（4）5 型磷酸二酯酶（phosphodiesterase type 5，PDE5）抑制剂：可增加细胞内环磷酸鸟苷含量，从而降低逼尿肌、前列腺和尿道平滑肌张力。目前已批准他达拉非 5mg，每天 1 次，用于男性下尿路症状治疗。注意事项：近期有不稳定心绞痛、心肌梗死（<3 个月）或脑卒中（<6 个月）、心肌功能不全、低血压、血压控制不佳，或明显的肝或肾功能不全等使用禁忌的患者不建议服用 PDE5 抑制剂。

（5）β_3 受体激动剂：可选择激动膀胱的 β_3 受体，使逼尿肌舒张，增加储尿容量和排尿间隔，不影响膀胱排空，减少急性尿潴留情况发生，可以显著改善患者尿频、尿急及急迫性尿失禁症状。常见不良反应包括高血压、头痛及鼻咽炎等。

3. 手术治疗　BPH 是一种临床进展性疾病，部分患者最终要外科治疗来解除梗阻及其对生活质量的影响和所致的并发症，具有中至重度下尿路症状并已明显影响生活质量的 BPH 患者，尤其是药物治疗效果不佳或拒绝接受药物治疗的情况下，可选择外科手术治疗。当 BPH

导致以下并发症时，建议采用手术治疗：①反复尿潴留，至少在 1 次拔管后不能排尿或 1 次尿潴留；②反复血尿；③反复泌尿系感染；④膀胱结石；⑤继发性上尿路积水，伴或不伴肾功能损害。

当 BPH 患者合并腹股沟疝、严重的痔疮或脱肛，且临床判断不解除下尿路梗阻难以达到治疗效果时，建议外科治疗。治疗方式的选择应当综合考虑医生个人经验、患者的意见、前列腺的体积以及患者的伴发疾病和全身状况。

BPH 的外科治疗包括经典 / 改良的外科手术治疗、激光治疗以及其他治疗方式。BPH 治疗效果主要反映在患者主观症状（如 I-PSS）和客观指标（如最大尿流率）的改变。治疗方法的评价则应考虑治疗效果、并发症以及社会经济条件等综合因素。

4. 中医治疗　BPH 在中医归于“精癃”，其基本病机是三焦失司，膀胱气化不利。本病根据病因又有虚实之分，实证为肺热壅盛、下焦血瘀、肝郁气滞、膀胱湿热；虚证为肾阳亏虚、中气下陷。精癃多见于老年人，临床上往往表现出虚实夹杂，症状具有随年龄增长而进行性加重的特点。治虚应以补肾为主，使肾之阴阳平衡，开合有度；治实根据“六腑以通为用”原则，着重通法的运用，宜清湿热，散瘀结，利气机以通水道，同时运用活血化瘀、软坚散结法，使梗阻程度减轻。需要注意的是，根据病变在肺、脾、肝、肾等不同部位进行辨证论治。

5. 康复治疗　最新研究显示经皮穴位电刺激能有效预防经尿道前列腺切除术（transurethral prostatectomy，TURP）术后导管相关性膀胱不适的发生。绝大多数患者的膀胱盆底功能在术后 2 个月内恢复，对于术后 2 个月仍有漏尿者，辅助盆底电刺激治疗调节括约肌的功能。术后半年仍有尿失禁的患者，可以行尿道周围注射联合中医针灸治疗，可获得较好的效果。

【健康管理】

一、三级预防

1. 一级预防　开展健康教育，关注男性健康，提高广大群众对前列腺健康重要性的认识。早发现，早预防。

2. 二级预防　疑诊前列腺疾病后应尽可能早治疗，避免疾病进一步发展，预防并发症。

3. 三级预防　在前列腺发生器质性变化时，利用各种诊疗方法帮助其恢复排尿功能。

二、健康教育

1. 科普知识宣讲　告知患者前列腺增生者前列腺癌的检出率与无症状的同龄人群并无差别，同时向患者提供前列腺增生和前列腺癌的相关科普知识及如何进行定期随访和检测等。

2. 生活方式指导　行为方式的改进可以减轻下尿路症状客观症状，常用方法包括戒烟、适当体育锻炼、避免过量饮水、膀胱功能训练（即伴有尿频症状的患者可鼓励适当憋尿，以增加膀胱容量）；同时避免过度憋尿，优化排尿习惯，即放松排尿、二次排尿和排尿后尿道挤压等；精神放松训练，即伴有尿急的患者可以采用分散尿意感觉、转移注意力，如采用挤捏阴茎、呼吸练习和会阴加压等，转移对膀胱和如厕的注意力，以改善下尿路症状；进行盆底肌肉功能训练，并记录排尿日记。

3. 饮食调整　注意控制饮食、控制体重，积极预防高血糖、高血脂、高血压等代谢综合征，避免摄入辛辣食品、酒精、咖啡因等刺激性食物。改变液体摄入习惯，在保证每天必需的 1 500～2 000ml 液体摄入量后，减少晚间或外出等特定时间的液体摄入量。

4. 合并用药指导　BPH 患者常伴有其他全身性疾病需同时使用多种药物，帮助该类患者了解和评价这些合并用药的情况。慎用利尿剂、三环类抗抑郁药、抗痉挛药和抗组胺药、抗帕金森病药物和钙通道阻滞剂等，这些药物可能加重下尿路症状。必要时可在相关专科医生指导下进行调整以减少合并用药对下尿路症状的影响。

5. 术后康复　早期开展前列腺增生术后康复，可有效减轻患者术后痛苦，促进患者早日康复。包括术后疼痛康复、术后排尿功能康复、术后控尿功能康复、术后性功能康复等。

三、双向转诊

（一）上转指征

1. 保守治疗期间，病情进展，症状加重。

2. 严重血尿、严重尿路感染。

3. 合并严重心、肺等重要脏器功能不全。

4. 合并急性尿潴留者，需要进一步治疗。

5. 不能除外前列腺癌者。

（二）下转指征

1. 非手术治疗的前列腺增生，已明确诊断和治疗方案。

2. 前列腺增生症状明显，经治疗后病情稳定。

3. 前列腺增生并发症已确诊，已制订治疗方案及评估疗效，且病情已得到稳定控制。

四、社区管理

对患者进行定期随访监测，掌握患者的病情发展变化，了解是否出现相关病情进展的并发症和 / 或术指征。根据症状评估结果和患者意愿，为其提供进一步治疗建议，并调整治疗策略。对具有不同危险因素的个体，进行个性化的健康教育与指导。

【预后】

前列腺增生一般经过治疗，预后良好。如不及时治疗，随着病情进展，会严重影响生活质量。慢性下尿路梗阻可致肾衰竭而威胁生命。

【诊治进展】

关于前列腺增生的微创治疗仍是研究热点，新的微创方法不断出现，对于不能耐受长时间麻醉或不能忍受性功能可能损伤的前列腺增生患者，可选择最新微创治疗技术。如前列腺尿道悬吊术、前列腺高能水切割术、前列腺水蒸气消融、前列腺动脉栓塞、经尿道柱状水囊前列腺扩开术、前列腺支架植入术、前列腺内注射等侵入性相对较小、不良反应和并发症较少的手术方式，但该类手术方式的长期临床疗效仍需进一步临床试验证实。

【病例分享】

患者，男性，72 岁，因“进行性排尿困难 3 年，再发加重 1 个月”就诊。既往体健，无特殊病史。查体：腹平坦，未见胃肠型及蠕动波，腹式呼吸存在，无腹壁静脉曲张及手术瘢痕，无压痛，未扪及包块，腹部叩诊呈鼓音，无移动性浊音，肝浊音界正常，肝肾区无叩痛，肠鸣音正常，未闻及气过水声及血管杂音。实验室检查：尿常规示尿白细胞 78 个 /μl，隐血（++）；前列腺特异性抗原检查：总前列腺特异性抗原（total prostate-specific antigen，tPSA）24.33μg/L，游离前列腺特异性抗原（free prostate-specific antigen，fPSA）2.59μg/L，fPSA/tPSA 10.65%。前列腺超声：前列腺轮廓清晰，形态饱满，大小约 5.6cm×6.0cm×5.5cm，前列腺左侧叶囊肿。接诊的基层全科医生考虑前列腺增生发作，前列腺癌待排？需要进一步评估病情及是否手术治疗。因社区卫生服务中心无进一步评估检查设备和专科手术资质及技术，于是建议患者去上一级综合性医院进一步诊治。

患者转诊至上一级医院后行前列腺磁共振检查提示前列腺体积增大，向膀胱内突出，大小约 5.02cm×5.04cm×6.6cm，中央带及移行带内见多发类圆形异常信号，多数呈长 T_1、短 T_2 异常信号影，脂肪抑制序列上呈低信号，左侧可见长 T_1、长 T_2 异常信号。诊断前列腺增生、前列腺肿瘤？为明确诊断，收住入院治疗。入院完善相关辅助检查，分析患者病情，明确诊断为前列腺增生，前列腺癌待除外。先行抗前列腺增生治疗，复查 PSA 较前有所下降，但仍然异常增高，前列腺癌仍难以排除，在肠道准备后行超声引导下经直肠前列腺穿刺活检。病检结果回报：BPH。5 天治疗后，患者排尿困难症状缓解，出院后转回当地社区全科门诊。社区全科医生给患者建立健康档案，健康教育，注意生活方式，避免刺激性食物，远离烟酒，避免过度劳累，病情稳定后适量进行运动锻炼，遵医嘱按时服药，定期随访，并纳入社区长期健康管理。

【思考题】

1. 前列腺增生药物治疗主要有哪些？
2. 如何对前列腺增生患者进行健康宣教？
3. 前列腺增生有哪些并发症？

（潘晓华）

第六节　泌尿系结石

【学习提要】1. 泌尿系结石的病因、临床表现和诊断。
2. 泌尿系结石的综合评估和治疗。
3. 泌尿系结石的预防和社区健康管理。

【定义】

泌尿系结石指发生于泌尿系统的结石，又称尿石症。包括肾、输尿管、膀胱和尿道的结石。泌尿系结石是泌尿外科的常见病之一，在泌尿外科住院患者中占据首位。

按结石成因可以分为代谢性结石、感染性结石、药物性结石和特发性结石；按结石含钙密度高低可分为含钙结石和非含钙结石；按结石部位可分为上尿路结石和下尿路结石。

【流行病学】

欧美国家流行病学资料显示，泌尿系结石发病率为 5%～10%；我国泌尿系结石整体发病率为 1%～5%，南方高达 5%～10%；年新发病率为（150～200）/10 万人，其中 25% 的患者需住院治疗。最新的调查显示，约 1/17 的中国成年人有肾结石。近年来，我国泌尿系结石的发病率有增加趋势，是世界上三大结石高发区之一。泌尿系结石成因受到性别、年龄、体重指数（BMI）、地理环境等因素的影响，形成各种成分的结石，临床特点各异。

【病因及发病机制】

一、病因

影响结石形成的因素很多，年龄、性别、种族、遗传、环境因素、饮食习惯和职业对结石的形成影响很大。身体的代谢异常、尿路的梗阻、感染、异物和药物的使用是结石形成的常见病因。

二、发病机制

原发性结石最为多见，是由于体内或肾泌尿系结石内代谢紊乱而引起，如甲状腺功能亢进、特发性尿钙症引起尿钙增高、痛风的尿酸排泄增加、肾小管酸中毒时磷酸盐大量增加等。形成的结石多为尿酸盐、碳酸盐、胱氨酸黄嘌呤结石。

继发性或感染性结石，主要为泌尿系统的细菌感染所引起，特别是能分解尿素的细菌和变形杆菌将尿素分解为游离氨，使尿液碱化，促使磷酸盐、碳酸盐以菌团或脓块为核心而形成结石。

【临床表现】

一、症状

泌尿系结石发病可突然，剧烈疼痛、呈持续性或间歇性，并沿输尿管向髂窝、会阴及阴囊等处放射；不同部位、大小、活动与否的结石及有无损伤、感染、梗阻，临床症状有所不同。上尿路结石的主要临床表现为腰痛和腹痛，还有血尿、恶心、呕吐，尿路刺激症状如尿频、尿急、尿痛等。下尿路的结石主要表现为排尿中断，改变体位后部分可以继续排尿，如尿道结石完全梗阻，可以导致突发的尿潴留。此外可伴有血尿、脓尿，以及尿路刺激症状如尿频、尿急、尿痛等。

1. 疼痛　肾结石可引起肾区疼痛伴肋脊角叩击痛。肾盂内大结石及肾盏结石可无明显临床症状，或活动后出现上腹或腰部钝痛。输尿管结石可引起肾绞痛或输尿管绞痛，典型的表现为疼痛剧烈难忍，阵发性发作，位于腰部或上腹部，并沿输尿管行径放射至同侧腹股沟，还可放射到同侧睾丸或阴唇。结石处于输尿管膀胱壁段，可伴有膀胱刺激症状及尿道和阴茎头部放射痛。肾绞痛常见于结石活动并引起输尿管梗阻的情况。

2. 血尿　通常为镜下血尿，少数患者可见肉眼血尿。有时活动后出现镜下血尿是上尿路结石的唯一临床表现。血尿的多少与结石对尿路黏膜损伤程度有关。如果结石引起尿路完全性梗阻或固定不动如肾盏小结石，则可能没有血尿。

3. 恶心、呕吐　输尿管结石引起尿路梗阻时，使输尿管管腔内压力增高，管壁局部扩张、痉挛和缺血。由于输尿管与肠有共同的神经支配而导致恶心、呕吐，常与肾绞痛伴发。

4. 膀胱刺激症状　结石伴感染或输尿管膀胱壁段结石时，可有尿频、尿急、尿痛。

部分患者体检时偶然发现泌尿系结石，没有任何症状。

二、体征

腰部及下腹部可有触痛，皮温升高。肋脊点有压痛，肾区可有叩击痛。

三、接诊要点

病史的采集对于泌尿系结石的诊断非常重要。医生接诊时应详细询问患者的临床症状，包括疼痛，是否伴有恶心、呕吐，尿液的颜色，排尿不适感以及既往的结石病史。获取有关患者的饮食和锻炼情况、家族史、发病年龄和既往的结石病史将有助于预测结石的发生风险和复发情况。在病史采集的基础上，应对患者进行深入细致的体格检查，发现患者重要阳性体征获得可靠真实完整的体检信息。

四、常见并发症

1. 损伤　表面粗糙的结石可引起尿路黏膜充血、水肿、溃疡及出血，后期因纤维化而形成狭窄。

2. 梗阻　肾盂、输尿管结石可引起不全梗阻，发生肾、输尿管积水，损坏肾功能。

3. 感染　在梗阻、损伤、异物的基础上容易继发感染，进一步损坏肾功能。

4. 癌变　少数病例因结石慢性刺激，可引起尿路上皮癌变。

5. 肾破裂　因结石压迫及梗阻，肾内压力突然升高导致肾破裂。

【辅助检查】

一、实验室检查

包括血液分析、尿液分析和结石分析，测定血液中钙、白蛋白、肌酐、尿酸含量；尿液中 pH、钙、磷、尿酸、草酸、白细胞 / 细菌、胱氨酸含量；每个患者至少分析一颗结石。

复杂性肾结石患者可选择进一步的尿液分析，包括分析钙、草酸、枸橼酸、尿酸、镁、磷酸、尿素、钠、钾、肌酐含量及尿量。无论是自然排出的结石、通过手术取出的结石还是碎石后排出的结石都应进行成分分析，推荐红外光谱法和化学方法。

二、影像学检查

1. 超声检查　能显示结石的特殊声影，有助于对囊性病变、占位性病变、肾积水和结石等病变的诊断，特别是对X射线不显影的尿酸结石意义更大。

2. X射线检查　泌尿系X射线检查可以了解肾脏外形、结石大小、数目、形态、部位、肾盂形状、大小、估计肾结石成分、肾功能及骨骼改变等。泌尿系平片能发现90%以上的X射线阳性结石，显影的深浅和结石的化学成分、大小和厚度有关，纯尿酸结石不显影。

3. 逆行尿路造影　有创操作，并有引起感染的可能，所以很少用于初始诊断阶段，往往在其他方法不能确定结石的部位或结石以下尿路系统病情不明时被采用。

4. CT检查　平扫很少作为结石患者首选的诊断方法，能发现以上检查不能显示的或较小的输尿管中、下段结石，但CT增强扫描和三维重建则比静脉尿路造影更能了解肾盏肾盂、输尿管形态及肾功能状态，结石大小、数目、形态、部位和肾积水的程度等。

5. 放射性核素肾显像　能评价治疗前肾功能的受损状况和治疗后肾功能恢复状况等。

6. 内镜检查　包括肾镜、输尿管镜和膀胱镜检查。通常在泌尿系平片未显示结石，排泄性尿路造影有充盈缺损而不能确诊时，借助于内镜可以明确诊断和同步进行治疗。

【诊断和评估】

一、诊断思维

对于前来就诊的患者，医生首先确认其疼痛发作及放射的部位，以及有无伴发血尿、发热、恶心呕吐等症状。询问其以往有无结石史或家族史，既往病史是否包括泌尿生殖系统疾病或解剖异常，或结石形成的危险因素等。再进行查体，而后进行影像学检查以及实验室检查。综合临床表现、详细的病史以及相应的检查，一般可作出诊断。

1. 诊断标准　泌尿系结石诊断主要依据有典型症状、体征和两种及以上影像学检查报告存在结石等临床资料。超声是最常用、最有价值的检查方法。实验室检查发现血尿等，即可诊断为泌尿系结石。

2. 鉴别诊断　上尿路结石应与急性阑尾炎、异位妊娠、卵巢囊肿扭转、急性胆囊炎、胆石症等可引起腹部疼痛疾病鉴别。

（1）急性阑尾炎：腹痛特征为转移至右下腹部，同时有发热等周身症状。最主要体征是右下腹麦氏点（阑尾点）压痛，局部反跳痛，腰大肌试验或闭孔内肌试验阳性。超声检查显示急性阑尾炎的典型图像而肾脏和输尿管正常。

（2）胆道结石、胆囊结石：典型的表现是在饱餐、进食油腻食物后出现腹痛，可向右肩胛部和背部放射，尿常规正常。超声检查发现胆道、胆囊内有强回声团。

（3）卵巢囊肿急性扭转：突然出现下腹痛，囊肿绞窄坏死可刺激腹膜而致局部压痛，妇科双合诊检查更可明确诊断。

（4）异位妊娠破裂：早期局部出血，出现腹膜刺激症状如腹痛。一旦出血量增多，患者很快出现面色苍白、冷汗、四肢发凉、脉搏细速、血压下降等休克症状。腹部检查可发现移动性浊音。早期要详细询问月经史，更要重视患病前阴道不规则的流血史，再加以细致妇科检查，可明确诊断。

下尿路结石应与膀胱肿瘤、前列腺增生等导致下尿路梗阻的疾病区分。一般情况下，下尿路结石导致的排尿困难会因体位改变而变化。而膀胱肿瘤、前列腺增生等导致的排尿困难会逐渐加重，并且不会因体位变化而改善，通过结合影像学，必要时行膀胱镜等内镜检查即可最终确诊。

二、临床评估

根据患者的临床症状、体征，结合实验室及影像学检查，判断有泌尿系结石，是否出现并发症，是否影响生活和工作等情况进行个体化综合评估，判断病情的缓急轻重，针对存在的问题，确定治疗目标，为患者制订和实施合理治疗方案。

【治疗】

一、治疗目标

去除病因、缓解症状、预防复发、防治并发症。

二、治疗原则

由于尿路结石复杂多变，结石的性质、形态、大小、部位不同，患者个体差异等因素，治疗方法的选择及疗效也大不相同。因此，对尿路结石的治疗必须实施患者个体化综合治疗。

三、治疗方案

1. 一般治疗　对于结石较小，直径<0.6cm，光滑，无感染，可先使用保守疗法。维持每天尿量在2～3L。改善生活规律和饮食习惯，健康宣教，定期复查尿常规、泌尿道超声等。

2. 药物治疗　主要包括镇痛、解痉等治疗。

（1）非甾体类镇痛抗炎药物：常用药物有双氯芬酸钠和吲哚美辛。双氯芬酸钠常用方法为50mg，肌内注射；吲哚美辛用法为25mg，口服，或者吲哚美辛栓剂100mg，塞肛。

（2）阿片类镇痛药：为阿片受体激动剂，具有较强的镇痛和镇静作用。常用药物有氢吗啡酮5～10mg，肌内注射；哌替啶50～100mg，肌内注射；布桂嗪50～100mg，肌内注射和曲马多100mg，肌内注射等。

（3）解痉药：M型胆碱受体阻断剂如硫酸阿托品和山莨菪碱（654-2），钙离子阻滞剂如硝苯地平，α受体拮抗剂如坦索罗辛。

对首次发作的泌尿系疼痛治疗应该从非甾体抗炎药开始，吗啡和其他阿片类药物应该与阿托品等解痉药一起联合使用。

3. 溶石疗法　推荐应用于尿酸结石和胱氨酸结石，口服别嘌呤醇、碳酸氢钠片等碱化尿液，α-巯丙酰甘氨酸和乙酰半胱氨酸有溶石作用。药物溶石过程中，需要大量饮水以增加尿量。

4. 体外冲击波碎石术　适用于直径≤2cm的肾结石及输尿管上段结石。通过X射线或超声对结石进行定位，利用高能冲击波聚焦后作用于结石，使结石裂解，直至粉碎成细砂，随尿液排出体外。它是一种无痛、安全而有效的非侵入性治疗，且大多数的上尿路结石可采用此方法治疗。

5. 输尿管镜取石或碎石术　经尿道输尿管镜插入膀胱，沿输尿管直视下采用套石或取石。若结石较大可用超声、液电、激光或气压弹道碎石。

6. 腹腔镜输尿管切开取石　适用于输尿管结石>2cm，原来考虑开放手术；或经体外冲击波碎石、输尿管镜手术治疗失败的较大的结石患者。

7. 开放手术治疗　过去大多数泌尿系结石采用开放手术取石，但是手术给患者造成较大的创伤。大多数上尿路结石已不再开展开放手术。开放手术的术式主要有：输尿管切开取石术、肾盂切开取石术、肾实质切开取石术、肾部分切除术和肾切除术等。

8. 中医治疗　以清热利湿，通淋排石为主，佐以理气活血、软坚散结。常用单味中药有金钱草或车前子等；常用的中成药有尿石通等。

9. 康复治疗　针灸对结石排出也有促进作用，常用针刺穴位是肾俞、膀胱俞、三阴交、阿是穴等。也可应用理疗、神经肌肉电刺激等方法缓解疼痛不适，促进排石。

【健康管理】

一、三级预防

1. 一级预防　开展健康教育，关注泌尿系健康，早发现，早预防。早期可进行水化预防，降低尿路结石成分的过饱和状态。推荐具有泌尿系结石危险因素者每天饮水量在 2.5L 以上，使每天的尿量在 2L 以上。限制饮食中草酸、钠盐、蛋白质、嘌呤、维生素 C 的过量摄入，增加水果和蔬菜、粗粮及纤维素饮食。

2. 二级预防　根据不同结石成分选择食物。结石的成分不同，饮食要点也有所不同。尽可能早治疗，避免疾病进一步发展，预防并发症。

3. 三级预防　进行药物预防，主要通过药物调节尿 pH、血尿酸、尿中枸橼酸盐等浓度，噻嗪类利尿药减少钙排泄，抗生素控制感染结石。

二、健康教育

1. 饮水要求　增加液体的摄入能增加尿量，从而降低尿路结石成分的过饱和状态，预防结石的复发。推荐每天的液体摄入量在 2.5L 以上，使每天的尿量保持在 2.0L 以上，以达到并维持可靠的尿液稀释度。关于饮水的种类，一般认为以草酸含量少的非奶制品液体为宜。

2. 饮食要求　保持营养平衡、增加富含枸橼酸的水果摄入，是预防结石复发的重要措施；推荐吸收性高钙尿症患者摄入低钙饮食，不推荐其他患者摄入限钙饮食。摄入正常钙质含量的饮食、限制动物蛋白和钠盐的摄入比传统的低钙饮食具有更好地预防结石复发的作用。

3. 运动　避免久卧或久坐，多进行散步或慢跑，防止结石沉积。

4. 生活方式　养成规律的生活习惯，特别是注意不能憋尿，也不能饮水不足。

5. 情绪心理　不要过于紧张焦虑，要保持积极放松的心情，乐观面对疾病。

三、双向转诊

（一）上转指征

1. 保守治疗无明显疗效，需进行体外冲击波碎石治疗者。
2. 保守治疗无明显疗效，需进行手术治疗。
3. 双侧输尿管结石或孤立肾伴输尿管结石引起无尿、少尿，甚至发生肾衰竭者。
4. 可疑输尿管结石，但诊断不明确，需进一步确诊者。
5. 出现各种并发症无法处理者。

（二）下转指征

1. 已明确诊断，可采用非手术治疗者，如随访观察或者药物等保守治疗。
2. 已行体外冲击波碎石术治疗，治疗后病情稳定。
3. 已行手术治疗，治疗后病情稳定。

四、社区管理

对患者进行定期随访监测，掌握患者的病情发展变化，了解是否出现相关病情进展的并发症和 / 或手术指征。根据症状评估结果和患者意愿，为其提供进一步治疗建议，并调整治疗策略。对具有不同危险因素的个体，进行个性化的健康教育与指导。

【预后】

泌尿系结石经正规治疗后大多可以痊愈，但若患者不良生活习惯未改变，或者致病因素一直存在，则会导致结石再次生成。如不及时治疗，随着病情进展，会严重影响生活质量。严重的泌尿系结石可致肾衰竭而威胁生命。

【诊治进展】

输尿管软镜技术的快速发展及其可靠的安全性、有效性，使得输尿管软镜碎石取石术的适应证不断扩大。欧洲泌尿外科协会指南建议对于<20mm 的肾结石使用输尿管软镜碎石取石术替代体外冲击波碎石取石术或经皮肾镜碎石取石术作为一线治疗选择。

但对于临床医生来说输尿管软镜仍属于易耗品，其维修成本及高昂的维护费用成为限制其广泛使用的重要原因。为解决上述可重复使用输尿管软镜的问题，一次性输尿管软镜在此基础上应运而生并在国内外广泛使用。初步应用结果显示一次性电子输尿管软镜术中视野清晰，且操作灵活，可达到与可重复输尿管软镜相似的手术效果。

【病例分享】

患者，男性，44 岁，农民，因“反复右腰背部疼痛 3 天，加重 1 天”就诊。既往体健，无特殊病史。查体：生命体征正常，心、肺未见异常，腹部稍隆，右腹部压痛明显，右侧腹肌稍紧张，右肾区叩击痛阳性，膀胱不充盈，肠鸣音听诊无特殊。化验：WBC 10.60×10^9/L，RBC 4.26×10^{12}/L。尿常规：红细胞(++)。生化正常。腹部超声检查示：双肾结石，右侧输尿管中上段结石。给予抗感染、解痉、补液对症治疗 2 天后效果不佳。因社区卫生服务中心无进一步评估检查设备和专科手术资质及技术，建议患者去上一级综合性医院进一步诊治。

患者转诊至上一级医院后行腹部 CT 检查示：①双肾结石，右肾盂扩张并积液，②右侧输尿管中上段结石。完善相关检查后行体外冲击波碎石术，术后给予抗感染、补液支持治疗。2 天后患者无明显不适，复查超声检查示：右肾及输尿管未见明显异常，予以出院。出院后转回当地社区全科门诊。社区全科医生给患者建立健康档案，健康教育，增加液体的摄入能增加尿量，避免久卧或久坐，病情稳定后进行散步或慢跑，防止结石沉积，遵医嘱按时服药，定期随访，并纳入社区长期健康管理。

【思考题】

1. 泌尿系结石药物治疗主要有哪些？
2. 如何对泌尿系结石患者进行健康宣教？
3. 泌尿系结石患者如何开展双向转诊？

（潘晓华）

【推荐阅读】

[1] 陈江华，刘必成. 肾脏病学进展（2020）. 北京：中华医学电子音像出版社，2020.

[2] 陈孝平，汪建平，赵继宗. 外科学. 9版. 北京：人民卫生出版社，2018.

[3] 葛均波，徐永健，王辰. 内科学. 9版. 北京：人民卫生出版社，2018.

[4] 那彦群，叶章群，孙颖浩. 中国泌尿外科疾病诊断治疗指南手册. 2014版. 北京：人民卫生出版社，2014.

[5] 上海市肾内科临床质量控制中心专家组. 慢性肾脏病早期筛查，诊断及防治指南（2022年版）. 中华肾脏病杂志，2022，38（5）：453-464.

[6] 王海燕，赵明辉. 肾脏病学. 4版. 北京：人民卫生出版社，2021.

[7] 于晓松，路孝琴. 全科医学概论. 5版. 北京：人民卫生出版社，2018.

[8] 中华医学会男科学分会良性前列腺增生诊疗及健康管理指南编写组. 良性前列腺增生诊疗及健康管理指南. 中华男科学杂志，2022，28（4）：356-365.

[9] 中华医学会男科学分会，男性下尿路症状诊断和治疗中国专家共识编写组. 男性下尿路症状诊断和治疗中国专家共识. 中华男科学杂志，2021，27（12）：1129-1139.

第六章 血液系统

第一节 缺铁性贫血

【学习提要】 1. 缺铁性贫血的病因、临床表现和诊断。
2. 缺铁性贫血的治疗。
3. 缺铁性贫血的三级预防和社区健康管理。

【定义】

当机体对铁的需求与供给失衡，导致体内贮存铁耗尽，继之红细胞内铁缺乏，影响血红蛋白的合成，从而使红细胞中血红蛋白的含量显著减少，最终导致缺铁性贫血（iron deficiency anemia，IDA）。

【流行病学】

缺铁性贫血是最常见的贫血，患者以学龄前儿童、孕妇、育龄妇女为最多，是世界上重要的营养缺乏病之一。其发病率在婴幼儿、育龄妇女及经济不发达地区的人群中明显升高。人群调查显示：缺铁性贫血的年发病率在 6 月龄～2 岁婴幼儿中为 75%～82.5%、妊娠 3 个月以上孕妇中为 66.7%、育龄妇女中为 43.3%、10～17 岁青少年为 13.2%；以上人群的患病率分别为 33.8%～45.7%、19.3%、11.4%、9.8%。

【病因及发病机制】

一、病因

1. 需铁量增加而铁摄入不足　多见于婴幼儿、青少年、妊娠和哺乳期妇女、月经过多女性，上述人群需铁量较大和/或存在偏食，若不注意补充蛋类、肉类等含铁较高的食物，易造成缺铁，导致缺铁性贫血。

2. 铁吸收障碍　常见于胃肠功能紊乱、胃大部切除术后。长期不明原因腹泻、慢性胃炎、克罗恩（Crohn）病等可造成胃肠功能紊乱，从而导致铁吸收障碍。胃大部切除术后可造成胃酸分泌不足，且食物快速进入空肠，绕过铁的主要吸收部位十二指肠，使铁吸收减少，易造成缺铁性贫血。

3. 铁丢失过多　咯血、慢性胃肠道失血（痔疮、胃十二指肠溃疡、胃肠道肿瘤、寄生虫感染等）、月经过多、血红蛋白尿、血液透析、多次献血等，会造成铁丢失过多，导致缺铁性贫血。

二、发病机制

1. 缺铁对铁代谢的影响　缺铁性贫血的发病机制主要是缺铁对各个系统的影响。首先，缺铁会引起铁代谢指标异常，如贮存铁（含铁血黄素或是铁蛋白）降低，血清铁和转铁蛋白饱和度降低，总铁结合力和未结合铁的转铁蛋白升高，同时组织及红细胞内出现缺铁现象。

2. 缺铁对造血系统的影响　细胞内缺铁会导致血红素合成障碍，大量原卟啉不能和铁结合成血红素铁。原卟啉以游离状态积累在红细胞内或与锌原子结合形成锌原卟啉。这会导致血红蛋白生成减少，红细胞质少，体积偏小，最终导致小细胞低色素性贫血。严重时粒细胞、血小板的生成也会受到影响。

3. 缺铁对组织细胞代谢的影响　组织缺铁，细胞中含铁酶和铁依赖酶的活性降低，进而影响人的精神、体力、行为、免疫功能及患儿的发育和智力。

【临床表现】

一、症状和体征

1. 缺铁原发病表现　如妇女月经量多、消化道溃疡/肿瘤/痔疮导致的黑便/血便/腹部不适、肠道寄生虫感染导致的腹痛/大便性状改变、肿瘤性疾病的消瘦、血红蛋白尿等。

2. 贫血表现　乏力、易倦、头晕、头痛、眼花、耳鸣、心悸、气短、食欲缺乏、苍白、心率增快。

3. 组织缺铁表现 精神行为异常，如烦躁、易怒、注意力不集中、异食癖；体力、耐力下降；易感染；儿童生长发育迟缓、智力低下；口腔炎、舌炎、舌乳头萎缩、口角皲裂、吞咽困难；毛发干枯、脱落；皮肤干燥、皱缩；指/趾甲缺乏光泽、脆薄易裂，重者指/趾甲变平，甚至凹下呈勺状(反甲)。

二、接诊要点

诊断缺铁性贫血时，为减少漏诊，应详细问诊、全面采集病史。在问诊中需要注意患者就诊的主要原因、倾听患者对疾病的看法、关注患者的担心和期望，适时反馈。具体要点包括以下几个方面。

1. 起病情况 包括发病年龄、发病时间、起病形式、诱因等。缺铁性贫血多见于婴幼儿、青少年、妊娠和哺乳期妇女、月经过多女性。

2. 病情特点 慢性缺铁性贫血起病隐匿，缓慢渐进性进展，常有乏力、易倦、食欲减退、行为异常等表现。

3. 治疗经过 详细询问患病以来的诊治经过，包括已做的检查，所用药物、剂量、疗效，有助于病情的诊断。

4. 既往史、家族史等 包括消化道疾病、肿瘤、手术等病史。家庭成员有无贫血。

5. 生活方式及社会心理因素 详细询问患者的饮食结构和运动习惯，是否有减肥及偏食。了解患者对贫血的看法，以及心情是否焦虑，是否因疾病影响生活质量。了解患者家庭成员关系是否和睦，家庭支持度如何，社会人际关系是否和谐。

三、常见并发症/合并症

(一)常见并发症

1. 贫血性心脏病 长期严重贫血可导致心排血量增加、心脏增大或心功能不全，称为贫血性心脏病。由于该病属高排血量性心力衰竭，在纠正贫血的同时，首选应用利尿剂、血管扩张剂改善心功能。

2. 佝偻病 缺铁易导致维生素D的缺乏，从而合并佝偻病，这种并发症主要见于儿童。对于这类患者，除积极进行补铁治疗外，还可适当补充维生素D。

3. 感染 缺铁可引起机体免疫功能低下，易并发感染。并发的感染多为反复呼吸道感染，此时，抗感染治疗的同时，应积极改善铁缺乏，必要时使用免疫调节剂。

（二）常见合并症

1. 消化道出血　食管、胃、十二指肠或胰胆等病变引起的长期慢性出血，易出现缺铁性贫血。贫血的患者需要常规检查大便隐血试验以排除消化道出血可能，必要时行胃肠镜检查。

2. 恶性肿瘤　在生长繁殖的过程中，需要持续在患者的体内吸收大量营养，造成造血组织生产的红细胞不能满足自身需求；另外有些肿瘤患者食欲减退明显，最终导致贫血。

【辅助检查】

一、实验室检查

1. 血象　呈小细胞低色素性贫血。平均红细胞体积（mean corpuscular volume，MCV）<80fl，平均红细胞血红蛋白含量（mean corpuscular hemoglobin，MCH）<27pg，平均红细胞血红蛋白浓度（mean corpuscular hemoglobin concentration，MCHC）<32%。血片中可见红细胞体积小、中心浅染区扩大。网织红细胞计数多正常或轻度增高。白细胞和血小板计数可正常或减低。

2. 铁代谢　血清铁蛋白降低（<12μg/L）；血清铁降低（<8.95μmol/L），总铁结合力升高（>64.44μmol/L），转铁蛋白饱和度降低（<15%）。

3. 血清转铁蛋白受体（serum transferrin receptor，sTfR）测定　转铁蛋白受体表达于红系造血细胞表面的红细胞，当红细胞内铁缺乏的时候，转铁蛋白受体会脱落，进入血液成为血清可溶性转铁蛋白受体。可溶性转铁蛋白受体浓度>26.5nmol/L，可诊断缺铁。

4. 红细胞内卟啉代谢　FEP（free erythrocyte protoporphyrin，红细胞游离原卟啉）>0.9μmol/L（全血），ZPP（zinc protoporphyrin，锌原卟啉）>0.96μmol/L（全血），FEP/Hb（hemoglobin，血红蛋白）>4.5μg/gHb。

二、骨髓涂片检查

增生活跃或明显活跃；以红系增生为主，粒系、巨核系无明显异常；红系中以中、晚幼红细胞为主，其体积小、核染色质致密、细胞质少、边缘不整齐，有血红蛋白形成不良表现（核老浆幼）。

【诊断】

对有乏力、食欲缺乏、苍白、慢性失血的患者，临床上应该考虑缺铁性贫血诊断的可能性。

（一）诊断标准

1. 贮存铁耗尽（iron depletion，ID） ①血清铁蛋白<12μg/L；②骨髓铁染色显示骨髓小粒可染铁消失，铁粒幼细胞<15%；③血红蛋白及血清铁等指标尚正常。

2. 红细胞内铁缺乏（iron deficient erythropoiesis，IDE） ①ID 的①+②；②转铁蛋白饱和度<15%；③FEP/Hb>4.5μg/gHb；④血红蛋白正常。

3. 缺铁性贫血 ①IDE 的①+②+③；②小细胞低色素性贫血：男性 Hb<120g/L，女性 Hb<110g/L，孕妇 Hb<100g/L；MCV<80fl，MCH<27pg，MCHC<32%。

4. 病因诊断 只有明确病因，缺铁性贫血才可能根治；有时缺铁病因比贫血本身更为严重。如胃肠道恶性肿瘤伴慢性失血或胃癌术后残癌所致缺铁性贫血，应多次检查粪潜血，必要时做胃肠镜检查；对月经期妇女，应检查有无妇科疾病。

血红蛋白浓度越低，贫血也越严重。一般把血红蛋白浓度在 90g/L 以上的贫血称为轻度贫血；60～90g/L 的贫血称为中度贫血；60g/L 以下称为重度贫血；不足 30g/L 的为极重度贫血。重度贫血和极重度贫血可能危及患者生命，需要考虑输血治疗。

（二）鉴别诊断

应与小细胞性贫血鉴别。

1. 铁粒幼细胞贫血 遗传或不明原因导致的红细胞铁利用障碍性贫血。该病血清铁蛋白浓度增高，血清铁和铁饱和度增高，总铁结合力不低，可予以鉴别。

2. 转铁蛋白缺乏症 常染色体隐性遗传所致（先天性）或严重肝病、肿瘤继发（获得性）。该病血清铁蛋白、血清铁和总铁结合力及骨髓含铁血黄素均明显降低。先天性者幼儿时发病，伴发育不良和多脏器功能受累，获得性者有原发病表现。

3. 慢性病性贫血 慢性炎症、感染或肿瘤等引起的铁代谢异常性贫血。其发病机制包括体内铁代谢异常、骨髓代偿不足、红细胞寿命缩短等。血清铁蛋白和骨髓小粒含铁血黄素增多，血清铁、血清铁饱和度、总铁结合力减低。

【治疗】

一、治疗原则

尽量根除病因，补足贮存铁。

二、治疗方案

1. 病因治疗　应尽可能去除导致缺铁的病因。如月经过多的，应调理月经；偏食或营养不良的，应改善饮食加强营养；恶性肿瘤引起的，尽早发现及治疗肿瘤。

2. 补铁治疗　包括口服铁剂和静脉铁剂治疗。

（1）口服铁剂：为首选，如硫酸亚铁 0.3g，每天 3 次，餐后服用。进食维生素 C、鱼、肉类能促进铁剂吸收，进食谷类、乳类和茶等会抑制铁剂吸收。口服铁剂有效的表现：外周网织红细胞服药后 5～10 天上升达到高峰。血红蛋白 2 周后开始升高，2 个月左右恢复正常。血红蛋白恢复正常后需继续服用铁剂 4～6 个月，铁蛋白正常后停药。

（2）静脉铁剂：适用于口服铁剂不能耐受或口服铁剂不能满足需求量的情况。铁的总需求量计算公式为：（需达到的血红蛋白浓度 - 患者的血红蛋白浓度）×0.33× 患者体重（kg）。常用静脉铁剂有蔗糖铁注射液，药液的滴注速度应为：100mg 铁至少滴注 15 分钟；200mg 至少滴注 1.5 小时。

3. 输血治疗　贫血症状严重影响生理机能，或血红蛋白≤60g/L，可考虑输注红细胞悬液。

4. 手术治疗　主要是指缺铁性贫血病因方面需要行手术治疗，例如消化道多发息肉、消化道肿瘤等需要手术切除才能解决根本问题。

5. 中药治疗　缺铁性贫血中医方面认为是气血亏虚的表现，治疗应以益气养血为主。可遵医嘱使用阿胶、当归、党参等中草药来治疗，也可在中医辨证下应用补肾生血汤、当归补血汤等汤剂来治疗，或使用益中生血片、益中生血胶囊等中成药治疗。

【健康管理】

一、三级预防

1. 一级预防　重点放在婴幼儿、青少年和妇女的营养保健。对婴幼儿，应及早添加富含铁的食品，如蛋类、肝脏、菠菜等；对青少年，应纠正偏食，定期查治寄生虫感染；对孕妇、哺乳期妇女可补充铁剂；对月经期妇女应防治月经过多。同时应加强肿瘤性疾病和慢性出血性疾病的人群防治。

2. 二级预防　二级预防主要包括早期诊断、补铁治疗。增加富含微量营养素食物的摄入，提高动物性食品和富含维生素C水果蔬菜的摄入。

3. 三级预防　对于引起贫血的病因不能去除的长期慢性贫血患者，三级预防的目的是减少贫血对人体功能和生活质量的影响。继续强化营养支持；重视病因的治疗与改善；适时对患者进行心理评估及疏导，建立对疾病的正确认识。

二、健康教育

缺铁性贫血健康教育内容包括：①使患者了解缺铁性贫血的病理生理与临床基础知识；②教育并督促患者建立合理饮食习惯；③介绍常用口服铁剂的适应证及用药注意事项。全科医生可根据患者的情况设计个体化连续教育内容，并且通过患者自我管理干预更好地实现疾病控制。

三、双向转诊

（一）上转指征

1. 初次筛查缺铁性贫血的患者。

2. 随访期间发现缺铁性贫血患者症状控制不满意，或出现药物不良反应，或其他不能耐受治疗的情况。

3. 随访期间发现缺铁性贫血症状加重，血常规血红蛋白持续下降者。

4. 不能排除其他原因所致贫血，需要骨髓穿刺。

5. 合并其他难以控制及治疗的疾病患者。

（二）下转指征

1. 已明确诊断、确定了治疗方案。

2. 缺铁性贫血治疗后病情稳定。

四、社区管理

对于缺铁性贫血患者，基层管理过程中应注意对引起贫血的病因进行治疗及随访。加强健康教育，与患者及患者家庭成员一起建立合理的饮食习惯。定期复查血常规评价疗效。建立“社区监测→初步筛查诊断→上级医院鉴别诊断→社区宣教随访”防治结合的管理模式。

1. 监测　监测高危人群，进行早期预防。参照前述一级预防要求，对高危人群进行定期的随访，并进行健康宣教，做到对因预防、饮食预防、生活预防。指导患者适当多食用富含铁的食物：鸡肝、猪肝、牛羊肾脏、瘦肉、蛋黄、海带、黑芝麻、芝麻酱、黑木耳、黄豆、蘑菇、红糖、油菜、芹菜等。

2. 筛查　对于高危人群或有贫血症状的患者，在社区可通过病史采集、体格检查、血常规检查、大便隐血试验等对贫血进行初步筛查。

3. 随访　对已诊断缺铁性贫血的患者，指导合理用药，第一次服药 2 周复查血常规，之后 2 个月左右再次复查。如贫血改善不明显的，转上级医院复查。

【预后】

单纯营养不足者，易恢复正常，预后较好。继发于其他疾病者，取决于原发病能否根治。

【诊治进展】

白细胞介素 -10 受体的抑制剂、信号转导及转录激活因子 3（STAT3）抑制剂、铁调素的单克隆抗体（NOXHl94）和骨形态发生蛋白 6（BMP-6）的抑制剂通过阻断铁调素可提高口服铁剂的吸收，从而提高缺铁性贫血的治疗效果，但相关疗效目前仍在研究当中。

老年缺铁性贫血由于病因复杂常难以纠正，中医辨证施治服用汤剂治疗该类患者疗效确切，如香砂六君子汤、归脾汤、异功散等，但长期使用中药汤剂，患者依从性较差。目前已有一些中成药，说明书中标定有治疗缺铁性贫血适应证的，大多已经取得相关循证医学证据，有一定疗效。但中医药治疗贫血的相关指南共识仍需要进一步完善及推广。

【病例分享】

患者，女性，18 岁，因“乏力 1 个月”于当地社区卫生服务中心全科门诊就诊。患者 1 个月前无明显诱因下出现乏力感，自觉走路没力气，易疲劳，食欲减退，无发热头痛，无呕吐腹泻。大小便正常。既往体健，月经经期正常，月经量略偏多。体格检查：体温 37.2℃，脉搏 90 次 /min，呼吸 20 次 /min，血压 106/68mmHg，神志清。睑结膜苍白，两肺呼吸音清，未闻及明显哮鸣音和湿啰音，心率 90 次 /min，律齐，腹软，肝脾肋下未触及。双下肢无水肿，四肢肌张力正常，病理征未引出。血常规：红细胞计数 3×10^{12}/L，血红蛋白 70g/L，血细胞比容 25%。

接诊的基层全科医生考虑缺铁性贫血，病因可能为营养不良。转上级医院进一步诊断，上级医院查血清铁蛋白 10μg/L，血清铁 6.95μmol/L，总铁结合力 70μmol/L。予口服琥珀酸亚铁片 0.1g，每天 3 次。2 周后复查血红蛋白 80g/L，患者乏力感明显好转，转回当地社区全科门诊。社区全科医生给患者继续加强健康教育，指导合理饮食，适当运动，继续口服铁剂治疗，并与患者家属沟通，与患者一起制订合理的饮食，适当补充富含铁的食物。

【思考题】

1. 缺铁性贫血的血象及骨髓象有什么特点？
2. 缺铁性贫血如何补铁治疗？

（陈　晨）

第二节　再生障碍性贫血

【学习提要】 1. 再生障碍性贫血的病因、临床表现和诊断。
2. 再生障碍性贫血的综合评估、治疗及三级预防。

【定义】

再生障碍性贫血（aplastic anemia，AA）简称“再障”，是一种由不同病因和机制引起的骨髓造血功能衰竭疾病。临床主要表现为骨髓造血功能低下、全血细胞减少及较严重的贫血、出血和感染。

【流行病学】

再障的发病率在我国约为0.74/10万人口。可发生于各年龄段，原发性再障中男性多于女性，青年多于老年。

【病因及发病机制】

一、病因

再障原因有很多种，常见如下。

1. 自身免疫紊乱　即患者免疫细胞T细胞功能发生异常，攻击自身造血干细胞，使造血功能受到损伤，引起再障。

2. 药物　某些药物导致骨髓不可逆损伤，也可引起再障，如氯霉素类抗生素、磺胺类药物、抗肿瘤化疗药及苯等。

3. 病毒感染　特别是肝炎病毒。

4. 有害环境　长期接触X射线、镭及放射性核素等有害物质，可影响DNA复制，干扰骨髓细胞生成，导致再障。

5. 继发改变　如恶性肿瘤接受高强度治疗后，导致骨髓衰竭，引起再障。

二、发病机制

传统观念认为再障为物理、化学或生物因素引起的造血组织“种子/虫子/土壤”异常、造血功能衰竭综合征。现在越来越多的临床和实验室证据表明，再障的主要发病环节是细胞免疫异常，主要是T细胞功能亢进引起的造血组织损伤，造血微环境与造血干细胞量的改变是异常免疫损伤所致，因此再障是一种自身免疫性疾病。

【临床表现】

一、临床表现

重型再障（severe aplastic anemia，SAA）起病急，进展快，病情重。非重型再障（NSAA）起病和进展缓慢，病情较重型轻。

1. 贫血　进行性加重，有面色苍白、乏力、头晕、心悸、气短等临床表现。

2. 出血　有皮肤、黏膜、内脏出血，皮肤表现为出血点或大片瘀斑，口腔黏膜有血疱，常有鼻出血、眼结膜出血、牙龈出血等。常出现消化道出血、泌尿道出血、眼底出血、颅脑出血等。

3. 感染　呼吸道感染常见，合并败血症，以革兰氏阴性菌、金黄色葡萄球菌、真菌为主。大部分有发热，高热39℃以上，个别高热难以控制。

二、接诊要点

诊断再障时，为减少漏诊，应详细问诊、全面采集病史。在问诊中需要注意患者就诊的主要原因、倾听患者对疾病的看法、关注患者的担心和期望，适时反馈。具体要点包括以下几个方面。

1. 起病情况　包括发病年龄、发病时间、起病形式、诱因等。注意发病前有无病毒感染；有无氯霉素类抗生素、磺胺类药物、抗肿瘤化疗药等药物应用；有无长期工作在有害物质环境下等。

2. 病情特点　SAA起病急，进展快，贫血、感染、出血等临床症状明显。NSAA起病慢，临床表现不典型，容易漏诊。

3. 伴随症状　有无高热、乏力、头晕、呕血、咯血、便血、血尿、阴道出血等。

4. 治疗经过　详细询问患病以来的诊治经过，包括已做的检查，所用药物、剂量、疗效，有助于病情的诊断。

5. 既往史、家族史等　注意询问既往史，如恶性肿瘤接受高强度治疗后，可引起再障。

6. 生活方式及社会心理因素　详细询问患者的饮食结构和运动习惯，了解患者对再障的看法，以及心情是否焦虑，是否因疾病影响生活质量。了解患者家庭成员关系是否和睦，家庭支持度如何，社会人际关系是否和谐。

三、常见并发症

1. 出血　再障多有不同程度的出血表现，轻者有皮肤黏膜瘀点、瘀斑、紫癜、鼻出血、牙龈出血、月经量增多等，严重的有眼底出血、消化道出血、颅内出血等。血小板减少所致的出血常常是患者就诊的主要原因，颅内出血是致命性的表现。

2. 贫血　再障多有中到重度贫血，表现为乏力、气短、心悸、头晕等，可以合并贫血性心脏病。

3. 感染　再障常合并各种感染，SAA 感染一般较重，肺炎多见，严重的还会发生系统性感染。因血细胞低，炎症不能局限，常发生败血症、感染性休克导致死亡。

【辅助检查】

1. 血象　SAA 呈重度全血细胞减少、重度正细胞正色素性贫血，白细胞计数<2×10^9/L，中性粒细胞计数<0.5×10^9/L，血小板计数<20×10^9/L，网织红细胞百分数 0.005 以下且绝对值<15×10^9/L。

2. 骨髓象　多部位骨髓增生重度减低，粒、红系及巨核细胞明显减少但形态大致正常，淋巴细胞及非造血细胞比例明显升高，骨髓小粒空虚。骨髓活检全切片增生减少，造血组织减少，脂肪组织及非造血细胞增多，无异常细胞。

3. 其他相关检查　骨髓铁染色贮存铁增多，中性粒细胞碱性磷酸酶染色强阳性，$CD4^+$ 细胞∶$CD8^+$ 细胞比值减少，Th1∶Th2 型细胞比值增高。

【诊断和评估】

一、诊断思维

1. 诊断标准　再障的诊断标准如下。

（1）全血细胞减少，网织红细胞百分数<0.01，淋巴细胞比例增高。

（2）一般无肝脾大。

（3）骨髓至少 1 个部位增生减低<50% 或重度减低<25%，造血细胞减少，骨髓小粒非造血细胞增多（骨髓活检可见造血组织减少，脂肪组织增加）。

（4）除外引起全血细胞减少的其他疾病：如阵发性睡眠性血红蛋白尿症、骨髓增生异常综合征中的难治性贫血、骨髓纤维化、急性白血病、恶性组织细胞病等。

（5）一般抗贫血药物治疗无效。

2. 再障分型诊断标准 根据上述标准诊断为再障后，再进一步分析为急性再障还是慢性再障。

（1）急性再障（亦称重型再障Ⅰ型，SAA-Ⅰ）的诊断标准如下。

1）临床表现：发病急，贫血呈进行性加剧，常伴严重感染、出血。

2）血象：除血红蛋白下降较快外，须具备下列诸项中两项：①网织红细胞<1%，绝对值$<15\times10^9/L$；②白细胞明显减少，中性粒细胞绝对值$<0.5\times10^9/L$；③血小板$<20\times10^9/L$。

3）骨髓象：多部位增生减低，三系造血细胞明显减少，非造血细胞增多，淋巴细胞百分率增多，骨髓小粒中非造血细胞及脂肪细胞增多。

（2）慢性再障的诊断标准如下。

1）临床表现：发病缓慢，贫血、感染、出血均较轻。

2）血象：血红蛋白下降速度较慢，网织红细胞、白细胞、中性粒细胞及血小板值常较急性再障为高。

3）骨髓象：三系或二系减少，至少1个部位增生不良，如增生良好，红系中常有晚幼红比例升高，巨核细胞明显减少。骨髓小粒中非造血细胞及脂肪细胞增加。

慢性再障如病情恶化，临床、血象及骨髓象与急性再障相似，则称重型再障Ⅱ型（SAA-Ⅱ）。

3. 鉴别诊断 再障需要与以下疾病相鉴别。

（1）骨髓增生异常综合征：临床以贫血为主，或同时有出血及反复感染体征，周围血象可以呈全血细胞减少，但骨髓象呈增生明显活跃，三系有病态造血现象。

（2）阵发性血红蛋白尿：本病全血细胞减少，骨髓增生减少，易误诊再障，但临床上常有反复发作的血红蛋白尿（酱油色尿）及黄疸、脾大，酸溶血试验（Ham 试验）、糖水试验及尿含铁血黄素试验（Rous 试验）均为阳性。

二、临床评估

1. 病因评估 患者的居住、工作环境是否接触有害物质，感染史及药物治疗史。

2. 病情评估　包括以下内容。

（1）生命体征评估：包括体温、心率、血压、呼吸等。

（2）贫血评估：面色、结膜、甲床颜色，有无胸闷、心悸、气急情况及活动前后生命体征的改变。

（3）出血评估：皮肤、黏膜有无出血症状，大小便颜色，女性月经量及其他脏器出血的症状体征。尤其注意有无颅内出血表现。

（4）感染评估：有无发热、寒战、疼痛，有无局部或全身感染的表现，有无感染性休克的征兆。

（5）各项检查及化验结果：血常规、尿常规、凝血功能等，超声、胸部 CT 和骨髓穿刺结果等。

（6）治疗评估：对免疫抑制剂治疗和骨髓移植的反应。

3. 全身营养状态　评估是否需要营养支持。

4. 评估患者心理状况、自理能力　患者及家属对疾病的认知程度及态度，家庭经济状况和社会支持系统。

三、疗效评估

1. 无效　经过充分治疗，患者症状、血常规未见明显改善。

2. 明显好转　贫血、出血症状明显好转，不输血情况下，血红蛋白较治疗前 1 个月内增加>30g/L，并能维持 3 个月。

3. 缓解　贫血、出血症状消失，白细胞>3.5×10^9/L，血小板有一定程度增加，血红蛋白基本正常（女性>100g/L、男性>120g/L），不输血情况下，随访 3 个月以上病情稳定或持续好转。

4. 治愈　贫血、出血症状消失，中性粒细胞>1.5×10^9/L，血小板>100×10^9/L，血红蛋白恢复正常（女性>110g/L、男性>120g/L），不输血情况下，随访 1 年以上未复发。

【治疗】

一、治疗目标

改善贫血和出血症状，恢复血常规中性粒细胞计数、血红蛋白、血小板计数正常值。

二、治疗原则

预防感染、纠正贫血、控制出血、促进造血、免疫抑制。

三、治疗方案

1. 一般治疗　避免诱发因素，勿用抑制骨髓的药物，不用非甾体抗炎药。重型患者加强隔离，注意皮肤、口腔、外阴卫生，感染时加强抗感染治疗。必要的心理咨询及心理疏导。

2. 对症治疗　①纠正贫血：血红蛋白<60g/L，有心肺功能不全的患者可考虑输红细胞悬液；有严重出血时输血小板悬液；②护肝治疗：再障常合并肝功能受损，可适当护肝治疗。

3. 促造血治疗　包括以下几方面。

（1）雄激素：大剂量雄激素可以刺激骨髓造血，为治疗慢性再障首选药物，其发生疗效时间常在服药 2～3 个月后。合成雄激素的副作用主要是肝损害和水钠潴留，儿童则有骨骼成熟加速，须和肾上腺皮质激素合用。

（2）造血细胞生长因子：粒 - 单系集落刺激因子或粒系集落刺激因子，150～300μg/d，皮下注射，每天 1～2 次。长期使用（6 个月以上），造血功能可恢复，常见副作用有发热、皮疹，少见有骨痛、恶心、水肿。

（3）改善骨髓微环境药物：此类药物可能通过兴奋神经、调节骨髓血流，改善骨髓微环境而发挥作用，常用于慢性再障。如一叶萩碱 8～24mg/d，肌内注射，6 个月以上，副作用有手足麻木、肌肉轻度震颤。硝酸士的宁 2～6mg/ 周，肌内注射，20 天为一疗程。

（4）造血干细胞移植：对 40 岁以下，尤其是<25 岁的年轻急性再障患者，可首先考虑异基因造血干细胞移植。

4. 免疫抑制治疗　免疫抑制剂可能通过细胞毒性免疫抑制作用，去除抑制性 T 淋巴细胞抑制骨髓造血的作用及通过免疫刺激促进生长因子的合成释放，促进造血干细胞增殖。其已成为再障尤其急性再障的主要治疗措施之一。应用时需要注意保护性隔离和支持疗法。

（1）抗淋巴细胞球蛋白或抗胸腺细胞球蛋白：目前是一些不适合行造血干细胞移植治疗的急性再障患者的主要治疗措施。治疗的副作用有血小板减少引起的出血加重、过敏反应和血清病。血小板减少应及时输注血小板悬液。

（2）环孢素 A：通过调整再障失衡的 T 淋巴细胞亚群比例，抑制 T 细胞表达白细胞介素 -2（IL-2）受体并抑制其生成 IL-2 和 γ 干扰素，从而促进造血干、祖细胞生长。一般剂量为 3～10mg/（kg·d），分 2～3 次口服。常见副作用有多毛、齿龈增生、乏力、震颤，高血压及肝肾功能损害。

（3）大剂量甲泼尼龙：20～30mg/（kg·d），共 3 天，以后每隔 4 天减半量直至 1mg/（kg·d），30 天后根据病情决定维持量。副作用主要为诱发或加重感染，引起骨质疏松或股骨头无菌性坏死等。

（4）大剂量环磷酰胺：45mg/（kg·d），静脉输注，共 4 天。用药后中性粒细胞和血小板较低，需注意输注血小板及预防感染。

（5）联合用药：应用不同作用机制的药物，能产生协同作用，可相应减少药物剂量，减轻毒副作用，有助于提高疗效。急性再障常见的联合方法有抗淋巴细胞球蛋白 / 抗胸腺细胞球蛋白（通常合并使用常规剂量甲泼尼龙）+ 环孢素 A+ 雄激素。

5. 脾切除　用于慢性再障，有效率 50% 左右。适应证：髂骨骨髓增生活跃，红系增生活跃，网织红细胞>2%；出血较重，各种内科治疗方法失败且危及生命时。

6. 中医中药　中医药在治疗再障方面有一定的疗效。主要根据中医的辨证论治进行用药。常用的中成药有金匮肾气丸、右归胶囊、再障生血片等药物治疗。

【健康管理】

一、三级预防

1. 一级预防　约半数再障与已知的药物、化学物质、物理因素及病毒感染等有关。尽可能消除或减少致病因素，防止再障的发生。加强锻炼，规律生活，舒畅精神，适当营养。

2. 二级预防　对高危人群进行筛检，定期检测血常规，必要时进行骨髓穿刺以及骨髓活检检查。实现早期诊断、早期治疗。对已患病的群体采用药物治疗预防复发和加重。

3. 三级预防　对临床再障患者积极系统的治疗，防止并发症，以提高患者的生活质量，延长生存期。

二、健康教育

①了解再障的基本知识，遵医嘱坚持治疗，学会自我护理，发现出血、感染等症状时应及时就医；②规律运动（如散步、太极拳和保健按摩）、加强营养，预防感染，禁止剧烈运动，防止意外出血；③长期接触可能引起再障的毒物的人员，须严格执行劳动防护措施，严格遵守操作规程，定期检查血象；④避免应用对骨髓有损害的药物，停止接触、应用能损害骨髓造血功能的一切物品。

三、双向转诊

（一）上转指征

1. 初次筛查疑诊再障患者。

2. 随访期间发现再障症状控制不满意，或出现药物不良反应，或其他不能耐受治疗的情况。

3. 随访期间发现再障急性加重，或出现并发症。

4. 因确诊或随访需求或条件所限，需要做骨髓穿刺等检查。

（二）下转指征

1. 诊断再障明确，已明确诊断、确定了治疗方案。

2. 再障治疗后病情稳定。

3. 诊断明确，已确定中医辨证治疗方案，病情稳定的患者。

四、社区管理

加强社区的药物使用咨询，避免滥用药物诱发再障。注意询问患者的工作环境，指导患者避免接触有害物质。预防及积极指导治疗病毒感染，尤其是肝炎及 HIV 病毒感染。指导再障患者合理应用治疗药物，注意监测药物副作用。记录患者贫血及出血症状，定期复查血常规，定期评估再障的疗效，治疗无效或病情加重的需及时转上级医院。

【预后】

再障的预后依分型、骨髓衰竭程度、患者年龄及治疗早晚而定。

20 岁以下，治疗 5 年的生存率能达到 90% 以上，60 岁以上 5 年生存率不到 50%。发现再障应尽早进行规范治疗，如果出现严重感染不及时治疗，可能很快发展到败血症、感染性休克造成死亡。SAA 发病急、病情重，近年来不断有新的治疗方法，但仍有 1/3～1/2 患者于数月至 1 年内死亡，死亡原因主要为感染和出血，尤其是脑出血。慢性再障治疗后约有 80% 的患者病情缓解，生存时间可以几十年，但仍有一部分病情迁延不愈，少数进展为 SAA-Ⅱ。

【诊治进展】

临床 SAA 的治疗逐步发展，如何提高患者的临床治疗效果仍是目前临床研究者的重点研究课题之一。马抗胸腺细胞球蛋白 / 抗淋巴细胞应用于 SAA 患者，有效率在 70%，5 年生存率约为 85%，但疾病复发率高达 40%。血小板生成素类似物艾曲泊帕治疗 SAA 具有较理想的临床效果，阿仑单抗应用于部分 SAA 患者治疗中效果理想。

【病例分享】

患者，女性，农民，75 岁，因“乏力伴牙龈出血 3 天”于 2022 年 8 月 4 日入院。入院前 3 天无明显诱因下出现乏力，伴牙龈出血，无畏寒发热，无皮肤瘀斑、瘀点等。患者到当地社区卫生服务中心全科门诊就诊，查血常规：白细胞计数 1.5×10^9/L，血红蛋白 66g/L，血小板计数 2×10^9/L。既往体健。查体：体温 36.2℃，血压 130/66mmHg，神志清，贫血貌，皮肤巩膜无黄染，浅表淋巴结未及肿大，胸骨无压痛，双肺呼吸音粗，无啰音，心率 80 次 /min，律齐。腹软，无压痛，肝脾肋下未及，双下肢无水肿，下肢散在出血点。

接诊的社区全科医生考虑“全血细胞减少”，转诊上级医院住院治疗。予以多部位骨髓穿刺，骨髓流式检查无明显异常，活检提示增生低下，诊断“急性 SAA”。予以输血，重组人粒细胞刺激因子注射液升白细胞，海曲泊帕升血小板，十一酸睾酮促造血，环孢素免疫抑制治疗，注射用亚胺培南西司他丁钠抗感染等治疗，患者病情好转出院。出院后转回当地社区全科门诊，社区医生给患者建立健康档案，教育规律服用药物维持治疗，定期随访复查血常规、肝肾功能等。

【思考题】

1. 再障临床表现及治疗原则是什么？

2. 再障的三级预防包括哪些？

（陈　晨）

第三节　白　血　病

【学习提要】 1. 白血病的病因、临床表现和诊断。
2. 白血病的综合评估和治疗。
3. 白血病的三级预防和社区健康管理。

【定义】

白血病（leukemia）是一种造血干细胞的恶性克隆性疾病。造血干细胞 / 祖细胞恶变导致骨髓内的造血细胞出现分化停滞，无限繁殖同时抑制正常造血细胞增殖和凋亡受阻。在骨髓和其他造血组织中，白血病细胞大量增生累积，使正常造血受到抑制并浸润其他器官和组织。

根据白血病细胞分化程度以及自然病程，可以分为急性白血病（acute leukemia，AL）和慢性白血病（chronic leukemia，CL）两大类。AL 侵袭能力强，病情发展快，患者多在几个月内死亡。CL 病情发展慢，自然病程 3～4 年或更长。

AL 分为急性髓系白血病（acute myeloid leukemia，AML）和急性淋巴细胞白血病（acute lymphoblastic leukemia，ALL）。CL 分为慢性髓系白血病（chronic myelogenous leukemia，CML），慢性淋巴细胞白血病（chronic lymphocytic leukemia，CLL）及其他少见类型白血病如毛细胞白血病（hairy cell leukemia，HCL）和幼淋巴细胞白血病（prolymphocytic leukemia，PLL）等。

【流行病学】

全球白血病发病率为 2～9.2/10 万，我国白血病发病率约为

2.76/10万。白血病在恶性肿瘤所致死亡率中居男性第6位，女性第8位，是儿童及35岁以下成年人因疾病死亡的首要原因，多发生于15～19岁和55～59岁。在我国AL比CL更为多见（约5.5∶1），男性发病率高于女性（1.81∶1）。

【病因及发病机制】

一、病因

人类白血病的确切病因尚不完全清楚。相关病因包括病毒感染、放射、化学毒物或药物等因素及某些染色体的异常。

1. 生物因素　主要是病毒感染。病毒感染机体后，作为内源性病毒整合并潜伏在宿主细胞内，可以被某些因素激活而诱发白血病。成人T细胞白血病（adult T-cell leukemia，ATL）明确是由病毒引起的。

2. 物理因素　包括X射线、γ射线等电离辐射。电离辐射有致白血病作用，其作用与放射剂量大小及辐射部位有关。

3. 化学因素　常见于多年接触苯及含有苯的有机溶剂，烷化剂和细胞毒性药物可致继发性白血病也较明确。

4. 遗传因素　遗传因素和某些白血病发病有关，某些染色体遗传性疾患如唐氏（Down）综合征、Bloom综合征（侏儒面部毛细血管扩张）和范科尼（Fanconi）贫血等常伴有较高的白血病发病率。

二、发病机制及病理变化

1. 发病机制　白血病的发生至少经历两个阶段，第一是各种原因导致的单个细胞原癌基因突变，第二个是进一步的遗传学改变导致多个癌基因的激活和抑癌基因的失活，从而导致白血病。

2. 病理变化　白血病广泛侵犯全身各系统，但以造血系统受累为主，病理改变主要包括以下内容。①造血系统损害：骨髓有核细胞明显增生，有很多原始细胞和幼稚细胞；脾大，正常淋巴结结构被白血病细胞代替。②骨骼系统损害：白血病细胞浸润引起骨质吸收、骨膜反应。③其他系统损害：神经、循环、呼吸、消化、泌尿生殖等系统发生组织变性、出血、坏死。

【临床表现】

一、症状

白血病症状主要是外周血白细胞明显增多，以及贫血和血小板减少所导致的。

1. 骨髓造血功能破坏引起的症状　①皮肤紫癜，点状出血：血小板减少所致。②贫血：头晕、乏力、胸闷、气短等症状。③发热和感染：发热、咳嗽、咳痰、腹痛、腹泻、尿频、尿急以及皮肤感染等症状。

2. 白血病细胞浸润组织引起的症状　①淋巴结和肝脾大。②骨痛或关节痛：常见胸骨下段局部明显压痛，儿童多见。③牙龈肿胀。④头痛和呕吐。⑤眼部绿色瘤。⑥心包腔或胸膜腔积液。

二、体征

1. 视诊　皮肤苍白，结膜苍白。皮肤紫癜，牙龈、口腔及鼻黏膜出血，部分可见眼底出血。牙龈增生、肿胀。部分患者眼眶部位可见绿色瘤。皮肤可见蓝灰色斑丘疹或紫蓝色结节。

2. 触诊　颈部、腋下、腹股沟淋巴结显著肿大，肝脾轻度大。睾丸一侧无痛性肿大。

3. 叩诊　胸骨下段局部压痛和明显叩痛是重要体征，儿童多见。

4. 听诊　出现心包腔或是胸膜腔积液时可出现心音、呼吸音减弱。

此外，中枢系统白血病可出现颅内压升高及神经根浸润体征，表现为颈部强直、腱反射亢进、肌张力增高、锥体束征阳性、面瘫、截瘫。

三、接诊要点

详细、全面地采集病史，仔细询问临床症状及体格检查，结合血象和骨髓象特点，诊断白血病一般不难。注意收集患者既往的病史资料、家族史资料，同时明确患者就诊的主要原因，主要症状，异常物理、化学环境接触史，认真倾听其对疾病的看法，详细了解患者的诉求，给予适时反馈。具体要点包括以下几个方面。

1. 起病情况　包括发病年龄、发病时间、起病形式、诱因等。

2. 病情特点　AL 可表现为突然高热，类似“感冒”，也可能是严重的出血；常因为脸色苍白、皮肤紫癜、月经过多或拔牙后出血不止而就医。CL 早期往往无明显症状，可因为健康体检或其他疾病就医时发现血象异常或肝脾大、淋巴结肿大而就诊。

3. 伴随症状　有无头晕、乏力、胸闷、气短；有无发热、腹痛、咳嗽、咳痰、尿频、尿急；有无关节、骨骼疼痛，尤其是胸骨下段疼痛；有无牙龈增生、肿胀；眼眶及皮肤有无结节。

4. 治疗经过　详细询问患病以来的诊治经过，包括已做的检查，所用药物及其他治疗手段，有助于病情的诊断及评估。

5. 既往病史　包括家族遗传代谢性疾病史及药物、毒物、化学物、放射线接触史等。

6. 生活方式及社会心理因素　详细询问患者的饮食结构和运动习惯，是否有吸烟、酗酒史。了解患者对白血病的看法，以及心情是否焦虑，是否因疾病影响生活质量。了解患者家庭成员关系是否和睦，家庭支持度如何，社会人际关系是否和谐。

四、常见并发症

1. 感染　最常见的并发症，常见感染有细菌、霉菌、病毒，此外卡氏肺囊虫感染也常见。

2. 出血　表现为消化道、呼吸道、泌尿系的出血，最严重的为颅内出血。

3. 电解质紊乱　常见低钠、低钾、低钙血症。

4. 高尿酸血症　因大量白血病细胞的破坏，产生高尿酸血症。

5. 肠衰竭　化疗、放疗影响肠胃功能，而导致肠衰竭。

【辅助检查】

一、实验室检查

1. 血象　一般患者白细胞总数常$>10\times10^9/L$，称为白细胞增多性白血病，分类计数以原始和幼稚细胞为主。少部分患者白细胞总数正常或减少，称为白细胞不增多性白血病。血小板计数减低，约 50% 的患者血小板$<60\times10^9/L$，晚期患者血小板往往极度减少。

2. 骨髓象　是诊断 AL 主要依据。骨髓有核细胞增生明显至极度活跃，以异常原始和幼稚细胞为主，粒细胞和单核细胞来源的白血病细胞胞质内可见到红色的长棒状小体，称之为奥氏（Auer）小体，是诊断白血病的重要证据。

3. 细胞化学　可以通过细胞化学反应鉴别各类白血病，常见的细胞化学染色方法包括过氧化物酶、糖原、非特异性酯酶、中性粒细胞碱性磷酸酶活性染色。

4. 免疫学检查　根据白血病细胞某些抗原的表达特点，可以对白血病进行免疫学分型，确定白血病细胞来源。具体详见血液学专科教材。

5. 染色体及基因检测　白血病常伴有染色体和基因改变，染色体改变与基因突变对于白血病的分类与判断预后意义重大。国际上根据染色体及基因的变化将 AML 的预后分为低危组、中危组、高危组三个不同层次，具体详见血液学专科教材。

6. 血液/脑脊液生化　化疗期间，可以检测到血清尿酸浓度升高。发生弥散性血管内凝血（disseminate intravascular coagulation，DIC）时血中凝血因子会发生改变。出现电解质紊乱时，可以检测到低钠、低钾。出现中枢性白血病时，脑脊液蛋白质增多，糖定量减少。

二、影像学检查

1. 超声　可以发现颈部、腋下、腹股沟淋巴结肿大，肝脾大，心包腔或胸膜腔积液。

2. CT 和 MRI 检查　白血病浸润眼眶、颅骨、胸骨时，可以检测到局部的肿块，肾脏侵犯可发现肾脏肿大，侵犯肺部可以出现双肺弥漫性斑点状阴影，侵犯椎体可以出现骨质破坏及脊柱旁软组织肿块，颅内出血可以显示为均匀强化高密度影。

三、细胞学检查

外周血涂片、骨髓穿刺、骨髓活检细胞学检查是确定与评估白血病类型、分化与预后的“金标准”。怀疑骨髓穿刺为干抽时，应进行骨髓活检病理检查。

【诊断和评估】

一、诊断思维

白血病的诊断需要结合病史、临床症状以及细胞学检查、相关的实验室生化检查、影像学检查来进行综合性分析。完整的诊断应包括分类、异常染色体核型描述及基因重排特征。

1. 诊断标准　白血病诊断最重要依据是骨髓象。法美英三国制定的 AL 分型诊断标准（FAB 分型）以骨髓中原始细胞数量大于>30% 作为诊断白血病标准，而世界卫生组织（World Health Organization，WHO）则以≥20% 作为诊断标准。

2. 鉴别诊断　AL 需要鉴别的疾病：骨髓增生异常综合征、某些感染引起的白细胞异常、巨幼细胞贫血、急性粒细胞缺乏症恢复期。CL 需要鉴别的疾病：其他原因引起的脾大、类白血病反应、骨髓纤维化。

二、临床评估

1. 白血病分类评估　分为急性与慢性两大类，其中 AL 分为 AML 和 ALL 两大类，CL 分为 CML、CLL、HCL、PLL 等。AML 共分 8 型（M_0～M_7），ALL 共分 3 型（L_1～L_3）。

2. 白血病分期评估　CML 可以分为慢性期（chronic phase，CP）、加速期（accelerated phase，AP）、急变期（blastic phase of blast crisis，BP/BC）。CLL 分期包括 Rai 分期（分为 5 期）和 Binet 分期（分为 3 期）。

3. 造血干细胞移植评估　异基因造血干细胞移植被认为是根治 CML 的标准治疗。欧洲血液和骨髓移植组根据 5 个因素提出了移植风险评估系统，对≤2 分者，可以作为一线治疗，见表 6-3-1。

表 6-3-1　CML 异基因造血干细胞移植前风险评估

危险因素	0	1	2
病期	CP_1	AP	BP/BC≥CP_2
患者年龄 / 岁	<20	20～40	>40
从诊断到移植间隔月数	≤12	>12	
患者 / 供者性别	其他	男 / 女	
HLA 相合供者来源	同胞	无血缘	

注：CP_1. 第一次慢性期；AP. 加速期；BP/BC. 急变期；CP_2. 第二次慢性期；HLA. 人类白细胞抗原。

【治疗】

一、治疗目标

AL的治疗包括诱导缓解治疗和巩固治疗2个阶段。诱导治疗的目标是达到完全缓解，巩固治疗的目标是防止疾病复发。CL的诊疗目标是将疾病尽量控制在慢性期，以延长患者的生命。

二、治疗原则

白血病确诊后，医生依据患者诊断分型、分期及临床特点，进行风险度分层评估。按照整体综合治疗模式原则，尊重患者意愿、经济能力，选择治疗方案。对适合行异基因造血干细胞移植的患者应做人类白细胞抗原（HLA）配型。

三、治疗方案

（一）一般治疗

1. 紧急处理外周血高白细胞血症　白血病外周血白细胞>100×10^9/L，应紧急使用血细胞分离机清除过多白细胞，同时行化疗和水化。

2. 防治感染　感染的防治是治疗成功的关键之一。将患者放置于层流病房或消毒隔离病房，并给予粒细胞集落刺激因子升粒细胞治疗。发热患者应常规行细胞培养和药敏试验，并给予经验性抗生素治疗。

3. 成分输血　输注血小板可以有效地预防和治疗各种严重出血，严重贫血可以输入浓缩红细胞。

4. 促进造血细胞生成治疗　白细胞严重减少或粒细胞缺乏合并严重感染时常用粒细胞集落刺激因子，血小板下降可应用白细胞介素-11和促血小板生成素。

5. 防治高尿酸血症肾病　化疗前及后均要进行补液，碱化尿液，口服别嘌呤醇。当出现少尿或无尿时，需要按照急性肾衰竭处理，包括给予透析治疗。

6. DIC治疗　常用方法为使用全反式维A酸逆转DIC进程，其他方法包括应用低分子量肝素，输入新鲜冰冻血浆和血小板，补充凝血因子等。

7. 营养支持　给予高蛋白、高热量、易消化饮食。出现进食困难应给予胃肠外营养补充。

（二）抗白血病治疗

AL 治疗分成 3 部分，依次为诱导缓解、巩固强化和维持治疗，使患者迅速获得完全缓解并给予巩固和维持治疗。CL 治疗主要是避免疾病转化，争取细胞遗传学或分子生物学缓解。

1. AML 治疗　主要包括以下 3 方面。

（1）诱导缓解：主要药物有全反式维 A 酸和三氧化二砷，前者诱导白血病细胞分化，后者兼有诱导分化和促进凋亡作用。

（2）缓解后治疗：常用方案为使用中、大剂量 Ara-C（阿糖胞苷），对于年龄>55 岁患者，可选用标准剂量化疗。

（3）复发和原发性耐药治疗：通过更换化疗药物后部分仍能缓解。对于一般状态好，有 HLA 相合或部分相合供者，可以选用异基因造血干细胞移植。

2. ALL 治疗　主要包括以下 4 方面。

（1）诱导缓解：常用方案有 VP（长春新碱＋泼尼松）4 周疗程。

（2）巩固强化：常用 HD-MTX（高剂量甲氨蝶呤），L-ASP（左旋门冬酰胺酶）。

（3）维持治疗：维持药物包括甲氨蝶呤和 6- 巯基嘌呤。

（4）难治和复发 ALL：目前尚无有效方案，有条件者可行异基因造血干细胞移植。

3. CLL 治疗　根据临床分期和疾病活动情况而定。

早期（Rai 0～Ⅱ期或 Binet A 期）无须治疗。出现下列情况需要治疗：①体重减少>10%，极度疲劳，发热（38℃）>2 周；②进行性脾大或疼痛；③淋巴结进行性肿大或直径>10cm；④进行性淋巴细胞增生，2 个月增加>50%；⑤激素治疗后自身免疫性贫血或血小板减少反应差；⑥骨髓进行性衰竭。治疗方案包括以下 4 种。

（1）化疗：包括苯丁酸氮芥，氟达拉滨，环磷酰胺等。

（2）免疫治疗：包括阿仑单抗，利妥昔单抗。

（3）化学免疫治疗：利妥昔单抗联合氟达拉滨，利妥昔单抗联合环磷酰胺。

（4）自体干细胞移植：缓解期行该治疗优于化疗。

4. CML 治疗　着重于慢性期早期治疗，治疗方案包括以下 4 种。

（1）化疗：包括羟基脲，白消安等。

（2）干扰素 -α 治疗。

（3）甲磺酸伊马替尼：适用于各期患者，是低危患者一线方案。

（4）异基因造血干细胞移植：根治 CML 的标准治疗。

（三）中枢神经系统白血病防治

中枢神经系统是白血病最常见的髓外复发部位，依靠腰椎穿刺，脑脊液生化和查到白血病细胞可确诊。最常用治疗方法为鞘内注射 MTX+Dex（地塞米松），对于耐药患者或无法接受腰椎穿刺的，可采用颅脑和全脊髓照射。

（四）造血干细胞移植

根据造血干细胞来源分为骨髓移植、外周血造血干细胞移植和脐带血移植。

（五）中药治疗

我国最早发现中药砒霜（三氧化二砷）可以治疗白血病，三氧化二砷以及后来王振义院士团队发现的全反式维 A 酸联合用药是全球治疗早幼粒细胞白血病的标准药物之一。此外，很多研究证实中药对气血、阴阳、脏腑的调理可以调节白血病患者的免疫功能状态。中药治疗白血病主要作用在于：①促进白血病细胞凋亡及促分化；②加快骨髓正常造血功能恢复，防止化疗引起的骨髓抑制；③恢复白血病细胞对化疗药的敏感性；④延缓白血病复发；⑤预防白血病相关并发症。

【健康管理】

一、三级预防

1. 一级预防　减少放射线的接触是关键，包括减少宇宙射线、建筑石材中的放射线、医疗诊断用 X 射线接触等。减少苯及苯制品的接触，避免和防护职业性苯接触，减少与新装修的住房、家具、新汽车、新家具等苯的生活性接触。使用合格的染发剂与烫发剂。改善生活习惯，合理饮食、均衡营养。

2. 二级预防　主要包括早发现、早诊断、早治疗，在疾病初期采取的预防措施，阻止病程进展、防止蔓延或减缓发展。下列人群应积极给予白血病相关检查：放射性接触、苯接触、染发剂接触的从业者；反复发热、贫血、出血症状的儿童；牙龈肿胀、牙龈出血、拔牙后止血障碍的患者；体检时发现不明原因肝脾大、淋巴结肿大、月经量大的人群。

3. 三级预防　明确诊断并通过合理治疗，减少白血病对机体的损伤，减少并发症对机体的危害，达到缓解或者治愈的目的。对于全科医生而言，还包括通过社区服务及时与二、三级医院建立联系，改善白血病患者的健康状况，提高其生活质量。

二、健康教育

1. 饮食　少量多餐，注意食物的多样化，以营养丰富的食物为主。可以多食蜂蜜等含糖类食物，新鲜的蔬菜，水果，补充必需的维生素 C 与维生素 B，不吸烟，少饮酒。

2. 合理安排作息时间　在化疗过程当中需要适当的卧床休息。在缓解的阶段可以适当活动，选择气功、太极拳、下棋、散步等休闲的体育活动，注意量力而行。

3. 卫生　特别注意口腔、肛门的卫生，预防感染以及溃疡的发生。

4. 发热的处理　可用温水清擦皮肤以及头部放置冰袋等措施，同时积极就医，忌用酒精擦浴。

5. 出血　白血病伴随出血倾向患者，静脉或肌内注射之后需要用棉球压迫针眼至少 5 分钟，以免出血。

6. 随访　病情达到缓解之后，要定期进行血液以及骨髓检查。第 1 年每月检查 1 次，第 2 年每 2 个月检查 1 次，第 3 年每 3 个月检查 1 次。3 年以后可以 6 个月或是 1 年左右复查。平时如有症状，应立即回医院复查。

三、双向转诊

（一）上转指征

1. 不明原因肝脾大、淋巴结肿大患者。

2. 不明原因眼眶出现绿色瘤、皮肤紫癜、牙龈肿胀、出血、月经量大的患者。确诊患者经积极治疗病情仍恶化或出现并发症。

3. 病情缓解期患者，再次出现发热、感染、出血等症状。

4. 病情缓解期患者，定期行血液和骨髓检查时。

（二）下转指征

1. 病情处于缓解期，已完成巩固治疗，处于观察期患者。

2. 完成造血干细胞移植，各项化验检查正常、病情稳定患者。

四、社区管理

（一）缓解期或完成造血干细胞移植白血病患者

根据患者的复发危险因素、复发常见症状和并发症情况进行管理。建立相关健康档案，建立随访记录表，纳入社区长期健康管理。协助患者避免接触射线、苯类化学物环境，鼓励患者积极治疗原发病、控制危险因素，开展健康宣教，对出现症状反复患者及时协助入院治疗。

（二）晚期或终末期白血病患者

在社区医院及家中疗养期间，除按照专科医生的医嘱服药外，并发症防治、用药指导、营养评估以及心理干预等对患者的康复也起着关键的作用。

1. 病因防治管理　避免接触射线、苯类化学物环境，不吸烟，少饮酒，安全用药。

2. 并发症的管理　社区医疗机构对高尿酸血症患者，定期给予监测，进行饮食宣教、监测尿量、给予降尿酸药物，提高其免疫力，减少感染风险，发生感染需要及时转入上级医院进行治疗。注意观察出血征象，使用注射类药物后要注意按压针眼至少 5 分钟。定期监测血清电解质水平，及早干预调整电解质失衡。

3. 改善营养状态　社区全科医生应加强对患者及家属的指导，给予高蛋白、高热量、易消化饮食。

4. 心理管理　白血病患者极易产生焦虑、抑郁等心理问题。社区医疗单位可通过疾病知识讲座，开展心理辅导，使患者获得社会认同感、存在感，对其心理负担的释放、心理问题的解决，甚至疾病恢复均有积极作用。

【预后】

AL 如不及时正确治疗，病情将迅速恶化而死亡。儿童 ALL 完全缓解率达 95% 以上。成人 AML、ALL 的完全缓解率已达 60% 以上，长期无病存活率已接近 30%。甲磺酸伊马替尼对慢性期 CML 5 年生存率达到89%。CLL病程长短不一，多死于骨髓衰竭。

【诊治进展】

白血病在免疫治疗方面有3个新进展。①嵌合抗原受体T细胞免疫治疗（chimeric antigen receptor T cell immuno-therapy，CAR-T）的使用：从白血病患者体内纯化分离出来的T淋巴细胞用免疫分子生物学的方法装上CAR，再输回患者体内，便会把体内的白血病细胞杀灭，提高长期生存率。②针对免疫检查点的治疗：国内外均已成功地制备出程序性死亡受体1（programmed death-1，PD-1）抗体，可以使T细胞免疫重新活跃治疗白血病。③CD20单抗（如利妥昔单抗）的应用：对急性B淋巴细胞白血病、弥漫大B淋巴瘤、B细胞淋巴瘤患者的缓解率、生存期明显好转、复发率明显降低。

【病例分享】

患者，男性，63岁，因“面色苍白1年，乏力1个月”于当地社区卫生服务中心全科门诊就诊。患者1年前无明显诱因出现面色苍白、食欲减退、胸闷，当时无腹痛、腹胀、腹泻。1个月前开始出现低热、明显乏力、刷牙出现牙龈出血、胸闷加重、腹胀。既往史：否认高血压、糖尿病病史。个人史：职业为油漆工，接触油漆20年。家族史：无白血病及其他血液系统疾病家族史。体格检查：体温36.5℃，脉搏85次/min，呼吸20次/min，血压120/80mmHg，消瘦，神清，全身皮肤黏膜无黄染，结膜苍白，双侧腹股沟触及肿大淋巴结，胸骨下段叩击痛，心肺未及异常。腹平坦，无压痛，肝脾肋下未触及，移动性浊音阴性，双下肢无水肿，神经系统查体未及阳性体征。

接诊的基层医生行化验检查提示重度贫血，考虑患者有消瘦、贫血、胸骨下段叩击痛和淋巴结肿大，怀疑血液系统疾病可能。因社区服务中心检查设备有限，建议患者去上级医院进一步诊疗。患者转至上一级医院后行骨髓穿刺，检查结果显示原始细胞39%、原始细胞查见Auer小体，核型检查正常。通过二代测序发现*NPM1*、*DNMT3A*和*NRAS*突变。血生化提示高尿酸血症，彩色超声及CT检查提示纵隔、颈部、腹股沟淋巴结肿大。初步诊断为急性髓系白血病（AML），予以输血纠正贫血后，给予基于阿糖胞苷和蒽环类的强化化疗方案。化疗期间给予营养支持，粒细胞集落刺激因子升粒细胞，降尿酸治疗。患者症状好转，肿大淋巴结消退，病情平稳后出院，转回当地社区全科门诊。社区全科医生给患者建立健康档案，教育注意休息，注意个人卫生、禁烟，指导进食高热量、高蛋白质、易消化饮食。嘱患者定期随访，定期监测，预防感染等并发症，并纳入到社区长期健康管理。

【思考题】

1. 白血病的发病原因有哪些？
2. AL 的临床表现有哪些？
3. 什么是白血病的一级预防？

（孙利丽　黄　磊）

第四节　白细胞减少症

【学习提要】 1. 白细胞减少症的病因、临床表现和诊断。
2. 白细胞减少症的综合评估和治疗。
3. 白细胞减少症转诊及预后。

【定义】

白细胞（leukocyte，white blood cell，WBC）是无色、球形、有核的血细胞。白细胞不是一个均一的细胞群，血液中的白细胞有 5 种，按照体积从小到大是：淋巴细胞、嗜碱性粒细胞、中性粒细胞、嗜酸性粒细胞和单核细胞。白细胞正常成人总数为（4.0～10.0）$\times 10^9$/L，中性粒细胞占 50%～70%，白细胞减少在大多数情况下是因为中性粒细胞减少。

白细胞减少症（1eukopenia）为常见血液病，指成人外周血白细胞绝对计数持续低于 4.0×10^9/L（儿童≥10 岁低于 4.5×10^9/L，儿童<10 岁低于 5×10^9/L）。当成人外周血中性粒细胞绝对计数低于 2×10^9/L，儿童≥10 岁低于 1.8×10^9/L 或<10 岁低于 1.5×10^9/L 时，称为中性粒细胞减少症（neutropenia）；中性粒细胞绝对计数低于 0.5×10^9/L 时，称为粒细胞缺乏症（agranulocytosis）。

【病因及发病机制】

一、病因及发病机制

白细胞减少症的病因分先天性和获得性。先天性主要由遗传因素引起，而获得性白细胞减少症分生成减少、破坏或消耗过多、分布异常。

（一）白细胞生成减少

1. 感染　常见于病毒、细菌感染，机制为免疫介导的白细胞损伤及破坏、重新分布及感染时产生负性造血调控因子的作用等综合机制起作用。许多病毒感染可引起暂时性白细胞减少，病毒性肝炎引起白细胞减少十分常见。其他感染如伤寒、分枝杆菌（特别是结核分枝杆菌）、布鲁氏菌和立克次体等也可引起白细胞减少。新生儿和老年人发生严重脓毒败血症可引起白细胞减少，其机制和骨髓贮备池白细胞消耗过多或由于补体激活，使边缘池白细胞增多有关。

2. 骨髓损伤　慢性苯中毒、放射线可导致急性自限性和慢性骨髓损伤，骨髓被异常细胞浸润，包括各种癌肿（如肺、乳腺、前列腺和胃等）转移骨髓，可使骨髓造血功能衰竭，恶性造血系统疾病、骨髓衰竭综合征及骨髓纤维化等都能引起骨髓正常血细胞的生成减少，使白细胞减少。

3. 骨髓浸润　骨髓造血组织被白血病、骨髓瘤及转移细胞等浸润，从而影响骨髓正常造血细胞增殖。

4. 成熟障碍　维生素 B_{12}、叶酸缺乏，大量幼稚粒细胞未能正常成熟。

（二）白细胞破坏或消耗过多

1. 药物　是临床最常见白细胞减少的病因，多种药物可以引起白细胞减少（表 6-4-1）。抗肿瘤药物和免疫抑制剂能直接杀伤增殖细胞群，抑制或干扰粒细胞的代谢和分裂。

表 6-4-1　引起白细胞减少的常见药物

药物分类	药物名称
降压药	氢氯噻嗪、卡托普利、甲基多巴等
抗心律失常药	普萘洛尔、普鲁卡因胺等
抗甲状腺药	甲硫氧嘧啶
抗组胺 H_2 受体拮抗药	西咪替丁注射液

续表

药物分类	药物名称
抗肿瘤药物	长春碱类、顺铂、烷化剂、抗代谢药等
抗菌药	青霉素、头孢菌素、克林霉素、万古霉素等
抗癫痫药	苯妥英钠、二甲双酮等
抗疟疾药	奎宁、氯喹等
消炎止痛药	阿司匹林、氨基比林、对乙酰氨基酚等
抗忧郁及镇静药	安定类、氯氮平、氯丙嗪等
其他	嘌呤、干扰素、利妥昔单抗等

2. 自身免疫　免疫机制异常可导致白细胞减少，如新生儿同种免疫性白细胞减少症、原发性、自身免疫性白细胞减少症等。

3. 脾功能亢进　大量中性粒细胞在脾内滞留、破坏增多。

（三）白细胞分布异常

1. 假性白细胞减少　见于严重的细菌感染、恶性营养不良等，中性粒细胞转移至边缘池，导致循环池的粒细胞减少。

2. 白细胞滞留循环池其他部位　如脾大，滞留脾脏；血透开始2～15分钟滞留肺血管内。

二、诱发因素

1. 接触放射线　放射线可导致急性自限性和慢性骨髓损伤诱发白细胞减少。

2. 免疫力下降　免疫力下降易出现感染，尤其是病毒感染诱发白细胞减少。

3. 中毒　慢性苯中毒可导致骨髓损伤诱发白细胞减少。

【临床表现】

一、症状

大多数白细胞减少症患者起病缓慢，可有头晕、乏力、四肢酸软、食欲减退、低热、失眠等非特异性症状。少数患者无明显症状，仅在血液检查时被发现。部分患者可反复发生口腔溃疡，患者感染风险增加，常见感染部位是呼吸道、消化道及泌尿生殖道。

粒细胞缺乏症患者起病多急骤，出现乏力、头晕、咽痛等前驱症状后很快出现高热、寒战、头痛、全身及关节酸痛等症状。该类患者易出现严重感染，且感染易扩散，病灶不局限呈迅速恶化状态，病死率极高。

二、体征

白细胞减少症一般没有特异性临床体征。合并感染时可有体温升高、血压下降。部分患者查体有脾脏扩大。

三、接诊要点

白细胞减少症本身无特殊临床表现，体检或有不适就诊的患者应常规进行血常规筛查。如血常规提示血白细胞减少，应详细问诊、全面采集病史。包括以下几个方面。

1. 起病情况　包括发病年龄、发病时间、起病形式、诱因等。

2. 伴随症状　有无畏寒、发热，有无腹痛、腹胀，有无恶心、呕吐，有无食欲缺乏、乏力、消瘦等。

3. 治疗经过　详细询问患病以来的诊治经过。

4. 既往史、家族史等　有无基础疾病，特别是肿瘤、甲状腺功能异常、感染、自身免疫病等。有无长期应用对白细胞影响的药物，见表6-4-1。

5. 生活方式及社会心理因素　详细询问患者的饮食结构和运动习惯，是否有吸烟、酗酒、接触放射线、化学药物接触史等。了解患者对白细胞减少的看法，以及心情是否焦虑，是否因疾病影响生活质量。

四、常见并发症

1. 败血症　全身各系统感染出现感染的时候，如果不及时治疗，由于缺乏粒细胞，感染往往会迅速传播，进展为败血症。败血症是本病的主要威胁因素，致死率高达30%～40%。

2. 口腔感染　这是白细胞减少症最常见的并发症，早期可见咽部黏膜溃疡，扁桃体红肿，继而可有坏死水肿，黏膜潮红及颈淋巴结肿大等。

3. 会阴感染　仅次于口腔易发部位。

4. 坏死性溃疡　可发生在直肠、肛周和阴道，易引起急性肛周脓肿，可迅速形成溃疡、坏死及假膜。

【辅助检查】

一、实验室检查

1. 血常规检查　白细胞绝对计数低于 $4\times10^9/L$，粒细胞缺乏症时中性粒细胞绝对计数低于 $0.5\times10^9/L$，淋巴细胞相对增多。外周血红细胞、血红蛋白及血小板多为正常。

2. 骨髓象　因病因不同而骨髓象各异。早期可无明显变化，也可呈幼粒细胞不少而成熟粒细胞减少的“成熟障碍”表现。在粒细胞缺乏症时，骨髓内中性粒细胞显著减少甚至消失，恢复期逐渐出现各阶段粒细胞。

二、特殊检查

（1）体外骨髓培养：检测骨髓增生活性、骨髓中性粒细胞储备，帮助鉴别药物直接毒性作用或是免疫因素抑制粒细胞生成。

（2）中性粒细胞特异性抗体测定：包括免疫荧光粒细胞抗体测定、白细胞聚集等，帮助识别是否为免疫性粒细胞减少症。

（3）肾上腺素试验：肾上腺素促使边缘池中性粒细胞进入循环池，帮助鉴别是否为假性粒细胞减少症，如结果阳性为粒细胞分布异常。

（4）血清溶菌酶测定：溶菌酶升高提示为粒细胞破坏增多，正常或降低提示粒细胞生成减少。

【诊断和评估】

一、诊断思维

1. 诊断　白细胞减少症与粒细胞缺乏症可由血常规检查确诊。患者血常规检查可见白细胞减少，中性粒细胞减少，淋巴细胞百分率相对增加。骨髓涂片因粒细胞减少原因不同而骨髓象各异。临床医生可使用图 6-4-1 的诊断流程进行白细胞减少症诊断。

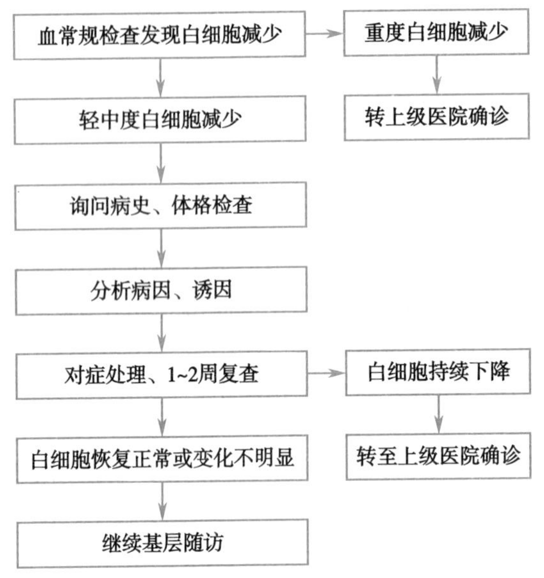

图 6-4-1　白细胞减少症的诊断流程

2. 鉴别诊断　白细胞减少症的病因对治疗很重要，在临床上要仔细鉴别白细胞减少症和中性粒细胞减少症的原因。鉴别诊断主要是对病因进行鉴别。了解有无感染性疾病、肿瘤性疾病、自身免疫性疾病等，了解有无药物、化学物质、放射线的接触史、放化疗病史等。

注意对于高热患者需分辨感染与白细胞减少的因果关系。如伴有红细胞和血小板减少，应考虑各种全血细胞减少疾病。有类风湿性关节炎或其他结缔组织疾病史，存在抗白细胞自身抗体者，提示可能是自身免疫性疾病在血液系统的临床表现。

（1）再生障碍性贫血：该病常伴贫血、血小板减少，一般无肝脾大及淋巴结肿大，骨髓检查可予以鉴别。

（2）骨髓增生异常综合征：该病多见于老年人，外周血有三系减少，骨髓病态造血，常有染色体异常，骨髓检查有助于鉴别。

二、临床评估

白细胞绝对计数低于 $4\times10^9/L$ 为白细胞减少症，根据中性粒细胞减少的程度分为轻度≥$1.0\times10^9/L$、中度（0.5～1.0）$\times10^9/L$ 和重度

<0.5×10^9/L。一般轻中度白细胞减少症对机体影响不大，可随访追踪；重度白细胞减少症时，易导致机体对细菌抵抗能力明显降低，出现全身各系统感染，且上述感染不易受控，危及患者生命，需要积极处理。

【治疗】

一、治疗目标

恢复或接近白细胞正常范围，预防及避免白细胞减少症诱发的全身感染。

二、治疗原则

首先去除病因、诱因，防治感染；再根据患者临床评估，采取相应治疗措施。

三、治疗方案

1. 病因治疗　尽可能查明病因，采取相应的治疗措施。立即停止接触可能的致病因素；对继发于其他疾病的患者积极治疗原发疾病。

2. 防治感染　感染既是白细胞减少症和缺乏症的原因，也是结果。对已发生感染的患者应立即采取抗生素治疗。轻度减少者不需要特别的防护措施；中度减少者感染率增加，应减少出入公共场所频率，戴口罩并加强口腔和皮肤的卫生护理。白细胞缺乏症是内科危重病，应积极抢救，采取无菌隔离措施，加强护理，防止交叉感染。采用广谱抗生素进行经验性治疗，待药敏试验有结果后，应换用敏感抗生素进行治疗，做到早期、广谱、联合和足量治疗。

3. 支持治疗　如注射丙种球蛋白，10～20g/d，给予足量水分及能量，维持水电解质平衡。

4. 药物治疗　对于白细胞明显减少且伴有相应症状的患者，应在防治感染的同时使用促粒细胞生成药物，如利血生、碳酸锂、维生素 B_4 等，以及鲨肝醇、重组人粒细胞集落刺激因子和重组人粒细胞 - 巨噬细胞集落刺激因子等造血生长因子。自身免疫性粒细胞减少所致的粒细胞缺乏可用糖皮质激素等免疫抑制剂进行治疗。促白细胞生成药物选择 1～2 种作用机制不同的药物联合使用，若治疗 1～2 个月仍无效者应及时调整治疗方案。常用药物如下。

（1）利血生：为半胱氨酸衍生物，可增强骨髓造血功能。口服量20mg，3 次 /d。

（2）碳酸锂：刺激骨髓生成粒细胞，但对慢性骨髓功能衰竭者无效，肾脏病患者慎用。成人口服量 300mg，3 次 /d；见效后减量为200mg，2 次 /d，维持 2～4 周。

（3）维生素 B_4：是核酸的组成部分，在体内参与 RNA 和 DNA 的合成，当白细胞缺乏时，能促进白细胞增生，尤其适合苯中毒引起的白细胞减少，但肿瘤患者慎用。成口服量 10～20mg，3 次 /d；儿童口服量5～10mg，2 次 /d。

5. 中药治疗　中药治疗白细胞减少症，主要是采取辨证论治的方法，常用的方剂有温肾汤、四物汤、归脾汤等。

【健康管理】

一、三级预防

（一）一级预防

1. 提高机体免疫力　免疫力下降易出现感染，从而诱发白细胞减少。应适当加强运动，注意营养，以提高机体免疫力。

2. 减少接触射线及有毒物质　减少接触射线及有毒物质的暴露是白细胞减少症一级预防的重要环节。

3. 常规监测血常规　很多常见的药物（表 6-4-1）应用会引起白细胞减少，使用这些药物的时候，要注意监测血常规，出现白细胞减少要及时停药。

（二）二级预防

主要包括早期诊断、及时去除病因诱因。全科医生在识别白细胞减少症的高危人群后，如有接触射线及有毒物质病史、在服用会引起白细胞减少的药物等，都应进行血常规监测。

（三）三级预防

目的是减少白细胞减少对人体功能和生活质量的影响。包括：①对患者及其家庭成员进行健康教育；②指导患者运动管理及营养管理，提高患者自身免疫力；③指导患者合理使用升白细胞药物。

二、健康教育

白细胞减少症健康教育内容包括：①指导患者合理营养及适当运动，提高机体免疫力；②使患者了解白细胞减少症的病因及诱因；③了解会引起白细胞减少症的常见药物；④了解常用升白细胞药物服用的注意事项；⑤了解赴医院就诊的时机。

三、双向转诊

（一）上转指征

1. 白细胞重度减少。
2. 白细胞轻、中度减少随访期间白细胞持续减少。
3. 因确诊或随访需求或条件所限，如需要做骨髓穿刺等检查。

（二）下转指征

1. 白细胞轻、中度减少，已明确诊断、确定了治疗方案。
2. 白细胞重度减少治疗后病情稳定。

四、社区管理

对于白细胞减少症病情稳定期患者，基层管理过程中应根据患者的白细胞减少的程度进行分级管理。

【预后】

预后与白细胞减少症的病因、减少的程度、病情进展情况及治疗措施等有关。轻中度白细胞减少症，如进展不明显，一般预后良好，粒细胞缺乏症病死率较高。

【诊治进展】

异基因骨髓移植用于先天性白细胞减少症，有治疗成功的报道。但异基因骨髓移植的治疗相关病死率高，如何提高异基因骨髓移植疗效及患者的存活率，目前仍在研究当中。

【病例分享】

患者，女性，53 岁，因“体检发现白细胞减少 1 个月”就诊。1 个月前在当地卫生服务中心体检时发现白细胞减少（2×10^9/L），无发热，无关节肿痛等。之后多次复查血常规白细胞偏低。转上级医院拟“白细胞减少症”收住入院。查体：体温 36.6℃，脉搏 65 次 /min，呼吸 18 次 /min，血压 126/78mmHg，神志清，精神可，无贫血貌，巩膜无黄染，皮肤黏膜无出血，浅表淋巴结未及明显肿大。两肺呼吸音清，未闻及明显干、湿啰音，心律齐，瓣膜区未及明显病理性杂音，腹软，肝脾肋下未及，全腹部无压痛及反跳痛，双下肢无水肿。入院后查血常规：白细胞计数 2.6×10^9/L，中性粒细胞百分数 52.7%，中性粒细胞绝对计数 1.36×10^9/L，血红蛋白 133g/L，血小板计数 145×10^9/L；异型淋巴细胞、幼稚细胞未找到。予骨髓穿刺，骨髓相关检查未见明显异常。考虑患者白细胞减少原发性可能性大，予口服利可君片 40mg，3 次 /d 治疗，出院后转回社区随访。社区全科医生给患者建立健康档案，教育患者合理营养、适当运动，定期随访，并纳入社区长期健康管理。

【思考题】

1. 白细胞减少症的病因有哪些？
2. 哪些常用药物会引起白细胞减少症？

（陈　晨）

第五节　骨髓增生异常综合征

【学习提要】

1. 骨髓增生异常综合征的定义、发病机制、临床表现和诊断标准。
2. 骨髓增生异常综合征的预后评估和治疗方案。
3. 骨髓增生异常综合征的双向转诊和社区管理。

【定义】

骨髓增生异常综合征（myelodysplastic syndrome，MDS）是一组起源于造血干细胞的异质性髓系克隆性疾病，其特点是髓系细胞发育异常，表现为无效造血、难治性血细胞减少，高风险向急性髓系白血病（AML）转化。

【流行病学】

MDS 全球发病率为（2～12）/10 万，中国发病率为（0.23～1.51）/10 万。MDS 发病率随年龄增长而增加，80% 发病年龄>60 岁，男性多于女性，儿童非常少见。

【病因及发病机制】

原发性 MDS 的确切病因尚不明确，继发性 MDS 见于烷化剂、拓扑异构酶抑制剂、放射线和有机毒物等密切接触者。

MDS 起源于造血干细胞的克隆性疾病，异常克隆细胞在骨髓中分化、成熟障碍，出现病态、无效造血，并呈现高风险向 AML 转化趋势。部分 MDS 患者可发现造血干细胞中有基因突变或表现遗传学改变或染色体异常或骨髓造血微环境异常，这些异常改变可能参与 MDS 的多因素、多步骤、连续动态的发生发展过程。

【临床表现】

一、症状

1. 贫血　几乎所有的 MDS 患者都有贫血症状。

2. 感染　约 60% 的 MDS 患者有中性粒细胞减少，同时并发中性粒细胞功能低下，患者易发生感染。

3. 出血　40%～60% 的 MDS 患者有血小板减少，并随疾病进展而逐渐加重，可导致不同程度的皮肤、黏膜或内脏出血。

二、体征

面色苍白，皮肤、黏膜出现瘀点、瘀斑；牙龈、眼底出血；血尿或便血；口腔、牙龈、皮肤、肺等部位出现感染，伴发热；部分患者可出现脾大；严重者可出现形体消瘦、全身衰竭等恶病质体征。

三、接诊要点

1. 起病情况　患者发病年龄、主要症状及持续时间。

2. 病情特点　是否出现头晕、乏力、心悸等症状，是否出现皮肤黏膜、消化道、泌尿道出血，是否出现伴牙龈、皮肤、肺部感染等情况。

3. 伴随症状　是否出现反复发热，是否伴随脾大，是否出现体重明显减少、低蛋白血症等恶病质情况。

4. 诊疗经过　血常规三系、骨髓穿刺、遗传学检测等检查情况，治疗方案和疗效等情况。

5. 既往史、家族史　既往是否有慢性肝病、肾病、血液和免疫系统疾病史，是否有恶性肿瘤史，是否有化疗或放疗史，是否有化学毒物接触史、特殊药物服用史，是否有类似疾病的家族史，排除 HIV 感染的可能。

6. 生活方式及社会心理因素　是否有食用腌制食品、加工食品习惯，工作或家居环境是否存在甲醛超标或劣质装修材质，患者对疾病的态度及预期。

【辅助检查】

1. 血象和骨髓象　外周血持续一系或多系血细胞减少：血红蛋白 $<100g/L$、中性粒细胞 $<1.8\times10^9/L$、血小板减少 $<100\times10^9/L$。骨髓增生多为活跃以上。骨髓涂片，原始细胞增多，发育异常细胞占相应系别细胞的比例≥10%。

2. 细胞遗传学检查　克隆性染色体核型异常，多为缺失性改变，以 +8、−5/del（5q）、−7/del（7q）、del（20q）和 −Y 最常见。荧光原位杂交检测可提高部分患者细胞遗传学异常检出率。

3. 免疫学检查　流式细胞术对于 MDS 的预后分层及低危 MDS 与非克隆性血细胞减少症的鉴别诊断有应用价值。

4. 分子生物学检查　新一代基因测序技术可以在绝大多数 MDS 患者中检出至少一个基因突变。单核苷酸多态性 - 微阵列比较基因组杂交技术（single nucleotide polymorphism arraybased comparative genomic hybridization，SNP-array CGH）等基因芯片技术可以作为核型分析的补充。

5. 骨髓病理活检　应行嗜银（Gomori）染色和原位免疫组化。

【诊断和评估】

一、诊断思维

（一）诊断标准（表 6-5-1）

表 6-5-1 骨髓增生异常综合征（MDS）的最低诊断标准

MDS 诊断需满足 2 个必要条件和 1 个主要标准
1. 必要条件（2 条均须满足）
（1）持续 4 个月一系或多系血细胞减少（如检出原始细胞增多或 MDS 相关细胞遗传学，常无须等待即可诊断 MDS）
（2）排除其他可导致血细胞减少和发育异常的造血系统疾病
2. MDS 相关（主要）标准（至少满足 1 条）
（1）发育异常：骨髓涂片中红细胞系、粒细胞系、巨核细胞系发育异常细胞的比例≥10%
（2）环状铁粒幼红细胞占有核红细胞比例≥15%，或≥5% 且同时伴有 *SF3B1* 突变
（3）原始细胞：骨髓涂片原始细胞达 5%～19%（或外周血涂片 2%～19%）
（4）常规核分型分析或 FISH 检查有 MDS 诊断意义的染色体异常
3. 辅助标准（对于符合必要条件、未达到主要标准、存在输血依赖的大细胞性贫血等常见 MDS 临床表现的患者，如符合≥2 条辅助标准，诊断为疑似 MDS）
（1）骨髓活检切片的形态学或免疫组化结果支持 MDS 诊断
（2）骨髓细胞的流式细胞术检测发现多个 MDS 相关的表型异常，并提示红系和 / 或髓系存在单克隆细胞群
（3）基因测序检出 MDS 相关基因突变，提示存在髓系细胞的克隆群体

注：血细胞减少的标准为：中性粒细胞绝对值<1.8×10^9/L，血红蛋白<100g/L，血小板计数<100×10^9/L；FISH：fluorescence in situ hybridization，荧光原位杂交。

（二）分型

1. FAB 分型　难治性贫血、难治性贫血伴有环状铁粒幼红细胞、难治性贫血伴有原始细胞过多、转化中难治性贫血伴有原始细胞过多、慢性粒 - 单核细胞白血病。

2. WHO（2016）MDS 修订分型　MDS 伴单系血细胞发育异常

（MDS-SLD）、MDS 伴多系血细胞发育异常（MDS-MLD）、MDS 伴环状铁粒幼红细胞（MDS-RS）[MDS-RS-SLD、MDS-RS-MLD、MDS 伴单纯 del（5q）]、MDS 伴原始细胞增多（MDS-EB）（MDS-EB-1、MDS-EB-2）、MDS 不能分类型（MDS-U）（外周血原始细胞 1%、单系血细胞发育异常伴全血细胞减少、伴有诊断意义核型异常）。

（三）可能发展为 MDS 的前驱疾病

MDS 诊断的确立需要排除可能发展为 MDS 的前驱疾病，包括：意义未明的特发性血细胞减少症、潜质未定的克隆性造血以及意义未明的克隆性血细胞减少症。

（四）鉴别诊断

MDS 的诊断为排除性诊断，除了排除反应性血细胞减少或细胞发育异常外，常需要与下列疾病相鉴别。

1. 先天性或遗传性血液病　先天性红细胞生成异常性贫血、遗传性铁粒幼红细胞性贫血和先天性纯红细胞再生障碍等。

2. 其他累及造血干细胞的疾病　再生障碍性贫血、阵发性睡眠性血红蛋白尿症、急性白血病和低增生性急性髓系白血病等。

3. 巨幼细胞贫血　维生素 B_{12} 或叶酸缺乏，可有神经系统和精神症状的改变。

4. 其他慢性疾病导致的贫血、出血和感染　慢性病性贫血（感染或非感染或肿瘤）、慢性肝病、慢性肾功能不全。

5. 其他　病毒性感染（HIV、EBV 等）、重金属中毒、过度饮酒、自身免疫性血细胞减少、甲状腺功能减退等。

二、临床评估

目前评估预后常用危险度分层系统：国际预后积分系统（international prognostic scoring system，IPSS）、WHO 分型预后积分系统（World Health Organization classification-based prognostic scoring system，WPSS，2011 年版）和修订的国际预后积分系统（IPSS-R，2012 年版）。

MDS 按预后积分系统分为 2 组：较低危组[IPSS- 低危组、中危 -1 组，IPSS-R- 极低危组、低危组和中危组（≤3.5 分），WPSS- 极低危组、低危组和中危组]和较高危组[IPSS- 中危 -2 组、高危组，IPSS-R 中危组（>3.5 分）、高危组和极高危组，WPSS- 高危组和较高危组]。

【治疗】

一、治疗目标

MDS 较低危组的治疗目标是改善造血、提高生活质量；较高危组治疗目标是延缓疾病进展、延长生存期和治愈。

二、治疗原则

MDS 根据患者预后分组，结合患者年龄、体能状况、合并疾病、治疗依从性等进行综合分析，选择个体化的治疗方案。低危 MDS 的治疗采用支持治疗、促造血、去甲基化药物和生物反应调节剂等对症治疗；中高危 MDS 采用去甲基化药物、化疗和造血干细胞移植。

三、治疗方案

（一）支持治疗

1. 成分输血　血红蛋白<60g/L 或伴有明显症状时可给予红细胞输注；老年人、机体代谢能力受限、需氧量增加，血红蛋白<80g/L 时，建议予红细胞输注；血小板<10×10^9/L 或有活动性出血时，输注血小板。

2. 造血生长因子　粒细胞减少伴感染者推荐使用粒细胞集落刺激因子或粒细胞 - 巨噬细胞集落刺激因子，促红细胞生成素、雄激素对部分贫血有作用。

3. 去铁治疗　红细胞输注依赖的患者可导致体内铁超负荷，常用去铁药物：去铁胺和地拉罗司等。

（二）药物治疗

1. 免疫调节剂治疗　沙利度胺和来那度胺等，改善红系造血，减轻或脱离输血依赖。

2. 免疫抑制剂治疗　抗胸腺细胞球蛋白和环孢素 A。

3. 去甲基化药物　5- 阿扎胞苷、5- 阿扎 -2 脱氧胞苷（地西他滨），能够逆转 MDS 抑癌基因启动子 DNA 过甲基化，改变基因表达，减少输血量，延迟向急性髓系白血病转化。

4. 化疗　治疗较高危组常用的方法，可采用 AML 标准 3+7 诱导方案或预激方案。

（三）中医治疗

以扶正补虚、解毒化瘀、去瘀生新，采取“扶正祛邪”“以毒攻毒”为主。

（四）异基因造血干细胞移植

目前唯一能根治 MDS 的方法。适应证：①年龄<65 岁、较高危组 MDS 患者；②年龄<65 岁、伴有严重血细胞减少、经其他治疗无效或伴有不良预后遗传学异常的较低危组患者。

（五）其他

雄激素对部分患者有促进红系造血作用，达那唑、司坦唑醇和十一酸睾酮有辅助治疗作用。

【健康管理】

一、三级预防

1. 一级预防　多食新鲜蔬菜水果，减少或避免腌制、加工食品的摄入；避免接触有毒、有害化学物质；避免暴露于不必要的各类射线。

2. 二级预防　定期健康检查；有 MDS 家族遗传史的，定期进行专项检查；诊断明确后，尽早临床评估，选择合适的治疗方案。

3. 三级预防　心理疏导；加强营养，改善贫血，避免出血和感染；定期复查。

二、健康教育

健康教育的内容包括：①心态平和，适当锻炼，避免劳累；②选择高蛋白、高热量、易消化的食物，避免坚硬、辛辣的食物，保持大便通畅；③避免到人员聚集的地方；④预防感冒，避免撞击或跌倒。

三、双向转诊

（一）上转指征

1. 初诊或诊断未明确，发现血象异常：一系或多系血细胞减少，血红蛋白<100g/L、中性粒细胞$<1.8\times10^9$/L、血小板减少$<100\times10^9$/L。

2. 诊断明确，在社区医院随访期间出现血红蛋白<60g/L；血小板$<10\times10^9$/L 或有活动性出血时，需要成分输血或止血等治疗。

3. 诊断明确，在社区医院随访期间出现反复或持续感染，治疗效果不佳时。

4. 诊断明确，在社区医院随访期间出现其他病情不稳定情况时。

（二）下转指征

1. 诊断明确，治疗方案确定，病情稳定，经患者及家属同意，下转至社区医院随访、维持治疗。

2. 疾病晚期仅能保守、姑息治疗，患者或家属希望下转社区医院进行临终关怀。

四、社区管理

（一）定期社区医院复诊

1. 病情平稳的患者，可每 2 周复查一次血常规；输血依赖的患者，至少每周复查一次血常规。

2. 红细胞输注依赖的患者定期复查血清铁蛋白、肝肾功能等。

（二）定期转上级医院复诊

遵医嘱定期转上级医院复查骨髓穿刺。

【预后】

MDS 患者自然病程和预后的差异性很大。难治性贫血（refractory anemia，RA）和难治性贫血伴有环状铁粒幼红细胞（RA with ringed sideroblasts，RARS）中位生存期 3～6 年，白血病转化率 5%～15%；难治性贫血伴有原始细胞过多（RA with excess blasts，RAEB）和转化中难治性贫血伴有原始细胞过多（RAEB in transformation，RAEB-t）病情进展快，中位生存时间分别为 12 个月和 5 个月，RAEB 白血病转化率 40% 以上；慢性粒 - 单核细胞白血病（chronic myelomonocytic leukemia，CMML）中位生存期约 20 个月，约 30% 转化为 AML。

【诊治进展】

BCL-2 抑制剂、免疫检查点抑制剂、口服组蛋白脱乙酰酶抑制剂及 CD47 单抗等联合去甲基化药物在高危 MDS 治疗获得初步可观结果。

【病例分享】

患者，男性，65 岁，因“头晕、乏力 3 个月”到当地社区医院就诊。患者 3 个月前无明显诱因下出现头晕、乏力，晨起头晕明显，活动较长时间后出现双腿乏力、酸胀感，休息后稍缓解，伴四肢散发少量的瘀点、瘀斑，小便颜色偏深，无视物旋转，无晕厥，无胸闷、气急，无呕血、黑便，无盗汗，其间未引起患者重视，未到医院就诊。患者否认既往有高血压、糖尿病、冠心病等慢性疾病史，否认慢性肝肾疾病及其他慢性疾病史，当地社区医院血常规示“白细胞 2.4×10^9/L，血红蛋白 82g/L，血小板 76×10^9/L”，为明确诊断，社区医院医生通过上转系统为患者预约了医共体总院血液科医生，并收住入院。

患者入院后行骨髓穿刺术，骨髓常规示：原粒细胞 1%，原单核细胞 + 幼单核细胞 13%，提示：MDS-EB，骨髓染色体：46，XY[20]，骨髓免疫分型：异常细胞占有核细胞比例 7.81%，CD34、CD117、CD33、HLA-DR 阳性，CD38 部分阳性，CD45dim，为髓系表达。MDS-FISH：阴性。髓系肿瘤近突变：该样本 *DDX41* 基因上检测到一个错义突变：C.1574G>A（p.Arg525His）（低频杂合，突变频率 3.7%，测序深度 5976X），*SRSF2* 基因上检测到一个错义突变：C.284C>A（p.Pro95His）（低频杂合，突变频率 4.4%，测序深度 4130X）。排除继发因素，考虑 RAEB-t，予对症处理，患者病情稳定后，转当地社区医院定期复诊、治疗。

【思考题】

1. 如何提高全科医生早期发现 MDS 患者的能力？
2. MDS 与白血病主要鉴别要点有哪些？
3. 全科医生如何为 MDS 患者制订社区管理方案？

（乔　岐）

第六节　成人原发免疫性血小板减少症

【学习提要】 1. 原发免疫性血小板减少症的病因、发病机制、临床表现和诊断标准。
2. 原发免疫性血小板减少症的治疗和疗效评价。
3. 原发免疫性血小板减少症的三级预防和社区管理。

【定义】

原发免疫性血小板减少症（primary immune thrombocytopenia，ITP）也称特发性血小板减少性紫癜，是一种复杂的多种机制共同参与的获得性自身免疫性疾病。主要是由于患者对自身血小板抗原免疫失去耐受，产生体液免疫和细胞免疫介导的血小板过度破坏与血小板生成受抑，导致血小板减少，伴或不伴皮肤黏膜出血。

【流行病学】

目前国内尚无基于人口基数的ITP流行病学数据，国外成人ITP发病率为（2～10）/10万，60岁以上老年人是高发群体，育龄期女性略高于同年龄组男性，老年患者致命性出血发生风险明显高于年轻患者。

【病因及发病机制】

病因尚不明确。发病机制为血小板自身抗原免疫耐受性丢失，导致体液和细胞免疫异常活化，共同介导血小板破坏加速及巨核细胞产生血小板不足。

【临床表现】

一、症状

1. 出血　皮肤、黏膜反复出现瘀点、瘀斑和紫癜，或外伤后出血不止，鼻出血、牙龈出血、月经过多等，也可出现严重的内脏出血或致命性的颅内出血。

2. 贫血　出血过多或月经过多可出现失血性贫血。

3. 乏力　部分患者乏力明显。

二、体征

皮肤出现瘀点、瘀斑或紫癜，四肢远端多见，黏膜出血以牙龈出血、鼻出血或口腔黏膜血疱常见。一般无肝脾大、淋巴结肿大。

三、接诊要点

1. 起病情况　详细询问患者病史，主要的症状，持续的时间，起病的缓急等。

2. 病情特点　皮肤黏膜的出血情况，有无消化系统、泌尿系统、中枢神经系统等部位的出血，出血的程度，止血情况。

3. 伴随症状　有无肝脾大、淋巴结肿大。

4. 诊疗经过　发病期间血小板计数、凝血功能、外周血涂片和骨髓检查情况。

5. 既往史　既往有无免疫性疾病、甲状腺疾病、恶性血液病史，有无乙型肝炎、丙型肝炎、艾滋病等传染性疾病史，有无特殊药物服用史。

【辅助检查】

1. 血常规　血小板计数减少，血小板平均体积偏大。可有不同程度的正常细胞或小细胞低色素性贫血。

2. 凝血和血小板功能检查　凝血功能正常，凝血时间延长，血块收缩不良，束臂试验阳性。血小板功能正常。

3. 骨髓象检查　骨髓巨核细胞数正常或增加，巨核细胞发育成熟障碍，表现为体积变小，胞质内颗粒减少，幼稚巨核细胞增加，产板型巨核细胞显著减少（<30%）。

4. 血清学检查　血小板糖蛋白特异性自身抗体，对抗体介导的免疫性血小板减少症有较高的特异性，可鉴别免疫性和非免疫性血小板减少。血清血小板生成素水平测定，有助于ITP（血小板生成素水平正常）和骨髓衰竭性疾病（血小板生成素水平升高）的鉴别。

【诊断和评估】

一、诊断思维

（一）诊断标准

ITP的诊断须除外其他原因所致血小板减少，诊断要点包括以下几点。

1. 至少连续2次血常规检查示血小板计数减少，外周血涂片镜检血细胞形态无明显异常。

2. 脾脏一般不大。

3．骨髓检查 ITP 患者骨髓细胞形态学特点为巨核细胞增多或正常，伴成熟障碍。

4．须排除其他继发性血小板减少症。

5．诊断 ITP 的特殊实验室检查　①血小板糖蛋白特异性自身抗体：对抗体介导的免疫性血小板减少症有较高的特异性，可鉴别免疫性和非免疫性血小板减少。②血清血小板生成素水平测定：有助于 ITP 和骨髓衰竭性疾病的鉴别诊断。

（二）分期与分级

1. 新诊断的 ITP　确诊后 3 个月以内的患者。

2. 持续性 ITP　确诊后 3～12 个月血小板持续减少的患者，包括未自发缓解和停止治疗后不能维持完全缓解的患者。

3. 慢性 ITP　血小板持续减少超过 12 个月的患者。

4. 重症 ITP　血小板计数 $<10\times10^9/L$ 伴活动性出血，或出血评分 ≥5 分。

5. 难治性 ITP　对一线治疗药物、二线治疗中的促血小板生成药物及利妥昔单抗治疗均无效，或脾切除无效 / 术后复发，进行诊断再评估仍确诊为 ITP 的患者。

（三）鉴别诊断

1. 骨髓增生异常综合征　造血干细胞的异质性髓系克隆性疾病，异常克隆细胞在骨髓中分化、成熟障碍，出现病态、无效造血，部分患者转化为急性髓系白血病。血象和骨髓象表现为持续一系或多系血细胞减少，骨髓增生活跃，细胞遗传学检查可有克隆性染色体核型异常，病理和免疫学检查有助于进一步明确诊断。

2. 再生障碍性贫血　可能是病毒感染、化学因素和长期接触 X 射线、镭及放射性核素等的原因，导致骨髓造血功能衰竭。表现为骨髓造血功能低下，全血细胞减少，贫血、出血和感染，一般无肝脾大，骨髓象显示骨髓增生重度减低。可通过免疫抑制、促造血和造血干细胞移植等进行治疗。

3. 过敏性紫癜　是一种血管变态反应性疾病。一般发病前有上呼吸道感染症状，典型表现为四肢皮肤紫癜，可伴腹痛、关节痛及血尿、蛋白尿，血小板计数、功能及凝血相关检查正常，血清 IgA、IgE 多增高。

4. 慢性乙型病毒性肝炎　临床表现为乏力、食欲缺乏、恶心、腹胀和肝区疼痛，肝硬化者可出现鼻腔、牙龈出血，月经量过多、男性乳房发育等症状。查体可见慢性肝病面容、肝掌、蜘蛛痣，可出现肝脾大，腹壁静脉曲张、腹水等，乙型肝炎病毒检测阳性，肝功能异常，肝脏超声 /CT 提示慢性肝脏改变等。

二、临床评估

应用出血评分系统量化 ITP 患者出血情况及风险评估。出血评分 = 年龄评分 + 出血症状评分（所有出血症状中最高的分值）（表 6-6-1）。

表 6-6-1　成人原发免疫性血小板减少症出血评分系统

分值	年龄 / 岁		皮下出血（瘀点 / 瘀斑 / 血肿）		黏膜出血（鼻腔 / 牙龈 / 口腔血疱 / 结膜）			深部器官出血			
								内脏（肺、胃肠道、泌尿生殖系统）			中枢神经系统
	≥65	≥75	头面部	其他部位	偶发、可自止	多发、难止	伴贫血	无贫血	伴贫血	危及生命	
1	√			√							
2		√	√		√						
3						√		√			
5							√		√		
8										√	√

【治疗与评价】

一、治疗目标

血小板计数提高到安全水平（血小板计数≥30×10^9/L），降低病死率。

二、治疗原则

个体化原则，在治疗不良反应最小化基础上提升血小板计数至安全水平，减少出血事件，关注患者健康相关的生活质量。

三、治疗方案

1. 一般治疗　血小板计数≥30×10^9/L、无出血表现且不从事增加出血风险工作、无出血风险因素的 ITP 患者，可予以观察随访；若患者有活动性出血症状（出血评分≥2 分），不论血小板减少程度如何，都应给予治疗；血小板<20×10^9/L 应严格卧床休息，避免外伤。

2. 紧急治疗　发生危及生命的出血或急需急诊手术时，应迅速提升血小板计数至安全水平，可及时输注血小板同时予免疫球蛋白 1g/（kg•d）×（1～2）天，静脉注射；甲泼尼龙 1 000mg/d×3 天，静脉注射和重组人血小板生成素（recombinant human thrombopoietin，rhTPO）300U/（kg•d），皮下注射。上述治疗措施可单用或联合应用。其他紧急治疗措施包括：长春碱类药物、急症脾切除、抗纤溶药物、控制高血压、口服避孕药控制月经过多、停用抗血小板药物等。

3. 一线治疗

（1）糖皮质激素：大剂量地塞米松 40mg/d×4 天，口服或静脉，无效或复发可重复 1 个周期；泼尼松 1mg/（kg•d）（最大剂量 80mg/d，分次或顿服），起效后尽快减量，6～8 周内停用，减量至停用后不能维持疗效患者考虑二线治疗。维持治疗泼尼松安全剂量不宜超过 5mg/d，2 周内泼尼松治疗无效患者应尽快减量至停用。

（2）静脉注射丙种球蛋白：主要用于紧急治疗、糖皮质激素不耐受或有禁忌证的患者和妊娠或分娩前。推荐剂量 400mg/（kg•d）×5 天或 1g/（kg•d）×（1～2）天，IgA 缺乏和肾功能不全者慎用。

4. 二线治疗

（1）促血小板生成药物：①重组人血小板生成素（rhTPO）300U/（kg•d）×14 天；②艾曲泊帕 25mg/d，治疗 2 周无效加量至 50mg/d（最大剂量 75mg/d），维持血小板计数≥50×10^9/L，最大剂量应用 2～4 周无效者停药。

（2）利妥昔单抗：①标准治疗方案，375mg/m^2 静脉滴注，每周 1 次，共 4 次；②小剂量方案，100mg 静脉滴注，每周 1 次，共 4 次，或 375mg/m^2 静脉滴注 1 次。禁用于活动性乙型肝炎患者。

（3）rhTPO 联合利妥昔单抗：rhTPO 300U/（kg•d）×14 天，利妥昔单抗 100mg 静脉滴注，每周 1 次，共 4 次。

(4) 脾切除术：适用于糖皮质激素正规治疗无效、泼尼松安全剂量不能维持疗效及存在糖皮质激素应用禁忌证的患者。脾切除应在 ITP 确诊 12～24 个月后进行。

5. 三线治疗　目前设计良好的前瞻性多中心临床试验支持的三线治疗方案：①全反式维 A 酸（all-trans retinoic acid，ATRA）联合达那唑：ATRA 20mg/d（分 2 次口服），达那唑 400mg/d（分 2 次口服），二者联合应用 16 周。②地西他滨 3.5mg/（m^2•d）×3 天，静脉滴注，间隔 3 周后再次给药，共 3～6 个周期，治疗 3 个周期无效者停用。

6. 其他药物　硫唑嘌呤、环孢素 A、长春碱类等药物缺乏足够的循证医学证据，可根据医生经验或患者情况进行选择。

四、疗效评价

1. 完全反应　治疗后血小板计数≥100×10^9/L 且无出血表现。至少检测 2 次血小板计数，间隔至少 7 天。

2. 有效　治疗后血小板计数≥30×10^9/L，比基础血小板计数增加至少 2 倍，且无出血表现。至少检测 2 次血小板计数，间隔至少 7 天。

3. 无效　治疗后血小板计数<30×10^9/L，或血小板计数增加不到基础值的 2 倍，或有出血。

4. 复发　治疗有效后，血小板计数降至 30×10^9/L 以下，或降至不到基础值的 2 倍，或出现出血症状。至少检测 2 次，其间至少间隔 1 天。

5. 持续有效　患者疗效维持至开始治疗后 6 个月及以上。

6. 早期反应　治疗开始 1 周达到有效标准。

7. 初步反应　治疗开始 1 个月达到有效标准。

8. 缓解　治疗开始后 12 个月时血小板计数≥100×10^9/L。

【健康管理】

一、三级预防

1. 一级预防　食物多样，合理搭配，多吃新鲜蔬果，戒烟限酒，适当运动，保持心情舒畅。

2. 二级预防　每年定期体检，及时发现身体异常；反复出现不明原因的皮肤黏膜出血或血小板计数持续减少等情况，及时就医；诊断明确时，尽早明确治疗方案，定期复查血常规，监测血小板计数的变化。

3. 三级预防 加强社区全科医生与患者沟通，缓解患者焦虑情绪；避免增加出血风险因素，如：外伤或手术、感染、抗血小板、抗凝或非甾体类药物治疗；使用大剂量糖皮质激素患者，注意监测血压、血糖、血脂的变化，适当补充钙剂、维生素 D，保护胃黏膜；药物使用过程中注意监测肝、肾功能；血小板计数维持在安全水平以上。

二、健康教育

健康教育的内容包括：①注意休息，避免剧烈运动，减少磕碰、外伤；②多食高蛋白、富含维生素、易消化的食物，避免辛辣、刺激、坚硬的食物；③保持大便通畅，避免用力排便；④尽量避免使用或医嘱下使用可能导致血小板减少的药物，如抗生素、肝素、氯吡格雷、阿司匹林、布洛芬等；⑤尽量避免不必要的手术或操作。

三、双向转诊

（一）上转指征

1. 初诊或诊断未明确，反复出现不明原因的皮肤黏膜、牙龈、鼻腔出血，月经量过多或外伤后出血不止等情况时。

2. 诊断明确，经过治疗后，随访期间出现血小板计数 $<30\times10^9/L$ 时。

3. 诊断明确，随访期间，泌尿系统、消化系统、中枢神经系统或其他部位出现活动性出血，需要急诊处理时。

4. 诊断明确，随访期间出现其他病情不稳定情况时。

（二）下转指征

诊断明确，患者病情稳定，经患者及家属同意，下转至社区医院维持治疗或随访。

四、社区管理

患者定期到社区医院复诊，监测血压，复查血常规、空腹血糖、血脂、肝肾功能等。脾切除术后的患者，每年到社区医院接种流行性感冒疫苗，术后每 5 年重复接种肺炎双球菌疫苗。行动不便的患者可建立家庭病床，社区医院的全科医生定期上门服务。

【预后】

ITP为自身免疫性疾病，目前尚无根治的方法。通过有效的治疗，可减少患者出血风险，降低病死率。

【诊治进展】

新型药物阿伐曲泊帕（avatrombopag，AVA）和福坦替尼（fostamatinib）已被美国食品药品监督管理局批准用于成人ITP的治疗。洛利昔珠单抗（rozanolixizumab）、艾加莫德α注射液（efgartigimod）、PRTX-100以及阿托伐他汀联合乙酰半胱氨酸等药物也在早期的临床试验中展现了一定的疗效。

【病例分享】

患者，男性，58岁，因"发现血小板减少1月余"到医院就诊。患者1月余前无明显诱因下出现双下肢散在出血点，无皮肤瘙痒，无鼻出血、牙龈出血，无呕血、咯血，无黑便、血尿，无畏寒、发热，无关节肿痛。曾就诊于当地社区医院全科门诊，予血常规检查，结果提示：白细胞计数 6.4×10^9/L，红细胞计数 4.42×10^9/L，血红蛋白139g/L，血小板计数 18×10^9/L，遂转入上级医院血液科进一步检查明确诊断。血液科予骨髓穿刺检查，报告提示：粒系增生活跃，各阶段细胞形态大致正常，红系增生活跃，幼红细胞及成熟红细胞形态基本正常，成熟淋巴细胞比例、形态正常，巨核细胞全片共见46个，幼巨1个，颗粒巨19个，产板巨3个，裸核巨2个；免疫分型提示：未见表型异常细胞群；其他相关检查均未见明显异常，考虑为ITP。住院期间予糖皮质激素、艾曲泊帕等对症处理，患者血小板 $\geq30\times10^9$/L，且无明显出血，病情稳定后予以出院。

患者转入社区医院，并与一名全科医生签订家庭医生协议进行长期管理。该家庭医生根据上级医院下转的病史，与其主治医生共同为患者制订了社区随访计划。

【思考题】

1. 社区全科医生如何为ITP患者制订个性化随访方案？
2. 社区全科医生如何帮助ITP患者避免出现并发症？

（乔　岫）

第七节 多发性骨髓瘤

【学习提要】 1. 多发性骨髓瘤的定义、发病机制、临床表现和诊断标准。
2. 多发性骨髓瘤的预后评估、风险分层和治疗方案。
3. 多发性骨髓瘤的双向转诊和社区管理。

【定义】

多发性骨髓瘤（multiple myeloma，MM）是浆细胞恶性增殖性疾病，其特征为骨髓中克隆性浆细胞异常增生，绝大部分病例存在单克隆免疫球蛋白或其片段（M 蛋白）的分泌，导致相关器官或组织损伤。

【流行病学】

我国发病率达 2/10 万左右，低于西方国家（约 5/10 万）。在很多国家是血液系统第 2 位常见的恶性肿瘤，多发于老年，男性多于女性。

【病因及发病机制】

病因尚不明确，遗传、电离辐射、化学物质、病毒感染、抗原刺激等可能与骨髓瘤的发病有关，是一种由复杂的基因组改变和表观遗传学异常所驱动的恶性肿瘤。

【临床表现】

一、症状

1. 骨骼损害　骨痛为主要症状，腰骶部最多见，破骨细胞和成骨细胞活性失衡所致。

2. 贫血　轻、中度贫血，与骨髓瘤细胞浸润抑制造血、肾功能不全等有关。

3. 肾功能损害　血尿、蛋白尿、管型尿和急、慢性肾衰竭。

4. 高钙血症　食欲缺乏、呕吐、乏力、意识模糊、多尿或便秘等，主要由广泛的溶骨性改变和肾功能不全所致。

5. 感染　正常多克隆免疫球蛋白和中性粒细胞减少，免疫力低下，易发生各种感染。

6. 高黏滞综合征　血清中 M 蛋白增多，可使血液黏滞性过高，引起血流缓慢、组织淤血和缺氧，导致头晕、耳鸣、手指麻木、视力障碍、充血性心力衰竭、意识障碍甚至昏迷。

7. 出血倾向　鼻出血、牙龈出血和皮肤紫癜多见。机制：①血小板减少，M 蛋白包裹血小板表面影响其功能；②M 蛋白与纤维蛋白单体结合，影响纤维蛋白多聚化，尚可影响凝血因子的活性；③高免疫球蛋白血症和淀粉样变性损伤血管壁。

8. 淀粉样变性　常见舌体、腮腺肿大，心肌肥厚、心脏扩大，皮肤苔藓样变，外周神经病变及肝、肾功能损害等。

9. 神经系统损害　肌无力、肢体麻木和痛觉迟钝等。

10. 髓外浸润　肝、脾、淋巴结和肾脏多见，因骨髓瘤细胞的局部浸润和淀粉样变性所致。

二、体征

贫血貌，伴骨痛，腰骶部疼痛多见；皮肤、黏膜出现瘀点、瘀斑，鼻出血或牙龈出血；可出现肺部干湿啰音、皮肤疱疹；胸闷、气急、双下肢水肿；颈部淋巴结肿大，肝脾大；肢体麻木、痛觉迟钝。

三、接诊要点

1. 起病情况　起病的急缓，有无诱因，发病的主要症状及持续时间。

2. 病情特点　是否出现骨痛，是否出现贫血、出血和感染，是否出现血尿、蛋白尿和管型尿等。

3. 伴随症状　是否出现食欲缺乏、乏力和呕吐，是否伴随头晕、眼花、耳鸣、肢体麻木、肌无力和痛觉迟钝，是否伴随胸闷、气急、双下肢水肿，是否伴随肝脾大、淋巴结肿大等。

4. 诊疗经过　血常规、尿常规、血清钙、血肌酐、腹部超声、超声心动图、骨髓穿刺和血清 M 蛋白的鉴定等情况，细胞遗传学的检查情况。

5. 既往史、家族史　既往是否有病毒感染史，是否有慢性肝病、肾病、血液和免疫系统疾病史，是否有恶性肿瘤史，是否有化学毒物、放射性物质或特殊药物接触史，既往是否有类似症状发作史，是否有类似疾病的家族史。

6. 生活方式及社会心理因素　了解患者的居住环境和职业是否存在危险因素，了解患者对疾病治疗的态度和预期。

【辅助检查】

一、实验室检查

1. 血液检查　血常规多为正细胞正色素性贫血，晚期可见大量浆细胞，血小板多数正常，可减少。高钙血症；肌酐和尿素氮升高；肾功能不全可出现血磷升高，血 β_2- 微球蛋白升高；血清总蛋白、球蛋白增多，白蛋白减少；C 反应蛋白反映疾病的严重程度；乳酸脱氢酶反映肿瘤负荷。

2. 尿液检查　尿常规可见蛋白尿、血尿和管型尿，24 小时尿轻链、尿免疫固定电泳的检测，尿中可出现本周蛋白。

3. 骨髓检查　骨髓中浆细胞异常增生，并伴有质的改变。骨髓瘤细胞大小形态不一，成堆出现，核内可见核仁 1～4 个，并可见双核或多核浆细胞。

4. 血 M 蛋白鉴定　血清蛋白电泳可见一染色浓而致密、单峰突起的 M 蛋白，正常免疫球蛋白减少，血清中出现 M 蛋白是本病的突出特点。

5. 细胞遗传学　荧光原位杂交（FISH）可发现 90% 以上 MM 患者存在细胞遗传学异常。与预后有关的染色体改变，如 del（13）、亚二倍体、t（4; 14）、del（17q）、t（14; 16）、t（14; 20）等提示预后差。

二、影像学检查

1. 骨病变 X 射线表现　①典型为圆形、边缘清楚如凿孔样大小不等的溶骨性损害，常见于颅骨、脊柱、骨盆、肱骨和股骨等；②病理性骨折；③骨质疏松，多在脊柱、肋骨和骨盆。有骨痛但 X 射线上未见异常的患者，可做 CT、MRI 或正电子发射计算机体层显像仪（positron emission tomography and computed tomography，PET/CT）检查。

2. CT　全身低剂量 CT 扫描可早期发现骨皮质破坏及新发的溶

骨性病变，对脊柱和骨盆病变的灵敏度高于X射线，但是对早期浸润灵敏度低，不能区分陈旧骨质破坏病变部位是否存在活动性骨髓瘤病变。

3. MRI　全身MRI是目前最敏感的骨髓成像术，是评估MM骨髓浸润的金标准。

4. PET/CT　可早期发现全身活动性病灶，是检测MM伴骨骼破坏的良好手段，也可评估髓外疾病及微小残留病灶。

【诊断和评估】

一、诊断思维

（一）诊断标准

1. 有症状骨髓瘤诊断标准　需要满足第1条及第2条，加上第3条中任何1项。

（1）骨髓单克隆浆细胞比例≥10%和/或组织活检证明有浆细胞瘤。

（2）血清和/或尿出现单克隆M蛋白。

（3）骨髓瘤引起的相关表现。①靶器官损害表现（CRAB）：[C]校正血清钙>2.75mmol/L[a]；[R]肾功能损害（肌酐清除率<40ml/min或肌酐>177μmol/L）；[A]贫血（血红蛋白低于正常下限20g/L或<100g/L）；[B]溶骨性破坏，通过影像学检查（X射线、CT或PET/CT）显示1处或多处溶骨性病变。②无靶器官损害表现，但出现以下1项或多项指标异常（SLiM）：[S]骨髓单克隆浆细胞比例≥60%；[Li]受累/非受累血清游离轻链比≥100；[M]MRI检查出现>1处5mm以上局灶性骨质破坏。[注：[a]校正血清钙（mmol/L）=血清总钙（mmol/L）−0.025×血清白蛋白浓度（g/L）+1.0（mmol/L）]。

2. 无症状性骨髓瘤诊断标准　需要满足第3条，加上第1条和/或第2条。

（1）血清单克隆M蛋白≥30g/L或24小时尿轻链≥0.5g。

（2）骨髓单克隆浆细胞比例10%～60%。

（3）无相关器官及组织的损害（无SLiM、CRAB等终末器官损害表现，及淀粉样变性）。

（二）分型

根据 M 蛋白类型分为 IgG、IgA、IgD、IgM、IgE 型、轻链型、双克隆型及不分泌型。每一种根据轻链类型分为 κ 型和 λ 型。

（三）分期

按照传统的 Durie-Salmon（DS）分期体系（表 6-7-1）、国际分期体系（international staging system，ISS）和修订的国际分期体系（R-ISS）（表 6-7-2）进行分期。

表 6-7-1 Durie-Salmon（DS）分期体系

分期	分期标准
Ⅰ期	满足以下所有条件： 1. 血红蛋白>100g/L 2. 血清钙≤2.65mmol/L（11.5mg/dl） 3. 骨骼 X 射线：骨骼结构正常或骨孤立性浆细胞瘤 4. 血清或尿骨髓瘤蛋白产生率低：①IgG<50g/L；②IgA<30g/L；③本周蛋白<4g/24h
Ⅱ期	不符合Ⅰ和Ⅲ期的所有患者
Ⅲ期	满足以下 1 个或多个条件： 1. 血红蛋白<85g/L 2. 血清钙>2.65mmol/L（11.5mg/dl） 3. 骨骼检查中溶骨病变大于 3 处 4. 血清或尿骨髓瘤蛋白产生率高：①IgG>70g/L；②IgA>50g/L；③本周蛋白>12g/24h
亚型	
A 亚型	肾功能正常［血清肌酐清除率>40ml/min 或血清肌酐水平<177μmol/L（2.0mg/dl）］
B 亚型	肾功能不全［血清肌酐清除率≤40ml/min 或血清肌酐水平≥177μmol/L（2.0mg/dl）］

表 6-7-2 国际分期体系（ISS）和修订的国际分期体系（R-ISS）

分期	ISS 的标准	R-ISS 的标准
Ⅰ期	β_2-MG<3.5mg/L 和白蛋白≥35g/L	ISS Ⅰ期和非细胞遗传学高危患者同时 LDH 水平正常

续表

分期	ISS 的标准	R-ISS 的标准
Ⅱ期	不符合Ⅰ和Ⅲ期的所有患者	不符合 R-ISSⅠ和Ⅲ期的所有患者
Ⅲ期	β_2-MG≥5.5mg/L	ISSⅢ期同时细胞遗传学高危患者[a]或者 LDH 高于正常水平

注：β_2-MG：β_2-microglobulin，β_2-微球蛋白；[a]细胞遗传学高危指间期荧光原位杂交检出 del（17p），t（4；14）；t（14；16）。

（四）鉴别诊断

1. 良性单克隆免疫球蛋白病　老年人多见，血清中有 M 蛋白，无骨破坏，尿本周蛋白阴性，部分患者可发展为 MM。

2. 华氏巨球蛋白血症　血液和/或尿液中出现单克隆 IgM，骨髓或其他组织中有淋巴样浆细胞浸润。FISH 常无 t（11；14）等 IgH 易位。分子生物学检测常有 *MYD88 L265P* 突变。

3. 反应性浆细胞增多症　可由慢性炎症、伤寒、系统性红斑狼疮、肝硬化、转移癌等引起。浆细胞一般不超过 15%，且无形态异常，免疫表型为 $CD38^+/CD56^-$，且不伴有 M 蛋白，IgH 基因重排阴性。

4. 引起骨痛和骨质破坏的疾病　老年性骨质疏松症、骨转移癌、肾小管酸中毒和甲状旁腺功能亢进症等。

二、临床评估

（一）预后评估

1. 宿主因素　年龄、体能状态和老年人身心健康评估。

2. 生物学特征　肿瘤因素中 Durie-Salmon 分期主要反映肿瘤负荷与临床进程，R-ISS 主要用于预后判断；细胞遗传学的特点是决定 MM 预后的关键因素之一，Mayo 骨髓瘤分层和风险调整治疗分层系统广泛使用（表 6-7-3）。

表 6-7-3　Mayo 骨髓瘤分层和风险调整治疗分层系统

高危	标危[a]
存在下列高危细胞遗传学异常[ab]之一	
T（4；14）	

续表

高危	标危[a]
T(14; 16)	
T(14; 20)	所有其他类型包括:
Del(17p)	三倍体
p53突变	T(11; 14)[d]
1q扩增	T(6; 14)
R-ISS分期为Ⅲ期	
S期(增殖期)浆细胞比例高[c]	
GEP: 基因表达谱: 高危标志	

注: [a] 三倍体可能提示预后良好; [b] 应用FISH或者其他等效检验手段检出; [c] 界值根据各中心定义; [d] t(11; 14)可能与浆细胞白血病有关; 双打击MM: 存在任意2个高危细胞遗传学异常; 三打击MM: 存在任意≥3个高危细胞遗传学异常。

3. 治疗反应　治疗反应的深度和微小残留病水平对MM预后有明显影响。

4. 其他　是否伴有髓外软组织浸润，外周血出现≥2%浆细胞，缓解时间短，多种染色体异常均会导致预后变差。

（二）疗效评估

参考2016国际骨髓瘤工作组(International Myeloma Working Group，IMWG)疗效标准，分为传统疗效标准和微小残留病疗效标准。治疗中先进行传统的疗效评估，当患者进入完全缓解后再进行微小残留病疗效评估。

1. 传统IMWG疗效标准　①严格意义的完全缓解(strigent complete response，sCR)；②完全缓解(complete response，CR)；③非常好的部分缓解(very good partial response，VGPR)；④部分缓解(partial response，PR)；⑤微小缓解(minor response，MR)；⑥疾病稳定(stable disease，SD)；⑦疾病进展(progressive diseases，PD)；⑧临床复发；⑨完全缓解后复发。其中微小缓解和疾病稳定仅用于难治复发或临床试验患者中的疗效评估。

2. IMWG微小残留病疗效标准　①持续性微小残留病阴性；②二代流式微小残留病阴性；③二代测序微小残留病阴性；④原有影像学阳性的微小残留病阴性；⑤微小残留病阴性后复发。

【治疗】

一、治疗目标

深度缓解，提高生活质量，延长无进展生存期。

二、治疗原则

有症状的 MM 采用系统治疗，无症状的 MM 暂不推荐治疗。拟行自体造血干细胞移植的患者，诱导治疗中避免选择对造血干细胞有毒性药物。

三、治疗方案

（一）新诊断 MM 的治疗

有症状骨髓瘤的治疗。

1. 诱导治疗　目前诱导方案多以蛋白酶体抑制剂（硼替佐米、伊沙佐米等）联合免疫调节剂（沙利度胺、来那度胺等）及地塞米松的三药联合方案为主。拟行自体造血干细胞移植的患者，需避免选择对造血干细胞有毒性的药物，含来那度胺的疗程≤4 个疗程，尽可能避免使用烷化剂。

2. 自体造血干细胞移植　年龄≤70 岁，体能状况好，或虽年龄>70 岁，但经全身体能状况评分良好的患者经有效的诱导治疗后应将自体造血干细胞移植作为首选。高危的 MM 患者可在第 1 次移植后 6 个月内行 2 次移植。自体造血干细胞移植前需进行干细胞动员，动员方案采用大剂量环磷酰胺联合粒细胞集落刺激因子或 CXCR4 的拮抗剂（普乐沙福）。

3. 巩固治疗　自体造血干细胞移植后进行分层，对高危患者使用巩固治疗，巩固治疗一般再使用有效的诱导方案 2～4 个疗程，随后进入维持治疗。

4. 维持治疗　不行巩固治疗的患者，良好造血重建后进入维持治疗。不适合接受自体造血干细胞移植的，如果诱导方案有效，建议继续使用至最大疗效，随后进入维持治疗。维持治疗可选择来那度胺、硼替佐米、伊沙佐米、沙利度胺等，有高危因素的患者主张用联合蛋白酶体抑制剂的方案进行维持治疗 2 年或以上。

5. 异基因造血干细胞移植　年轻、高危、复发难治患者可考虑。

（二）复发 MM 的治疗

1. 首次复发　蛋白酶体抑制剂、免疫调节剂、达雷妥尤单抗及核输出蛋白抑制剂等 3～4 种药联合化疗，建议自体造血干细胞移植。

2. 多线复发　蛋白酶体抑制剂、免疫调节剂、达雷妥尤单抗及核输出蛋白抑制剂、细胞毒性药物等 2～4 种药联合化疗。

3. 侵袭 / 症状性复发与生化复发　侵袭 / 症状性复发应启动治疗；无症状的生化复发者，仅需观察，3 个月随访 1 次，如出现单克隆球蛋白增速加快时，开始治疗。

4. 复发后再诱导治疗　换不同作用机制的药物，或者新一代药物联合化疗。

5. 再诱导治疗后　如果有效，建议持续治疗直至疾病进展或不可耐受的毒副作用。

（三）原发耐药 MM 的治疗

1. 换用未使用过的新的多药联合方案治疗。

2. 如能获得部分缓解及以上的疗效，条件合适者应尽快行自体造血干细胞移植或异基因造血干细胞移植。

3. 符合临床试验条件者，进入临床试验。

（四）支持治疗

1. 骨病的治疗　双膦酸盐适用于所有症状的 MM 患者，地舒单抗肾功能不全者优先推荐；即将发生或已有长骨病理性骨折、脊柱骨折压迫脊髓或脊柱不稳者可行外科手术治疗；低剂量的放疗（10～30Gy）用于缓解药物不能控制的骨痛，或预防即将发生的病理性骨折或脊髓压迫，以受累部位的局部放疗为主。

2. 高钙血症　优选双膦酸盐和地舒单抗，同时水化、利尿、补液 2 000～3 000ml。

3. 肾功能不全　水化、碱化、利尿；减少尿酸形成和促进尿酸排泄；避免使用非甾体抗炎药和静脉造影剂；必要时透析；长期接受双膦酸盐治疗的患者需监测肾功能。

4. 贫血　促红细胞生成素、铁剂、叶酸、维生素 B_{12} 等。

5. 感染　反复发生感染或出现威胁生命的感染，可使用免疫球蛋白；使用大剂量地塞米松时应考虑预防卡氏肺孢子菌肺炎和真菌感染；使用蛋白酶体抑制剂、达雷妥尤单抗应预防性使用抗病毒药物。

6. 凝血 / 血栓　低危患者给予阿司匹林，高危患者给予预防或治疗剂量的华法林、低分子量肝素或口服抗凝剂。

7. 高黏滞血症　血浆置换可作为辅助治疗。

【健康管理】

一、三级预防

1. 一级预防　营养均衡，增强体质，避免接触电离辐射，避免使用有害的化学物质或致癌物质。

2. 二级预防　定期体检；出现骨痛、贫血、出血、高血钙、肾功能异常等及时就医；有 MM 家族遗传史的，定期进行专项检查；如怀疑 MM，尽早检查，明确诊断，选择合适的治疗方案；如果条件合适，尽早行自体造血干细胞移植或异基因造血干细胞移植。

3. 三级预防　健康教育，建立信心；选择合适的治疗方案缓解骨痛，避免使用非甾体抗炎药和造影剂，抗血小板或抗凝治疗，预防血栓形成；监测肾功能，遵医嘱定期复查。

二、健康教育

健康教育的内容包括：①保持心情愉悦，避免剧烈运动、碰撞；②加强营养，提高抵抗力；③多饮水，多排小便；④遵医嘱积极治疗，定期复查；⑤如发生病情变化，及时到医院就诊。

三、双向转诊

（一）上转指征

1. 初诊或诊断未明确，出现持续骨痛不缓解，X 射线或 CT 检查提示骨质破坏或骨折，和 / 或贫血、高血钙、肾功能异常等情况时。

2. 诊断明确，随访期间出现肾衰竭，需要透析治疗时。

3. 诊断明确，随访期间出现反复或持续感染，或出血无法处理时。

4. 诊断明确，随访期间出现其他病情不稳定情况时。

（二）下转指征

1. 诊断明确，治疗方案确定，病情稳定，经患者及家属同意，下转至社区医院随访、维持治疗。

2. 疾病晚期仅能保守、姑息治疗，患者或家属希望下转社区医院进行临终关怀。

四、社区管理

（一）定期社区医院复诊

定期复查血常规、尿常规、尿微量蛋白、血清钙、肝功能、肾功能、C 反应蛋白等。

（二）定期转上级医院复诊

1. 无症状骨髓瘤　每 3 个月复查相关监测指标，每年进行 1 次或有症状时进行骨骼检查。

2. 有症状骨髓瘤　诱导治疗期间每 2～3 个疗程进行 1 次疗效评估，每 6 个月进行 1 次或根据临床症状进行骨骼检查。

3. 自体造血干细胞移植　第 1 年每 3 个月进行 1 次疗效评估，第 2 年起每 6 个月 1 次。如患者疾病指标不稳定，需缩短 2 次评估的间隔时间。

【预后】

自然病程高度异质性，生存期差别较大，中位生存期 3～4 年。影响预后的因素：年龄、C 反应蛋白水平、血清乳酸脱氢酶（lactate dehydrogenase，LDH）水平、骨髓浆细胞浸润程度、肾功能、ISS 及 R-ISS 分期及细胞遗传学异常等。

【诊治进展】

嵌合抗原受体 T 细胞疗法取得了一定的进展，目前仍在临床试验阶段，复发或原发耐药的 MM 患者可推荐进入合适的临床试验。

【病例分享】

患者，男性，57 岁，因“腰骶疼痛 2 月余”到当地社区医院就诊。患者 2 月余前无明显诱因下出现腰骶疼痛，呈持续性胀痛，活动时明显，影响睡眠，自行使用止痛伤膏止痛，自诉无明显好转。因腰骶疼痛持续未见好转，至当地社区医院就诊，查血常规：白细胞 2.5×10^9/L，血红蛋白 80g/L，血小板 90×10^9/L。胸部 CT 平扫示：右侧第 4 肋局部骨质破坏，周围软组织肿胀，建议进一步检查。胸腰段 MR 平扫：腰 2、4 椎体压缩性骨折考虑。首诊全科医生通过双向转诊系统转上级医院血液科。

患者血液科住院期间，查血生化：白蛋白 35g/L，球蛋白 72g/L，β_2-微球蛋白 4.3mg/L，免疫球蛋白 A 0.16g/L，免疫球蛋白 G 48.12g/L，免疫球蛋白 M 0.19g/L。血轻链 KAP 8 390mg/dl，轻链 LAM 43.5mg/dl。骨髓常规：幼稚浆细胞 10%，成熟浆细胞 21%。免疫固定电泳：单克隆免疫球蛋白 IgG Kappa 阳性；浆细胞免疫分型，浆细胞免疫表型采用 CD56-CD138 设门，16.85% 免疫表型为 CD45partCD138+CD56+CD19− 的浆细胞；血肌酐 80μmol/L；FISH 结果为 1q21 阳性，诊断为“MM（Durie-Salmon 分期ⅢA 期、ISS 分期Ⅱ期、R-ISS 分期Ⅱ期）”予对症处理，病情稳定后，上级医院血液科通过双向转诊系统将患者转至所属社区医院，并制订随访方案。

【思考题】

1. 如何提高全科医生对 MM 的早期识别？

2. 社区全科医生如何制订 MM 患者的随访？

【推荐阅读】

[1] 陈信义，杨文华. 中医血液病学. 北京：中国中医药出版社，2019.

[2] 葛均波，徐永健，王辰. 内科学. 9 版. 北京：人民卫生出版社，2018.

[3] 赫捷，李进，马军，等. 中国临床肿瘤学会（CSCO）常见恶性肿瘤诊疗指南 2021. 北京：人民卫生出版社，2021.

[4] 王树叶. 白血病简明诊疗策略. 北京：人民卫生出版社，2021.

[5] 闫宇辰，李振宇. 重型再生障碍性贫血的临床诊治进展. 医学研究杂志，2022，51（4）：18-20.

[6] 中国医师协会血液科医师分会，中华医学会血液学分会. 中国多发性骨髓瘤诊治指南（2022 年修订）. 中华内科杂志，2022.61（5）：480-487.

[7] 中华医学会血液学分会. 骨髓增生异常综合征中国诊断与治疗指南（2019 年版）. 中华血液学杂志，2019，40（2）：89-97.

[8] 中华医学会血液学分会红细胞疾病（贫血）学组. 铁缺乏症和缺铁

性贫血诊治和预防多学科专家共识. 中华医学杂志，2018，98（28）：2233-2237.

[9] 中华医学会血液学分会血栓与止血学组. 成人原发免疫性血小板减少症诊断与治疗中国指南（2020 年版）. 中华血液学杂志，2020，41（8）：617-623.

[10] CAITLIN W.ELGARTEN，RICHARD APLENC.Pediatric acute myeloid leukemia：updates on biology，risk stratification，and therapy.Current Opinion in Pediatrics，2020，32（1）：57-66.

[11] PELCOVITS A，NIROULA R.Acute myeloid leukemia：a review.Ri Medical Journal（2013），2020，103（3）：38-40.

（乔　頔）

第七章　内分泌代谢系统

第一节　甲状腺功能亢进症

【学习提要】 1. 甲状腺功能亢进症的病因、临床表现和诊断。
2. 甲状腺功能亢进症的综合评估和治疗。
3. 甲状腺功能亢进症的三级预防和社区健康管理。

【定义】

甲状腺功能亢进症（hyperthyroidism）简称甲亢，指甲状腺呈现高功能状态，持续产生和释放过多的甲状腺激素所致的一组疾病。在概念上与甲状腺毒症（thyrotoxicosis）有区别，其共同特征为甲状腺激素分泌增加而导致的高代谢和交感神经系统的兴奋性增加的临床综合征。甲状腺毒症除了包括甲亢外，还包括各种甲状腺炎导致的甲状腺激素释放过多、摄入过量的外源性甲状腺激素及甲状腺外组织产生甲状腺激素过多。

【流行病学】

甲亢患病率受调查人群的年龄、性别、种族等因素影响而存在差异。甲亢类型中以毒性弥漫性甲状腺肿（Graves 病）最为常见，其发病特点是女性患病率高于男性，高发年龄为 30～60 岁。根据 2020 年全国 31 个省（自治区、直辖市）的流行病调查结果提示，我国甲状腺疾病的患病率为临床甲亢 0.78%，Graves 病的患病率为 0.53%。

【病因及发病机制】

Graves 病为自身免疫性疾病，环境因素如吸烟、高碘饮食、应激、感染、妊娠等可促进发病，细胞免疫及体液免疫均参与发病过程。该病的特征性自身抗体是促甲状腺激素（thyroid stimulating hormone，TSH）受体抗体（TSH receptor antibody，TRAb），主要包括甲状腺刺激性抗体（thyroid stimulating antibody，TSAb）和甲状腺刺激阻断性抗体（thyroid stimulating blocking antibody，TSBAb）。TSAb 是诱发 Graves 病的主要致病抗体，通过激活 TSH 受体，促进甲状腺合成和分泌过多的甲状腺激素，导致甲亢。Graves 病是甲亢最常见的原因。其他病因还包括多结节性毒性甲状腺肿、甲状腺自主高功能腺瘤、碘甲亢、垂体 TSH 腺瘤等。

【临床表现】

一、症状

甲亢患者以代谢亢进和神经、循环、消化等系统兴奋性增高为主要临床表现。高代谢综合征是最常见的临床表现，包括乏力、怕热、多汗、皮肤湿热、低热、体重下降等；神经系统可有情绪易激动、失眠、紧张、焦虑、烦躁等表现；心血管系统表现为心悸、气促、活动后加剧；消化系统可有食欲亢进、多食易饥、排便增多等症；Graves 眼病眼部可有异物感、胀痛、畏光、流泪、复视、视力下降，突眼等症状；内分泌系统女性常表现为月经失调，男性可出现乳房发育、阳痿等症状；由于骨代谢转换加速，可引起低骨量或骨质疏松症。

二、体征

1. 甲状腺肿　Graves 病患者甲状腺多呈中等质地的弥漫性肿大，无压痛，上、下极可触及震颤，闻及血管杂音。

2. 甲状腺外表现　伸舌或双手平举可见细震颤、腱反射活跃。心脏检查可有心率增快、心律失常、心脏增大等；胫前黏液性水肿是 Graves 病的特征性皮肤表现，常见于胫骨前下 1/3 部位，皮损多为对称性。

3. 眼部表现　分为 2 种类型，一类为非浸润性（单纯性）突眼，眼球轻度突出，可见眼裂增宽、瞬目减少等眼征。另一类为浸润性突眼，即 Graves 眼病，双眼球明显突出，可超过中国人群眼球突出度参考值（女性 16.0mm，男性 18.6mm）3mm 以上。查体可见眼睑肿胀、眼球活动受限，严重者眼球固定、角膜外露而形成角膜溃疡、全眼炎，甚至失明。

三、甲亢特殊临床表现和类型

1. 淡漠型甲亢　发病隐匿，多见于老年人，症状不典型，主要表现为神志淡漠、抑郁、头晕、乏力、心悸、食欲减退甚至厌食、腹泻、明显消瘦等。

2. 亚临床甲状腺功能亢进症　简称亚临床甲亢，是指血清 TSH 水平低于正常值下限，而总三碘甲腺原氨酸（total triiodothyronine，TT_3）、总甲状腺素（total thyroxine，TT_4）在正常范围，不伴或伴有轻微的甲亢症状。

四、接诊要点

1. 起病情况　包括发病年龄、发病时间、起病形式、诱因等。

2. 病情特点　典型症状有食欲亢进、消瘦、乏力、怕热、多汗、低热、心悸等。

3. 伴随症状　部分不典型甲亢患者可以表现为单一系统首发突出症状，如心房颤动、腹泻、低钾性周期性麻痹等。女性患者可因月经不调就诊。

4. 治疗经过　询问患者诊治经过，包括已做的检查，所用药物、剂量及疗效等。

5. 既往史、家族史等　有无自身免疫性疾病家族史等。

6. 生活方式及社会心理因素　详细询问患者的饮食和运动习惯，了解患者是否心情焦虑或因疾病影响生活质量，家庭成员关系是否和睦，家庭支持度如何，社会人际关系是否和谐。

五、常见合并症 / 并发症

1. 甲状腺危象　也称甲亢危象，是甲状腺毒症急性加重致多系统损伤的一组综合征。通常发生于未经治疗或治疗不当的 Graves 病患者中，常见诱因为感染、创伤、手术等。典型症状为高热、大汗、烦躁、面部潮红、心动过速、呕吐、腹泻等，病情进一步加重可出现休克、谵妄、昏迷，甚至危及生命。

2. 甲亢性心脏病　甲亢患者有至少1项下述心脏异常症状者，可诊断为甲亢性心脏病：①心脏增大；②心律失常；③充血性心力衰竭；④心绞痛。诊断时需排除同时存在其他原因引起的心脏改变。

3. 甲亢性肌病　急性肌病可表现为数周内出现言语及吞咽困难，重者出现呼吸肌麻痹、危及生命。慢性肌病发生于80%的Graves病患者，起病缓慢，以近端肌群受累为主，表现为进行性肌无力，常有肌肉萎缩。低钾性周期性麻痹多发生于20～40岁青年男性，典型临床表现为反复发作的四肢对称性弛缓性瘫痪，以下肢瘫痪更为常见。发作可持续数小时至数天，补钾即能缓解症状。

【辅助检查】

一、实验室检查

1. 甲状腺功能评估　①TSH：临床甲亢、亚临床甲亢和非甲亢性甲状腺毒症患者TSH均低于正常值下限；②甲状腺激素：在一般情况下，临床甲亢患者血清TT_3、游离三碘甲腺原氨酸（free triiodothyronine，FT_3）、TT_4、游离甲状腺素（free thyroxine，FT_4）均升高，T_3型甲亢仅TT_3、FT_3升高，亚临床甲亢患者甲状腺激素水平正常。由于血清中TT_4和TT_3主要与甲状腺球蛋白结合，FT_3、FT_4不受甲状腺球蛋白影响，较TT_3、TT_4更能直接反映甲状腺功能状态。

2. 甲状腺自身抗体　①TRAb：Graves病患者TRAb阳性率达80%～100%，多呈高滴度阳性，对诊断、判断病情活动及评价停药时机有一定意义，并且是预测复发的最重要指标。②甲状腺过氧化物酶抗体（thyroid peroxidase antibody，TPO-Ab）和甲状腺球蛋白抗体（thyroglobulin antibody，TgAb）：Graves病患者可见TPO-Ab、TgAb阳性；桥本甲状腺炎TPO-Ab、TgAb多呈高滴度阳性。

二、影像学检查

1. 超声检查　甲状腺超声是甲状腺影像检查最主要手段，Graves病患者甲状腺弥漫性或局灶性回声减低，血流信号明显增加，呈“火海征”。甲状腺自主高功能腺瘤患者的甲状腺结节体积一般>2.5cm，边缘清楚，结节内血流丰富。

2. ^{131}I 摄取率　用于鉴别甲亢（碘甲亢除外）和非甲亢性甲状腺毒症。Graves 病患者 ^{131}I 摄取率升高、多有高峰前移。多结节性毒性甲状腺肿和甲状腺自主高功能腺瘤患者 ^{131}I 摄取率升高或正常。碘甲亢和非甲亢性甲状腺毒症患者 ^{131}I 摄取率正常或降低。

3. 甲状腺核素显像　甲状腺自主高功能腺瘤提示为热结节，多结节性毒性甲状腺肿为多发热结节或冷、热结节。

4. 眼眶 CT/MRI　怀疑浸润性突眼的患者可行 CT 或 MRI 检查，排除其他病因所致的突眼。

【诊断和评估】

一、诊断思维

对于有甲亢相关的临床症状的患者，全科医生采集病史后，应首先进行体格检查，主要是甲状腺触诊及心率监测，之后进行甲状腺功能检测，必要时进行甲状腺影像学检查。老年人要注意排除淡漠型甲亢。

1. 诊断标准　见图 7-1-1 甲亢诊断流程图。

2. 鉴别诊断　在甲亢的分类中，以 Graves 病最为常见，但要注意与各类甲状腺炎引起的非甲亢性甲状腺毒症、结核病和风湿病引起的高代谢症状等鉴别。妊娠期甲亢需与妊娠期一过性甲状腺毒症鉴别，而老年甲亢患者常表现为淡漠型甲亢，容易被误诊为恶性肿瘤、心脏疾病等。体格检查甲状腺肿大、甲亢眼征以及实验室甲状腺功能及 TRAb 测定有助于鉴别诊断。

二、临床评估

甲亢诊断明确后，需要进行临床评估，确定治疗方案。

1. 病情评估　应根据患者的临床症状、甲状腺功能以及合并症 / 并发症等情况进行综合分析，评估病情严重程度，有利于确立个体化治疗方案。

2. 随访评估　治疗过程中及疗程结束后需要定期检查甲状腺功能，明确治疗效果，及时发现药物不良反应，监测复发。

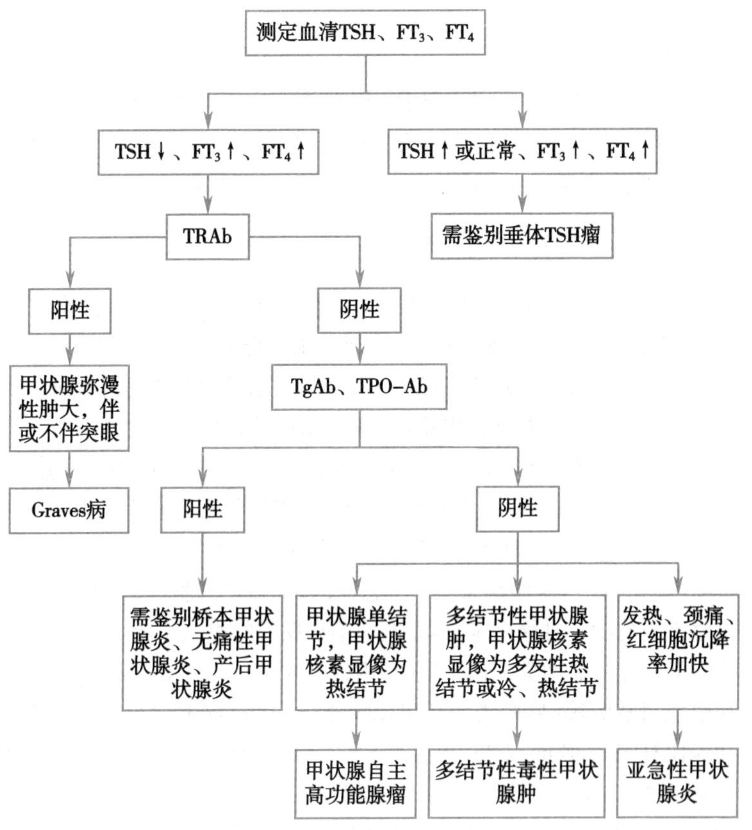

图 7-1-1　甲状腺功能亢进症诊断流程图

TSH. 促甲状腺激素；FT_3. 游离三碘甲腺原氨酸；FT_4. 游离甲状腺素；↓. 降低；↑. 升高；TRAb. 促甲状腺激素受体抗体；TgAb. 甲状腺球蛋白抗体；TPO-Ab. 甲状腺过氧化物酶抗体。

【治疗】

一、治疗目标

提高甲亢治愈率，减少复发率，最终达到改善患者预后的目的。

二、治疗原则

早期识别甲亢的症状与体征，甲亢特殊临床表现和类型，选择合适的治疗方式。无论采用各种方式治疗的患者，均应定期监测甲状腺功能，观察不良反应或术后并发症，注意随访，预防复发。

三、治疗方案

1. 一般治疗　低碘饮食，戒烟，注意补充足够的热量和营养。平时不宜喝浓茶、咖啡等刺激性饮料，保证水分摄入。避免情绪激动、感染、过度劳累等，如烦躁不安或失眠较重者可给予地西泮类镇静剂。

2. 药物治疗　包括抗甲状腺药物和β受体拮抗剂两大类。

（1）抗甲状腺药物（antithyroid drug，ATD）适应证：①轻、中度病情，甲状腺轻、中度肿大的患者；②孕妇、高龄等不适宜手术者；③手术前和 ^{131}I 治疗前的准备；④手术后复发且不适宜 ^{131}I 治疗者；⑤中至重度活动的 Graves 眼病患者。禁忌证：外周血白细胞计数 $<3.0\times10^9$/L 或对该类药物有过敏反应，以及其他不良反应的甲亢患者。ATD 包括硫脲类和咪唑类两类，硫脲类包括丙硫氧嘧啶（propylthiouracil，PTU）和甲硫氧嘧啶等；咪唑类包括甲巯咪唑（methimazole，MMI，他巴唑）和卡比马唑（carbimazole，甲亢平）等。ATD 治疗是甲亢的基础治疗，但是单纯 ATD 治疗的治愈率仅有 40% 左右，复发率高达 50%～60%。PTU 肝毒性大于 MMI，故除严重病例、妊娠早期或对 MMI 过敏者首选 PTU 治疗外，其他情况 MMI 应列为首选药物。ATD 治疗疗程分初始阶段、减量阶段、维持阶段 3 个阶段。

1）初始阶段：MMI 起始剂量为 20～40mg/d，每天 1 次或 2 次口服。起始剂量也可参照患者的 FT_4 水平。PTU 起始剂量为 300mg/d，视病情轻重剂量范围为 150～400mg/d，最大量 600mg/d，分次口服。一般在用药 4 周后复查甲状腺功能以评估治疗效果。

2）减量阶段：当症状好转、甲状腺功能接近正常时可逐步减少药物用量。在减量过程中，每 2～4 周随访 1 次，此阶段约需 2～3 个月。

3）维持阶段：MMI 5～10mg/d，PTU 50～100mg/d，视病情调整剂量，每 2 个月复查甲状腺功能，为期 1～2 年。

4）不良反应及处理：ATD 的优点是简便、安全、有效，但在治疗过程中需警惕肝功能受损、外周血白细胞减少、过敏性皮疹等不良反应发生。在治疗前后均应监测血常规、肝功能等指标。

5）停药指征和复发：甲状腺功能正常、疗程足够、TRAb 阴性可以考虑停药。甲亢缓解的定义是停药 1 年，仍能维持甲状腺功能正常。

（2）β 受体拮抗剂：可以改善烦躁、怕热、多汗、心动过速、肌肉震颤等症状。老年患者、静息心率>90 次 /min 或合并心血管病的患者均可应用该类药物。首选 β_1、β_2 受体拮抗剂盐酸普萘洛尔，10～40mg/d，每 6～8 小时口服 1 次，支气管哮喘或喘息型支气管炎患者禁用。此时可用选择性 β_1 受体拮抗剂，如酒石酸美托洛尔。

3. ^{131}I 治疗　具有不良反应少、治疗效果较好、复发率低、适用人群广等许多优点。一般治疗 1 个月左右显效，治疗 3～4 个月约 60% 以上患者的甲状腺功能恢复至正常。适应证：甲状腺肿大Ⅱ度以上；对 ATD 过敏；ATD 治疗或者手术治疗后复发；甲亢合并心脏病；甲亢伴白细胞减少、血小板减少或全血细胞减少；甲亢合并肝、肾等脏器功能损害；拒绝手术治疗或者有手术禁忌证；浸润性突眼。妊娠和哺乳期是 ^{131}I 治疗的禁忌证。^{131}I 治疗的主要并发症为甲状腺功能减退症，年发生率 2%～3%。

4. 手术治疗　主要术式为次全切除术或全切除术。适用于甲状腺肿大显著（>80g），有压迫症状；中、重度甲亢，长期服药无效，或停药复发，或不能坚持服药者；胸骨后甲状腺肿；细针穿刺细胞学证实甲状腺癌或者怀疑恶变。禁忌证为合并较重心脏、肝、肾疾病不能耐受手术者；孕早期（1～3 个月）和孕晚期（7～9 个月）。ATD 治疗无效或者过敏的妊娠期甲亢患者，手术需要在孕中期（4～6 个月）实施。手术前患者的甲状腺功能应控制在正常状态。手术治疗的治愈率在 95% 左右，最常见的并发症为甲状旁腺损伤所致低钙血症（暂时性或永久性）、喉返或喉上神经损伤（暂时性或永久性）等。

5. 中医治疗　Graves 病属中医学“瘿病”“瘿气”范畴，中药与西药配合可缩短治疗病程，降低甲亢复发率，减轻西药治疗的不良反应，有效降低甲状腺抗体水平，且可改善机体免疫机能。中医认为，甲亢初期为肝气郁滞、肝郁化火，治疗多以清肝泻肝为主。中后期则多为肝火炽盛、痰凝血阻，治疗多以泻火益气养阴为主。

据《中成药治疗优势病种临床应用指南》标准化项目组遴选，中成药夏枯草制剂、抑亢丸/散联合甲巯咪唑在改善甲状腺相关抗体水平，甲状腺肿大、突眼以及高代谢症状群等方面具有一定作用；稳心颗粒联合甲巯咪唑治疗甲亢（Graves病）合并心律失常可改善心慌心悸为主的心阴两虚、心脉瘀阻型心律失常；针对甲巯咪唑引起的白细胞水平降低，可使用地榆升白片。

6. 康复治疗　在甲亢病情稳定之前不宜采取运动康复，在甲状腺功能控制到正常以后，可以在医生指导下循序渐进地进行轻到中度的有氧运动；如从步行、体操等轻缓运动开始，根据个体耐受程度逐渐增加中等强度运动如慢跑、登山等。

【健康管理】

一、三级预防

1. 一级预防　在一般人群中开展健康教育，提高人们对甲亢的预防意识，保持合理生活方式和戒烟，控制食物中的碘摄入量在合理水平，避免碘过量。

2. 二级预防　将甲亢高危人群纳入管理，做到定期随访。疑似甲亢或已确诊患者，应按照甲亢分级诊疗流程进行处置。

3. 三级预防　加强甲亢的综合管理，注意监测药物疗效和安全性。减少诱发甲状腺危象的危险因素，预防甲状腺危象发生。患有甲亢性心脏病、Graves眼病的患者，应动态评估病情变化，预防心力衰竭、心律失常、视力急剧减退等严重并发症发生。^{131}I治疗患者应密切监测甲状腺功能，及时发现并治疗远期并发症例如甲状腺功能减退症。

二、健康教育

1. 饮食　低盐、高热量、高蛋白饮食，注意维生素B族的摄入，多吃蔬菜水果。戒烟酒、忌饮浓茶、咖啡；避免大量饮水；禁食含碘高的食物，如海带、紫菜等。

2. 休息与睡眠　发病期间应适当卧床休息，病情轻者可下床轻微活动；稳定期可以合理安排工作或学习；甲亢合并心功能不全患者避免剧烈运动及重体力劳动，避免创伤、刺激、感染等；突眼、畏光流泪者外出时戴深色眼镜；眼睑不能闭合者建议睡眠时戴眼罩、涂眼膏保护；双下肢水肿者建议半卧位休息，以减轻心脏负荷。

3. 自我监测　坚持晨起后自测脉搏（正常脉率：成人 60～100 次 /min），脉搏减慢、体重增加是治疗有效的标志；出现高热、恶心呕吐、大汗淋漓、腹痛腹泻、体重锐减、突眼加重等甲亢危象表现应及时就医。

三、双向转诊

1. 上转指征　甲状腺危象；低钾性周期性麻痹；甲亢的病因诊断不能明确；甲亢症状重，出现明显消瘦、虚弱、浸润性突眼、多系统损害等；ATD 治疗效果不佳或出现 ATD 不良反应，需要调整治疗方案；需要 ^{131}I 或手术治疗；甲亢性心脏病；妊娠期甲亢；甲状腺结节，需要明确结节性质；甲亢合并其他疾病，基层医疗机构处理困难者。

2. 下转指征　甲亢诊断明确；病情稳定；治疗方案确定者。

四、社区管理

全科医生在临床工作中发现疑似甲亢患者，首先评估甲状腺功能，并进一步明确病因。对于无法明确诊断，有并发症或合并症的患者或有 ^{131}I，手术治疗适应证的患者，应及时转诊。抗甲状腺药物治疗是甲亢的基础治疗，治疗周期长，治疗期间的随访往往在社区完成，故全科医生应掌握药物常见的不良反应及应对治疗方案，及时判断不良反应的严重程度，决定停药及转诊的时机，详见图 7-1-2 甲亢分级诊疗流程图。

【预后】

目前甲亢的临床治疗通过 3 种主要治疗方式以及中西医结合等综合治疗方法，可使绝大多数患者获得临床缓解或治愈。Graves 病甲亢患者在经过 18～24 个月的长疗程 ATD 治疗，停药后血清 TSH、FT_3、FT_4 维持在正常水平 1 年以上称为 Graves 病缓解，ATD 治疗甲亢缓解率在 50% 左右。^{131}I 治疗 3～4 个月约 60% 以上患者的甲状腺功能恢复至正常。甲状腺次全切除术或全切除术治疗的治愈率为 95%。通过合适的治疗方式与规范管理，大部分患者甲状腺功能可以长期控制在正常范围。而治疗不规范或依从性差者，病情容易复发。

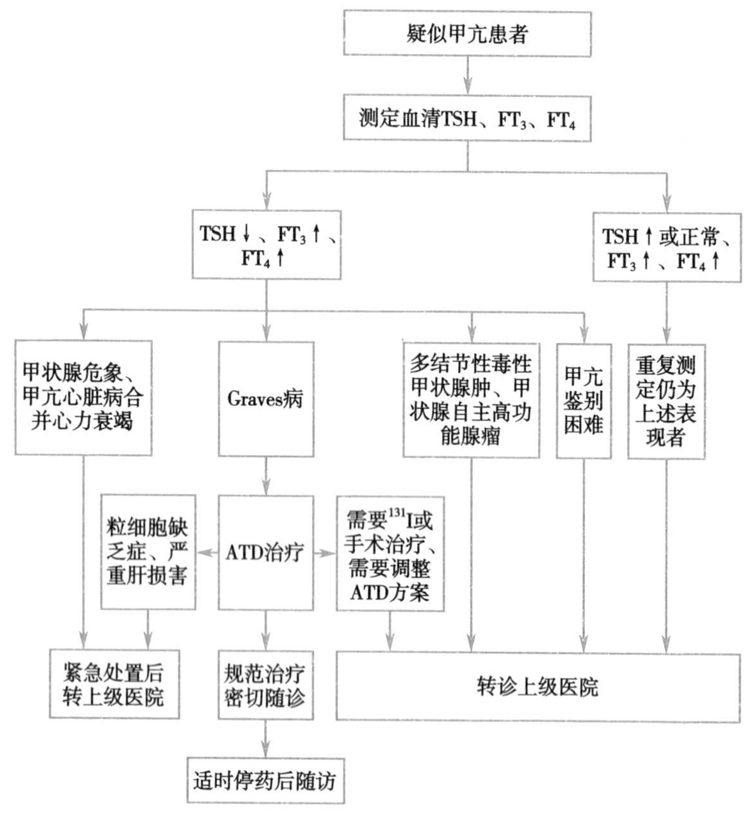

图 7-1-2 甲亢分级诊疗流程图

【诊治进展】

寻求疗程短，治愈率高，并且不发生甲状腺功能减退症的治疗药物和方式是目前甲亢治疗领域的研究目标。目前正在研究的疗法包括生物制剂、小分子物质和肽类免疫调节剂。促甲状腺激素受体(thyrotropin receptor)特异性治疗模式受到越来越多的关注，其优势在于具有特异性和靶向性，可避免破坏免疫系统功能。

【病例分享】

患者，女性，35 岁，因“心悸、多食、多汗伴消瘦 2 个月”到社区卫生服务中心就诊。患者于 2 个月前开始无明显诱因下出现多食善饥、怕热多汗、心悸、烦躁、乏力，伴有体重下降，2 个月内体重下降 5kg。夜眠差，近日大便较稀薄，每天解便 2～3 次。遂至社区医院就诊。体格检查：体温 36.8℃，脉搏 102 次 /min，呼吸 20 次 /min，血压 140/60mmHg。全身浅表淋巴结未及肿大。双眼眼球轻度突出，眼裂增大，瞬目减少。双侧甲状腺Ⅱ度肿大，质地软，无压痛，未及结节，上极可及血管杂音。心界叩诊不大，听诊两肺呼吸音清，心尖部可及 2/6 收缩期杂音，心率 102 次 /min，律齐。腹软，肝脾肋下未触及。双手平举有细颤，双下肢无水肿。实验室和辅助检查：血常规和肝功能全套正常范围。甲状腺激素和相关抗体：TT_3 7.1nmol/L，TT_4 301.8nmol/L，FT_3 34.8pmol/L，FT_4 90.2pmol/L，TSH<0.005mU/L。TgAb 471.4U/ml，TPO-Ab 403.6U/ml，TRAb 15.3U/ml。甲状腺彩色超声：甲状腺弥漫性病变，血流丰富。心电图：窦性心动过速。

接诊医生考虑甲亢诊断明确，为制订诊疗方案，转诊至上级综合性医院内分泌科。经专科医生诊治后，确诊为 Graves 病，并予以口服抗甲状腺药物甲巯咪唑 20mg，每天 2 次治疗，遂转回到社区，全科医生嘱其注意休息，补充足够热量和营养。每周随访血常规，1 个月后复查甲状腺激素水平和肝功能。治疗 1 个月后，患者自觉症状缓解，其间复查血常规和肝功能均正常，甲状腺激素水平下降。继续口服甲巯咪唑，内分泌专科医生和社区全科医生定期随访。

【思考题】

1. Graves 病诊断的要点有哪些？
2. 甲亢目前常用治疗方案有哪 3 种？其基本治疗原理是什么？
3. 抗甲状腺药物常见不良反应有哪些？

（王　岚）

第二节　甲状腺功能减退症

【学习提要】 1. 甲状腺功能减退症的病因、临床表现和诊断。
2. 甲状腺功能减退症的综合评估和治疗。
3. 甲状腺功能减退症的三级预防和社区健康管理。

【定义】

甲状腺功能减退症(hypothyroidism)简称甲减，是由于甲状腺激素合成和分泌减少或组织作用减弱导致的全身性低代谢综合征。

【流行病学】

甲减的患病率差异较大，与促甲状腺激素(TSH)诊断切点值、性别、年龄、种族等因素有关。TSH 诊断切点值越低，患病率越高。成年甲减患病率女性高于男性，随着年龄的增长而升高。亚临床甲减患病率高于临床甲减。根据 2020 年全国 31 个省(自治区、直辖市)的流行病调查结果提示，我国临床甲减患病率为 1.02%，亚临床甲减患病率为 12.93%。

【病因及发病机制】

甲减发病机制因病因不同而异。原发性甲减中自身免疫损伤(包括桥本甲状腺炎、萎缩性甲状腺炎等)是最常见的原因，其次为甲状腺破坏，包括手术、^{131}I 治疗以及药物(硫脲类、磺胺类、胺碘酮等)所致的甲减。中枢性甲减或继发性甲减少见，是由于下丘脑和 / 或垂体病变引起的促甲状腺激素释放激素(thyrotropin-releasing hormone，TRH)或者 TSH 合成和分泌减少所致。先天性甲减是由于甲状腺缺如或异位、甲状腺激素合成的相关基因异常所导致的甲减。

【临床表现】

一、症状

成人甲减常隐匿发病，进展缓慢，典型症状主要为代谢率减低和交感神经兴奋性下降的系列表现。

低基础代谢综合征表现为畏寒、少汗、乏力、体重增加、行动迟缓、言语缓慢、低体温等。其他表现可有心率减慢、食欲减退、腹胀、便秘、肌无力和肌萎缩、记忆力、理解力减退。重症者可表现为痴呆、幻想、心脏扩大、心脏压塞、黏液性水肿昏迷。

二、体征

特征性的甲减面容称为“面具脸”，表现为颜面虚肿、脸色苍白、唇厚舌大，表情呆板、淡漠，皮肤干燥粗糙、手脚掌皮肤可呈姜黄色。双下肢胫骨前方黏液性水肿，压之无凹陷，跟腱反射时间延长。肠鸣音减弱，部分患者可出现麻痹性肠梗阻。

心血管系统表现为心动过缓、血压增高、脉压减小、心界扩大。甲减性心脏病可表现为心脏扩大，心包积液等临床体征。

三、接诊要点

诊断甲减时，为减少漏诊，应详细问诊、全面采集病史。具体要点包括以下几个方面。

1. 起病情况　包括发病年龄、发病时间、起病形式、诱因等。

2. 病情特点　有无畏寒、少汗、乏力、体重增加、行动迟缓、言语缓慢等典型症状。

3. 伴随症状　有无记忆力、注意力减退，嗜睡，反应迟钝，心率减慢，食欲减退，腹胀、便秘等症状。

4. 治疗经过　详细询问患病以来的诊治经过，包括已做的检查，所用药物、剂量、疗效，有助于病情的诊断。

5. 既往史、家族史等　有无自身免疫性疾病家族史等。

6. 生活方式及社会心理因素　详细询问患者的饮食和运动习惯，了解患者对甲减的看法及情绪变化，是否因疾病影响生活质量。了解患者家庭成员关系是否和睦，家庭支持度如何，社会人际关系是否和谐。

四、常见合并症/并发症

甲减久病者易并发动脉粥样硬化症及冠心病。长期甲减可引起腺垂体增大、高催乳素血症，女性溢乳、男性乳房发育。成年女性重度甲减可伴性欲减退和排卵障碍、月经周期紊乱和月经量增多、不孕。男性甲减可致性欲减退、阳痿和精子减少。甲减最严重的并发症是黏液性水肿昏迷。临床表现为嗜睡、低体温（<35℃）、呼吸减慢、心动过缓、血压下降、四肢肌肉松弛、反射减弱或消失，甚至昏迷、休克，危及生命。多见于老年人或长期未治疗者，多在寒冷时发病。诱发因素为严重全身性疾病、中断甲状腺激素治疗、感染、手术等。

【辅助检查】

一、实验室检查

1. 甲状腺功能评估指标　包括血清 TSH、TT_4、FT_4、TT_3、FT_3。血清 TSH 及 FT_4 是诊断原发性甲减的首选指标，TSH 是评估原发性甲状腺功能异常最敏感和最早期的指标。亚临床甲减仅有血清 TSH 增高，而血清 TT_4、FT_4、TT_3、FT_3 正常。临床甲减血清 TSH 升高，TT_4、FT_4 降低，严重时血清 TT_3 和 FT_3 减低。垂体性和/或下丘脑性甲减，TT_4、FT_4 降低，通常 TSH 正常或降低。

2. 甲状腺自身抗体　TPO-Ab、TgAb 阳性，提示甲减是由自身免疫性甲状腺炎所致。

3. 其他　①外周血常规：轻、中度贫血，多为正细胞正色素性贫血。②脂质代谢异常：常见血总胆固醇、甘油三酯、低密度脂蛋白胆固醇升高，高密度脂蛋白胆固醇降低。③其他生化检查：血清肌酸激酶、乳酸脱氢酶、谷草转氨酶升高。④催乳素：严重的原发性甲减患者可伴血催乳素升高。

二、其他辅助检查

1. 心功能检查　心电图示低电压、窦性心动过缓、T 波低平或倒置等。超声心动图检查可有射血分数减低、心包积液等表现。

2. X 射线检查　胸部 X 射线可见心脏向两侧扩大，可伴心包或胸腔积液。

3. 甲状腺核素扫描　可发现异位甲状腺（舌骨后、胸骨后、纵隔内和卵巢甲状腺等）。

4. 其他检查　当甲状腺肿大或甲状腺结节的性质不明时，可行甲状腺细针穿刺细胞学检查。

【诊断和评估】

一、诊断思维

1. 诊断标准　甲减的诊断包括确定功能减退、病变定位及明确病因。甲减诊断流程见图 7-2-1。

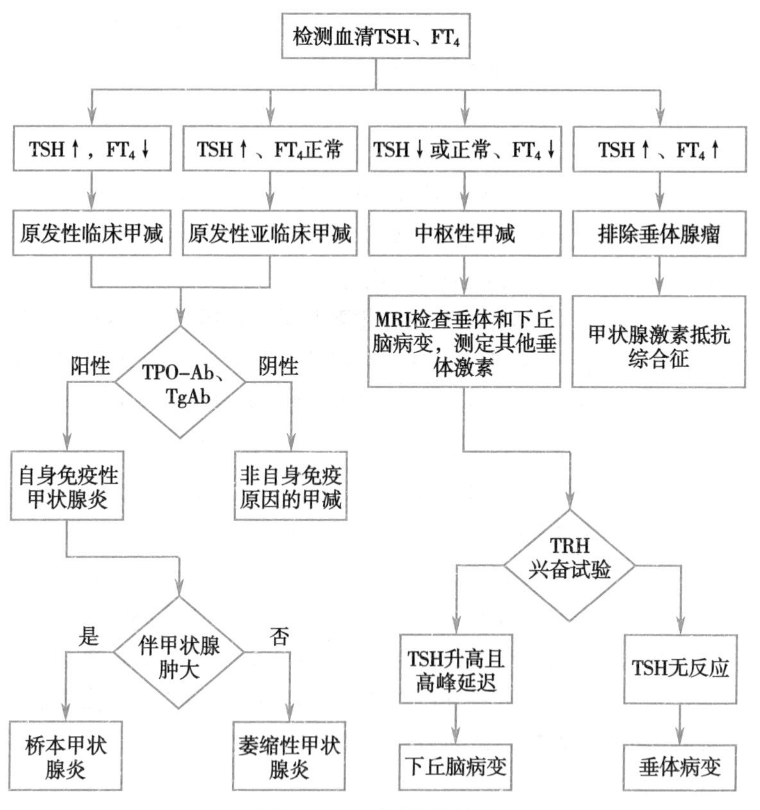

图 7-2-1　甲减诊断流程图

TSH. 促甲状腺激素；FT_4. 游离甲状腺素；TPO-Ab. 甲状腺过氧化物酶抗体；TgAb. 甲状腺球蛋白抗体；TRH. 促甲状腺激素释放激素；↑. 升高；↓. 降低。

2. 鉴别诊断　甲减主要和以下疾病相鉴别。

(1) 甲状腺功能正常的病态综合征(euthyroid sick syndrome, ESS)：也称低 T_3 综合征，主要表现在血清 TT_3、FT_3 水平减低，反 T_3 (reverse T_3, rT_3) 水平增高，血清 TSH 水平正常或轻度升高。

(2) 垂体催乳素瘤：原发性甲减可致高催乳素血症、溢乳，需与垂体催乳素瘤鉴别。

(3) 水肿：慢性肾炎和肾病综合征患者可有水肿、血 TT_3、TT_4 下降等表现，肾功能和 TSH 和 FT_4、FT_3 测定可助鉴别。

（4）心包积液：需与其他原因导致的心包积液鉴别。甲减所致的心包积液经甲状腺激素治疗后可恢复正常。

二、临床评估

1. 病情评估　应根据患者的临床症状、甲减的程度，以及合并症/并发症等情况进行综合分析，育龄期妇女还需考虑是否处于妊娠等特殊时期，其目的在于个体化评估后确定治疗方案。

2. 随访评估　因甲减的治疗主要是采用左甲状腺素（$L\text{-}T_4$）单药替代治疗，除了妊娠期亚临床甲减产后有望停用 $L\text{-}T_4$，大多数患者需终生服药，因此需要定期评估甲状腺功能，明确治疗效果是否达到预期。甲减和亚临床甲减补充 $L\text{-}T_4$ 治疗初期，每隔 4～8 周测定血清 TSH 和 FT_4，根据 TSH 和 FT_4 水平调整 $L\text{-}T_4$ 剂量，直至达到治疗目标。治疗达标后，至少需要每 6～12 个月复查 1 次上述指标。妊娠期甲减和妊娠期亚临床甲减在妊娠前半期每 2～4 周监测血清 TSH、FT_4 和 TT_4，TSH 平稳后延长至每 4～6 周 1 次，$L\text{-}T_4$ 剂量根据 TSH 水平变化调整。临床甲减患者产后 $L\text{-}T_4$ 剂量恢复到妊娠前水平，妊娠期诊断的亚临床甲减患者产后可停用 $L\text{-}T_4$，均需在产后 6 周复查甲状腺功能及抗体各项指标，以调整 $L\text{-}T_4$ 剂量。

【治疗】

一、治疗目标

甲减的症状和体征消失，血清 TSH、FT_4、TT_4 维持在正常范围。继发于下丘脑和/或垂体的甲减，其治疗目标非血清 TSH，而是 FT_4、TT_4 达到正常范围。

二、治疗原则

临床甲减，重度或伴有甲减症状、TPO-Ab 阳性以及其他合并症的亚临床甲减患者明确诊断后应尽早启用 $L\text{-}T_4$ 替代治疗，多需终身服药。定期监测血清 TSH 观察疗效，既要治疗达标，也要避免用药过量导致甲状腺功能亢进症。

三、治疗方案

1. 一般治疗　注意保暖，避免感染等各种应激状态。有贫血者可补充铁剂、维生素 B_{12} 和叶酸，缺碘者应补碘。

2. 药物治疗　包括替代治疗、亚临床甲减和妊娠期甲减的治疗。

（1）L-T_4 替代治疗：一般需要终生用药，L-T_4 治疗的剂量取决于甲减的程度、病因、年龄、特殊情况、体重和个体差异。临床甲减、甲状腺功能明显减退，成人 L-T4 替代剂量按照标准体重计算为 1.6～1.8μg/（kg•d），儿童约 2.0μg/（kg•d），老年人约 1.0μg/（kg•d），甲状腺癌术后患者约为 2.2μg/（kg•d），妊娠时替代剂量需要增加 20%～30%。

起始剂量和达到完全替代剂量所需时间要根据患者年龄、心脏状态、特定状况确定。一般人群起始剂量 25～50μg/d，每 1～2 周增加 25μg，直至需要的剂量；老年人、有心脏病者应小剂量起始，如 12.5μg/d 起始，缓慢加量，如每 1～2 周增加 12.5μg。妊娠妇女则应完全替代剂量起始或尽快增至治疗剂量。L-T_4 每天服药 1 次，早餐前 30～60 分钟服用，或睡前服用。不应与干扰 L-T_4 吸收的药物同服，服用间隔应>4 小时，以免影响 L-T_4 的吸收和代谢。

L-T_4 替代治疗后 4～8 周监测血清 TSH，治疗达标后每 6～12 个月复查 1 次。原发性甲减根据 TSH 水平调整 L-T_4 剂量。中枢性甲减依据 FT_4 水平，而非 TSH 调整治疗剂量。

（2）亚临床甲减的治疗：亚临床甲减可导致血脂异常，促进动脉粥样硬化的发生、发展。重度亚临床甲减（TSH≥10.0mU/L）患者，建议给予 L-T_4 替代治疗，治疗的目标与临床甲减一致。轻度亚临床甲减（TSH<10.0mU/L）患者，如果伴有甲减症状、TPO-Ab 阳性、血脂异常或动脉粥样硬化性疾病，应予 L-T_4 治疗。

（3）妊娠期甲减的治疗：L-T_4 是治疗妊娠期甲减和亚临床甲减的首选药物。对计划妊娠并应用 L-T_4 治疗的甲减患者，应调整 L-T_4 剂量，使 TSH<2.5mU/L 后再妊娠。妊娠后 L-T_4 剂量通常增加 20%～30%。妊娠期初诊的甲减患者，应立即予以 L-T_4 治疗，TSH 控制目标为<2.5mU/L。

3. 中医治疗　甲减在中医学属于“虚劳”“水肿”“五迟”等病的范畴。气血亏虚型可用十全大补汤加减，脾肾阳虚型可用真武汤、二仙参芪汤合金匮肾气丸加减。中成药治疗可以选用右归丸等。

4. 康复治疗　甲减患者适当增加体育锻炼可以提高新陈代谢的速度，促进甲状腺激素的分泌，有利于疾病的恢复。适当的运动还可以提高患者的免疫力，如瑜伽、散步和太极拳等有氧运动可辅助治疗甲减。甲减作为一类低代谢综合征，患者一般都易超重，因此在甲减的康复中要做一些减脂增肌训练。

【健康管理】

一、三级预防

1. 一级预防　宣传甲减的防治知识，提高人群疾病认知度；在地方性甲状腺肿流行区推广加碘食盐；避免碘过量导致 TSH 升高；避免长期大量食用致甲状腺肿作用的食物，例如卷心菜、甘蓝等十字花科蔬菜；碳酸锂、硫脲类、磺胺类等药物可能导致甲减，应用时应该监测甲状腺功能；甲状腺功能正常、甲状腺自身抗体阳性的患者建议保持碘营养适量；新生儿 TSH 检测，可以早期发现先天性甲减患儿。

2. 二级预防　甲减患者的早发现、早诊断、早治疗。在高危人群中一旦筛查出甲减患者，即给予规范化管理，控制病情，使甲状腺激素水平和 TSH 达标，减缓并发症的发生。

3. 三级预防　加强甲减患者康复及护理，减少诱发甲减急性并发症的因素，防止甲减病情加重，避免发生黏液性水肿昏迷。对于老年人，要减少因为甲减导致的心血管死亡和全因死亡风险。

二、健康教育

1. 用药指导　各种类型的甲减均需用甲状腺激素替代治疗，永久性甲减患者需要终生服药，告知患者按时服药和监测甲状腺功能，切不可随意停药或减量。

2. 饮食生活方式指导　高蛋白、高维生素、低钠低脂饮食。每天进食粗纤维食物，促进胃肠蠕动。针对地方性缺碘者采用碘化盐，桥本甲状腺炎所致甲减者应避免摄取含碘食物和药物，以免诱发严重黏液性水肿。

3. 自我观察病情　学会自我观察药物的反应，自测脉搏和体温。

若出现多食消瘦、脉搏>100次/min、心律失常、体重减轻、发热大汗、情绪激动等情况说明甲状腺素服用过量；如出现嗜睡、体温<35℃、呼吸减慢、低血压、心跳过慢等情况要警惕黏液性水肿昏迷，需立即就诊。

4. 生育指导　甲减患者计划怀孕，应经L-T_4治疗后，将甲状腺激素水平恢复正常方可怀孕。

三、双向转诊

（一）上转指征

1. 患者有嗜睡、木僵、精神异常、体温低下等情况，考虑黏液性水肿昏迷时，应立刻转诊。

2. 临床疑似甲减，或病因和分类未明者，或疑似继发性甲减者。

3. 经3～6个月规范治疗后血清TSH和甲状腺激素水平不达标者。

4. 特殊人群，如先天性甲状腺功能减退症、幼年甲减者，年龄<18岁发现甲状腺功能异常者；甲减患者计划妊娠及妊娠期，或妊娠期间初次诊断甲减者。

（二）下转指征

甲减诊断明确、病情稳定、治疗方案确定者，可下转至社区，由全科医生进行定期随访管理。

四、社区管理

基层甲减患者管理流程图（图7-2-2）。

全科医生应熟悉甲减的初步诊断、治疗，承担长期随访管理工作，识别出继发性甲减及不适合在基层诊治的甲减患者并及时转诊。管理目标是TSH和甲状腺激素水平达标，降低并发症发生风险。

【预后】

甲减的预后取决于是否进行适当的激素替代治疗，合适剂量的激素治疗预后良好，可恢复正常生活状态。得不到及时治疗可能引起多种并发症，如心包积液、腹水，甚至发生黏液性水肿昏迷、血脂异常，还可增加心血管病的发病风险。因甲状腺被破坏而发生甲减者，通常需终身L-T_4治疗；若是由药物或炎症引起的暂时性激素分泌减少，有甲状腺功能彻底恢复正常的可能；自身免疫性甲状腺炎所致甲减，也多数需终身治疗。

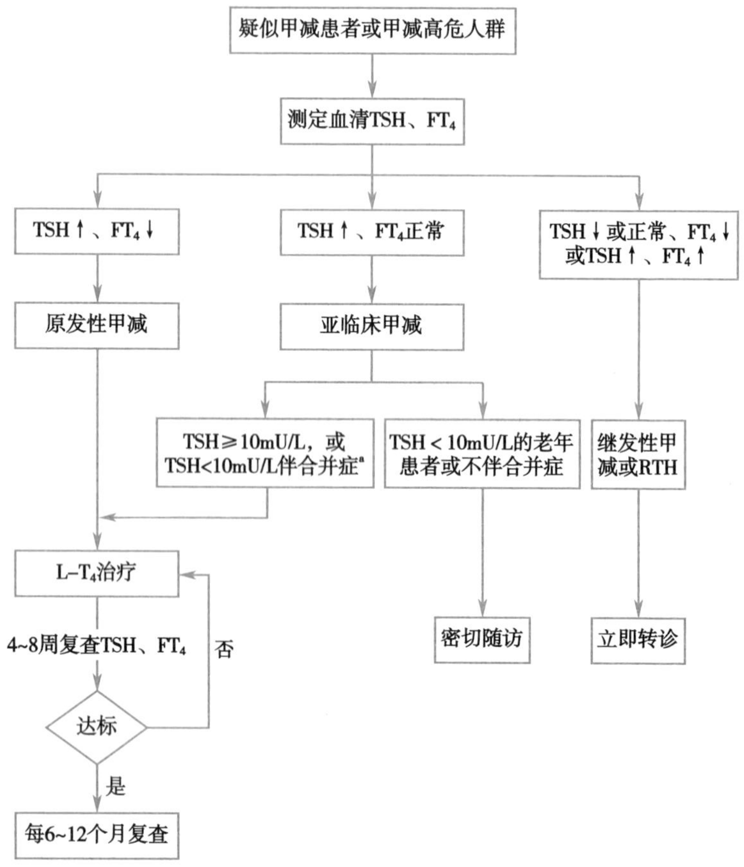

图 7-2-2 基层甲减患者管理流程

甲减．甲状腺功能减退症；TSH．促甲状腺激素；FT_4．游离甲状腺素；L-T_4．左甲状腺素；RTH．thyroid hormone resistance，甲状腺激素抵抗；↑．升高；↓．降低；[a] 甲减症状、TPO-Ab 阳性、血脂异常或动脉粥样硬化性疾病。

【诊治进展】

目前，干细胞移植作为甲减的一种新型治疗手段，尚处于临床前研究阶段。多项研究结果表明，干细胞在甲减治疗中具有很大的应用前景。干细胞治疗甲减的原理是将干细胞分化为具有甲状腺功能的成熟甲状腺细胞，并通过移植方法来治疗。未来有望使患者摆脱终身服药的痛苦，从而改善生活质量。

【病例分享】

患者，女性，48 岁，因“乏力，怕冷，食欲减退半年”到社区卫生服务中心就诊。患者于半年前开始无明显诱因下出现乏力，怕冷，食欲减退，伴有记忆力减退，体重增加，半年内体重增加 2.5kg。否认高血压、糖尿病史，已婚，已育。体格检查：体温 36.8℃，脉搏 56 次 /min，呼吸 20 次 /min，血压 120/80mmHg。全身浅表淋巴结未及肿大，双侧甲状腺未见肿大，质地软，无压痛，未及结节，未触及震颤，听诊未闻及血管杂音。心界叩诊不大，听诊两肺呼吸音清，各瓣膜区未闻及病理性杂音，心率 56 次 /min，律齐。腹软，肝脾肋下未触及。实验室和辅助检查：血常规示红细胞（RBC）3.87×10^{12}/L，血红蛋白（Hb）96g/L，白细胞（WBC）6.38×10^{9}/L，中性粒细胞（neutrophil，N）58.8%，淋巴细胞（lymphocyte，L）30.2%，血小板（platelet，PLT）213×10^{9}/L。血生化：总胆固醇（TC）7.72mmol/L，低密度脂蛋白（low density lipoprotein，LDL）5.3mmol/L。肝功能正常。甲状腺激素和相关抗体：TT_3 2.6nmol/L，TT_4 96.8nmol/L，FT_3 2.12pmol/L，FT_4 6.06pmol/L，TSH 28.72mU/L。TgAb 144.96U/ml，TPO-Ab 196.92U/ml。彩色超声：双侧甲状腺弥漫性病变。心电图：肢体导联低电压，窦性心动过缓。

接诊医生考虑甲减诊断明确，予以口服左甲状腺素钠片 50μg，每天 1 次，口服治疗，嘱患者随访。每周随访血常规，1 个月后复查甲状腺激素水平和肝功能。治疗 1 个月后，患者自觉症状缓解，其间复查血清 TSH 和 FT_4 正常。患者继续口服左甲状腺素钠片，同时定期到社区全科医生和内分泌科专科医生处随访。

【思考题】

1. 甲减诊断流程是怎样的？
2. 不同人群左甲状腺素（L-T_4）的治疗剂量滴定与疗效评估标准如何？
3. 甲减一级预防的要点有哪些？

（王　岚）

第三节 糖 尿 病

【学习提要】 1. 糖尿病的分型、病因及临床表现和诊断。
2. 糖尿病的综合评估和治疗。
3. 糖尿病的三级预防和社区健康管理。

【定义】

糖尿病（diabetes mellitus，DM）是由于胰岛素分泌和/或利用缺陷所致的以慢性高血糖为特征的代谢性疾病。长期代谢紊乱可引起多系统损害，导致眼、肾、神经、心脏、血管等组织器官慢性进行性病变、功能减退及衰竭，病情严重或应激时可发生急性严重代谢紊乱，如糖尿病酮症酸中毒（diabetic ketoacidosis，DKA）、高渗性高血糖状态等严重并发症。

【流行病学】

2015—2017 年中华医学会内分泌学分会在全国 31 个省（自治区、直辖市）进行的糖尿病的流行病学调查显示，我国 18 岁及以上人群糖尿病患病率为 11.2%，且以 2 型糖尿病（type 2 diabetes mellitus，T2DM）为主，男性患病率（12.1%）高于女性（10.3%），60 岁以上的老年人群 T2DM 患病率接近或超过 20%。

【糖尿病的分型】

糖尿病分型目前国际上通用 WHO 糖尿病专家委员会提出的分型标准（1999），共分为四型：1 型糖尿病、2 型糖尿病、其他特殊类型糖尿病、妊娠糖尿病。

【病因及发病机制】

糖尿病的病因和发病机制是遗传因素及环境因素共同作用的结果。1 型糖尿病（type 1 diabetes mellitus，T1DM）绝大多数是自身免疫性疾病，T2DM 则是多基因遗传性复杂病。

T2DM 患者的 β 细胞功能缺陷导致不同程度的胰岛素缺乏和组织（特别是骨骼肌和肝脏）胰岛素抵抗是 T2DM 发病的两个主要环节。

【临床表现】

一、临床表现

1. 代谢紊乱症状群　血糖升高后因渗透性利尿引起多尿，继而口渴多饮；渐见乏力、消瘦；临床常被描述为“三多一少”，即多尿、多饮、多食和体重减轻。部分患者可伴皮肤瘙痒，血糖升高较快时可致视物模糊。

2. 体征　肥胖的糖尿病患者（尤其是青少年），应检查是否存在黑棘皮病。合并周围神经病变者，可有踝反射、针刺痛觉、振动觉、压力觉、温度觉检查异常。足背动脉搏动减弱或消失提示合并糖尿病足病或者存在足病高风险。

二、接诊要点

糖尿病诊断以血糖异常升高作为依据。应分别检查空腹血糖和餐后血糖，必要时进行口服葡萄糖耐量试验（oral glucose tolerance test，OGTT）。诊断时应注意是否符合糖尿病诊断标准、分型、有无并发症（及严重程度）和伴发病或加重糖尿病的因素存在。

诊断线索：①三多一少症状；②以糖尿病各种急慢性并发症或伴发病首诊的患者；③高危人群包括有糖调节受损史；年龄≥45 岁；超重或肥胖；T2DM 的一级亲属；妊娠糖尿病史；多囊卵巢综合征；长期接受抗抑郁药物治疗等；④45 岁以上健康体检或因各种疾病、手术住院时应常规排除糖尿病。

三、常见并发症 / 合并症

（一）并发症

1. 感染性疾病　糖尿病容易并发各种感染，如疖、痈等皮肤化脓性感染和足癣、体癣等皮肤真菌感染，女性患者常见泌尿生殖道感染。糖尿病患者的肺结核患病率较普通人群显著增高。

2. 慢性并发症

（1）微血管病变：可累及全身各重要器官，是导致成人失明、非创伤性截肢、终末期肾病的主要原因。

（2）肾病：指由糖尿病所致的慢性肾脏病（chronic kidney disease，CKD），已成为终末期肾病的主要原因。诊断主要依赖于尿白蛋白和估算的肾小球滤过率（estimated glomerular filtration rate，eGFR）测定。T1DM 一般 5 年后，T2DM 患者在诊断时即应进行肾脏病变的筛查，以后每年应至少筛查 1 次，包括尿常规、尿白蛋白 / 肌酐比值（urinary albumin/creatinine ratio，UACR）和血肌酐（用于计算 eGFR）。在明确糖尿病作为肾损害的病因并排除其他原因引起 CKD 的情况下，至少具备下列一项者可诊断为糖尿病肾病：①排除感染等干扰因素的情况下，在 3～6 个月内的 3 次检测中至少 2 次 UACR≥30mg/g 或 UAER［24 小时尿白蛋白排泄率（urine albumin excretion rate）］≥30mg/24h；②eGFR <60ml/（min•1.73m²）持续 3 个月以上；③肾活检符合 CKD 的病理改变。CKD 分期详见第 9 版《内科学》慢性肾衰竭章节。

（3）视网膜病变：2002 年国际临床分级标准将糖尿病视网膜改变分为两大类六期。Ⅰ～Ⅲ期为非增殖期视网膜病变（non-proliferative diabetic retinopathy，NPDR），Ⅳ～Ⅵ期为增殖期视网膜病变（proliferative diabetic retinopathy，PDR）。可使用免散瞳眼底照相机进行分级诊断，对于筛查中发现的中度及中度以上的 NPDR 及 PDR 患者应由眼科医生进行进一步诊治。

（4）神经病变：糖尿病神经病变是糖尿病最常见的慢性并发症，以远端对称性多发性神经病变（diabetes distal symmetrical polyneuropathy，DSPN）最具代表性，表现为双侧远端对称性肢体疼痛、麻木、感觉异常等。临床上常联合应用踝反射、针刺痛觉、振动觉、压力觉、温度觉 5 项检查来筛查 DSPN。出现神经病变的临床症状，如疼痛、麻木、感觉异常等，5 项检查任意 1 项异常即可诊断；若无临床症状，则 5 项检查任意 2 项异常也可诊断。

此外，糖尿病患者还可有自主神经病变，累及心血管、消化、泌尿生殖等系统；脑神经损伤以上睑下垂（动眼神经）最常见；单发周围神经损伤常见尺神经、正中神经等。

（5）下肢动脉病变：通常是指下肢动脉粥样硬化性病变（lower extremity atherosclerotic disease，LEAD），对于 50 岁以上的糖尿病患者，应该常规进行 LEAD 的筛查。糖尿病合并 LEAD 的诊断依据包括：具有间歇性跛行，缺血性静息痛，缺血性溃疡或坏疽等临床表现；或患者静息踝肱指数（ankle brachial index，ABI）≤0.90 或超声多普勒、血管成像或造影检查下肢动脉有狭窄或闭塞病变等。

（6）糖尿病足病：指初诊糖尿病或已有糖尿病病史的患者，足部出现感染、溃疡或组织的破坏，通常伴有下肢神经病变和/或周围动脉病变（peripheral artery disease，PAD）。

3. 急性并发症

（1）糖尿病酮症酸中毒（DKA）：临床以高血糖、高血酮和代谢性酸中毒为主要特征。起病前数天原有症状加重，失代偿阶段出现消化系统和神经系统症状，呼吸深快，呼气中有烂苹果味（丙酮气味）；病情逐步进展为低血容量性休克，晚期各种反射迟钝甚至消失，终至昏迷。如血酮体升高（血酮体≥3mmol/L）或尿糖和酮体阳性（++以上）伴血糖增高（血糖>13.9mmol/L），血 pH（pH<7.3）和/或二氧化碳结合力降低（HCO_3^-<18mmol/L），无论有无糖尿病病史，都可诊断为DKA。

（2）高渗性高血糖状态（hyperosmolar hyperglycemic state，HHS）：临床以严重高血糖而无明显 DKA、血浆渗透压显著升高、脱水和意识障碍为特征。一般从开始发病到出现意识障碍需要 1～2 周，病情逐渐加重出现脱水和神经系统两组症状和体征。实验室诊断参考标准是：①血糖≥33.3mmol/L；②有效血浆渗透压≥320mOsm/L；③血清 HCO_3^-≥18mmol/L 或动脉血 pH≥7.30；④尿糖呈强阳性，而血酮体及尿酮阴性或为弱阳性；⑤阴离子间隙<12mmol/L。

（二）合并症

1. 糖尿病合并心血管病　包括冠心病、糖尿病心肌病变、心脏自主神经病变以及心力衰竭。

2. 糖尿病性脑血管病　包括颅内大血管和微血管病变，主要表现为脑动脉硬化、缺血性脑血管病、脑出血、脑萎缩等。

【辅助检查】

常规检查包括空腹、餐后 2 小时血糖、糖化血红蛋白（HbA_1c），肝肾功能、血尿酸、血脂；尿常规、UACR。胰岛功能评估需测定空腹及餐后的血清胰岛素、C 肽水平。

T1DM 鉴别诊断应测定谷氨酸脱羧酶抗体（glutamate decarboxylase antibody，GADA），胰岛细胞抗体（islet cell antibody，ICA）等自身抗体。

【诊断和评估】

一、诊断标准

我国目前采用WHO糖尿病专家委员会（1999）提出的诊断和分类标准，见表7-3-1、表7-3-2。

表7-3-1 糖尿病的诊断标准

诊断标准	静脉血浆葡萄糖或 HbA_1c 水平
典型糖尿病症状	
加上随机血糖	≥11.1mmol/L
或加上空腹血糖	≥7.0mmol/L
或加上OGTT 2h血糖	≥11.1mmol/L
或加上 HbA_1c	≥6.5%
无糖尿病典型症状者，需要改天复查确认	

注：OGTT．口服葡萄糖耐量试验；HbA_1c．糖化血红蛋白。典型糖尿病症状包括烦渴多饮、多尿、多食、不明原因体重下降；随机血糖指不考虑上次用餐时间，一天中任意时间的血糖，不能用来诊断空腹血糖受损或糖耐量减低；空腹状态指至少8小时没有进食热量。

表7-3-2 糖代谢状态分类（WHO糖尿病专家委员会报告，1999年）

糖代谢状态	静脉血浆葡萄糖/（$mmol \cdot L^{-1}$）	
	空腹血糖	糖负荷后2h血糖
正常血糖	<6.1	<7.8
空腹血糖受损	6.1～<7.0	<7.8
糖耐量减低	<7.0	7.8～<11.1
糖尿病	≥7.0	≥11.1

注：空腹血糖受损和糖耐量减低统称为糖调节受损，也称糖尿病前期；空腹血糖正常参考范围下限通常为3.9mmol/L。2003年11月WHO糖尿病专家委员会建议将空腹血糖受损的界限值修订为5.6～6.9mmol/L。

T1DM的患者通常具有以下特点：年龄通常小于<30岁；“三多一少”症状明显；常以酮症或酮症酸中毒起病；非肥胖体形；空腹或餐后的血清C肽浓度明显降低；出现胰岛自身免疫标记物，如GADA、ICA等。

糖尿病筛查可使无症状的T2DM患者得以早发现、早治疗，有助于提高糖尿病及其并发症的防治效率。筛查对象为糖尿病高危人群。成年高危人群的纳入标准详见《中国2型糖尿病防治指南(2020年版)》第四章。

二、临床评估

明确糖尿病的临床类型，及时发现糖尿病并发症以及患者是否合并动脉粥样硬化性心血管病(atherosclerotic cardiovascular disease，ASCVD)、心力衰竭和CKD，制订合理的降糖治疗方案。

初诊患者的评估：应详细询问患者糖尿病及其并发症的症状，是否有合并症，生活习惯及一级亲属患病情况，测量BMI、腰臀比。T2DM患者在诊断时即可出现并发症，还应检查视力、神经系统、足背动脉搏动、下肢和足部皮肤等。实验室检查包括空腹、餐后2小时血糖、胰岛素和C肽、HbA_1c、肝肾功能、血脂、尿常规、UACR。如胰岛素和C肽水平较低，应测定GADA等自身抗体。

复诊患者的评估：每次复诊时应询问患者饮食控制情况、体重变化、有无三多一少、低血糖症状、并发症及伴发病的症状。使用胰岛素的患者应在医生指导下进行自我血糖监测，每次复诊时医生应查看患者的自测血糖结果，及时调整治疗方案。

【治疗】

一、治疗目标

近期目标是控制高血糖和相关代谢紊乱以消除糖尿病症状和防止急性严重代谢紊乱；远期目标是预防和/或延缓糖尿病慢性并发症的发生和发展，提高患者的生活质量、降低病死率和延长寿命。

二、治疗原则

新诊断的糖尿病患者达到良好血糖控制可延缓糖尿病微血管病变的发生、发展；全面控制T2DM的危险因素可明显降低动脉粥样硬化性心血管病和微血管病变的发生风险和死亡风险。T2DM治疗策略是综合性的，包括血糖、血压、血脂和体重的控制，T2DM的综合控制目标详见表7-3-3。

表 7-3-3　中国 2 型糖尿病的综合控制目标

测量指标	目标值
毛细血管血糖 /（$mmol \cdot L^{-1}$）	
空腹	4.4～7.0
非空腹	<10.0
糖化血红蛋白 /%	<7.0
血压 /mmHg	<130/80
总胆固醇 /（$mmol \cdot L^{-1}$）	<4.5
高密度脂蛋白胆固醇 /（$mmol \cdot L^{-1}$）	
男性	>1.0
女性	>1.3
甘油三酯 /（$mmol \cdot L^{-1}$）	<1.7
低密度脂蛋白胆固醇 /（$mmol \cdot L^{-1}$）	
未合并动脉粥样硬化性心血管病	<2.6
合并动脉粥样硬化性心血管病	<1.8
体重指数 /（$kg \cdot m^{-2}$）	<24.0

对大多数非妊娠成人，HbA_1c 的合理控制目标为<7%；年龄较轻、病程较短、预期寿命较长、无并发症、未合并心血管病的 T2DM 患者可采取更严格的 HbA_1c 控制目标（如<6.5%，甚至尽量接近正常）；对于有严重低血糖病史、预期寿命有限、已有显著微血管或大血管并发症、糖尿病病程长的患者，应采用较为宽松的 HbA_1c 目标。

三、治疗方案

控制高血糖的策略是综合性的，包括糖尿病健康教育、生活方式管理、血糖监测和应用降糖药物等措施。医学营养治疗和运动治疗是生活方式管理的核心，是控制高血糖的基础治疗措施，应贯穿于糖尿病管理的始终。

（一）健康教育

健康教育是决定糖尿病管理成败的基础管理措施，每位糖尿病患者从诊断之初均应接受全面的糖尿病教育，充分认识糖尿病并掌握自我管理技能。

（二）医学营养治疗

医学营养治疗（medical nutrition therapy，MNT）是综合管理的重

要组成部分，总的原则是确定合理的总能量摄入，合理、均衡地分配各种营养物质，恢复并维持理想体重。

1. 合理控制总热量　控制总能量摄入，控制体重。每天总能量根据年龄、身高、体重、劳动强度而定。成人正常体重者，完全卧床时每天给予能量15～20kcal/kg，休息状态下25～30kcal/kg，体力劳动者30～40kcal/kg，重体力劳动者40kcal/kg以上。

2. 营养物质分配　各种营养素摄入量占比合理，膳食中碳水化合物、蛋白质、脂肪摄入量与总能量的占比分别为50%～60%、15%～20%及25%～30%。膳食纤维的摄入量为25～30g/d，食盐的摄入量应每天限制在6g以下。

3. 合理餐次分配　确定每天饮食总热量和糖类、蛋白质、脂肪的组成比例后，每天三餐分配为1/5、2/5、2/5或1/3、1/3、1/3等模式。规律饮食、定时定量，注意进餐顺序。

（三）运动治疗

适用于轻中度糖尿病患者，尤其对肥胖的T2DM患者，运动可增加胰岛素敏感性，有利于控制血糖和体重，T1DM患者接受胰岛素治疗病情稳定者也可以进行运动疗法。运动治疗应遵循如下原则：①成年T2DM患者每周150分钟中等强度运动，运动强度可以用实际运动后心率（靶心率）（次/min）=170-年龄（岁）来衡量，一般达到靶心率后持续20～30分钟效果较好；②中等强度的体育运动包括健步走、太极拳、骑车、乒乓球、羽毛球等。如无禁忌证，每周最好进行2～3次抗阻运动，锻炼肌肉力量和耐力；③运动前、后要监测血糖；④运动量大或激烈运动时应建议患者调整食物及药物以免发生低血糖；⑤T1DM患者体育锻炼宜在餐后进行；⑥合并各种急性感染、伴有心功能不全或心律失常、伴有严重糖尿病慢性并发症、新近发生的血管栓塞、空腹血糖>16.7mmol/L、立位低血压、糖尿病急性并发症等情况下不宜进行运动疗法。

（四）病情监测

包括血糖监测、其他心血管病危险因素和并发症监测。血糖监测基本指标包括空腹血糖、餐后血糖和HbA_1c。建议患者进行自我血糖监测（self-monitoring of blood glucose，SMBG），持续血糖监测（continuous glucose monitoring，CGM）可作为无症状低血糖和/或频发低血糖患者SMBG的补充。HbA_1c用于评价长期血糖控制情况，患者初诊时应常规检查，开始治疗时每 3 个月检测 1 次，血糖达标后每半年检测 1 次。

对于糖尿病前期和糖尿病的人群，应评估并治疗其他心血管病危险因素。患者每次就诊应测量血压；每年至少 1 次全面了解血脂以及心、肾、神经、眼底等情况，尽早给予相应处理。

（五）降糖药物治疗

T2DM 患者高血糖药物治疗的简易路径详见图 7-3-1。

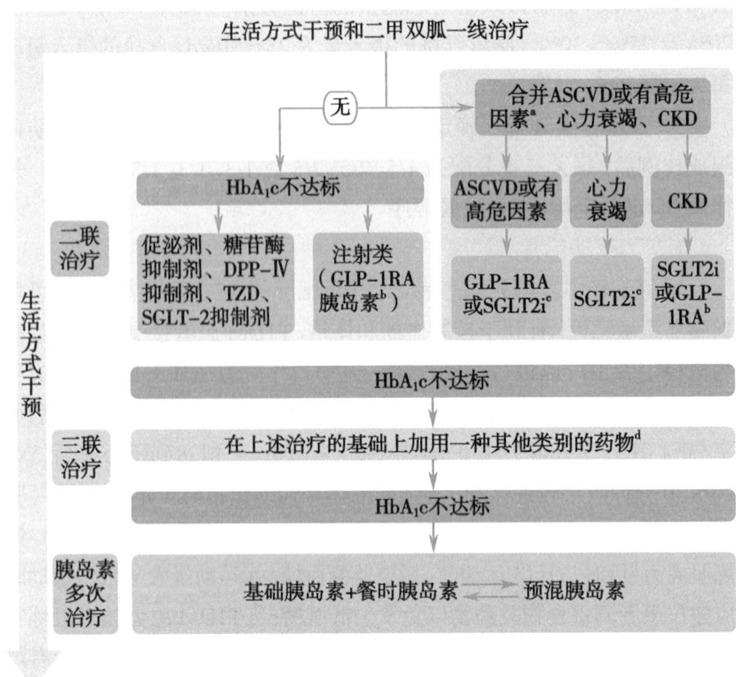

图 7-3-1　2 型糖尿病患者高血糖治疗的简易路径

HbA_1c. 糖化血红蛋白；ASCVD. 动脉粥样硬化性心血管病；CKD. 慢性肾脏病；DPP-Ⅳ抑制剂. dipeptidyl peptidase Ⅳ inhibitor，二肽基肽酶 -Ⅳ抑制剂；TZD. thiazolidinedione，噻唑烷二酮类；SGLT-2 抑制剂. 钠 - 葡萄糖协同转运蛋白 2 抑制剂；GLP-1RA. glucagon-like peptide-1 receptor antagonist，胰高血糖素样肽 -1 受体激动剂；a. 高危因素指年龄≥55 岁伴以下至少 1 项：冠状动脉或颈动脉或下肢动脉狭窄≥50%，左心室肥厚；b. 通常选用基础胰岛素；c. 加用具有 ASCVD、心力衰竭或 CKD 获益证据的 GLP-1RA 或 SGLT-2 抑制剂；[d] 有心力衰竭者不用 TZD。

1. 口服降糖药物　根据作用效果的不同，口服降糖药可分为促胰岛素分泌剂和非促胰岛素分泌剂。促胰岛素分泌剂主要包括磺脲类、格列奈类、二肽基肽酶-Ⅳ抑制剂（DPP-Ⅳ抑制剂），非促胰岛素分泌剂主要包括双胍类、噻唑烷二酮类（TZD）、α-葡糖苷酶抑制剂和钠-葡萄糖协同转运蛋白2（SGLT-2）抑制剂。随着T2DM病程的进展，临床上常需要多种口服降糖药物联用或口服药物和基础胰岛素、胰高血糖素样肽-1（GLP-1RA）受体激动剂联用。

（1）双胍类药物：T2DM患者控制高血糖的一线用药和药物联合中的基本用药。若无禁忌证且能耐受药物者，应一直保留在治疗方案中。目前临床上使用的双胍类药物主要是盐酸二甲双胍。主要药理作用是减少肝脏葡萄糖的输出和改善外周胰岛素抵抗。在500～2 000mg/d剂量范围之间，疗效呈现剂量依赖效应，可使HbA_1c下降1.0%～1.5%，并可减轻体重。主要不良反应为胃肠道反应，从小剂量开始逐渐增加剂量可减少消化道不良反应。双胍类药物禁用于肾功能不全[血肌酐水平男性>132.6μmol/L（1.5mg/dl），女性>123.8μmol/L（1.4mg/dl）或估算的肾小球滤过率（eGFR）<45ml/（min•1.73m^2）]、肝功能不全、严重感染、缺氧或接受大手术的患者。

（2）磺脲类药物：属于胰岛素促泌剂，主要药理作用是通过刺激胰岛β细胞分泌胰岛素，增加胰岛素水平而降低血糖。磺脲类药物可使HbA_1c降低1.0%～1.5%。目前我国主要的磺脲类药物有格列本脲、格列美脲、格列齐特、格列吡嗪和格列喹酮。磺脲类药物可导致低血糖反应，特别是在老年患者和肝、肾功能不全者；磺脲类药物还可导致体重增加；有肾功能轻度不全的患者宜选择格列喹酮。

（3）格列奈类药物：为非磺脲类胰岛素促泌剂，包括瑞格列奈、那格列奈和米格列奈。此类药物主要通过刺激胰岛素的早时相分泌而降低餐后血糖，也有一定的降空腹血糖作用。可使HbA_1c降低0.5%～1.5%，需在餐前即刻服用，可单独使用或与其他降糖药联合应用。

（4）TZD：主要通过增加靶细胞对胰岛素作用的敏感性而降低血糖。目前在我国上市的TZD主要有罗格列酮和吡格列酮。TZD可使HbA_1c下降0.7%～1.0%。体重增加和水肿是TZD的常见不良反应。TZD的使用与骨折和心力衰竭风险增加相关。有心力衰竭[纽约心脏学会（NYHA）心功能分级Ⅱ级以上]、活动性肝病或转氨酶升高超过正常上限 2.5 倍、严重骨质疏松和有骨折病史的患者应禁用本类药物。

（5）α- 葡糖苷酶抑制剂：通过抑制碳水化合物在小肠上部的吸收而降低餐后血糖，适用于以碳水化合物为主食的餐后血糖升高的患者。推荐患者每天 2～3 次，餐前即刻吞服或与第一口食物一起嚼服。国内上市有阿卡波糖、伏格列波糖和米格列醇。α- 葡糖苷酶抑制剂可以使 HbA_1c 降低 0.5%，并能使体重下降。常见不良反应为胃肠道反应（如腹胀、排气等）。

（6）DPP-Ⅳ抑制剂：通过抑制二肽基肽酶 -Ⅳ（DPP-Ⅳ）而减少胰高血糖素样肽 -1（GLP-1）在体内的失活，使内源性 GLP-1 水平升高，以葡萄糖浓度依赖的方式增加胰岛素分泌，抑制胰高血糖素分泌。目前在国内上市的 DPP-4 抑制剂为西格列汀、沙格列汀、利格列汀等。DPP-Ⅳ抑制剂可降低 HbA_1c 0.4%～0.9%。肝、肾功能不全的患者使用利格列汀无须调整剂量。

（7）SGLT-2 抑制剂：是一类新型口服降糖药物，可抑制肾脏对葡萄糖的重吸收，降低肾糖阈，从而促进尿糖的排出。目前在我国上市的 SGLT-2 抑制剂有达格列净、恩格列净、卡格列净等。SGLT-2 抑制剂单药治疗能降低 HbA_1c 0.5%～1.2%，有一定的减轻体重和降压作用。SGLT-2 抑制剂在轻、中度肝功能受损患者中使用无须调整剂量，在重度肝功能受损（Child-Pugh C 级）患者中不推荐使用。不用于 eGFR<30ml/（min•1.73m²）的患者。SGLT-2 抑制剂的常见不良反应为泌尿系统和生殖系统感染。

2. 胰岛素　胰岛素治疗是控制高血糖的重要手段。

T1DM 患者需依赖胰岛素维持生命，T2DM 虽不需要胰岛素来维持生命，但当口服降糖药效果不佳或存在口服药使用禁忌时，仍需使用胰岛素以控制高血糖。根据来源和化学结构的不同，胰岛素可分为动物胰岛素、人胰岛素和胰岛素类似物。根据作用特点的差异，胰岛素又可分为超短效胰岛素类似物、常规（短效）胰岛素、中效胰岛素、长效胰岛素、长效胰岛素类似物、预混胰岛素、预混胰岛素类似物以及双胰岛素类似物。

（1）基础胰岛素：包括中效胰岛素和长效胰岛素类似物。当仅使用基础胰岛素治疗时，保留原有各种口服降糖药物，联合中效胰岛素或长效胰岛素类似物睡前注射。

（2）预混胰岛素：包括预混人胰岛素和预混胰岛素类似物。根据患者的血糖水平，可选择每天1～2次的注射方案。当HbA_1c比较高时，使用每天2次的注射方案；根据空腹血糖和晚餐前血糖分别调整晚餐前和早餐前的胰岛素用量。

（3）双胰岛素类似物：目前上市的双胰岛素类似物只有德谷门冬双胰岛素（IDegAsp），于主餐前注射，根据空腹血糖水平调整剂量直至达标。

胰岛素的多次皮下注射和持续皮下胰岛素输注（continuous subcutaneous insulin infusion，CSII）可用于胰岛素强化治疗。

3. 胰高血糖素样肽-1受体激动剂（GLP-1RA） 通过激活GLP-1受体以葡萄糖浓度依赖的方式刺激胰岛素分泌和抑制胰高血糖素分泌发挥降糖作用。我国上市的GLP-1RA分为短效的贝那鲁肽、艾塞那肽和长效的利拉鲁肽、司美格鲁肽、度拉糖肽等。GLP-1类似物平均能够使HbA_1c下降0.97%。此外，GLP-1类似物还具有降低体重，改善血脂谱及降低血压的作用。GLP-1类似物最常见的副作用是恶心、腹泻、呕吐。

（六）糖尿病急性并发症治疗

DKA与高渗性高血糖状态的治疗原则为尽快补液以恢复血容量、纠正脱水状态，降低血糖，纠正电解质和酸碱平衡失调以及去除诱因和治疗并发症。

（七）中医治疗

糖尿病前期气阴两虚证，可采用生活方式干预联合口服天芪降糖胶囊。T2DM气阴两虚证，在应用二甲双胍等降糖药物的基础上，加服津力达颗粒。T2DM早中期肠道湿热证可口服葛根芩连汤；肝胃郁热证可口服大柴胡汤加减。糖尿病视网膜病变气阴两虚，目络瘀阻证可口服芪明颗粒。糖尿病周围神经病变气虚络阻证，可口服木丹颗粒，配合针刺、熏洗等治疗可以改善症状。黄葵胶囊和渴络欣胶囊可用于糖尿病肾病的辅助治疗。

（八）康复治疗

糖尿病下肢动脉病变应积极进行运动康复训练，可以增加步行距离，改善患者的下肢运动功能。平衡功能训练可以降低由于足踝本体感觉减退、视力受损以及肌力减退的糖尿病患者的跌倒风险。物理治疗可以抑制患者肌肉萎缩，对于受损神经也有促进修复的作用。红外线治疗糖尿病足能够促进局部血液循环，修复溃疡组织，帮助足踝保护性感觉的恢复。

【健康管理】

一、三级预防

1. 一级预防　目标是控制危险因素，预防 T2DM 的发生。在一般人群中开展健康教育，提高人群对糖尿病防治的知晓度和参与度，倡导合理膳食、控制体重、适量运动、限盐、戒烟、限酒、心理平衡的健康生活方式。

2. 二级预防　早发现、早诊断、早治疗 T2DM 患者，包括在高危人群中开展糖尿病筛查、及时发现糖尿病、及时进行健康干预等，预防糖尿病并发症的发生。

3. 三级预防　延缓及治疗糖尿病并发症、降低致残率和死亡率，改善患者的生存质量。建议对于糖尿病病程较长、年龄较大、已有心血管病的 T2DM 患者，采取降糖、降压、调脂（主要是降低 LDL-C）、抗血小板治疗等综合管理措施，以降低心血管事件、微血管并发症进展及死亡的风险，但应遵循分层管理的原则。

二、双向转诊

（一）上转指征

1. 糖尿病临床分型不明确者。

2. 妊娠和哺乳期妇女血糖异常者。

3. 血糖、血压、血脂长期治疗不达标者。

4. 血糖波动较大，无法平稳控制者。

5. 出现严重降糖药物不良反应。

6. 糖尿病急性并发症　严重低血糖或高血糖伴或不伴有意识障碍。

7. 糖尿病慢性并发症导致严重靶器官损害或慢性并发症的筛查和治疗有困难者。

（二）下转指征

1. 初次发现血糖异常，已明确诊断和确定治疗方案且血糖控制比较稳定。

2. 相关并发症已得到有效治疗且病情控制稳定，可转由全科医生继续随访和评估。

三、社区管理

在健康体检、疾病筛查中发现或临床诊断的首诊糖尿病患者，分型明确的由全科医生进行临床评估，根据评估结果进行分类干预，凡是调整药物或转诊治疗的均应在 2 周内主动随访。临床分型不明确的患者建议转诊，若存在危急情况处理后紧急转诊，2 周内主动随访转诊情况。

【预后】

糖尿病是慢性进展性疾病，血糖、血压、血脂等综合目标控制可以延缓其慢性并发症的发生发展，减少急性并发症以及心血管事件发生的概率，提高患者远期生活质量。随着疾病的自然进程，胰岛功能逐渐衰退，绝大多数糖尿病患者最终需要使用胰岛素来控制血糖。

【诊治进展】

对于糖尿病诊治的研究方向目前主要指向糖尿病逆转，也称糖尿病缓解，策略包括糖尿病前期干预，减重，强化降糖，代谢手术以及胰腺或者胰岛移植。

为提高疗效和患者依从性，降糖药物趋向于复方制剂的使用，如二甲双胍和各种口服降糖药组成的口服类复方制剂，长效胰岛素和 GLP-1RA 组成的注射类复方制剂等。

【思考题】

1. 糖尿病如何诊断与分型？
2. 糖尿病的综合治疗包括哪些方面？
3. 什么是糖尿病的三级预防？

【病例分享】

患者，女性，50 岁，因“发现血糖升高 12 年，下肢麻木 3 个月”来院就诊。患者 12 年前体检发现空腹血糖 9.6mmol/L，无明显多尿、多饮、多食及体重下降，在市级医院内分泌科经检查诊断为 T2DM，予格列吡嗪控释片 5mg，每天 1 次，口服治疗。6 年前因血糖控制不佳，加用二甲双胍、阿卡波糖后三药联合治疗，未规律监测血糖。3 个月前感双下肢麻木，有蚁行感，在所在地社区卫生站指尖测空腹血糖 11.3mmol/L，前往社区卫生服务中心进一步诊治。病程中精神、睡眠可，糖尿病饮食，大小便正常，体重近 3 年下降约 3kg。既往患高血压 1 年，最高血压 160/90mmHg，服氨氯地平片 5mg，每天 1 次，血压控制可。

查体：身高 156cm，体重 58kg，腰围 82cm，BMI 23.8kg/m^2，心肺听诊及腹部检查无特殊。糖尿病专科查体：双足形态无异常，无破溃、胼胝。双侧足背动脉搏动可。10g 尼龙丝试验阳性。

辅助检查：血生化示血糖：12.6mmol/L，肝肾功能无特殊；尿常规未见异常；HbA_1c：9.6%。胰岛素，C 肽释放试验提示无明显峰值。无创肌电图测定：双侧腓浅神经感觉纤维传导速度减慢、双侧腓肠神经运动纤维传导速度减慢。眼底检查无异常。诊断：T2DM、糖尿病周围神经病、高血压 2 级。

治疗：甘精胰岛素 12U，睡前皮下注射；二甲双胍片 1.0g，每天 2 次；磷酸西格列汀片 100mg，每晚口服。1 周及半个月随访，空腹血糖均控制在 5～7mmol/L。3 个月后复查 HbA_1c：6.7%。纳入社区慢性病管理。

（王　岚）

第四节　血脂异常

【学习提要】 1. 血脂异常的定义、分类和筛查。
2. 血脂异常的综合评估和治疗。
3. 血脂异常的三级预防和社区健康管理。

【定义】

血脂异常（dyslipidemia）通常指血清中胆固醇（cholesterol）和 / 或甘油三酯（triglyceride，TG）水平升高。血脂不溶于水，必须与特殊的蛋白质即载脂蛋白（apolipoprotein，Apo）结合形成脂蛋白（lipoprotein，Lp）才能溶于血液。脂蛋白分为：乳糜微粒（chylomicron，CM）、极低密度脂蛋白（very low density lipoprotein，VLDL）、中密度脂蛋白（intermediate density lipoprotein，IDL）、低密度脂蛋白（low density lipoprotein，LDL）和高密度脂蛋白（high density lipoprotein，HDL）。另有一种脂蛋白称为脂蛋白 a［lipoprotein a，Lp（a）］。广义上的血脂异常泛指包括低 HDL 血症在内的各种血脂异常。

【分类】

血脂异常的分类主要有病因分类和临床分类两种，其中应用更广泛的是临床分类。

一、病因分类

1. 原发性高脂血症　除了不良生活方式（如高能量、高脂和高糖饮食，过度饮酒等）外，大部分原发性高脂血症是由于单一或多个基因突变所致。由于基因突变所致的高脂血症多有家族聚集性，有明显的遗传倾向，尤其是单一基因突变者，故临床上又称为家族性高脂血症。

2. 继发性高脂血症　继发性高脂血症是指由于其他疾病所引起的血脂异常。可引起血脂异常的疾病主要有肥胖、糖尿病、甲状腺功能减退症、肾病综合征、肾衰竭、肝脏疾病、系统性红斑狼疮、脂肪萎缩、急性卟啉病、多囊卵巢综合征等。此外，某些药物如利尿剂、非心脏选择性β受体拮抗剂、糖皮质激素等也可能引起继发性血脂异常。

二、临床分类

从实用角度出发，血脂异常可进行简易的临床分类（表 7-4-1）。

表 7-4-1　血脂异常的临床分类

分型	TC	LDL-C	HDL-C
高胆固醇血症	增高		
高 TG 血症		增高	
混合型高脂血症	增高	增高	
低 HDL-C 血症			降低

注：TC：总胆固醇；LDL-C：低密度脂蛋白胆固醇；HDL-C：高密度脂蛋白胆固醇；TG：甘油三酯。

【检测与筛查】

（一）血脂异常的检测

临床上血脂检测的基本项目为TC、TG、LDL-C和HDL-C。其他血脂项目如ApoA1、ApoB和Lp(a)的临床应用也在逐渐开展。

1. TC　是指血液中各种脂蛋白所含胆固醇之总和。影响TC水平的主要因素如下。

（1）年龄与性别：TC水平常随年龄而上升，但70岁后不再上升甚或有所下降，中青年女性低于男性，女性绝经后TC水平常较同年龄男性高。

（2）饮食习惯：长期高胆固醇、高饱和脂肪酸摄入可使TC升高。

（3）遗传因素：与Lp代谢相关酶或受体基因发生突变可引起TC显著升高。在对动脉粥样硬化性疾病的危险评估和预测价值上TC不及LDL-C精准。

2. TG　其水平受遗传和环境因素的影响，与种族、年龄、性别以及生活习惯（如饮食、运动等）有关。同一个体TG水平受饮食和时间等因素的影响，在多次测定时，TG值可能有较大差异。

3. LDL-C　胆固醇约占LDL比重的50%，故影响TC的因素同样可影响LDL-C水平。LDL-C增高是动脉粥样硬化发生、发展的主要危险因素，可作为动脉粥样硬化性心血管病（ASCVD）危险分层的评估指标。

4. HDL-C　因为HDL中胆固醇含量比较稳定，故目前多通过检测其所含胆固醇的量，间接检测血中的HDL水平。严重营养不良、肥胖、吸烟、糖尿病、肝炎和肝硬化、高TG血症等往往伴有低HDL-C。运动和少量饮酒会升高HDL-C。HDL-C高低同样受遗传因素影响。血清HDL-C水平与ASCVD发病危险呈负相关。

5. Lp(a)　血清Lp(a)浓度主要与遗传有关，基本不受性别、年龄、体重和大多数降胆固醇药物的影响。正常人群中Lp(a)水平呈明显偏态分布，虽然个别人可高达1 000mg/L以上，但80%的正常人在200mg/L以下。此外，Lp(a)增高还可见于各种急性时相反应、肾病综合征、糖尿病肾病、妊娠和服用生长激素等。在排除各种应激性升高的情况下，Lp(a)被认为是ASCVD的独立危险因素。

（二）血脂异常的筛查

血脂检查的重点对象为：①有ASCVD病史者；②存在多项

ASCVD 危险因素（如高血压、糖尿病、肥胖、吸烟等）的人群；③有早发性心血管病家族史者（指男性一级直系亲属在 55 岁前或女性一级直系亲属在 65 岁前患缺血性心血管病），或有家族性高脂血症患者；④皮肤或肌腱黄色瘤及跟腱增厚者。

为及时发现血脂异常，建议：①20～40 岁成年人至少每 5 年测量 1 次血脂，包括 TC、LDL-C、HDL-C 和 TG；②40 岁以上男性和绝经期后女性每年检测血脂；③ASCVD 患者及其高危人群，应每 3～6 个月测定 1 次血脂；④因 ASCVD 住院患者，应在入院时或入院 24 小时内检测血脂。

【血脂合适水平和异常切点】

血脂异常的主要危害是增加 ASCVD 的发病危险，以下基于指南提出的关于血脂合适水平和异常切点主要适用于 ASCVD 一级预防的目标人群（表 7-4-2）。

表 7-4-2　中国 ASCVD 一级预防人群血脂合适水平和异常分层标准

单位：mmol/L（mg/dl）

分层	TC	LDL-C	HDL-C	TG
理想水平	-	<2.6（100）	-	-
合适水平	<5.2（200）	<3.4（130）	-	<1.7（150）
边缘升高	≥5.2（200）且<6.2（240）	≥3.4（130）且<4.1（160）	-	≥1.7（150）且<2.3（200）
升高	≥6.2（240）	≥4.1（160）	-	≥ 2.3（200）
降低	-	-	<1.0（40）	-

注：ASCVD. 动脉粥样硬化性心血管病；TC. 总胆固醇；LDL-C. 低密度脂蛋白胆固醇；HDL-C. 高密度脂蛋白胆固醇；TG. 甘油三酯。

【血脂异常与心血管危险评估】

血脂异常的干预目的就是为了预防 ASCVD 的发生，LDL-C 或 TC 水平对个体或群体 ASCVD 发病危险具有独立的预测作用，但 ASCVD 总体风险的全面评估还取决于同时存在的 ASCVD 其他危险因素的数目和水平，需要根据个体 ASCVD 的危险度分层判断血脂异常干预的目标水平。

血脂异常危险分层标准如下。

符合下列任意条件者，可直接列为极高危人群：ASCVD 患者，包括急性冠脉综合征、稳定性冠心病、血运重建术后、缺血性心肌病、缺血性脑卒中、短暂性脑缺血发作、外周动脉粥样硬化病等。

符合下列任意条件者，可直接列为高危人群：①LDL-C≥4.9mmol/L 或 TC≥7.2mmol/L；②糖尿病患者 LDL-C≥1.8mmol/L。

对于不符合上述 2 种条件的个体，需要评估 10 年 ASCVD 的发病风险（表 7-4-3）。

表 7-4-3　10 年 ASCVD 发病风险评估方法

危险因素个数		血清胆固醇水平分层 /（$mmol \cdot L^{-1}$）		
		3.1≤TC<4.1（或）1.8≤LDL-C<2.6	4.1≤TC<5.2（或）2.6≤LDL-C<3.4	5.2≤TC<7.2（或）3.4≤LDL-C<4.9
无高血压	0～1 个	低危	低危	低危
	2 个	低危	低危	中危
	3 个	低危	中危	中危
有高血压	0 个	低危	低危	低危
	1 个	低危	中危	中危
	2 个	中危	高危	高危
	3 个	高危	高危	高危

注：危险因素包括吸烟、低 HDL-C 及男性≥45 岁或女性≥55 岁。慢性肾脏病患者的危险评估及治疗请参见特殊人群血脂异常的治疗。低危、中危和高危分别为<5%，5%～9% 和≥10%。

对于 10 年 ASCVD 发病危险为中危且年龄<55 岁者，需要评估余生危险。具有以下任意 2 项及以上危险因素者，定义为高危：①收缩压≥160mmHg 或舒张压≥100mmHg；②非 HDL-C≥5.2mmol/L（200mg/dl）；③HDL-C<1.0mmol/L（40mg/dl）；④BMI≥28kg/m^2；⑤吸烟。

【血脂异常的治疗】

血脂异常治疗的宗旨是防控 ASCVD，降低心肌梗死、缺血性脑卒中或冠心病死亡等心血管事件的发生危险。临床应根据个体 ASCVD

危险程度，决定是否启动药物调脂治疗（Ⅰ类推荐，A 级证据）。

一、降脂治疗目标值

1. LDL-C 目标值　极高危者 LDL-C<1.8mmol/L；高危者 LDL-C<2.6mmol/L；中危和低危者 LDL-C<3.4mmol/L。LDL-C 基线值较高不能达目标值者，LDL-C 应至少降低 50%。极高危患者 LDL-C 基线在目标值以内者，LDL-C 仍应降低 30% 左右。起始宜应用中等强度他汀类药物，根据个体调脂疗效和耐受情况，适当调整剂量，若胆固醇水平不能达标，应与其他调脂药物联合使用。

2. 非 HDL-C 目标值　在 LDL-C 达标的情况下，高 TG 血症的 ASCVD 极高危及高危患者应将非 HDL-C 控制在目标水平（LDL-C 目标值 +0.8mmol/L）以下。一般临床上 TG 以空腹水平<1.7mmol/L 为合适水平，TG≥2.3mmol/L 为升高，会导致患 ASCVD 风险增加；另外当 TG>5.6mmol/L 时会明显增加患急性胰腺炎的风险。在应用他汀类药物的基础上联合应用贝特类药物、高纯度鱼油制剂可有效改善血脂异常，且具有良好的安全性。

3. HDL-C 目标值　控制在 1.0mmol/L 以上，目前主要以控制饮食及改善生活方式为主。

二、干预措施

（一）一般治疗

尽量避免应用对血脂代谢有影响的药物，比如某些降压药如噻嗪类利尿剂及 β 受体拮抗剂，应以 ACEI/ARB、CCB 类药物作为控制高血压的一线药物。

（二）生活方式改变

血脂异常的生活方式干预主要包括：①在满足每天必需营养需求的基础上控制总能量；②合理选择各营养要素的构成比例，建议每天摄入胆固醇<300mg，尤其是 ASCVD 高危或极高危患者，摄入脂肪不应超过总能量的 20%～30%；③维持健康体重（BMI：20.0～23.9kg/m^2）；④戒烟、避免被动吸烟；⑤限酒，男性每天不超过 20～30g 酒精，女性每天不超 10～20g 酒精；⑥坚持规律的中等强度代谢运动，建议每周 5～7 天、每次 30 分钟中等强度代谢运动。对于 ASCVD 患者应先进行

运动负荷试验，充分评估其安全性后再进行身体活动。

（三）药物治疗

血脂异常的药物治疗主要包括以下几种。

1. 他汀类药物　是血脂异常治疗的基石。推荐将中等强度的他汀类药物作为我国血脂异常人群的常用药物，包括（每天的剂量）：阿托伐他汀 10～20mg；瑞舒伐他汀 5～10mg；氟伐他汀 80mg；洛伐他汀 40mg；匹伐他汀 2～4mg；普伐他汀 40mg；辛伐他汀 20～40mg；血脂康 1.2g。不同种类与剂量的他汀类药物降胆固醇幅度有较大差别，但任何一种他汀类药物剂量倍增时，LDL-C 进一步降低幅度仅约 6%，即所谓"他汀疗效 6% 效应"。对他汀类药物不耐受或 LDL-C 水平不达标者应考虑与非他汀类降脂药物的联合应用，如依折麦布等，注意观察降脂药物的治疗反应。

他汀类药物最常见的不良反应是肝功能异常，发生率为 0.5%～3.0%，主要表现为转氨酶升高，该不良反应呈剂量依赖性。失代偿期肝硬化及急性肝衰竭是他汀类药物应用的禁忌证。其他常见不良反应主要有肌肉不良反应（肌痛、肌炎和横纹肌溶解）、认知功能异常和增加新发糖尿病的风险等。出现上述不良反应后应减量或停药。

2. 胆固醇吸收抑制剂　依折麦布临床推荐剂量为 10mg/d。依折麦布的安全性和耐受性良好，其不良反应轻微且多为一过性，主要表现为头疼和消化道症状，与他汀类药物联用也可发生转氨酶增高和肌痛等副作用，该药物禁用于妊娠期和哺乳期。

3. 贝特类　临床上应用较多的贝特类药物有：非诺贝特、苯扎贝特等。常见不良反应与他汀类药物类似，包括肝脏、肌肉和肾毒性等，血清肌酸激酶和 ALT 水平升高的发生率均<1%。

4. 烟酸类　也称维生素 B_3，属人体必需维生素。最常见的不良反应是颜面潮红，其他有肝脏损害、高尿酸血症、高血糖、棘皮症和消化道不适等，慢性活动性肝病、活动性消化性溃疡和严重痛风者禁用。

5. 高纯度鱼油制剂　主要用于治疗高 TG 血症，不良反应较少见，主要包括消化道症状，少数病例出现转氨酶或肌酸激酶轻度升高，偶有出血倾向。

6. 前蛋白转化酶枯草溶菌素 9\kexin9 型（proprotein convertase subtilisin/kexin type 9，PCSK9）抑制剂　PCSK9 单克隆抗体通过抑制

PCSK9，可阻止 LDL 受体降解，促进 LDL-C 的清除，可降低 LDL-C 50%～70%，减少心血管事件的发生。其中 FDA 批准的 alirocumab、evolocumab 研究较多。

（四）其他治疗

包括脂蛋白血浆置换、肝移植、中医治疗等。

三、治疗过程中的监测

饮食与非药物治疗者，开始 3～6 个月应复查血脂水平，如血脂控制达到建议目标，则继续非药物治疗，但仍须每 6～12 个月复查，长期达标者可每年复查 1 次。服用调脂药物者，需要进行更严密的血脂监测。首次服用调脂药者，应在用药 6 周内复查血脂、转氨酶和肌酸激酶。如血脂能达到目标值，且无药物不良反应，逐步改为每 6～12 个月复查 1 次；如血脂未达标且无药物不良反应者，每 3 个月监测 1 次。如治疗 3～6 个月后，血脂仍未达到目标值，则需调整调脂药剂量或种类，或联合应用不同作用机制的调脂药进行治疗。每当调整调脂药种类或剂量时，都应在治疗 6 周内复查。治疗性生活方式改变和调脂药物治疗必须长期坚持才能获得良好的临床益处。

【疾病管理】

一、管理流程

基层医疗卫生机构应承担血脂异常的预防、初步诊断、治疗和并发症的防治以及长期随访管理工作，能够识别出不适合在基层进行诊治的血脂异常的患者并及时转诊。

二、分级预防

（一）一级预防

血脂异常的一级预防措施主要包括：①定期健康体检，对高危人群定期检测血脂水平；②高危人群注意自我管理，积极参加体育锻炼，改善饮食结构；③积极治疗可以引起高脂血症的疾病如肾病综合征、糖尿病、甲状腺功能减退症等。

（二）二级预防

1. 饮食治疗　大多数轻中度患者可通过饮食治疗得到很好的控制。

2. 药物治疗　高脂血症患者及时应用药物治疗，并尽可能降低药物副作用。

3. 适当锻炼　坚持规律的中等强度运动，建议每周5～7天，每次30分钟（ASCVD患者应先充分评估安全性）。

（三）三级预防

针对冠心病、胰腺炎、脑血管病等并发症进行积极预防及治疗。

三、转诊

（一）上转指征

1. ASCVD危险分层极高危及高危患者，如既往无完整医学资料，立即转诊上级医院，完善心血管相关疾病检查及评估。

2. 调脂治疗过程中，出现严重药物副作用的，如肝功能损害、肌痛、肌酶升高等。

3. 反复调整降脂治疗方案效果不佳者。

（二）下转指征

高脂血症无明显不适症状，无明显并发症，转由社区全科医生进行随访干预。

【病例分享】

患者，女性，42岁，因“发现血脂异常3年”于当地社区卫生服务中心全科门诊就诊。患者3年前查体发现血脂异常，具体数值不详，间断服用“他汀类药物”治疗，多次出现转氨酶升高，遂停用药物治疗。1天前再次复查血脂分析提示：TC 14.74mmol/L，TG 1.88mmol/L，LDL 10.03mmol/L，HDL 2.55mmol/。否认冠心病、高血压病、糖尿病等病史，母亲曾患有“高脂血症”“冠心病”，3年前因“心肌梗死”去世，父亲患有“高血压”，1女患有“高脂血症”。体格检查：体温36.3℃，脉搏72次/min，呼吸16次/min，血压128/76mmHg，BMI 24kg/m^2，神志清。肘关节及上眼睑内侧可见黄色瘤，双肺呼吸音清，未闻及明显干湿啰音，心律齐，各瓣膜听诊区未闻及病理性杂音，腹软，肝脾肋下未触及，双下肢无水肿。

接诊的基层全科医生考虑高胆固醇血症诊断明确，需要进一步明确是否为家族性高胆固醇血症，建议患者去上级医院进一步诊治。

患者转诊至上级医院后，完善相关检查除外甲状腺功能减退症、肾病综合征等继发性高胆固醇血症，同时送检基因检测提示：低密度脂蛋白受体（LDLR）基因存在杂合核苷酸变异，其女存在相同杂合子变异，结合病史及临床表现，考虑家族性高胆固醇血症诊断明确。进一步完善冠状动脉CT提示：左前降支中段心肌桥并轻度狭窄，左回旋支中段管腔轻度狭窄，符合冠状动脉粥样硬化表现。制订治疗方案为：阿司匹林肠溶片100mg，每晚口服；依折麦布10mg，每天1次，口服；阿利西尤单抗75mg，每2周1次，皮下注射。患者出院后转回当地社区全科门诊。社区全科医生给患者建立健康档案，教育患者低脂饮食，适量运动，控制体重，定期随访，并纳入社区长期健康管理。

【思考题】

1. 什么是降脂治疗的首要干预靶点？相应干预目标值是多少？

2. 什么是血脂异常的三级预防？

（张雪娟）

第五节　高尿酸血症与痛风

【学习提要】 1. 高尿酸血症与痛风的病因、临床表现和诊断。

2. 高尿酸血症与痛风的综合评估和治疗。

3. 高尿酸血症与痛风的三级预防和社区健康管理。

【定义】

高尿酸血症（hyperuricemia，HUA）由尿酸盐生成过量和/或尿酸排泄减少所导致，指非同日2次血尿酸水平超过420μmol/L（约7mg/dl）。

痛风（gout）指因血尿酸过高而沉积在关节、组织中造成多种损害的一组疾病。

【流行病学】

近来中国 HUA 和痛风的患病率显著增高，且呈年轻化趋势。据研究，HUA 患者已占总人口 13.3%，临床上，5%～15%HUA 患者发展为痛风。与慢性肾脏病、高血压、心脑血管疾病及糖尿病等慢性病的发展密切相关，是其独立危险因素。

【病因及发病机制】

一、病因

（一）原发性 HUA

1. 特发性尿酸增多症　绝大多数发病原因不明，10%～20% 的患者有阳性家族史。

2. 尿酸产生增多　与高嘌呤、高糖饮食相关。

（二）继发性 HUA

1. 血液系统疾病　如白血病、多发性骨髓瘤、淋巴瘤及多种实体肿瘤化疗后。

2. 肾脏病　如肾小管疾病、肾功能不全。

3. 某些药物　常见为利尿剂（如氢氯噻嗪、呋塞米）、小剂量阿司匹林、维生素 B_{12}、抗帕金森病药物、吡嗪酰胺、免疫抑制剂（他克莫司、环孢素 A、硫唑嘌呤）等。

4. 有机酸产生过多　如乳酸酸中毒，酮症酸中毒，过度运动、饥饿等。

二、发病机制

尿酸为嘌呤代谢的终产物，由细胞代谢分解的核酸和其他嘌呤类化合物以及食物中的嘌呤经酶的作用分解产生，经肾脏和肠道排出。当尿酸生成增多和 / 或排泄减少时可致 HUA。尿酸盐晶体沉积于关节及周围软组织、肾小管和血管等部位，引起炎症损伤，形成痛风石。

【临床表现】

一、症状

典型的临床病程常分为以下 3 个阶段。

1. 无症状 HUA　此阶段仅有波动性或持续性血尿酸水平升高，临床上尚未出现急性痛风性关节炎或尿酸性肾结石等表现。可进一步分为无症状 HUA 期（无单钠尿酸盐晶体沉积）和无症状单钠尿酸盐晶体沉积期（无痛风性关节炎发作）。

2. 急性痛风性关节炎　痛风性关节炎发作期有单钠尿酸盐晶体沉积。常诱发于局部损伤（如外伤）、走路过多、饱餐、饮酒、脱水、过度疲劳和受冷等情况下。多首发于单侧足第一跖趾关节，其次踝、膝、指、腕关节等。典型发作是起病急骤，数小时内症状发展至高峰，关节及周围软组织出现明显的红肿热痛，疼痛剧烈。自然病程常<2 周，治疗及时者症状可于数小时内缓解。

3. 痛风石　尿酸钠结晶沉积于软组织或关节附近出现坚硬如石的结节样改变，耳郭、第一跖趾关节、指、腕、肘、膝等关节处均可见，病程越长，尿酸浓度越高，发生痛风石的机会越大，最终出现畸形。

二、体征

痛风者可有关节及周围软组织的明显红肿热痛，关节活动障碍，皮下灰白色结节 / 痛风石，表面皮肤薄，关节畸形等。

三、接诊要点

在问诊过程中，需要注意患者就诊的主要原因、倾听患者对疾病的看法、关注患者的担心和期望，适时反馈。

1. 起病情况　痛风发病年龄、诱因、发病时间、起病形式、剧烈程度等。

2. 病情特点　痛风发作频率、部位、持续时间、缓解加重因素、是否可见痛风石等。

3. 伴随症状　有无发热，有无头痛，有无血尿、泡沫尿，有无少尿或无尿，有无恶心、呕吐，有无食欲缺乏、乏力等。

4. 治疗经过　包括已做的检查，所用药物、剂量、疗效及服药依从性等。

5. 既往史、家族史等　包括此病的既往发作情况、相关伴发疾病。直系亲属中有无相关疾病及发病年龄。

6. 用药史　近期长时间使用的药物及保健品等。

7. 生活方式及社会心理因素　询问患者的饮食结构和运动习惯，了解认知程度、家庭环境、社会人际关系及焦虑程度。

四、常见并发症 / 合并症

（一）并发症

1. 痛风性肾病　多有尿浓缩功能下降（如夜尿增多、低比重尿、小分子蛋白尿）或肾小球滤过率下降，少数表现为急性肾衰竭。

2. 尿酸性肾结石　可以肾结石为最先表现，多呈泥沙样，结石较大者可发生肾绞痛、血尿、肾积水，甚至急性肾衰竭。纯尿酸结石能被X射线透过而不显影。

3. 眼部疾病　肥胖痛风者常反复发生睑缘炎，有的破溃形成溃疡，排出白色尿酸盐。

（二）合并症

肥胖、高脂血症、高血压、糖耐量异常或2型糖尿病、动脉硬化、缺血性心脏病、心力衰竭、尿路感染和肾功能异常等。

【辅助检查】

一、实验室检查

1. 血尿酸测定　血尿酸浓度超过约420μmol/L（7mg/dl）。

2. 尿尿酸测定　尿酸排泄分数（尿酸清除分数）=（尿尿酸浓度×血肌酐浓度 / 尿肌酐浓度×血尿酸浓度）×100%。鉴别尿酸生成增多或尿酸排泄减少。正常限制嘌呤饮食5天后，每天尿酸排出量<3.57mmol（600mg），定义为尿酸排泄减少。尿酸的排泄分数>12%为尿酸生成过多，<7%为排泄减少，界于之间为混合型。

二、影像学检查

1. 超声检查　可见双轨征或不均匀回声的混杂团状影。

2. X射线检查　可见软组织肿胀、软骨缘破坏、关节面不规则，多有穿凿样、虫蚀样骨质缺损等特征性改变，但其诊断价值不及超声。

3. CT与MRI检查　双能CT可特异性地识别尿酸盐结晶，辅助诊断痛风，但有假阳性。CT在受累部位可见不均匀斑点状高密度痛风石影像。MRI 在 T_1 和 T_2 加权图像呈现斑点状低信号。

三、器械检查

关节穿刺液镜检是痛风的诊断金标准。在偏振光显微镜下，找到针形或棒状尿酸盐结晶。

【诊断和评估】

一、诊断思维

1. HUA　成年人在正常饮食下，无论男女，非同日 2 次血尿酸水平超过 420μmol/L（约 7mg/dl）。

2. 痛风　诊断金标准是关节穿刺液或痛风石镜检发现尿酸盐结晶。

对于怀疑痛风但又无条件进行关节液镜检时，全科医生可根据表 7-5-1 的分类标准进行痛风临床诊断。

表 7-5-1　2015 年美国风湿病学会 / 欧洲抗风湿病联盟痛风分类标准

项目	内容	评分	得分
临床特点	受累关节分布：曾有急性症状发作的关节滑囊部位（单 / 寡关节炎）		
	踝关节或足部（非第一跖趾关节）关节受累	1	
	第一跖趾关节受累	2	
	受累关节急性发作时症状：①皮肤发红（患者主诉或医生查体）；②触痛或压痛；③活动障碍		
	符合上述 1 个特点	1	
	符合上述 2 个特点	2	
	符合上述 3 个特点	3	
	典型的急性发作：①疼痛达峰<24h；②症状缓解≤14d；③发作间期完全缓解；符合上述≥2 项（无论是否抗感染治疗）		
	首次发作	1	
	反复发作	2	

续表

项目	内容	评分	得分
	痛风石证据：皮下灰白色结节，表面皮肤薄，血液供应丰富；典型部位有关节、耳郭、鹰嘴滑囊、手指、肌腱（如跟腱）		
	没有痛风石	0	
	存在痛风石	4	
实验室检查	血尿酸水平：非降尿酸治疗中、距离发作>4周时检测，可重复检测；以最高值为准		
	<240μmol/L（<4mg/dl）	−4	
	<360μmol/L（<6mg/dl）	1	
	<480μmol/L（<8mg/dl）	2	
	<600μmol/L（<10mg/dl）	3	
	≥600μmol/L（≥10mg/dl）	4	
	关节液分析：有经验的医生对有症状关节或滑囊进行穿刺及偏振光显微镜检查		
	未做检查	0	
	尿酸钠晶体阴性	−2	
影像学特征	有或曾有症状的关节或滑囊处尿酸钠晶体的影像学证据：关节超声“双轨征”或双能CT的尿酸钠晶体沉积		
	无（2种证据）或未做检查	0	
	存在（任何1种）	4	
	痛风相关关节破坏的影像学证据：手/足X射线存在至少1处骨侵蚀（皮质破坏、边缘硬化或边缘突出）		
	无或未做检查	0	
	存在	4	
	累计总分		

注：累计总分≥8分可临床诊断痛风。

二、鉴别诊断

急性期的鉴别诊断主要与急性风湿性关节炎、假性痛风、化脓性关节炎、外伤性关节炎、淋病性关节炎等相鉴别。慢性期主要与慢性类风湿关节炎、骨性关节炎、银屑病性关节炎、结核变态反应性关节炎等相鉴别。

三、临床评估

（一）诊断类型评估

1. 无症状HUA　仅有波动性或持续性血尿酸水平升高。

2. 亚临床痛风　无症状HUA患者的关节超声、双能CT或X射线发现尿酸钠晶体沉积和/或痛风性骨侵蚀。

3. 急性痛风性关节炎　起病急骤，数小时内症状发展至高峰，关节及周围软组织出现明显的红肿热痛，疼痛剧烈，多首发于单侧足第一跖趾关节，其次踝、膝、指、腕关节等。

4. 间歇期　指2次急性痛风性关节炎发作之间的阶段。

5. 慢性痛风石及慢性痛风性关节炎　痛风发作频繁，对药物治疗的反应变差，发作时间持续更长，在关节附近形成痛风石，可有多关节受累。

6. 难治性痛风　具备以下3条中至少1条：①足量、足疗程单用或连用常规降尿酸药物后血尿酸仍≥360μmol/L；②规范化治疗后，痛风发作≥2次/年；③存在多发性和/或进展性痛风石。

（二）伴发疾病的系统评估

建议对患者进行伴发疾病的系统评估，包括肥胖、肾损伤、高血压、缺血性心脏病、心力衰竭、糖尿病以及高脂血症等。

【治疗】

一、治疗目标

降低血尿酸，预防尿酸盐沉积；促进晶体溶解和防止晶体形成；预防发作，提高其生命质量，减少并发症的发生，改善预后。

二、治疗原则

健康宣教，改善症状，稳定尿酸水平。

三、治疗方案

（一）一般治疗

1. 疾病知识宣教　让患者了解高尿酸血症与痛风知识，促进健康行为。

2. 改善饮食习惯及控制饮酒　建议每天饮食嘌呤含量控制在200mg 以下，限酒，鼓励多饮水；告知患者避免、限制和鼓励的食物种类，具体详见表 7-5-2。

表 7-5-2　HUA 和痛风患者的饮食建议

饮食建议	内容
避免摄入	动物内脏、甲壳类、浓肉汤和肉汁、酒（急性发作期和慢性痛风石者）
限制摄入	红肉、鱼、含果糖和蔗糖的食品、酒（尤其是啤酒和烈性酒），酒精总量男性<28g/d，女性<14g/d（14g 纯酒精 ≈1 个酒精单位，即酒精度数 12% 的红葡萄酒 145ml，酒精度数 3.5% 的啤酒 497ml 或 40% 的蒸馏酒 43ml）
鼓励摄入	脱脂或低脂奶制品 300ml/d 鸡蛋 1 个 /d 新鲜蔬菜 500g/d 低升糖指数谷物（粗粮，豆类等） 饮水>2 000ml/d，包括茶和无糖咖啡

3. 体育锻炼　急性发作期应避免发作关节的负重活动。运动处方的制订需要遵循尽可能只诱发患者轻微疼痛［例如数字评分法（NRS 评分）2～3 分］的强度开始逐渐增加强度，包括有氧运动和抗阻训练。

（二）药物治疗

1. 降尿酸药物治疗　在痛风发作缓解 2～4 周起始降尿酸药物治疗，药物治疗过程中出现痛风发作，不建议停用降尿酸药物。对正在服用降尿酸药物的痛风急性发作患者，不建议停用降尿酸药物。

（1）黄嘌呤氧化酶抑制剂：别嘌醇尤其适用于尿酸生成增多型的

患者。不良反应为过敏、肝功能损伤和血象抑制，需关注别嘌醇超敏反应，使用前可进行 *HLA-B*5801* 基因检测。

非布司他尤其适用于慢性肾功能不全患者，需关注心血管事件。

（2）促尿酸排泄药物：苯溴马隆特别适用于肾尿酸排泄减少。服用期间应注意大量饮水和碱化尿液，监测肝功能。禁用于肾结石者，慎用于合并慢性肝病者。

2. 适当碱化尿液　建议服用枸橼酸制剂、碳酸氢钠，碱化尿液，使晨尿 pH 维持在 6.2～6.9，利于尿酸性肾结石的溶解。

3. 痛风急性发作期的抗炎镇痛治疗　急性发作期推荐尽早、足量、短疗程使用小剂量秋水仙碱或非甾体抗炎药，如若药物不耐受、疗效不佳、存在禁忌者，可应用糖皮质激素。

（1）秋水仙碱：目前是痛风急性发作时的一线用药。推荐首剂 1mg，1 小时后追加 0.5mg，12 小时后改为 0.5mg，每天 1 次或者每天 2 次。

（2）非甾体抗炎药：如依托考昔治疗成人发作时的急性疼痛，推荐 120mg/d，疗程不超过 8 天。此类药物选择需结合患者个人情况而定。

（3）糖皮质激素：仅当痛风急性发作累及多关节、大关节或合并全身症状时，才建议口服泼尼松 0.5mg/（kg•d），3～5 天停药，其他激素按等效抗炎剂量交换。

（4）联合用药：对于严重的急性痛风发作（疼痛 VAS≥7 分）、多关节炎或累计≥2 个大关节者，建议使用 2 种或以上镇痛药物治疗，但不建议口服非甾体抗炎药和全身糖皮质激素联用。

4. 药物预防痛风发作　为痛风性关节炎反复发作，建议从小剂量起始降尿酸药物治疗，缓慢加量。

（三）手术治疗

痛风石出现局部并发症（感染、破溃、压迫神经等）或严重影响生活质量。

（四）中医治疗

中医各家对痛风的病因病机的认识有独到之处，但治疗时多从脾、肾二脏论治，以健脾益肾化浊为基础，辅以清热利湿、活血通络等药物，以减少湿浊或瘀浊等病理产物的产生及促进其排泄，从根源上对痛风进行干预。

【健康管理】

一、HUA和痛风的三级预防

1. 一级预防　是针对相关危险因素进行干预，预防对象是有家族史的直系亲属、体力活动少、酗酒、营养过剩和肥胖、饮食结构单一等人群。

2. 二级预防　对已发现HUA或发生痛风性关节炎的患者，做到早诊断、早治疗。

对于HUA患者，如无合并症，血尿酸≥540μmol/L开始降尿酸治疗，建议控制在420μmol/L以下；如有合并症，当血尿酸≥480μmol/L时即开始治疗，建议控制在360μmol/L以下。

对于痛风患者，如无合并症，血尿酸≥480μmol/L开始启动降尿酸治疗，建议控制在360μmol/L以下。如有合并以下情况之一：痛风发作次数≥2次/年，痛风石，慢性痛风性关节炎，肾结石，慢性肾脏病，高血压，糖尿病，血脂异常，脑卒中，缺血性心脏病，心力衰竭和发病年龄<40岁，当血尿酸≥420μmol/L时即治疗，建议控制在300μmol/L以下。

3. 三级预防　三级预防的目的是减少并发症的发生和发展，提高生活质量。主要包括监测血压、血脂、血糖、血尿酸等指标，并控制在正常范围内。

二、健康教育

主要包括：①疾病相关知识及不良健康行为；②健康行为的改变对预防和治疗疾病的意义；③戒酒、饮食结构调整，运动指导，合理减重、减腹围；④可避免的危险因素及诱因；⑤定期体检的重要性、检查项目及需要医院就诊的时机；⑥药物治疗注意事项，如依从性、不良反应监测等；⑦心理及家庭支持；⑧定期随访。

三、双向转诊

（一）上转指征

1. 首次发作关节症状且尚无法明确诊断者。
2. 疑似泌尿系结石致尿路梗阻或肾绞痛。
3. 反复发作、控制不佳等难治性痛风者或特殊病因的痛风。

4. 合并肾衰竭、感染性关节炎、肝功能明显异常、心力衰竭、肿瘤、妊娠、哺乳或其他复杂全身性疾病。

5. 其他无法处理的急症。

（二）下转指征

1. 初次疑诊痛风，已明确诊断、确定整体治疗方案。

2. 病因已明确、危险因素可控、相关并发症治疗后稳定。

3. 治疗方案及治疗目标明确的慢性期患者。

4. 已确定中医辨证治疗方案，病情稳定的患者。

四、社区管理

1. 高危人群评估及健康行为改变　建立健康档案，高危人群筛查，发现不良生活习惯，协助去除可干预的危险因素，健康宣教及认知行为改变，监督体检行为，心理支持，并建立随访机制。

2. 确诊患者的分类分期综合管理　包括明确单纯 HUA 的启动治疗及控制目标；痛风性关节炎急性发作期的早期治疗及非急性期的评估随访；合并其他慢性病 / 系统性疾病的评估及治疗方案；识别特殊人群，并积极寻找继发性病因，制订整体治疗方案。

3. 双向转诊管理　纳入慢性病管理的患者出现病情变化或急性并发症难以控制，则协助转诊治疗。

【预后】

HUA 和痛风是一种受遗传和生活方式影响的代谢性疾病，经规范治疗可恢复正常生活。如急性关节炎反复发作或关节畸形可影响患者生活质量，如合并有急性肾功能损害、冠心病、脑卒中等可能愈后不良。

【诊治进展】

近年来仍有部分人群出现难治性痛风，以炎症因子和免疫应答通路为作用靶点的治疗药物（包括生物制剂和尿酸氧化酶）成为近些年的研究热点。生物制剂对于痛风急性发作的控制有效，但没有明显的降尿酸作用，继而发现尿酸氧化酶类降尿酸药物。临床中有些常碰到的问题，如尿酸正常的痛风患者的治疗、非布司他在无症状 HUA 中的应用、痛风发作的预测指标等方面研究证据较少，提供未来研究的方向。

【病例分享】

患者，青年男性，大学生，因“体检发现血尿酸升高2周”就诊于全科门诊。2周前体检中发现血尿酸升高，568μmol/L，无关节痛，无少尿、泡沫尿，无腰痛等。既往否认高脂血症、高血压病、心脏病、肾病等病史。吸烟史3年，每天5～8支，未戒烟。偶有饮酒，平均1次/周，约1.5L啤酒。不喜运动，久坐。食堂及外卖进餐居多。体格检查：体温36.8℃，脉搏6次/min，呼吸18次/min，血压126/78mmHg，BMI 23kg/m^2，神志清，心律齐，未闻及病理性杂音，腹软，无关节畸形。

全科医生考虑“无症状性HUA”，需要进一步明确有无继发性因素。经详细问诊后，发现患者每天至少饮入600ml饮料，饮白开水不足800ml/d，直系亲属无相关家族史。全科医生对患者进行宣教、指导健康行为，建议改变饮食习惯、鼓励其戒烟戒酒，戒含糖饮料及外卖，多饮水，开具运动处方，嘱其低嘌呤饮食后复查，适时调整治疗方案。社区全科医生给患者建立健康档案，并纳入社区长期健康管理。

【思考题】

1. HUA患者启动降尿酸治疗的时机及控制目标是什么？
2. 痛风患者启动降尿酸治疗的时机及控制目标是什么？
3. HUA及痛风患者健康教育的内容有哪些？

（李　帅）

第六节　肥　胖　症

【学习提要】 1. 肥胖症的分类、临床表现和诊断。
2. 肥胖症的综合评估和治疗。
3. 肥胖症的三级预防和社区健康管理。

【定义】

肥胖症是指机体脂肪总含量过多和 / 或局部含量增多及分布异常，由遗传和环境等多种因素共同作用而导致的慢性代谢性疾病。

【流行病学】

肥胖症已成为一种全球性“流行病”，全球人口的平均体重指数（body mass index，BMI）正逐渐增加。2016 年，全球超过 19 亿 18 岁的成人超重，其中超过 6.5 亿人肥胖，18 岁及以上的成人中有 39% 超重、13% 肥胖。《中国居民营养与慢性病状况报告（2020 年）》显示，我国超过一半成人超重 / 肥胖，6～17 岁、6 岁以下儿童青少年超重肥胖率分别达到 19.0% 和 10.4%。

【分类】

按病因及发病机制，肥胖症可分为单纯性和继发性两大类。单纯性肥胖症又称原发性肥胖，无明显内分泌、代谢病的病因可寻，其根据发病年龄和脂肪组织病理又可分为体质性肥胖症（幼年起病性肥胖症）和获得性肥胖症（成年起病性肥胖症）。而继发性肥胖症是指继发于神经 - 内分泌 - 代谢紊乱基础上的肥胖症。

此外，依据脂肪积聚部位，肥胖症可分为中心型肥胖（腹型肥胖）和周围型肥胖（皮下脂肪型肥胖）。中心型肥胖以脂肪主要蓄积于腹部为特征，内脏脂肪增加，腰部增粗，呈现“梨形”肥胖，此型肥胖患者更易患糖尿病等代谢性疾病。周围型肥胖以脂肪积聚于股部、臀部等处为特征，呈现“苹果形”肥胖。

【临床表现】

一、症状

轻度肥胖多无症状，仅有体重、腰围、体脂增加超过诊断标准，较严重者可出现胸闷、便秘、腹胀、肌肉酸痛、易疲劳、倦怠甚至出现焦虑抑郁等社会和心理问题。另外，肥胖症患者可出现多种并发症，即肥胖引起的多种生理和代谢改变可能增加心血管病风险，包括：胰岛素抵抗和高胰岛素血症、糖耐量异常、2 型糖尿病、脂质异常、脂肪肝、高血压、阻塞性睡眠呼吸暂停、全身性炎症、交感神经系统激活、胆囊疾病、胃食管反流病、高尿酸血症、静脉血栓、生育功能受损（女性出现多囊卵巢综合征，男性多有阳痿不育、类无睾症）以及内皮功能障碍。

二、接诊要点

仔细的病史询问和体格检查对肥胖症的诊断及鉴别诊断非常重要。病史询问内容如下。

1. 起病情况　肥胖症的起病年龄、进展速度等。

2. 既往史　是否有继发性肥胖症相关病史如库欣综合征、甲状腺功能减退症等。

3. 药物应用史　是否服用过抗精神病类药物、激素类药物，如皮质激素或避孕药，胰岛素和磺脲类降糖药物等。

4. 生活方式　饮食结构、进食量、进食频率、体力活动、吸烟饮酒史、睡眠情况等。

5. 家族史　一级亲属是否有肥胖症病史。肥胖症常伴有家族聚集倾向。

6. 社会心理因素　详细询问患者对肥胖的看法，有无焦虑、抑郁，人际关系是否和谐，肥胖是否影响日常生活。

【诊断和鉴别诊断】

一、诊断标准

1. 以BMI值诊断肥胖　临床最常用的简易指标，根据身高和体重计算，BMI（kg/m^2）= 体重（kg）/ 身高的平方（m^2）。诊断标准见表7-6-1。

表7-6-1　BMI值诊断肥胖的标准

分类	BMI值/（$kg \cdot m^{-2}$）
肥胖	≥28.0
超重	24.0～27.9
体重正常	18.5～23.9
体重过低	<18.5

2. 中心型肥胖的测量指标　中心型肥胖常用腰围评估，其与胰岛素抵抗、血脂异常和心血管病（CVD）风险增加相关。诊断标准见表 7-6-2。中心型肥胖较精确的诊断方法为采用计算机断层成像（CT）或磁共振成像（MRI）选取腰椎第 4/5 层面图像，测量内脏脂肪面积。中国人群内脏脂肪面积>80cm^2 定义为中心型肥胖。

表 7-6-2　腰围诊断中心型肥胖的标准

分类	男性腰围 /cm）	女性腰围 /cm）
中心型肥胖前期	85～89	80～84
中心型肥胖	≥90	≥85

注：腰围测量方法为被测量者取立位，测量腋中线肋弓下缘和髂嵴连线中点的水平位置处体围的周径。

3. 以体脂百分比诊断肥胖　生物电阻抗法测量人体脂肪的含量可用于肥胖的诊断。一般正常成年男性体内脂肪含量约占体重的 10%～20%，女性为 15%～25%，男性体脂肪率>25%，女性>30% 可考虑为肥胖。但生物电阻抗法测量的精度不高，测量值仅能作为参考。

肥胖症诊断确定后需要排除继发性肥胖症，同时需要进一步评估肥胖症的相关并发症。

二、鉴别诊断

1. 皮质醇增多症　主要临床表现有向心性肥胖、满月脸、多血质、紫纹、痤疮、糖代谢异常、高血压、骨质疏松等。需要测定血液及尿液中皮脂醇激素水平，根据血尿中皮质醇激素水平、皮脂醇节律及小剂量地塞米松抑制实验结果等加以鉴别。

2. 甲状腺功能减退症　主要表现为怕冷、水肿、乏力、嗜睡、记忆力下降、体重增加、大便干结等症状。可能由于代谢率低，脂肪动员相对较少，且伴有黏液性水肿而导致。需要测定血液中甲状腺激素水平加以鉴别。

3. 下丘脑或垂体疾病　可出现一系列内分泌功能异常的临床表现，需要进行垂体及靶腺激素测定和必要的内分泌功能试验、检查视野、视力，必要时需做头颅（鞍区）MRI。

4. 胰岛相关疾病　由于胰岛素分泌过多，脂肪合成过度所致，如2型糖尿病早期、胰岛β细胞瘤、功能性自发性低血糖症。临床表现为交感神经兴奋症状和/或神经缺糖症状。交感神经兴奋症状包括饥饿感、心悸、出汗、头晕、乏力、手抖等，神经缺糖症状包括精神行为异常、抽搐、意识改变等。应进一步完善血糖、胰岛素、C肽、延长口服葡萄糖耐量试验（OGTT），必要时实行72小时饥饿试验，胰腺薄层CT扫描等检查。

5. 性功能减退症　可有性功能减退、月经稀发/闭经、不育、男性乳房发育等。部分肥胖女性合并有多囊卵巢综合征，表现为月经稀发/闭经、多发痤疮（尤其是下颌和胸背部）、多毛、卵巢多囊样改变等。建议检查垂体促性腺激素和性激素水平、妇科超声、睾丸超声等。

【治疗】

一、治疗原则

对肥胖症的管理和治疗不应局限于减轻体重，还需要兼顾减少有关的健康风险并促进健康状况，维持体重减轻和防治合并症是肥胖症治疗成功的两个关键。

二、治疗目标

2016年美国临床内分泌医师协会（American Association of Clinical Endocrinologists，AACE）指南对肥胖及伴有相关合并症的患者的减重目标做了相关建议，具体减重目标见表7-6-3。

表7-6-3　肥胖症及伴有相关合并症患者的减重目标

诊断	干预/减重目标	临床目标
代谢综合征	10%	预防2型糖尿病发生
糖尿病前期	10%	预防2型糖尿病发生
2型糖尿病	5%～15%或更多	降低糖化血红蛋白水平 减少降糖药物种类和/或剂量 缓解糖尿病，特别当糖尿病病程较短时

续表

诊断	干预 / 减重目标	临床目标
血脂异常	5%～15% 或更多	降低甘油三酯水平
		升高高密度脂蛋白胆固醇水平
		降低非高密度脂蛋白胆固醇
高血压	5%～15% 或更多	降低收缩压及舒张压水平
		减少降压药物种类和 / 或剂量
非酒精性脂肪肝		
脂肪变性	≥5%	减少肝细胞内的脂质
脂肪性肝炎	10%～40%	减少炎症及纤维化
多囊卵巢综合征	5%～15% 或更多	排卵
		月经规律
		减少多毛症
		增加胰岛素敏感性
		降低血浆雄激素水平
女性不孕	≥10%	排卵
		怀孕及活产
男性性腺轴功能减退	5%～10% 或更多	增加血浆睾酮
阻塞性睡眠呼吸暂停	7%～11% 或更多	改善症状
		降低呼吸暂停低通气指数
哮喘 / 气道反应性疾病	7%～8% 或更多	改善第 1 秒用力呼气容积
		改善症状
骨关节炎	≥10%	改善症状
	加上运动时 5%～10% 或更多	提高功能
压力性尿失禁	5%～10% 或更多	降低尿失禁发生的频率
胃食管反流病	≥10%	降低症状发作频率及严重程度
抑郁症	未知	减少抑郁症状
		改善抑郁评分

三、治疗方案

（一）医学营养治疗

原则为低能量、低脂、适量蛋白质饮食、限制热量摄入、长期平衡膳食、个体化原则，兼顾营养需求、体力活动强度、伴发疾病以及原有饮食习惯。在平衡膳食中，蛋白质、碳水化合物和脂肪提供的能量比，分别占总能量的 15%～20%、60%～65% 和 25% 左右，男性肥胖者摄入建议为 1 500～1 800kcal/d，女性肥胖者建议为 1 200～1 500kcal，或在目前能量摄入水平基础上减少 500～700kcal/d。

在有限的脂肪摄入中，尽量保证必需脂肪酸的摄入，同时要使多不饱和脂肪酸、单不饱和脂肪酸和饱和脂肪酸的比例维持在 1∶1∶1。保证丰富的维生素、矿物质和膳食纤维摄入，推荐每天膳食纤维摄入量达 14g/1 000kcal。同时纠正不良饮食习惯，控制食盐摄入量，限制在每天 6g 以内，钠摄入量每天不超过 2g，合并高血压者应该更严格限制摄入量。除此以外，建议患者戒烟限酒，女性每天酒精摄入量<15g，男性<25g，每周不超过 2 次。

（二）认知行为干预

认知行为疗法（cognitive behavioral therapy，CBT）的目的在于改变患者对于肥胖和体重控制的观点和知识，建立信念；同时鼓励患者采取有效减轻并维持体重的行为措施。CBT 通常包括若干方面：自我管理（如饮食日记）、控制进餐过程、强化认知的技巧等。

（三）运动锻炼

制订锻炼方案应考虑患者的运动能力和健康状况，本着循序渐进和安全第一的原则，运动量和运动强度应当逐渐递增，最终目标应为每周运动 150 分钟以上，每周运动 3～5 天。建议中等强度的运动，包括快走、打太极拳、骑车、乒乓球、羽毛球和高尔夫球等，如无禁忌证，建议每周进行 2～3 次阻抗运动（两次锻炼间隔≥48 小时），锻炼肌肉力量和耐力。

（四）精神 - 心理支持

精神 - 心理支持对于肥胖的成功治疗是十分重要的，这种支持既包括在整体管理措施中对患者进行一般性的心理疏导和支持，也包括对相关的精神疾患如焦虑、抑郁等的针对性治疗，必要时应请专科医生进行治疗。

（五）药物治疗

1. 药物治疗指征　伴有以下情况时可考虑药物辅助减重：①食欲旺盛，餐前饥饿难忍，每餐进食量较多；②合并高血糖、高血压、血脂异常和脂肪肝；③合并负重关节疼痛；④肥胖引起呼吸困难或有阻塞性睡眠呼吸暂停综合征；⑤BMI≥24kg/m^2 且有上述并发症情况；⑥BMI≥28kg/m^2，不论是否有并发症，经过 3 个月的单纯饮食方式改善和增加活动量处理仍不能减重 5%，甚至体重有上升趋势者。

2. 常用药物　目前，FDA 批准的治疗肥胖症药物主要有环丙甲羟二羟吗啡酮（纳曲酮）/ 安非他酮、氯卡色林、芬特明 / 托吡酯、奥利司他、利拉鲁肽。但目前在我国，有肥胖症治疗适应证且获得国家药监局批准的药物只有奥利司他。

（1）奥利司他：主要是肠道胰脂肪酶抑制剂，推荐剂量为 120mg，每天 3 次，餐前服用。18 岁以下的儿童、妊娠期孕妇和哺乳期妇女、对奥利司他或药物制剂中任何成分过敏的患者、慢性吸收不良综合征、胆汁淤积症患者、器质性肥胖患者（如甲状腺功能减退症）、器官移植者及服用环孢素患者、未超重者禁用。约 15%～30% 的患者可出现不良反应，包括皮脂溢出增多、排便次数增多、带便性胃肠排气、脂（油）便、脂肪泻、大便失禁等。

（2）兼有减重作用的降糖药物：肥胖与 2 型糖尿病之间关系密切，部分降糖药物有一定的减重作用，在肥胖的 2 型糖尿病中可选用。如：二甲双胍、胰高血糖素样肽 -1（GLP-1）受体激动剂或 GLP-1 类似物。

（六）手术治疗

对经过上述生活和行为方式治疗及药物治疗未能控制的严重的肥胖患者，可考虑代谢手术治疗。减重代谢手术的主要治疗目的为纠正代谢异常、改善生命质量、减少肥胖相关死亡风险。对考虑有手术指征的患者，基层医生应建议患者转诊到上级医院行进一步评估与决策。

【健康管理】

一、筛查

所有成年人应每年用 BMI、腰围测量法筛查 1 次，并应对肥胖及超重患者进行糖尿病筛查。推荐采用空腹血糖或任意点血糖筛查糖尿病，如空腹血糖≥6.1mmol/L 或任意点血糖≥7.8mmol/L 时，建议行 OGTT（空腹血糖和糖负荷后 2 小时血糖）。首次筛查结果正常者，建议每 3 年至少重复筛查 1 次；初始结果异常者，应考虑更频繁的检测。肥胖及超重患者应至少每半年检测 1 次血压和血脂。

二、分级预防

1. 一级预防　通过健康教育，营造健康的生活和社会环境，促进健康饮食习惯和规律的体力活动等，预防超重和肥胖的发生。

2. 二级预防　针对已经发生超重和肥胖的患者，进行肥胖诊断、分类和并发症评估，并予以强化生活方式及行为干预治疗，必要时药物治疗，预防体重进一步增加和肥胖相关的并发症的发生，并定期进行随访。

3. 三级预防　评估各种代谢指标是否达标，评估伴发疾病的控制状态，预防并发症的发生和进展。

三、转诊

以下情况应及时转诊至上级医院：①疑似继发性肥胖症患者；②BMI≥32.5kg/m^2，采用生活方式干预 3 个月，体重减轻<5% 或呈进行性增加的患者；③肥胖合并严重的代谢性疾病或合并症。经综合治疗后控制良好，无严重并发症，转由社区全科医生进行随访干预。

【病例分享】

患者，男性，42 岁，因“3 年内体重增加 10kg”于当地社区卫生服务中心全科门诊就诊。既往 2 型糖尿病病史 1 年，目前应用口服二甲双胍 500mg，每天 3 次，未规律监测血糖，否认冠心病、高血压病等病史。患者为公交车司机，平时运动量少，吸烟史 20 余年，每天 20 支，无饮酒史，无特殊药物服用史，母亲患有“2 型糖尿病”。体格检查：体温 36.2℃，脉搏 94 次 /min，呼吸 18 次 /min，血压 132/86mmHg，身高 175cm，体重 95kg，BMI 31kg/m^2，腰围 98cm。神志清，体形肥胖，皮肤无色素沉着、紫纹、白斑，毛发分布正常。甲状腺无肿大，双肺呼吸音清，未闻及明显干湿啰音，心律齐，未闻及病理性杂音，腹部膨隆，无压痛、反跳痛，移动性浊音阴性，肝脾触诊不满意，双下肢无水肿。

接诊的基层全科医生考虑肥胖症、糖尿病诊断明确，需要进一步除外继发性肥胖症并评估糖尿病相关并发症。建议患者去上一级综合性医院完善检查。

患者转诊至上一级医院后，行血脂分析：总胆固醇（TC）4.10mmol/L，甘油三酯（TG）2.76mmol/L，低密度脂蛋白胆固醇（LDL-C）2.12mmol/L，高密度脂蛋白胆固醇（HDL-C）0.94mmol/L。空腹血糖 9.68mmol/L，糖化血红蛋白 9.5%，尿白蛋白 / 肌酐（UACR）24.6mg/g，颈动脉内膜增厚。甲状腺功能、性激素水平、小剂量地塞米松抑制试验、肾上腺 CT、心电图、超声心动图、眼底检查等均未见明显异常。诊断为单纯性肥胖症、2 型糖尿病，给予生活方式干预、饮食宣教、降糖方案调整为：二甲双胍 1.0g，每天 2 次；达格列净 10mg，每天 1 次；利拉鲁肽 0.6mg，每天 1 次。经过 5 天治疗，空腹血糖 6～7mmol/L，餐后血糖 7～9mmol/L，体重下降 3kg，出院后转回当地社区全科门诊。社区全科医生给患者建立健康档案，教育患者控制饮食、减重、适量运动，定期随访，并纳入社区长期健康管理。

【思考题】

1. 肥胖症诊断标准有哪些？
2. 肥胖症的治疗方法有哪些？
3. 什么是肥胖症的三级预防？

（张雪娟）

第七节　骨质疏松症

【学习提要】 1. 骨质疏松症的病因、临床表现和诊断。
2. 骨质疏松症的综合评估和治疗。
3. 骨质疏松症的分级诊疗。

【定义和分类】

骨质疏松症（osteoporosis，OP）是一种以骨量减少，骨组织微结构损坏导致骨脆性增加，容易导致骨折为特征的全身性骨病，是常见的骨骼相关性疾病。骨量降低是骨质疏松性骨折的核心危险因素，各种年龄段都会存在 OP 的危险，绝经后的女性和老年男性是患病的高危人群。OP 按病因可分为原发性和继发性两类。原发性 OP 包括绝经后 OP、老年性 OP 和特发性 OP。继发性 OP 指由各种原因影响骨代谢的疾病或者是药物及其他明确病因导致的 OP。以下内容如无特殊提及，一般均指原发性 OP。

【流行病学】

2018 年中国的 OP 流行病学调查的数据显示：在 50 岁以上人群中，OP 整体患病率为 19.2%，女性为 32.1%。与同期国外大型数据研究对比，我国女性 OP 患病率水平显著高于其他欧美等发达国家，与相邻的亚洲国家基本持平。我国 OP 具有发现率低、诊断率低、治疗率低、达标率低的特点。

【病因及发病机制】

一、病因

引起 OP 的病因是多样且复杂的，是不可控因素与可控因素交互作用共同所导致的。

（一）不可控因素

1. 基因与种族　遗传基因对人的骨质量、结构，骨架大小及峰值骨量的高低起着极为重要的作用；同时，在不同人种之间 OP 的发病风险也存在一定差异性。

2. 年龄　OP 发病率随年龄的增大，显著升高。

3. 骨质疏松性骨折家族史　是 OP 的独立危险因素，有 OP 家族史或骨折家族史的人群，OP 发病率高。

（二）可控因素

1. 生活方式　包括钙摄入不足、活动量不足、吸烟、咖啡因和酒精摄入过量、缺乏维生素 D、光照不足等。

2. 影响骨代谢的疾病　各系统疾病如内分泌疾病、血液病、结缔组织病等发展到一定程度均是导致继发性 OP 的常见原因。

3. 影响骨代谢的药物　包括糖皮质激素、肝素、抗癫痫药物、噻唑烷二酮类药物、质子泵抑制剂、含铝抗酸药和过量的甲状腺素等制剂。

二、发病机制

OP 发病机制尚未完全阐明，“骨重建”失衡是 OP 发病核心机制。随年龄增加，骨形成与骨吸收呈负平衡。女性绝经后 OP 由于雌激素水平迅速下降，破骨细胞的抑制作用减弱，导致骨吸收增强、骨质量下降、微结构破坏，骨强度下降。

【风险评估及预测】

一、OP 风险评估

国际骨质疏松基金会（International Osteoporosis Foundation，IOF）骨质疏松风险 1 分钟测试题（表 7-7-1）和亚洲人骨质疏松自我筛查工具（osteoporosis self-assessment tool for Asians，OSTA）（图 7-7-1）是自测或社区 OP 发病风险常用的初级筛查评估工具。

表 7-7-1　国际骨质疏松基金会（IOF）骨质疏松症风险 1 分钟测试题

因素	编号	问题	回答
不可控因素	1	父母曾被诊断有骨质疏松或曾在轻摔后骨折？	□是□否
	2	父母中一人有驼背？	□是□否
	3	实际年龄超过 40 岁？	□是□否
	4	是否成年后因为轻摔后发生骨折？	□是□否
	5	是否经常摔倒（去年超过 1 次），或因为身体较虚弱而担心摔倒？	□是□否
	6	40 岁后的身高是否减少超过 3cm？	□是□否
	7	是否体质量过轻（体重指数<$19kg/m^2$）？	□是□否
	8	是否曾服用类固醇激素（例如可的松、泼尼松）连续超过 3 个月？（可的松通常用于治疗哮喘、类风湿关节炎和某些炎性疾病）	□是□否
	9	是否患有类风湿关节炎？	□是□否

续表

因素	编号	问题	回答
不可控因素	10	是否被诊断有甲状腺功能亢进或甲状旁腺功能亢进、1 型糖尿病、克罗恩病或乳糜泻等胃肠疾病或营养不良？	□是□否
	11	女士回答：是否在 45 岁或以前就停经？	□是□否
	12	女士回答：除了怀孕、绝经或子宫切除外，是否曾停经超过 12 个月？	□是□否
	13	女士回答：是否在 50 岁前切除卵巢又没有服用雌、孕激素补充剂？	□是□否
	14	男性回答：是否出现过阳痿、性欲减退或其他雄激素过低的相关症状？	□是□否
可控因素	15	是否经常大量饮酒[每天饮用超过 2 个单位的酒精，相当于啤酒 0.5kg、葡萄酒 3 两或烈性酒 1 两（1 两 =50g）]？	□是□否
	16	目前习惯吸烟，或曾经吸烟？	□是□否
	17	每天运动量少于 30min？（包括做家务、走路和跑步等）	□是□否
	18	是否不能食用乳制品，又没有服用钙片？	□是□否
	19	每天从事户外活动时间是否少于 10min，有没有服用维生素 D？	□是□否

注：结果判断，若上述问题中，只要有 1 题回答结果为“是”，即为阳性，提示存在骨质疏松症的风险，并建议进行骨密度检查或 FRAX®（骨折风险评估工具）风险评估。

体质量/kg

年龄/岁	40–44	45–49	50–54	55–59	60–64	65–69	70–74	75–79	80–84	85–89	90–94
40–44											
45–49											
50–54											
55–59								低风险			
60–64											
65–69											
70–74											
75–79					中风险						
80–84											
85–89											
90–94		高风险									
95–99											

图 7-7-1　亚洲人骨质疏松自我筛查工具（OSTA）

OSTA 指数 =[体质量（kg）− 年龄（岁）]×0.2；指数>−1 为低风险，−1～−4 为中风险，<−4 为高风险；指数<−1 者建议行骨密度测定。

二、骨质疏松性骨折的风险预测

FRAX 评分是根据患者的临床危险因素及股骨颈骨密度值建立的模型，用于预测 10 年内主要部位骨质疏松性骨折的发生概率，是世界卫生组织（WHO）推荐的骨折风险预测工具。指南建议中国人群采取 FRAX 预测概率，髋部骨折概率≥3% 或任何主要骨质疏松性骨折概率≥20% 时，为骨质疏松性骨折高危人群，建议启动 OP 治疗。可以登录下面网址计算该评分：https://frax.shef.ac.uk/FRAX/tool.aspx?lang=chs。

三、基于骨质疏松性骨折风险预测的临床危险因素

可采用基于临床危险因素、相对简单、能够在不同层级医疗单位实施的普适性较强的骨质疏松性骨折风险分层方法（表 7-7-2）。

表 7-7-2　不同骨质疏松性骨折风险人群的判定

项目	脆性骨折史			骨密度		FRAX® 预测骨折概率	
	椎体或髋部	其他部位骨折	骨质疏松性骨折临床危险因素	DXA（T 值）	QCT/（mg·cm⁻³）	主要骨质疏松性骨折	髋部骨折
骨折低风险	无	无	0 项	≥−1.0	≥120	<10%	<1.5%
骨折中风险	无	无	1～3 项	−2.5～−1.0	80～120	10%～20%	1.5%～3.0%
骨折高风险	无	有 / 无	4～5 项	−3.0～−2.5	≤80	20%～30%	3.0%～4.5%
骨折极高风险	无	有 / 无	≥6 项	≤−3.0	—	≥30%	≥4.5%

注：DXA. 双能 X 射线吸收法；QCT. 定量 CT；FRAX®. 骨折风险评估工具；—. 无相关数据。

【临床表现】

一、症状

OP 初期通常没有明显的临床表现，随着病情进展，患者会出现骨痛，肌无力，脊柱变形，甚至发生骨折等。部分患者没有临床症状，仅在发生骨质疏松性骨折等严重并发症后才被诊断为 OP。

1. 疼痛　OP 患者可出现腰背疼痛或全身骨痛。疼痛为弥漫性，无固定部位。疼痛通常在翻身时、起坐时及长时间行走后出现，夜间或负重活动时疼痛加重，并伴有肌肉痉挛，甚至活动受限。

2. 脊柱变形　严重 OP 患者可因椎体压缩性骨折，出现身高变矮或驼背等脊柱畸形。多发性胸椎压缩性骨折可导致胸廓畸形，甚至影响心肺功能；严重的腰椎压缩性骨折可能会导致腹部器官功能异常。

3. 骨折　骨质疏松性骨折属于脆性骨折，通常指在日常生活中受到轻微外力时发生的骨折。骨折发生的常见部位为椎体、髋部，前臂远端和肱骨近端。

4. 活动障碍与身高变矮　随年龄增长，会导致椎间盘细胞水含量下降，出现身高变矮，身材缩短，为生理学改变。如果与年轻时身高相比降低了 3cm 以上，提示可能存在椎体压缩性骨折。

5. 心理状态改变　OP 及其相关骨折可能会导致患者心理状态异常，出现恐惧、焦虑、抑郁、自信心丧失等症状。

二、体征

OP 早期体征可不明显，随着疾病进展，可见以下体征。

1. 视诊　严重 OP 患者可因椎体压缩性骨折，出现身高变矮或驼背等脊柱畸形。多发性胸椎压缩性骨折可导致胸廓畸形。

2. 触诊　OP 患者可出现腰背部或全身骨骼触痛。

3. 叩诊　脊柱直接或间接叩痛可呈阳性。

三、接诊要点

诊断 OP 时，为减少漏诊，应详细问诊、全面采集病史。具体要点包括以下几个方面。

1. 起病情况　OP 患者多于中年以后发病，尤其是绝经后的妇女。

2. 病情特点　OP 初期通常没有明显的临床表现，随着病情进展，患者会出现骨痛，肌无力，脊柱变形，甚至发生骨折等。部分患者没有临床症状，仅在发生骨质疏松性骨折等严重并发症后才被诊断为 OP。

3. 伴随症状　有无骨折、活动障碍与身高变矮，有无心理状态改变及焦虑抑郁的症状。

4. 治疗经过　详细询问患病以来的诊治经过，包括已做的检查，所用药物、剂量、疗效，有助于病情的诊断。

5. 既往史、家族史等　包括是否有影响骨代谢的疾病，是否服用影响骨代谢的药物。OP 家族史或骨折家族史的人群，OP 发病率高。

6. 生活方式及社会心理因素　详细询问患者的饮食结构和运动习惯，包括钙摄入不足、活动量不足、吸烟、咖啡因和酒精摄入过量、缺乏维生素 D、光照不足等。了解患者对 OP 的看法，以及心情是否焦虑，是否因疾病影响生活质量。了解患者家庭成员关系是否和睦，家庭支持度如何，社会人际关系是否和谐。

四、常见并发症 / 合并症

（一）并发症

1. 脊柱变形　随着病情进展，患者会出现脊柱变形。

2. 脆性骨折　通常指在日常生活中受到轻微外力时发生的骨折。骨折发生的常见部位为椎体、髋部，前臂远端和肱骨近端。

3. 焦虑抑郁　OP 及其相关骨折可能会导致患者心理状态异常，出现恐惧、焦虑、抑郁、自信心丧失等症状。

（二）合并症

OP 常与其他疾病并存，被称为合并症。这些合并症会影响 OP 的死亡率以及入院率，全科医生在对患者的长期管理过程中，要发挥自身的优势，对患者进行综合管理。

1. 内分泌疾病和糖尿病　OP 患者常合并内分泌疾病和糖尿病，二者常相互促进、相互影响。

2. 肾功能不全　慢性肾脏病及透析患者是 OP 重要的合并症，后者可以通过继发性甲状旁腺亢进促进 OP 的发展。

3. 重症感染　在 OP 骨折卧床患者中很常见，特别是呼吸系统感染常足以威胁患者生命。

【辅助检查】

一、实验室检查

1. 基本实验室检查　包括血常规，尿常规，肝、肾功能，血钙、磷和碱性磷酸酶水平等。原发性 OP 通常不伴有上述指标异常。

2. 与骨代谢相关的血清学检测　包括 25 羟维生素 D、甲状旁腺激素、骨转换标志物等。推荐使用Ⅰ型原胶原 N 端前肽（procollagen type Ⅰ N-terminal propeptide，P1NP）作为骨形成标志物，Ⅰ型胶原 C 端肽（carboxy-terminal telopeptide of type Ⅰ collagen，CTX-Ⅰ）作为骨吸收的标志物。

二、影像学检查

1. 双能 X 射线吸收法（dual energy X-ray absorptiometry，DXA）骨密度测量　DXA 是临床最常用的骨密度测量方法，可用于 OP 的诊断、骨折风险性预测和药物疗效评估。

2. 定量 CT（quantitative computed tomography，QCT）　通常测量的是腰椎和股骨近端的松质骨骨密度。QCT 腰椎测量结果预测绝经后妇女椎体骨折风险的能力类似于 DXA 腰椎测量的评估。

3. 定量超声（quantitative ultrasound，QUS）　通常测量部位为跟骨。主要用于 OP 风险人群的筛查和骨质疏松性骨折的风险评估。

4. 胸腰椎 X 射线　主要用于在骨质疏松性骨折的危险人群中开展椎体骨折的筛查。怀疑患者发生压缩性骨折时，首选胸腰椎 X 射线。

三、其他检查项目

怀疑患者存在继发性 OP 可能时，需要完善性腺激素、甲状腺功能、甲状旁腺功能、风湿免疫指标等检查，明确原发病的诊断。

【诊断】

一、诊断依据

OP 的诊断需建立在全面的病史采集（包含与 OP 及骨质疏松性骨

折相关的危险因素）、体格检查、骨密度、影像学及实验室检查的系统性评估基础上。DXA 骨密度测量是重要的 OP 诊断指标。

（一）诊断标准

1. 基于 DXA 骨密度测定的诊断　腰椎、股骨颈、全髋或桡骨远端 1/3 的 T 值≤−2.5。

2. 基于脆性骨折的诊断　低创伤性椎体或髋部骨折，无须考虑骨密度；T 值介于 −2.5 到 −1.0 之间且肱骨近端、骨盆或前臂远端脆性骨折。

3. 基于 FRAX　T 值介于 −2.5 至 −1.0 之间且骨折风险评估工具 FRAX 评定为高骨折风险。

（二）鉴别诊断

在诊断原发性 OP 之前，一定要重点排查其他可能影响骨代谢的疾病，比如内分泌性 OP，血液性 OP，转移性骨肿瘤，骨质软化、骨质硬化等，以免造成漏诊或误诊。

【治疗】

一、治疗目标

OP 的防治应贯穿于生命全过程。主要防治目标包括幼年即开始改善骨骼生长发育，促进成年期达到理想的峰值骨量；维持骨量和骨质量，预防增龄性骨丢失；避免跌倒和骨折。

二、治疗原则

抗骨质疏松治疗，需遵循长期、个体化、联合治疗的原则。

三、治疗方案

OP 的治疗强调综合治疗，早期治疗和个体化治疗。措施主要包括基础措施、药物干预和康复治疗。

（一）基础治疗措施

1. 健康教育　在一级医院需要开展 OP 相关健康教育讲座，可以有效地改善临床最终结局并减少医疗无效支出。

2. 维持骨骼健康、调整生活方式　①平衡膳食：建议摄入含盐量低、含钙量高的食物，推荐至少20～25g/d优质蛋白（比如白肉、鸡蛋、乳制品、豆制品）摄入量，每天摄入牛奶300～500ml。②充足日照：尽可能多地暴露皮肤晒太阳，每次15～30分钟，每周2～3次，以促进体内维生素D的合成。③规律运动：运动还有助于增加骨密度，增强骨强度，降低骨折风险。适合于OP患者的运动包括负重运动、抗阻运动以及行走、慢跑、太极拳、瑜伽、广场舞和乒乓球等。④消除其他风险因素：包括戒烟、限制饮酒量、控制每天饮入咖啡的量、减少饮料和浓茶的摄入，减少或者避免影响骨代谢的药物。

3. 基本骨骼健康补充剂　①钙剂：成人推荐摄入量为800mg/d钙剂，50岁及以上人群钙推荐摄入量为1 000～1 200mg/d。目前考虑一般情况下每天饮食摄入钙约400mg，故尚需补充钙500～600mg/d。②维生素D：可促进肠道对钙的吸收和骨骼矿化，保持肌肉的力量。推荐摄入剂量为800～1 200U/d。

（二）抗骨质疏松药物

抗骨质疏松药物的机制可分为抑制骨吸收、促进骨形成、其他机制及传统中药。钙剂及维生素D作为骨原料，应与骨吸收抑制剂或骨形成促进剂联合使用。

1. 骨吸收抑制剂　包括双膦酸盐类（例如阿仑膦酸钠、唑来膦酸钠、伊班膦酸钠）、靶向药物——RANKL抑制剂（地舒单抗），以及降钙素（鲑鱼降钙素、依降钙素）。它们能够抑制破骨细胞功能，进而抑制骨吸收，从而明显缓解骨疼痛。

2. 骨形成促进剂　甲状旁腺激素类似物——特立帕肽能有效刺激成骨细胞活性，促进骨形成，增加骨密度，降低骨质疏松性骨折发生的风险。

3. 其他机制药物　选择性雌激素受体调节剂可在骨骼部位与雌激素受体结合，发挥类雌激素的作用，抑制骨吸收。维生素K_2制剂等亦可增加骨量、改善皮质骨或松质骨的强度，降低各部位骨折的发生风险。

4. 传统中药　中药治疗OP以补肾益精、健脾益气、活血化瘀为基本治法。主要用于改善患者症状。包括骨碎补总黄酮、淫羊藿和人工虎骨粉等，可与抗骨松药物联合使用。

（三）康复治疗

1. 运动治疗　规律运动不仅可以增强肌力、耐力，改善平衡及协调性，还可有效改善骨密度、降低跌倒与脆性骨折发生风险，发挥综合防治作用。

2. 物理因子治疗　脉冲电磁场、体外冲击波、全身振动、紫外线等物理因子治疗可增加骨量；超短波、微波、经皮神经电刺激、中频脉冲等治疗可减轻疼痛；对骨质疏松性骨折或者骨折延迟愈合可选择低强度脉冲超声波、体外冲击波等治疗以促进骨折愈合。神经肌肉电刺激、针灸等治疗可增强肌力、促进神经修复，改善肢体功能。

（四）OP 防治监测

OP 在接受治疗期间应对如下情况进行监测：钙和维生素 D 的摄入是否充足、药物的不良反应、疗效、患者的依从性和新出现的共患病（可能改变治疗预期效果）。OP 药物治疗的目的是提高骨强度并降低骨折风险，因此应定期行骨密度和骨代谢标志物及脊椎影像学检查。指南推荐在药物首次治疗或改变治疗方案后每年、效果稳定后每 1～2 年重复骨密度测量。

【健康管理】

一、三级预防

1. 一级预防　在没有发生 OP、刚出现骨密度下降时，维持好骨密度，避免 OP 的发生。如增加光照、增加户外运动、增加富含维生素 D 食物的摄取等。

2. 二级预防　出现了 OP，应通过抗骨吸收药物、促骨形成药物，以及对生活方式的干预，维持好骨密度，预防骨折发生。

3. 三级预防　已经出现骨折，应积极治疗 OP，否则患者发生再骨折的风险是未发生骨折的 3～5 倍，甚至还会因骨折导致死亡。

二、健康教育

1. 疾病预防指导　合理的生活方式和饮食习惯可以在一定程度上降低骨量丢失的速率和程度，延缓和减轻 OP 的发生及病情。另外，告知患者中年后要定期检测骨密度，预防 OP 的发生。

2. 合理膳食　应有充足的富钙食物摄入，如乳制品、海产品等。蛋白质、维生素的摄入也应保证。避免酗酒、高盐饮食。

3. 适当运动　运动量因人而异，不能一概而论。运动要循序渐进，持之以恒。指导患者进行步行、游泳、慢跑、骑自行车等运动，但应避免进行剧烈的、有危险的运动。

4. 用药指导　嘱患者按时服用药物，学会自我监测药物不良反应。应用激素治疗的患者应定期检查，以早期发现可能出现的不良反应。

5. 预防跌倒　加强预防跌倒的宣传教育和保护措施，如家庭、公共场所防滑、防绊、防碰撞措施。

三、转诊原则

（一）上转标准

1. 对于在社区初筛阳性、有相关症状和体征但无确诊条件、需转至上级医院明确诊断并制订治疗方案者。

2. 对于已明确为非原发性 OP、但病因未明或疑似继发性 OP 者。

3. 对于严重骨质疏松性骨折需要外科治疗者。

4. 对于转回社区随访、按上级医院制订的治疗方案规范治疗后症状和体征无改善者。

5. 对于已确诊为 OP 并发心脑血管疾病或其他内分泌代谢疾病或出现新的特殊情况，社区处理困难者。

（二）下转标准

上级医院明确诊断并制订治疗方案后，将患者转回社区进行长期、规范随访和管理，并要求患者定期（一般为半年至 1 年）到上级医院复诊，以评估其管理效果。

四、社区管理

对于 OP 稳定期患者，基层管理过程中应根据患者的骨密度、症状和既往骨折情况进行管理。对于初诊的 OP 患者首先应建立相关健康档案，建立随访记录表，纳入社区长期健康管理。按照上级医院制订的治疗方案进行治疗，半年至 1 年后到上级医院复诊。

【预后】

OP 如果治疗合理，预后会相对较好。OP 治疗的最终目的是预防骨折，一旦出现骨折，患者预后较差。OP 与 50 岁或 50 岁以上人群 80% 的骨折有关。如果不能完全恢复，脆性骨折可能伴随慢性疼痛、残疾，严重者并发死亡。脊椎和骨盆部的骨折尤其如此。OP 可防可治，关键在于对高危人群早期筛查和早期识别，即使经历过脆性骨折，合理的治疗依然发挥预防骨折风险的作用。

【诊治进展】

治疗 OP 的药物是近年来研究的重点和热点。组织蛋白酶 K 在破骨细胞中高度表达，参与 I 型胶原蛋白和其他骨基质蛋白的降解，促进破骨细胞作用，是骨吸收过程中的一个关键酶。奥当卡替是一种选择性组织蛋白酶 K 抑制剂，可以解偶联骨转换。骨硬化蛋白是一种由骨细胞分泌的含有胱氨酸结构的糖蛋白，可以抑制成骨细胞的分化和功能。罗莫珠单抗作为骨硬化蛋白的人源化 IgG2 单克隆抗体，可以显著增加骨小梁和骨皮质的骨量及体积，降低新发椎体骨折和临床骨折的风险。雷奈酸锶是合成盐，体外实验和临床研究均证实其可同时作用于成骨细胞和破骨细胞，具有抑制骨吸收和促进骨形成的双重作用，可降低椎体和非椎体骨折的发生风险。

【病例分享】

患者，女性，65 岁，因“反复腰背部疼痛 3 年，加重 1 周”就诊。患者 3 年前无明显诱因出现腰背部疼痛，疼痛在翻身、弯腰等姿势变化时出现，劳累或体力活动后加重，卧床或休息后减轻。此后症状反复发作，予以中医康复理疗及布洛芬口服对症治疗后可好转。1 周前患者再次出现腰背部疼痛加重，无呼吸困难，无胸痛，无下肢麻木、活动障碍等。既往有高血压病 10 年、糖尿病病史 5 年、高脂血症 5 年，2 年前体检超声骨密度检查提示 OP，但未明确诊断。否认冠心病、脑血管病病史，否认糖皮质激素使用史，否认烟酒史。绝经年龄 52 岁。运动少，不喜户外活动。母亲有髋部骨折史。体格检查：身高 157cm，体重 51kg，体重指数 20.69kg/m^2，心率 72 次 /min，血压 125/82mmHg，神志清。心肺腹查体未及异常，四肢关节无红肿及变形，无“O”形腿、“X”

形腿，胸椎段后凸，棘突及椎旁无叩痛，弯腰时疼痛加重，腰椎活动度受限。

接诊的基层全科医生考虑患者存在OP，遂使用OP风险筛查工具——IOF 1分钟测试题进行OP筛查，并最终确定该患者为OP高风险人群。因社区卫生服务中心无DXA检查设备，全科医生采用骨质疏松性骨折临床危险因素对该患者进行风险评估，确定其为骨折高风险人群。下一步为明确诊断，完善DXA骨密度测量，以及相关影像、实验室检查，将患者转至医疗联合体医院进行检查。患者于上级医院行DXA骨密度检测，报告提示腰椎T值为−2.9。专科予以碳酸钙、骨化三醇、鲑鱼降钙素、阿仑膦酸钠进行抗骨质疏松联合治疗。患者腰背疼痛症状明显缓解。

患者转回社区中心全科门诊。社区全科医生给患者建立健康档案，教育患者加强营养，建议摄入富含钙膳食；增加户外运动，保持充足光照，按时服用药物，每2年复查DXA骨密度，完善相关影像及实验室检查，纳入社区长期健康管理。

【思考题】

1. 骨质疏松性骨折临床危险因素有哪些？
2. 什么是OP的规范化治疗？
3. 什么是OP的三级防控体系？

（王　红）

第八节　肾上腺皮质功能减退症

【学习提要】 1. 肾上腺皮质功能减退症的病因和临床表现。
2. 肾上腺皮质功能减退症的诊断和治疗。
3. 肾上腺皮质功能减退症的三级预防和社区健康管理。

【定义】

肾上腺皮质功能减退症（adrenocortical hypofunction）临床分为慢

性肾上腺皮质功能减退症（chronic adrenocortical hypofunction）及急性肾上腺皮质功能减退症（acute adrenocortical hypofunction）。前者更为多见。本节主要介绍慢性肾上腺皮质功能减退症。慢性肾上腺皮质功能减退症指因各种原因导致的肾上腺皮质功能的损坏，或继发于下丘脑分泌促肾上腺皮质激素释放激素（corticotropin releasing hormone，CRH）及垂体分泌促肾上腺皮质激素（adrenocorticotropic hormone，ACTH）不足所致的临床综合征。临床上表现为乏力、食欲减退、体重减轻、色素沉着、血压下降等。

【流行病学】

患者以 20～50 岁居多，男、女患病率几乎相等。自身免疫引起者以女性为多，女性与男性之比为 2∶1～3∶1。

【病因及发病机制】

肾上腺皮质功能减退症主要分为原发性和继发性两大类。

一、原发性肾上腺皮质功能减退症

原发性肾上腺皮质功能减退症是由肾上腺皮质本身的疾病所致，又称艾迪生病（Addison disease）。如以下原因造成慢性肾上腺皮质破坏：自身免疫、感染、肾上腺转移性癌肿、血管病变；其他如双侧肾上腺次全切或全切除后、结节病、血色病淀粉样变性等。

二、继发性肾上腺皮质功能减退症

继发性肾上腺皮质功能减退症是由下丘脑或垂体病变或创伤导致 CRH 或 ACTH 合成、分泌减少，或长期使用外源性糖皮质激素抑制下丘脑 - 垂体 - 肾上腺轴等原因所致。

【临床表现】

一、症状和体征

肾上腺皮质功能减退症的临床表现（表 7-8-1）。

表 7-8-1　肾上腺皮质功能减退症的临床表现

症状	体征	实验室检查
肾上腺功能减退 疲乏 体重减轻 体位性眩晕 食欲减退，腹部不适	色素沉着，尤其是日光暴露部位、皮肤褶皱处、黏膜、瘢痕、乳晕等 直立性低血压 成长障碍	低血钠 高血钾 低血糖（不常见） 高血钙（不常见）
肾上腺危象 严重虚弱、晕厥 腹痛 恶心呕吐 背痛 意识不清	低血压 腹部压痛、反跳痛 意识模糊、谵妄	低血钠 高血钾 低血糖 高血钙

二、接诊要点

肾上腺皮质功能减退症在临床中常不能被及时诊断，往往在出现低钠及高钾血症后才想到此疾病可能，因此常延迟数月或数年，甚至直至出现肾上腺危象才被确诊，使死亡率大增。其发病特点主要包括：①非特异性：除嗜盐以外，症状基本在很多慢性病都可见到，如虚弱、疲乏、肌肉骨骼疼痛、体重减轻、腹痛、抑郁及焦虑等；②隐匿性：发病隐匿，病情逐渐加重，早期症状易被忽略；③罕见性：疾病较罕见，原发性肾上腺皮质功能减退症患病率为 82～144/100 万，继发性肾上腺皮质功能减退症患病率为 150～280/100 万。非专科或缺少经验的医生常难以及时识别。因此全科医生诊疗过程中需详细问诊、全面采集病史。在问诊中询问患者就诊的主要原因，关注患者的感受，及时反馈。病史采集内容主要包括以下几个方面：

1. 起病情况　包括发病年龄、发病时间、起病形式等。

2. 病情特点　其症状特异性较低，发病隐匿，需注意乏力、倦怠、食欲减退、嗜睡等表现，病程进展缓慢，约有 8% 的患者会发生肾上腺危象。

3. 治疗经过　详细询问患病以来的诊治经过，包括已完善的检查，是否行手术治疗，使用药物、剂量、疗效。有助于病情的诊断。

4. 既往史、家族史等　部分病例为X染色体隐性遗传，具有家族聚集性，需注意的既往史包括产后大出血史、鞍区手术外伤史、放疗史等。

5. 生活方式及社会心理因素　仔细询问患者有无长期口服糖皮质激素或含糖皮质激素药物。了解患者是否因疾病影响生活质量、心情是否焦虑。了解患者家庭支持度如何，社会人际关系是否和谐。

三、常见并发症

1. 神经精神系统　乏力、淡漠、易疲劳、重度嗜睡、意识模糊，可出现精神失常。

2. 胃肠道　食欲减退、嗜咸食、胃酸分泌过少、消化不良；有恶心、呕吐、腹泻者，提示病情加重。

3. 心血管系统　心脏收缩力下降、血压降低、心音低钝，严重时可有晕厥，心电图呈低电压、T波低平或倒置。

4. 代谢障碍　糖脂代谢异常，可发生低血糖症状。

5. 肾脏病变　多表现为低钠血症。糖皮质激素缺乏及血容量不足时，抗利尿激素释放增多，也可造成低钠血症。

6. 生殖系统　女性阴毛、腋毛减少或脱落、稀疏，月经失调或闭经，但病情轻者仍可生育。男性常有性功能减退。

7. 合并结核症状　如合并结核，且病灶活跃或伴有其他脏器活动性结核者，常有低热、盗汗等症状，体质虚弱、消瘦更严重。本病与其他自身免疫病并存时，则伴有相应疾病的临床表现。

【辅助检查】

一、生化检查

血钠降低、血钾轻度升高。

二、肾上腺皮质功能测定

1. 皮质醇　一般于清晨8时空腹采血测定血清皮质醇。非应激情况下，血清皮质醇<3μg/dl（83nmol/L），应高度怀疑肾上腺皮质功能

减退症；血清皮质醇>15μg/dl（416nmol/L），可以排除肾上腺皮质功能减退症的诊断。需要注意部分肾上腺皮质功能减退症患者基础血清皮质醇可在正常范围内。急性危重疾病状态下，血清皮质醇在正常范围不能排除肾上腺皮质功能减退症。

2. 血浆 ACTH 测定　原发性者一般基础血浆 ACTH>22pmol/L，继发性者血浆 ACTH 水平降低或在正常范围低限。

3. ACTH 兴奋试验（adrenocorticotropin stimulation test）　ACTH 刺激肾上腺皮质分泌激素，可反映皮质储备功能。

4. 胰岛素低血糖兴奋试验　可用于确诊肾上腺皮质功能减退症。但因该试验有较高风险，不建议用于老年人、心脑血管疾病、癫痫及已有低血糖的患者。

三、影像学检查

结核所致者在肾上腺区 X 射线及 CT 检查时可发现肾上腺增大及钙化阴影。转移性病变者亦示肾上腺增大，而自身免疫引起者肾上腺不增大。部分患者颅脑 MRI 示垂体增大，可能与 ACTH 细胞增生有关，激素替代治疗后多可恢复正常。

【诊断和评估】

一、诊断思维

1. 诊断　肾上腺皮质功能减退症的诊断及病因鉴别应结合病史、临床表现、实验室检查、功能试验等综合评估。

2. 鉴别诊断　临床上诊断部分性或轻度肾上腺皮质功能减退症有时较困难，应与神经症、轻度早期结核、癌症等鉴别。有色素沉着者应与慢性肝病（包括肝硬化）、糙皮病、硬化病、黑棘皮病、血色病、慢性金属中毒（铋、铅、汞）等所致的皮肤色素沉着症区别。有慢性腹痛、腹胀、腹泻、低热等全身症状者又应与肠结核、腹腔结核等区别。值得注意的是，患者可能同时伴有胸腹部结核或肾及生殖系结核病的情况。

二、临床评估

肾上腺皮质功能减退症多为慢性疾病，最具特征表现为全身皮肤色素加深，暴露处、摩擦处、乳晕、瘢痕等处尤为明显；急性发作时表现为肾上腺危象，常发生于感染、创伤、手术、分娩、过劳、大量出汗、呕吐、腹泻、失水或突然中断糖皮质激素治疗等应激情况下。表现为恶心、呕吐、腹痛或腹泻、严重脱水、血压降低、心率快、脉细弱、精神失常、常有高热、低血糖症、低钠血症，血钾可低可高。如不及时抢救，可发展至休克、昏迷、死亡。

【治疗】

一、治疗目标

缓解临床症状，血生化、激素水平等相关指标恢复正常范围。

二、治疗原则

本病治疗有 4 项原则：①纠正本病中代谢紊乱。②激素替代补充治疗。应激时应增加激素剂量，有恶心、呕吐、不能进食时应给予静脉用药。③病因治疗。④避免应激，预防危险。

三、治疗方案

1. 一般治疗　高碳水化合物、高蛋白、高维生素、高钠膳食，避免过度劳累、精神刺激、受冷、暴热、感染、外伤等应激，也应避免呕吐、腹泻或大汗所引起的失钠、失水等情况。

2. 药物治疗　①糖皮质激素：氢化可的松为糖皮质激素治疗的首选，每天 10～20mg 口服可维持机体需要，一般不超过 30mg；泼尼松常规剂量为每天 2.5～5mg。②盐皮质激素：如给予糖皮质激素替代治疗后患者仍有明显低血压、血钠偏低、慢性失水及体重偏低，应加用该类药物，如氟氢可的松 0.05～0.1mg。

3. 肾上腺危象治疗　①糖皮质激素治疗：迅速静脉滴注氢化可的松，初始 2～4 小时给予 100～200mg（溶于 5% 葡萄糖盐水 500ml 中），此后根据病情每 6～8 小时给予 100mg。通常在 4～6 小时内血压稳定、病情好转。第 2、3 天可减量为每 6 小时给予 50～100mg，逐天减量，直至危象得以控制，病情稳定后可改为口服氢化可的松并逐渐减量恢复到非应激状态下的替代剂量。总过程一般需 1～2 周，减量过快易导致病情反复。②补液及纠正电解质紊乱：入水总量视失水程度而定，一般情况下第 1 天应补充 5% 葡萄糖盐水 2 500～3 000ml 以上，第 2 天后根据血压、尿量等调整剂量。补液时注意电解质平衡，失钠明显者初治期即采用 5% 葡萄糖盐水；呕吐、腹泻严重者，补充大量葡萄糖后，根据血钾水平适量补充氯化钾，可予 2～3g/d。③抗休克：如收缩压在 80mmHg 以下伴休克症状者经补液及激素治疗仍不能纠正循环衰竭时，应及早给予血管活性药物。④抗感染：有感染者应针对病因予以治疗。⑤对症治疗：包括吸氧，药物对症治疗，必要时可予以适量镇静剂，但不宜给吗啡及巴比妥盐类等。⑥抗 DIC 治疗：诊断明确后尽早使用肝素治疗。

【健康管理】

一、三级预防

1. 一级预防　合理膳食、适当运动、戒烟限酒、保持良好的心理状态。

2. 二级预防　二级预防主要指疾病的早期发现和诊断。本病早期缺乏特异性表现，应在以下高危人群中进行筛查：①对具有无法解释的、提示肾上腺皮质功能减退症状或体征的急症患者进行检测（脱水、低血压、低血钠、高血钾、发热、腹痛、色素沉着或儿童期低血糖）。②在条件及环境允许的情况下，对提示肾上腺皮质功能减退症状或体征的急症患者给予 ACTH 兴奋试验以确诊。③对有严重肾上腺皮质功能减退症状或肾上腺危象的患者，推荐在诊断性试验结果出来前即给予合适剂量的静脉皮质醇治疗。

3. 三级预防　肾上腺皮质功能减退症的三级预防即该疾病长期随访管理的过程。包括：①对患者及其家属加强宣教，按时随访，使患者及家属了解防治本病的基本知识，尽量避免过度劳累、精神刺激、受冷、暴热、感染、外伤等应激，也应避免呕吐、腹泻或大汗所引起的失钠、失水等情况。饮食应富含碳水化合物、蛋白质及维生素，多钠盐、少钾盐。食物中氯化钠每天摄入量在 10～15g，视个人需要而定，以维持电解质平衡。②关注长期的药物治疗及监测药物带来的副作用。③对肾上腺皮质功能减退症患者进行长期、系统、全程的管理。

二、健康教育

健康教育内容包括：①对患者进行疾病的宣教，使患者了解肾上腺皮质功能减退症的相关医学知识。②督促和指导患者的药物合理使用及药物副作用的识别。③知晓定期前往医院就诊的时机。④学会疾病的自我管理。全科医生可根据患者的情况设计个体化的连续教育内容，并且通过患者的自我管理干预更好地实现疾病的控制。

三、双向转诊

（一）上转指征

1. 初次筛查疑诊肾上腺皮质功能减退症患者。

2. 随访期间发现肾上腺皮质功能减退症患者症状控制不满意，或出现药物不良反应，或其他不能耐受治疗的情况。

3. 随访期间发现患者出现严重水、电解质紊乱，酸碱失衡或脏器功能障碍等急性情况。

4. 出现肾上腺危象导致休克征象。

5. 因确诊或随访需求或条件所限，需要复查激素水平、电解质等检查。

（二）下转指征

1. 确诊肾上腺皮质功能减退症，已制订了合理药物治疗方案，激素水平稳定。

2. 出现肾上腺皮质功能减退症相关急性合并症，治疗后一般情况良好、病情稳定。

四、社区管理

对于病情稳定的肾上腺皮质功能减退症患者，基层管理应建立相关健康档案，建立随访记录表，详细记录体格、体征、电解质、激素水平等变化，纳入社区长期健康管理。

【预后】

慢性肾上腺皮质功能减退症的病理改变是不可逆转的，需终身服用糖皮质激素替代治疗。如能得到正确的治疗，可以正常生活，不影响寿命；如不能得到及早诊断和正确治疗，可在未确诊前发生肾上腺危象而威胁生命。

【诊治进展】

尽管目前肾上腺皮质功能减退症的激素替代治疗方案较为成熟，但仍不能完全改善肾上腺皮质功能减退症患者的临床症状与生活质量，Gurnell 等研究提示在常规治疗的基础上补充脱氢表雄酮能更好地改善患者的生活质量和性功能。干细胞移植技术治疗肾上腺皮质功能减退症目前正在研究阶段，虽然面临重重困难，但是也为治愈肾上腺皮质功能减退症带来希望。

【病例分享】

患者，男性，67 岁，因“食欲缺乏 2 月，恶心、呕吐 3 天”就诊于社区卫生服务中心。患者 2 个月前出现食欲缺乏，后逐渐加重，未予以特殊治疗。3 天前出现恶心、呕吐，呕吐物为墨绿色液体，无呕血，无腹痛、腹泻，无胸痛及心悸。伴头晕，无视物旋转，不伴头痛。否认“冠心病、高血压、糖尿病、肝炎、结核、肿瘤”等病史。否认家族性遗传病史。适龄结婚，配偶体健，育 2 子，体健。吸烟 40 余年，每天 4 支；饮酒史 40 余年，每天 50ml。体格检查：身高 160cm，体重 42kg，体温 36.8℃，脉搏 96 次 /min，呼吸 20 次 /min，血压 87/55mmHg。专科体检：重度消瘦体质，眼窝深陷，颈部、前胸皮肤色素沉着。肺部查体阴性。心律齐，双肺呼吸音清，未闻及啰音，舟状腹，全腹无压痛、反跳痛及肌紧张，全腹未触及包块，肝脾未触及，移动性浊音阴性，肠鸣音正常。生理反射存在，病理征未引出。

鉴于患者病程中食欲缺乏、乏力，且出现低血压，查体有皮肤色素沉着，接诊的全科医生考虑“肾上腺皮质功能减退症”，因社区卫生服务中心无法行皮质醇等激素水平测定，转诊至上级综合性医院内分泌科，行皮质醇、血浆 ACTH 等测定，确诊“肾上腺皮质功能减退症”。予糖皮质激素替代治疗，患者食欲缺乏、恶心症状消失，复测激素水平渐正常且平稳，遂转至社区全科门诊。社区全科医生为患者建立健康档案，进行疾病知识宣教，嘱患者规律服用药物，定期随访，并纳入社区长期健康管理。

【思考题】

1. 肾上腺皮质功能减退症的糖皮质激素替代治疗方案是什么？
2. 肾上腺皮质功能减退症的健康教育及随访包括什么？

（葛 伟）

第九节 皮质醇增多症

【学习提要】 1. 皮质醇增多症的病因和临床表现。
2. 皮质醇增多症的诊断和治疗。
3. 皮质醇增多症的三级预防和社区健康管理。

【定义】

皮质醇增多症（hypercortisolism），又称库欣综合征（Cushing syndrome），指各种原因引起肾上腺皮质分泌糖皮质激素（主要为皮质醇）过多导致的临床综合征。主要表现为满月脸、向心性肥胖、多血质外貌、皮肤紫纹及高血压等。

【流行病学】

欧洲调查数据显示本病年发病率为2～3/100万人，以20～40岁居多，多见于女性，男女比例约为1∶3。国内尚缺乏大规模流行病学数据。

【病因及发病机制】

库欣综合征的病因及发病机制（表7-9-1）。

表7-9-1 库欣综合征的病因及发病机制

病因分类	发病机制
（一）促肾上腺皮质激素（ACTH）依赖性库欣综合征	
库欣病	垂体ACTH分泌细胞增生，释放大量ACTH

续表

病因分类	发病机制
ACTH/促肾上腺皮质激素释放激素(CRH)综合征	垂体-肾上腺外的肿瘤产生类ACTH/CRH活性物质，刺激肾上腺皮质增生、分泌大量皮质醇
(二)ACTH非依赖性库欣综合征	
肾上腺皮质腺瘤	肿瘤组织分泌大量皮质醇
肾上腺皮质腺癌	
ACTH非依赖性大结节增生	与激素或神经递质的受体在肾上腺异常表达相关
不依赖ACTH的双侧小结节增生	基因突变导致特定信号通路激活，体内组织增生
麦丘恩-奥尔布赖特(McCune Albright)综合征	由于特定信号通路持续激活，模拟持续的ACTH刺激肾上腺，导致皮质醇分泌增多

【临床表现】

一、症状及体征

本病的临床表现有多种类型。①典型病例：向心性肥胖、满月脸、水牛背、多血质外貌、皮肤紫纹等。②早期病例：高血压为主要表现，一般情况较好，无典型表现。③重型病例：多由肾上腺癌肿所致，病情进行性加重，主要表现为高血压、水肿、体重下降、代谢紊乱等。④以并发症为主要表现：多见于老龄患者，表现为脑卒中、心力衰竭、肺部感染、精神症状等。⑤呈周期性或间歇性：发病机制不清。其主要症状及体征包括以下内容。

（一）症状

1. 神经系统及全身肌肉表现　患者常有不同程度的情绪变化，如烦躁、失眠等；全身肌肉萎缩、肌无力，尤以四肢为甚，表现为下蹲后起立困难。

2. 高血压　随着病程延长其严重程度也相应增加，口服降压药治疗效果差。长期高血压可能导致动脉硬化、左心室肥大、心力衰竭和脑血管意外。

3. 对感染的抵抗力减弱　长期高皮质醇血症可抑制免疫功能，肺部感染多见；化脓性细菌难以局限化，易进展为菌血症、败血症和毒血症。

4. 性功能异常　育龄女性患者出现月经紊乱甚至停经，男性患者睾酮生成减少，性欲减退。

5. 代谢紊乱　部分可出现类固醇性糖尿病；肾上腺癌或异位ACTH综合征有明显低钾低氯性碱中毒。极少数患者可因潴钠而有轻度水肿；病程长者可出现骨质疏松。

（二）体征

1. 向心性肥胖、满月脸、多血质外貌　以肥胖起病，多呈向心性肥胖，面、颈、胸、腹、背脂肪厚，四肢相对瘦细，面圆且呈暗红色；多血质外貌，表现为脸红、唇紫和舌质瘀紫等。

2. 皮肤表现　下腹部、臀外侧、大腿内外侧、乳房等处因皮下脂肪沉积，皮肤紧张而更薄，皮下弹性纤维断裂所致皮肤紫红色条纹。晚期皮肤可呈紫红色大理石样花纹。重症库欣病或异位ACTH综合征者皮肤色素沉着、颜色加深。

3. 性功能异常　多数女性因雄激素分泌过多出现多毛、痤疮，少部分女性患者明显男性化（乳房萎缩、生胡须、阴蒂肥大）。男性患者睾酮生成减少，睾丸小而软，阴茎缩小，阳痿。

二、接诊要点

库欣综合征病因不同，临床症状错综复杂，病情轻重不一，部分病例以并发症为主就诊。诊疗过程中需详细问诊、全面采集病史。在问诊中询问患者就诊的主要原因、关注患者的感受，及时反馈。包括以下几个方面。

1. 起病情况　包括发病年龄、发病时间、起病形式等。年轻患者若出现骨质疏松、高血压等与年龄不相称的临床表现，需进行库欣综合征筛查。

2. 病情特点　本病临床表现类型各异，根据各类型特点进行初步判断。

3. 治疗经过　详细询问患病以来的诊治经过，包括已完善的检查，是否行手术治疗，使用药物、剂量、疗效，有助于病情的诊断。

4. 既往史、家族史等　部分病例为常染色体显性遗传，具有家族聚集性。

5. 生活方式及社会心理因素　仔细询问患者有无长期口服糖皮质激素或含糖皮质激素药物。了解患者是否因疾病影响生活质量、心情是否焦虑。了解患者家庭支持度如何，社会人际关系是否和谐。

【辅助检查】

一、筛查试验

1. 皮质醇昼夜节律　正常成人血浆皮质醇水平有明显昼夜节律（上午 8～9 时皮质醇水平最高，午夜最低），本病患者皮质醇分泌增多且失去节律。午夜血浆皮质醇>1.8μg/dl，或下午夜血浆皮质醇>7.5μg/dl，提示库欣综合征可能性。

2. 尿游离皮质醇（urinary free cortisol，UFC）　24 小时 UFC 的正常值一般为 80～120μg/24h。本病患者高于正常上限。

二、确诊试验

过夜小剂量（1mg）地塞米松抑制试验（dexamethasone suppression test，DST）　测第 1 天血清皮质醇浓度为对照，午夜口服地塞米松 1mg，次日晨血清皮质醇不能抑制到对照值 50% 以下。也可每 6 小时口服地塞米松 0.5mg，连服 2 天，第 2 天测定 24 小时尿游离皮质醇，不能被抑制到服药前的 50%。

三、病因学检查

1. 早晨血浆 ACTH 测定　清晨 8 点测血浆 ACTH 浓度明显降低提示 ACTH 非依赖性，明显升高提示 ACTH 依赖性。

2. 大剂量地塞米松抑制试验（high dose dexamethasone suppression test，HDDST）　2 天法口服地塞米松 8mg（2mg，6 小时 1 次）或过夜单次口服 8mg 地塞米松。垂体 ACTH 腺瘤 90% 可被抑制。

3. 影像学检查　蝶鞍区断层 CT 扫描用于检查垂体肿瘤或结节，垂体 ACTH 腺瘤首选蝶鞍区 MRI。肾上腺增强 CT 用于检查肾上腺肿瘤或增生。临床怀疑异位ACTH综合征时，可首先行胸部薄层CT。

【诊断和评估】

诊断思维

1. 诊断流程　见图7-9-1库欣综合征功能诊断流程。

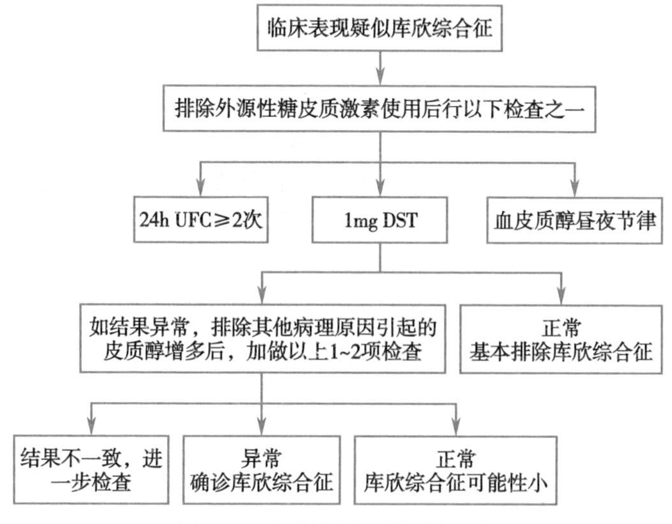

图7-9-1　库欣综合征功能诊断流程

UFC. 尿游离皮质醇; DST. 地塞米松抑制试验。

2. 鉴别诊断(图7-9-2)

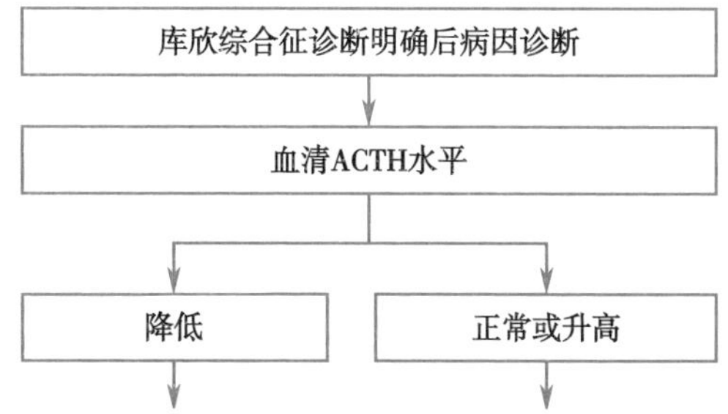

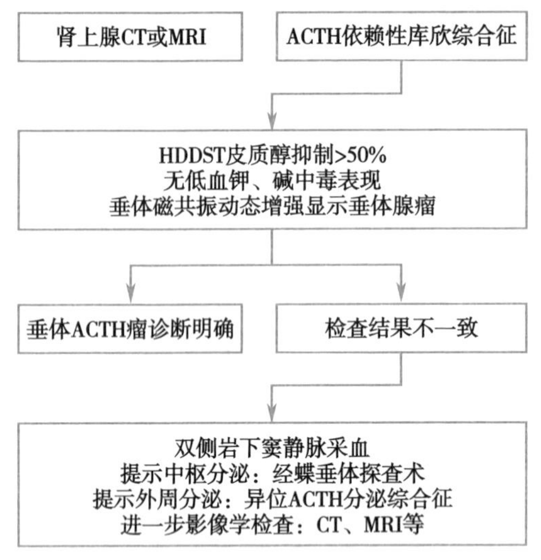

图 7-9-2　库欣综合征病因鉴别诊断流程

ACTH. 促肾上腺皮质激素；HDDST. 大剂量地塞米松抑制试验。

【治疗】

一、治疗目标

库欣综合征的治疗目标是通过降低皮质醇或减少皮质醇与其受体结合缓解高皮质醇血症造成的各种症状，最好能根除病因。对于严重病例，治疗并发症为首要措施。

二、治疗原则

库欣综合征的治疗原则是要明确病因、确定病灶。确定病灶后对病灶进行彻底清除，如果病灶不能够彻底清除，可以适当加用放射性治疗，或口服皮质醇抑制剂长期治疗，使皮质醇达到正常生理范围。

三、治疗方案

（一）一般治疗

对于库欣综合征患者，一般治疗主要包括健康饮食、适量运动，以减轻肥胖、高血压、高血糖等高皮质醇血症相关的症状。

（二）药物治疗

1. 影响神经递质的药物　如多巴胺抑制剂溴隐亭、卡麦角林等。

2. 肾上腺皮质激素合成抑制剂　如米托坦、美替拉酮、酮康唑、氨鲁米特。

（三）手术治疗

1. 库欣病　若为诊断明确的垂体腺瘤引起的库欣病，首选经蝶窦切除垂体腺瘤。术中和术后应补充适量皮质激素。

2. 肾上腺腺瘤　应行患侧腺瘤手术摘除，术中和术后应补充适量皮质激素。

3. 肾上腺腺癌　尽可能早期手术治疗，切除原发病灶和转移灶，并进行淋巴结清扫，术后加用药物治疗。并注意肾上腺危象。

4. 异位 ACTH 综合征　切除原发肿瘤，当有必要时，可切除双侧肾上腺以缓解症状。

（四）中医治疗

中医学虽无“库欣综合征”这一概念，但在临床实践中发现中医药对外源性糖皮质激素长期应用引起的医源性库欣综合征具有一定的防治作用，如滋阴药（生地、知母、甘草）有减轻和防止长期应用糖皮质激素引起的肾上腺皮质萎缩的作用。

（五）其他治疗

对于 ACTH 依赖性库欣综合征，当不能手术或手术失败时，可进行垂体放疗。

【健康管理】

一、三级预防

1. 一级预防　合理膳食、适当运动、戒烟限酒、保持良好的心理状态。

2. 二级预防　二级预防主要指疾病的早期发现和诊断。本病早期缺乏特异性表现，应在以下高危人群中进行筛查。①向心性肥胖同时合并以下特征之一者：满月脸、多血质外貌、瘀斑或紫纹、皮肤真菌感染、肌无力、焦虑等精神症状；②代谢综合征，特别是血压、血糖、血脂等控制不佳的肥胖糖尿病患者；③年轻起病的以舒张压升高为主的高血压患者；④不明原因的早发性骨质疏松，尤其是肋骨骨折等患者；⑤多囊卵巢综合征患者；⑥低促性腺激素的性功能障碍者。

3. 三级预防　库欣综合征的三级预防即该疾病长期随访管理的过程。包括：①对患者及其家属进行健康宣教，按时随访；②关注长期的药物治疗及监测药物带来的副作用；③对库欣综合征患者进行长期、系统、全程的管理。

二、健康教育

库欣综合征健康教育内容包括：①对患者进行疾病的宣教，使患者了解库欣综合征的相关医学知识；②督促和指导患者的药物合理使用及药物副作用的识别；③知晓定期前往医院就诊的时机；④学会疾病的自我管理。全科医生可根据患者的情况设计个体化的连续教育内容，并且通过患者的自我管理干预更好地实现疾病的控制。

三、双向转诊

（一）上转指征

1. 初次筛查疑诊库欣综合征患者。

2. 随访期间发现库欣综合征患者症状控制不满意，或出现药物不良反应，或其他不能耐受治疗的情况。

3. 随访期间发现患者出现严重水、电解质紊乱，酸碱失衡或脏器功能障碍等急性症状。

4. 出现合并症，如脑卒中、心力衰竭、肺部感染或病理性骨折等需要进一步评估和诊治。

5. 因确诊或随访需求或条件所限，需要复查激素水平等检查。

（二）下转指征

1. 确诊库欣综合征，完成了手术治疗，已制订了合理药物治疗方案。

2. 出现库欣综合征相关急性合并症，治疗后一般情况良好、病情稳定。

3. 库欣综合征合并症已确诊，制订了治疗方案，评估了疗效，且病情稳定。

四、社区管理

对于病情稳定的库欣综合征患者，基层管理应建立相关健康档案，建立随访记录表（表 7-9-2），纳入社区长期健康管理。由于基层检查及治疗条件有限，库欣综合征激素水平（ATCH、午夜血浆、24 小时尿皮质醇等）无法在基层完成。

表 7-9-2 库欣综合征患者随访管理表

管理内容	随访时限
症状及体征	6 个月 1 次
血压	3 个月 1 次
实验室检查指标（血常规、血糖、血脂、电解质）	3 个月 1 次
激素水平	3 个月 1 次
药物治疗（确诊后）	6 个月 1 次
转诊	必要时

【预后】

本病经有效治疗后病情能在数月后有所好转，但不同病因库欣综合征预后有所不同。肾上腺单侧皮质腺瘤患者经早期手术治疗效果最好，预后良好，罕见复发。库欣病由于手术及放疗的进展，大多数患者可得到有效的治疗，但预后因人而异。肾上腺皮脂腺癌的预后取决于是否早期发现及癌肿切除是否彻底，癌种已转移者预后极差。

【诊治进展】

手术仍然是治疗库欣病的主要方法。近年来，研究发现新型生长抑素类似物，能有效抑制 ACTH 分泌。帕瑞肽对 4 种生长抑素受体有高度亲和性，已被欧洲药品管理局（European Medicines Agency，EMA）获批用于库欣病治疗。另外针对细胞周期蛋白 E 和细胞周期蛋白依赖性激酶 2（cyclin-dependent kinase 2，CDK2）等靶点的药物以及一些新的药物正在临床研究中，最终可能成为这种严重疾病的额外的治疗选择。

【病例分享】

患者，女性，28 岁，因“反复头晕、头痛 3 个月”于当地社区卫生服务中心全科门诊就诊。患者3个月前无明显诱因出现头晕、头痛，时有视物模糊，此症状反复发作，未重视及诊治。近3年体重逐渐增加约15kg，近1年脸部变圆、腹型肥胖，6个月前出现面部痤疮、皮肤紫红色条纹。患者平素体检，否认心脑血管疾病、糖尿病等病史。既往月经规律，近3个月月经周期延长，未婚。体格检查：血压其左上肢192/128mmHg，右上肢193/130mmHg，左下肢213/115mmHg，右下肢217/129mmHg，身高158cm，体重75kg，BMI 30.0kg/m²，腰围98cm，臀围96cm，向心性肥胖，满月脸、水牛背，皮肤色素沉着，面部有痤疮，腹部、腋下、大腿内侧皮肤有紫纹。两肺呼吸音清，未闻及明显哮鸣音和湿啰音，心律齐，心率120次/min，双下肢无水肿。

接诊的基层全科医生考虑库欣综合征，需要进一步明确。因社区卫生服务中心无血、尿皮质醇检测试剂盒，于是建议患者去上一级综合性医院行库欣综合征相关实验室及影像学检查。患者转诊至上一级医院后完善检查，最终确诊为库欣病，收住入院治疗，予以经蝶鞍微腺瘤切除，术后口服糖皮质激素。后患者症状进一步改善，出院后转回当地社区全科门诊。社区全科医生给患者建立健康档案，进行疾病知识宣教，嘱患者规律服用药物，定期随访，并纳入社区长期健康管理。

【思考题】

1. 库欣综合征的早期临床表现有哪些？

2. 什么是库欣综合征的三级预防？

（葛　伟）

第十节　原发性醛固酮增多症

【学习提要】 1. 原发性醛固酮增多症的病因和临床表现。

2. 原发性醛固酮增多症的诊断和治疗。

3. 原发性醛固酮增多症的三级预防和社区健康管理。

【定义】

原发性醛固酮增多症(primary aldosteronism，PA)简称“原醛症”，指肾上腺皮质病变引起醛固酮分泌增多，导致体内潴钠排钾、体液容量增多、肾素 - 血管紧张素系统受抑制，表现为高血压和低血钾的临床综合征。

【流行病学】

国外报道，在 1、2、3 级高血压患者中，PA 患病率分别为 1.99%、8.02% 和 13.2%；而在难治性高血压患者中，其患病率更高，约为 17%～23%。国内相关研究报道较少，在亚洲普通高血压人群中，其患病率约为 5%。文献报道，PA 在新诊断高血压中的发生率超过 4.0%。由此可见，对高血压特别是难治性高血压及新诊断高血压人群进行 PA 的筛查对临床工作有着现实的指导意义。

【病因分类】

PA 根据病因的不同可分为 6 型，即醛固酮瘤(aldosterone-producing adenoma)、特发性醛固酮增多症(idiopathic hyperaldosteronism，简称“特醛症”)、原发性肾上腺皮质增生(又称单侧肾上腺增生；primary or unilateral adrenal hyperplasia，PAH/UNAH)、家族性醛固酮增多症(familial hyperaldosteronism，FH)、肾上腺醛固酮腺癌(aldosterone-producing adrenocortical carcinoma)及异位醛固酮分泌瘤(ectopic aldosterone-producing adenoma)。其中以醛固酮瘤及特醛症最为常见，占绝大部分，而异位醛固酮分泌瘤极罕见。

【临床表现】

一、症状及体征

1. 高血压综合征　为最早且最常见的综合征，可早于低血钾综合征 3～4 年出现。几乎见于每一病例的不同阶段，一般不呈恶性演变，但随着病情进展，血压逐渐升高，大多数在 170/100mmHg 左右，高时可达 210/130mmHg。以舒张压升高较明显，对降压药疗效差。

2. 神经肌肉功能障碍　表现为阵发性肌无力和肌麻痹，一般来说，血钾越低，肌病越重。乏力症状加重多数有诱因，例如劳累、服用失钾性利尿剂（氢氯噻嗪、呋塞米等）、受冷、紧张、腹泻、大汗等多种应激情况。严重时可累及呼吸肌，发生呼吸肌麻痹需引起重视。

3. 失钾性肾病及肾盂肾炎　由于长期大量失钾，肾小管功能紊乱，浓缩功能损伤，患者常诉多尿，尤其夜尿增多，比重偏低，常在1.015以下。患者常易并发尿路感染、肾盂肾炎。久病者可因肾小动脉硬化而发生蛋白尿与肾功能不全。

4. 心脏表现　低钾可诱发心律失常，以期前收缩、阵发性室上性心动过速较常见，严重时可发生心室颤动。心电图呈低血钾图形，QT间期延长，T波增宽或倒置，U波明显，T、U波融合成双峰。长期高血压可引起心肌病心脏扩大，甚至发生心力衰竭综合征。心肌局部高醛固酮水平与心肌纤维化密切相关。

二、接诊要点

PA患者大多数以顽固高血压、肌无力症状就诊，诊疗过程中需详细询问病史，注意病情演变及就诊用药经历。除典型症状外，在问诊中需要注意以下几个方面。

1. 起病情况　包括发病年龄、发病时间、起病形式等。若出现青年患者与年龄不符的高血压及肌无力，需筛查PA。

2. 病情特点　高血压、低血钾曾被认为是PA最典型的临床表现，但一些研究表明，只有9%～37%的PA患者存在低钾血症，由于其灵敏度和特异度较低，低钾血症不能作为筛查PA的良好指标。

3. 治疗经过　详细询问患病以来的诊治经过，包括已完善的检查，是否行手术治疗，使用药物、剂量、疗效，有助于病情的诊断。对于出现持续高血压（>150/100mmHg）的患者，若常规联合降压不理想及年轻、新诊断的高血压，应高度怀疑PA并做相关筛查。

4. 既往史、家族史等　大多数PA是散发性的，只有大约6%的患者具有家族遗传性，以常染色体显性性状遗传，与不同的基因缺陷有关。

5. 生活方式及社会心理因素　仔细询问患者饮食习惯，有无长期服用影响钠钾排泄药物，了解患者日常有无焦虑、抑郁情绪，是否因疾病影响生活质量。了解患者家庭及社会关系是否相处和谐。

【辅助检查】

一、实验室检查

（一）血液生化改变

1. 低血钾　一般在 2.0～3.0mmol/L，严重者更低。早期血钾可正常。

2. 高血钠　一般在正常高限或略高于正常。

3. 碱血症　血 pH 和 CO_2 结合力偏高，提示代谢性碱中毒。

（二）尿液检查

1. 尿常规　尿 pH 呈中性或碱性，部分患者有蛋白尿，尿比重偏低且较固定，常在 1.010～1.015。

2. 尿钾　在普通饮食条件下，血钾低于正常（<3.5mmol/L），但每天尿钾仍在 25mmol/24h 以上，提示尿路失钾，为本病特征之一，或者血钾<3.0mmol/L 时 24 小时尿钾排泄>20mmol。

（三）醛固酮及其他类固醇测定

1. 醛固酮

（1）尿醛固酮：大部分患者 24 小时尿醛固酮排出量高于正常。

（2）血浆醛固酮：本病患者血醛固酮可高于正常也可在正常范围，但受许多因素影响如低血钾、年龄等，既往多建议固定钠、钾平衡饮食（每天钠 160mmol、钾 60mmol）后测定，但因不方便，目前较少使用，多数以血浆醛固酮 / 肾素浓度比值作为筛查 PA 的实验方法。

2. 醛固酮前体　由于醛固酮生物合成加强，其前体如去氧皮质酮、皮质酮、18- 羟皮质酮的血浓度升高，于腺瘤患者尤其明显。

（四）筛查实验

血浆醛固酮 / 肾素浓度比值（aldosterone to renin ratio，ARR）：目前采用 ARR 作为 PA 首选筛查指标，ARR>30 时高度提示 PA，ARR≥50 则可以确诊。

（五）确诊实验

生理盐水试验、卡托普利试验、口服高钠饮食、氟氢可的松实验（表 7-10-1）。

表 7-10-1　确诊试验方法及结果判读

试验	方法	结果判断
生理盐水试验	试验前必须卧床休息 1h，4h 静脉滴注 0.9% 氯化钠溶液 2L，试验在晨 8：00—9：00 开始，整个过程需监测血压和心率变化，在输注前及输注后分别采血测血浆肾素活性、血醛固酮、血皮质醇及血钾	生理盐水试验后血醛固酮>10ng/dl PA 诊断明确，<5ng/dl 排除 PA
卡托普利试验	坐位或站位 1h 后口服 50mg 卡托普利，服药前及服药后 1h、2h 测定血浆肾素活性、血醛固酮、皮质醇，试验期间患者需始终保持坐位	正常人卡托普利抑制试验后血醛固酮浓度下降大于 30%，而 PA 患者血醛固酮不受抑制。国内学者提出，卡托普利试验后 2h 醛固酮最佳诊断切点为 11ng/dl，灵敏度和特异度均为 90%
口服高钠饮食	3d 内将每天钠盐摄入量提高至>200mmol（相当于氯化钠 6g），同时补钾治疗使血钾维持在正常范围，收集第 3d 至第 4d 的 24h 尿液测定尿醛固酮	尿醛固酮<10μg/24h 排除 PA，>12μg/24h（梅奥医学中心）或 14μg/24h（克利夫兰医学中心）PA 诊断明确
氟氢可的松试验	氟氢可的松 0.1mg 每 6h×4d，同时补钾治疗（血钾达到 4mmol/L）、高钠饮食（每天三餐分别补充 30mmol，每天尿钠排出至少 3mmol/kg），第 4 天晨 10：00 采血测血醛固酮、血浆肾素活性，晨 7：00 及 10：00 采血测血皮质醇	第 4 天晨 10：00 血醛固酮>6ng/dl PA 诊断明确

二、分型诊断检查

（一）影像学检查

肾上腺 CT 表现。

1. 醛固酮瘤　CT 上表现为单侧肾上腺腺瘤（直径<2cm），呈圆形或椭圆形，边界清楚，周边环状强化，而中央往往仍为低密度，腺瘤同侧及对侧肾上腺无萎缩性改变。

2. 特醛症　CT 上可有不同表现。①双侧肾上腺形态和大小表现正常，或仅仅是密度稍致密；②双侧或单侧肾上腺增大，边缘饱满，肢体较粗，密度不均，或呈颗粒状；③单侧肾上腺孤立性结节，密度类似正常肾上腺或稍低；④双侧肾上腺多个小结节。

3. 肾上腺醛固酮腺癌　直径常>4cm。

（二）双侧肾上腺静脉取血（adrenal vein sampling，AVS）

影像学检查往往不能发现微小腺瘤，或者不能区分无功能瘤和醛固酮瘤，而 AVS 则是区分单侧或双侧分泌最可靠、最准确的方法。目前，AVS 的灵敏度和特异度均可达到 90% 以上，明显优于肾上腺 CT，因此 AVS 被公认为 PA 分型诊断的“金标准”。

【诊断和评估】

诊断思维

1. 诊断流程　图 7-10-1 为 PA 的诊断流程。

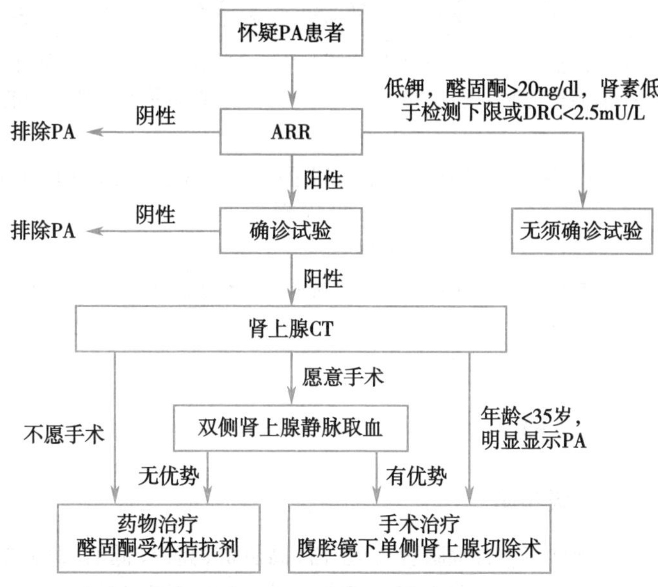

图 7-10-1　原发性醛固酮增多症（PA）的诊断流程

ARR．血浆醛固酮 / 肾素浓度比值；DRC．direct renin concentration，直接肾素浓度。

2. 鉴别诊断　主要是与其他高血压合并低血钾的原因进行鉴别，通过 ARR 筛查试验及确诊试验可将 PA 和其他原因区分开来。

【治疗】

一、治疗目标

恢复血压和醛固酮正常稳定，减少并发症，改善生活质量并降低死亡率。

二、治疗原则

治疗方案取决于 PA 的病因和患者对药物的反应。

三、治疗方案

PA 的治疗有手术和药物 2 种方法。见表 7-10-2。

表 7-10-2　原发性醛固酮增多症（PA）的治疗

分型	一线治疗	二线治疗
单侧 PA（包括醛固酮瘤和单侧肾上腺增生）	腹腔镜下单侧肾上腺切除	螺内酯；依普利酮；阿米洛利；醛固酮合成酶抑制剂
双侧 PA（特醛症）	螺内酯；依普利酮；阿米洛利；醛固酮合成酶抑制剂	腹腔镜下单侧肾上腺切除
糖皮质激素可抑制性醛固酮增多症	小剂量糖皮质激素	螺内酯；依普利酮；阿米洛利；醛固酮合成酶抑制剂

【健康管理】

一、三级预防

1. 一级预防　合理膳食（高蛋白、高热量、高钾、低钠，每天盐的摄入量<6g，注意补充钙和镁）、适当运动、戒烟限酒、保持情绪稳定、积极乐观。

2. 二级预防　二级预防主要指疾病的早期发现和诊断。由于高血压往往是PA最早最常见的表现，应在以下高危人群中进行筛查：①持续性高血压（>150/100mmHg）；②难治性高血压（refractory hypertension）；③伴低血钾的高血压；④伴肾上腺意外瘤的高血压；⑤有早发（<40岁）高血压或卒中家族史；⑥高血压伴睡眠呼吸暂停；⑦PA一级亲属。筛查注意事项：①纠正低钾血症（口服氯化钾缓释片）；②不限制钠盐摄入（>6g/d）；③停用利尿药（包括螺内酯）≥4周；④停用β受体拮抗剂、可乐定、非甾体抗炎药类、二氢吡啶类钙阻滞剂、ACEI及ARB≥2周；⑤使用其他对ARR影响较少的降压药（非二氢吡啶类、α受体拮抗剂、直接血管扩张剂），如维拉帕米缓释片、多沙唑嗪、特拉唑嗪、肼屈嗪；⑥早晨起床后2小时采集血标本；⑦患者呈坐位采血。

3. 三级预防　主要是防治并发症和长期随访管理。包括：①术后仍需监测血醛固酮、血钾、肾功能的情况。保持引流管的通畅，切勿打折、受压、随意牵拉，警惕术后肾上腺危象的发生；②关注长期的药物治疗及监测药物带来的副作用；③对PA患者进行长期、系统、全程的管理。

二、健康教育

PA健康教育内容包括：①通过科普讲座、宣传手册等方式使患者了解疾病相关知识，提高患者配合度，避免患者过度担忧病情；②指导患者合理服用药物，稳定控制病情并减少不良反应；③定期随访，监测相关指标。全科医生可根据患者的情况设计个体化的连续教育内容，并且通过患者的自我管理干预更好地实现疾病的控制。

三、双向转诊

（一）上转指征

1. 初次筛查疑诊PA患者。

2. 随访期间发现PA患者症状控制不满意，或出现药物不良反应，或其他不能耐受治疗的情况。

3. 随访期间发现患者出现严重水、电解质紊乱，酸碱失衡或脏器功能障碍等急性症状。

4. 出现合并症等需要进一步评估和诊治。

5. 因确诊或随访需求或条件所限，需要复查激素水平等检查。

（二）下转指征

1. 确诊患者，完成了手术治疗，已制订了合理药物治疗方案。

2. 确诊患者，药物治疗后临床症状已缓解，血压控制平稳，已筛查相关并发症。

3. 出现相关急性合并症，治疗后一般情况良好、病情稳定。

4. 确诊患者，制订了治疗方案，评估了疗效，且病情稳定。

四、社区管理

对于病情稳定的 PA，基层管理应建立相关健康档案，建立随访记录表，纳入社区长期健康管理。出院后 4～6 周门诊复查肾上腺皮质功能、血压及电解质、肾素活性及醛固酮的变化；每间隔 1、2、3、6 个月复查血钾、尿皮质醇、醛固酮等；3 个月后待对侧肾上腺功能恢复正常后，可根据情况进行生化检查以了解本病是否治愈。

【预后】

醛固酮腺瘤手术效果较好，手术后低钾血症可获纠正，临床症状消失，大部分患者血压可下降或降至正常。本症如能及早诊治，大多患者预后良好。

【诊治进展】

目前临床上也出现了更多新型的治疗方法，如肾上腺动脉栓塞治疗 PA，其相关临床试验正在开展之中；通过微波热消融治疗 PA 也是近年的一项热点研究。

【病例分享】

患者，女性，31 岁，因“发现血压升高 1 年”就诊于社区卫生服务中心全科门诊。患者 1 年前体检发现血压 180/110mmHg，无胸闷、胸痛、头痛，无心悸、气短、大汗淋漓，无咳嗽、咳痰，无夜间阵发性呼吸困难，无眼前黑矇、晕厥，平素一般体力活动不受明显限制，后患者加用硝苯地平缓释片 20mg，2 次 /d，血压控制不佳，当天复测血压高达

200/135mmHg，血钾 2.7mmol/L。患者发病来无昏厥、意识丧失，无肢体抽搐，精神可，睡眠一般，饮食正常，大小便正常。既往史：既往体健，从未出现过高血压，病前血压约 100/70mmHg。无药物过敏史。个人史：无明确疫源、疫水接触史，无特殊嗜好。家族史：无高血压家族史。体格检查：体温 36.5℃，脉搏 80 次 /min，呼吸 20 次 /min，血压 200/135mmHg。发育正常，营养中等，神清，自主体位，查体合作。全身皮肤黏膜无色素沉着、紫纹，无皮肤菲薄。心、肺、腹未见明显异常。双下肢无水肿，双侧足背动脉搏动正常。神经系统检查正常。

接诊的基层全科医生考虑患者青年女性，高血压伴低血钾为主要症状，考虑"PA"，因基层缺乏"肾素、醛固酮"等诊断相关指标，故建议其前往上级综合性医院内分泌科就诊，行 ARR 筛查及影像学等检查。患者转诊至上级医院后完善检查，确诊"左侧醛固酮瘤"，给予左侧肾上腺切除术。术后症状逐渐缓解，平稳后转至社区全科门诊，社区全科医生给患者建立健康档案，进行疾病知识宣教，嘱患者定期随访，并纳入社区长期健康管理。

【思考题】

1. PA 与其他病因造成的高血压合并低血钾如何鉴别？

2. PA 患者出院后的健康指导有哪些？

（葛　伟）

第十一节　嗜铬细胞瘤

【学习提要】 1. 嗜铬细胞瘤的病因和临床表现。
2. 嗜铬细胞瘤的诊断和治疗。
3. 嗜铬细胞瘤的三级预防和社区健康管理。

【定义】

嗜铬细胞瘤（pheochromocytoma，PCC）起源于肾上腺髓质的肿瘤，由于瘤组织可阵发性或持续性地分泌去甲肾上腺素和肾上腺素，以及微量多巴胺，临床上常呈阵发性或持续性高血压、头痛、多汗、心悸及代谢紊乱综合征，并可造成心、脑、肾等严重并发症。

【流行病学】

可以发生在任何年龄，多见于20～50岁，男、女发病率基本相同。该肿瘤仅约10%为恶性，绝大多数为良性。嗜铬细胞瘤是一种相对少见的内分泌疾病，国内尚缺乏准确的发病率或患病率数据。有国外报道显示，该病在人群中的比例为0.2%～0.6%。

【病因及发病机制】

与大部分肿瘤一样，散发型嗜铬细胞瘤的病因仍不清楚。家族型嗜铬细胞瘤则与遗传有关。目前已知有17个与嗜铬细胞瘤有关的致病基因，约一半的嗜铬细胞瘤患者存在各种因素引发的基因突变。环境因素包括年龄增长、现代生活方式、体力活动不足、激素代谢不同等与嗜铬细胞瘤的发生密切相关。

【临床表现】

一、症状和体征

（一）症状

1. 典型症状　包括头痛、心悸、多汗“三联征”，其发生率为50%以上。

2. 高血压　是最常见的临床症状，发生率为80%～90%，50%～60%为持续性，40%～50%为阵发性。

3. 其他　多种多样，但均无特异性。如：①患者可发生低血压或直立性低血压，甚至休克，或者是高血压和低血压交替出现；②心血管并发症：约12%患者首次以心血管并发症就诊，特别是肿瘤较大患者。合并儿茶酚胺心脏病，出现心律失常，心肌梗死，出现血压下降。

（二）体征

1. 血压改变　高血压，有大范围波动（罕见情况下，阵发性低血压或高血压与低血压交替）；身体动作诱发高血压，如锻炼、体位改变，或叩打按摩侧腹部或其他部位肿物；直立性低血压、体位性心动过速；对某些抗高血压药物的血压反应反常，麻醉诱导时血压明显增高。

2. 儿茶酚胺增高导致的其他体征　多汗、心动过速或反射性心动过缓，心跳剧烈，心律不齐、面部和上身皮肤苍白（罕见情况下，皮肤发红，青紫斑）、外表焦虑、惊恐、烦躁。

3. 高血压性视网膜病变　瞳孔散大（罕见情况下，眼球突出、流泪、巩膜苍白或充血，瞳孔对光反应可能消失）。

4. 消瘦或体重过轻、震颤、发抖。

5. 雷诺现象或网状青斑（偶见儿童双手水肿发红、发绀），四肢皮肤湿、冷、黏腻或苍白，毛周角化症，偶见甲床发绀。

6. 腹部或颈部肿物（嗜铬细胞瘤、化学感受器瘤、甲状腺癌，或罕见的仅出现于阵发性高血压的甲状腺肿）。

二、接诊要点

诊断嗜铬细胞瘤时，应详细问诊、全面采集病史。在问诊中需要注意患者就诊的主要症状、倾听患者对疾病的看法、关注患者的担心和期望，适时反馈。具体要点包括以下几个方面。

1. 起病情况　包括发病年龄、发病时间、起病形式、诱因等。嗜铬细胞瘤患者年龄跨度较大，性别无显著差异。

2. 病情特点　嗜铬细胞瘤引起的高血压症状会因体位改变而突然发作。

3. 伴随症状　有头痛、多汗、心悸（伴或不伴心动过速），其他尚有苍白、恶心、震颤、无力虚脱、焦虑、上腹痛、胸痛、呼吸困难、脸红等。

4. 治疗经过　详细询问患病以来的诊治经过，包括已做的检查，所用药物、剂量、血压控制情况有助于病情的诊断。

5. 既往史、家族史等　包括家族中有无高血压直系亲属。

6. 生活方式及社会心理因素　详细询问患者的饮食结构和运动习惯，了解患者对疾病的看法，以及心情是否因疾病焦虑，是否因疾病影响生活质量。

三、常见并发症

1. 儿茶酚胺心肌病　因长期严重高血压，可造成心室肥厚、心肌损伤、心肌纤维化、心肌缺血和心律失常等。

2. 嗜铬细胞瘤危象　表现为严重高血压，或高血压、低血压反复交替发作，出现心、脑、肾等多器官系统功能障碍，严重者可导致休克，最终致呼吸循环衰竭而死亡。该并发症可因儿茶酚胺突然大量释放而发生，也可因手术应激、使用某些药物、创伤等诱发。

【辅助检查】

1. 首选生化检验测定血、尿儿茶酚胺及其代谢物　持续性高血压型患者尿儿茶酚胺及其代谢物香草基扁桃酸（vanillylmandelic acid，VMA）、甲氧基肾上腺素（metanephrine，MN）和甲氧基去甲肾上腺素（normetanephrine，NMN）测量值均升高。

2. 影像技术如 CT、MR 和 ^{131}I- 间碘苄胍（^{131}I-metaiodobenzylguanidine，^{131}I-MIBG）等可对肿瘤定位。

3. 裂隙灯、眼底、眼压等检查存在高血压造成的眼底损害。

【诊断和评估】

一、诊断思维

1. 诊断依据　血浆或尿中游离儿茶酚胺（catecholamine，CA）浓度增高，或尿中儿茶酚胺代谢产物增高；应用适当的影像技术，如 CT、MR 和 ^{131}I- 间碘苄胍（^{131}I-MIBG）等对肿瘤定位。

2. 鉴别诊断　嗜铬细胞瘤的鉴别诊断主要应与其他继发性高血压及高血压病相鉴别，这些疾病中绝大多数不伴有血浆总儿茶酚胺、游离儿茶酚胺及尿中其代谢产物值的上升。

二、临床评估

嗜铬细胞瘤的诊疗流程（图 7-11-1）。

【治疗】

一、治疗目标

控制血压于正常范围，避免由高血压导致的一系列脏器功能损害。

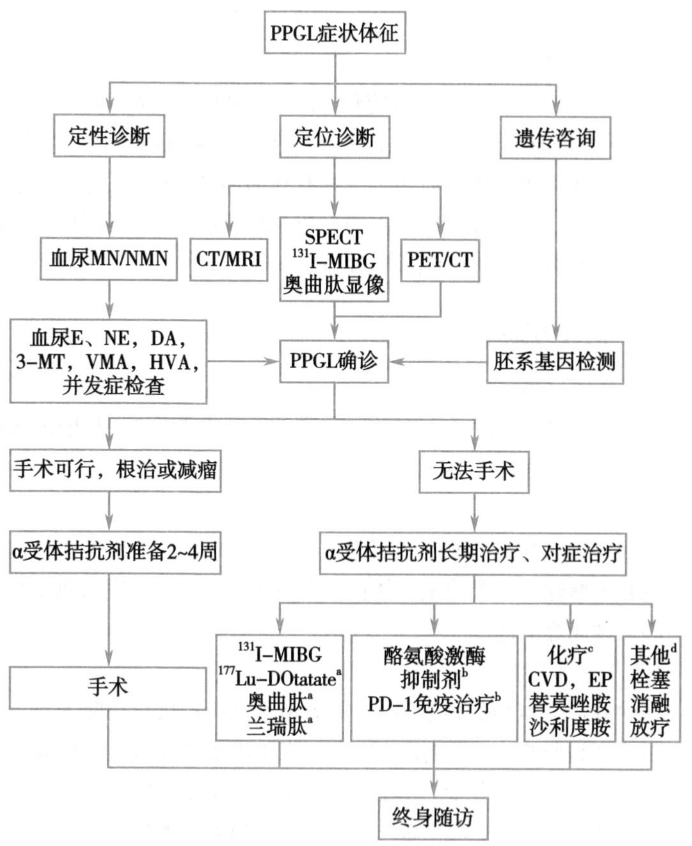

图 7-11-1 嗜铬细胞瘤的诊疗流程

PPGL. 嗜铬细胞瘤和副神经节瘤；MN. 甲氧基肾上腺素；NMN. 甲氧基去甲肾上腺素；E. epinephrine，肾上腺素；NE. norepinephrine，去甲肾上腺素；DA. dopamine，多巴胺；3-MT. 3-methoxytyramine，3- 甲氧基酪胺；VMA. 香草基扁桃酸；HVA. 高香草酸；SPECT. 单光子发射计算机断层成像；^{131}I-MIBG. ^{131} 碘 - 间碘苄基胍；PET/CT. 正电子发射计算机体层显像仪；^{18}F-FDG. ^{18} 氟 - 氟脱氧葡萄糖；^{68}Ga-Dotatate. ^{68} 镓 -1，4，7，10- 四氮杂环十二烷 -1，4，7，10- 四羧酸 -D 苯丙氨酸 I- 酪氨酸 3- 苏氨酸 8- 奥曲肽；SDH. 琥珀酸脱氢酶；^{177}Lu-Dotatate. Lutetium-177-DOTA°-Tyr^3 奥曲肽；PD-1. 细胞程序性死亡蛋白受体 1；CVD. 环磷酰胺（cyclophosphamide）长春新碱（vincristine）和达卡巴嗪（dacarbazine）方案；EP. 依托泊苷（etoposide）和顺铂（cisplatin）方案；a. 美国国家综合癌症网络（National Comprehensive Cancer Network，NCCN）2019 指南推荐；b. 目前在做药物试验观察；c. 疗效因人而异；d. 观察疗效，因人而异。

二、治疗原则

嗜铬细胞瘤一旦确诊并且定位，应该尽早切除肿瘤，通过药物长期控制嗜铬细胞瘤导致的高血压并不现实。嗜铬细胞瘤的“急性期”通常指高血压危象。骤发时主要措施有立即静脉注射酚妥拉明，密切监测患者血压、心率、心律，继以酚妥拉明静脉滴注，并根据患者对药物的反应调整剂量，直至病情得以控制。

三、治疗方案

（一）一般治疗

患者需要通过摄入高钠饮食（并发心力衰竭者除外）和增加液体摄入量来增加血容量，防止切除术后发生严重的低血压。

（二）药物治疗

控制嗜铬细胞瘤高血压的药物。选择性 α_1 肾上腺素受体拮抗剂可避免非选择性 α 肾上腺素受体拮抗剂可能引起的直立性低血压和反射性心动过速等不良反应。

（三）手术治疗

切除肿瘤为本病的根治措施，如为增生则应行次全切除术。为了避免在麻醉诱导期、手术剥离、结扎血管和切除肿瘤时的血压波动以致诱发高血压危象和休克，应在术前 2 周及术中做好准备工作。腹腔镜手术需造气腹，可能对肿瘤产生机械压迫诱发高血压危象。常用药物如下。

1. 酚苄明　为非竞争性 α 受体拮抗剂，对 α_1 受体作用较 α_2 受体强 100 倍，半衰期长。初始常用剂量每 12 小时 10mg，以后每隔数天递增 10～20mg，渐增至每天 40～100mg 或以上，直至血压降至正常或接近正常。

2. 哌唑嗪　为选择性 α_1 受体拮抗剂，作用时间相对较短。首次剂量 1mg，以后渐增至每天 6～8mg 维持，副作用有直立性低血压，低钠倾向等。

3. 普萘洛尔　为非选择性 β 受体拮抗剂，可在 α 受体拮抗剂应用后发生心律失常或心动过速时使用，应用剂量不宜过大，每次 10mg，每天 3～4 次，当心率过快确需进一步控制时再谨慎增加。

4. 其他　在上述药物降压效果不佳时，也可试用尼卡地平、卡托普利等。

手术后高儿茶酚胺血症仍可维持数天，应在手术后至少 10 天复查血、尿儿茶酚胺及其代谢产物是否恢复正常。如术后高儿茶酚胺血症持续存在，建议复查 MIBG 扫描寻找远处转移灶，可能发现因术前原发灶高代谢活性而被掩盖的转移病灶。

对有癌肿转移及不能手术者，可采用酪氨酸羟化酶抑制剂如甲基对位酪氨酸，其可减少多巴胺合成，初始剂量每天 0.5～1.5g，以后每天 3～4g，分 3～4 次，口服，可抑制 50%～80% 儿茶酚胺的合成，使患者血压、VMA 排出量降至正常，症状有所改善、寿命也可延长。应争取早期使用，晚期疗效较差。恶性嗜铬细胞瘤发生肝转移时可给予链佐星 2g/ 次，加入 0.9% 生理盐水 500ml 中，每个月 1 次静脉滴注，2 个月后瘤体可缩小 50% 左右。也可用栓塞疗法或 ^{131}I-MIBG 治疗，可缩小瘤体，减少儿茶酚胺产量。

（四）中医治疗

中医古籍并无肾上腺嗜铬细胞瘤的病名记载。根据其临床症状特点，本病多属“积聚”“癥瘕”“厥证”“心悸”等范畴。病机为本虚标实，其中虚证以脾虚、肾虚、气虚多见。在标实方面，痰湿、血瘀、气滞为积聚形成的重要因素。有研究发现肾上腺嗜铬细胞瘤术后采用中医药治疗可有效巩固手术治疗效果，缩短术后疼痛持续时间，降低腹腔引流液体积，减少术后并发症。

【健康管理】

一、三级预防

1. 一级预防　合理膳食、适当运动、戒烟限酒、保持良好的心理状态。

2. 二级预防　二级预防主要指疾病的早期发现和诊断。本病早期缺乏特异性表现，应在以下高危人群中进行筛查：有嗜铬细胞瘤的症状和体征，特别是有阵发性高血压伴头痛、心悸、多汗三联征、直立性低血压；服用某些药物而诱发嗜铬细胞瘤症状发作，如多巴胺受体拮抗剂、拟交感神经类、阿片类、去甲肾上腺素或 5- 羟色胺再摄取抑制剂、单胺氧化酶抑制剂等；肾上腺意外瘤；有嗜铬细胞瘤家族史或既往史。

3. 三级预防　嗜铬细胞瘤的三级预防即该疾病长期随访管理的过程。包括：①对患者及其家属进行健康宣教，按时随访；②关注长期的药物治疗及监测药物带来的副作用；③对嗜铬细胞瘤患者进行长期、系统、全程的管理。

二、健康教育

嗜铬细胞瘤健康教育内容包括：①对患者进行疾病的宣教，使患者了解嗜铬细胞瘤的相关医学知识；②指导患者药物合理使用及药物副作用的识别；③知晓定期前往医院就诊的时机；④学会疾病的自我管理。全科医生可根据患者的情况设计个体化的连续教育内容，并且通过患者的自我管理干预更好地实现疾病的控制。

三、双向转诊

（一）上转指征

1. 初次筛查疑诊嗜铬细胞瘤。

2. 随访期间发现嗜铬细胞瘤患者症状控制不满意，再次出现血压波动。

3. 出现合并症，如眼底病变、肾功能损伤等需要进一步评估和诊治。

4. 因确诊或随访需求或条件所限，需要复查激素水平等检查。

（二）下转指征

1. 确诊嗜铬细胞瘤，完成了手术治疗，术后观察期间血压平稳。

2. 出现嗜铬细胞瘤相关急性合并症，治疗后一般情况良好、病情稳定。

四、社区管理

对于病情稳定的嗜铬细胞瘤患者，基层管理应建立相关健康档案，建立随访记录表，纳入社区长期健康管理，终身随访。

【预后】

嗜铬细胞瘤患者手术治疗效果好，大多数患者成功切除肿瘤后高血压可以被治愈。一般术后1周内儿茶酚胺恢复正常，75%的患者在1个月内血压恢复正常，25%的患者血压仍持续增高，但较术前降低，用一般降压药物可获得满意疗效。

【治疗进展】

部分肾上腺肿瘤能高度表达生长抑素受体，肽类受体介导的放射性核素治疗（radionuclide therapy）是一种用于治疗转移性神经内分泌肿瘤患者的新技术。目前，正在进行Ⅱ期临床试验。舒尼替尼、卡博替尼、帕唑帕尼、阿西替尼等靶向药物的治疗正在临床研究中。放疗、伽马刀、射频消融和栓塞等局部治疗也逐渐应用于临床，可减轻患者的部分临床症状和肿瘤负荷，但对患者生存时间的改变却不明显。

【病例分享】

患者，女性，21岁，因"反复头痛2年，发现血压升高1年"就诊于社区卫生服务中心全科门诊。患者于2年前无诱因出现头痛，以双侧颞部为主，搏动性，疼痛可忍受，自行缓解。1年3个月前出现多汗。1年前出现视物模糊，测血压160/100mmHg，心率100次/min，自行口服苯磺酸氨氯地平片5mg，每天1次，血压可降至140/100mmHg，心率90次/min。1个月前无诱因出现恶心、呕吐伴腰痛，测血压220/160mmHg，心率110次/min，餐后随机血糖16.2mmol/L。查体：体温36.0℃，血压114/78mmHg，心率102次/min，呼吸18次/min，神清语利，皮肤及巩膜无黄染，全身浅表淋巴结未触及，颈软，无抵抗，气管居中，双叶甲状腺无肿大。胸廓对称，双肺呼吸音清，无干湿啰音，心律齐，未闻及病理性杂音。腹平坦，无腹壁静脉曲张，无胃肠型及蠕动波，无压痛、反跳痛及肌紧张，肝脾肋下未及，墨菲（Murphy）征阴性，肝区及双肾区无叩痛，移动性浊音阴性，肠鸣音正常，约4次/min，双下肢无水肿。

接诊的基层全科医生考虑患者青年女性，高血压且伴恶心、呕吐、腰痛，考虑"嗜铬细胞瘤"，因基层缺乏相关筛查指标，故建议其前往上级综合性医院内分泌科就诊。患者于上级医院行"血浆游离儿茶酚胺、腹部CT"等检验检查，确诊"嗜铬细胞瘤"，予以手术切除治疗，术后血压逐渐恢复平稳，遂转至社区医院全科门诊。社区全科医生给患者建立健康档案，进行疾病知识宣教，为患者制订随访计划，并纳入社区长期健康管理。

【思考题】

1. 嗜铬细胞瘤的高危人群有哪些？

2. 嗜铬细胞瘤的健康教育包括什么？

（葛　伟）

第十二节　围绝经期综合征

【学习提要】 1. 围绝经期综合征的定义、临床表现和诊断。

2. 围绝经期综合征的临床评估和治疗。

3. 围绝经期综合征的三级预防和社区管理。

【定义】

围绝经期是妇女自规律月经过渡到绝经的阶段，包括从出现与卵巢功能下降有关的内分泌、生物学和临床特征开始至末次月经后 1 年。即包括绝经过渡期和绝经后 1 年。

绝经指月经永久性终止，一般在女性停经 12 个月之后方能确认，需要回顾性判定。年龄多与遗传、地区、环境、营养、吸烟等因素有关。绝经分为自然绝经和人工绝经两种。前者指卵泡耗竭或残余卵泡对促性腺激素丧失反应，不再发育和分泌雌激素。后者是指放疗、化疗或手术切除双侧卵巢等损伤卵巢功能，更易发生围绝经期综合征。

围绝经期综合征又称更年期综合征，指妇女在围绝经期出现的一系列躯体及精神心理症状，包括月经紊乱、潮热、出汗、心悸、失眠、情绪低落、激动易怒等。

【流行病学】

随着人口老龄化的不断加剧，进入绝经期的女性人口增长速度也逐年增加。目前中国每年会有 1 000 万女性进入更年期，根据联合国世界卫生组织估计，到 2030 年将超过 2.1 亿人，其中 60%～70% 有潮热盗汗、多疑易怒、失眠多梦等典型症状。并且，随着人类寿命延长，绝经后女性会有很长的时间受更年期的困扰，引发一系列严重危害女性生活质量的健康问题。这个庞大的群体需要我们关注，围绝经期早期干预任务繁重。

【围绝经期机体变化】

围绝经期最早出现卵巢功能衰退，继而出现下丘脑 - 垂体功能退化，影响雌激素、促卵泡激素等相关激素水平的波动及神经递质的调节，出现月经波动、血管舒缩功能变化、自主神经失调、精神神经症状等，长期持续将增加骨质疏松症、阿尔茨海默病、心血管病等的风险。

一、卵巢变化

围绝经期的卵巢内卵泡数量减少，对促性腺激素不敏感，逐渐出现无优势卵泡排出，直至卵泡耗竭，卵巢体积缩小，皮质变薄。卵巢功能衰竭意味着真正的绝经。

二、内分泌变化

1. 雌激素　在绝经过渡期早期波动很大，甚至可高于正常卵泡期水平，当卵巢功能耗竭，卵泡生长发育停止后雌激素水平才会迅速下降。

2. 孕酮　比雌激素下降更早出现，当卵巢发育质量下降，黄体功能不全，孕酮量减少，绝经后期无孕酮分泌。

3. 雄激素　总体雄激素水平下降，绝经后雄激素来源于卵巢间质细胞及肾上腺。

4. 促性腺激素　在绝经过渡期，卵泡刺激素（follicle-stimulating hormone，FSH）水平呈波动型，黄体生成素（luteinizing hormone，LH）仍在正常范围，FSH/LH 仍<1。绝经后，随着雌激素下降，诱导下丘脑释放促性腺激素释放激素，垂体释放 FSH 和 LH 均升高，FSH 较 LH 升高更显著，FSH/LH>1。

5. 抗米勒管激素（anti-Müllerian hormone，AMH）　在绝经后，AMH 下降至无法测出，可较早反映卵巢功能衰退。

【临床表现】

一、近期症状

1. 月经异常　月经异常是更年期妇女的常见症状，表现为月经周期不规律，以月经周期缩短为多见，月经期持续时间长，停经一段时间后月经量过多等。

2. 血管舒缩症状　主要为潮热、多汗，是雌激素降低或波动的特征性症状。

3. 自主神经失调症状　主要表现为睡眠障碍、头晕、头痛、易疲劳、心悸等，部分出现注意力不集中、记忆力减退等。

4. 精神神经症状　表现为焦虑不安或情绪低落、失眠、不能自我控制情绪等症状。

二、体征

早期无明显异常体征，多数其远期危害，如高血压、血脂异常、肥胖、糖耐量减低、糖尿病、骨质疏松症，甚至骨折等可能会有相应的体征出现。

三、接诊要点

在问诊过程中，需要注意患者就诊的主要原因、倾听患者对疾病的看法、关注患者的担心和期望，焦虑程度，适时反馈与安慰。

仔细询问症状，月经史，绝经年龄，婚育史，避孕措施，既往是否切除子宫或卵巢、有无心血管病史、肿瘤史，家族史，长期用药史，如既往服用激素、保健品、药物等情况。另外，关注生活方式及社会心理因素，询问饮食结构和运动习惯，了解认知程度、家庭环境、社会人际关系及精神状态。

四、常见并发症 / 合并症

除糖脂代谢及动脉硬化等血管病变风险增高外，还常发生以下雌激素缺乏相关疾病。

1. 骨代谢异常及骨质疏松症　从围绝经期开始至绝经后 10 年内，骨吸收大于骨形成，骨代谢处于高转换状态，易发生骨质疏松症和脆性骨折。绝经早的女性(45 岁前)骨密度下降更快，平均每年骨密度减少 3%～4%。50 岁以后骨折发生率骤然上升，与雌激素水平下降程度一致。

2. 骨关节炎　雌激素对软骨有保护作用，可维持软骨稳态，绝经后雌激素下降导致关节炎显著增多，关节疼痛是最常见的症状之一。

3. 女性盆底功能障碍性疾病(pelvic floor dysfunction，PFD)　主要包括盆腔器官脱垂及压力性尿失禁等。随着雌激素水平下降，盆腔支撑结构缺陷或退化，PFD 发生率逐年升高。

4. 泌尿生殖器绝经后综合征(genitourinary syndrome of menopause，GSM)　由于雌激素水平下降，阴道和泌尿生殖道上皮细胞的组织学和功能改变，超过一半的绝经后女性会有泌尿生殖道萎缩相关症状，包括阴道萎缩、阴道疼痛、干涩、烧灼、瘙痒、刺激、性生活障碍，尿急、尿频、尿痛等。

【辅助检查】

1. 激素测定　生殖内分泌激素测定有助于判断卵巢功能状态。血清抑制素 B(inhibin B，INH B)≤45ng/L，是卵巢功能衰退的最早标志，比 FSH 更敏感。在绝经过渡期，雌激素可呈波动水平，血清 FSH 通常>10U/L。AMH 绝经后一般测不出。

2. 盆腔超声检查　超声下发现卵巢体积缩小，窦卵泡数减少，子宫变小，内膜变薄，一般不超过 5mm。

3. 阴道细胞学涂片　涂片多以底、中层细胞为主，可以协助排除妇科的器质性疾病。

4. 其他　甲状腺功能、血脂、血糖、颈动脉超声、乳房超声等。

【诊断和评估】

一、诊断

根据患者年龄、病史、临床表现、妇科检查及超声、血生殖内分泌激素水平测定等实验室辅助检查，明确诊断不难。

二、鉴别诊断

需要注意与冠心病、高血压、甲状腺功能亢进症等相关症状的器质性病变及精神疾病的鉴别。

三、临床评估

围绝经期综合征临床评估主要为病期的评估和症状的评估。围绝经期包括绝经过渡期和绝经后1年。绝经过渡期又分为绝经过渡期早期和绝经过渡期晚期。

1. 绝经过渡期早期　此阶段主要改变是月经周期长度变异增大，即在10个月之内发生2次相邻月经周期长度的变化≥7天。

2. 绝经过渡期晚期　此阶段以出现停经≥60天为标志，其特征是雌激素水平波动明显，无排卵概率增加。

3. 绝经后1年　此阶段FSH和雌二醇呈现稳定水平，之后FSH和雌二醇水平出现快速变化，标志围绝经期结束。在临床及研究工作中可采用国内改良版Kupperman评分表（表7-12-1），对围绝经期的症状严重程度进行量化评估。该评分共包括更年期的13种常见症状，症状评分 = 基本分 × 程度评分，将近2周内的所有症状总分相加得到最终得分，<6分为正常；6～15分为轻度；16～30分为中度；>30分为重度。

表7-12-1　改良版Kupperman评分表

症状	基本分	程度评分				症状评分 = 基本分 × 程度评分
		0	1	2	3	
潮热出汗	4	无	<3次/d	3～9次/d	>10次/d	
感觉障碍	2	无	与天气有关	平时有冷热痛、麻木感	冷热痛感丧失	
失眠	2	无	偶尔	经常，安眠药有效	影响工作生活	
情绪波动	2	无	偶尔	经常，不自知	自知，不能自控	
抑郁、疑心	1	无	偶尔	经常，能自控	失去生活信心	
眩晕	1	无	偶尔	经常，不影响生活	影响生活	

续表

症状	基本分	程度评分				症状评分=基本分×程度评分
		0	1	2	3	
疲乏	1	无	偶尔	上4楼困难	日常生活受限	
骨关节痛	1	无	偶尔	经常，不影响功能	功能障碍	
头痛	1	无	偶尔	经常，能忍受	需服药	
心悸	1	无	偶尔	经常，不影响	需治疗	
皮肤蚁走感	1	无	偶尔	经常，能忍受	需治疗	
泌尿系感染	2	无	偶尔	>3次/年，能自愈	>3次/年，需服药	
性生活	2	正常	性欲下降	困难	丧失	
总分	/	/	/	/	/	

另外可针对远期疾病风险进行评估，如绝经后女性可采用亚洲人骨质疏松自我筛查工具（OSTA）进行筛查。计算方法：OSTA指数=〔体质量（kg）－年龄（岁）〕×0.2，其中OSTA指数>−1为低风险，−4～−1为中风险，<−4为高风险，中高风险者可进一步完善骨密度等检查。

【治疗】

围绝经期是自然的生理过程，出现症状的轻重差异很大，有些不需要治疗，有些需要生活方式或药物干预才能控制。

一、一般处理和对症治疗

1. 健康生活方式指导　包括积极参与社会活动，丰富日常活动；改变不良生活习惯，避免熬夜、久坐、憋尿等；戒烟限酒、避免二手烟；坚持体育锻炼，增加日晒时间，摄入足够蛋白质和含钙食物；管理情绪，保持开朗、乐观、积极的生活态度。

2. 心理干预　是围绝经期治疗的重要组成部分。烦躁、潮热、情绪易波动、失眠等症状明显影响生活质量，可进行心理干预，必要时加用安神及抗焦虑药物，如艾司唑仑、阿普唑仑、文拉法辛、帕罗西汀等。

二、绝经激素治疗（menopausal hormone therapy，MHT）

（一）适应证

1. 出现围绝经期相关症状，如潮热、盗汗、睡眠障碍、疲倦、易激怒、烦躁、焦虑、紧张或情绪低落等。

2. 出现泌尿生殖道萎缩相关症状。

3. 有骨质疏松症的危险因素（含骨量减少）及绝经后骨质疏松症。

（二）禁忌证

1. 妊娠。

2. 不明原因的阴道出血。

3. 已知或可疑乳腺癌，与性激素相关的恶性肿瘤，脑膜瘤等。

4. 最近6个月内活动性静脉或动脉血栓栓塞性疾病。

5. 其他，如严重肝肾功能障碍，血卟啉病，耳硬化症等。

（三）慎用情况

1. 子宫肌瘤，子宫内膜异位症，子宫内膜增生史。

2. 有血栓形成倾向。

3. 乳腺良性疾病，乳腺癌家族史及以完全缓解的部分性激素依赖性妇科恶性肿瘤如子宫内膜癌、卵巢上皮性癌。

4. 尚未控制的糖尿病及高血压。

5. 其他疾病，如胆囊疾病，癫痫，偏头痛，哮喘，高催乳素血症，系统性红斑狼疮等。

6. 因疾病或手术需长期卧床者酌情停用。

（四）治疗方法

当卵巢功能开始减退并出现相关症状后即可启用激素治疗。剂量和用药方案应根据患者年龄，子宫、卵巢功能情况以及是否有其他危险因素个体化制订，以最小有效剂量为佳。

1. 子宫已切除者单用雌激素。

2. 雌、孕激素联合应用适用于有完整子宫者。

（1）周期序贯法：雌激素21～28天，后12～14天同时加孕激素，停药后会出现撤退性流血，即月经来潮。适用于年纪较轻、围绝经期或绝经后仍希望有月经样定期出血者。

(2) 连续序贯法：连续服用雌激素，每月加孕激素10～14天。雌激素不间断，对控制症状更有利。

(3) 周期联合法：连续服用雌、孕激素21～25天，停药撤退性出血后再重复，每周期停药5～7天。

(4) 连续联合法：不间断的连续服用雌、孕激素，依从性较好，适用于年龄较长或不愿意有月经样出血的绝经后期妇女。

3. 绝经过渡期功能失调性子宫出血者可单用孕激素治疗。

三、其他疾病的药物治疗

如容易出现高血压、糖尿病、血脂异常、冠心病、骨质疏松症、妇科肿瘤、焦虑抑郁等慢性疾病的治疗，见相应章节。

四、中医治疗

中医治疗对更年期症状也有一定效果，尤其适合不愿意接受激素治疗或有激素治疗禁忌证者。病机总属阴阳失调，但以肾阴虚为多见。治疗原则多是补肾柔肝，清泻心火，调整肾阴阳，以滋肾阴为主，疏肝理气，宁心泻火。中成药有坤泰胶囊、坤宝丸、更年安丸等。针刺对神经内分泌系统起综合调节作用，可以使紊乱的自主神经功能恢复正常，临床治疗以针刺及耳穴贴压为主。中医讲究整体观念、辨证论治，有需求者建议由中医医生辨证治疗。

【健康管理】

一、三级预防

1. 一级预防　预防对象多是40～65岁女性，每年需要接受1次健康体检，每月进行1次乳腺自查，提高更年期妇女自我保健意识和知识水平，正确认识更年期健康问题。及时发现健康问题并进行有针对性的指导，采取健康生活方式，同时定期自身监测健康状况并记录，提高相关疾病筛查率。

2. 二级预防　主要是对处于围绝经期的妇女出现相关妇科问题

能早期识别并积极干预。告知围绝经期妇科常见问题征象，包括阴道出血、白带异常、外阴瘙痒、下腹肿块、下腹痛、围绝经期相关症状、乳腺胀痛或肿物等。

3. 三级预防　目的是减少并发症的发生和发展，提高生活质量。主要包括监测血压、血脂、血糖、血尿酸、骨密度、骨代谢等指标，延缓和减少衰老性疾病的发生发展。

二、健康教育

主要包括：①围绝经期妇女相关生理改变及不良健康行为；②健康行为的改变对预防和治疗疾病的意义；③可避免的危险因素；④积极参与社会活动，充实生活内容；⑤定期体检的重要性、检查项目及需要医院就诊的时机；⑥药物治疗注意事项，如依从性、不良反应监测等；⑦心理及家庭支持；⑧避孕及性健康指导。

三、双向转诊

（一）上转指征

1. 出现急症或重症者，如大量阴道流血、剧烈下腹痛、内外科相关急诊、肿瘤可疑等。

2. 患者有激素治疗意愿，基层医疗机构不具备检查评估条件者，或经评估后存在慎用情况者。

3. 有严重基础病者，如高血压、糖尿病、静脉血栓栓塞症、冠心病等伴病情不稳定者。

4. 患者焦虑、抑郁等精神症状明显，治疗效果欠佳者，可转精神科专科就诊。

5. 伴有其他妇科问题无法确诊或无条件处置时，及时转诊上级医院妇科专科就诊。

6. 随访治疗期间出现新的病症，如宫颈疾病、异常子宫出血、乳腺肿块、严重盆底功能障碍、静脉血栓栓塞症、重度骨质疏松症等基层医疗机构无法处理者，转至上级医院妇科就诊。

（二）下转指征

1. 已明确诊断，症状较轻或已确定治疗方案。

2. 相关合并症治疗后病情稳定者。

3. 已确定中医辨证治疗方案的患者。

四、社区管理

（一）健康状况初步评估

建立围绝经期妇女的个人健康档案，高危人群筛查不良生活习惯，健康宣教及认知行为改变，建立动态随访机制，监督体检行为。

主观资料包括平日的月经情况、目前的健康状况、有无围绝经期常见的症状、症状可通过 Kupperman 评分进行量化、目前绝经状态、婚育史、既往病史、手术史及生活方式等。有焦虑、抑郁症状可通过相关量表进行筛查评估。

客观指标包括一般及妇科检查、营养状态、妇科超声、乳腺超声、宫颈癌筛查、血生化检查、骨密度检查等。有条件的要进行生殖激素、甲状腺功能、肿瘤标志物、凝血等相关指标检查。

（二）系统健康教育及指导

1. 营养指导　均衡饮食，饮食结构多样化，粗细搭配，增加水果、蔬菜种类，选择全谷物或高纤维食物等碳水化合物，避免无节制。少食动物脂肪、胆固醇（<300mg/d），避免摄入油炸、油煎食物；根据基础疾病，个体化的限盐（<6g/d），控糖（包括含糖饮料）（≤50g/d），少油（25～30g/d），限酒（酒精量≤15g/d），足量饮水。

正常成人钙推荐摄入量 800mg/d，50 岁以上和绝经后女性推荐为 1 000mg/d，可耐受最高摄入量为 2 000mg/d。除膳食钙摄入外，围绝经期妇女还需补充钙 400～600mg/d，可通过钙补充剂达到推荐的每天摄入量。必要时可补充外源性维生素 D。

2. 规律运动　体重指数（BMI）18.5～23.9kg/m^2 为正常，腰围 <80cm。体质量过高可增加心脑血管疾病风险，过低可增加骨质疏松症风险。坚持户外运动和晒太阳，建议每周至少坚持 150 分钟中等强度的有氧运动，如慢跑、快走、太极拳、游泳、跳舞等；每周至少进行 2～3 次抗阻力运动，以增加肌肉量和肌力，运动前要与医生进行沟通，根据具体情况进行调整。

3. 避孕及性健康指导　围绝经期仍有可能排卵发生意外妊娠，所以需要针对妇女进行避孕及性健康指导。建议首选屏障避孕方法和孕激素宫内缓释系统避孕，临床明确诊断绝经者，可以停止避孕。

4. 心理健康指导　全科医生要运用专业知识对患者进行有效指导，使其以乐观向上的心态面对问题，尤其是经济条件差、健康状况差、不良心境、严重躯体症状者，更要多加注意评估其心理状态。

（三）动态随访及双向转诊管理

根据随访评估的健康情况，对围绝经期妇女进行分类分级处理。随访资料未发现异常的人群，给予健康宣教，包括饮食、运动、乳房自检、疾病筛查等，并每年随诊。发现紧急情况，如大量阴道流血、剧烈下腹痛等紧急处理后立即转诊上级医院，并在 2 周内随访转诊结果。围绝经期综合征患者，充分沟通后选择适宜的药物治疗。患有高血压、糖尿病、冠心病等慢性病，采取慢性病规范管理，必要时转诊。患有其他妇科疾病者，如宫颈疾病、异常子宫出血、盆底功能障碍等，必要时转上级妇科专科处理。

【预后】

绝经是每个妇女生命进程中必经的生理过程，是一种自然现象，重视围绝经期综合征的防治，确立治疗对策，可改善围绝经期与绝经后期妇女的生活质量。如不重视，未及时发现潜在风险，易发生骨质疏松性骨折、冠心病等疾病，影响身心健康。

【诊治进展】

近来大多数的研究证明植物雌激素对围绝经期相关症状包括潮热和盗汗等发挥有益的作用，研究中关注较多的是植物雌激素的剂量、治疗时间和受试者年龄等造成的影响，以及雌马酚和其他植物雌激素增强骨密度的机制，但目前研究尚未成熟。

【病例分享】

患者，女性，46 岁，因“月经不规律 2 年，潮热出汗 2 周”于 2020 年 7 月 13 日来诊。患者 2 年来月经不规律，周期延长，30～80 天不等，经量时多时少，经期 5～25 天，无腹痛，无腹胀，无潮热出汗，无痛经。1 年前（2019 年 8 月）外院诊断性刮宫提示子宫内膜增殖期改变，诊断为围绝经期排卵障碍性异常子宫出血，给予地屈孕酮周期性治疗，服药后月经周期 35～50 天不等，经期 4～6 天，量不多。末次月经：2020 年 4 月

2日，1个月余前（2020年6月2日）口服地屈孕酮10天，停药后仍无月经来潮。近2周出现潮热出汗，睡眠欠佳，无发热，无恶心呕吐，无腹胀腹痛等症状，为进一步治疗，患者到妇科门诊再次就诊。既往体健，否认高血压、糖尿病、心脑血管疾病及肿瘤等病史。2000年外院行剖宫产术，否认药物食物过敏史。无酗酒、吸烟史。月经初潮14岁，经期3～7天，周期25～35天，量中等，无明显痛经情况。23岁结婚，夫妻关系和睦，孕2产1，育有1子，身体健康。体格检查：体温36.8℃；脉搏72次/min，血压112/76mmHg，BMI 26kg/m^2，两侧乳房未触及明显肿块，心肺未闻及病理性杂音，腹软，下腹部见一长约10cm纵形手术瘢痕。妇科检查：外阴已婚经产式，阴道畅，内少量白色分泌物，宫颈柱状上皮外移Ⅱ度，子宫前位，正常大小，无压痛，附件未扪及明显包块。

患者诊断为“围绝经期综合征”，完善Kupperman评分、妇科超声、乳房超声、血常规、生化、宫颈细胞学、骨密度及心电图等相关检查。结果提示：Kupperman评分25分，超声提示子宫多发肌瘤（最大17mm×8mm），骨密度测定T值−1.0，其余检查结果未见明显异常。建议规律体育锻炼，包括抗阻运动，多晒太阳，补充钙剂和维生素D。该患者出现潮热出汗的症状，且年龄较轻，愿意有规律月经，可选择雌孕激素周期序贯和连续序贯治疗，与患者协商后于2020年7月14日给予雌二醇片/雌二醇地屈孕酮片（1mg/1mg：10mg）每天1片激素替代治疗。

患者服药半个月后随访，潮热症状明显改善，Kupperman评分20分，2020年8月13日月经来潮，量中等，无不适。复查超声提示：子宫肌瘤未见明显长大。坚持继续服药。3个月后、半年后复诊潮热出汗症状消失，Kupperman评分10～15分，月经规律，复查超声提示：子宫肌瘤未见明显长大。嘱其坚持规律用药，并强调日常体育锻炼和健康饮食习惯等生活方式也十分重要。患者纳入社区长期健康管理，定期随访。

【思考题】

1. 围绝经期综合征的临床表现有哪些？

2. 围绝经期综合征临床评估分期及主要特点有哪些？

3. 围绝经期综合征社区管理内容主要有哪些？

（李　帅）

第十三节　卵 巢 早 衰

【学习提要】 1. 卵巢早衰的定义、临床表现。
2. 卵巢早衰的诊断流程和治疗。
3. 卵巢早衰的三级预防和社区管理。

【定义】

早发性卵巢功能不全（premature ovarian insufficiency，POI）是指女性在 40 岁以前出现卵巢功能减退的临床综合征，主要表现为闭经、月经稀发或频发，伴有促性腺激素水平升高和雌激素水平下降等症状。

卵巢早衰（premature ovarian failure，POF）大致同“提前绝经”，指 40 岁之前卵巢功能衰竭，表现为闭经时间≥4～6 个月，2 次间隔 4 周以上 FSH>40U/L，伴有雌激素降低及不同程度的围绝经期症状，是 POI 的终末阶段。

【流行病学】

流行病学数据显示，POF 的整体发病率为 1%～2%，占闭经患者的 2%～10%。POI 发病患者亲属的患病率为正常人的 6 倍。作为女性的第二性器官，POF 对年轻女性的影响非常大，往往无症状或不孕以及不同程度的围绝经期综合征的表现，严重威胁女性身心健康和生活质量。

【病因】

POF 的致病因素较多，发病机制复杂。另外，特发性 POF 通常无明确病因，大约占高促性腺激素闭经的 81%。

一、遗传因素

遗传因素占病因的 20%～25%，包括染色体异常和基因变异。散发性 POI 患者的染色体异常率高于家族性患者。

二、医源性因素

常见于手术、放疗和化疗，多与组织缺损或局部炎症影响卵巢血液供应等有关。

三、自身免疫异常

自身免疫功能失调可能造成卵巢功能损伤，部分患者伴有自身免疫性疾病，如自身免疫性甲状腺疾病、Addison 病。

四、感染因素

腮腺炎、结核病、疟疾、水痘、巨细胞病毒、单纯疱疹病毒和人类免疫缺陷病毒等感染因素与 POI 发生相关，但具体机制关系尚未完全确定。

五、代谢 / 酶功能紊乱

常见为 1 型糖尿病和半乳糖血症。

六、其他因素

心理因素（A 型行为）、环境因素（橡胶制品、难燃物、杀虫剂、塑料制品、烟草等）、月经和婚育史（初潮年龄早、哺乳期短）、生活习惯和饮食（长期睡眠不足、长期节食减肥、饮食不均衡）、文化程度（受教育程度高者）等也与 POI 发生相关。

【临床表现】

一、症状

患者可有以下一种或多种临床表现。①月经改变：患者至少 4～6 个月出现闭经或月经稀疏的表现。②不孕。③雌激素水平降低的表现：原发性表现为女性第二性征不发育或发育差；围绝经期综合征的表现，如潮热出汗、生殖道干涩灼热感、性欲减退、烦躁等情绪和认知功能改变、心血管症状和心悸等。④其他伴随症状：因病因而有所不同，如肾上腺和甲状腺功能减退、心血管系统发育缺陷等，表现为体重异常变化、水肿、乏力、怕冷、食欲减退等症状。

二、体征

原发性患者可存在第二性征发育不良、体态和身高发育异常。不同病因可导致不同受累器官的病变，出现相应的伴随体征。需要注意全身发育、智力及营养状况，尤其乳腺及阴毛的发育情况。

三、接诊要点

在问诊过程中，需要注意患者就诊的主要原因、倾听患者对疾病的看法、关注患者的担心和期望、焦虑程度，适时反馈与安慰。

仔细询问患者症状，婚育史，避孕措施，流产情况，月经史，闭经时间，有无闭经的诱因（精神刺激、环境毒物等因素）。有无腮腺炎、风湿免疫相关疾病、甲状腺疾病、糖尿病、肿瘤放化疗情况、盆腔感染史、结核病史及手术史，尤其是卵巢手术史，有无早闭经等相关家族史。长期用药史，如既往服用激素、保健品、药物等。

关注患者工作生活环境、社会心理压力，询问吸烟史、饮食结构、运动习惯、睡眠质量等生活方式，了解其认知程度、家庭支持及精神状态。

四、常见并发症 / 合并症

1. 骨代谢异常　雌激素缺乏相关的骨密度减少，骨质疏松继而可能引起骨折。

2. 心血管系统疾病　心血管病的风险增加，可通过良好的生活行为习惯降低其风险。在诊断时应评估心血管健康因素，并每年监测。

3. 特纳综合征（Turner 综合征）　又称先天性卵巢发育不全，由 X 染色体完全或部分缺失所致。临床表现有幼稚外阴，乳腺及乳头无发育，乳距宽，第二性征发育不良，原发性闭经，身材矮小，内眦赘皮和眼距过宽等特殊面容，颈粗短。部分患者合并心血管畸形，其中最常见的是主动脉缩窄。也可出现马蹄肾等泌尿系统先天性畸形。

【辅助检查】

1. 激素测定　至少 2 次血清 FSH>40U/L（2 次检测间隔 4 周），血清雌二醇水平降低。青春期前或青春期女性抗米勒管激素（AMH）水平低于同龄女性 2 倍标准差，提示 POI 的风险增加。

2. 盆腔检查　可有外阴萎缩、阴道萎缩、黏膜苍白、变薄、点状充血出血等萎缩性阴道炎和偏小的卵巢与子宫。

3. 遗传、免疫相关的检查　包括染色体核型分析、甲状腺功能、肾上腺抗体等。

4. 其他合并疾病　心血管系统和超声心动图检查等。

【诊断与评估】

一、诊断

POF 诊断需满足：年龄<40 岁；闭经时间≥4～6 个月；2 次（间隔 4 周以上）血 FSH>40U/L。POF 诊断流程（图 7-13-1）。

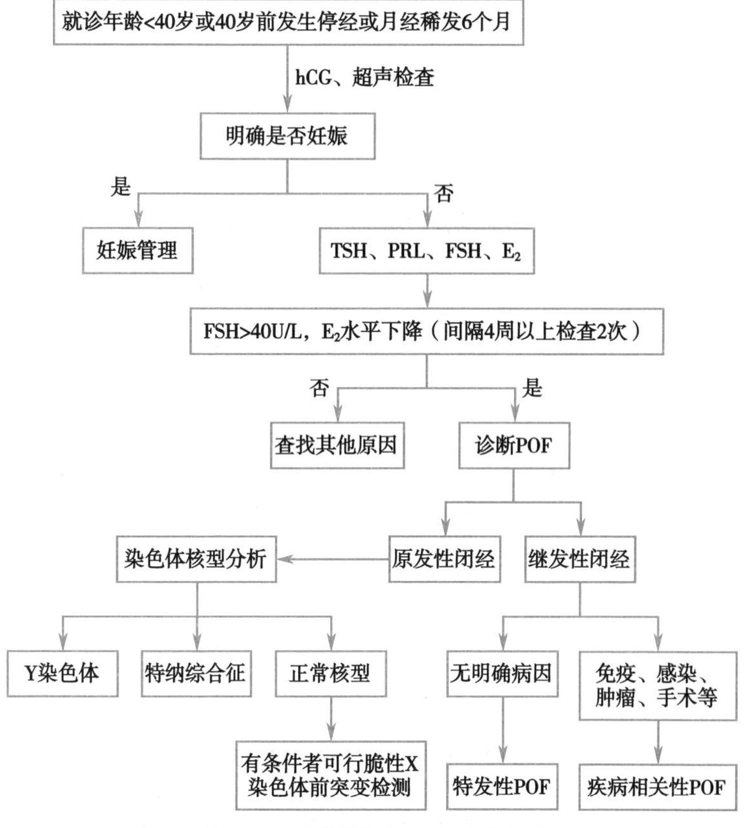

图 7-13-1　卵巢早衰（POF）诊断流程图

hCG. 人绒毛膜促性腺激素；TSH. 促甲状腺激素；PRL. 催乳素；FSH. 卵泡刺激素；E_2. 雌二醇。

二、鉴别诊断

需与妊娠、生殖道发育异常、完全性雄激素不敏感综合征、多囊卵巢综合征、甲状腺疾病、空蝶鞍综合征、中枢神经系统肿瘤、功能性下丘脑性闭经、卵巢抵抗综合征（resistant ovary syndrome，ROS）等鉴别。

三、临床评估

主要包括临床症状、心理状况及远期心血管病、骨代谢等因素的风险评估，如血压、吸烟状态、体重、血脂、血糖、糖化血红蛋白、血管超声、骨代谢指标、骨密度等。

【治疗】

一、治疗目标

减轻症状，避免远期危害的发生，提高生活质量。

二、治疗原则

去除病因，治疗原发病与合并症，尽可能恢复卵巢功能。

三、治疗方案

（一）生活方式干预

改变不良习惯，健康饮食、规律运动、戒烟，避免相关毒性物质的接触，增加社交活动，缓解患者的心理压力。适当补充钙剂及维生素D，尤其骨量减少者。

（二）遗传咨询

对有POI或者早绝经家族史的女性，可进行致病基因筛查，建议有家族史的年轻女性尽早生育。

（三）激素补充治疗（hormone replacement therapy，HRT）

1. 缓解症状　HRT可缓解雌激素缺乏相关症状，并对心血管病、骨质疏松、认知功能障碍等起到预防作用。在无禁忌证及慎用的情况下，尽早开始HRT。

2. 规范用药　当POI发生在青春期前时，患者无内源性雌激素，需要持续治疗，建议从12～13岁开始，从小剂量开始进行雌激素补充。起始剂量可为成人剂量1/8～1/4，模拟正常的青春期发育过程。必要时可联合使用生长激素，促进身高的生长。根据骨龄和身高的变化，在2～4年内逐渐增加雌激素剂量。有子宫并出现月经初潮者应开始加用孕激素以保护子宫内膜，无子宫者可单用雌激素。当身高不再增长时，有子宫的POI患者转为标准剂量雌孕激素序贯治疗。鼓励持续治疗至平均的自然绝经年龄，之后可参考绝经后的HRT方案继续进行。

（四）非激素制剂治疗

对于存在HRT禁忌证、暂时不愿意或者暂时不宜接受HRT的POI患者，可选择其他非激素制剂来缓解低雌激素症状。但不能作为HRT的替代方案，仅作为辅助治疗。

1. 植物类药物　包括黑升麻异丙醇萃取物、升麻乙醇萃取物，作用机制尚未完全明确。

2. 植物雌激素　指植物中存在的非甾体雌激素类物质，主要为杂环多酚类，长期持续服用可能降低心血管病风险等。

（五）其他治疗

对有生育可能和要求的患者，可考虑建立人工周期的基础上进行促排卵治疗，或赠卵体外受精-胚胎移植术/卵巢组织冻存植入。

（六）中医治疗

中医学认为，肾主生殖、藏精、贮天癸（男女生殖的主要物质基础），为冲任之本。若肾精亏损，冲任亏虚，血海不能按时满溢则月事延后或量少甚则闭经。因此，肾精亏虚，天癸衰竭为POI发病的根本原因。中医药联合HRT或坤泰胶囊+HRT或左归丸加减+HRT治疗POF效果均优于单纯HRT治疗。

【健康管理】

一、三级预防

1. 一级预防　对于有早闭经等家族史的女性，每年需要接受健康体检，评价卵巢功能的情况，每个月进行乳腺、第二性征等发育情况自查，及早发现健康问题。改善生活方式，去除不良习惯，避免精神刺激、生殖毒物接触及吸烟等可控危险因素，同时进行月经监测并记录。

2. 二级预防　主要是针对有围绝经期症状及月经不调等妇科问题进行积极干预。建议每半年进行乳腺、子宫附件超声检查，妇科可行宫颈液基细胞学检查，必要时行宫腔镜及宫颈组织活检。

3. 三级预防　目的是减少因雌激素缺乏带来的远期影响，提高生活质量。如骨质疏松、骨折及心血管病风险。

二、健康教育

主要包括：①POF 相关的医学知识，提高疾病认知；②强调健康行为的改变对治疗疾病的意义；③去除可避免的危险因素，如吸烟、不规范的减肥行为、熬夜；④积极参与社会活动，增加脑力活动；⑤定期体检及基因筛查；⑥如有药物治疗的注意事项、依从性、不良反应监测等；⑦心理及家庭支持；⑧性教育。

三、双向转诊

（一）上转指征

1. 初诊为明确病因，基因筛查等。

2. 发现合并有先天畸形、风湿免疫疾病、肿瘤等或其他危急重症情况，需要专科医生诊治者。

3. 患者有激素治疗意愿，基层医疗机构不具备检查评估条件者，或经评估后存在慎用情况，转诊上级医院，由妇科医生决定是否给予激素治疗并给出具体方案。

4. 患者焦虑、抑郁等精神症状明显，治疗效果欠佳者，可转精神科专科就诊。

5. 伴有其他妇科问题无法确诊或无条件处理时，及时转诊上级医院妇科专科就诊。

（二）下转指征

1. 已明确诊断，症状较轻或已确定治疗方案。

2. 相关合并症治疗后病情稳定者。

3. 非妇科慢性疾病有治疗方案及治疗目标明确的患者。

4. 已确定中医辨证治疗方案的患者。

四、社区管理

（一）健康状况初步评估

建立个人健康档案，高危人群筛查不良生活习惯，评估工作生活环境及家庭支持，健康宣教及认知行为改变，建立动态随访机制。

主观资料包括平日的月经情况、目前的健康状况、有无围绝经期常见的症状、目前闭经状态、婚育史、家族史、既往病史、手术史及生活方式等。有焦虑、抑郁症状可通过相关量表进行筛查评估。

客观指标包括一般及妇科检查、营养状态、发育评估、妇科超声、乳腺超声、骨密度检查等。有条件的要进行生殖激素、甲状腺功能、基因检测等。

（二）健康教育

1. 营养指导　饮食结构多样化，均衡饮食。除膳食钙摄入外，可通过补充钙剂及维生素 D 达到推荐的每天摄入量。

2. 规律运动　坚持户外运动，维持正常体质量。建议每周坚持至少 150 分钟中等强度的有氧运动，2～3 次抗阻力运动，根据具体情况进行调整。监测骨密度。

3. 遗传咨询　根据家族史和遗传学检测结果评估遗传风险，为制订生育计划、保存生育力、预测绝经提供指导。

4. 心理健康指导　长期精神情绪焦虑、抑郁可影响垂体功能，影响卵巢内分泌、卵泡的发育情况。保持情绪稳定平和，戒焦躁。尤其对经济条件差、认知水平低、严重躯体症状者，需多加注意评估其心理状态并给予指导及家庭支持。

（三）生育相关的管理

1. 辅助生殖技术治疗　赠卵体外受精 - 胚胎移植术是 POI 患者解决生育问题的可选途径。妊娠率可达 40%～50%。

2. 生育力保存　根据患者意愿、年龄和婚姻情况，选择合适的生育力保存方法。如胚胎冷冻、成熟卵母细胞冷冻、卵巢组织冷冻、促性腺激素释放激素激动剂等。

（四）动态随访及双向转诊管理

患者应至少每半年评价卵巢功能的情况，若无特殊治疗，可每年进行一次复诊或随访。雌激素补充治疗的患者建议每 1～2 个月复诊一次，评价疗效及其副作用。定期进行乳腺及宫颈癌的筛查。注意并发症的防治，每年行骨密度、血生化、颈动脉超声等检查，采取慢性病规范管理。如有激素治疗、促排卵治疗、免疫治疗等，需按治疗方案做好复诊随访工作。如需治疗方案调整或病情加重，立即转上级医院专科就诊，并在2周内随访，稳定后转社区管理。

【预后】

女性POF在生理上会加快衰老速度，例如皮肤出现皱纹、色斑，自然怀孕的可能极低。另外因内分泌失调、雌激素分泌水平失衡，出现妇科疾病、骨质疏松、心血管病的风险增加。如不重视，没有及早干预，对患者心理及身体会产生严重负面影响。

【诊治进展】

POF的一些新治疗方法，如卵泡体外激活，有临床病例报道，但激活效率低，临床难以普及。免疫、干细胞、基因编辑等前沿治疗方法也尚处于研究阶段。

【病例分享】

患者，女性，37岁，因“月经不规律2年，停经5个月”来诊。2年前患者的月经开始出现周期延长，周期40～60天，经量较前减少，经期3～4天，末次月经2021-03-21，伴有潮热出汗，烦躁易怒，腰膝酸软，乏力，失眠。月经及婚育史：13岁初潮，5～7天/27～30天，量中，孕2产2。既往史：无腮腺炎、结核及肿瘤等其他病史；无手术及放化疗史；无长期用药史。妇科检查：外阴正常，阴毛稀疏，阴道壁薄，阴道黏膜潮红，宫颈光滑，子宫平位，稍小，无压痛，双侧附件未及异常。辅助检查：性激素检查，FSH 42.9U/L，LH 37.3U/L，E_2 15ng/L。彩色超声检查：子宫偏小，内膜厚0.5cm，双卵巢共有3～5mm的卵泡<10个。

患者诊断为POF，目前无生育要求。协商后给予雌二醇片/雌二醇地屈孕酮片，1次/d；月经来潮后第2天开始口服坤泰胶囊4粒，3次/d，连续服用3个周期。3个周期后停用雌二醇片/雌二醇地屈孕酮片，单独服用坤泰胶囊。

半年后再随访，患者月经周期40天左右，量较前增多，临床症状明显改善。复查性激素：FSH 16.2U/L，LH 9.6U/L，E_2 21.8ng/L。嘱其坚持规律用药，给予生活方式指导，纳入社区长期健康管理，定期监测，动态随访。

【思考题】

1. POF 的临床表现有哪些？
2. POF 的临床思维及诊断流程是什么？
3. POF 的社区管理内容主要有哪些？

（李 帅）

【推荐阅读】

[1] 陈燕烽，达展云. 生物制剂治疗难治性痛风研究进展. 中华风湿病学杂志，2020，24(8)：569-572.

[2] 陈子江，田秦杰，乔杰，等. 早发性卵巢功能不全的临床诊疗中国专家共识. 中华妇产科杂志，2017，52(9)：577-581.

[3] 葛均波，徐永健，王辰. 内科学. 9版. 北京：人民卫生出版社，2018.

[4] 黄晶，杨婷，王雨，等. 痛风病的国内外认识及治疗进展与思考. 世界中医药，2021，16(1)：1-7.

[5] "建立中国老年骨质疏松症三级防控体系专家共识"编写组，中国老年保健医学研究会老年骨质疏松分会，中国老年保健医学研究会老年内分泌代谢分会，等. 建立中国老年骨质疏松症三级防控体系专家共识. 中华内科杂志，2022，61(6)：617-630.

[6] 李梅，章振林，夏维波. 社区与基层医生骨质疏松防治培训教程. 北京：人民卫生出版社，2021.

[7] 沈铿，马丁. 妇产科学. 3版. 北京：人民卫生出版社，2015.

[8] 王吉耀，葛均波，邹和建. 实用内科学. 16版. 北京：人民卫生出版社，2022.

[9] 王士萌，赵小萱，张杨，等.《早发性卵巢功能不全中西医结合诊疗指南》解读. 中国临床医生杂志，2022，50(8)：889-903.

[10] 谢幸，孔北华，段涛. 妇产科学. 9版. 北京：人民卫生出版社，2018.

[11] 于晓松，路孝琴. 全科医学概论. 5版. 北京：人民卫生出版社，2018.

[12] 中国成人血脂异常防治指南修订联合委员会. 中国成人血脂异常防治

指南(2016年修订版). 中华心血管病杂志，2016，44(10)：833-853.
[13] 中国垂体腺瘤协作组. 中国库欣病诊治专家共识(2015). 中华医学杂志，2016，96(11)：835-840.
[14] 中国医师协会全科医师分会，北京妇产学会社区与基层分会. 更年期妇女健康管理专家共识(基层版). 中国全科医学，2021，24(11)：1317-1324.
[15] 中华医学会骨质疏松和骨矿盐疾病分会. 原发性骨质疏松症诊疗指南(2017). 中华内分泌代谢杂志，2017，33(10)：890-913.
[16] 中华医学会内分泌学分会. 成人甲状腺功能减退症诊治指南. 中华内分泌代谢杂志，2017，33(2)：167-180.
[17] 中华医学会内分泌学分会. 嗜铬细胞瘤和副神经节瘤诊断治疗专家共识(2020版). 中华内分泌代谢杂志，2020，36(9)：737-750.
[18] 中华医学会内分泌学分会. 原发性醛固酮增多症诊断治疗的专家共识(2020版). 中华内分泌代谢杂志，2020，36(9)：727-736.
[19] 中华医学会内分泌学分会，中国医师协会内分泌代谢科医师分会，中华医学会核医学分会，等. 中国甲状腺功能亢进症和其他原因所致甲状腺毒症诊治指南. 中华内分泌代谢杂志，2022，38(8)：700-748.
[20] 中华医学会内分泌学分会，中华中医药学会糖尿病分会，中国医师协会外科医师分会肥胖和糖尿病外科医师委员会，等. 基于临床的肥胖症多学科诊疗共识(2021年版). 中华内分泌代谢杂志，2021，37(11)：959-972.
[21] 中华医学会糖尿病学分会，国家基层糖尿病防治管理办公室. 国家基层糖尿病防治管理指南(2022年版). 中华内科杂志，2022，61(3)：249-262.
[22] 中华医学会糖尿病学分会. 中国2型糖尿病防治指南(2020年版). 中华糖尿病杂志，2021，13(4)：315-409.
[23] 中华医学会糖尿病学分会微血管并发症学组. 中国糖尿病肾脏病防治指南(2021年版). 中华糖尿病杂志，2021，13(8)：762-784.
[24] 中华医学会，中华医学会临床药学分会，中华医学会杂志社，等. 肥胖症基层合理用药指南. 中华全科医师杂志，2021，20(05)：530-532.
[25] 中华医学会，中华医学会临床药学分会，中华医学会杂志社，等. 甲状腺功能减退症基层合理用药指南. 中华全科医师杂志，2021，20(5)：

520-522.

[26] 中华医学会，中华医学会杂志社，中华医学会全科医学分会，等. 肥胖症基层诊疗指南（2019 年）. 中华全科医师杂志，2020，19（2）：95-101.

[27] 中华医学会，中华医学会杂志社，中华医学会全科医学分会，等. 甲状腺功能亢进症基层诊疗指南（2019 年）. 中华全科医师杂志，2019，18（12）：1118-1128.

[28] 中华医学会，中华医学会杂志社，中华医学会全科医学分会，等. 甲状腺功能减退症基层诊疗指南（2019 年）. 中华全科医师杂志，2019，18（11）：1022-1028.

[29] 中华医学会，中华医学会杂志社，中华医学会全科医学分会，等. 痛风及高尿酸血症基层诊疗指南（2019 年）. 中华全科医师杂志，2020，19（04）：293-303.

[30] 中华医学会，中华医学会杂志社，中华医学会全科医学分会，等. 血脂异常基层诊疗指南（2019 年）. 中华全科医师杂志，2019，18（5）：406-416.

[31] FLESERIU M，AUCHUS R，BANCOS I，et al.Consensus on diagnosis and management of Cushing's disease：a guideline update.Lancet Diabetes Endocrinol，2021，9（12）：847-875.

[32] REINCKE M，BANCOS I，MULATERO P，et al.Diagnosis and treatment of primary aldosteronism.Lancet Diabetes Endocrinol，2021，9（12）：876-892.

第八章　风湿免疫系统

第一节　类风湿关节炎

【学习提要】1. 类风湿关节炎的病因、临床表现和诊断。
2. 类风湿关节炎的综合评估和治疗。
3. 类风湿关节炎的三级预防。

【定义】

类风湿关节炎（rheumatoid arthritis，RA），是一种以侵蚀性、对称性多关节炎为主要临床表现的慢性、全身性自身免疫性疾病。基本病理表现为滑膜炎、血管翳形成，并逐渐出现关节软骨和骨破坏，最终导致关节畸形和功能丧失，可并发肺部疾病、心血管病、恶性肿瘤及抑郁症等。

【流行病学】

RA 的全球发病率为 0.5%～1%，中国大陆地区 0.42%，总患病人数约 500 万，男女患病比率约为 1∶4。我国 RA 患者在病程 1～5 年、5～10 年、10～15 年及≥15 年的致残率分别为 18.6%、43.5%、48.1% 及 61.3%，随着病程的延长，残疾及功能受限发生率升高。

【病因及发病机制】

一、病因

RA 的病因未明，目前的倾向性看法是外部因素和遗传因素的共同作用导致 RA 的发病。其中感染和自身免疫反应是 RA 发病与病情迁延的中心环节，而内分泌、遗传和环境因素等则增加了 RA 的易感性。

二、发病机制

RA 是以关节滑膜炎症为主要表现的慢性系统性自身免疫性疾病，其发病机制包括 T 细胞及滑膜细胞免疫反应、B 细胞产生自身抗体及细胞因子网络等，目前有分子模拟和模糊识别学说。

【临床表现】

一、症状

1. 关节肿痛　常常是 RA 的首发症状，最常出现的部位为腕、掌指、近端指间关节，其次是足趾、膝、踝、肘、肩等关节，多呈对称性、持续性。

2. 晨僵　是指关节部位的僵硬和胶着感。晨起明显，活动后减轻，持续时间超过 1 小时者意义较大。

二、体征

1. 关节肿胀与压痛　关节肿胀，最常出现的部位为腕、掌指、近端指间关节，其次是足趾、膝、踝、肘等关节，往往伴有压痛，受累关节的皮肤可出现褐色色素沉着。

2. 关节畸形　见于较晚期患者，关节周围肌肉的萎缩、痉挛则使畸形更为加重。最为常见的关节畸形是掌指关节的半脱位、手指向尺侧偏斜，呈“天鹅颈”和“纽扣花”表现及腕和肘关节强直。

3. 关节功能障碍　关节肿痛和结构破坏都会引起关节活动障碍。

4. 皮肤类风湿结节　是本病较常见的关节外体征，可见于 30%～40% 的患者，类风湿结节可发生于任何部位，但多位于关节隆突部及受压部位的皮下，如前臂伸面、尺骨鹰嘴下方、跟腱、滑囊等处。结节大小不一，直径由数毫米至数厘米不等，质硬、无压痛，对称性分布。

三、接诊要点

诊断 RA 时，为减少漏诊，应详细问诊、全面采集病史。具体要点包括以下几个方面。

1. 起病情况　包括发病年龄、发病时间、起病形式、诱因等。RA 可发生于任何年龄，80% 发病于 35～50 岁，女性多见。

2. 病情特点　多为慢性起病，以关节肿痛和晨僵为主要症状，晚期常常关节畸形，随着病程延长致残率明显增加。

3. 伴随症状　可伴有乏力、低热、肌肉酸痛、体重下降等全身症状。

4. 治疗经过　详细询问患病以来的诊治经过。

5. 既往史、家族史等　有无家族遗传易感性。

6. 生活方式及社会心理因素　详细询问患者的饮食结构和运动习惯，是否有吸烟、肥胖等。

四、常见并发症和合并症

常见的并发症除了关节表现外，也会累积关节外的脏器及系统：肺部、心脏、神经系统、血液系统等，导致一系列并发症。并且 RA 作为代表性的慢性疾病，随着病程进展，也会逐渐伴发各种并发症。

1. 心血管系统　心血管病并发症是 RA 患者死亡的重要原因之一。RA 可伴有心肌营养不良（最多见）、心肌炎、主动脉炎及主动脉瓣关闭不全、二尖瓣关闭不全、主动脉及二尖瓣联合瓣膜损害、心包炎、冠状动脉炎、动脉粥样硬化、心肌病、传导障碍、心肌硬化及心肌梗死等。超声心动图检查对诊断 RA 心脏损害和心包炎，有一定价值。

2. 呼吸系统　肺有丰富的结缔组织和血液供应，因此肺是 RA 经常受累的脏器之一。肺的受累是结缔组织病最早期的表现。RA 可累及气道、肺血管、肺间质和胸膜。主要分为胸膜肺疾病和间质性肺疾病两大类。

3. 泌尿系统　RA 伴有肾脏损害者并非少见，而且可影响患者寿命。肾脏受累不仅体现在血肌酐水平的升高，也包括蛋白尿和 / 或血尿、非感染性白细胞尿等尿液分析指标异常。

4. 消化系统　RA 出现消化系统多数与 RA 的药物治疗有关。RA 患者的颞下颌关节常被侵及，因张口、咀嚼和吞咽运动受限，患者诉说有进食及吞咽困难，食管运动功能也可出现障碍。RA 合并慢性胃炎者也多见，通常与服用抗炎镇痛药物有关。RA 合并萎缩性胃炎也不少，从而胃酸分泌较常人减少。RA 合并消化性溃疡者多见，不少患者疼痛无规律，容易发生出血或穿孔。

5. 神经系统　RA 的神经系统可涉及中枢神经、周围神经、自主神经和肌肉等不同组织结构。其中以周围神经和颈椎半脱位压迫性脊髓病为多见。

6. 血液系统　活动性的 RA 常伴轻度至中度贫血，淋巴细胞和粒细胞减少症都可发生，嗜酸性粒细胞增多是 RA 伴严重全身性并发症的象征。血小板增多常可遇到，有血管炎时增多更为明显。RA 末期可发生血栓性血小板减少性紫癜。

7. 类风湿血管炎　RA 患者常有各种各样的血管损害，大多数患者没有自觉症状。血管病变可表现多种形式，可累及动脉、静脉、毛细血管。类风湿血管炎是 RA 的疾病病变之一，该病变除见于关节及关节周围组织外，全身其他部位也可发生。类风湿血管炎可侵犯心包、心肌及心内膜，有时全心炎、冠状动脉炎或急性主动脉瓣关闭不全。引起动脉粥样硬化性心血管病者多见。侵犯肝、脾可引起费尔蒂(Felty)综合征。胃肠道的血管炎为临床最早表现。侵及神经系统，可表现为局灶病变、弥漫性病变，可发生癫痫。

8. 多种综合征　RA 患者随着病情的发生发展，还可出现许多综合征，如：高黏滞综合征、干燥综合征等。

【辅助检查】

一、实验室检查

1. 血常规　常有轻至中度正细胞低色素性贫血，活动期血小板计数可增高。白细胞及分类多正常。

2. 红细胞沉降率（ESR）和 C 反应蛋白（CRP）　ESR 和 CRP 升高是反映病情活动度的主要指标，病情缓解时可降至正常。

3. 类风湿因子（rheumatoid factor, RF）　常规主要检测 IgM 型，灵敏度和特异度分别为 69% 和 85%。

4. 抗环瓜氨酸肽抗体（anticyclic citrullinated peptide antibody, anti-CCP antibody）　抗 CCP 抗体灵敏度 50%～80%，特异度>90%，可在疾病早期出现，与疾病预后相关。

二、影像学检查

1. X射线检查　是检测关节骨破坏最经典的影像学方法，然而对发现早期骨破坏的灵敏度差，目前主要用于随访中，通过重复X射线检查判定患者骨结构改变的进展情况。

2. 超声检查　超声检查关节结构性损害的灵敏度高于常规放射学检查，超声能够清晰显示关节腔、关节滑膜、滑囊、关节腔积液、关节软骨厚度及形态等。

3. MRI检查　MRI是RA关节病变最敏感的工具，对RA早期诊断极有意义，可早期发现滑膜增厚、骨髓水肿和轻微关节面侵蚀。MRI骨髓水肿是早期RA影像学进展的强有力的独立预测因素之一，可作为预后判断的指标之一。

三、器械检查

关节镜可以观察关节内部结构，可用于RA的鉴别诊断和难治性RA关节镜下的滑膜切除。

【诊断和评估】

一、诊断思维

1. 诊断　RA的临床诊断主要基于慢性关节炎的症状和体征、实验室及影像学检查。目前RA的诊断普遍采用美国风湿病协会(American Rheumatism Association，ARA)1987年修订的分类标准(表8-1-1)和2010年美国风湿病学会(American College of Rheumatology，ACR)/欧洲抗风湿病联盟(European League Against Rheumatism，EULAR)分类标准(表8-1-2)。

表8-1-1　美国风湿病协会(ARA)1987年修订的RA分类标准

定义	注释
1. 晨僵	关节或周围晨僵持续至少1h
2. ≥3个关节区的关节炎	医生观察到下列14个关节区域(两侧的近端指间关节、掌指关节、腕、肘、膝、踝及跖趾关节)中至少3个有软组织肿胀或积液(不是单纯骨隆起)

续表

定义	注释
3. 手关节炎	腕、掌指或近端指间关节区中，至少有1个关节区肿胀
4. 对称性关节炎	左、右两侧关节同时受累（双侧近端指间关节、掌指关节及跖趾关节受累时，不一定绝对对称）
5. 类风湿结节	医生观察到在骨突部位、伸肌表面或关节周围有皮下结节
6. 血清RF阳性	任何检测方法证明血清中RF含量升高（所用方法在健康人群中阳性率<5%）
7. 影像学改变	在手和腕的后前位像上有典型的RA影像学改变：必须包括骨质侵蚀或受累关节。其邻近部位有明确的骨质脱钙

注：1～4项必须持续超过6周；符合7项中至少4项，排除其他关节炎，可诊断RA。

表 8-1-2　2010 年 ACR/EULAR 的 RA 分类标准

项目		评分
关节受累情况		（0～5分）
中大关节	1个	0
	2～10个	1
小关节	1～3个	2
	4～10个	3
至少一个为小关节	>10个	5
血清学指标		（0～3分）
RF和抗CCP抗体均阴性		0
RF或抗CCP抗体低滴度阳性		2
RF或抗CCP抗体高滴度阳性（正常上限3倍）		3
滑膜炎持续时间		（0～1分）
<6周		0
≥6周		1
急性时相反应物		（0～1分）
CRP和ESR均正常		0
CRP或ESR异常		1

注：总得分6分以上可确诊RA。受累关节指关节肿胀疼痛，小关节包括：掌指关节、近端指间关节、第2～5跖趾关节、腕关节，不包括第一腕掌关节、第一跖趾关节和远端指间关节；大关节指肩、肘、髋、膝和踝关节。

2. 鉴别诊断　RA 需要与骨关节炎、强直性脊柱炎、银屑病关节炎、系统性红斑狼疮和其他病因的关节炎进行鉴别。

（1）骨关节炎：为退行性关节病。多发生于中年以后，随年龄增加患病率增加。主要累及远端指间关节和髋、膝等负重关节。活动时疼痛加重。常伴有关节内“咔嚓”声。RF 一般阴性。关节 X 射线检查可见关节边缘骨呈唇样增生。

（2）血清阴性脊柱关节病（seronegative spondyloanthro-pathy）：是一种与 RA 不同的脊柱关节病。多见于年轻男性，HLA-B27 阳性，以累及脊柱、骶髂关节为主，肌腱端炎为其病理特征。RF 阴性。

（3）其他弥漫性结缔组织病：系统性红斑狼疮、系统性硬化病、混合结缔组织病等其他结缔组织病可以以对称性多关节炎为首发症状，且 RF 也可以阳性，早期难与 RA 相鉴别。

二、临床评估

判断 RA 的活动性指标包括疲劳的程度、晨僵持续时间、关节疼痛和肿胀的数目与程度以及炎性指标（如 ESR、CRP 等）。目前均采用复合评分的方法进行评估，最常用的是基于 28 个关节计数的疾病活动度评分（disease activity score derivative for 28 joints，DAS28）、临床疾病活动指数（clinical disease activity index，CDAI）、简化的疾病活动指数（simplified disease activity index，SDAI）。疾病活动度分级（表 8-1-3）定义如下。

表 8-1-3　RA 疾病活动度分级

	高疾病活动度	中疾病活动度	低疾病活动度	临床缓解
DAS28	DAS28>5.1	3.2<DAS28≤5.1	2.6≤DAS28≤3.2	DAS28<2.6
CDAI	CDAI>22	10<CDAI≤22	2.8<CDAI≤10	CDAI≤2.8
SDAI	SDAI>26	11<SDAI≤26	3.3<SDAI≤11	SDAI≤3.3

【治疗】

一、治疗目标

RA 治疗的总体目标是改善关节肿痛的症状、控制疾病进展、降低致残率，改善患者的生活质量。

二、治疗原则

RA 的治疗原则为早期、规范、个体化治疗，定期监测与随访，减少致残。

三、治疗方案

1. 一般治疗　包括患者教育、休息、关节制动（急性期）、关节功能锻炼（恢复期）、物理疗法等。卧床休息只适宜于急性期、发热以及内脏受累的患者。

2. 药物治疗　RA 的药物治疗主要包括以下几种。

（1）传统合成改变病情的抗风湿药（disease modifying antirheumatic drug，DMARD）：是 RA 治疗的一线药物。常用传统合成 DMARD（conventional synthetic disease modifying antirheumatic drug，csDMARD）的起效时间、用法、不良反应以及特殊人群中的使用见表 8-1-4。

表 8-1-4　常用 csDMARD 的起效时间、用法、不良反应以及特殊人群中的使用

药物	起效时间	常规用法用量	给药途径	需重点检测的毒副反应	妊娠期哺乳期	围手术期
甲氨蝶呤	1～2个月	10～20mg，每周1次	口服，皮下注射，静脉注射	胃肠道反应、骨髓抑制、肝功能异常	禁用，孕前停用至少3个月	可用
来氟米特	1～2个月	10～20mg，每天1次	口服	肝毒性、骨髓抑制	禁用，孕前停用2年	术前及术后均停用1周
柳氮磺吡啶	1～2个月	1 000mg，每天2～4次	口服	皮疹、胃肠道不适	可用	可用
硫酸羟氯喹	2～3个月	200mg，每天2次	口服	眼毒性、皮疹、心脏毒性	可用	可用

续表

药物	起效时间	常规用法用量	给药途径	需重点检测的毒副反应	妊娠期哺乳期	围手术期
艾拉莫德	1～2个月	25mg，每天2次	口服	胃肠道反应	禁用	可用
雷公藤多苷	1～3个月	10～20mg，每天3次	口服	生殖毒性、骨髓抑制、肝肾毒性	禁用	可用

（2）非甾体抗炎药（nonsteroidal anti-inflammatory drug，NSAID）：是缓解关节炎症状的常用药，但控制病情方面作用有限，应与DMARD同服。需注意胃肠道等不良反应。

（3）生物DMARD：是近30年来治疗的革命性进展，治疗靶点主要针对细胞因子和细胞表面分子。肿瘤坏死因子α（tumor necrosis factor-α，TNF-α）抑制剂是最早获批治疗RA的靶向药物，是目前应用较为广泛的生物制剂，其他的还包括IL-6拮抗剂、CD20单克隆抗体等。

（4）糖皮质激素（glucocorticoid，GC）：本药有强大的抗炎作用，能迅速缓解关节肿痛症状，原则是小剂量、短疗程。使用GC必须同时应用DMARD，仅作为DMARD的“桥梁治疗”。应注意补充钙剂和维生素D，避免骨质疏松。

3. 手术治疗　包括人工关节置换和滑膜切除术。人工关节置换适用于较晚期有畸形并失去功能的关节，滑膜切除术可以使病情得到一定的缓解，但当滑膜再次增生时病情又趋复发，所以必须同时应用DMARD。

4. 中医治疗　对RA患者也应根据辨证施治的中医治疗原则，中药常常以温里散寒，祛风通络为主，后期会加用补肝肾，养血类药物。

5. 物理康复治疗　多种理疗方法以及中国传统医学针灸、艾灸、推拿等可辅助RA患者改善关节疼痛的症状。

【健康管理】

一、三级预防

1. 一级预防　目的是防患于未然，防止RA的发生，对于危险因素进行预防、防范，比如感染因素、性激素、环境因素等。

2. 二级预防 目的是早期诊断和早期治疗，对于关节肿痛和晨僵的患者要进行相关的检验、临床影像、关节镜穿刺等以尽早确诊，并早期规范治疗，实现病情缓解。

3. 三级预防 目的是缓解关节症状，延缓病情进展，减少致残发生，尽可能维护关节功能，以改善患者的生活质量。同时还要防治心血管并发症等，减少因并发症引起的死亡。

二、健康教育

RA 的健康教育内容包括：①教育患者注意生活方式的调整，包括禁烟、控制体重、合理饮食和适当运动；②帮助患者充分了解和认识 RA 的疾病特点与转归，增强其接受规范诊疗的信心；③提醒患者定期监测与随访。

三、双向转诊

（一）上转指征

1. 初次筛查疑诊 RA 患者。

2. RA 患者症状控制不满意，或出现药物不良反应，或其他不能耐受治疗的情况。

3. RA 症状急性加重，需要改变治疗方案者。

4. 出现 RA 合并症，需要进一步评估和诊治。

5. 需要行进一步检查。

6. 患者提出转诊需求。

（二）下转指征

1. 初次疑诊 RA，已明确诊断、确定了治疗方案。

2. RA 急性加重治疗后病情稳定。

3. RA 合并症已确诊，制订了治疗方案，评估了疗效，且病情已得到稳定控制。

【诊治进展】

小分子靶向药物巴瑞替尼可减少大部分疾病活动状态下 RA 患者的结构损伤进展；Olokizumab（OKZ，靶向 IL-6 配体）可显著改善 RA

患者的疾病活动度；程序性死亡受体1（PD-1）激动剂（Peresolimab）具备治疗RA的潜能。

【预后】

RA患者的预后与病程长短、病情程度及治疗有关。近20年来，随着新药的不断涌现、靶向治疗的飞速进展、达标治疗理念的逐步实现，越来越多RA患者的病情得到控制，甚至完全缓解，预后较前已有明显改善。

【病例分享】

患者，女性，36岁，农民，因“对称性多关节肿痛1年余”到社区全科医生处就诊。自诉1年余前无明显病因下出现双手近端指间关节、掌指关节肿痛，未规范治疗。后逐渐累及周身多处小及大关节，并伴晨僵。曾服用中药治疗，病情可缓解。既往变应性鼻炎5年余。否认高血压、冠心病、糖尿病史；否认肝炎、结核等传染病史，否认家族遗传性疾病史。体格检查：体温36.5℃，脉搏79次/min，呼吸16次/min，血压119/74mmHg。发育正常，营养中等，查体合作。双手掌指关节、近端指间关节肿胀、压痛阳性；双腕关节略肿、压痛阳性、掌屈背伸受限；双膝关节肿胀、皮温升高、浮髌征阳性、屈曲受限。全科医生建议患者去上级医院进一步诊疗。

予上级医院进一步检查，血常规：血红蛋白105g/L，血小板567×10^9/L；ESR 124mm/h；CRP 44.03mg/L；RF 197.8U/ml、抗CCP抗体498U/ml。双手X射线正位片：腕关节间隙狭窄；双膝关节超声：双侧膝关节腔积液、滑膜增生，确诊RA，疾病活动评分DAS28 4.64，疾病中度活动。予以双膝关节腔抽液并注射激素，联合口服甲氨蝶呤、托法替布治疗，好转出院，院外全科随访，定期专科指导。

【思考题】

1. RA的诊断标准是什么？
2. 基层医疗卫生机构诊治RA过程中的转诊指征有哪些？
3. 什么是RA的三级预防？

（韩月美）

第二节 骨关节炎

【学习提要】 1. 骨关节炎的病因、临床表现和诊断。
2. 骨关节炎的综合评估和治疗。
3. 骨关节炎的三级预防和社区健康管理。

【定义】

骨关节炎（osteoarthritis，OA）是一种非炎症性的退行性关节病，以关节软骨损害为主，累及整个关节组织，又称退行性关节病，骨关节病。

【流行病学】

OA 的发病率随着年龄增长而增加，女性比男性多见。据世界卫生组织统计，50 岁及以上人群中，OA 的发病率为 50%，55 岁以上的人群中，OA 的发病率为 60% 或者更高；每年发病率还在继续增长。我国 40 岁以上的人群原发性 OA 的总体患病率已经高达 46.3%。其实，OA 的发病率逐渐年轻化，但大部分无症状，大多数患者症状较轻且不易觉察。

【病因及发病机制】

一、病因

年龄、性别、肥胖或超重、遗传易感性是 OA 主要的发病危险因素，还包括关节结构及力线异常、创伤、反复使用关节的职业、吸烟、代谢综合征等。

1. 年龄 OA 的患病率随着年龄增长而增长，这是由于老化的关节软骨发生了功能和性质的改变。

2. 性别 女性较男性多发，且女性所累及的关节比男性更多，女性手、膝、髋及足 OA 的患病率和严重程度更高，而男性脊柱 OA 的患病率和严重程度更高。女性围绝经期以后雌激素缺乏与 OA 有关。

3. 遗传因素 编码关节软骨成分的基因突变，往往导致软骨组织的完整性遭破坏，最终导致关节的退行性病变。

4. 肥胖　肥胖增加了负重关节的负荷，是导致病情加重的重要因素，可能与肥胖并存的脂类、嘌呤和糖类代谢异常有关。

5. 关节损伤和过度使用　任何原因引起的关节形状异常，如关节脱位、髌骨或十字韧带切除术后、骨坏死及骨折不良复位都可以改变关节负荷的传送及关节面的负荷分布，使关节面对合不良，关节软骨面局部负荷和磨损增加，造成 OA。

6. 其他因素　如生物力学异常包括关节面不对称、发育异常、对线不良、关节不稳等均可增加 OA 风险。在血色病、褐黄病、痛风性关节炎等患者，分别含有含铁血黄素、马尿酸聚合物、尿酸盐晶体在软骨基质内沉着，直接或者通过增加基质硬度间接损伤软骨细胞。

二、发病机制

OA 是一组由多种因素和不同病因重叠引发的疾病，是外界多种因素对易感个体作用的结果。多是因为年纪增长或其他原因如创伤、关节的先天性异常、关节畸形和其他原因引起关节软骨的非炎症性退行性病变及关节边缘骨赘的形成。

【临床表现】

OA 一般累及手的远端和近端指间关节，肘关节、膝关节和肩关节及脊柱关节也比较常见。

一、症状

1. 疼痛　骨关节持续疼痛及压痛是 OA 的主要症状，也是导致机体功能障碍的主要原因，多发生在活动以后，休息后会减轻。随着病情的不断进展，关节活动度可因疼痛而受限，休息时也可发生疼痛，甚至睡眠时患者可能因剧烈的疼痛而苏醒。

2. 晨僵　晨僵提示滑膜炎的存在。但和类风湿关节炎不同，时间比较短暂，一般不超过 30 分钟。黏着感是指关节静止一段时间后，开始活动时感到僵硬，如黏住一般，稍活动即可缓解。上述情况多见于老年人、下肢关节。关节会出现僵硬及紧缩感，也称为晨僵，一般多于晨起出现，大多持续不超过 30 分钟，稍有活动后可缓解，下肢关节较为明显，老年人常见。

3. 黏着感及骨摩擦感　随着关节软骨的破坏，软骨缺失、关节面不平，关节面欠光整，患者关节在活动的时候会出现骨摩擦感及摩擦音，双膝关节受累较常见。因为长时间的疼痛，患者关节活动的灵活性会下降，继发肌肉萎缩、软组织挛缩。上述症状将会直接导致关节无力，行走时关节绞锁，关节不能伸直，活动障碍并且不能伸直。

二、体征

1. 关节肿胀　局部骨性肥大或渗出性滑膜炎导致关节肿胀，可伴局部温度增高、关节腔积液和滑膜肥厚，严重者可见关节畸形或半脱位等。

2. 压痛和被动痛　受累关节局部可有压痛，尤其伴滑膜渗出时压痛更明显。有时被动活动时可发生疼痛。

3. 关节活动弹响（骨摩擦音）　可能为软骨缺失和关节欠光整所致。以膝关节多见。检查方法：患者坐位，检查者一手按在所查关节上，另一手活动被检查关节，可感到“咔嗒”声。

4. 活动受限　关节活动受限，考虑是由于软骨丧失、骨赘形成、关节周围肌肉痉挛以及关节破坏所致。

5. 畸形　手部关节会肿大变形，常常表现为远端指间结节，近端指间关节的结节比较常见，常被误认为类风湿结节。掌指关节很少累及。除此之外，该病还可引起远端指间关节屈曲及偏斜畸形，部分发展较快的患者，可伴有急性期红、肿、疼痛表现。

三、接诊要点

诊断 OA 时，为减少漏诊，应详细问诊、全面采集病史。具体要点包括以下几个方面。

1. 起病情况　包括发病年龄、发病时间、起病形式、诱因等。OA 的患病率随着年龄增加而增长，患者多见于中年以后女性。

2. 病情特点　疼痛是疾病的主要特点，多发生在活动以后，休息后会减轻。随着病情的不断进展，关节活动度可因疼痛而受限，休息时也可发生疼痛。

3. 伴随症状　有无晨僵、黏着感及骨摩擦感等。

4. 治疗经过　详细询问患病以来的诊治经过，包括已做的检查，所用药物、剂量、疗效，有助于病情的诊断。

5. 既往史、家族史等　既往是否有肥胖、关节损伤和过度使用、关节的先天性异常、关节畸形和其他原因引起关节软骨的退行性变。OA 本身不会直接遗传，但与遗传相关。

6. 生活方式及社会心理因素　详细询问患者的运动习惯。了解患者对 OA 的看法，以及心情是否焦虑，是否因疾病影响生活质量。

四、常见合并症 / 并发症

软骨溶解、关节内出血、关节周围的肌腱和韧带破裂、由于压力导致肌肉及结缔组织的断裂等。

【辅助检查】

一、血液学检查

一般情况下，血常规、蛋白电泳、免疫复合物及血清补体等指标在正常范围内。伴有滑膜炎的患者可出现红细胞沉降率和 C 反应蛋白轻度升高。

二、滑液检查

借助关节腔穿刺，取关节腔内部滑液成分进行化验检查可以发现 OA 滑液为黄色，黏度正常，凝固试验阳性，白细胞数低于 2×10^9/L，葡萄糖含量与血糖相差不大。

三、关节镜

关节镜可以用于滑膜活检，进行病理检查及分析。同时能够在关节镜下进行游离体摘除或者滑膜切除手术等。

四、影像学检查

1. X 射线检查　主要表现为关节间隙狭窄，软骨下骨质硬化，边缘唇样变及骨赘形成，关节周围骨内囊状改变等。

2. CT 检查　关节的关节间隙明显变窄，关节面下缘骨质增加、硬化，导致广泛性密度的增加，关节组成骨增生变尖，骨赘形成。软骨下囊变表现为软骨下缘囊状透亮区，可以有硬化边。后期出现关节失稳、畸形和游离体生成。

3. 磁共振检查　能清晰显示关节病变，椎间盘突出等。MRI 还可发现软骨破坏、滑囊炎、韧带病变、滑膜病变等，大大提高了 OA 的早期诊断率。

【诊断和评估】

不同部位的 OA 有不同的诊断标准，具体见表 8-2-1～表 8-2-3。OA 还可以根据 X 射线改变按 Kellgren & Lawrence 进行分级（表 8-2-4），根据关节镜下关节软骨损伤进行 Outbridge 分级（表 8-2-5）。需要注意的是上述各类分级方法绝大部分被用于临床研究，对于患者的临床治疗并无明确的指导意义。

表 8-2-1　膝关节骨关节炎的诊断标准

序号	症状或体征
1	近 1 个月内反复的膝关节疼痛
2	X 射线检查（站立位或负重位）示关节间隙变窄、软骨下骨硬化和 / 或囊性变、关节边缘骨赘形成
3	年龄≥50 岁
4	晨僵时间≤30min
5	活动时有骨摩擦音（感）

注：满足诊断标准 1+（2、3、4、5 条中的任意 2 条）可诊断膝关节骨关节炎。

表 8-2-2　指间关节骨关节炎的诊断标准

序号	症状或体征
1	指间关节疼痛、发酸、发僵
2	10 个指间关节中有骨性膨大的关节≥2 个
3	远端指间关节骨性膨大≥2 个
4	掌指关节肿胀<3 个
5	10 个指间关节中有畸形的关节≥1 个

注：满足诊断标准 1+（2、3、4、5 条中的任意 3 条）可诊断指间关节骨关节炎；10 个指间关节为双侧示指、中指远端及近端指间关节、双侧第一腕掌关节。

表 8-2-3　髋关节骨关节炎诊断标准

序号	症状或体征
1	红细胞沉降率≤20mm/h
2	X 射线示股骨头和 / 或髋臼骨赘
3	X 射线示髋关节间隙狭窄[上部、轴向和 / 或内侧

注：具有髋痛并具备 3 项中至少 2 项可诊断髋关节骨关节炎。

表 8-2-4　Kellgren & Lawrence 分级

分级	描述
0 级	无改变（正常）
Ⅰ级	轻微骨赘
Ⅱ级	明显骨赘，但未累及关节间隙
Ⅲ级	关节间隙中度狭窄
Ⅳ级	关节间隙明显变窄，软骨下骨硬化

表 8-2-5　Outbridge 分级

分级	描述
0 级	正常
S 级	软骨软化
Ⅰ级	软骨变软、肿胀
Ⅱ级	直径<1.3cm 的破碎和裂开
Ⅲ级	直径>1.3cm 的破碎和裂开
Ⅳ级	软骨下骨裸露

【治疗】

一、治疗目标

稳定期和急性加重期的目标不同，OA 稳定期的治疗目标是减轻当前症状，改善运动耐力及健康状况；降低未来风险，防止疾病进展，防止急性加重，降低致残率。OA 急性加重期的治疗目标是尽可能减少急性期的不良影响，预防急性加重情况的反复发生。

二、治疗原则

OA 的治疗原则是根据患者临床症状、实验室检查如血常规、关节镜及相关影像学检查等指标，评估疾病的严重程度，采取相应的治疗措施。

三、治疗方案

在 OA 的治疗中，最重要的是解决疼痛问题，使疾病发展缓慢，防止关节畸形发生，同时改善及恢复患者全身关节的功能，提高患者的生活质量（图 8-2-1，彩图见文末彩插）。

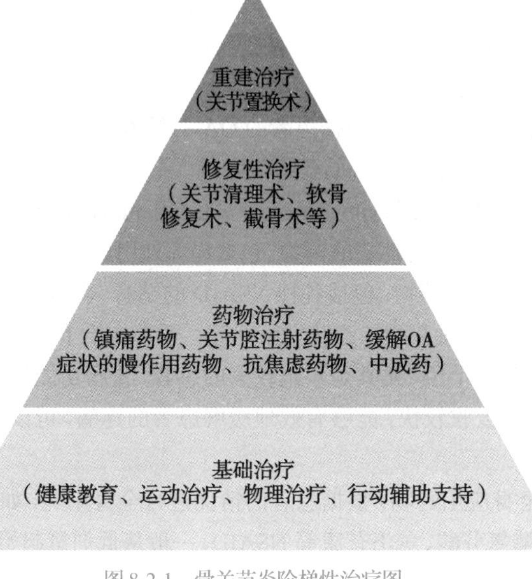

图 8-2-1　骨关节炎阶梯性治疗图

1. 一般治疗　对于症状不重，情况较乐观的患者可以首选一般治疗通过改变生活方式、工作模式而改善疾病状况，将治疗目标界定为减轻躯体疼痛、改善并维持关节的运动功能，减慢 OA 的进展速度。

（1）健康教育：医护团队可以进行 OA 的知识宣传，并帮助患者建立长期监测及评估机制，按照个体化原则督促患者改变不良的生活方式及工作形式，尽可能减少或者避免爬台阶，减少过长时间的跑、跳、蹲，控制体重达标，最大程度减轻关节负重，保护关节功能；健康教育可通过口头或者书面形式进行。

（2）运动治疗：根据个体情况，选择适合的个体化治疗运动方案，以期达到治疗疾病的目的。可以选择低强度的有氧运动，配合关节周围肌肉力量训练及关节功能训练进行。

（3）物理治疗：原理是通过促进局部血液循环，以减轻机体炎症反应，达到减轻关节疼痛的目的。常用的方法包括按摩、热疗、水疗、经皮神经电刺激、冷疗、针灸等。不同治疗方法适用于不同的人群，医生可以从临床实际出发，根据患者具体情况选择适宜的治疗方法。

（4）行动辅助：通过减少受累关节负重来减轻疼痛，但不同的患者临床收益存在一定的差异。患者应在医生指导下选择适合自身的行动辅助器械，如关节支具、拐棍、拐杖等，同时也可以选择柔软、宽松、厚实的鞋子辅助行走。

2. 药物治疗　应该根据患者的 OA 的具体情况及病情程度，进行个体化、阶梯化、内外结合的药物治疗。

（1）非甾体抗炎药（nonsteroidal anti-inflammatory drug，NSAID）：为目前最常用的缓解疼痛的药物，包括局部外用药物和全身应用药物。

1）局部外用药物：包括各种 NSAID 的贴膏、乳膏等，比如氟比洛芬凝胶贴膏，双氯芬酸二乙胺乳胶剂等。通常在给予口服药的时候先给予外用药膏干预，尤其是年纪较大的患者，胃肠功能较差。外用药膏的优势为吸收较快，能够有效地缓解患者的疼痛，可以避免胃肠道刺激。

2）全身应用药物：根据患者的情况进行全身用药，如布洛芬、双氯芬酸、醋氯芬酸、美洛昔康等 NSAID，一般从低剂量起始给药，避免用药剂量过大造成胃肠道反应及其他严重的不良反应，NSAID 可帮助 OA 患者缓解关节疼痛，改善关节功能。

（2）镇痛药物：对于 NSAID 类药物效果欠佳或者无效的患者，可以换用如阿片类镇痛剂、对乙酰氨基酚和阿片类药物的复方制剂等，但是需要注意重点说明的是，阿片类镇痛药的不良反应和成瘾性发生的概率非常高，建议谨慎使用。

（3）关节腔注射药物：是一种有创治疗，为侵入式治疗。使用这种方法，可以有效地缓解疼痛，但是在很大程度上会增加局部感染的风险，所以需要严格按照无菌操作方法进行。

1）糖皮质激素：具有抗炎作用，由于药物起效时间非常短，反复、多次使用会对机体造成很大的不良影响，所以建议每年使用不超过2～3次，每次的间隔时间不应短于3～6个月。

2）玻璃酸钠：缓解疼痛的同时安全性较高，可以减少口服镇痛药的剂量及服用次数，但其在软骨保护和延缓疾病进程中的作用尚存在争议，建议根据具体的情况应用。

（4）双醋瑞因：是白细胞介素-1抑制剂，能有效减轻疼痛，改善关节功能，亦有研究认为其可能具有结构调节作用。

（5）抗焦虑药物：可以应用于长期疼痛的OA的重症患者，尤其是对于其他药物使用后效果欠佳的患者。可以在短期内达到缓解疼痛，改善关节功能的作用，但是在应用的时候要注意不良的药物反应，如包括口干、胃肠道反应等。

3. 手术治疗　适用于非手术治疗无效，疼痛剧烈，影响正常生活的患者。OA的手术治疗包括关节软骨修复术、关节融合术、关节镜下清理手术、截骨术及人工关节置换术。该类患者进行手术的最终目的是减轻或者消除疼痛症状、改善关节功能、矫正畸形。OA的手术类型主要包括以下几种。

（1）关节镜：微创手术。适用于病情较轻、有软骨或半月板损伤的患者。

（2）截骨手术：在韩国和日本开展较多，适用于关节发育异常、力线不良、下肢畸形的患者。

（3）单髁置换：适用于发生在单侧的OA，如膝关节的内侧或外侧关节炎。

（4）关节表面置换：适用于整个关节严重退化的患者。

4. 中医治疗　①中成药：包括人工虎骨成分的中成药，如金天格胶囊，可以通过壮骨来改善OA的疼痛症状，但是中成药的作用机制尚不明确。②中药膏剂：将中药方剂制成贴膏、药膏。以补益肝肾、活血通络、强筋健骨、改善骨代谢、缓解疼痛为主要功效，达到缓解症状的目的。

5. 康复治疗　①中医特色疗法：中药外敷、外贴膏药，包括中药离子导入、推拿治疗、穴位注射、针刺、艾灸、中药熏洗治疗、药罐、中药穴位贴敷、醋疗、针刀治疗、膏方治疗等方法。②物理疗法：包括超短波疗法、紫外线治疗、磁疗等方法。

【健康管理】

一、三级预防

1. 一级预防　即病因预防，目前还没有明确的预防，可以从营养均衡、保持肌肉协调、防止过度肥胖，适当体育锻炼，针对性做肌肉训练等方面展开。

2. 二级预防　即早发现，早诊断，早治疗。如患者出现轻度骨关节的疼痛，高度考虑 OA，建议及时就诊，以获得有效诊治和治疗，避免 OA 进一步发展。

3. 三级预防　根据疾病程度、患者身体状况，选择最恰当有效的治疗措施，防止病情加重，导致残疾，影响生活质量。

二、健康教育

对于 OA 患者的健康教育，建议如下：①在日常生活中，要对关节采用保暖措施，避免着凉；同时避免受累；以尽可能地减少 OA 的发作次数；②尽可能地减少登山，反复上下楼梯的活动，以免进一步加重关节炎的病情；③进行适当的体育锻炼及关节周围肌肉的功能增强锻炼，以加强关节周围的肌肉强度，从而增加关节的稳定性；④在日常生活的饮食中，建议患者尽可能地摄入足量的优质蛋白与纤维素。

三、双向转诊

（一）上转指征

1. 初次筛查怀疑 OA 患者。

2. 随访期间发现 OA 患者症状控制不满意，或出现药物不良反应，或其他不能耐受治疗的情况。

3. 随访期间发现 OA 症状急性加重，需要调整治疗方案者。

4. 出现 OA 合并症，需要进一步评估和诊治者。

5. 因确诊或随访需求或条件所限，需要做关节镜或者 CT、MRI 等影像学等检查者。

（二）下转指征

1. 初次疑诊 OA，已明确诊断及治疗方案者。

2. OA 非急性加重期，治疗后病情稳定者。

3. OA 合并症已确诊，制订了治疗方案，评估了疗效，且病情已得到稳定控制。

四、社区管理

（一）建立健康档案

对于年龄超过 65 岁的 OA 患者建立完整的居民健康档案，详细采集病史，包括主诉、现病史、既往病史、生活习惯、对疾病的担心情况、体格检查、辅助检查、患者存在的问题及分析、诊疗方案的制订及治疗情况等，对上述情况进行综合评估并且制订合理且有效的管理模板。

（二）健康管理

1. 强调运动方式的合理性，减少不合理的运动方式，保持 $BMI \leq 24kg/m^2$，避免超重，进行必要的有氧运动、关节功能训练和肌肉锻炼等。

2. 尽量避免关节的超负荷运动，必要时可以采用手杖、助行器、拐棍等有效工具减少受累关节负重。

3. 采用个体化方案，积极治疗各类的畸形及关节创面，延缓病变的发生发展。

4. 强调休息的必要性，症状严重时需要适当的休息，抬高患肢并制动。

5. 强调规律治疗、积极康复的重要性及必要性，关注症状缓解情况，提高生活的品质，同时还要关注是否会出现药物的不良反应及诊治、康复过程中可能出现的问题。

（三）随访评估

每 6～12 个月随访一次，对患者进行综合评估，评估疾病情况、生活状况及心理状况，了解治疗依从性及药物不良反应，根据患者存在的问题及时调整治疗方案，必要时转诊，提供开放式随访，预约下次就诊时间，不适随诊。

【预后】

OA属于慢性疾病，预后和多种因素有关，对于大多数的早中期OA患者，通过综合有效的治疗手段，通常可取得较好治疗效果，预后相对较好。中后期的OA患者由于症状相对较严重，在治疗时存在一定难度，但在临床上大多数的患者通过手术治疗后，仍然可改善病情，取得较好的预后。如果发生OA后，患者未经治疗或治疗方法不得当，通常预后较差。

【诊治进展】

目前OA尚缺乏有效的治疗药物，防治具有挑战性。可行的治疗方案包括保守治疗的诸多方法、各种关节腔内注射以及改善微环境的方法、富血小板血浆治疗、干细胞移植以及外科手术等。富血小板血浆含有丰富的生长因子，可促进软骨基质的合成，抑制破骨细胞的功能，加快软骨细胞的增殖与分化，同时，刺激内源性透明质酸生成而起到一定的抗炎和促进组织修复的作用。关节腔注射间充质干细胞能够调节局部微环境，刺激软骨细胞增生及细胞外基质合成，激活内源性软骨的修复潜能，并能够显著降低软骨细胞纤维化和凋亡数量，改善患者疼痛、关节功能以及生活质量。

【病例分享】

患者，男性，74岁，因“左膝关节肿痛5年，加重1周”就诊。患者5年前无诱因出现左膝关节疼痛，每次活动后加重，休息数小时后症状缓解，未进行正规检查治疗。疼痛时，用止痛药（用药不详）、封闭治疗及拔火罐等方式缓解疼痛。1周前患者因左膝疼痛加重、上下楼及下蹲困难，经口服止痛药治疗无效且行走困难加重，故来院治疗。患者自患病来，担心行走受限、睡眠稍差，饮食尚可，二便未诉明显异常。既往2014年因“脑出血”在当地医院住院治疗，当时基底节区出血50ml，住院期间查出患有糖尿病、高血压、高脂血症。出院后遗留右侧肢体活动障碍，8年来长期注射胰岛素及口服降压、降脂药物（用药不详）。查体：轮椅入室，生命体征平稳，左膝关节明显肿胀，右小腿肌肉萎缩；左髌尖及髌骨边缘压痛；左膝关节内侧间隙压痛，左膝关节屈伸活动痛，活动度受限，关节活动范围0°～30°。左髌骨关节挤压征（+），浮髌试验(-)。右伸膝肌力3级。辅助检查：2015年2月18日X射线检查(正侧位)示左膝关节骨赘形成，关节间隙明显狭窄。临床诊断为左膝OA、脑血管病后遗症、糖尿病、高血压病、高脂血症。考虑患者合并多种慢性病，需转至上级医院就诊。

患者转诊至上级医院后，给予关节腔注射糖皮质激素＋玻璃酸钠，口服硫酸氨基葡萄糖和塞来昔布等相关治疗，症状进一步改善。出院后患者转回当地社区全科门诊。社区全科医生给患者建立健康档案，健康教育，定期随访，并纳入社区长期健康管理。

【思考题】

1. OA的诊断标准是什么？

2. 患者合理使用膝关节的原则有哪些？

（王　红）

第三节　脊柱关节炎

【学习提要】 1. 强直性脊柱炎的病因、临床表现与诊断。
2. 强直性脊柱炎的综合评价与治疗。
3. 强直性脊柱炎的健康教育及转诊原则。

【定义】

脊柱关节炎(spondylarthritis，SpA)，是以脊柱、关节韧带、肌腱累积为主要表现的慢性炎症性风湿病的总称，过去被称为血清阴性脊柱关节病。我国患病率约在1%。最典型的疾病是强直性脊柱炎(ankylosing spondylitis，AS)。其他SpA疾病包括反应性关节炎、银屑病关节炎、炎性肠病关节炎、幼年SpA及未分化SpA。不同种类的SpA具有多种共同的临床特点：①最显著的特点是中轴关节(尤其是骶髂关节)炎症；②炎症性外周关节炎常累及下肢关节，不对称；③常见手指/脚趾炎和附着点炎(韧带或肌腱的骨骼附着处炎症)；④与HLA-B27的关系密切；⑤家族史常为阳性；⑥常有皮肤和生殖器病变，有眼睛和肠道炎症，或与以前或持续性感染性疾病有关。考虑到 AS 是 SpA 代表性疾病，本节将其作为重点，其他仅作简要介绍。

【流行病学】

AS 是 SpA 常见的临床类型，主要累及中轴关节，也可有关节外表现；如病情严重，可发生脊柱强直和畸形。在我国患病率约 0.25%。家族聚集较为常见。

【病因及发病机制】

本病是多基因遗传病，由遗传和环境因素共同作用引起的。其中 *HLA-B27* 为主要易感基因。AS 可能与泌尿生殖道沙眼衣原体、志贺菌、沙门菌、结肠耶尔森菌等几种肠道病原菌感染有关，这些病原体刺激人体炎症和免疫应答，造成组织损伤，参与疾病的发生发展。

【临床表现】

多数起病缓慢而隐匿。发病年龄多为 20～30 岁。幼年型 AS 常在 16 岁以前发病；晚发型常在 40 岁以后发病，且临床表现多不典型。男女比例约为（2～4）∶1，男性病情较重。

一、症状

表现为下腰背部疼痛和晨僵，也是常见的初发症状，多于 40 岁以前发病、非甾体抗炎药（NSAID）有效。亦可有单侧、双侧或交替性臀部、腹股沟向下肢的放射性疼痛。晚期腰椎各方向活动受限、胸廓活动度降低。随着病情的进展，整个脊柱多由下向上发生强直。

附着点炎多见于足跟、足掌部，也见于膝关节、胸肋骨连接、脊椎骨突、髂嵴、大转子和坐骨结节等部位。部分患者首发症状为下肢大关节痛（如髋关节、膝关节或踝关节），常为不对称性、发作和缓解交替，可伴有骨关节破坏。幼时发病者尤其常见，可伴有或不伴有下腰背部疼痛。

关节外症状：1%～33% 的患者可出现主动脉根扩张和主动脉瓣病变及心脏传导系统异常；30% 左右的患者可出现反复发作的葡萄膜炎或虹膜炎。少见肾功能异常、上肺间质性肺炎、下肢麻痹、感觉异常及肌萎缩和淀粉样改变等。晚期病例伴有骨密度降低甚至严重骨质疏松，易发生脆性骨折。

二、体征

1. 枕墙距　患者足跟靠墙壁直立，双眼平视前方，测量枕骨与墙壁之间的距离，正常应为0cm。

2. Schober 试验　连接腰椎背部正中线与双髂嵴连线的交点以上10cm 点和以下 5cm 点，尽量前屈时的该连线延长<4cm 时异常。

3. 弯腰指地距　双足并拢，双膝直伸，弯腰至脊柱最大前屈度，测量指尖到地面的距离，>15cm 时异常。

4. 扩胸度　测量男性平第 4 肋骨、女性平乳房下缘、深呼气末与深吸气末的胸围差，<5cm 异常。

5. 骶髂关节叩痛　患者站立，适度弯腰，检查者坐在患者后面，双手扶在患者两侧的髂嵴上，拇指确定骶髂关节在体表的投影，右手握拳，以小鱼际适度用力在患者两侧骶髂关节分上、中、下 3 点叩击，感有深部叩击痛者提示骶髂关节炎。应注意当骶髂关节炎已达 4 级完全骨性强直时，多数患者叩击痛消失。

三、接诊要点

接诊 AS 时，应全面采集病史并详细问诊。在问诊中，需要注意患者就诊的原因，患者对疾病的看法，患者的担心和本次就诊期望，及时反馈。具体包括以下内容。

1. 发病情况　包括发病年龄、发病时间、起病形式、诱因等。AS 患者发病多在青年，病程隐匿，进展缓慢。脊柱症状以腰背痛、晨僵及活动受限为主；外周关节常累及膝关节、髋关节、踝关节及肩关节，表现为不对称性。

2. 伴随症状　葡萄膜炎或虹膜炎、主动脉根扩张和主动脉瓣病变及心脏传导障碍等。

3. 治疗经过　包括已进行的检查，所用药物、剂量、疗效等，有利于病情的诊断。

4. 家族史　AS 有家族聚集的倾向。

5. 社会心理因素　了解患者对 AS 的看法，以及情绪是否焦虑，疾病是否影响生活质量。了解患者家庭关系是否和睦、家庭支持度如何、社会人际关系是否和谐。

四、常见并发症 / 合并症

（一）并发症

1. 眼部病变　AS 可能会引发眼部疾病，主要表现为反复性的虹膜炎。AS 引起的反复性虹膜炎患者一般表现为反复的眼部充血和疼痛，严重时还会出现视力下降。

2. 心脏病变　AS 是一种风湿相关的疾病，可能会诱发一系列的免疫反应，此时会破坏瓣膜、心肌、心包等，从而导致心肌炎、心包炎等疾病。

3. 肺部病变　AS 如果病情比较严重，有可能累及肺部，可能会引起间质性肺炎，患者一般表现为胸痛、胸闷、气短、咳嗽等不适症状。

（二）合并症

1. 骨质疏松　AS 疼痛导致的关节活动受限，可能会并发骨质疏松。患者平时可以适当地进行户外活动，也可外出晒太阳。

2. 焦虑和抑郁　长期存在的 AS 势必会对患者造成比较明显的痛苦，也会对患者的社会功能造成影响，在这些情况的作用下，会让人出现焦虑或抑郁的情绪。

【辅助检查】

1. 实验室检查　无特异性实验室检查指标。90% 以上患者 HLA-B27 阳性，但只能作为诊断参考。类风湿因子（RF）阴性。疾病活动期患者多数红细胞沉降率（ESR）增快，C 反应蛋白（CRP）和免疫球蛋白升高，可能有轻度贫血。少数患者可有镜下血尿。

2. 影像学检查　诊断 AS 的关键是放射学检查。骶髂关节是本病最早的受累部位，且所有 AS 患者均有骶髂关节炎，故对疑似本病的患者，均应拍摄骨盆正位片。腰椎最典型的 X 射线表现为椎体竹节样病变。如果骶髂关节炎在 X 射线上不明显，CT、MRI 等影像学检查将有助于疾病的早期诊断。行骶髂关节 X 射线检查前一天晚上需服用泻药，早上排便后摄片，可保证 X 射线清晰度。

骶髂关节炎 X 射线改变分期（表 8-3-1）。

表 8-3-1　骶髂关节炎 X 射线改变分期

分期	表现
0 级	骶髂关节正常
Ⅰ级	骶髂关节炎(可疑或极轻微)
Ⅱ级	骶髂关节炎(轻度):局限性侵蚀、硬化,关节边缘模糊,但关节间隙无变化
Ⅲ级	骶髂关节炎(中度或进行性):伴有以下 1 项(或 1 项以上)改变,近关节区硬化,关节间隙狭窄或扩大,骨破坏或部分强直
Ⅳ级	骶髂关节炎(重度):骶髂关节强直,融合

【诊断和评估】

一、诊断思维

1. 诊断标准　常用 1984 年修订的纽约标准。

(1) 临床标准:①腰痛、晨僵 3 个月以上,活动改善、休息无改善;②腰椎额状面和矢状面活动受限;③胸廓活动度低于该年龄性别的正常人。

(2) 放射学标准:双侧≥Ⅱ级或单侧Ⅲ～Ⅳ级骶髂关节炎。

(3) 诊断:①肯定 AS,符合放射学标准和 1 项(或 1 项以上)临床标准者;②有 AS 的可能,符合 3 项临床标准,或不符合任何临床标准但符合放射学标准者。

2. 鉴别诊断　AS 需和以下疾病相鉴别。

(1) 机械性腰痛:青少年运动不当或外伤引起的腰痛较常见,机械性腰痛活动时加重,休息可减轻,X 射线或 CT 无骶髂关节改变。

(2) 类风湿关节炎:对称性、多发性,可有小关节如近端指间关节、腕关节受累、关节肿胀、变形、晨僵。实验室检查 RF 升高,X 射线检查早期出现关节梭形肿胀、骨质疏松、关节间隙变窄、中晚期常见骨侵蚀破坏和关节畸形。

(3) 其他:外伤、脊柱侧凸、骨折、骨质疏松、肿瘤等。

另外,AS 还需鉴别的疾病有赖特综合征、银屑病关节炎、炎性肠病关节炎及髂骨致密性骨炎等。因为 AS 没有尿道炎、皮肤变化及肠道症状，故可以与上述疾病相鉴别。

3. SpA 的总体分类诊断　AS、反应性关节炎、银屑病关节炎等已有的分类诊断标准不利于早期诊断。2009 年及 2011 年国际脊柱关节炎评估工作组（Assessment of Spondyloarthritis International Society，ASAS）先后提出了新的 SpA 分类，即分为中轴型 SpA 和外周型 SpA 两类，核心内容如下。

（1）中轴型 SpA 分类标准：对于腰背痛至少持续 3 个月，发病年龄 <45 岁的患者，若符合以下任何一条标准，即可诊断为 SpA。①影像学提示骶髂关节炎且伴至少有 1 项 SpA 的临床特征；②HLA-B27 阳性伴至少 2 项其他 SpA 临床特征。

SpA 临床特征包括以下内容。①炎性腰背痛；②关节炎，指曾经或目前存在由医生确诊的急性滑膜炎；③附着点炎，指曾经或目前存在跟腱插入部位或足底筋膜的自发疼痛或压痛；④由眼科医生确诊的前葡萄膜炎；⑤曾经或目前由医生确诊的指 / 趾炎；⑥银屑病，指曾经或目前由医生确诊的银屑病；⑦曾经或目前由医生确诊的克罗恩病或溃疡性结肠炎；⑧对 NSAID 反应良好，指服用足够剂量的 NSAID 24～48 小时后，腰背痛缓解或消失；⑨有 SpA 家族史，直系或 2 级亲属中患有 AS、银屑病、葡萄膜炎、反应性关节炎或炎性肠病等；⑩HLA-B27 阳性，经过标准的实验室技术检测阳性；⑪CRP 升高。

有关影像学提示骶髂关节炎仅需符合下述的任何一条：①X 射线可见的骶髂关节炎，符合 1984 年修订的纽约标准双侧 2～4 级病变，单侧 3～4 级病变；②MRI 提示的活动性（急性）骶髂关节炎，即明确的骨髓水肿及骨炎。

按 2009 年重新定义的炎性腰背痛筛选标准，下述 5 项中满足 4 项者即可诊断为炎性腰背痛：①腰背痛发生于 40 岁以前；②隐匿性发作；③运动后可改善；④休息后无缓解；⑤夜间痛，起床后可缓解。

（2）外周型 SpA 分类标准：对于目前无炎性背痛，仅存在外周症状的患者，出现有关节炎、肌腱端炎或指 / 趾炎中任一项时，加上如下其中一种情况就可作出分类。

1）加上以下任一项 SpA 临床特征：①葡萄膜炎；②银屑病；③克罗恩病 / 溃疡性结肠炎；④前驱感染；⑤HLA-B27 阳性；⑥影像学提示骶髂关节炎。

2）加上以下至少 2 项其他 SpA 临床特征：①关节炎；②肌腱端炎；③指 / 趾炎；④炎性背痛既往史；⑤SpA 家族史。

二、临床评估

1. AS 活动指数（Bath ankylosing spondylitis disease activity index，BASDAI） 共包含 6 个问题，前 5 个问题采用 10cm 目视模拟标尺法，以“mm”记录。要求患者根据过去一周的状态回答以下问题，在 10cm 目视模拟标度上的相应位置标“X”，0 表示无影响，10 表示程度极重（图 8-3-1）。最终得分 =0.2×［1+2+3+4+0.5×（5+6）］，BASDAI<4 为疾病缓解期，≥4 为疾病活动期。

（1）过去一周您感觉到的疲劳 / 困倦的整体程度如何？

（2）过去一周您感觉到的颈部疼痛、背部疼痛、髋部疼痛的整体程度如何？

（3）过去一周您感觉到的其他关节痛 / 肿胀（除颈痛、背痛、髋痛外）的整体程度如何？

（4）过去一周您感觉到的由触痛或压痛引起的不适的整体程度如何？

（5）过去一周您醒来后感觉到的晨僵的整体程度如何？

（6）觉醒后您的晨僵会持续多久？请在下方标尺上的对应位置用“X”表示。

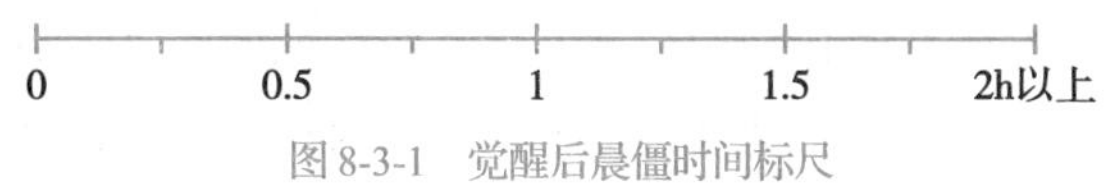

图 8-3-1　觉醒后晨僵时间标尺

2. AS 功能指数（Bath ankylosing spondylitis functional index，BASFI） 使用 10cm 目视模拟标尺法，以“mm”记录。通过以下 10 个问题，要求患者将目前完成下述活动时的难易度用“X”表示在标尺上的对应位置（图 8-3-2）。最终得分 =0.1×（1+2+3+4+5+6+7+8+9+10）。

（1）不需要别人的帮助和辅助器材，穿袜子和内衣。

（2）不需要辅助器材，弯腰前倾从地上捡钢笔。

（3）不需要别人的帮助或辅助器材，从比较高的储物架上拿物品。

（4）不需要用手或他人的帮助，从座椅上站起来。

（5）没有他人帮助，在地板上以仰卧的姿态站起来。

（6）在没有任何辅助的情况下，保持姿态站立 10 分钟。

（7）在没有任何辅助的情况下，每步一个台阶，上 12～15 级台阶。

（8）不转身，从肩膀向后看。

（9）完成体力活动。

（10）做一整天的家务和工作。

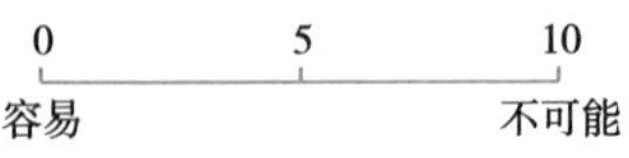

图 8-3-2　活动难易度标尺

【治疗】

一、治疗目标

AS 是一种慢性炎症，无法治愈。治疗目标是较快控制患者的症状，消除炎症，缓解病情，使患者能更好地进行运动和锻炼。

二、治疗原则

总体原则是：①AS 是一种具有多种临床表现、潜在严重后果的疾病，需要进行多学科联合治疗；②主要治疗目标是通过控制症状和炎症最大限度地提高生活质量，避免终末期关节畸形，保持社交能力；③治疗目的是在医生和患者的共同决策下对患者进行最好的照顾；④药物与非药物治疗并重。

三、治疗方案

1. 非药物治疗　患者的教育和规律锻炼以及物理治疗是 AS 非药物治疗的基础，尤其是锻炼对脊柱、胸廓、髋关节活动更为有效。注意在体力允许的情况下合理锻炼，以有氧锻炼为首选。晚期患者还应注意立、坐、卧的正确姿势；枕低枕、睡硬床，避免过度负重和剧烈运动。

2. 药物治疗　包括以下几类药物。

（1）非甾体抗炎药（NSAID）：可迅速改善患者腰背部疼痛和晨僵，

减轻关节肿胀和疼痛及增加活动范围，对早期或晚期 AS 患者的症状治疗均为首选。

（2）生物型改变病程的抗风湿药物（DMARD）：对于经两种 NSAID 足量治疗 2～4 周后病情仍持续活动的患者应考虑使用生物型 DMARD，目前可供选择的药物包括肿瘤坏死因子（TNF）-α 抑制剂（TNFi）和白细胞介素 -17 抑制剂（IL-17i）。其中 TNFi 包括依那西普、单克隆抗体（英夫利西单抗、阿达木单抗和戈利木单抗）等。上述药物在肌肉骨骼体征和症状方面的有效性相似。治疗和预防葡萄膜炎复发方面指南推荐 TNF 单克隆抗体。

（3）传统合成改变病程的抗风湿药物（csDMARD）：如甲氨蝶呤、来氟米特、柳氮磺吡啶等。目前未证实对 AS 的中轴病变有效。如果临床医生和患者无法获得更有效的治疗，可以尝试使用 csDMARD。对外周关节受累患者，需使用一种 csDMARD 规律治疗，优选柳氮磺吡啶，至少要使用 12 周。

（4）糖皮质激素：一般不主张口服或静脉全身应用皮质激素治疗 AS。因其不良反应大，且不能阻止 AS 的病程。

由于个体差异大，应在医生指导下充分结合个人情况选择最合适的药物进行治疗。AS 患者的一线药物是 NSAID 和 TNFi。对急性眼葡萄膜炎、肌肉关节炎症可考虑局部注射糖皮质激素，植物药的疗效值得进一步研究，可作为西药的补充使用。

3. 外科治疗　①无论年龄大小，出现髋关节病变引起的难治性疼痛、关节残疾及有放射学证据的结构破坏，考虑全髋关节置换术；②有严重残疾和畸形的患者可以考虑脊柱矫形术；③发生急性脊柱骨折的患者可行脊柱手术治疗。

4. 中医治疗　①中药内服：主要的治疗原则是祛风散寒、活血通络、补肾壮骨，按痹证辨证论治，常用的方剂有独活寄生汤、三痹汤、乌头汤等加减。中成药可以选用雷公藤制剂，由于雷公藤药物有一定的毒性，其用法及用量需要专业的医生指导。②中药外敷：将祛风寒、活血通络的中药磨成粉做成外敷理疗包，加热后外敷。③针灸、推拿、按摩可以疏通经络、缓解疼痛，同时可以增加关节及脊柱的活动度。

5. 康复治疗　AS 康复治疗主要是进行关节的功能锻炼，以及坚持治疗，一定要养成每天运动的习惯，选择能让关节活动的运动，如游泳，柔软操，舞蹈等，避免不能活动脊椎的运动，如骑自行车，避免会冲撞的运动如柔道，篮球等，每天定时做深呼吸运动，扩胸及挺直躯干运动。

【健康管理】

一、三级预防

1. 一级预防　目前，从根本上来预防此病比较困难。

2. 二级预防　按时服用药物，培养健康的生活方式，配合合理的体育锻炼以维持脊柱关节的位置，增强椎旁肌肉和肺活量，减轻 SpA 带来的危害性。

3. 三级预防　发生关节畸形时尽早选择外科手术，并做好长期治疗的心理准备。

二、健康教育

①对确诊患者进行充分的健康教育，使患者了解本病为慢性疾病，多呈良性病程，需要长期治疗，激发患者的信心和耐心，配合医护人员，取得最佳疗效。让患者了解常用药物的副作用，避免药物特别是激素的滥用。②定期进行治疗性体育锻炼是减少和防止畸形以及残疾的最重要方法。要坚持不懈地进行运动锻炼，避免因疼痛而不动。运动不仅可以延缓疾病的进展，还可以改善胸廓活动度和呼吸功能，防止肌肉萎缩，保持骨密度，防止骨质疏松。游泳是 AS 患者良好的运动锻炼方法。③培养健康生活方式，如戒烟，经常深呼吸，伸展脊柱，舒展胸廓，睡硬板床。本病不需要特别的饮食限制。

三、转诊原则

（一）上转标准

1. 慢性腰痛、晨僵持续 3 个月以上，伴有骶髂关节叩击痛者，特别是青年男性。

2. 需要糖皮质激素、DMARD 治疗者。

3. 有眼部病变、肾损害、心脏传导障碍、肺纤维化或继发肺部感染等关节外表现的患者。

4. 治疗中出现白细胞减少、肝功能障碍、消化道出血等副作用者。

（二）下转标准

1. 疾病稳定期，有明确治疗方案。

2. 需要进行运动康复及功能锻炼。

3. 由于疾病活动度存在波动和个体差异，应强调在风湿免疫病专科医生和全科医生的联合指导下长期随诊。专科医生应常处于指导地位。

四、社区管理

对于 AS 稳定期患者，基层管理过程中应根据患者的影像学、症状和既往急性加重情况进行管理。对于初诊的 AS 患者首先应建立相关健康档案，建立随访记录表，纳入社区长期健康管理。全科医生应常在风湿免疫病专科医生的指导下长期随诊。

【预后】

AS 会影响患者的正常生活和工作，引起残疾，但一般不影响寿命。及时、可靠的治疗可降低严重脊柱和关节畸形的发生风险。髋关节受累、HLA-B27 阳性、持续 ESR 增快和 CRP 增高及幼年发病等多为预后不良的相关因素。近年来，吸烟也被认为是 AS 预后不良的原因之一。总的来说，如果能早期诊断并及时得到合理治疗，大多数患者能够维持正常的工作和生活，只有少数患者会发展成严重的脊柱畸形。

【诊治进展】

治疗 AS 的生物制剂是国内外研究的前沿和重点。司库奇尤单抗（secukinumab）是一种 IL-17i，可缓解 AS 临床症状和体征，降低疾病活动度。推荐生物制剂的用药时机：使用至少 2 种 NSAID 治疗超过 4 周，症状仍未缓解和 / 或出现不良反应，BASDAI 评分≥4 分。如果一种 TNFi 治疗失败，应考虑改用另一种 TNFi 或 IL-17i 治疗。托法替布（tofacitinib）是一种口服两面神经激酶（JAK）抑制剂，可靶向抑制 AS 的炎症过程。该药已批准用于治疗对一种或多种 TNFi 反应不足或不耐受的活动性 AS 成人患者。

【病例分享】

患者，男性，35 岁，因“间歇性腰痛 12 年，脊柱活动受限 6 个月”就诊。患者 12 年前无明显诱因开始出现腰部、双侧臀部间歇性疼痛，左侧较重，腰骶部僵硬感、疼痛多于夜间出现，休息后加重，活动后减轻。曾在外院治疗，间断服用布洛芬等对症治疗，症状减轻。近 6 个月来腰痛加重，腰背伸直、侧弯活动受限，再次服用布洛芬，效果不佳，为寻求进一步治疗，来我院就诊。患者发病以来神清语明、精神差、饮食睡眠不佳、大小便正常。体重无明显变化。既往无特殊，无烟酒等不良嗜好，否认有家族类似疾病史。体格检查：体温 36.32℃，脉搏 72 次 /min，呼吸 18 次 /min，血压 128/76mmHg。脊柱侧弯、伸直、旋转限制，扩胸度<2cm，骶髂关节压痛，左侧 4 字试验阳性，其他各关节未见明显异常，四肢肌力、肌张力正常。生理反射存在，病理反射未引出。

接诊的基层全科医生考虑诊断 AS，符合转诊标准（慢性腰痛、晨僵持续 3 个月以上，伴有骶髂关节叩痛者，尤其是青年男性），建议转上一级医院治疗。

患者转诊至上一级医院后，行骨盆正位片和胸腰椎 X 射线，结果显示骶髂关节软骨下密度增高，关节缘骨质破坏，关节间隙变窄；腰椎正常弧度消失变直伴骨质疏松，各椎体边缘见不同程度骨质增生影，形成竹节状骨桥。HLA-B27 阳性，诊断为 AS。给予塞来昔布 + 尪痹片口服抗炎止痛，效果尚可；若持续 NSAID 类药物止痛效果欠佳，可返院注射抗 TNF 拮抗剂。出院后回到当地社区全科门诊。社区全科医生为患者建立健康档案，教育患者经常做治疗性体育锻炼，培养患者健康的生活方式，嘱定期随访，并纳入社区长期健康管理。

【思考题】

1. AS 的诊断标准是什么？

2. AS 的治疗方法及转诊标准是什么？

（王　红）

第四节　系统性红斑狼疮

【学习提要】 1. 系统性红斑狼疮的病因、临床表现和诊断。
2. 系统性红斑狼疮的综合评估和治疗。
3. 系统性红斑狼疮的三级预防和社区健康管理。

【定义】

系统性红斑狼疮（systemic lupus erythematosus，SLE）是一种病因未明，以全身多系统多脏器受累、体内存在大量自身抗体为主要临床特点的自身免疫性疾病。

【流行病学】

我国 SLE 患病率约为 30.13～70.41/10 万。以女性多见，尤其是育龄期女性，男女患病比为 1∶(10～12)。65% 的患者发病年龄在 16～55 岁，20% 在 16 岁前发病。儿童 SLE 常较成人病情重，器官损害（特别是肾脏）发生率高，而老年患者多数病情较轻。

【病因及发病机制】

一、病因

SLE 的病因不明，主要与遗传因素、环境因素和性激素有关。

（一）遗传因素

1. 遗传易感性　SLE 患者的一代亲属患病率是无 SLE 者的 8 倍；单卵双胞胎患 SLE 者是异卵双胞胎的 5～10 倍。家中如果有 2 名及以上的 SLE 患者，以母女最多见。

2. 易感基因　与多个基因有关。包括 HLA-Ⅲ类的 C2 或 C4 缺失，HLA-Ⅱ类的 DR2、DR3 频率异常。可能是在某种条件（环境）下，异常基因导致了自身免疫异常，免疫复合物沉积从而致病。

（二）环境因素

1. 阳光（紫外线）　是激发 SLE 的重要环境因素。紫外线照射使得皮肤上皮细胞凋亡，产生自身抗原。

2. 微生物、病原体　EB 病毒（Epstein-Barr virus，EBV）感染可能促进易感个体产生自身抗体；EBV 抗原增加可使 B 细胞活化，刺激其他自身抗体产生，使疾病恶化。

3. 药物、化学试剂　如普鲁卡因胺、异烟肼、氯丙嗪等，可诱发药物相关狼疮。

（三）性激素

女性的患病率远远高于男性，且以育龄期女性为主，此时期女性雌激素分泌旺盛，故考虑雌激素与 SLE 发病有关。

二、发病机制

SLE 的发病机制复杂、尚未完全阐明。目前主要认为，在环境、遗传、雌激素水平等多因素的共同作用下，多个环节出现异常的免疫反应，外来抗原（感染的病原体）引起免疫系统激活、抗原递呈细胞处理自身抗原数量增加、T 淋巴细胞和 B 淋巴细胞过度活化，使得机体产生大量不同类型的自身抗体，并形成循环免疫复合物随着血液沉积在各组织和器官中，造成慢性炎症、组织损伤。有研究证实，SLE 患者在没有出现临床表现之前的很多年，血清中即可检测出自身抗体，因此免疫复合物对器官的损伤要远早于临床表现。

【临床表现】

一、症状

SLE 起病隐匿，累及全身多个组织器官，临床症状多样，早期可能没有特征性表现。

1. 全身表现　急性期常有发热，一般以低、中等热常见。还可有疲倦、乏力、食欲减退、体重下降等。

2. 皮肤黏膜表现　包括非瘢痕性脱发、口腔溃疡或亚急性皮肤狼疮、急性皮肤狼疮等，皮损以双颧颊部和鼻梁呈蝶形分布的红斑（蝶形红斑）最具特征（图 8-4-1、图 8-4-2，彩图见文末彩插），可因日晒加重。

3. 关节肌肉表现　常有对称性多关节肿痛，出现在指、腕、膝关节，多数不会遗留骨破坏和关节畸形。部分患者还可出现肌痛、肌无力。

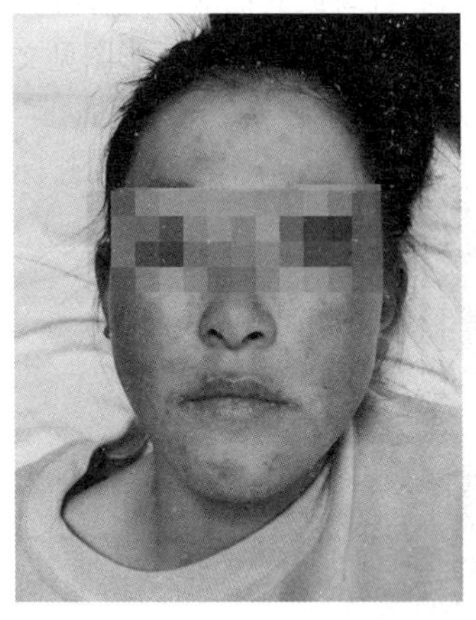

图 8-4-1 蝶形红斑

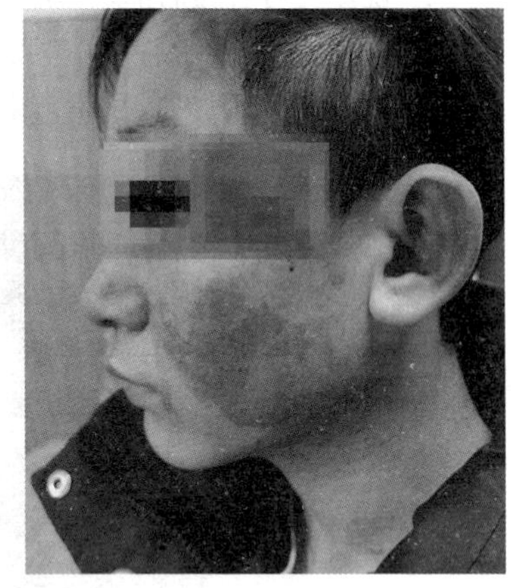

图 8-4-2 蝶形红斑

4. 肾脏表现 27.9%～70% 患者有不同程度肾损害，出现镜下血尿、蛋白尿、管型尿等。发生自身免疫性溶血可以出现酱油色尿。

5. 心血管表现 患者常有心脏损害，以心包炎为主，还可出现心内膜炎、心肌炎、心律失常甚至心力衰竭。44% 患者还有雷诺现象：遇寒冷刺激、情绪激动、精神紧张等因素时出现双手指变白、变紫、恢复的动态变化过程。

6. 呼吸系统表现 常见胸膜炎，少、中量胸腔积液，也可有肺不张、肺间质纤维化，肺功能障碍。

7. 消化系统表现 可表现为食欲减退、腹痛、腹泻、呕吐等，甚至并发出血、肠穿孔、肠梗阻。早期出现肝损伤常提示预后不良。

8. 血液系统表现 血液系统异常较为多见，主要包括轻中度贫血、白细胞减少、血小板减少以及抗磷脂综合征。

9. 神经系统表现 中枢和外周神经系统均可累及，出现头痛、呕吐、意识或精神障碍、癫痫发作、脊髓病变引起截瘫、自主神经病等。有少数病例以神经系统表现作为首发症状，极易误诊。

10. 眼部表现 约 15% 患者可出现视网膜血管炎，引起眼底病变，如视网膜出血、视盘水肿等，影响患者视力，严重者可致盲。

二、体征

1. 视诊　可有颜面部蝶形红斑或盘状红斑或其他部位的各种皮疹：皮肤血管炎、唇黏膜溃疡、口腔溃疡（图 8-4-3～图 8-4-5，彩图见文末彩插），脱发、关节肿胀、手指雷诺现象或肢体水肿等。

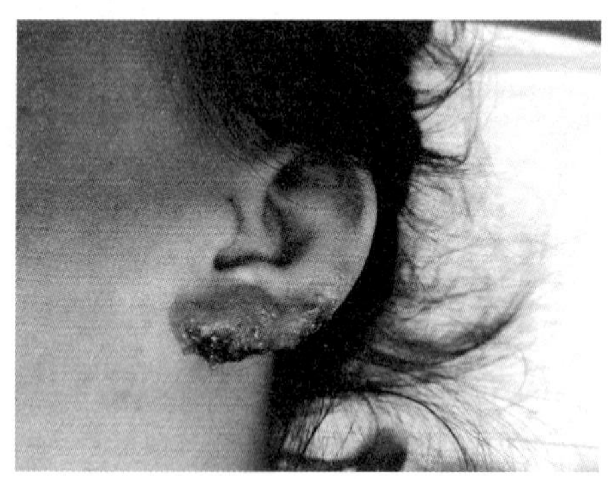

图 8-4-3　耳垂皮肤血管炎

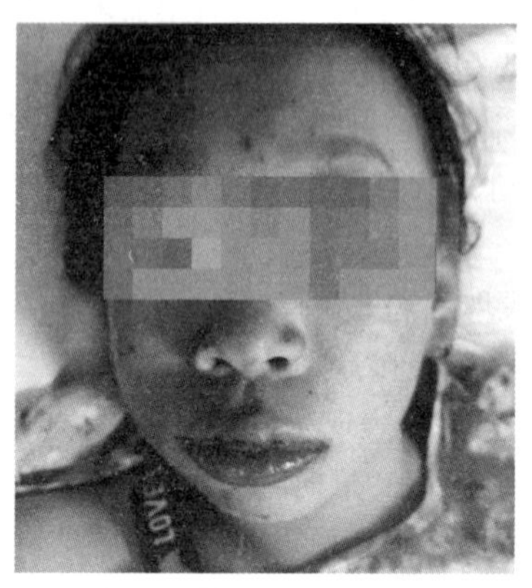

图 8-4-4　唇黏膜溃疡

2. 触诊　红色皮疹可高于皮肤，压之不褪色（图 8-4-6，彩图见文末彩插）。可有关节、肌肉压痛。出现心包炎时，可触及心包摩擦感；心包积液时，心尖搏动减弱。出现胸膜炎时，可触及胸膜摩擦感；胸腔积液时，语音震颤减弱。累及血液系统时可有淋巴结肿大、肝大、脾大。

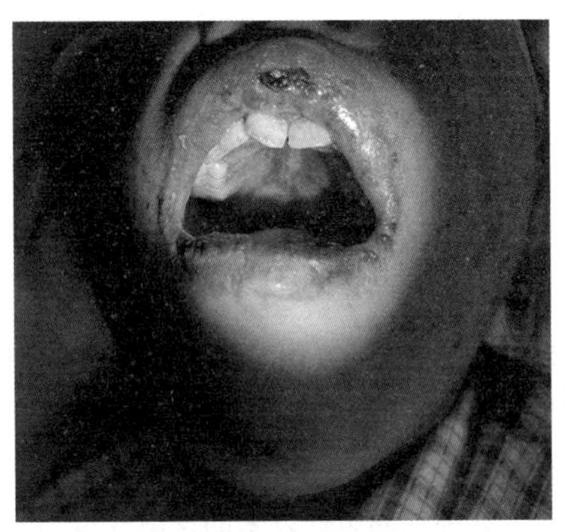

图 8-4-5　口腔溃疡

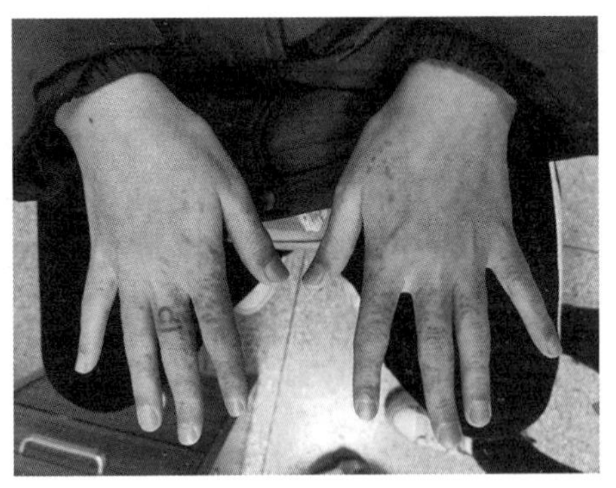

图 8-4-6　双手皮肤红色斑丘疹

3. 叩诊　心包积液或胸腔积液时，心浊音界向两侧扩大，肺下界移动度减小。

4. 听诊　出现心包炎时，可有心包摩擦音；心包积液时，可有心率增快、心音遥远或心音低钝。出现胸膜炎时，可有胸膜摩擦音；胸腔积液时，可有呼吸音减弱或消失；肺间质纤维化时，可有肺底部 velcro 啰音。

此外，当患者并发神经精神性狼疮时，可引出神经系统病理体征。

三、接诊要点

接诊疑似 SLE 患者时，为避免漏诊，应详细问诊、全面采集病史。

在问诊中需要注意患者就诊的主要原因、倾听患者对疾病的看法、关注患者的担心和期望，适时反馈。具体要点包括以下几个方面。

1. 起病情况　好发于育龄期女性，起病多数缓慢，某些病毒或者细菌感染、紫外线照射、服用某些药物等可诱发。

2. 病情特点　可造成全身多系统损害，病程迁延反复，缓解与发作常交替出现。

3. 伴随症状　有无畏寒、发热，有无皮疹、黏膜溃疡，有无头痛、头昏，有无腹痛、腹胀，有无恶心、呕吐，有无食欲缺乏、乏力，有无关节痛、肌痛、肌无力，有无心悸、胸闷、呼吸困难，有无意识障碍等。

4. 治疗经过　详细询问患病以来的诊治经过，包括已做的检查，所用药物、剂量、疗效，有助于病情的诊断。

5. 既往史、家族史等　既往是否有过光过敏、反复皮疹（包括冻疮）、血液学异常，家族中是否有人患有 SLE 或者干燥综合征、皮肌炎等结缔组织病等。

6. 生活方式及社会心理因素　详细询问患者的饮食结构和运动习惯。了解心情如何，尤其对结婚、生育等的担心，是否因疾病影响生活质量。了解患者家庭成员关系是否和睦，家庭支持度如何，社会人际关系是否和谐。

四、常见并发症 / 合并症

（一）并发症

1. 狼疮性肾炎　约 50% 以上的 SLE 患者有肾损害的临床表现，多为无症状的尿液异常，如血尿、蛋白尿，30% 的患者可见肾病和 / 或肾炎综合征，严重者致肾衰竭。几乎 100% 的患者肾活检异常。

2. 狼疮性肺炎　表现为咳嗽、呼吸困难、胸痛、低氧血症和发热，在临床和病理上无特异性，需排除感染等其他的肺炎。急性期死亡率高，部分患者后期进展为慢性间质性肺炎。

3. 疣状心内膜炎　又称 Libman-Sack 心内膜炎。可出现瓣膜赘生物，常见于二尖瓣后叶心室侧，当赘生物脱落，可能引起栓塞。

4. 神经精神性狼疮　又称狼疮脑病，可以出现在 SLE 病程的任何时期，包括 19 种中枢神经和外周神经病变，临床上可以表现为惊厥、谵妄和精神病样症状。

5. 抗磷脂综合征　继发于SLE，表现为动脉和/或静脉反复形成血栓、血小板减少、自发性流产等。

6. 干燥综合征　SLE患者可继发干燥综合征，表现为口干、角结膜干燥等。

（二）合并症

SLE常与其他疾病并存，被称为合并症。这些合并症会影响SLE的治疗策略，全科医生可发挥自身的优势，对患者进行长期综合管理。

1. 妊娠　当SLE患者合并妊娠时，尤其是非缓解期的SLE患者，妊娠期间病情恶化、子痫前期或子痫、胎儿丢失、早产等不良妊娠的发生率均明显升高，且妊娠可诱发SLE活动，所以建议SLE患者备孕前在专科医生指导下，停用对胎儿致畸的药物，并在病情稳定期有计划地妊娠。

2. 感染　是目前我国SLE患者死亡的首位原因。糖皮质激素、免疫制剂的应用，受累器官数量多，都可能导致感染概率增加。SLE患者在进行治疗前，应该对乙型和丙型肝炎、活动性结核进行筛查和治疗。高危患者预防肺孢子虫病，在疾病的稳定期接种季节性流行性感冒、肺炎球菌、人乳头瘤病毒和带状疱疹疫苗预防感染性疾病。

【辅助检查】

一、实验室检查

1. 血常规　白细胞减少在SLE中常见，通常与疾病活动有关。多数SLE病程中可出现贫血，20%～50%的SLE患者会出现轻度血小板减少，当合并自身免疫性溶血性贫血和免疫性血小板减少症，可出现重度贫血和血小板减少；合并巨噬细胞活化综合征时可出现全血细胞减少。

2. 尿液分析　不同程度的蛋白尿是狼疮肾炎最主要的表现，也可出现镜下血尿、管型尿等。尿液分析是检测和监控狼疮肾炎疾病活动最重要的方法。

3. ESR及CRP　ESR升高与疾病的活动度成正比，CRP通常正常，但当患者有狼疮肾炎、关节炎或共存感染时CRP可升高。

4. 补体水平　补体C3和C4降低。

5. 抗核抗体（ANA） 灵敏度高，特异度低，可作为理想的筛查指标。抗双链 DNA 抗体（dsDNA 抗体）是诊断 SLE 的特异性抗体，其滴度与疾病活动性密切相关。

6. 抗可提取核抗原（ENA）抗体谱 是一组临床意义不同的抗体。

（1）抗 Sm 抗体：是诊断 SLE 的标记抗体，特异度 99%，但灵敏度仅 25%，有助于早期和不典型患者的诊断。

（2）抗 RNP 抗体：阳性率 40%，对 SLE 诊断特异度不高，往往与 SLE 的雷诺现象和肺动脉高压相关。

（3）抗 SSA（Ro）抗体、抗 SSB（La）抗体：与 SLE 的光过敏、血管炎、皮损、白细胞减低、平滑肌受累、新生儿狼疮等相关。

7. 抗核糖体 P 蛋白抗体 与抗 Sm 抗体高度相关，有较高特异度，但灵敏度低于抗 dsDNA 抗体和抗 Sm 抗体，与 SLE 精神性表现有关。

8. 脑脊液 狼疮脑病患者可有脑脊液压力及蛋白含量的升高，但细胞数、氯化物和葡萄糖水平多正常。

二、影像学检查

影像学检查有助于早期发现器官损害。如神经系统 MRI、CT 发现和评估脑部梗死性或出血性病灶；胸部高分辨率 CT 发现早期的肺间质性病变。超声心动图发现和诊断心包积液、心肌、心瓣膜病变、肺动脉高压等。彩色超声发现肝脾大、淋巴结的肿大。

三、肾活检病理

多数情况肾活检对 SLE 的诊断帮助不大，但对狼疮肾炎的分型、治疗和预后评估具有价值，尤其对指导狼疮肾炎治疗有重要意义。

【诊断和评估】

一、诊断思维

SLE 的诊断需要结合患者的症状、体征及诊断性检查结果。对育龄女性出现关节痛、蝶形红斑等皮肤损害、关节炎、雷诺现象、光过敏、发热、脱发等多系统受累的症状，临床上应考虑 SLE 诊断的可能性。确诊后，需要通过相应检查确定患者疾病损害的范围及程度。

（一）分类标准

《2020中国系统性红斑狼疮诊疗指南》中推荐用2012年国际狼疮研究临床协作组（Systemic Lupus International Collaborating Clinics，SLICC）或2019年欧洲抗风湿病联盟（EULAR）/美国风湿病学会（ACR）制定的SLE分类标准对疑似SLE者进行诊断。

1. 2012年SLICC标准（表8-4-1） 对SLE诊断灵敏度100%，特异度75%。

表8-4-1 2012年SLICC的SLE分类诊断标准

项目		临床表现
临床标准	皮肤系统	急性或亚急性皮肤型狼疮
		慢性皮肤型狼疮
		口腔或鼻部溃疡
		非瘢痕性脱发
	关节表现	2个或2个以上关节肿胀或伴晨僵的关节触痛
	浆膜炎	胸膜炎或心包炎
	肾脏	24h尿蛋白>0.5g或尿液检查出现红细胞管型
	神经系统病变	癫痫发作或精神病，多发性单神经炎，脊髓炎，外周或脑神经病变，脑炎
	血液系统	溶血性贫血
		至少1次白细胞减少（<4.0×10^9/L）或淋巴细胞减少（<1.0×10^9/L）
		至少一次血小板减少（<100×10^9/L）
免疫学标准		ANA阳性
		抗dsDNA抗体阳性
		抗Sm抗体阳性
		抗磷脂抗体阳性
		补体降低：C3、C4或CH50
		无溶血性贫血者，直接Coombs试验阳性
诊断		满足4条，其中包括至少一条临床标准和一条免疫学标准
		活检证实的狼疮肾炎，伴有ANA阳性或抗dsDNA阳性（金标准）

2. 2019年EULAR/ACR指南标准　采用入围与分类双重标准。将ANA阳性作为SLE分类诊断的“入围”标准，ANA阴性则不考虑诊断SLE。具体包括：①进入标准，ANA≥1∶80（HEp-2细胞方法）；②评分标准（表8-4-2）。灵敏度96.1%，特异度93.4%。缺陷在于不能诊断ANA持续阴性的SLE。

表8-4-2　2019年EULAR/ACR指南SLE诊断的评分标准

项目		临床表现	分值
临床标准	全身状况	发热>38.3℃	2分
	血液系统	白细胞减少（$<4.0\times 10^9/L$）	3分
		血小板减少（$<100\times 10^9/L$）	4分
		溶血性贫血	4分
	神经系统	谵妄（意识改变或唤醒水平下降，和症状发展时间数小时至2d内，和1d内症状起伏波动，和认知力急性或亚急性改变，或习惯、情绪改变）	2分
		精神异常（无洞察力的妄想或幻觉，但没有精神错乱）	3分
		癫痫（癫痫大发作或部分/病灶性发作）	5分
	皮肤黏膜	非瘢痕性脱发	2分
		口腔溃疡	2分
		亚急性皮肤狼疮	4分
		急性皮肤狼疮	6分
	浆膜腔	胸腔积液或心包积液	5分
		急性心包炎	6分
	肌肉骨骼	关节受累（≥2个关节滑膜炎或≥2个关节压痛+≥30min的晨僵）	6分
	肾脏	蛋白尿>0.5g/24h	4分
		肾活检：Ⅱ或Ⅴ型狼疮肾炎	8分
		肾活检：Ⅲ或Ⅳ型狼疮肾炎	10分

续表

项目		临床表现	分值
免疫学标准	抗磷脂抗体	抗心磷脂抗体 IgG>40u 或抗 β_2 GP1IgG >40u 或狼疮抗凝物阳性	2 分
	补体	低 C3 或低 C4	3 分
		低 C3 和低 C4	4 分
	特异抗体	抗 dsDNA 阳性或抗 Sm 阳性	6 分

注：1. SLE 分类标准要求至少包括 1 条临床分类标准以及总分≥10 分可诊断。

2. 如果计分标准可以被其他比 SLE 更符合的疾病解释，该计分标准不计分。

3. 标准至少一次出现就足够。

4. 所有的标准，不需要同时发生。

5. 在每个计分项，只计算最高分。

（二）鉴别诊断

SLE 存在多系统受累，每种临床表现均应与相应的各系统疾病相鉴别。SLE 可出现多种自身抗体及不典型临床表现，尚需要与其他结缔组织病和系统性血管炎等鉴别，即应与类风湿关节炎、混合性结缔组织病、未分化结缔组织病、系统性硬化症、干燥综合征、血管炎、白塞综合征、皮肌炎和多发性肌炎、成人斯蒂尔病、纤维肌痛综合征、多发性硬化、感染、白血病或骨髓增生异常综合征等疾病进行鉴别。

二、临床评估

目前临床上较常使用 SLEDAI 评分（表 8-4-3）判断患者的病情严重程度及活动性。根据患者前 10 天内是否出现以下症状进行计分。

表 8-4-3 SLE 疾病活动度评分（SLEDAI）

编号	表现	定义	计分 / 分
1	惊厥	近期发作，除外代谢、感染、药物所导致者	8
2	精神症状	由于严重的现实感知障碍导致正常活动能力改变，包括幻觉，思维无连贯性、思维奔逸，思维内容贫乏、不合逻辑，行为异常、行动紊乱，除外尿毒症、药物所致者	8

续表

编号	表现	定义	计分/分
3	器质性脑病综合征	智力改变如定向差，记忆力差，智能差。起病突然并有波动性，包括意识模糊，注意力减退，不能持续注意周围环境，加上至少下述两项：知觉力异常，语言不连贯，失眠，白天困倦，抑郁或亢奋，除外由于代谢、药物或感染引起者	8
4	视觉障碍	狼疮视网膜病变：包括细胞状小体，视网膜出血，脉络膜出血或渗出性病变，视神经炎，除外由于高血压、药物或感染引起	8
5	脑神经病变	近期出现的运动性、感觉性脑神经病变	8
6	狼疮性头痛	严重、持续的疼痛，可以是偏头痛，镇静止痛剂无效	8
7	脑血管意外	近期出现，除外动脉粥样硬化	8
8	血管炎	破溃、坏死，手指压痛性结节，甲床周围梗死、片状出血，或为活检或血管造影证实为血管炎	8
9	关节炎	至少两个关节痛并有炎性体征，如压痛、肿胀或积液	4
10	肌炎	近端肌痛，无力并有肌酸激酶（CK）升高，肌电图改变或活检证实有肌炎	4
11	管型尿	红细胞管型，颗粒管型或混合管型	4
12	血尿	>5 个红细胞/高倍视野，除外结石、感染和其他原因	4
13	蛋白尿	>0.5g/24h，近期出现或近期增加 0.5g/24h 以上	4
14	脓尿	>5 个白细胞/高倍视野，除外感染	4
15	皮疹	新出现或反复出现的炎性皮疹	2
16	脱发	新出现或反复出现的异常，斑片状或弥漫性脱发	2

续表

编号	表现	定义	计分/分
17	黏膜溃疡	新出现或反复出现的口腔、鼻腔溃疡	2
18	胸膜炎	胸膜炎所致胸痛，并伴摩擦音或积液或胸膜肥厚	2
19	心包炎	心包炎导致疼痛及心包摩擦音或积液（心电图或超声检查证实）	2
20	低补体	CH50、C3、C4低于正常范围的低值	2
21	抗dsDNA抗体升高	Farr方法检测应>25%或高于正常	2
22	发热	>38℃，除外感染因素	1
23	血小板减少	$<100\times10^9/L$	1
24	白细胞减少	$<3.0\times10^9/L$，除外药物所致	1

注：结果解读，0～4分：病情基本无活动；5～9分：轻度活动；10～14分：中度活动；≥15分：重度活动。

【治疗】

一、治疗目标

SLE采取达标治疗策略。治疗目标分为短期目标和长期目标。短期目标为控制疾病活动、改善临床症状，达到临床缓解或最低疾病活动度；长期目标为预防和减少复发，减少药物不良反应，预防和控制疾病所致的器官损害，实现病情长期缓解，降低病死率，提高患者生活质量。

二、治疗原则

SLE的治疗原则为早期、个体化治疗，最大限度地延缓疾病进展，降低器官损害，改善预后。

三、治疗方案

1. 一般治疗　①树立乐观情绪有助于病情恢复；②避免感染、紫外线、药物（肼屈嗪、普鲁卡因胺、抗生素和磺胺类）等各类诱因刺激；

③急性期卧床休息，慢性期或病情稳定者适当运动；④早发现，早治疗，病情稳定情况下可接种疫苗，但应避免使用活疫苗；⑤疾病活动或伴严重脏器损害或正在应用可能致畸治疗狼疮药物的育龄女性患者还应注意避孕。

2. 药物治疗　主要包括抗炎治疗和免疫抑制治疗等。

（1）传统抗炎治疗：主要有糖皮质激素和非甾体类药物。

1）糖皮质激素（glucocorticoids，GC）：是治疗 SLE 的基础用药，应根据疾病活动及受累器官的类型和严重程度制订个体化治疗方案。疾病轻度活动者，经羟氯喹或非甾体抗炎药疗效不佳时，可使用小剂量 GC 治疗（≤10mg/d 泼尼松或其他等效剂量的 GC）；疾病中度、重度活动者，可分别使用 $0.5\sim1mg\cdot kg^{-1}\cdot d^{-1}$、$\geq1mg\cdot kg^{-1}\cdot d^{-1}$ 泼尼松联合免疫抑制剂治疗；疾病重度活动者，可以甲泼尼龙冲击治疗。应注意 GC 的毒副作用，尽可能最低剂量、稳定后可逐渐减停。

2）非甾体抗炎药（NSAID）：主要适用于轻中度关节炎症。

（2）免疫抑制治疗：常用的免疫抑制剂有以下几种。

1）羟氯喹：无禁忌患者推荐长期使用羟氯喹作为基础治疗。定期进行眼部风险评估，对于存在视网膜病变高危因素（羟氯喹累计剂量达 1 000g，服用时长超过 7 年，肥胖，严重肝肾疾病或者高龄，既往存在视网膜、黄斑病变或白内障）的患者应每年进行眼科检查，低风险患者则在用药第 5 年起每年眼科检查。

2）其他免疫抑制剂：对 GC 联合羟氯喹疗效不佳或 GC 剂量无法减至相对安全剂量以下者，建议使用免疫抑制剂（表 8-4-4）。若伴有脏器受累者，则初始治疗时即加用免疫抑制剂。

表 8-4-4　常见免疫抑制剂用法及副作用

免疫抑制剂名称	用法	副作用
环磷酰胺（CTX）	静脉剂量为 0.4g，每周 1 次；或 $0.5\sim1.0g/m^2$，每 3～4 周 1 次；口服剂量为每天 1～2mg/kg	胃肠道反应、脱发、骨髓抑制、诱发感染、肝功能损害、性腺抑制、致畸、出血性膀胱炎、远期致癌性
吗替麦考酚酯（MMF）	每天 1.5～2g	胃肠道反应、骨髓抑制、感染、致畸

续表

免疫抑制剂名称	用法	副作用
环孢素（CsA）	每天 3～5mg/kg	胃肠道反应、多毛、肝肾功能损伤、高血压、高尿酸血症、高血钾
他克莫司（Tac）	每天 2～6mg	高血压、胃肠道反应、高尿酸血症、肝肾功能损伤、高血钾
甲氨蝶呤（MTX）	10～15mg，每周 1 次	胃肠道反应、口腔黏膜糜烂、肝功能损害、骨髓抑制，偶见肺纤维化
硫唑嘌呤（AZA）	每天 50～100mg	骨髓抑制、胃肠道反应、肝功能损害
来氟米特（LEF）	每天 10～20mg	腹泻、肝功能损害、皮疹、白细胞（WBC）下降、脱发、致畸
雷公藤多苷	20mg，每天 2～3 次	性腺抑制、胃肠道反应、骨髓抑制、肝肾功能损伤、皮损

3. SLE 脏器受累处理　SLE 可累及全身多个系统，受累系统治疗主要有以下几种。

（1）狼疮肾炎（lupus nephritis，LN）：狼疮肾炎患者的治疗应个体化、减少药物副作用及预防并发症，分为诱导缓解和维持治疗两部分。诱导缓解时间为 6～12 个月，维持治疗时间为 3～5 年。治疗过程中应定期随访，评估疗效和不良反应并及时调整治疗方案。肾脏病理类型及病变活动性是选择狼疮肾炎治疗方案的基础。

（2）皮肤及黏膜系统：皮肤受累的一线用药包括外用 GC 和他克莫司、羟氯喹和 / 或全身应用 GC。

（3）血液系统受累：出现血小板减少或自身免疫性溶血性贫血的患者，建议使用 GC 或静脉注射丙种球蛋白治疗，效果不佳者可加用免疫抑制剂，仍无效或病情危重者可考虑使用利妥昔单抗治疗。

（4）神经精神狼疮：对重度神经精神狼疮患者，大剂量甲泼尼龙冲击治疗联合静脉注射环磷酰胺可改善其精神症状。

（5）抗磷脂综合征：需要抗凝治疗；有血栓形成的患者，维生素K拮抗剂优于口服抗凝剂；仅高危抗磷脂抗体阳性的患者建议小剂量阿司匹林75～100mg/d进行一级预防。出现危及生命的血液系统受累者，可考虑使用小剂量利妥昔单抗治疗。

4. SLE围妊娠期管理　SLE育龄期女性，若病情稳定至少6个月，无重要脏器损害，停用可能致畸的药物至足够安全的时间，可考虑妊娠；如果计划妊娠，备孕前应向风湿免疫科、妇产科医生进行生育咨询并进行相关评估；对妊娠的SLE患者，应密切监测SLE疾病活动度及胎儿生长发育情况；若无禁忌，推荐妊娠期全程服用羟氯喹。

5. 其他治疗　对病情危重或治疗困难病例，可根据临床情况选择血浆置换、造血干细胞或间充质干细胞移植等。

6. 中医治疗　需要根据不同脏器受累辨证论治。

7. 康复治疗　有关节受损或者中枢神经受损的患者，在康复科医生指导下进行康复训练，有助于恢复关节的灵活性和身体的功能。

【健康管理】

一、三级预防

（一）一级预防

对SLE高风险人群可进行一级预防。

1. 自身抗体阳性的无症状人群　避免日晒、吸烟和药物可诱发SLE的可变危险因素，适当补充维生素D。定期监测血清球蛋白、补体C3、C4水平。

2. 妊娠等患SLE风险增加人群　密切随访持续ANA高滴度（>1∶80）或自身抗体阳性（如抗dsDNA、U1RNP、抗核糖体P蛋白或抗Sm抗体）的患者。单独ANA阳性可能无须干预，但同时合并血清学阳性（如抗dsDNA或ENA抗体）和/或补体水平低者可考虑羟氯喹治疗。

3. 无症状抗磷脂抗体阳性或SLE患者血栓形成风险增加人群　应注意消除危险因素，妊娠、手术、长期固定等情况下可采取血栓预防策略。

（二）二级预防

早诊断和早治疗十分重要，应积极控制 SLE 患者的疾病活动度，改善其临床症状，达到临床缓解或最低疾病活动度，对患者进行连续性随访，尽可能避免病情恶化。

（三）三级预防

确诊 SLE 患者应避免疾病进展，尤其重要脏器受损者应积极干预。例如，感染是目前 SLE 患者死亡的首要病因，整个治疗期间应及时评估可能的感染风险，通过多种途径识别、预防和控制感染。血清超敏 C 反应蛋白在 50mg/L 以上、降钙素原在 0.5μg/L 以上、淋巴细胞计数≤1.0×10^9/L，均提示感染的风险增加。

二、健康教育

健康教育是一个连续的过程，包括：①积极预防感染；②使患者了解 SLE 临床基础知识；③科普 SLE 药物知识，提高患者治疗依从性、定期随诊；④进行心理指导；⑤了解去医院就诊的时机。

三、双向转诊

（一）上转指征

1. 初筛疑为 SLE 患者，社区没有自身抗体检测条件者。

2. 随访期间发现 SLE 患者症状控制不满意，或出现重要脏器如肾、脑等受损情况。

3. 发现病情加重，需要改变治疗方案者。

4. 出现狼疮危象时，需进一步评估和诊治。

5. 出现了其他严重临床疾病或难以处理的临床情况。

（二）下转指征

1. 已明确诊断、确定治疗方案的患者。

2. 在上级医院随诊稳定 3 个月以上的患者。

四、社区管理

根据患者各项指标和重要脏器受累情况进行长期随访管理。对于初诊患者首先应建立健康档案和随访记录表，纳入社区长期健康管理；

制订相应的危险因素干预计划，重点开展健康教育，提高患者自我管理能力。对于围妊娠期患者应当加强管理。

【预后】

随着 SLE 诊治水平的不断提高，SLE 患者的生存率大幅度提高，5 年生存率从 20 世纪 50 年代的 50%～60% 升高至 90 年代的超过 90%。急性期患者死亡的主要原因是多脏器严重损害和感染，特别是伴有严重神经精神狼疮和急进性狼疮肾炎的患者；慢性肾功能不全和药物（特别是长期使用大剂量 GC）的不良反应，包括冠状动脉粥样硬化性心脏病等，是 SLE 远期死亡的主要原因。SLE 已由既往的急性、高致死性疾病转为慢性、可控性疾病。

【诊治进展】

1. 抗 BAFF 单抗（贝利尤单抗） 是一种全人源 B 淋巴细胞刺激因子的单克隆抗体。国内外均获批用于接受标准治疗后活动性、自身抗体阳性的 SLE 患者和≥5 岁儿童 SLE 患者。

2. 泰它西普 是重组人 B 淋巴细胞刺激因子受体 - 抗体融合蛋白，能双靶点抑制 BLyS 和 APRIL 两个细胞因子。2021 年在我国上市获批用于常规治疗后抗 dsDNA 抗体阳性、SLEDAI≥8 分的成人 SLE 患者。

3. 抗 CD20 单抗（利妥昔单抗） 是针对 B 淋巴细胞表面 CD20 的人鼠嵌合型单克隆抗体。2012 年 ACR 建议利妥昔单抗可用于诱导治疗 6 个月后肾炎未改善甚至恶化的狼疮肾炎患者，或环磷酰胺和吗替麦考酚酯治疗均失败的患者。

4. 间充质干细胞治疗 《异体间充质干细胞治疗系统性红斑狼疮专家共识》建议该治疗方法可用于中重度 SLE，特别是存在肾脏、血液、肺脏、皮肤等器官受累的活动性患者。

5. 静脉用丙种球蛋白 主要用于治疗多种严重的 SLE 临床表现。重度难治性血小板减少患者血小板数量可在数小时内上升。

【病例分享】

患者，女性，13 岁，学生，因“间断发热 9 天，皮疹 1 天”就诊于当地儿科门诊。9 天前受凉后出现发热，体温最高 39.8℃，不伴咳嗽、咳痰，无脱发、光过敏，无肌肉酸痛等表现，自行口服“抗病毒”药物治疗，体温可降至正常。5 天后出现面部红斑，就诊于当地医院儿科完善相关化验检查后仍考虑“发热、皮疹原因待查”，对症治疗，仍有间断发热。查体：生命体征平稳。阳性体征：双侧颈部、腋窝、腹股沟可触及肿大淋巴结，双颊部、耳郭红斑，压之褪色；心率 120 次 /min，四肢近端肌力Ⅳ+。接诊的儿科医生考虑患儿发热待诊，考虑是上呼吸道感染，但是予以抗感染对症治疗后效果差，且颊部、耳郭散在充血样皮疹，多发淋巴结肿大，考虑 SLE 可能。因当地无法完成自身抗体检测，建议转至上级医院确诊。

患儿转诊至上级医院后完善相关检查，血常规：白细胞计数 1.24×10^9/L，红细胞计数 3.22×10^{12}/L，血红蛋白 96g/L，血小板 71×10^9/L；尿、便常规正常。生化：ALT 69.50U/L，血清肌酸激酶 758.00U/L，LDH 464.00U/L，羟丁酸脱氢酶（hydroxybutyrate dehydrogenase，HBDH）351.00U/L。ESR 76mm/h。CRP 16.30mg/L。补体：C3 0.17g/L，C4 0.02g/L。ANA 1∶1280S，抗 ENA（+），抗核糖体 P 蛋白（+++）。抗 dsDNA 抗体 1∶80/>500IU/ml。抗心磷脂抗体（ACL）（IgG）42.50GPL/ml，抗 β_2- 糖蛋白 1 抗体（IgG）48.80AU/ml。最终诊断为 SLE、狼疮肾炎、血液系统受累 SLEDAI 25 分重度疾病活动期。治疗上予以静脉输注贝利尤单抗、口服糖皮质激素、羟氯喹、吗替麦考酚酯及补钙、骨化三醇等治疗。

患儿病情稳定后，在上一级医院专科医生指导下规律于当地儿科输注贝利尤单抗同时予以用药及生活指导，定期予上级医院门诊随诊评估并指导用药；截至目前随访病情平稳。

【思考题】

1. SLE 常见的受累脏器有哪些？
2. 如何评估 SLE 的疾病活动情况？
3. 什么是 SLE 的三级预防？

（茹晋丽）

第五节　系统性硬化症

【学习提要】 1. 系统性硬化症的病因、临床表现和诊断。
2. 系统性硬化症的综合评估和治疗。
3. 系统性硬化症的三级预防和社区健康管理。

【定义】

系统性硬化症（systemic sclerosis，SSc）是一种病因不明，早期以血管病变为主，最终可累及全身多脏器的自身免疫性结缔组织病。临床特征主要是局限性或弥漫性皮肤、内脏器官结缔组织纤维化、硬化、萎缩。SSc 起病隐匿，进展缓慢，早期难以识别，常在确诊时已经发展成不可逆的闭塞性血管病，伴有纤维化和显著的终末器官损伤，严重威胁患者的生活质量和生存。

【流行病学】

SSc 的患病率和发病率因种族、人群和调查方法不同而存在一定差异，患病率 38～341/100 万，每年发病率 8～56/100 万。发病高峰年龄为 30～50 岁，多发于女性，男女比为 1∶(3～14)，但男性患者往往病情较重，预后相对较差。SSc 在结缔组织病中死亡率最高，其标准化死亡率（standardized mortality rate，SMR）为 2.3～3.5，5 年累积生存率为 75%，10 年为 62.5%，其中肺部受累是其主要的死亡原因。

【病因及发病机制】

一、病因

SSc 病因尚不明确，一般认为与遗传和环境等多因素有关。

1. 遗传因素　SSc 在一级亲属中的发病率高于普通人群，约为 1.6%，双胞胎的共患率 4.7%，但雷诺病和肺纤维化在 SSc 患者的家系发病率显著增加。

2. 环境因素　①病毒：如人巨细胞病毒和微小病毒 B19 是本病的潜在诱发因素。②化学物质职业暴露：长期接触二氧化硅粉尘和某些化学物质，如聚氯乙烯、有机溶剂、环氧树脂等可能诱发硬皮样病变和内脏纤维化损害。③药物：博来霉素、喷他佐辛、紫杉醇、秋水仙碱、可卡因等也可能是诱发因素。

3. 性别　育龄期女性发病率明显高于男性，提示雌激素与本病发病可能有关。

4. 免疫异常　SSc 存在广泛的免疫异常，B 细胞、Th2、Th17 等多种免疫细胞和炎症因子可能参与发病过程。

二、发病机制

SSc 的发病机制复杂，尚未完全阐明。目前认为其发病机制主要包括 3 个特征：①血管损伤和破坏；②免疫系统中固有免疫或适应性免疫的激活；③广泛的血管和间质纤维化。

【临床表现】

一、症状

1. 雷诺现象　约 70% 的患者首发症状为雷诺现象（图 8-5-1，彩图见文末彩插），有时为 SSc 早期唯一表现，可先于其他表现（如关节、内脏受累）几个月甚至十余年出现。

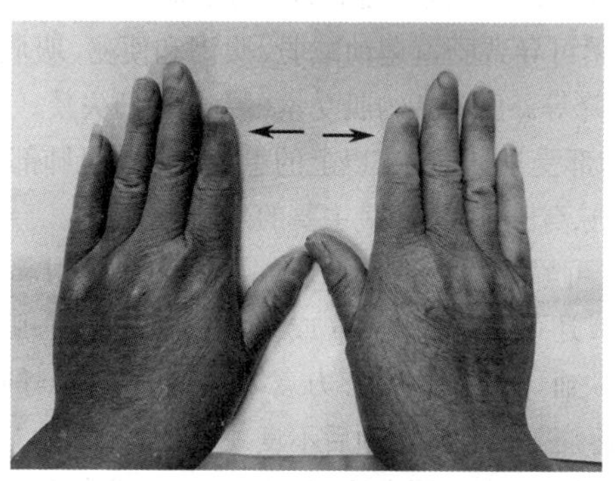

图 8-5-1　雷诺现象（部分手指变白）；末端指节吸收（双手第 2 指末端指节吸收）

2. 皮肤　是 SSc 的标志性病变，几乎所有 SSc 患者都会出现皮肤增厚和硬化，部分可见皮下钙化。最常累及手指、手、前臂、小腿、足和面部，其次累及近端肢体和躯干前部，后背中部一般不受累。典型皮肤病变分为3个时期：肿胀期、硬化期、萎缩期。

3. 关节、肌肉　表现为关节肿痛、僵硬和弥漫性肌肉不适。晚期纤维化加重引起关节挛缩甚至产生关节畸形，部分患者可出现显著的骨丢失或骨溶解（图8-5-2，彩图见文末彩插）；肌肉受累严重者可出现肌无力、失用性肌萎缩。

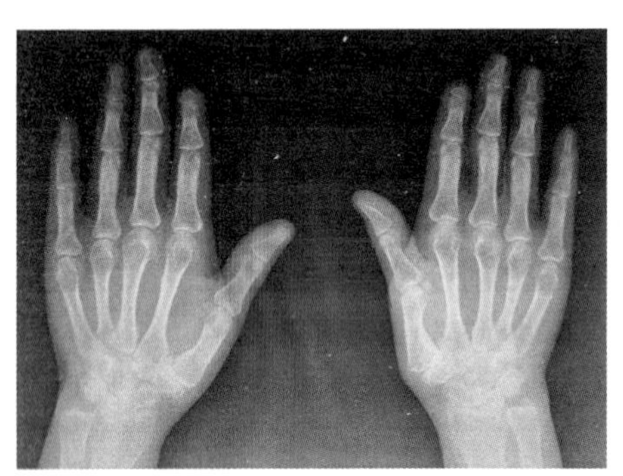

图8-5-2　末端指节吸收（双手第2指末端指节吸收）

4. 胃肠道　几乎见于所有的SSc患者，从轻微的胃食管反流病到危及生命的严重胃肠道功能障碍。胃受累可致胃排空延迟，引起早饱、胃食管反流症状加重、厌食、腹痛腹胀或恶心，还可引起消化道出血。小肠、大肠受累可导致肠道运动减弱、腹泻和便秘、吸收不良综合征、体重进行性下降等。肛门括约肌受累可引起大便失禁。

5. 肺　肺部受累见于2/3以上的患者。最常见肺部病变为间质性肺疾病和肺动脉高压，是本病最主要的死因。

6. 心脏　可累及心脏的各个部位，最常见的为引起缓慢发展的无症状心包积液，还可引起房性和/或室性心律失常、心脏传导异常、瓣膜反流、心肌缺血、心肌肥厚、心力衰竭，患者表现为呼吸困难、心悸、胸闷、心前区疼痛等。常提示预后不良。

7. 肾　表现为血尿、蛋白尿、高血压、血尿素氮和肌酐升高，有时可突然出现急进性恶性高血压和/或急性肾衰竭，危及生命，称为硬皮病肾危象，是本病的主要死因。

8. 神经系统　多见于局限型SSc，包括三叉神经痛、腕管综合征、周围神经病等。

9. 内分泌系统　最常见的是甲状腺疾病，以甲状腺功能减退多见。

10. 社会心理　可引起焦虑、抑郁。

二、体征

1. 视诊　早期可出现雷诺现象、皮肤非可凹性肿胀、红斑；晚期可出现“面具脸”（图 8-5-3，彩图见文末彩插）、小口和张口受限，口周皮肤放射性条纹（图 8-5-4，彩图见文末彩插），正常皮肤皱纹消失、变紧、呈蜡样光泽，还可有皮肤色素沉着或脱失、肢端溃疡、关节挛缩畸形、肌肉萎缩等。

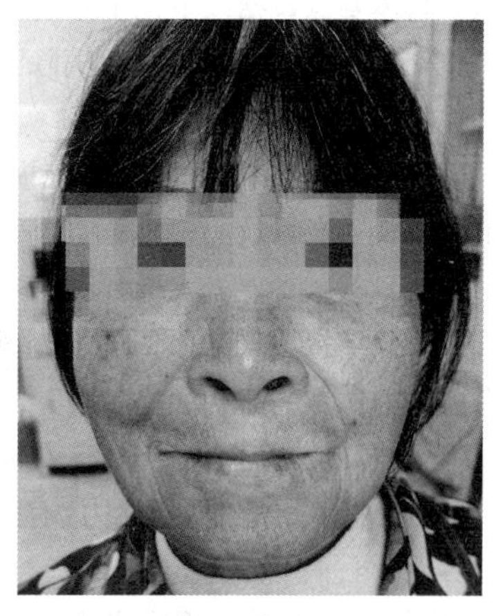

图 8-5-3　面具脸（面部表情僵硬）

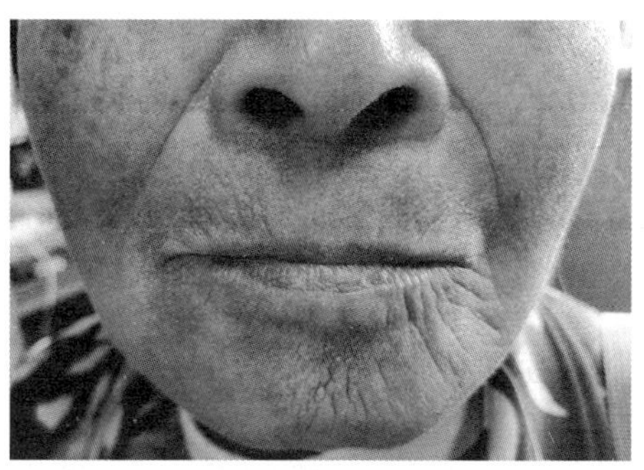

图 8-5-4　口周表现（口周皮肤放射性条纹）

2. 触诊　皮肤变厚、发硬，后期变光滑、变薄。

3. 叩诊　心包积液时，心浊音界向两侧扩大。

4. 听诊　心脏受累时可有心率、心律、心音的改变，出现病理性杂音、心包摩擦音等；肺部受累引起肺间质纤维化时，可有肺底部 velcro 啰音；胃肠道受累时可有肠鸣音减弱或增强。此外，肌肉受累时可闻及肌腱摩擦音。

三、接诊要点

诊断 SSc 时，为减少漏诊，在问诊中需要仔细询问患者有无各脏器特异性表现，仔细查体，同时倾听患者对疾病的看法、关注患者的担心和期望，适时反馈。具体要点包括以下几个方面。

1. 起病情况　多发于 30～50 岁女性，起病隐匿，不易察觉，病毒感染、长期接触一些化学物质和药物等可诱发。

2. 病情特点　起病隐匿，可造成全身多系统损害，但病情进展较缓慢，局限型 SSc 预后较好，当累及心、肺、肾等脏器严重病变时死亡风险高，预后较差。

3. 体格检查　注意检查重点皮肤的硬肿情况，观察有无肢端溃疡及皮下钙化，警惕有无合并严重的心肺疾病。

4. 伴随症状　有无肢端遇冷变白变紫，有无腹痛、腹胀，有无反酸、食欲缺乏、胸痛，有无关节痛、肌痛、肌无力，有无心悸、胸闷、呼吸困难，有无意识障碍等。

5. 既往史、家族史等　是否曾出现雷诺现象、关节肌肉肿痛，一级亲属中是否有人患有结缔组织病。

6. 生活方式及社会心理因素　询问患者所从事的工作及环境，有无职业暴露风险。询问饮食结构和运动习惯，是否有吸烟、酗酒史。了解患者对 SSc 的看法，评估患者心理状态、疾病对患者生活的影响，同时了解患者家庭成员关系是否和睦，家庭支持度如何，社会人际关系是否和谐。

四、常见并发症 / 合并症

（一）并发症

1. 间质性肺疾病　是 SSc 患者死亡的主要原因，弥漫型 SSc 多见。轻症患者在疾病早期可无明显症状，但随着肺纤维化的进展，逐渐出现乏力、活动后气促和咳嗽等症状。典型体征为双肺底吸气相细小的爆裂音（velcro 啰音），肺功能检查表现为限制性通气功能障碍。

2. 肺动脉高压　是 SSc 的晚期并发症，多见于局限型 SSc（CREST 综合征），一般在发病 10 年后出现，是由于肺动脉和微动脉内膜纤维化和中膜增厚导致狭窄与闭塞造成，最终进展为右心衰竭。预后极差，平均生存期不足 2 年。

3. 硬皮病肾危象　指 SSc 患者出现急进性恶性高血压和 / 或急性肾衰竭，是一种危及生命的急性并发症，发生率为 5%～10%，主要见于弥漫型 SSc 患者，通常发生在发病初期的 2～4 年。

（二）合并症

SSc 常与其他疾病并存，被称为合并症。这些合并症会使得 SSc 患者的病情和治疗变得更加复杂。全科医生在对患者的长期管理过程中，要发挥自身的优势，对患者进行综合管理。

1. 原发性胆汁性胆管炎　最常见的 SSc 肝脏病变合并症，80%～96.5% 的患者抗着丝点蛋白 B 抗体阳性，确诊需要肝脏穿刺。

2. 自身免疫性甲状腺功能减退　最常合并的自身免疫性疾病，更易与 CREST 综合征合并，在这类患者中，甲状腺相关自身抗体阳性率高。对于合并多系统病变的患者，甲状腺疾病极易忽略，建议定期检测甲状腺功能。

3. 骨质疏松　大多数患者为绝经期或围绝经期女性，极有可能因为多系统病变和治疗药物导致骨质疏松症及其并发症。表现为骨溶解、骨吸收、手指变短、指尖疼痛。

【辅助检查】

一、实验室检查

1. 血常规　可出现血红蛋白下降，多由消化道溃疡、吸收不良、肾脏受累所致。

2. 炎症指标　ESR、CRP 可正常或轻度升高，无特异性。

3. 血清蛋白　可有轻度血清白蛋白降低和球蛋白增高。

二、免疫学检查

自身抗体检测有助于确定 SSc 患者临床表型和预后判断。

1. 抗核抗体（ANA） 阳性率超过 90%。

2. 特异性抗体 60%～80% 的 SSc 患者标志性抗体阳性，有助于判断疾病预后和器官并发症。

（1）抗拓扑异构酶Ⅰ抗体：阳性率 9.4%～42%，特异度高，尤其与弥漫型 SSc 密切相关，提示不良预后，与病死率增高、肺间质病变高度相关，但与皮肤病变程度无关。

（2）抗着丝点蛋白（centromere protein，CENP）抗体：阳性率 20%～40%，与局限型 SSc 密切相关，尤其是 CREST 综合征，多提示预后良好。约 20% 合并肺动脉高压。

（3）抗 RNA 聚合酶Ⅲ（anti-RNA polymerase Ⅲ，RNAP Ⅲ）抗体：阳性率 20%，对 SSc 高度特异，与肾危象、弥漫型 SSc 等相关。阳性患者的皮肤病变广泛，进展迅速，并有关节、肌腱、肌肉等深部组织纤维化的表现，可在发病的几个月内出现关节屈曲挛缩。

3. 抗核仁抗体 与特定的临床表型和预后相关。

（1）抗 U3-RNP 抗体：阳性率约 8%，多见于男性患者，与弥漫型 SSc、肺动脉高压、肺间质疾病及肾危象相关，是一个预后不良的预测指标。

（2）抗纤维蛋白 Th/T0 抗体：阳性率约 5%，与局限型 SSc、肺动脉高压及肺间质疾病相关。

（3）抗 PM-Scl 抗体：阳性率约 l%，见于局限型 SSc 和重叠综合征（多发性肌炎 / 皮肌炎）。其阳性人群容易出现炎症性肌病引起肌无力和间质性肺疾病。

三、皮肤病理

多数患者具有特征性临床表现，皮肤活检并非必须。皮肤活检的组织病理可见网状真皮致密胶原纤维增多、表皮变薄、皮突消失、皮肤附属器萎缩。真皮和皮下组织内可见 T 淋巴细胞、巨噬细胞等聚集。

四、甲襞微循环检测

甲襞微循环检测在 SSc 的早期诊断，评估和预后判断中发挥了重要作用，可根据毛细血管密度、袢径、异常形态和甲襞出血的情况进行早期、活动期和晚期的划分。

五、其他

为早期发现评估并发症，还需完善的检查如下。

1. X 射线　检查示两肺纹理增强，也可见网状或结节状致密影，以肺底为主，或有小的囊状改变；X 射线还可显示双手指端骨质吸收(图 8-5-2)，软组织中钙质沉积。

2. 高分辨率 CT(HRCT)　SSc 患者在基线时应进行 HRCT 以筛查有无合并间质性肺疾病早期渗出表现(图 8-5-5，彩图见文末彩插)；晚期肺大疱、“蜂窝肺”(图 8-5-6，彩图见文末彩插)，在随访中定期复查 HRCT。

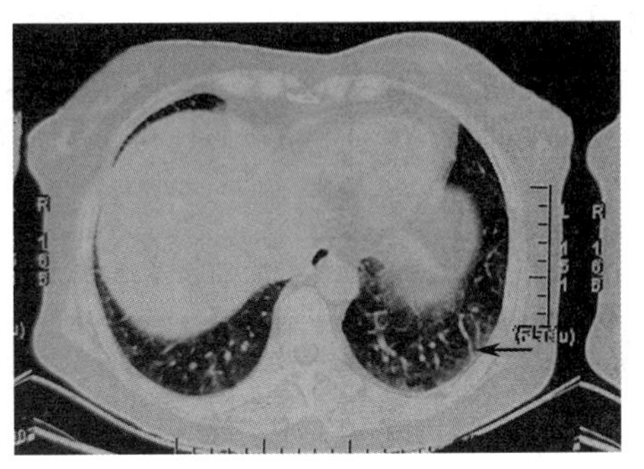

图 8-5-5　肺间质改变(早期，炎症渗出)

3. 关节超声、磁共振等　可用于评估关节受累情况。

4. 肌肉磁共振或肌电图检查　怀疑累及肌肉时可考虑肌肉磁共振或肌电图检查。

5. 钡餐检查、消化内镜等　用于评估有无累及消化道。

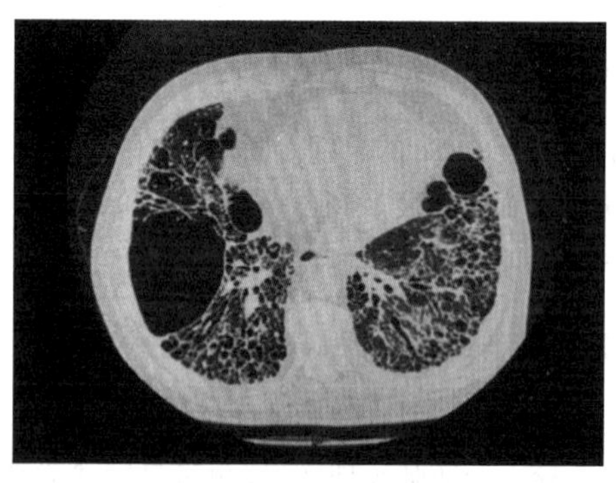

图 8-5-6 肺间质改变（晚期，肺大疱，"蜂窝肺"）

【诊断和评估】

一、诊断思维

对有皮肤增厚、出现雷诺现象、抗核抗体阳性的患者，临床上应该考虑 SSc 诊断的可能性。

（一）诊断标准

2013 年美国风湿病学会（ACR）/ 欧洲抗风湿病联盟（EULAR）提出新的 SSc 分类标准（表 8-5-1），其敏感性和特异性分别为 91% 和 92%。

表 8-5-1 2013 年 ACR/EULAR 制定的系统性硬化症分类标准

项目	子项目	权重
双手手指皮肤增厚并延伸至掌指关节近端（充分条件）		9
手指皮肤增厚（按高分值的项目计算）	手指肿胀	2
	手指硬化（掌指关节和近端指间关节之间的部分）	4
指尖病变（按高分值的项目计算）	指尖溃疡	2
	指尖凹陷性瘢痕	3
毛细血管扩张		2
甲襞毛细血管异常		2

续表

项目	子项目	权重
肺动脉高压和 / 或肺间质病变（最高 2 分）	肺动脉高压	2
	肺间质病变	2
雷诺现象		3
SSc 相关的自身抗体（最高 3 分）	抗着丝点蛋白抗体	3
	抗拓扑异构酶Ⅰ抗体（抗 Sc1-70 抗体）	
	抗 RNA 聚合酶Ⅰ抗体	

诊断要求如下。

1. 1 个充分条件，即双手手指皮肤增厚并延伸至邻近的掌指关节近端。满足此充分条件即可直接分类为 SSc。

2. 2 个排他性标准，即皮肤增厚但不累及手指的患者，或临床表现能被 SSc 样疾病解释的患者，例如肾源性系统性纤维化、泛发性硬斑病、嗜酸性筋膜炎、糖尿病性硬肿病、硬化性黏液水肿、红斑性肢痛症、卟啉病、硬化性苔藓、移植物抗宿主病等。以上患者均不适用于该标准。

3. 同一条目下选取最高分值，故总分值最高为 19 分，≥9 分即可归类为 SSc。

（二）极早期 SSc

2011 年欧洲硬皮病试验和研究联盟提出了极早期 SSc 分类标准。一旦患者出现雷诺现象，手指肿胀及 ANA 阳性三联征，建议进一步转诊至专科就诊，尽快完善甲襞微循环、SSc 相关抗体及内脏病变的筛查。

（三）鉴别诊断

SSc 的鉴别诊断主要需考虑针对皮肤受累、血管病变和脏器受累的相应鉴别。此外，有约 20% 的 SSc 患者会合并有其他结缔组织病。

1. 皮肤病变　需要和其他会引起皮肤或皮下组织纤维化的病变进行鉴别，例如硬肿病、嗜酸性筋膜炎、某些浸润性病变以及化学物质或毒物所导致的硬皮病样综合征等。

2. 血管病变　需和其他可引起雷诺现象的疾病、周围血管以及血管炎进行鉴别。

3. 多脏器受累　需和其他自身免疫性疾病例如系统性红斑狼疮、混合性结缔组织病、炎性肌病、类风湿关节炎等鉴别。

二、临床评估

目前仍缺乏临床和血清学标志物作为定义和预测疾病活动度及预后的指标。

Medsger 提出了硬皮病疾病严重程度评分，目前已被广泛用于临床试验和评估预后风险的临床研究，用来评估患者的疾病状态。该评估方法将硬皮病的每个受累脏器分为 0 分（正常）至 4 分（终末期），包括总体评估，以及外周血管系统、皮肤、关节和肌腱、胃肠道、肺、心脏和肾的评估。但临床应用较少。

【治疗】

一、治疗目标

SSc 目前尚无有效根治方法，早期治疗在于阻止新的皮肤及脏器受累，而晚期治疗在于改善已有症状。

二、治疗原则

SSc 治疗需根据患者症状和脏器受累情况，采用个体化的治疗方案进行长期治疗，并根据病情变化及时调整。

三、治疗方案

（一）一般治疗

对 SSc 的日常生活管理，重在对皮肤、内脏的保护及适当锻炼。要注意：①戒烟、保暖，避免寒冷、情绪紧张等诱因；②优质蛋白饮食，病情平稳情况下适当运动，增强免疫力；③皮肤病变者应注意皮肤护理，使用乳液和防晒霜，避免用过热的水洗澡，避免接触强烈的肥皂和家用化学药品，避免继发感染；④保护胃肠道，避免食用刺激的食物，按规律吃饭，抬高床头防止胃酸反流；⑤女性患者合并肺动脉高压等重要脏器受累时严格避孕；⑥给予患者心理支持和鼓励。

（二）药物治疗

针对患者原发病和脏器受累情况，给予抗炎、调节免疫及相应对症治疗。

1. 糖皮质激素（glucocorticoid，GC） 一般认为 GC 不能延缓疾病进展，但对皮肤病变肿胀期、关节痛、肌炎及间质性肺病炎症期有一定疗效。

2. 免疫抑制剂 主要用于合并脏器受累者，与 GC 联用提高疗效的同时减少 GC 用量。常用的有环磷酰胺、吗替麦考酚酯、环孢素 A、硫唑嘌呤及甲氨蝶呤等。

3. 并发症治疗

（1）血管受累：①雷诺现象。首选二氢吡啶类钙离子阻滞剂，如硝苯地平；或使用血管紧张素Ⅱ受体阻断剂，如氯沙坦钾；严重者还可采用 5- 磷酸二酯酶抑制剂，如西地那非或他达那非；也可静脉注射前列环素类似物治疗；对于血管活性药物不能耐受者可选择 5- 羟色胺再摄取抑制剂，如氟西汀。②指端溃疡。给予清创、镇痛、抗感染等对症处理；系统治疗包括 5- 磷酸二酯酶抑制剂、前列腺素类药物、内皮素受体拮抗剂等；严重者行手指（手掌）交感神经切除术。

（2）皮肤受累：早期弥漫型 SSc 推荐甲氨蝶呤，严重皮肤受累者推荐吗替麦考酚酯；单纯皮肤受累患者较少使用环磷酰胺治疗。早期皮肤水肿、肌炎及间质性肺病炎症期推荐中小剂量 GC，大剂量使用有可能诱发 SSc 肾危象。

（3）肺部受累：对症治疗基础上，肺间质病变患者首选吗替麦考酚酯和环磷酰胺，效果不佳或病情严重者可选择生物制剂治疗，如托珠单抗或利妥昔单抗等；部分患者尼达尼布或吡非尼酮抗纤维化药治疗有效。

（4）心脏受累：心肌纤维化患者可使用吗替麦考酚酯、甲氨蝶呤和托珠单抗等，但其循证医学证据有限。

（5）胃肠道受累：根据病情选择质子泵抑制剂、组胺 H_2 受体拮抗剂、胃肠道动力药，必要时行肠外营养治疗。

（三）社会心理治疗

所有患者均需给予情感和躯体支持。给予镇痛、助眠等治疗有利于改善患者抑郁情绪，提高生活质量。疾病早期阶段可给予物理和职业疗法，家庭咨询可使患者充分了解家庭生活需求，调整工作环境或帮助患者获得残疾辅助设备等。

（四）康复治疗

为防止关节僵硬可用物理疗法，如按摩、热敷、蜡疗、水疗、透热电疗等改善患者活动能力，提高生活质量。

【健康管理】

一、三级预防

1. 一级预防　增加户外活动、接受合理阳光照射、增加钙的足够摄入；培养和坚持良好的生活习惯，合理配膳、均衡营养，戒烟、限酒等。

2. 二级预防　早诊断和早治疗十分重要，出现雷诺现象、手指肿胀及 ANA 阳性三联征，建议专科就诊，尽快完善甲襞微循环、SSc 相关抗体及内脏病变的筛查。早期诊断后，应积极控制 SSc 患者的疾病活动度，改善其临床症状，对患者进行连续性随访，尽可能避免病情恶化。

3. 三级预防　确诊 SSc 患者应避免疾病进展，尤其重要脏器受损者应积极干预。例如，肺部病变已取代 SSc 肾危象成为目前 SSc 死亡的首要病因，整个治疗期间应及时评估可能的靶器官受累情况。

二、健康教育

健康教育是建立良好医患关系的前提，也是治疗和护理的重要部分，包括：①让患者及其家属更好地了解疾病基础知识和消除误区。②告知患者若出现下述症状或其他症状加重时，均应及时就医：突发呼吸困难、雷诺现象加重和出现手指溃疡、贫血发作、头晕、晕厥、吞咽困难等。③告知患者现有治疗可能出现的不良反应。④进行心理指导：尤其针对病程长及病情较重的患者，以便患者科学认知疾病本质，配合医生积极参与疾病的管理，达到控制症状和提高生命质量的长期目标。

三、双向转诊

（一）上转指征

1. 首次发现雷诺现象和隐匿性肢端和面部肿胀，并有手指皮肤逐渐增厚，病因未明者。

2. 随访期间出现与 SSc 相关的新发症状，需进一步评估病情者。

3. 原有症状加重，需要改变治疗方案者。

4. SSc 患者症状控制不满意，或出现重要脏器肺、心、肾等受损情况。

5. 出现了其他严重临床疾病或难以处理的临床情况。

（二）下转指征

1. 已明确诊断、确定了治疗方案。

2. 在上级医院专科治疗病情稳定 3 个月的患者。

四、社区管理

建立 SSc 患者健康档案进行健康教育，根据患者各项指标和重要脏器受累情况进行长期随访管理。患者复诊的频率应根据疾病的初始严重程度、活动度、持续时间、器官损害和并发症等情况而定。但每次调整治疗方案均需要进行体格检查。每年至少评估一次并发症和器官损伤情况；若患者有妊娠需要需上级医院评估病情后减停有致畸作用药物后酌情受孕。

常规情况下，体格检查次数：①弥漫型 SSc 患者处于疾病进展期的前 3 年需每 3 个月一次，3 年后频率可降低；②局限型 SSc 患者，每 6 个月一次；③如患者症状变化或加重时，增加检查频率。

【预后】

SSc 多进展缓慢，若不规律治疗多数患者最终出现内脏病变，肺间质病变和肺动脉高压为主要死亡原因，仅有皮肤受累者通常预后较好。

【诊治进展】

尼达尼布是一种新型的小分子酪氨酸激酶抑制剂，已在我国获批用于 SSc 相关间质性肺病。生物制剂在 SSc 中有一定的应用前景，包括 CD20 单抗、IL-6 受体抑制剂、IL-1 拮抗剂、B 淋巴细胞刺激因子(B-lymphocyte stimulator，BLyS)抑制剂以及小分子靶向药物 JAK 抑制剂等，但目前尚缺乏大规模随机对照试验(randomized control trial，RCT)研究证实其疗效与安全性。对病情严重的 SSc 患者，有报道清髓性预处理后造血干细胞移植(hematopoietic stem cell transplantation，HSCT)治疗，可用于危及生命的严重弥漫性硬皮病患者。

【病例分享】

患者，女性，57 岁，无业，因“双手皮肤进行性紧硬 7 年余，手指遇冷变白变紫 7 个月”于当地全科门诊就诊。7 年前无诱因出现双手指肿胀，不能握拳，有脱发，无余不适，未诊治。逐渐出现双手指、双前臂、颈、肩背部皮肤紧硬，双手为主，伴色素沉着。近 7 个月出现双手第 2 指遇冷变白变紫，保暖或夏季可缓解。病程中偶有上腹部不适，不影响进食，可自行好转。既往诊断甲状腺功能减退症，长期口服左甲状腺素钠片 37.5μg/d。查体：生命体征平稳。阳性体征：面部皮肤紧硬，散在色素沉着点，双唇缩唇样改变，双手、前臂、上臂及肩背部皮肤紧硬，捏起困难，双手指为主，散在色素沉着及脱屑。双下肢无水肿。接诊基层医生首先考虑甲状腺功能减退，但予以口服左甲状腺素钠片替代治疗效果差，且皮肤紧硬，双手雷诺现象，考虑 SSc 可疑。因当地无法完成相关专科抗体检查，建议转上级医院明确诊断。

患者转诊至上一级医院完善相关检查：常规化验未见异常。ANA1：1280S，抗 ENA(+)，抗 Scl-70(++)。甲状腺彩色超声提示甲状腺弥漫性病变。胸部 HRCT：双肺下叶间质纤维化。最终诊断为 SSc、甲状腺功能减退。治疗上给予 GC、免疫调节剂以及护胃、补钙、阿法骨化醇等对症支持治疗。患者病情稳定后，定期全科门诊随访，间断上级医院门诊随诊并指导用药。社区随访病情稳定。

【思考题】

1. SSc 早期临床表现有哪些？

2. SSc 的三级预防包括哪些内容？

（茹晋丽）

第六节　干燥综合征

【学习提要】 1. 干燥综合征的病因、临床表现和诊断。
2. 干燥综合征的综合评估和治疗。
3. 干燥综合征的三级预防和社区健康管理。

【定义】

干燥综合征（Sjögren syndrome，SS）是一种病因未明，以侵犯泪腺、唾液腺等外分泌腺体为主，并可出现多脏器多系统受累，血清中存在以抗 SSA 和 SSB 抗体为主的多种自身抗体的慢性炎症性自身免疫病，在受累器官组织中有大量淋巴细胞浸润。本病可分为原发性干燥综合征（primary Sjögren syndrome，PSS）和继发性干燥综合征（secondary Sjögren syndrome，SSS）两类，后者常继发于系统性红斑狼疮、类风湿关节炎等疾病。本文主要讲述 PSS。

【流行病学】

PSS 是一种全球性疾病，据估测我国 PSS 的患病率为 0.29%～0.77%，老年人的患病率为 2%～4.8%。女性多见，男女比为 1∶(9～20)。任何年龄均可发病，发病年龄多在 40～50 岁，也可见于儿童。

【病因及发病机制】

一、病因

PSS 的病因尚不明确，目前多认为与以下多因素造成的免疫功能紊乱相关。

1. 遗传因素　在多个家族中发现有 2 个及以上家庭成员同时患有 PSS，提示遗传因素参与该疾病的发生。

2. 感染　病毒感染可能引起 SS，尤其是 EB 病毒、巨细胞病毒，它们可诱发自身免疫反应并建立持续感染。

3. 性激素　女性患者的发病率明显高于男性，提示与雌激素的分泌有一定关系。

二、发病机制

PSS 发病机制的核心是 T 细胞和 B 细胞调节异常，表现为外周血 T 细胞减少、B 细胞过度增殖并分化为浆细胞产生大量免疫球蛋白及自身抗体引起自身免疫反应。此外，PSS 还通过炎症反应介导多种细胞因子和炎症介质对腺体组织的损伤。

【临床表现】

一、症状

PSS 多起病隐匿，临床症状轻重不一，表现多样，从仅有口干、眼干等局部症状到多系统损害均可出现。

（一）局部表现

1. 口干燥症　约 80% 的患者表现为口干，常频繁饮水，进食固体食物需用水送服。猖獗龋：牙齿变黑、小片脱落。唾液腺炎：40%～50% 的患者可出现唾液腺肿大，常反复发作，以腮腺最常见，可自行消退。舌：舌痛、舌干。

2. 干燥性角结膜炎　因泪腺分泌功能减低而出现眼睛干涩、异物感、磨砂感、少泪等症状，严重者可出现角膜溃疡，甚至角膜穿孔、失明。

（二）系统表现

约 2/3 患者出现系统损害，部分患者可出现乏力、发热等全身症状。

1. 皮肤黏膜　主要包括皮肤干燥、雷诺现象及皮肤血管炎。后者以下肢紫癜样皮疹最常见。还可出现皮肤溃疡、坏疽、凹陷性瘢痕、荨麻疹样皮损、结节红斑等。

2. 关节肌肉　约 50% 患者出现关节痛症状，呈慢性、复发性、对称性。其中 10% 患者出现关节炎，侵蚀性少见。还可能出现肌痛、肌无力等症状。

3. 肾脏　4%～30% 的患者可出现肾脏损害，最常见为肾小管间质性肾炎，可表现为肾小管酸中毒、周期性低钾性麻痹、范科尼综合征、肾钙化、肾结石、肾性尿崩、肾性骨病等。少数患者亦可发生肾小球肾炎及间质性膀胱炎。

4. 呼吸系统　上下呼吸道均可受累，主要表现为气道干燥、肺间质病变，还可出现毛细支气管炎、肺大疱和支气管扩张。

5. 消化系统　患者常有胃食管反流病的症状。还可发生胃炎、消化性溃疡、肝功能损害、并发原发性胆汁性胆管炎、胰腺炎。

6. 神经系统　周围神经、自主神经、中枢神经均可累及。以周围神经损害最为常见，多呈对称性周围感觉神经病变，可有肢体疼痛、感觉异常。自主神经受累时表现为直立性低血压、阿迪（Adie）瞳孔、无汗、心动过速、胃肠功能紊乱等。中枢神经受累时可出现无菌性脑膜炎、视神经脊髓炎和横贯性脊髓病变。

7. 血液系统　可引起自身免疫性血细胞减少，出现轻度贫血、白细胞和 / 或血小板减少。此外，本病发生淋巴瘤的风险是普通人群的 18.9 倍，最常见的是黏膜相关淋巴组织淋巴瘤。

8. 甲状腺　45% 患者出现甲状腺功能异常，约 20% 的患者同时伴有自身免疫性甲状腺炎表现。

二、体征

1. 视诊　牙齿变黑、片状脱落及多发龋齿；舌干、开裂、潮红，舌乳头萎缩；眼睑、腮腺肿胀；手指雷诺现象、下肢紫癜样皮疹，边界清楚，还可有皮肤溃疡、坏疽、凹陷性瘢痕、荨麻疹皮损、结节红斑等。

2. 触诊　紫癜样皮疹高出皮面，压之不褪色，还可有舌触痛、腮腺肿大伴触痛、关节肌肉压痛、累及血液系统时可有淋巴结肿大、肝脾大。

3. 叩诊　引起肺部病变时可有相应体征，还可有肝脾大的体征。

4. 听诊　出现肺间质病变时可有双肺底部吸气末爆裂音，出现肺动脉高压时可有肺动脉瓣区第 2 心音亢进及时限不等的分裂、三尖瓣或肺动脉瓣反流杂音等。

中枢神经系统病变时可引出相应神经系统病理体征。

三、接诊要点

诊断 PSS 时，为减少漏诊，应详细问诊、全面采集病史。在问诊中需要注意患者就诊的主要原因、倾听患者对疾病的看法、关注患者的担心和期望，适时反馈。具体要点包括以下方面。

1. 起病情况　PSS 患者全年龄段均可发病，多见于中老年女性，起病隐匿。

2. 病情特点　临床表现多样、症状轻重不一，常反复发作，部分患者可能仅有口干、眼干等局部症状，而部分患者则表现为系统损害。

3. 伴随症状　相应的系统表现。

4. 治疗经过　详细询问患病以来的诊治经过，包括已做的检查，所用药物、剂量、疗效，有助于病情的诊断。

5. 既往史、家族史等　包括自身免疫性疾病史、过敏史、家族免疫性疾病史。

6. 生活方式及社会心理因素　详细询问患者的饮食结构和运动习惯，是否有吸烟、酗酒史。了解患者是否焦虑，是否因疾病影响生活质量。了解患者家庭成员关系是否和睦，家庭支持度如何，社会人际关系是否和谐。

四、常见并发症 / 合并症

（一）并发症

1. 肺间质病变　呼吸系统受累时最多见的并发症，可表现为非特异性间质性肺炎、淋巴细胞性间质性肺炎、寻常型间质性肺炎和机化性肺炎，是 PSS 死亡的主要原因之一。

2. 胃食管反流病　与唾液分泌减少，不能自然缓冲反流的胃内容物有关。当出现吞咽困难、反酸、胃灼热、嗳气等症状时，应想到可能并发胃食管反流病。

3. 慢性胰腺炎　当淋巴细胞浸润胰腺导致胰泡萎缩、胰管狭窄时可引起慢性胰腺炎。

4. 冷球蛋白血症　与 B 细胞长期活化相关，可出现冷球蛋白相关血管炎、膜增生性肾小球肾炎。

5. 非霍奇金淋巴瘤　具有重要预后意义的并发症。在 PSS 的患病率为 4.3%，从 PSS 诊断发展至非霍奇金淋巴瘤的中位时间是 7.5 年。

6. 其他　PSS 发生其他自身免疫性疾病的风险更高，包括甲状腺疾病、自身免疫性肝炎、原发性胆汁性肝硬化和乳糜泻。

（二）合并症

合并妊娠：SS 患者妊娠可能导致疾病本身病情恶化，而疾病本身也会影响妊娠，如引起流产、早产、小于胎龄儿和剖宫产率增加，以及胎儿先天性房室传导阻滞、新生儿狼疮、新生儿血色病等发生。建议在病情控制、各项免疫指标正常或抗体滴度最低、未服药或服用药物剂量和影响最小时，进行计划性妊娠。在怀孕期间要定期到风湿科和产科就诊，评估病情和相关风险，根据病情变化、孕周、胎儿宫内生长情况等个体化选择终止妊娠时间。

【辅助检查】

一、实验室检查

1. 血常规　可有白细胞减少、血小板减少，或偶有溶血性贫血。

2. 尿液检查　主要观察尿 pH，如果多次尿 pH>6 则有必要进一步检查肾小管酸中毒相关指标。

3. 生化检查　可出现肝功能损害（以转氨酶和球蛋白升高为主）、电解质紊乱（低钾、酸中毒）等。

4. 免疫学检查　主要有以下内容。

（1）抗 SSA 抗体：是本病中最常见的自身抗体，约见于 70% 的患者。

（2）抗 SSB 抗体：诊断 SS 的标记性抗体，约见于 45% 的患者。

（3）抗 Ro52 抗体：多与抗 SSA 抗体同时阳性，但其特异度较抗 SSA 抗体差。

（4）类风湿因子：约见于 70%～80% 的患者，且滴度较高。

（5）抗着丝点抗体、抗胞衬蛋白抗体：常阳性。

（6）高免疫球蛋白血症：为多克隆性，约见于 90% 的患者。高免疫球蛋白血症与肾脏、血管等器官或系统损伤有关，同时可增加罹患淋巴瘤的风险。IgG 等免疫球蛋白的水平可作为评估治疗效果的指标之一。

二、影像学检查

1. 唾液腺超声检查　SS 的特征性表现是双侧腮腺低回声像；唾

液腺超声评分法可以为唾液腺回声的均匀程度提供半定量指标，对 SS 诊断有重要价值。

2. 腮腺造影　SS 的各级导管不规则、僵硬，有不同程度的狭窄和扩张，造影剂可淤积在末端导管腺体呈点球状，呈现出苹果树样改变或雪花样改变，但此检查有可能进一步损伤腮腺功能，目前已较少使用。

三、其他

（一）眼部检查

1. 泪液分泌时间　≤5mm/5min 为阳性表现。

2. 角膜染色　双眼各自的染点>10 个即为阳性。

3. 泪膜破碎时间　≤10 秒即为阳性。

（二）口腔检查

1. 唾液流率　15 分钟内收集到自然流出涎液≤1.5m 为阳性。

2. 唾液腺核素检查　唾液腺吸收、浓聚、排出核素功能差即为阳性表现。

3. 唇腺活检组织学检查　灶性淋巴细胞性唾液腺炎（FLS）是诊断 SS 的典型病理表现。在 $4mm^2$ 组织内有 50 个淋巴细胞聚集则称为 1 个灶，凡是有淋巴细胞灶≥1 者为唇腺病理阳性，是诊断 SS 标准之一。

【诊断和评估】

一、诊断思维

对有出现不明原因的口干舌燥，龋齿频发，牙齿破损呈片状脱落，或反复出现单侧或双侧腮腺肿大，眼睛干涩，眼泪减少，症状持续 3 个月以上的患者，临床上应该考虑 PSS。

目前 SS 常用的分类标准为 2016 年美国风湿病学会 / 欧洲抗风湿病联盟分类标准。对 SS 诊断的敏感性为 96%，特异性为 95%。包括以下内容。

1. 纳入标准　至少有眼干或口干症状之一者，即下述至少一项为阳性：①每天感到不能忍受的眼干，持续 3 个月以上；②眼中反复砂粒感；③每天需用人工泪液 3 次或 3 次以上；④吞咽干性食物需频繁饮水帮助；⑤或在欧洲抗风湿病联盟（European League Against Rheumatism，EULAR）的 SS 疾病活动度指数（ESSDAI）问卷中出现至少一个系统阳性的可疑 SS 者。

2. 排除标准　患者出现下列疾病，因可能有重叠的临床表现或干扰诊断试验结果，应予以排除：①头颈部放疗史；②活动性丙型肝炎病毒感染；③艾滋病；④结节病；⑤淀粉样变性；⑥移植物抗宿主病；⑦IgG4 相关性疾病。

3. 适用于任何满足上述纳入标准并除外排除标准者，且下述 5 项评分总和≥4 分者诊断为 PSS　①唇腺灶性淋巴细胞浸润，且灶性指数≥1 个灶 /4mm²，为 3 分；②血清抗 SSA 抗体阳性，为 3 分；③至少单眼角膜染色计分≥5，为 1 分；④至少单眼泪液分泌试验≤5mm/5min，为 1 分；⑤未刺激的全唾液流率≤0.1ml/min，为 1 分。常规使用胆碱能药物者应充分停药后再行上述③、④、⑤项评估口眼干燥的检查。

二、临床评估

确诊 SS 后患者应进行全面评估，包括常见症状干燥、疲劳和疼痛的评估，以及各系统器官受累的评估。目前应用较广泛的病情活动性评估为 ESSDAI 和 EULAR 的 SS 患者自我报告指数（EULAR Sjögren's Syndrome Patient Reported Index，ESSPRI）。

1. ESSDAI　由全身症状、腺体病变、关节病变、皮肤病变、肺部病变、肾脏病变、肌肉病变、外周神经病变、中枢神经病变、血液系统病变和血清学变化的疾病活动评分构成。

2. ESSPRI　由三项患者自我报告的症状组成，分别为干燥症状、疲乏和肢体痛。采用视觉模拟评分法，每项单独评分，依据症状的严重程度，从无症状至最重范围为 0～10 分。ESSPRI 最终得分为三项评分的均值。

【治疗】

一、治疗目标

目前尚无有效根治方法，主要目标是缓解临床症状、控制或延缓组织脏器损害。

二、治疗原则

治疗上应多学科联合，共同管理和参与治疗。干燥症状首选局部对症治疗缓解临床症状；常规治疗无效或伴有系统损害时则应根据病情及脏器受累情况选择糖皮质激素、免疫抑制剂、生物制剂或其他干预措施。治疗期间推荐使用ESSPRI和ESSDAI评估患者病情。

三、治疗方案

（一）局部治疗

1. 口干燥症　保持口腔清洁，可局部应用氟化物，避免应用加重唾液腺功能受损的药物。轻者可使用非药物刺激唾液腺分泌，如木糖醇或无糖口香糖机械刺激；中度使用药物刺激，如口服毒蕈碱激动剂毛果芸香碱，或考虑使用茴三硫片、溴己新片和N-乙酰半胱氨酸等药物；重者则推荐人工唾液替代治疗。

2. 眼干燥症　保持眼睑卫生，增加空气湿度，远离吸烟区、多风环境，避免使用减少泪液分泌的药物。眼干症状明显者推荐使用人工泪液，或睡前予以润滑油膏；难治性或严重眼干燥症外用环孢霉素滴眼液或小牛血清或血清替代物。糖皮质激素类滴眼液连续使用不应超过2～4周。

（二）全身治疗

SS患者出现腺体外受累时应根据疾病活动度和脏器受累情况进行个体化治疗。

1. 免疫抑制剂　轻度皮肤、关节、肌肉受累或存在疲劳、乏力等全身症状时首选羟氯喹治疗。症状严重或合并重要脏器受累时可根据病情选择其他免疫抑制剂。

2. 糖皮质激素　合并皮肤症状、间质性肺炎、肌炎、冷球蛋白血症或神经及血液系统损害等并发症时，据病情严重程度给予激素口服或冲击治疗。原则上在有效控制病情的前提下，尽可能短疗程、低剂量，之后联合免疫抑制辅助激素减量。对于白细胞减少明显、妊娠、伴发肿瘤或仅需短程治疗者（≤6个月）可单用糖皮质激素治疗。

3. 生物制剂　当传统治疗反应不佳或不耐受，尤其合并严重关节炎、血细胞减少、周围神经病变、冷球蛋白血症时可尝试应用生物制剂，如B细胞靶向的利妥昔单抗或贝利木单抗等。

4. 其他治疗 肾小管酸中毒在应用激素及免疫抑制剂治疗同时还应使用枸橼酸合剂补钾；严重的神经及血液系统受累时还可用静脉免疫球蛋白。

（三）并发症治疗

1. 皮肤 症状较轻者如出现环状红斑，可短期局部使用糖皮质激素，也可应用羟氯喹。广泛或严重皮肤病变者如出现血管炎样皮疹，可联合使用硫唑嘌呤、吗替麦考酚酯或甲氨蝶呤等免疫抑制剂。

2. 骨骼、肌肉 出现关节痛者可应用非甾体抗炎药、羟氯喹；出现关节炎者可应用甲氨蝶呤、来氟米特、硫唑嘌呤、艾拉莫德等；轻度的肌痛，不伴肌无力及肌酸激酶升高时，应用非甾体抗炎药对症治疗；而中重度肌炎患者，糖皮质激素可作为一线药物，病情严重者可联合免疫抑制剂。

3. 肺部 对胸部高分辨率CT确诊的肺部病变范围<10%，且无呼吸系统症状的患者，建议密切监测，每6个月评估1次。病情严重且进展较快者加用糖皮质激素治疗，同时可选用环磷酰胺、吗替麦考酚酯等免疫抑制剂。

4. 肾脏 常用10%枸橼酸钾溶液，加用5%碳酸氢钠溶液纠正酸中毒和低钾血症；如有难以纠正的电解质紊乱、肾功能不全或肾活检病理示肾间质中重度炎细胞浸润，可考虑使用中等剂量糖皮质激素改善或维持肾功能。

5. 神经系统 针对中枢神经和单神经病，一般选用糖皮质激素（1～2mg/kg/d）冲击和序贯治疗；严重者，累及脊髓，激素冲击同时联合免疫抑制剂环磷酰胺等治疗；丙种球蛋白冲击治疗适用于感觉运动神经病、感觉性共济失调、小纤维感觉神经病；利妥昔单抗对视神经脊髓炎谱系疾病疗效较好。根据疾病严重程度还可以选用血浆置换。

6. 血液系统 根据病情可使用糖皮质激素联合环孢素A、他克莫司等免疫抑制剂治疗。反复治疗效果不佳者可用大剂量免疫球蛋白。此外，利妥昔单抗可用于难治性血小板减少。

7. 消化系统 对于合并胆汁胆管炎患者推荐使用熊去氧胆酸治疗。

（四）社会心理治疗

给予患者情感及躯体支持，充分的家庭咨询可使患者了解家庭生活需求，利于帮助患者处理疾病相关问题。

（五）中医中药治疗

白芍总苷和雷公藤等中药制剂常与其他治疗方案联合治疗SS。

【健康管理】

一、三级预防

1. 一级预防　存在自身免疫病家族史时应进行一级预防，平时注意保持口腔及睑缘卫生；定期进行口腔、眼科健康检查；避免使用损害泪腺或唾液腺的药物；戒烟限酒、合理配膳饮食。

2. 二级预防　高危人群出现口干、眼干等腺体分泌不足或其他脏器受累表现时，建议转诊专科确诊。若确诊者遵医嘱早期局部及全身治疗并进行连续性随访，有助于控制病情。

3. 三级预防　治疗期间应积极干预治疗并发症，有效缓解患者临床症状同时预防重要脏器病变加重，提高患者远期生活质量。

二、健康教育

对SS患者的健康教育包括：①教育患者认识疾病，保持健康生活方式及愉悦心情。②注意口腔卫生，避免口腔细菌增殖，推荐患者定期进行口腔健康检查和护理。③饮食上多食用滋阴清热生津的食物包括丝瓜、芹菜、黄花菜、藕和山药等。避免吃辛辣、油炸、过咸和过酸的食物。忌烟酒，减少物理因素的刺激。④避免处于有中央冷暖空调及有风的环境。⑤尽可能避免使用某些使外分泌腺分泌减少的药物，如抗胆碱能类药、利尿剂等。⑥保护眼睛，防止干涩；保护阴道，勤换内裤。⑦积极配合全科医生参与疾病管理，达到控制症状和提高生命质量的长期目标。

三、双向转诊

（一）上转指征

1. 首次发现口眼干、频繁饮水、唾液腺肿大等表现，病因和分类未明，需进一步完善相关专科检查者。

2. 随访期间发现症状控制不满意，或出现重要脏器肺、心、肾等受损情况。

3. 病情加重，需要改变治疗方案者。

4. 出现了其他严重临床疾病或难以处理的临床情况。

（二）下转指征

1. 诊断明确后，可转至基层医疗卫生机构随访管理。

2. 病情稳定，患者依从性较高。

四、社区管理

SS 患者治疗同时应开展健康宣教，并与患者建立长期的疾病管理模式，使其能正确认识疾病本身及相关注意事项，利于提高其治疗依从性，全科医生在随访过程中除了监测原发病控制情况，还应关注药物副作用，警惕感染、出血、骨质疏松、电解质紊乱等不良反应的发生。

【预后】

本病属慢性病程，口、眼干燥症状进展缓慢，预后较好。有内脏损害者经过恰当治疗后大多可以控制病情达到缓解，但停止治疗又可复发。内脏损害中出现进行性肺纤维化、肺动脉高压、中枢神经病变、肾小管酸中毒、急性胰腺炎和淋巴瘤者预后较差。

【诊治进展】

初步的临床研究已经证实利妥昔单抗及依帕珠单抗（抗 CD22 单克隆单体）治疗 SS 有效，但是仍有待大规模、循证医学证据更强的临床试验来证实其临床有效性和安全性。

【病例分享】

患者，女性，57 岁，农民，因“全身瘀点、瘀斑 1 个多月”于当地全科门诊就诊。1 个多月前双下肢不慎磕碰后出现瘀斑，未诊治。10 多天前左上臂挎包处出现瘀斑，不伴疼痛、瘙痒，无牙龈出血、鼻出血等，遂来就诊后化验血常规：血小板 10×10^9/L，其余在正常范围内。病程中患者有口干、眼干、脱发，无牙齿块状脱落。查体：生命体征平稳。

阳性体征：双上肢散在瘀点、瘀斑。接诊的基层医生考虑患者血小板减少原因待诊，需要免疫相关和骨髓检查，因社区无法完成，建议转至上级医院明确诊断。

患者转诊至上一级医院后完善相关检查，血常规：血小板 7×10^9/L，其余在正常范围内。尿常规、粪常规、肝肾功能、血脂系列、电解质、甲状腺功能、C 反应蛋白等未见异常。抗核抗体（ANA）1∶160S，抗 SSA 抗体（+），抗 SSB（+），抗 Ro52（++）；唾液流率、眼三项均（+）。因患者血小板太低未行唇腺活检。骨髓象及病理：骨髓红系比例偏低，巨核系成熟差，血小板少见，暂除外血液系统疾病，考虑免疫性血小板减少症可能。最终确诊为 PSS、继发免疫性血小板减少症，予以输注血小板 1U，丙种球蛋白冲击，糖皮质激素、环孢素调节免疫，补钙、阿法骨化醇治疗。患者病情稳定后出院。出院后患者在上一级医院专科医生指导下规律用药，社区全科门诊医生定期生活指导及药物副作用监测，社区随访病情平稳。

【思考题】

1. SS 常见的临床表现有哪些？
2. 什么是 SS 的三级预防？
3. SS 健康教育包括哪些内容？

（茹晋丽）

第七节　风湿性多肌痛

【学习提要】 1. 风湿性多肌痛的病因、临床表现和诊断。
2. 风湿性多肌痛的综合评估和治疗。
3. 风湿性多肌痛的三级预防和社区健康管理。

【定义】

风湿性多肌痛（polymyalgia rheumatica，PMR）是一种病因未明，以四肢近端及躯干肌肉（颈、肩胛带、骨盆带）疼痛和僵硬为特征，并伴有全身炎症反应的自身免疫性疾病。老年人常见，是仅次于类风湿关节炎的第二大老年炎症性风湿病。本病与巨细胞动脉炎（giant cell arteritis，GCA）密切相关，两者有着许多共同特征，常合并存在。

【流行病学】

PMR 全球患病率为 0.37%～1.53%。50 岁以上多见，发病率随年龄增长逐渐增高，发病高峰在 70～80 岁；女性多于男性，男女比约为 1∶(2～3)。

【病因及发病机制】

一、病因

PMR 确切病因尚不清楚，目前认为与遗传、环境（季节、感染等）、年龄、免疫系统异常等因素相关。

（一）遗传因素

PMR 发病具有家族聚集性和地域种族差异，是一种多基因易感性疾病。

（二）环境因素

1. 感染　感染可能触发 PMR 发病。病原体可通过诱导单核细胞 / 树突状细胞活化，产生促炎性细胞因子，诱发 PMR 发生发展。

2. 季节　病原体的触发作用似乎与季节相关，有研究发现在英国和意大利 PMR 夏季比冬季发病更频繁。

3. 年龄　衰老引起性腺和肾上腺激素水平下降抑制 PMR 患者下丘脑 - 垂体 - 肾上腺轴（hypothalamic-pituitary-adrenal axis，HPA）。此外，免疫系统也随着年龄增长而衰老，也与 PMR 发病相关。

4. 免疫异常　包括固有免疫和获得性免疫异常，巨噬细胞、B 细胞、Th17 等免疫细胞和 IL-6、IL-1、IL-17 等炎症细胞因子都可能参与发病过程。

二、发病机制

PMR 发病机制复杂，尚未阐明。目前多认为在特定的遗传背景下，患者肩部、颈部及骨盆带相关滑膜囊中的树突状细胞、巨噬细胞可能通过病原体相关分子模式激活产生多种促炎性细胞因子参与 PMR 发病。其中，IL-6 通过影响外周血 B 细胞数量和分布并经转录激活因子 1 或 3 磷酸化参与调节 Th17 细胞极化，可能是 PMR 发病的关键机制。

【临床表现】

一、症状

常隐匿起病，可持续数周或数月，也可突然起病或亚急性起病。

1. 全身症状　半数以上患者有全身症状，如发热、疲倦、乏力、食欲缺乏、体重减轻等。其中发热以低热为主，少数也可高热。

2. 肌痛及僵硬感　主要累及近端肢体、颈部、肩胛带和骨盆带肌群及肌腱附着部位，患者常出现夜间疼痛和起床、穿衣困难、上肢不能抬举或负重，下肢不能下蹲及上下楼梯困难。一般无肌无力，严重者后期可致肌肉萎缩。可单侧或双侧，亦可局限于某一肌群，常先从一侧肩部或髋部开始，于数周内累及双侧。早晨及休息后明显，晨僵常持续>45 分钟，轻微活动后可好转。

3. 关节肿痛、活动受限　最常累及肩关节，此外还有膝关节、腕关节和指间关节等，可出现这些部位关节疼痛和 / 或肿胀，严重时可有活动受限。

4. 其他　合并 GCA 者可出现头痛、颞动脉处搏动性跳痛、颞下颌关节运动障碍、下肢间歇性跛行等症状。

二、体征

1. 视诊　可有受累关节肿胀、四肢远端凹陷性水肿，还可有皮肤黏膜苍白等贫血表现，亦出现颞动脉怒张。

2. 触诊　可有关节、肌肉触痛，头皮触痛，受累的相应动脉搏动减弱。

3. 叩诊　一般无异常。

4. 听诊　当合并 GCA 时，可闻及动脉杂音。

三、接诊要点

PMR 没有特异性的临床表现、实验室检查结果、影像学资料以及病理学改变，容易与其他疾病混淆，导致诊断困难，漏诊及误诊率高。因此，诊断 PMR 时应详细问诊、全面采集病史。同时在问诊中还要注意患者就诊的主要原因、倾听患者对疾病的看法、关注患者的担心和期望，适时反馈。具体要点包括以下方面。

1. 起病情况　好发于 50 岁以上老年人，可隐匿或突然起病，病毒感染可能诱发。

2. 病情特点　多起病隐匿，近端肌群疼痛是最常见的临床表现。

3. 伴随症状　可出现畏寒、发热、头痛、头昏、食欲缺乏、乏力、关节肿痛、晨僵、皮疹、肌痛、肌无力、体重减轻等。

4. 治疗经过　详细询问患病以来的诊治经过，包括已做的检查，所用药物、剂量、疗效，有助于病情的诊断。

5. 既往史、家族史等　包括自身所患疾病史、用药史、手术史、外伤史、劳累史，以及家族是否有人患有 PMR 或其他风湿性疾病史。

6. 生活方式及社会心理因素　详细询问患者的饮食结构和运动习惯，是否有吸烟、酗酒史。了解患者对 PMR 的看法，以及心情是否焦虑，是否因疾病影响生活质量。了解患者家庭成员关系是否和睦，家庭支持度如何，社会人际关系是否和谐。

四、常见并发症 / 合并症

（一）并发症

1 年内是 PMR 肿瘤发生的高危时期，主要是皮肤癌、胃肠道及内分泌肿瘤等；超出 1 年以后仍可有皮肤癌、白血病的发生。因此，在临床工作中，对于常规 PMR 治疗方案效果不佳时，应警惕肿瘤的发生。

（二）合并症

PMR 常与其他疾病并存，会使得 PMR 患者的病情和治疗变得更加复杂。

1. 巨细胞动脉炎（GCA）　约 20%PMR 患者同时合并 GCA。在随诊中应密切注意病情演变，若出现新的症状如头痛或下颌运动障碍、眼睛损害等，或是供血不足表现如下肢跛行、动脉杂音和双臂血压差大等，或出现对小剂量激素治疗不敏感，应及时行血管的超声检查，必要时行颞动脉活检。

2. 骨质疏松　PMR 患者大多为老年人，为骨质疏松高危人群，而 PMR 治疗又以激素为主，且短期很难停用，所以很容易合并有骨质疏松。应定期监测骨密度并预防治疗。

【辅助检查】

一、实验室检查

1. 血常规　可有轻至中度正细胞正色素性贫血，血小板水平可增高。

2. 生化　转氨酶可轻度升高，血清肌酸肌酶多在正常范围内。

3. 炎症指标　ESR 显著增快，通常高于 100mm/h；CRP 增高，且与病情活动性相一致，需注意排除感染等。

4. 细胞因子　血清白细胞介素 -6 升高，与疾病活动度高度一致。

5. 自身抗体　抗核抗体、类风湿因子和其他自身抗体通常均为阴性。

6. 感染筛查　需注意感染如肝炎、结核等指标的筛查，尤其是初诊患者。

二、其他

1. 肌电图和肌活检　无炎性肌病的依据，或仅有轻度失用性肌萎缩。

2. 肌肉骨骼超声　可见肩峰下三角肌滑囊炎、肱二头肌腱鞘炎、肩胛肱关节炎症以及髋关节滑膜炎和转子滑囊炎。

3. 磁共振　可见肩部三角肌滑囊炎、肱二头肌腱鞘炎、肩、膝或髋关节滑膜炎、滑膜积液，多为非特异性炎症反应；因成本高，并不是临床的第一选择。

4. 肺部 X 射线或肺部 CT 等检查　多用于治疗前筛查感染和评估有无合并其他疾病等。

【诊断和评估】

一、诊断思维

对任何 50 岁以上有不明原因发热，ESR 增快和不能解释的中度贫血，并伴举臂、穿衣、下蹲及起立困难，在排除其他与 PMR 有相似临床表现的疾病，临床上应该考虑 PMR 诊断的可能性。

（一）诊断标准

PMR 尚无公认的诊断标准，目前已发表 3 个关于 PMR 的分类标准。主要依据临床经验进行排除性诊断。

1. Chuang 等的分类标准（1982 年）

（1）发病年龄≥50 岁。

（2）下列部位双侧疼痛和僵硬至少 1 个月，累及至少 2 处：颈部或躯干、肩或上肢近侧、臀部或大腿近端。

（3）ESR>40mm/h（魏氏法）。

（4）排除 GCA 以外的其他疾病。

2. Healey 的分类标准（1984 年） 诊断 PMR 需要满足以下 7 点。

（1）疼痛持续至少 1 个月并累及下列至少 2 个部位：颈部、肩和骨盆带。

（2）晨僵持续>1 小时。

（3）对泼尼松治疗反应迅速（<20mg/d）。

（4）排除其他能引起骨骼肌肉系统症状的疾病。

（5）抗核抗体及类风湿因子阴性。

（6）年龄>50 岁。

（7）ESR>40mm/h。

3. 2012 年美国风湿病学会 / 欧洲抗风湿病联盟 PMR 暂行分类标准（表 8-7-1）

表 8-7-1 2012 年美国风湿病学会 / 欧洲抗风湿病联盟 PMR 暂行分类标准

必要条件：年龄>50 岁，双侧肩胛部疼痛，以及 CRP 增加和 / 或 ESR 增快		
临床表现及辅助检查	评分（0～6） 不包括超声检查	评分（0～8） 包括超声结果
晨僵持续时间>45min	2	2
髋部疼痛或活动受限	1	1
类风湿因子或抗环瓜氨酸或蛋白抗体阴性	2	2
无其他关节受累	1	1

续表

必要条件：年龄>50岁，双侧肩胛部疼痛，以及CRP增加和/或ESR增快		
临床表现及辅助检查	评分（0~6） 不包括超声检查	评分（0~8） 包括超声结果
超声检查：至少1侧肩部具有三角肌下滑囊炎和/或肱二头肌腱鞘炎和/或盂肱关节滑膜炎（后侧和腋窝处），并且至少1侧髋关节具有滑膜炎和/或转子滑囊炎	不计分	1
超声检查：双侧肩部具有三角肌下滑囊炎、肱二头肌腱鞘炎或转子滑囊炎	不计分	1

注：不包括超声检查结果的评分系统≥4分提示诊断为PMR，诊断的灵敏度和特异度分别为68%和78%；包括超声检查结果的评分系统≥5分提示诊断为PMR，灵敏度为66%，特异度提高到81%。

（二）鉴别诊断

1. GCA　PMR若出现下列情况：小剂量糖皮质激素治疗反应不佳，颞动脉怒张，搏动增强或减弱并伴有触痛，伴有头皮痛、头痛或视觉异常等，警惕是否合并该病。

2. 类风湿关节炎　持续性对称性小关节肿痛为主要表现，常有类风湿因子和抗环瓜氨酸多肽抗体阳性。而PMR虽可有关节肿胀，但约80%的患者没有慢性小关节滑膜炎、糜烂性破坏性的病变，通常类风湿因子阴性。

3. 多发性肌炎　该病近端肌无力更为突出，血清肌酸肌酶升高，肌电图提示肌源性损害，肌炎抗体谱可异常，肌肉活检为肌炎表现。而PMR患者肌酸肌酶、肌电图和肌活检通常正常，肌痛甚于肌无力。

4. 其他疾病　如结核、感染性心内膜炎等感染性疾病、帕金森病、甲状腺功能减退、多发性骨髓瘤或淋巴瘤或其他肿瘤等肿瘤性疾病，可出现与PMR相似的表现，需要注意排除以上疾病；并注意同其他风湿性疾病如纤维肌痛综合征、干燥综合征、系统性血管炎相区别。

二、临床评估

目前，在临床研究中较为常用的PMR疾病活动性的评估是

PMR 活动评分（PMR-AS）。PMR-AS 是基于 CRP、疼痛视觉模拟量表（VASp）评估的疼痛、晨僵（MS；分钟）、上肢抬高（EUL；主动肩外展范围）和医生评估的视觉模拟量表（VASph）综合评分，计算方式如下：PMR-AS=CRP（mg/dl）+VASp（0～10）+（MS×0.1）+EUL（0～3）+VASph（0～10）。PMR-AS<7 为低疾病活动，7～17 为中疾病活动，>17 为高疾病活动。

【治疗】

一、治疗目标

确诊 PMR 患者应该在医生和患者的共同决定下建立个体化的治疗目标。

二、治疗原则

治疗前评估病情，明确是否存在治疗相关不良反应的危险因素、合并症等；遵循个体化原则，达到医患双方共同决定的治疗目标；普及疾病知识、制订个体化锻炼计划并定期随访。

三、治疗方案

（一）一般治疗

安抚患者忧虑情绪，嘱其遵医嘱合理用药。鼓励适当体育锻炼，防止肌肉萎缩。

（二）药物治疗

1. 传统抗炎治疗　包括糖皮质激素和非甾体抗炎药等。

（1）糖皮质激素（glucocorticoid，GC）：为 PMR 的首选用药，需综合 GC 获益及风险利弊、合并症、用药、复发和延长治疗等，制订个体化方案。建议最小有效剂量起始，推荐泼尼松 12.5～25mg/d，不超过 30mg/d，至少 7.5mg/d。通常 1 周快速改善症状，2～3 周可控制病情。推荐 4～8 周内减至泼尼松 10mg/d。达到临床缓解后继续减量，每 4 周泼尼松减量 1mg，维持缓解直至停药。减量疗程一般不少于 1 年，多数患者 2 年内可停药，停药后继续随访，5 年不复发则考虑疾病完全缓解。

（2）非甾体抗炎药：GC 可以替代非甾体抗炎药已经达成共识。PMR 患者出现其他原因疼痛时才考虑短期使用非甾体抗炎药或其他镇痛药。

2. 免疫抑制治疗　考虑激素长期治疗的毒副作用，PMR 患者在 GC 基础上可早期引入免疫抑制剂，特别是对于复发风险高、长疗程治疗、激素疗效不佳或不耐受的患者，可选择甲氨蝶呤 7.5～10mg/ 周，有利于降低疾病复发风险和激素减停。其他免疫抑制剂如硫唑嘌呤、来氟米特和羟氯喹等证据有限。

3. 生物制剂治疗　生物制剂如 IL-6 拮抗剂托珠单抗可能有效，需要更多循证医学证据证实。

4. 中医治疗　中药制剂如白芍总苷胶囊可改善 PMR 患者临床症状，有助于减少 GC 用量，降低不良反应的发生率。

【健康管理】

一、三级预防

1. 一级预防　老年人注意保暖及预防感染，室内定期开窗通风；适当进行体育锻炼，避免过度劳累，同时预防跌倒及骨质疏松；保持营养均衡。

2. 二级预防　高危人群早诊断和早治疗十分重要，当出现不明原因的全身肌肉酸痛、头疼、跛行、发热、全身不适、贫血、红细胞沉降率增快等，及时专科就诊。诊断明确后早期治疗并连续性随访，有利于控制和缓解病情。

3. 三级预防　PMR 发展到晚期可出现肌肉萎缩和关节挛缩，因此确诊 PMR 后应积极干预，避免疾病进展。同时，使用糖皮质激素期间及时防治高血压、糖尿病、白内障、骨质疏松等合并症。

二、健康教育

根据患者的具体情况，全科医生可设计连续、个体化的教育方案，旨在缓解患者症状，提高生活质量。①及时与患者沟通，安抚患者忧虑情绪；②提高患者对 PMR 疾病和治疗的认识，增强依从性；③激素使用期间需规律监测血糖、血压，注意预防跌倒和骨质疏松等；④制订个性化运动计划，防止肌肉萎缩；⑤治疗期间定期随访。

三、双向转诊

（一）上转指征

1. 首次出现周围性关节炎、全身症状、低炎症标志物以及年龄<60岁等非典型表现，需完善专科检查明确诊断者。

2. PMR患者随访中出现GC疗效不足或不耐受、治疗相关不良反应以及疾病复发或需延长治疗者。

3. PMR患者随访中出现其他严重临床疾病或难以处理的临床情况。

（二）下转指征

1. 诊断明确、已制订治疗方案，可转至基层医院随访管理。

2. 病情控制良好，患者依从性好。

四、社区管理

全科医生对确诊患者建立健康档案及随访记录表，并纳入社区长期健康管理；根据患者病情制订个体化运动计划，积极预防治疗及药物相关不良反应；病情平稳的情况下，第一年每4～8周随访1次，第二年可延长至每8～12周随访1次，并定期开展健康教育，提高患者自我管理能力及依从性。

【预后】

经过及时有效的治疗，多数患者病情可迅速控制、缓解或痊愈；少数迁延不愈或反复发作者，晚期可出现肌肉失用性萎缩或肩关节囊挛缩等严重情况。

【诊治进展】

有研究表明新发PMR患者激素减量同时予以托珠单抗治疗，利于减少初始治疗中激素用量，并降低复发。利妥昔单抗可能是PMR的激素替代药物，特别是对于存在激素治疗禁忌证或预后不良的患者；阿巴西普可以改善PMR疾病活动度，并且在某些患者中可能具有减少激素用量的作用。

【病例分享】

患者，男性，67 岁，农民，因“四肢肌痛 2 年，加重 20 余天”就诊于社区门诊。2 年前出现间断四肢肌痛，以双上臂、双侧大腿肌痛为主，无关节肿痛、皮疹、肌无力、发热，晨起后上述症状明显，间断就诊于疼痛科，予以针灸、非甾体抗炎药等治疗，四肢肌痛可暂时减轻。长期间断自行口服洛索洛芬钠片、中草药治疗，上述症状时轻时重。3 月前自行口服泼尼松 10mg/d 2 月余，肌痛症状明显减轻，停用后症状再次反复。既往高血压病史 6 年，最高 178/95mmHg，长期口服硝苯地平缓释片 20mg，2 次 /d，血压控制在 135/80mmHg 左右。查体：生命体征平稳，BMI 28.2kg/m^2，四肢近端肌压痛阳性，余无明显阳性体征。

接诊基层医生分析病情，患者男性，年龄>50 岁，慢性病程，隐匿起病，以四肢近端肌痛为主要表现，考虑风湿病：可疑 PMR。因当地无法完成相关专科抗体检查排除其他风湿病，建议转上级医院明确诊断。

患者转诊至上一级医院后完善相关化验检查，血常规、肝肾功能、心肌酶未见明显异常；ESR 60.00mm/h，CRP 3.13mg/L。抗 ENA 抗体、肌炎抗体谱、类风湿筛查均阴性。心电图、超声心动图均未见异常。颞动脉彩色超声：双侧颞浅动脉管壁毛糙。最终诊断为 PMR、高血压病 3 级（很高危）。治疗上予以糖皮质激素、抑酸护胃、调节免疫等对症支持治疗。

患者病情稳定后出院转至社区医院，全科医生予以监测血压、血糖，生活指导及个体化运动方案，间断上级医院门诊随诊，指导用药。截至目前随访病情平稳。

【思考题】

1. PMR 的临床表现是什么？
2. PMR 的治疗包括哪些？

【推荐阅读】

[1] 曹向昱，刘雨曦，曹永平. 老年退行性骨关节炎治疗进展. 中国临床保健杂志，2022，25（1）：25-29.

[2] 葛均波，徐永健，王辰. 内科学. 9 版. 北京：人民卫生出版社，2018.

[3] 耿研，谢希，王昱，等．类风湿关节炎诊疗规范．中华内科杂志，2022，61（1）：51-59.

[4] 黄烽，朱剑，王玉华，等．强直性脊柱炎诊疗规范．中华内科杂志，2022，61（8）：893-900.

[5] 宋红梅．儿童风湿病国际相关诊治指南系列解读之：EULAR/ACR 系统性红斑狼疮分类标准解读．中国实用儿科杂志，2020，35（4）：249-252.

[6] 王培，冯学兵，段兴旺，等．风湿性多肌痛和巨细胞动脉炎的诊疗规范．中华内科杂志，2023，62（3）：256-266。

[7] 于晓松，路孝琴．全科医学概论．5 版．北京：人民卫生出版社，2018.

[8] 张文，厉小梅，徐东，等．原发性干燥综合征诊疗规范．中华内科杂志，2020，59（4）：269-276.

[9] 中华医学会风湿病学分会．2018 中国类风湿关节炎诊疗指南．中华内科杂志，2018，57（4）：242-251.

[10] 中华医学会风湿病学分会，国家皮肤与免疫疾病临床医学研究中心，中国系统性红斑狼疮研究协作组．2020 中国系统性红斑狼疮诊疗指南．中华内科杂志，2020，59（3）：172-185.

[11] 邹和建，朱小霞，戴生明，等．系统性硬化病诊疗规范．中华内科学杂志，2022，61（8）：874-882.

（茹晋丽）

第九章 神 经 系 统

第一节 缺血性脑卒中

【学习提要】 1. 缺血性脑卒中的病因、分类、临床表现和诊断。
2. 缺血性脑卒中的综合评估和治疗。
3. 缺血性脑卒中的三级预防和社区健康管理。

【定义】

缺血性脑卒中（ischemic stroke，IS），又称脑梗死（cerebral infarction，CI），指脑血循环障碍病因导致脑血管堵塞或严重狭窄，使脑血流灌注下降，进而缺血、缺氧导致脑血管供血区脑组织死亡。临床上表现为突发局灶性或弥散性的神经功能缺损，头部 CT 或 MRI 上形成新的局灶性脑梗死病灶。

【流行病学】

缺血性脑卒中是最常见的脑卒中类型。在我国脑血管病住院患者中，约 83% 为缺血性脑卒中，年复发率约为 9.6%～17.7%。2019 年我国缺血性脑卒中患病率为 1 700/10 万。缺血性脑卒中具有高发病率、高患病率、高复发率、高致残率及高死亡率的特点。

【病因及发病机制】

高龄、高血压、高脂血症、糖尿病、吸烟、肥胖等是其重要的危险因素。脑动脉阻塞后是否导致脑梗死，与缺血脑组织的侧支循环和缺血程度有关，也与缺血持续时间和缺血脑组织对缺血的耐受性有关。

【分类】

缺血性脑卒中的分类方法有很多种，但目前国内外比较公认和实用的分类方法为病因学分类，即缺血性脑卒中的 TOAST 病因分型。按照 TOAST 病因分型，缺血性脑卒中可以分为 5 型，包括大动脉粥样硬化型、心源性栓塞型、小血管闭塞型、其他病因确定型和不明原因型。

【临床表现】

一、症状

缺血性脑卒中的症状和体征取决于受累的大脑区域。动脉粥样硬化脑梗死多见于中老年，常在安静或睡眠中发病，症状在发病后数分钟内达到最高峰，可能出现的症状有：①一侧肢体（伴或不伴面部）无力或麻木；②一侧面部麻木或口角歪斜；③说话不清或理解语言困难；④双眼向一侧凝视；⑤单眼或双眼视力丧失或模糊；⑥眩晕伴呕吐；⑦既往少见的严重头痛、呕吐；⑧意识障碍或抽搐。少数患者症状在 24～48 小时内缓慢进展（称进展性脑卒中）。

二、体征

1. 专科查体　神经系统查体可以发现神经功能缺损症状相对应的阳性体征，如偏瘫、偏身感觉障碍、失语、共济失调等（表 9-1-1）。

2. 系统查体　主要包括脑血管（即颈动脉、锁骨下动脉及颅内动脉血管杂音）、心脏（明确是否有心律失常如心房颤动等）、血液（检查是否有皮下淤血、瘀斑等凝血功能异常的体征）。

表 9-1-1　不同综合征的症状和体征

综合征	症状和体征
大脑前动脉（不常见）	对侧肢体偏瘫（下肢为重），尿失禁、淡漠、意识障碍、判断力下降、缄默、握持反射、失用性步态
大脑中动脉（常见）	对侧肢体偏瘫（脸部、上肢重于下肢），构音障碍，偏身感觉缺失，对侧同向偏盲，失语（如果优势半球受累），或失用、偏身感觉忽略（如果非优势半球受累）

续表

综合征	症状和体征
大脑后动脉	对侧同向偏盲、单侧皮层盲、记忆力减退、单侧动眼神经麻痹、偏身投掷
椎基底动脉系统	单侧或双侧脑神经受累（如眼震、眩晕、吞咽困难、构音障碍、复视、失明等）、躯干或肢体共济失调、痉挛性瘫痪、交叉性感觉运动障碍 *、意识障碍或昏迷、死亡（如果基底动脉完全性阻塞）、心动过速、血压不稳定

注：* 同侧面部无力、感觉缺失及对侧肢体偏瘫、偏身感觉减退提示病变在脑桥或延髓。

三、接诊要点

争取 15 分钟内完成病史采集和体格检查，25 分钟内完成 CT 和相关辅助检查，45 分钟内作出诊断及治疗决定，60 分钟内开始治疗。

1. 采集病史　确定缺血性脑卒中症状发作的时间至关重要，是患者是否适合静脉溶栓治疗和血管内取栓术的决定因素。对不能提供可靠发作时间的患者，发作时间被定义为患者最后一次表现正常或处于基线神经功能状态的时间。注意询问患者是否使用胰岛素或口服降糖药，是否有癫痫史、药物过量、药物滥用史和近期创伤史。

2. 体格检查　查看有无头、颈部外伤；检查意识障碍程度，有无神经系统局灶性体征；测量双上肢血压，检查心脏情况、呼吸功能、体温、有无感染，注重全身脏器功能及合并症情况。

四、常见并发症

1. 肺炎　发生率为 4%～10%，由误吸引起。其病原体以革兰氏阴性杆菌为主，如肺炎克雷伯菌、大肠埃希菌等，多种细菌及厌氧菌混合感染多见。

2. 消化道出血　发生率为 1.5%～3%。使用质子泵抑制剂或 H_2 受体拮抗剂预防消化道应激性溃疡可有效减少消化道出血。

3. 静脉血栓栓塞　包括深静脉血栓形成和肺栓塞，脑卒中后 1～3 个月风险升高。所有活动受限的急性脑卒中患者均需预防。

4. 抑郁　患病率 18%～60%。与躯体残疾、机体失能、认知损害以及家庭和社会支持不足有关。

【辅助检查】

一、实验室检查

如果在溶栓治疗时间窗内，首要目标是进行溶栓指征紧急筛查。包括：血糖、全血细胞计数、凝血酶原时间（prothrombin time，PT）、国际标准化比值（international normalized ratio，INR）和活化部分凝血活酶时间（activated partial thromboplastin time，APTT）、肝肾功能、电解质、血脂、肌钙蛋白、心肌酶谱等。

二、影像学检查

1. 脑 CT　可准确识别绝大多数颅内出血，并帮助鉴别非血管性病变（如脑肿瘤），是疑似脑卒中患者首选的影像学检查方法。

2. 多模式 CT　灌注 CT 可区别可逆性与不可逆性缺血改变，因此可识别缺血半暗带。对指导急性脑梗死溶栓治疗及血管内取栓治疗有一定参考价值。

3. MRI　可清晰显示早期缺血性梗死，梗死灶 T_1 呈低信号、T_2 呈高信号。MRI 弥散加权成像（DWI）在症状出现数分钟内就可显示缺血灶。

三、病因学检查

心电图、超声心动图、经食管超声、冠状动脉造影以及经颅多普勒发泡试验等，必要时针对颅内静脉系统进行检查。

【诊断和评估】

一、诊断思维

急性起病；局灶神经功能缺损；影像学出现责任病灶或症状 / 体征持续 24 小时以上；排除非血管性病因；脑 CT/MRI 排除脑出血，即可考虑急性缺血性脑卒中。可按照缺血性脑卒中诊疗流程（图 9-1-1）进行诊疗。

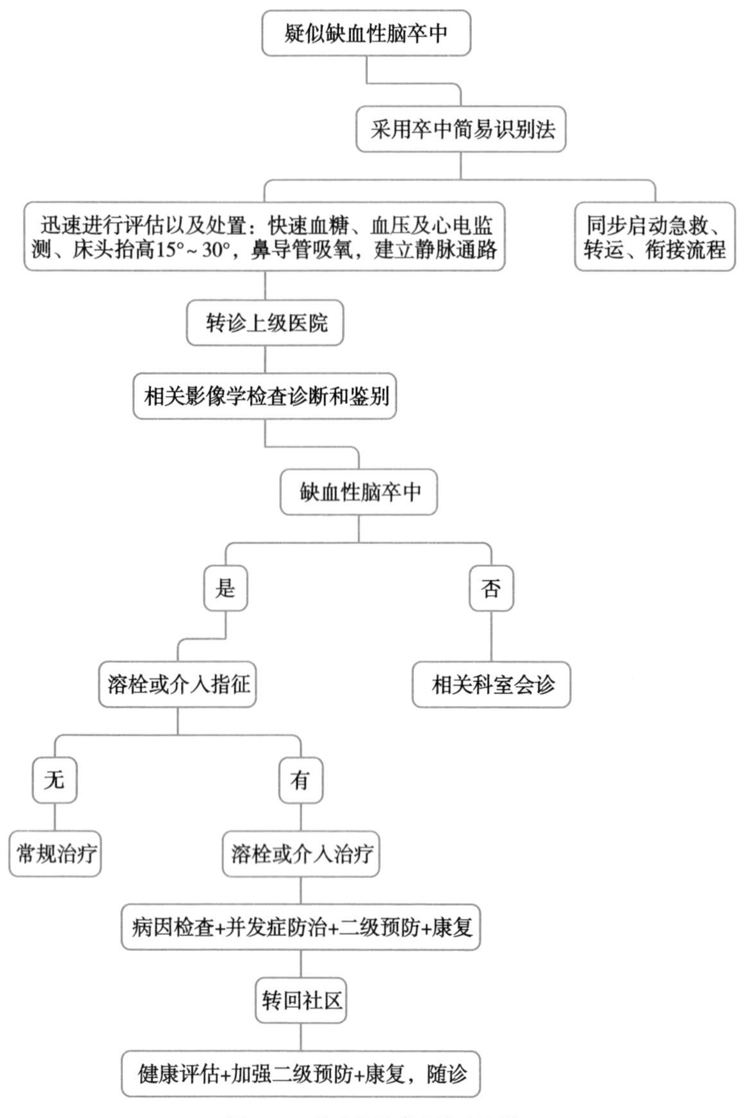

图 9-1-1　缺血性脑卒中诊疗流程

二、临床评估

缺血性脑卒中急诊评估诊断流程包括 4 个环节：①脑卒中识别；

②出血性/缺血性评估；③时间窗及严重程度评估；④病因评估。

1. 脑卒中的识别　主要包括FAST试验和BEFAST试验。

（1）FAST试验（面-臂-语言试验）：F（face），出现面瘫、口角歪斜；A（arms），出现肢体无力；S（speech），出现言语困难；T（time）。

（2）BEFAST试验：在FAST试验基础上加上B（balance），表现平衡或协调能力丧失，突然出现行走困难；E（eyes），表现突发的视力变化，视物困难；上述症状可能意味着出现了脑卒中。

2. 出血性/缺血性评估　平扫CT为目前首选检查。

3. 时间窗及严重程度评估　常用的评分标准为美国国立卫生研究院卒中量表（National Institute of Health Stroke Scale，NIHSS）评分、阿尔伯塔卒中项目早期CT评分（Alberta Stroke Program Early CT Score，ASPECTS）。NIHSS评分是最为公认的量表，评估临床严重程度。

4. 病因评估　关注是否有动脉粥样硬化、动脉夹层、烟雾病等。心脏评估也不容忽视，关注心脏节律、腔内血栓、异常通道。

【治疗】

一、治疗目标

减少我国缺血性脑卒中患者的复发、致残和死亡，降低疾病负担。

二、治疗原则

常规脑卒中治疗。为了优化半影组织的挽救，尽快开始溶栓治疗或机械取栓。

三、治疗方案

（一）一般处理

1. 呼吸与吸氧　应维持氧饱和度>94%。气道功能严重障碍者应给予机械辅助通气。

2. 心脏监测和心脏疾病处理　缺血性脑卒中后24小时之内应进行常规心电图、24小时动态心电图检查。以便早期发现阵发性心房颤动或严重心律失常。

3. 血压控制

（1）对接受静脉溶栓治疗的患者，血压至少控制在收缩压 <180/100mmHg。积极将收缩压控制在130～140mmHg是安全的，可以减少溶栓患者颅内出血的发生率。

（2）血压持续升高收缩压≥200mmHg或舒张压≥110mmHg，或伴有严重心功能不全、主动脉夹层、高血压脑病的患者，可予以降压治疗，并严密观察血压变化。可选用拉贝洛尔、尼卡地平等静脉药物，避免使用引起血压急剧下降的药物。

（3）脑卒中后若病情稳定，血压持续≥140/90mmHg，无禁忌证，可于起病数天后恢复使用发病前服用的降压药物或开始启动降压治疗。

（4）脑卒中后低血压的患者应积极寻找和处理原因，必要时可采用扩容升压措施。

4. 血糖　空腹血糖值可控制在7.8～10mmol/L。

5. 体温控制　对体温升高的患者应寻找和处理发热原因，如存在感染应给予抗感染治疗。对体温 >38℃的患者应给予退热措施。

6. 颅内压监测　避免颅内压过高导致脑疝死亡。床头抬高15°～30°，必要时用甘露醇治疗。

7. 维护水电解质平衡，加强营养支持。

8. 积极防治各种并发症，处理合并症。

（二）专科治疗

改善脑血循环

（1）静脉溶栓：静脉溶栓药物包括重组组织型纤溶酶原激活剂（human recombinant tissue plasminogen activator，rt-PA）、尿激酶。rt-PA治疗的时间窗为3.0～4.5小时，尿激酶治疗的时间窗为6小时。

（2）血管内介入治疗。

1）血管内机械取栓：机械取栓的时间窗为6～24小时。推荐在有条件的医疗机构、由经规范培训的临床医疗团队执行。

2）动脉溶栓：动脉溶栓使溶栓药物直接到达血栓局部，其益处可能被溶栓启动时间的延迟所抵消。动脉溶栓的时间窗为6小时，药物可以选用rt-PA或尿激酶。

3）血管成形术：急诊颈动脉内膜剥脱术（carotid endarterectomy，CEA）或颈动脉支架置入术（carotid artery stenting，CAS）治疗症状性颈动脉狭窄，有助于改善脑血流灌注。

（3）抗血小板治疗：对于不符合静脉溶栓或血管内取栓适应证且无禁忌证的缺血性脑卒中患者应在发病后尽早给予口服阿司匹林150～300mg/d治疗。急性期后可改为预防剂量（50～100mg/d）。

（4）抗凝：不推荐无选择地早期进行抗凝治疗。

（5）降纤：高纤维蛋白原血症者可选用降纤治疗。

（三）中医治疗

缺血性脑卒中在中医学里属“中风病”，可进行中医康复治疗，包括中药治疗、针灸疗法、推拿疗法、传统功法、康复治疗及护理等方面的诊疗技术。中成药主要包括中药注射剂或口服中成药等。中药注射剂药味少，多静脉途径给药，适用于急性期患者；口服中成药由固定的药物组成，便于携带，多用于轻型患者或恢复期患者。急性期中脏腑之闭证与脱证以醒神开窍、益气固脱为法，可选用醒神固脱的中成药，如醒脑静注射液、清开灵注射液。发病1～2周神志转清醒者可按照中经络辨证论治，以化痰通络为主。中经络表现为阻络者，以活血通络为法，可选用具有活血化瘀作用的中药注射液静脉滴注，如疏血通注射液、丹参注射液等。

（四）康复治疗

在病情稳定的情况下应尽早开始康复治疗，促进肢体功能恢复、降低残疾程度。

1. 轻、中度缺血性脑卒中患者的康复　在发病24～48小时可以进行床边康复、早期离床的康复训练，在条件许可的情况下，开始阶段每天至少45分钟的康复训练，根据情况适当增加训练强度。

2. 缺血性脑卒中卧床患者的康复　鼓励患者患侧卧位，适当健侧卧位，尽可能少采用仰卧位，尽量避免半卧位；患者坚持肢体关节活动度训练，注意保护患侧肢体、避免机械性损伤。偏瘫患者应在病情稳定后尽快离床，借助器械进行站立、步行康复训练。早期应积极进行抗重力肌训练、患侧下肢负重支撑训练、迈步训练及站立重心转移训练，以尽早获得基本步行能力。

3. 语言功能的康复　建议从听、说、读、写、复述等几个方面进行评价，对语音和语义障碍进行治疗，逐渐增加语言康复训练强度。

【健康管理】

一、三级预防

（一）一级预防

1. 防治高血压　高血压是脑卒中的头号危险因素，控制高血压是脑卒中最重要的一级预防之一。

2. 预防心源性栓塞性脑卒中　①风湿性心瓣膜病及心肌梗死患者应长期口服抗凝药或抗血小板聚集药物，有手术指征时，应尽早手术治疗；②心房颤动：非风湿性心房颤动患者需要抗栓治疗；③心力衰竭、心肌病等疾病也需要抗栓治疗。

3. 防治糖尿病　筛查糖尿病患者、积极控制糖尿病。

4. 防治高脂血症　提倡采用改良生活方式和他汀类药物治疗。

（二）二级预防

为降低脑卒中复发率，应尽早启动脑卒中二级预防，包括血压、血糖控制、抗血小板、抗凝、他汀类药物等治疗。

（三）三级预防

对已有脑卒中的患者，加强康复护理，防止病情加重。

二、健康教育

脑卒中健康教育内容如下。①戒烟：主要采用尼古丁替代治疗和心理治疗。②控制体重：体重指数（BMI）目标在 18.5～24.0kg/m^2；腰围男性<90cm，女性<80cm。③合理饮食：提倡多吃蔬菜、水果，适量进食谷类、牛奶、豆类和肉类等。减少饱和脂肪（<10% 总热量 /d）和胆固醇（<300mg/d）的摄入量；限制食盐（<6g/d）的摄入量。④体育锻炼：成年人每周至少进行 3 次适度的体育锻炼活动，平均每天活动的时间不少于 30 分钟。

三、双向转诊

（一）上转指征

1. 出现颅内活动性出血或进行性脑水肿、严重肺部感染、泌尿道感染、败血症或重度压疮等。

2. 意识障碍或功能障碍进行性加重。

3. 出现多器官功能衰竭。

4. 出现严重的心理-精神障碍，需转至精神科或精神专科医院治疗。

5. 颅内外血管严重狭窄需手术治疗者。

6. 急性脑梗死需行急诊溶栓、介入治疗或综合治疗者。

7. 病因未明确或其他难以处理的。

（二）转诊注意事项

1. 对发病在6小时以内高度怀疑缺血性脑卒中的新发病例，尽可能快速、安全地转运到最近的有资质提供脑卒中治疗的医院，最好将患者转至能在到达后1小时内进行溶栓治疗的医院。

2. 转运过程中应密切监测和维持患者的生命体征，特别是意识水平、瞳孔、脉搏、呼吸等。必要时吸氧，建立静脉通道及心电监护。

3. 救护车上的人员应尽早通知即将到达的医院，患者到医院后立即行急诊CT检查。

（三）下转指征

1. 生命体征平稳，脑卒中相关临床实验室检查指标基本正常或平稳。

2. 神经科专科处理结束，处于恢复期的患者。

3. 有意识或认知障碍、气管切开状态、急性心肌梗死、吞咽障碍等，需继续住院康复治疗者，可转入康复医院治疗。

4. 存在轻度功能障碍，或不需要住院治疗的并发症或合并症，可进行社区康复或居家康复。

四、社区管理

（一）筛查方法

了解管辖居民的健康状况、生活环境、生活方式、医疗保障等信息；通过周期性健康体检，可获得居民健康状况；通过门诊患者就诊，获得相关的慢性病信息。

（二）分级、分层管理

社区人群可分为一般人群、高危人群及脑卒中患者三种人群。不同的人群可实行分级、分层管理。

1. 一般人群　发放宣传材料，社区宣传栏及健康讲座等形式，将健康行为和信息传递给社区居民。

2. 高危人群进行强化管理　主要针对60岁以上人群，具有高血压、糖尿病、冠心病、心房颤动、脑动脉硬化症、颈动脉狭窄等人群分别按相关疾病社区综合防治管理手册进行干预。

3. 脑卒中患者进行二级预防　积极控制脑卒中原发疾病和社区康复指导。

五、随访

对社区居民建立健康档案，记录健康状况，未发生缺血性脑卒中时做好一级预防，发生后做好二级预防及康复，及时调整缺血性脑卒中管理策略，定期随访（表 9-1-2）。

表 9-1-2　缺血性脑卒中社区随访内容

随访内容	随访频率
非药物治疗：合理膳食、戒烟限酒、规律运动、心理平衡指导	1～3 个月
功能评价：评估患者完成日常生活的能力，吞咽能力，语言能力，运动能力和期望达到的上述能力	1～3 个月
管理内容	
对脑血管病高危患者进行健康教育、血压、血糖、血脂监测	1～3 次 / 季度
对已有脑卒中的患者进行健康教育	1 次 / 月
对脑卒中患者进行康复训练指导	1～2 次 / 月

【预后】

缺血性脑卒中的预后与四个方面有关：①缺血性脑卒中的轻重有关；②到院治疗的时间有关；③与治疗措施有关；④与并发症有关。长期卧床患者预后不好。

【诊治进展】

缺血性脑血管病在过去三十年已经有了重大突破和进展：①双光子成像技术发现大脑内存在脑类淋巴途径，提示通过靶向这一新机制构建脑保护策略可能减轻脑水肿带来的继发性损害，从而改善患者预后。②替奈普酶（Tenecteplase，TNK-tPA）是 rt-PA 后第三代静脉溶栓药物，具有半衰期长、特异性高、使用方便及不良反应少等特点。TNK-tPA

也成为最有可能取代rt-PA的用于缺血性脑卒中的静脉溶栓药物。

【病例分享】

患者，男性，58岁，因“突发右侧肢体无力伴言语不清1天”于当地社区卫生服务中心全科医学门诊就诊。1天前，患者晨起后出现右侧肢体力量减弱，右上肢持物无力，右下肢走路无力，言语含糊不清。1天来，右侧肢体无力略有加重，为求进一步诊治，就诊于全科医学门诊。既往高血压病5年。查体：体温36.5℃，脉搏68次/min，呼吸18次/min，血压200/110mmHg，神志清，言语含糊不清，反应迟钝，右侧肢体肌力Ⅳ级，右侧巴宾斯基（Babinski）征（+）。NIHSS评分22分，考虑脑卒中。全科医生建议患者去上一级综合性医院诊治。

上一级医院行颅脑MRI检查：左侧颞叶、岛叶、豆状核区新发脑梗死（急性期），诊断为急性脑梗死。超过溶栓时间窗，入院后给予抗血小板聚集、调脂稳定斑块、清除自由基等治疗。出院时患者可自行下地活动，NIHSS评分5分。患者转回当地社区全科门诊。社区全科医生给患者建立健康档案，给予患者康复期用药、康复治疗指导。纳入社区长期健康管理。

【思考题】

1. 缺血性脑卒中溶栓治疗的临床指征有哪些？
2. 缺血性脑卒中的临床评估表有哪些？
3. 什么是缺血性脑卒中的三级预防？

（高海英）

第二节　出血性脑卒中

【学习提要】 1. 出血性脑卒中的定义、病因、临床表现和诊断。
2. 出血性脑卒中的综合评估和治疗。
3. 出血性脑卒中的三级预防和社区健康管理。

【定义】

自发性脑出血（intracerebral hemorrhage，ICH）指颅内或全身疾病引起非创伤性脑内血管破裂，导致血液在脑实质内聚集。引起 ICH 的原因以高血压性脑出血最常见。

【流行病学】

全球疾病负担研究 2019 年数据显示，我国出血性脑卒中患病率 306/10 万。2019 年我国 40 岁及以上人群现患和曾患脑卒中人数约为 1 704 万。

【病因及发病机制】

一、病因

根据病因可分为原发性脑出血（80%～85%）和继发性脑出血。原发性脑出血的病因 50%～60% 是高血压，20%～30% 是淀粉样变和不明原因脑出血；继发性脑出血常继发于动静脉畸形、海绵状血管畸形、动脉瘤、肿瘤、血液疾病、烟雾病、口服抗凝药、抗血小板药物及静脉窦血栓形成等。

二、发病机制

高血压脑出血通常是由于大脑中动脉的豆纹动脉、丘脑穿通动脉、基底动脉的脑桥穿通支、小脑上动脉和小脑前下动脉等血管壁破裂而导致出血。脑淀粉样变引起非高血压脑出血是由于脑小动脉和毛细血管发生淀粉样变，使管壁脆性增加，容易出血。

【临床表现】

脑出血起病突然，常无先兆。常见诱发因素有情绪波动、体力劳动、饭后酒后、性生活、用力摒便和气候变化等，也可无任何诱因。

一、症状

突发起病，多在动态状况下发病。患者常突感头痛、头胀，随之呕吐，可很快出现意识和神经功能障碍，并进行性加重。

二、体征

不同出血部位的体征不同，如下。

1. 基底节出血　偏瘫或轻偏瘫、偏身感觉障碍和同向性偏盲“三偏”，均发生于出血灶的对侧。患者双眼向病灶侧凝视，可有局灶性抽搐和失语（优势半球出血）。

2. 脑叶出血　如出血在枕顶叶，可有同向偏盲；如发生在颞叶，可有强握、吸吮反射、排尿困难、淡漠和反应迟钝。

3. 丘脑出血　临床表现似壳核出血，双眼垂直方向活动障碍或双眼同向上或向下凝视，瞳孔缩小。

4. 脑桥出血　出血常先自一侧脑桥开始，表现出血侧面瘫和对侧肢体弛缓性偏瘫（交叉性瘫痪）。头和双眼转向非出血侧，呈“凝视瘫肢”状。出血扩大并波及两侧脑桥，则出现双侧面瘫和四肢瘫痪。双侧病理征阳性，眼球自主活动消失，瞳孔缩小，呈针尖样，对光反射迟钝或消失。

5. 小脑出血　站立时向病侧倾倒，病侧肢体不灵活。

三、接诊要点

在进行诊断性评估时，对疑似ICH患者应快速地进行初诊、评估、稳定生命体征，需要接受紧急干预，措施包括气管插管和机械通气、逆转抗凝、控制血压、颅内压监测，以及考虑是否需要脑室造口术或手术清除血肿。急救人员应进行简要评估和急救处理后，尽快送往有条件的医院，在尽可能短的时间内完成脑CT/CTA或MRI检查。

在患者病情允许的情况下，应详细问诊、全面采集病史。倾听患者对疾病的看法、关注患者的担心和期望，适时反馈。具体要点包括以下方面。

1. 起病情况　包括发病年龄、发病时间、起病形式、诱因等。

2. 病情特点　ICH多急性起病。

3. 伴随症状　多伴有头痛，当颅内压力超过200mmH_2O的状态，常伴有剧烈头痛、恶心呕吐、视力下降和视盘水肿，发生脑疝时，引起意识状态和生命体征的改变。社区医生接诊颅内压增高的患者时，要注意患者起病的速度、伴发头痛的严重程度，监测患者生命体征和意识状态有无改变。

4. 治疗经过　详细询问患病以来的诊治经过，包括已做的检查，所用药物、剂量、疗效，有助于病情的诊断。

5. 既往史、家族史等　包括高血压、糖尿病、脑动脉瘤、癫痫、脑卒中病史。ICH 有家族聚集倾向。

6. 生活方式及社会心理因素　详细询问患者的饮食结构和运动习惯，是否有吸烟、酗酒史。了解患者对 ICH 的看法，以及心情是否焦虑，是否因疾病影响生活质量。了解患者家庭成员关系是否和睦，家庭支持度如何，社会人际关系是否和谐。

四、常见并发症 / 合并症

（一）并发症

1. 高颅压　出现脑水肿或血肿时，可引起颅内压升高。血肿较大时，可使脑组织和脑室移位、变形，重者形成脑疝。

2. 脑积水　脑室内出血造成第三脑室流出道急性梗阻时出现脑积水。

3. 继发性癫痫　脑叶出血易引起癫痫发作。

4. 肺部感染　最常见，脑出血出现吞咽困难和误吸是肺炎发生的主要危险因素。

5. 深静脉血栓形成　由于肢体活动障碍患者需卧床，血流缓慢，急性期患者处于应激状态，凝血功能异常，患者发生深静脉血栓形成和肺栓塞的风险很高。

（二）合并症

1. 心血管病　80% 以上的脑出血患者有高血压病史，脑出血与心肌梗死常同时发生。

2. 代谢综合征和糖尿病　合并代谢综合征及糖尿病时，要积极控制血糖。

3. 焦虑和抑郁　是脑出血重要合并症，常发生于老龄、长期卧床患者。

【辅助检查】

一、实验室检查

1. 脑脊液　如临床诊断明确，则不应行腰穿和脑脊液检查，以防脑疝。如诊断不明确，应谨慎行腰穿。脑脊液可呈血性，蛋白质增高，脑脊液压力增高，约 10% 的患者脑脊液不含血液。

2. 血、尿常规和生化检测　白细胞、尿素氮增高。尿常规有轻度尿糖、尿蛋白。生化检测有助于观察病情变化。

二、影像学检查

影像学检查是诊断脑出血的重要方法，CT 及 MRI 能够反映出血部位、出血量。脑血管造影能够帮助明确脑出血的潜在病因。

1. CT　是诊断 ICH 的首选方法。一般新鲜血块的 CT 值是 70～80Hu，为正常脑组织密度的 2 倍，随着时间增长、血肿吸收，其密度逐步变低。血肿吸收所需时间取决于血肿的大小和所在部位：直径≤2cm 血肿，需 4～5 周；直径>2cm，需 6～7 周。血肿量的简易计算法（单位 ml）：血肿量 =1/2× 长 × 宽 × 层面数。

2. MRI　脑出血在 MRI 上的表现较复杂，根据血肿的时间长短有所不同。①超急性期（0～2 小时）：血肿为 T_1 低信号、T_2 高信号，与脑梗死不易区别；②急性期（2～72 小时）：T_1 等信号、T_2 低信号；③亚急性期（8 天至 4 周）：T_1、T_2 均呈高信号；④慢性期（>4 周）：T_1 低信号、T_2 高信号。MRI 在发现慢性出血、脑肿瘤及脑血管畸形方面优于 CT，但其耗时较长、费用较高，一般不作为脑出血的首选影像学检查。

3. 脑血管检查

（1）CT 血管成像（CTA）、磁共振血管成像（MRA）、CT 静脉成像（CTV）、磁共振静脉成像（MRV）：是快速、无创性评价颅内外动脉血管常用方法，可用于筛查可能存在的脑血管畸形、动脉瘤、动静脉瘘、静脉窦血栓等。

（2）数字减影血管造影（DSA）：能清晰显示脑血管各级分支，明确有无脑动脉瘤、脑动静脉畸形及其他脑血管病变。

【诊断和评估】

一、诊断思维

中老年患者在活动中或情绪激动时突然发病，迅速出现局灶性神经功能缺损症状以及头痛、呕吐等高颅压症状应考虑脑出血的可能，结合颅脑 CT 检查，可以迅速明确诊断。

1. 诊断标准 ①急性起病；②局灶神经功能缺损症状（少数为全面神经功能缺损），常伴有头痛、呕吐、血压升高及不同程度意识障碍；③颅脑 CT 及 MRI 显示出血灶；④排除非血管性脑部病因。

2. 诊断流程 脑出血的诊断流程应包括如下步骤：第一步，是否为脑卒中？第二步，是否为脑出血？颅脑 CT 或 MRI 检查确认。第三步，脑出血的严重程度。影像学检查显示脑出血部位、出血量，结合格拉斯哥昏迷量表（Glasgow Coma Scale，GCS）或 NIHSS 评估。第四步，脑出血病因是什么？结合病史、体征、实验室及影像学检查确定（图 9-2-1）。

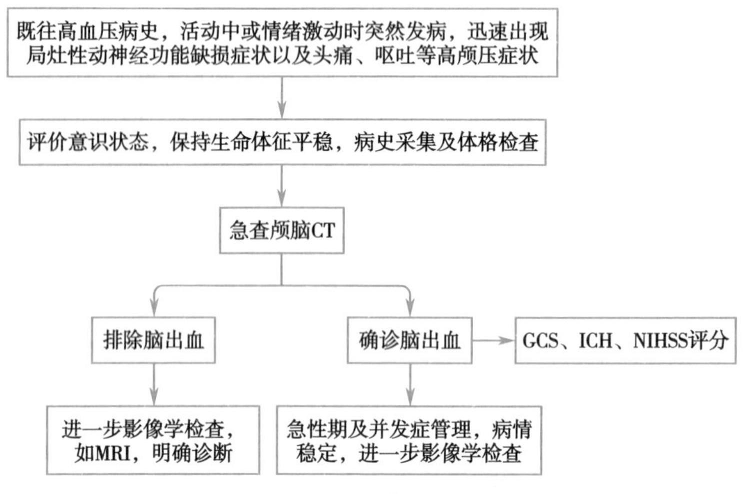

图 9-2-1 脑出血简易诊断流程

GCS. 格拉斯哥昏迷量表；ICH. 自发性脑出血；NIHSS. 美国国立卫生研究院卒中量表。

3. 鉴别诊断 脑出血需要与其他类型的脑血管病如急性脑梗死、蛛网膜下腔出血等鉴别。对发病突然、迅速昏迷但局灶体征不明显者，应注意与引起昏迷的全身性疾病如中毒（酒精中毒，镇静催眠药物中毒、一氧化碳中毒）及代谢性疾病（低血糖、肝性脑病、肺性脑病和尿毒症等）鉴别。对有头部外伤史者应与外伤性颅内血肿相鉴别。

二、临床评估

脑出血评估目的在于确定疾病的严重程度，包括活动、功能受限严重程度、患者健康状况及未来不良事件的发生风险（如急性加重、住院或者死亡等），最终指导治疗。

1. 意识状态评估　目前国际上较广泛应用的是格拉斯哥昏迷量表（GCS）（表 9-2-1），分别对患者的运动、言语、睁眼反应进行评分，作为整体判断病情的依据。

表 9-2-1　格拉斯哥昏迷量表（GCS）

睁眼反应		语言反应		运动反应	
4	自动睁眼	5	回答正确	6	遵嘱动作
3	呼唤睁眼	4	回答错误	5	刺痛定位
2	刺痛睁眼	3	只能说话	4	刺痛躲避
1	不睁眼	2	只能发音	3	刺痛屈曲
		1	无言语	2	刺痛强直
				1	无反应

注：GCS 包括睁眼反应（E）、语言反应（V）、运动反应（M）3 个项目，应用时，应分测 3 个项目并计分，再将各个项目的分值相加求其总和，即可得到患者意识障碍的客观评分。GCS 总分范围为 3～15 分，正常为 15 分；总分低于 7 分者为浅昏迷；低于 3 分者为深昏迷。若 GCS 评分为 3～6 分说明患者预后差，7～10 分为预后不良，11～15 分为预后良好。

2. 肌力评估　通过肌力的评估，了解患者出血的大致部位（表 9-2-2）。

表 9-2-2　肌力六级分级法

肌力大小	表现形式
0 级	肢体完全不能活动，且不能看到肌肉的收缩，是完全瘫痪状态
1 级	可以有肌肉的收缩，但不能引起肢体的运动
2 级	肢体可以活动，但不能对抗重力（肢体不能抬离床面）
3 级	可以对抗重力，但不能对抗阻力（给予一定阻力，肢体不能抬离床面）
4 级	可以抵抗一定的阻力，但不能达到正常肌力水平
5 级	正常肌力

3. ICH 评分量表　用于脑出血的临床分级（表 9-2-3），此评分是一种静态指标，不能反映病情的动态变化；能比较可靠地评估 30 天病死率（表 9-2-4），常用于动态监测患者病情变化。

表 9-2-3　ICH 评分量表

项目		分值
GCS 评分	3～4 分	2
	5～12 分	1
	13～15 分	0
血肿量 /ml	≥30	1
	<30	0
血肿破入脑室	是	1
	否	0
血肿源于幕下	是	1
	否	0
患者年龄 / 岁	≥80	1
	<80	0

表 9-2-4　ICH 评分量表评分与 30 天病死率

ICH 评分量表评分	30d 病死率
0	0
1	13%
2	26%
3	72%
4	97%
5	100%

【治疗】

一、治疗目标

脑出血急性期的治疗目标是预防出血扩大、监测和处理并发症。

脑出血稳定期的治疗目标是降低未来再发风险，减少病死率及致残率。

二、治疗原则

出血性脑卒中的治疗包括内科治疗和外科治疗，大多数的患者以内科治疗为主，如果有手术适应证者，则应该进行外科治疗。

三、治疗方案

（一）急性期治疗

1. 一般治疗　一般应卧床休息 2～4 周，保持安静，避免情绪激动和血压升高。明显头痛、过度烦躁不安者，可酌情适当给予镇静止痛剂；便秘者可用缓泻剂。

2. 药物治疗

（1）血压管理：当急性脑出血患者收缩压>220mmHg 时，应积极使用静脉降压药物降低血压；当患者收缩压>180mmHg 时，可使用静脉降压药物控制血压，160/90mmHg 可作为降压目标值。早期积极降压到 140mmHg 是安全的。在降压治疗期间应严密观察血压水平的变化，每隔 5～15 分钟进行 1 次血压监测。

（2）颅内压（intracranial pressure，ICP）增高的处理：常用方法如下。①抬高床头法：颅内压升高者应卧床，适度抬高床头约 30°。②镇痛和镇静：常用的镇静药物有丙泊酚、咪达唑仑、右美托咪定等；镇痛药有芬太尼、瑞芬太尼等。③脱水降低颅内压：若患者具有颅内压增高的临床或影像学表现，或实测颅内压≥22mmHg，可应用脱水剂，首选 20% 甘露醇（每天 1～3g/kg），也可考虑使用甘油果糖、利尿剂、白蛋白、高渗盐水等，用量及疗程依个体而定。

（3）血糖管理：空腹血糖值可控制在 7.8～10.0mmol/L。

（4）止血治疗：止血药物如氨基己酸、氨甲苯酸、巴曲酶等不推荐常规使用。如果有凝血功能障碍，可针对性给予止血药物治疗。例如肝素治疗并发的脑出血可用鱼精蛋白中和；华法林治疗并发的脑出血可静脉应用维生素 K（初始计量 10mg）拮抗；对于服用达比加群、利伐沙班或阿哌沙班等新型抗凝药物的 ICH 患者，可个体化考虑采用第 8 因子旁路活性抑制剂治疗。

（5）体温管理：脑出血患者早期可出现中枢性发热，给予降温治疗。

3. 手术治疗　主要手术方法包括：去骨瓣减压术、小骨窗开颅血肿清除术、钻孔血肿抽吸术和脑室穿刺引流术等。一般认为手术宜在早期（发病后 6～24 小时内）进行。通常下列情况需要考虑手术治疗：①基底核区中等量以上出血（壳核出血≥30ml，丘脑出血≥15ml)；②小脑出血≥10ml 或直径≥3cm，或合并明显脑积水；③重症脑室出血（脑室铸型)；④合并脑血管畸形、动脉瘤等血管病变。

4. 中医治疗　脑出血由多种原因导致，临床可结合不同病因采取中医治疗方法。

5. 康复治疗　只要患者的生命体征平稳、病情不再进展，宜尽早进行康复治疗。如轻微活动髋关节、肘关节、膝关节，避免因剧烈运动而加重脑出血的发生。

（二）稳定期治疗

1. 高血压　血压应控制在 140/90mmHg 以下，对于高血压合并糖尿病或者肾病者，血压一般控制在 130/80mmHg 以下。

2. 戒烟　可用尼古丁替代品及口服戒烟药。

3. 高脂血症　对已经明确有出血性脑卒中病史或早发出血性脑卒中家族史、需要强力降脂的极高危或高危患者，低密度脂蛋白胆固醇（LDL-C）建议<1.8mmol/L（70mg/dL)，不建议<1.4mmol/L（55mg/dL）或<1.0mmol/L（40mg/dL)。

4. 糖尿病　应严格控制血糖，一般目标为糖化血红蛋白<7%。

5. 稳定期康复治疗　可以根据患者肢体活动能力进行康复训练，如果肌力在 3 级以下需要给予被动运动；肌力在 3 级以上的亚急性出血患者，可以进行主动运动。后遗症期训练以有氧运动为主，主要包括慢走、快走、慢跑以及游泳等。

【健康管理】

一、三级预防

1. 一级预防　定期进行脑出血危险因素监测，包括血压、血糖、血浆纤维蛋白、血小板聚集度、血脂、凝血状态、同型半胱氨酸、抗磷脂抗体等，并进行针对性消除危险因素的预防治疗。

2. 二级预防　积极控制血压能降低远期脑出血风险和减少各种

心脑血管疾病事件。

3. 三级预防 目的是减少晚期脑出血及后遗症。包括：①继续控制血压、血糖及戒烟；②对患者及其家庭成员进行健康教育；③加强康复锻炼；④重视稳定期药物治疗；⑤进行长期系统管理。

二、健康教育

脑出血健康教育内容包括：①教育与督促患者控制血压、血糖、戒烟；②使患者了解脑出血的临床基础知识；③正确认识脑出血后遗症及康复方法；④稳定期规律服药，监测药物不良反应等；⑤了解医院就诊的时机。

三、双向转诊

（一）上转指征

1. 初次筛查疑诊脑出血患者，或一旦确诊ICH，应当立即分诊至脑卒中单元或神经重症监护病房，若院内无相应条件应当立即转院。

2. 随访期间发现脑出血患者症状控制不满意，或出现药物不良反应，或其他不能耐受治疗的情况。

3. 出现脑出血合并症，需要进一步评估和诊治。

（二）下转指征

1. 脑出血患者急性期已过，已明确治疗方案。

2. 脑出血急性加重治疗后病情稳定。

3. 脑出血合并症已确诊，已制订治疗方案、评估疗效，且合并症已得到稳定控制。

四、社区管理

社区康复是脑卒中早期康复的重要内容，包括脑卒中患者的皮肤管理、大小便功能的管理和良肢位的摆放和体位转移、吞咽障碍的临床评估和吞咽康复指导、营养管理和进食管理技术训练、呼吸道管理和基本的呼吸功能康复管理等。

【预后】

脑出血总体预后较差。脑水肿、颅内压增高和脑疝形成是致死的主要原因。脑干、丘脑和大量脑室出血预后较差。与脑梗死不同，不少脑出血患者起初的严重神经功能缺损可以相对恢复良好，甚至可以完全恢复正常。

【诊治进展】

便携式3D头部CT进行三维重建图像引导下的锁孔显微血肿清除术是一种快速、微创的血肿清除方法；机器人辅助立体定向技术则提供了三维可视化和多模态图像融合技术，辅助医生规划最佳血肿穿刺路径。医用神经外科机器人可以根据血肿的位置和形状精确规划手术路径，具有创伤小、对脑内深部血肿定位精准度高等优点，具有良好的发展前景。

【病例分享】

患者，男性，67岁，因“头痛伴呕吐1天，嗜睡2小时”就诊。患者家属诉1天前晨起于室内行走时突发头痛伴有恶心、呕吐，当时测血压210/120mmHg，患者停止活动，卧床休息，未服用降压药物。其间无意识丧失、抽搐、二便失禁、恶心、呕吐。2小时前，家人发现患者易睡，言语含糊不清，故来社区卫生中心就诊。既往高血压病史10年，用药不规律，血压控制差。有吸烟史。有脑卒中家族史。查体：体温37.0℃，脉搏78次/min，呼吸20次/min，血压220/120mmHg。嗜睡，言语含糊，对答基本切题。右侧鼻唇沟变浅，伸舌偏右，右上肢肌力3级，右下肢4级。右侧Babinski征阳性，右侧肢体痛觉减退。社区全科医生应用GCS评分12分，建议患者立即转至上一级综合性医院。

患者转诊至上一级医院后行颅脑CT检查提示：左侧额顶叶脑出血破入脑室。结合病史诊断：①急性脑出血；②高血压病3级（很高危）。入院后给予卧床休息，吸氧，心电监护；脱水降颅内压、控制脑水肿、血压管理、保护脑细胞、并发症的防治，以及急性期康复治疗。后患者症状进一步改善，出院后转回社区全科门诊。社区全科医生给患者建立健康档案，教育患者戒烟，对于脑出血后遗症给予综合管理、倾听患者心声、树立战胜疾病的信心，提高治疗和随访依从性。

【思考题】

1. 作为全科医生，首诊该患者时，首要的诊断考虑什么？需要哪些处理？

2. 该病急性期的并发症有哪些？应该如何处理？

3. 稳定期患者的康复手段有哪些？

（高海英）

第三节 帕金森病

【学习提要】 1. 帕金森病的病因、临床表现和诊断。
2. 帕金森病的综合评估和治疗。
3. 帕金森病的三级预防和社区健康管理。

【定义】

帕金森病（Parkinson disease，PD），又称震颤麻痹，是常见于中老年的神经系统变性疾病，临床上以静止性震颤、运动迟缓、肌强直和姿势平衡障碍为主的运动症状和睡眠障碍、嗅觉障碍、自主神经功能障碍、认知和精神障碍等非运动症状的临床表现为显著特征。

【流行病学】

我国65岁以上PD发病率为1.7%，现有PD患者270万，预计到2030年达500万，几乎占到全球PD患病人数的一半。

【病因及发病机制】

一、病因

病因迄今尚未明确。多数认为本病与年龄因素、环境因素和遗传因素之间的相互作用有关。

1. 神经系统老化　PD主要发生于中老年人，40岁以前发病少见，提示神经系统老化与发病有关。

2. 环境因素　接触吡啶类衍生物的工业或农业毒素可能是病因之一。

3. 遗传因素　约10%的患者有家族史，绝大多数患者为散发性。

二、发病机制

PD的核心缺陷是基底节多巴胺耗竭，这导致其与丘脑和运动皮质的连接遭受严重破坏，引起典型的帕金森体征，目前认为PD并非单一因素引起，而是通过：①线粒体功能障碍；②氧化应激；③谷氨酸的毒性作用；④免疫炎性机制；⑤遗传因素等多种机制共同作用所致。

【临床表现】

一、症状

（一）运动症状

1. 运动迟缓　随意运动减少，运动缓慢、笨拙；动作速度缓慢和幅度减小。书写字迹弯弯曲曲，越写越小呈“写字过小征”；系鞋带、解纽扣、持筷夹物等精细动作不能顺利进行；面肌强直、运动减少致表情缺乏，酷似“面具脸”；语速变慢、语音低调。

2. 静止性震颤　早期表现为静止性震颤，多始于一侧上肢的远端，静止位时出现或明显，随意运动时减少或停止，紧张或激动时加剧，入睡后消失。典型表现是拇指与示指呈“搓丸样”动作，逐渐发展到同侧下肢与对侧上、下肢体，呈“N”字形进展。

3. 姿势平衡障碍　在疾病早期，表现为走路时患侧上肢摆臂幅度减小或消失，下肢拖曳。随病情进展，步伐逐渐变小变慢，启动、转弯时步态障碍尤为明显，自坐位、卧位起立时困难。迈步后，以极小的步伐越走越快，不能及时止步，称为前冲步态或慌张步态，容易跌倒。

（二）非运动症状

1. 自主神经功能障碍　临床常见，包括顽固性便秘、多汗、溢脂性皮炎等。吞咽活动减少可导致流涎。疾病后期可出现性功能障碍、排尿障碍或直立性低血压。

2. 精神障碍　多数患者伴有抑郁、焦虑。15%～30%的患者逐渐发生认知障碍乃至痴呆，以及幻觉、妄想和冲动控制障碍。

3. 睡眠障碍　可有失眠、快速眼动期睡眠行为障碍、白天过度嗜睡等；有些患者夜间睡眠可伴有不宁腿综合征、睡眠呼吸暂停。

4. 感觉障碍　疾病早期即可出现嗅觉减退，晚期常有肢体麻木、疼痛。

二、体征

PD 的体征与临床症状相对应，表现为精细动作迟缓、转弯费力、写字变小；静止性震颤；肌张力呈铅管样、齿轮样强直；姿势和步态异常，走路迈小步、前冲，以上均为 PD 最常见的体征。

三、接诊要点

临床发现 PD 从发病到确诊平均时间为 2 年。早期对 PD 的症状识别是关键。

1. 正确区分无力和运动迟缓　患者主诉肢体沉重无力，走路下肢拖拉。容易与脑血管病或周围神经疾病引起的肌无力相混淆。

2. 关注非运动症状　有些患者早期可能主诉有肢体麻木、发紧感、嗅觉减退、抑郁、便秘、躯体疼痛等。嗅觉障碍和快速眼动睡眠期行为异常被认为与 PD 发生高度相关。

3. 年轻患者注意询问家族史　10%PD 为早发型。早发型 PD 与遗传有关，可行基因检测确诊。

【辅助检查】

一、实验室检查

1. 常规检查　血、尿、便常规、血生化、甲状腺功能等。

2. 血铜蓝蛋白　排除肝豆状核变性。

3. 嗅觉测试　嗅棒测试可发现早期患者的嗅觉减退。

4. 基因诊断　可发现基因突变。

二、影像学检查

1. 颅脑 CT、MRI　多数 PD 患者的头颅影像学检查结果正常。

2. 分子影像学　正电子发射断层显像（PET）或单光子发射式计

算机断层成像（single photon emission computed tomography，SPECT）检查进行特定的放射性核素检测，可显示脑内多巴胺转运体摄取率降低、多巴胺递质合成减少等，对早期诊断、鉴别诊断及监测病情有一定价值。

3. 黑质超声检查　经颅超声可通过耳前的听骨窗探测黑质回声，可以发现大多数 PD 患者的黑质回声增强。

【诊断和评估】

一、诊断思维

PD 临床表现复杂，国际运动障碍协会最新诊断标准中将 PD 的特征分解为核心症状、支持标准、警示标准和绝对排除标准，满足必要的条件后即可诊断为临床确诊和临床可能的 PD（图 9-3-1）。

1. 诊断标准

（1）临床确诊的 PD，需要具备：①不存在绝对排除标准；②至少存在 2 条支持标准；③没有警示征象。

（2）临床很可能的 PD，需要具备：①不符合绝对排除标准；②如果出现警示征象则需要通过支持标准来抵消。如果出现 1 条警示征象，必须需要至少 1 条支持标准抵消；如果出现 2 条警示征象，必须需要至少 2 条支持标准抵消；如果出现 2 条以上警示征象，则诊断不能成立。

2. 支持标准、绝对排除标准和警示征象

（1）支持标准：①静止性震颤；②异动症；③多巴胺类药物有效（症状改善，存在开 / 关期或剂末现象）；④三个辅助检查，即嗅觉减退；黑质超声 >20mm^2 异常高回声；心脏间碘苄胍（metaiodobenzylguanidine，MIBG）闪烁显像低灌注。

（2）排除标准：①皮质复合觉丧失、失语、失用；②5 年内高度怀疑变异性额颞叶痴呆或原发性进行性失语；③发病 3 年帕金森样症状仍局限在下肢；④向下的垂直性核上性凝视麻痹或向下的垂直性扫视减慢；⑤小脑性共济失调、小脑性眼动异常。

（3）警示征象：①对称发病；②可能解释的锥体束征；③3 年内平衡障碍致频繁跌倒（>1 次 / 年）；④5 年内步态障碍需轮椅出行；⑤5 年内病情不进展；⑥5 年内无非运动症状；⑦5 年内出现吸气性呼吸困

难；⑧5 年内出现严重发音障碍或构音障碍（大多数时候言语难以理解）或严重吞咽困难（需要软食、鼻胃管喂养或胃造口管喂养）；⑨5 年内严重自主神经功能障碍（尿失禁、尿潴留、直立性低血压）；⑩10 年内出现不相称的颈前倾或手 / 足挛缩。

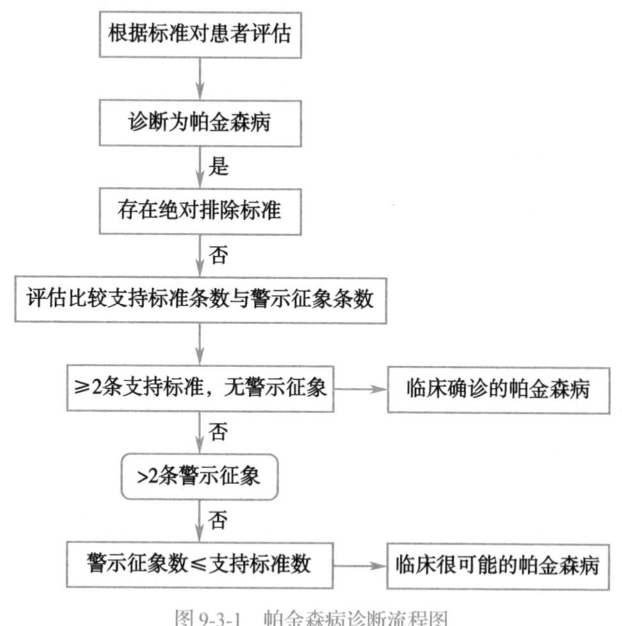

图 9-3-1　帕金森病诊断流程图

3. 鉴别诊断

（1）帕金森综合征

1）药物性帕金森综合征：最常见的致病药物是阻断多巴胺能传递的药物，例如抗精神病药和止吐药，如利血平、碳酸锂、氯丙嗪、氟桂利嗪等药物。

2）血管性帕金森综合征：多次脑卒中后出现。表现不典型，多为双下肢运动障碍，表现为抬足、起步困难，僵直性肌张力增高，多无震颤，常伴有锥体束征及痴呆。对左旋多巴及复方制剂治疗效果欠佳。

3）中毒性帕金森综合征：有毒物接触史如一氧化碳、有毒重金属、二硫化碳、甲醇、酒精等，可出现帕金森样症状。

4）代谢性帕金森综合征：甲状腺功能减退，甲状旁腺异常，肝性脑病等，可表现帕金森样症状。

5）肿瘤性帕金森综合征：额叶、基底节肿瘤可表现帕金森样症状。

6）脑炎帕金森综合征：病毒性脑炎或自身免疫性脑炎可有帕金森样症状。

7）外伤性帕金森综合征：中脑外伤可出现帕金森样症状，左旋多巴可改善部分症状。

（2）伴发于其他神经变性疾病的帕金森综合征

1）多系统萎缩（multiple system atrophy，MSA）：帕金森症状是46%MSA患者的首发症状，僵直和少动是主要表现，直到数年后自主神经症状逐渐显现才诊断为MSA。颅脑MRI可见面包"十字征"、脑萎缩等。大部分对左旋多巴治疗反应不敏感。

2）进行性核上性麻痹：40岁以后发病，进行性加重，垂直性向上或向下核上性凝视麻痹，姿势步态不稳伴反复跌倒，颈部体位异常如颈后仰、帕金森综合征、认知功能障碍。

3）路易体痴呆：临床特征为痴呆伴幻视、波动性认知、快速眼动睡眠行为障碍和帕金森综合征。其他相关症状包括反复跌倒、晕厥、自主神经功能障碍、对抗精神病药敏感、妄想、非视觉性幻觉以及抑郁。

4）皮质基底节变性：是一种罕见但独特的帕金森综合征。其典型表现是进展性非对称运动疾病，症状最初累及一条肢体，包括以下表现的各种组合：运动不能和极度肌强直、肌张力障碍、局灶性肌阵挛、观念运动性失用症以及异己肢体现象。

（3）遗传性帕金森综合征

1）亨廷顿病：多有阳性家族史，表现为舞蹈样动作为主的运动障碍、精神异常、痴呆，基因分析可确诊。

2）肝豆状核变性：可有舞蹈样动作、精神症状。实验室检查示铜蓝蛋白明显降低、尿铜增高、肝功能异常，角膜K-F环阳性。

二、临床评估

目前临床上PD病情评估方法较多，其中修订的Hoehn-Yahr分级和统一PD评定量表（Unified Parkinson Disease Rating Scale，UPDRS）最为常用。前者用于记录病情轻重，评估方法简便易行；当需要详细评估患者运动功能障碍的程度及对治疗的评判时，常采用UPDRS。

1. Hoehn-Yahr 分级　临床上常用的 PD 分级方法是修订的 Hoehn-Yahr 分级，根据病情严重程度可分为 5 级（表 9-3-1）。

表 9-3-1　Hoehn-Yahr 分级

分级	症状
0 级	无症状
1.0 级	单侧患病
1.5 级	单侧患病，并影响到躯干中轴肌肉，或另一侧躯体可疑受累
2.0 级	双侧患病，未损害平衡
2.5 级	轻度双侧患病，姿势反射稍差，但是能自己纠正
3.0 级	双侧患病，有姿势平衡障碍，后拉试验阳性
4.0 级	严重残疾，仍可独自站立或行走
5.0 级	不能起床，或生活在轮椅上

注：1.0～2.5 级定义为早期；3.0 级定义为中期；4.0～5.0 级定义为晚期。

2. 统一 PD 评定量表（UPDRS）　UPDRS 是一个较为全面评估 PD 病情严重程度的工具，分为精神行为和情绪、日常生活能力、运动功能、治疗并发症四部分。UPDRS 是目前国际上公认的临床评价 PD 的标准工具。

【治疗】

一、治疗目标

减轻症状、降低不良反应、提高生活质量、尽可能延缓并发症。

二、治疗原则

①综合治疗，包括运动症状和非运动症状的治疗；②多学科协作，涉及药物治疗、手术治疗、运动疗法、心理干预、照料护理，需要多学科参与；③全程管理。

三、治疗方案

1. 一般治疗　PD 非药物治疗方法中，运动与康复治疗、心理干预与照料护理适用于PD治疗全程。

2. 药物治疗　是否对PD患者开始对症药物治疗取决于症状干扰功能或损害生存质量的程度。如果症状不影响生活质量，极轻度PD症状和体征的患者不一定需要抗PD治疗。对于大多数希望控制运动症状的早期PD患者，建议左旋多巴作为初始治疗。多巴胺受体激动剂、单胺氧化酶B型抑制剂或金刚烷胺进行初始治疗可以替代早期左旋多巴治疗（表9-3-2）。

表9-3-2　抗帕金森病药物及注意事项

药物	药理作用	用法用量	不良反应	注意事项
复方左旋多巴	脱羧生成多巴胺	初始剂量62.5～125mg、2～3次/d，建议早期患者使用复方左旋多巴单药治疗时剂量不超400mg/d	胃肠道反应	活动性消化道溃疡者慎用，闭角型青光眼、精神病患者禁用
多巴胺受体激动剂				
罗匹尼罗	同上	初始剂量0.25mg、3次/d，每服用1周后每天增加0.75mg至3.00mg/d；有效剂量3～9mg/d，分3次服用，最大剂量24mg/d	直立性低血压、脚踝水肿、精神异常	禁与地西泮类精神药物合用
普拉克索	同上	初始剂量0.125mg、3次/d；有效剂量为0.5～0.75mg、3次/d，最大剂量不超过4.5mg/d	同上	同上
单胺氧化酶B型抑制剂				
司来吉兰	抑制多巴胺的重摄取及突触前受体	2.5～5.0mg、2次/d，早晨、中午服用	失眠	胃溃疡者慎用，与抗抑郁药物联合应用时应谨慎

3. 手术治疗　PD早期对药物治疗效果显著，随着疾病的进展，药物疗效明显减退，或并发严重的症状波动或异动症。手术方法主要有神经核毁损术和脑深部电刺激术。

4. 中医治疗　PD早期，可选择太极拳、五禽戏等中医运动疗法。中医药可用于PD的治疗全程。在辨证论治基础上，抓住疾病的核心病机，使用专方专药（如滋补肝肾类中药）也可取得良好效果。

5. 康复治疗　建议应用于PD患者的全病程。①语言康复：患者可以面对镜子，对照唇和舌的运动来练习发音；②运动康复：步行，游泳、太极可以选择。不能外出的患者，可在室内做一些伸展肢体的活动、练习简单的动作（触击打字键）及复杂的动作（开水龙头、门把手、穿衣等）；可在地上画一条直线，让患者沿着直线反复练习走路。

【健康管理】

一、三级预防

1. 一级预防　积极预防各种PD的病因；避免或减少接触对人体神经系统有害的物质；减少水污染，注意饮水健康；对有PD家族史及有关基因携带者，有毒化学物品接触者，均应视为高危人群，需定期体检。

2. 二级预防　早诊断、早治疗。早期代偿期PD患者可采用中医中药、运动疗法、物理疗法、心理疗法等进行综合治疗；失代偿期PD患者可应用左旋多巴制剂缓解症状。

3. 三级预防　针对PD中晚期，延缓致残的过程和威胁生命的并发症。鼓励患者多做主动运动，关注患者情绪和认知能力；对于严重消瘦，饮水呛咳的患者，早期鼻饲；晚期PD患者常因跌倒而发生骨折、反复出现的肺炎而住院治疗，必须采取正确的预防措施，减少这些严重并发症的出现。

二、健康教育

PD健康教育内容包括：①心理指导，及时对患者情绪进行疏导；②运动指导，鼓励采取适当的专门为PD患者设计的锻炼方式；③生活指导，增强安全意识，防止骨折；④饮食指导，保证水分和膳食纤维摄入，补充钙、维生素D。

三、双向转诊

（一）上转指征

1. 初步考虑诊断为PD，但诊断性药物治疗效果不佳者。

2. Hoehn-Yahr 分级 2.5 级以上的患者，和/或经过常规药物治疗疗效不佳者。

3. 出现运动并发症，如异动或剂末现象、开/关现象等。

4. 因服药出现不能耐受的副作用者，如严重的恶心、呕吐、头昏、嗜睡等及记忆力损害。

5. 出现严重的非运动症状，如抑郁、焦虑、认知损害等。

6. 出现与药物相关或无关的并发症，如幻觉等精神症状。

7. 晚期因吞咽困难需要安置胃造口管者。

（二）下转指征

1. 诊断明确、Hoehn-Yahr 分级 2 级以下、药物控制症状良好的患者。

2. 运动并发症得到良好控制者。

3. 非运动症状得到良好控制者。

4. 其他并发症如肺部感染、褥疮、骨折等经治疗后，症状等得到控制者。

四、社区管理

社区全科医生可在睡眠、饮食、运动、药物、生活习惯、生活方式和心理等方面给予患者和家庭照料者个体化的指导。

【预后】

本病尚无法治愈。大多数患者在合理对症治疗的情况下能继续工作和维持较好的生活质量。晚期患者可能出现全身僵硬，造成活动困难，最后卧床。常因肺炎等并发症出现生命危险。

【诊治进展】

随着干细胞技术的飞速发展，干细胞多向分化的特点逐渐应用于PD的临床干预中，是根本性干预PD的新希望。干细胞移植干预PD主要作用机制是利用其分泌神经营养因子、免疫调节等发挥神经保护功能，促进损伤的多巴胺能神经元修复，或者将其诱导分化为多巴胺能神经元替代体内损伤的多巴胺能神经元，发挥细胞替代作用。

【病例分享】

患者，男性，55 岁，因“动作缓慢、右手不自主震颤 3 年”就诊。3 年前患者无明显诱因出现动作缓慢，右手不自主震颤，呈“搓丸样”动作，静止时出现，主动动作或睡眠时消失，写字、执筷等精细动作不灵活。后于当地医院就诊，确诊为 PD。服用“多巴丝肼”症状可以改善。现感到不自主震颤症状加重，遂就诊于当地区卫生服务中心全科门诊。

社区全科医生查体：①面具脸、讲话音量低、语调单一，右上肢静止性震颤、右肢肌张力增高。②患者存在功能障碍，包括：肌张力障碍，平衡障碍，步行障碍，构音障碍。针对以上症状考虑 PD 诊断明确。目前阶段适宜患者康复治疗改善症状，同时建议患者转诊上级医院调整药物剂量。患者前往上级医院调整用药剂量，多巴丝肼 125mg，由每天 3 次调整为每天 4 次，餐前 60 分钟口服。患者返回社区服务中心，社区全科医生给患者建立健康档案，指导患者规律饮食、坚持康复运动、保持心情愉悦，3 个月后随诊。

【思考题】

1. PD 的核心症状有哪些？
2. PD 患者在社区的上转指征有哪些？
3. 什么是 PD 的三级预防？

（高海英）

第四节 阿尔茨海默病

【学习提要】 1. 阿尔茨海默病的早期识别及危险因素干预。
2. 阿尔茨海默病评估量表的合理选择及使用。
3. 阿尔茨海默病的治疗原则及注意事项。
4. 阿尔茨海默病的随访及健康教育。

【定义】

阿尔茨海默病(Alzheimer disease，AD)是一种持续性神经功能障碍，患者的智能、记忆、感觉、定向、推理和判断能力呈进行性不可逆性的退化。

【流行病学】

近40年来，随着人口老龄化趋势的加快，AD的患病率呈逐年递增的趋势，已成为痴呆的主要类型，约占痴呆的60%。发展中国家较发达国家发病率高，据预测，2050年我国AD患者将达2 100万。AD对患者、家庭和社会均造成严重的负担。

【病因及发病机制】

一、病因

AD病因尚未完全明确。导致AD的不可干预因素包括年龄、性别、遗传因素、家族史，其中年龄为导致AD的最大危险因素，可干预因素包括心脑血管疾病、血压、血脂、2型糖尿病、体重指数、吸烟与饮酒、饮食、教育水平等。

二、发病机制

β淀粉样蛋白(amyloid β-protein，Aβ)的生成和蓄积是AD发病机制的中心环节。AD的病理学改变包括额、顶和前颞叶的萎缩；大脑皮质海马等部位广泛出现神经元丧失、神经原纤维缠结(neurofibrillary tangles，NTF)、老年斑(senile plaque，SP)、神经元内颗粒空泡变性和血管淀粉样变性等组织学变化。

【临床表现】

一、主要症状

AD始于记忆、定向力、语言、视空间、执行、判断及洞察力减退，并逐渐加重。AD早期常发生抑郁，而易激惹和行为脱抑制这些精神行为异常多见于AD晚期。最终患者的日常生活需全部依赖他人。

1. 记忆障碍　重复发问或话语、乱放个人物品、忘记重要事件或约会、在熟悉的地方迷路。

2. 执行、判断及洞察力受损　对危险缺乏理解、不能胜任财务管理、决断力差、不能计划复杂的或一连串的活动。

3. 视空间能力受损　无法识别面孔或常见物品，视力良好但不能发现正前方物品，不能使用简单的日常工具。

4. 语言功能受损　说、读、写时找词困难、犹豫，说话、拼写和书写错误。

5. 人格或行为举止改变　非特异的情绪波动，如激越、主动性丧失、淡漠、动力缺乏、社会退缩、对先前所从事活动兴趣降低、悟性丧失、强迫行为、出现不当行为。

6. 日常生活活动（activity of daily living，ADL）改变　基本生活能力（大小便、吃饭、穿衣、个人卫生、洗澡、步行等）下降和应用日常基本生活工具的能力（打电话、购物、烹调、整理家务、洗衣、吃药、坐车等）下降。

二、查体要点

包括一般体征及神经系统体征，神经系统查体应包括意识、高级皮质功能检查（理解力、定向力、远近记忆力、计算力、判断力等）、脑神经、运动系统（肌容积、肌张力、肌力、不自主运动、共济、步态）、感觉系统、反射和脑膜刺激征等。

关于高级皮质功能的检查，要求合理选择并正确使用相关神经心理评估量表，根据2018年中国痴呆与认知障碍诊治指南推荐：简易精神状况检查量表（Mini-Mental Mental State Examination，MMSE）用于痴呆的筛查，蒙特利尔认知评估量表（Montreal Cognitive Assessment，MoCA）可用于轻度认知障碍（mild cognitive impairment，MCI）的筛查，阿尔茨海默病认知评估量表（Alzheimer Disease Assessment Scale-Cognitive，ADAS-Cog）用于轻中度AD疗效评价，临床痴呆评定量表（Clinical Dementia Rating Scale，CDR）用于痴呆严重程度的分级评定和随访。

三、接诊要点

1. 一般病史　向患者的家属或长期照料者了解患者的一般情况（包

括其职业、家庭关系、社会关系等)、起病形式、病程进展和生活习惯等。

2. 认知评估　针对性地询问患者本人，着重评估其认知能力(记忆力、定向力、计算能力、语言表达能力等)以及日常生活能力，问诊时务必做到充分的人文关怀。

3. 既往史　除现病史外，还应详细询问患者既往病史(有无心脑血管疾病史、头部外伤史、传染病史等)，个人史(吸烟、饮酒、特殊物质接触史等)，家族遗传史(尤其注意有无痴呆家族史)。

4. 补充病史　对于所获取的病史资料，应尽可能获得知情者证实或补充。

【辅助检查】

一、实验室检查

1. 血液学检测　包括全血细胞计数、肝肾功能、甲状腺功能、甲状旁腺功能、肿瘤标志物、电解质、血糖、叶酸、维生素 B_{12}、同型半胱氨酸、红细胞沉降率、HIV、梅毒螺旋体抗体、重金属、药物或毒物检测。以上检测有助于揭示认知障碍的病因、发现伴随疾病。

2. 脑脊液检测　包括脑脊液 T-tau、P-tau181 和 $A\beta_{1\text{-}42}$ 检测。据报道，AD 患者中约有 96% 的患者同时具有脑脊液 tau 蛋白或 p-tau 蛋白水平的增高和 $A\beta_{1\text{-}42}$ 的降低。

二、影像学检查

1. 颅脑 CT　AD 患者 CT 可见脑萎缩、脑室扩大。主要用于排除其他可治疗性疾病引起的痴呆，如肿瘤、血肿及脑积水等。AD 脑萎缩改变主要在颞叶、脑白质及脑灰质。

2. 颅脑磁共振成像(MRI)　MRI 是进行痴呆诊断和鉴别诊断的常规检查；对痴呆进行随访检查，MRI 有助于判别疾病预后和药物疗效。MRI 可显示脑萎缩改变，即皮质萎缩(在先)及脑室扩大(在后)，冠状位显示海马萎缩。

3. 正电子发射断层显像(positron emission tomography，PET)　AD 患者的 PET 检查显示额、颞、顶叶代谢率及葡萄糖利用率均显著低下，Aβ 增多。

三、电生理检查

AD 的脑电图(electroencephalogram,EEG)无特异性改变,早期可表现为普遍波幅下降和 α 节律变慢。继之可出现低和中波幅不规则活动,额叶呈 θ 波,渐发展为弥漫性低中波幅 θ 波和阵发中高波幅 δ 活动。其异常程度多和痴呆轻重有关。

四、其他

1. 基因检测　有明确痴呆家族史的个体应尽早进行基因检测以明确是否携带致病基因,有利于早期干预,ApoEε4 基因型检测可用于 MCI 患者危险分层,可预测其向 AD 转化的风险。

2. 血液及尿液标志物检测　血液和尿液的标志物检测目前仍处于研究探索阶段,不作为 AD 临床诊断的常规检查。

【诊断和鉴别诊断】

一、诊断思维

痴呆是一类综合征,其诊断需要根据病史、一般及神经系统体格检查、神经心理评估、实验室和影像学检查结果综合分析。主要分以下三个步骤进行:①确立痴呆诊断;②明确痴呆病因;③明确痴呆的严重程度(图 9-4-1)。

二、诊断标准

关于 AD 的诊断,2011 年美国国立老化研究所和阿尔茨海默病协会(National Institute On Aging-Alzheimer's Association,NIA-AA)发布了 AD 诊断标准指南,即 NIA-AA 诊断标准。将 AD 分为 3 个阶段,即 AD 临床前阶段、AD 源性轻度认知功能障碍(MCI)和 AD 痴呆阶段,并推荐 AD 痴呆阶段和 MCI 期的诊断标准用于临床,这一标准即为目前被广泛应用的 AD 诊断标准,具体如下。

(一)首先确定患者是否符合痴呆的诊断标准

符合以下条件可诊断为痴呆。

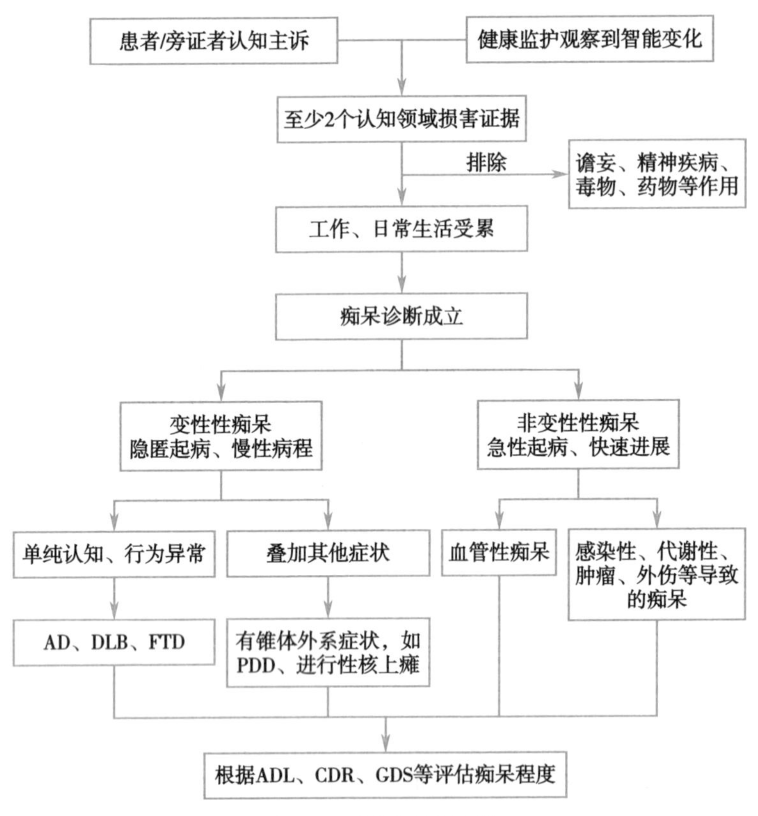

图 9-4-1　痴呆的诊断流程

AD. 阿尔茨海默病；DLB. dementia with Lewy body，路易体痴呆；FTD：frontotemporal lobe degeneration，额颞叶变性；PDD，Parkinson disease dementia，帕金森痴呆；ADL. 日常生活活动；CDR. 临床痴呆评定量表；GDS. Global Deteriorate Scale，总体衰退量表。

1. 至少以下 2 个认知域损害：①学习和记忆能力；②语言功能（听、说、读、写）；③推理和判断能力；④执行功能和处理复杂任务的能力；⑤视空间功能。

2. 可伴或不伴有：①人格、行为改变；②工作能力或日常生活能力受到影响；③无法用谵妄或精神障碍解释。

（二）其次判断是否符合 AD 的诊断

AD 痴呆阶段的临床诊断标准如下。

1. 很可能的AD痴呆

（1）核心临床标准：①符合痴呆诊断标准；②起病隐袭，症状在数月至数年中逐渐出现；③有明确的认知损害病史；④表现为遗忘综合征（学习和近记忆下降，伴1个或1个以上其他认知域损害），或者非遗忘综合征（语言、视空间或执行功能三者之一损害，伴1个或1个以上其他认知域损害）。

（2）排除标准：①伴有与认知障碍发生或恶化相关的脑卒中史，或存在多发或广泛脑梗死，或存在严重的白质病变；②有路易体痴呆的核心症状；③有额颞叶痴呆的显著特征；④有原发性进行性失语的显著性特征；⑤有其他引起记忆和认知功能损害的神经系统疾病，或非神经系统疾病，或药物过量或滥用证据。

（3）支持标准：①在以知情人提供和正规神经心理学检查得到的信息为基础的评估中，发现进行性认知下降的证据；②找到致病基因（*APP*、*PSEN1* 或 *PSEN2*）突变的证据。

2. 可能的AD痴呆　有以下任一情况时，即可诊断。

（1）非典型过程：符合很可能的AD痴呆核心临床标准中的第①和④条，但认知障碍突然发生，或病史不详，或认知进行性下降的客观证据不足。

（2）满足AD痴呆的所有核心临床标准，但具有以下证据：①伴有与认知障碍发生或恶化相关的脑卒中史，或存在多发或广泛脑梗死，或存在严重的白质病变；②有其他疾病引起的痴呆特征，或痴呆症状可用其他疾病和原因解释。

3. AD源性MCI的临床诊断标准

（1）符合MCI的临床表现：①患者主诉，或者知情者、医生发现的认知功能改变；②一个或多个认知域受损的客观证据，尤其是记忆受损；③日常生活能力基本正常；④未达痴呆标准。

（2）符合AD病理生理过程：①排除血管性、创伤性、医源性引起的认知功能障碍；②有纵向随访发现认知功能持续下降的证据；③有与AD遗传因素相关的病史。

由于目前尚无有效阻止AD发生的治疗药物，因此AD的早期诊断尤为重要，随着AD的进展，患者往往容易出现感染、吞咽困难、衰弱及营养不良、跌倒、便秘或大小便失禁、压疮等合并症。作为全科医生更应及时发现AD高危人群及MCI人群，对其进行早期干预，以期最大程度减轻因痴呆带给个人、照料者及社会的各方面压力。

【治疗】

一、治疗目标

改善症状，阻止痴呆的进一步发展，维持残存的脑功能，减少并发症。

二、治疗原则

1. 尽早诊断，及时治疗，终身管理。

2. 向患者及照料者交代药物治疗的受益期望，以确保长期治疗：现有的抗AD药物虽不能逆转疾病，但可以延缓进展，应尽可能坚持长期治疗。

3. 针对痴呆伴发的精神行为症状，非药物干预为首选，以抗痴呆治疗为基础，必要时可使用精神药物，但应定期评估疗效和副作用，避免长期使用。

4. 对照料者的健康教育、心理支持及实际帮助，可改善AD患者的生活质量。

5. 坚持随访，对疗效进行评估，及时发现药物副作用，推荐至少每3～6个月随访一次，对治疗进行评估，根据结果调整药物剂量及治疗方案，确保疗效的有效性。

三、治疗方案

1. 一般治疗　在AD早期阶段，全科医生应鼓励患者参加维护健康的活动，包括运动、控制高血压病和其他内科疾病、每年进行抗流行性感冒的免疫接种、口腔护理、在有视力和听力损失时使用眼镜和助听器。在AD的晚期，必须重视患者的基本需要，如营养、补液和皮肤护理，在尊重患者自主意愿的前提下，延长生命、改善生活质量，防止摔伤、走失等意外发生。对于AD患者的生活护理应做到“以人为中心，以家庭为单位”，全科医生在其中应起到主导作用。

2. 药物治疗　主要包括改善认知功能药物和控制精神症状药物（表9-4-1）。

（1）改善认知功能药物：主要是胆碱酯酶抑制剂和兴奋性氨基酸受体拮抗剂。

1）胆碱酯酶抑制剂（cholinesterase inhibitors，ChEIs）：增加突触间隙乙酰胆碱含量，是目前治疗轻、中度AD的一线药物，主要包括多奈哌齐、卡巴拉汀、加兰他敏和石杉碱甲。不良反应以腹泻、恶心、呕吐、食欲下降和眩晕多见。ChEIs存在剂量效应关系，中重度AD患者可选用高剂量的ChEIs作为治疗药物，但应遵循低剂量开始逐渐滴定的给药原则，并注意药物可能出现的不良反应。当应用某一ChEIs治疗无效或因不良反应不能耐受时，可根据患者病情及出现不良反应程度，调换其他ChEIs或换作透皮贴剂进行治疗。

2）兴奋性氨基酸受体拮抗剂：盐酸美金刚是另一类AD治疗一线药物，FDA批准的第一个用于中重度痴呆治疗的药物。尤其对于中重度AD患者的妄想、激越等精神行为异常有一定的治疗作用。药物不良反应以恶心、眩晕、激越多见。明确诊断的中重度AD患者可以选用美金刚或美金刚与多奈哌齐、卡巴拉汀联合治疗，对出现明显精神行为症状的重度AD患者，尤其推荐ChEIs与美金刚联合使用。

3）其他治疗药物：抗氧化剂维生素E、脑蛋白水解物，如奥拉西坦等。

（2）控制精神症状药物：可给予抗抑郁药物和抗精神病药物，前者常用选择性5-羟色胺（5-hydroxytryptamin，5-HT）再摄取抑制剂，如氟西汀、帕罗西汀、西酞普兰、舍曲林等，后者常用不典型抗精神病药，如利培酮、奥氮平、喹硫平等。控制精神症状药物的使用原则：①低剂量起始；②缓慢增量；③增量间隔时间稍长；④尽量使用最小有效剂量，短期使用；⑤治疗个体化；⑥注意药物间的相互作用。

3. 中医药治疗　目前较为公认的药物包括银杏叶提取物（EGb761），多项研究结果表明，其对缓解AD患者淡漠、焦虑、易激惹、抑郁、谵妄等精神症状有益。中医针灸治疗对改善AD患者认知障碍有一定作用。

4. 康复治疗　对改善AD患者生活治疗起着至关重要的作用，包括认知功能锻炼（如手指操、手工训练）、音乐治疗、言语疗法等，均需患者及其照料者的耐心坚持及高度配合，全科医生应充分发挥鼓励、督促的作用。

表 9-4-1 AD 的主要治疗药物

药物种类	代表药物	适用阶段	用法及用量	不良反应
胆碱酯酶抑制剂	多奈哌齐	所有阶段 AD	轻中度：起始剂量5mg，每天1次，随后可增至10mg，每天1次	腹泻、恶心、呕吐、肌肉痉挛、头晕、失眠等；透皮贴剂可降低胃肠道副作用，增强患者的依从性；随着药物剂量的增加，不良反应发生率升高
			中重度：起始剂量为5m，每天1次，随后可增至10mg，每天1次，3个月后可增至23mg，每天1次	
	加兰他敏	轻中度 AD	起始剂量4mg，每天2次，持续4周后可调整至最适剂量	
	卡巴拉汀	轻中度 AD	口服制剂：从1.5mg，每天2次逐渐增加，最大可增加至6mg，每天2次	
			透皮贴剂：起始剂量5mg/24h，4周后剂量可增加至9.5mg/24h，最大可增加至13.3mg/24h	
谷氨酸受体拮抗剂	美金刚	中重度 AD	起始剂量5mg，每天1次，4周后逐渐增加至维持剂量10mg，每天2次	耐受性高，少数患者可出现恶心、眩晕、激越、意识模糊、幻觉、头晕、疲劳等
联合治疗	多奈哌齐+美金刚	中重度 AD	常用剂量为美金刚10mg，每天2次和多奈哌齐10mg，每天1次	恶心、呕吐等胃肠道症状

【健康管理】

一、三级预防

1. 一级预防　积极开展健康教育，提高人们对疾病的认知，充分避免可控的危险因素。提高对预防疾病重大意义的认识，增强主动预防的能力。提高自我保健意识和自我保健能力，增强抗病能力，包括：养成良好的生活习惯，戒烟限酒，合理安排饮食，加强营养，科学锻炼身体，注意劳逸结合，积极治疗躯体疾病，确保健康的身体和乐观向上的精神状态，消除病因，避免或减少可控危险因素（如肥胖、高血压、低舒张压、高血脂、酗酒、吸烟、营养不良等）的影响。

2. 二级预防　对痴呆早期的筛查，以便早发现、早就医、早诊断、早治疗。提高人群早期识别痴呆的能力。老年人的家庭成员、亲属、朋友等应掌握痴呆的常见早期症状，力争做到痴呆的早期发现；及时送可疑患者就医，争取早诊断，尽早得到医疗帮助。有高危因素的老年人应定期进行精神状态及智能状况的相关检查和评定。对发现的可疑患者要及时到专科医疗机构进行检查，早期明确诊断，接受系统的治疗。

3. 三级预防　对痴呆的临床管理和生活护理，目的是使患者得到系统的治疗和照料，提高生活质量。进行积极的系统治疗，阻止或减缓病情进展。患者及家属要主动配合医生的治疗，提高疗效。为患者创造良好的生活环境，确保患者安全，尽量保持患者的生活自理能力，使其获得最大可能的个人满足和尊严。预防和治疗躯体合并症，尽可能提高患者的生命质量，保持身心健康，提高其生活质量。

二、健康教育

1. 生活方式　避免烟酒，在能力范围内进行身体锻炼、参加户外活动，做一些力所能及的家务活，尽可能保持自理能力；养成良好的睡眠习惯，避免白天嗜睡、夜晚失眠。

2. 饮食　以低脂低盐、易消化饮食为主，多吃新鲜蔬菜和水果；定时定量进餐，注意食物的温度，防止烫伤；疾病后期患者尤其特别注意呛咳，防止食物引起的窒息。

3. 防走失　随身携带身份信息卡或病情手圈（包括姓名、联系人电话、家庭住址），外出时有人陪伴，防止意外发生。

4. 防跌倒　在患者的活动范围内保持适当的光线照明，夜间宜留夜灯，以方便夜晚行动；活动空间必须清除障碍物，保持道路畅通，家具应固定摆放，不要随意变动；防滑的地面和坚固的扶手是基本的要求，浴室及洗手间地面应保持干燥，放置防滑垫。

5. 关注情绪、心理变化　家人的陪伴可以减少 AD 患者抑郁的发生率，面对 AD 患者，我们需要更多的耐心、细心及同理心，及时发现患者心理变化，进行心理疏导，鼓励其积极面对生活。

三、双向转诊

（一）上转指征

1. 患者表现出痴呆症状，但病因诊断不明确，需进一步检查明确诊断。
2. 诊断明确，常规药物治疗效果不显著。
3. 出现病情进展、波动或出现新发症状。
4. 合并其他严重并发症。

（二）下转指征

1. 诊断明确。
2. 相关治疗方案已确定。
3. 病情平稳，需康复治疗、定期复查。

四、社区管理

1. 定期评估　评估患者的认知功能状态情况、药物治疗效果，根据评估结果调整用药、日常训练和照料方案。

2. 关注共病状况　老年人存在“多病共存”的问题，必须定期进行全面的健康评估，并进行及时治疗。

3. 关注药物不良反应　“多病共存”往往导致“多重用药”，故须定期评估患者用药情况，了解药物常见不良反应、相互作用，及时发现潜在风险，对于已出现的不良反应，进行及时干预。

4. 关注照料者身心健康　照料者的护理是 AD 患者治疗环节的重心之一，而对于 AD 患者的看护是一项艰巨的“长期战”，因此社区全科医生在关注 AD 患者的同时，亦不能忽略其照料者的身心健康，可给予照料者定期体检，及时发现和疏导心理问题，科普痴呆相关知识，提高照料者的看护能力。

【预后】

目前尚没有能完全逆转 AD 病程进展的药物及手段，AD 起病隐匿，起初进展缓慢，难以早期识别，当临床诊断 AD 时，多数已处于疾病中晚期，相关药物的疗效有限，最终常导致患者失能、丧失生活自理能力，随之带来严重的并发症，甚至危及生命，预后不佳。

【诊治进展】

2018 年修订的 NIA-AA 诊断标准提示，AD 的诊断可以仅通过 ATN 生物标志物进行生物学诊断，若脑脊液或者 PET 影像同时有 Aβ 和 tau 生物标志物阳性，不论临床症状有无，均可诊断 AD，这预示着在 AD 诊断时机大大前移。

基于血液、唾液和尿液等非侵入、易操作的生物标志物检测技术将为我们提供更多方便可行的早期诊断措施。此外，AD 基因芯片技术的临床应用将会在 AD 的风险预测中有革命性的突破。

关于 AD 的药物治疗，目前进入临床试验阶段的药物种类越来越多，基本是针对 Aβ 的产生、清除以及 tau 蛋白的治疗，如以 Aducanumab 为代表的淀粉样蛋白靶向治疗药，这些都将助力我们早日迎接“攻克”AD 曙光，为 AD 患者、家庭乃至全社会带来希望。

【病例分享】

患者，男性，74 岁，因“记忆力下降 2 年，加重 3 个月”入院。退休教师，大专学历。2 年前无明显诱因出现近事遗忘，买菜算错钱，言语减少，怀疑家人偷拿自己钱财，反应迟钝。无迷路，生活自理，能做简单家务，能自己搭乘公交车，无睡眠障碍和情绪异常。3 个月前妻子去世，上述症状加重，说话反复，自言自语，常丢钱。自起病以来，精神状态、睡眠可，食欲欠佳，体重无明显改变。有高血压病史 20 年，糖尿病病史 8 年，均规律服药治疗，否认冠心病、脑梗死、脑外伤、癫痫、酗酒、中毒史。父亲及哥哥有“痴呆”病史，具体不详。体格检查：一般生命体征正常，对答切题，查体合作，反应稍迟钝，双侧鼻唇沟对称，伸舌居中，心肺查体无异常，双下肢无水肿。四肢肌力正常，病理征阴性，震颤阴性。神经心理评估：①MMSE 17 分，②MoCA 15 分，③画钟试验（clock drawing test，CDT）2 分，④GDS 第四级，⑤Hachinski 缺血指数量表（Hachinski Inchemic Score，HIS）3 分，⑥ADL 24 分。辅助检查：①血液学检测示血常规、肝肾功能、电解质、甲状腺激素、叶酸均在正常范围内，梅毒抗体、HIV 抗体均阴性；②EEG 示 α 波减慢。③颅脑 MRI 可见额叶、颞叶萎缩，脑室扩大。

初步诊断：①AD，中度痴呆；②2 型糖尿病；③高血压病 3 级，极高危。治疗：①盐酸多奈哌齐 5mg，1 次 /d，口服，1 个月后社区随访，无恶心、腹泻等不适，患者依从性较好，能坚持规律服药，调整剂量为 10mg，1 次 /d，口服。②中药治疗：银杏叶制剂。③其他药物：继续控制血压、血糖。④康复治疗：全科医生指导患者每天做“手指操”，在家属的看护下做些力所能及的家务，如扫地、叠被子，建议每周去社区老年活动中心下象棋。

【思考题】

1. 如何对 AD 患者进行全面评估？
2. 什么是 AD 的三级预防？
3. AD 的临床诊断标准是什么？

（熊　晶）

第五节　运动神经元病

【学习提要】 1. 运动神经元病的定义、病因、分类及临床表现。
2. 运动神经元病的诊断、综合评估和治疗。
3. 运动神经元病的三级预防和社区健康管理。

【定义】

运动神经元病（motor neuron disease，MND）是一组病因未明的，选择性上、下运动神经元受损为突出表现的慢性进行性神经系统变性疾病。特征表现为肌无力和萎缩、延髓麻痹及锥体束征。MND是一组异质性较高的疾病，包括肌萎缩侧索硬化（amyotrophic lateral sclerosis，ALS）、进行性肌萎缩（progressive muscular atrophy，PMA）、进行性延髓麻痹（progressive bulbar palsy，PBP）、原发性侧索硬化（primary lateral sclerosis，PLS）4种临床类型。ALS是MND中最常见的类型，也称为经典型，其他类型称为变异型。

【流行病学】

MND为罕见病。该病发病率为（2～4）/10万，患病率为（4～6）/10万，年死亡率为2/10万。多在中年发病，男性多于女性，男女患病比例为（1.2～2.5）∶1，5%～10%的MND患者有家族史。

【病因及发病机制】

一、病因

病因尚不清楚，已确定的危险因素有年龄和家族史、男性、吸烟、外伤史、过度体力劳动（如矿工、重体力劳动者等）、接触重金属、运动竞技等。

二、发病机制

目前较为统一的认识是，在遗传背景基础上的氧化应激和兴奋性毒性作用共同损害了运动神经元。

【临床表现】

一、症状

MND起病隐匿，缓慢进展，偶见亚急性进展者。在疾病早期有时较难确定属哪一类型。通常为肌无力及肌肉萎缩，有些患者表述为走路不稳、构音障碍。在病史询问时需询问患者首先发生肌肉萎缩及无力的部位，是否伴有肌肉跳动；肌无力进展顺序；是否伴有感觉异常、尿便障碍及其他自主神经受累；是否有眼部肌肉受累；症状是否有波动。

二、体征

神经系统主要的阳性体征如下：头面颈部下运动神经元（lower motor neuron，LMN）损害可出现咬肌、颞肌、舌肌及胸锁乳突肌等肌肉萎缩，舌肌纤颤；上运动神经元（upper motor neuron，UMN）损害表现为咽反射亢进、掌颏反射（+），唇反射（+）。上肢 LMN 损害可表现为大小鱼际肌、骨间肌、肱二头肌、前锯肌等肌肉萎缩伴肌肉束颤；上肢 UMN 损害表现为霍夫曼（Hoffmann）征（+），双肱二、三头肌反射活跃及亢进。下肢 LMN 损害可见胫前肌、股四头肌、腓肠肌等肌肉萎缩；下肢 UMN 损害可表现为双膝、踝反射活跃及亢进，髌阵挛、踝阵挛，巴宾斯基征（+），奥本海姆（Oppenheim）征（+）等表现。通常患者无感觉异常及减退。

三、不同类型的 MND 的临床表现

1. 肌萎缩侧索硬化（ALS） 大多数为获得性，少数为家族性。发病年龄多在 30～60 岁，男性多于女性。ALS 的临床特点为上运动神经元（UMN）和下运动神经元（LMN）同时受损的症状和体征。ALS 的 UMN 表现为无力伴缓慢，反射亢进及痉挛。LMN 受损表现包括无力、萎缩或肌萎缩，以及肌肉颤动。

2. 进行性肌萎缩 发病年龄在 20～50 岁，多在 30 岁左右，略早于 ALS，男性较多。运动神经元变性仅限于脊髓前角细胞和脑干运动神经核，表现为 LMN 损害的症状和体征。本型进展较慢，病程可达 10 年以上或更长。

3. 进行性延髓麻痹 累及颅部肌肉的进行性 UMN 和 LMN 受损疾病，少见。发病年龄较晚，多在 40 岁或 50 岁以后起病。主要表现为进行性发音不清、声音嘶哑、吞咽困难、饮水呛咳、咀嚼无力。舌肌明显萎缩，并有肌束颤动，唇肌、咽喉肌萎缩，咽反射消失。病情进展较快，多在 1～2 年内因呼吸肌麻痹或肺部感染而死亡。

4. 原发性侧索硬化 临床上罕见。多在中年以后发病，是一种进行性单纯性 UMN 变性疾病。其特点为进展更缓慢、无体重下降，以及症状出现后 4 年内体格检查或肌电图无 LMN 损害表现。症状通常始于下肢，查体可见步态流动性丧失、痉挛状态和反射亢进。

四、接诊要点

该病为罕见疾病，临床症状和体征与很多疾病具有相似的症状和体征，全科医生首先需要详细问诊、全面采集病史，进行系列疾病的鉴别诊断，在做到尽可能地排他之后，根据诊断证据的级别进一步诊断。在问诊中需要注意倾听患者对疾病的看法、关注患者的担心和期望，适时反馈。具体要点包括以下几个方面。

1. 起病情况　包括发病年龄、发病时间、起病形式、诱因等。MND 患者多于中年以后发病。病史部分要追问出现肢体无力后，症状是否仍持续进展，以确认进行性发展的病程，而非急性发病。注意对日常生活中肢体活动能力进行询问，了解最早何时感觉到与正常时不同，如上举重物、拧瓶盖、爬楼梯、骑自行车、跳跃等。

2. 病情特点　MND 起病隐匿，进展缓慢。

3. 伴随症状　有无痉挛、疼痛，有无呼吸困难，有无腹痛、腹胀，有无恶心、呕吐，有无食欲缺乏、乏力、消瘦，有无排尿、排便障碍及睡眠障碍等。

4. 治疗经过　详细询问患病以来的诊治经过，包括已做的检查，所用药物、剂量、疗效，有助于病情的诊断。

5. 既往史、家族史等　包括重金属接触史、自身免疫缺陷病史、外科手术病史以及家族史。

6. 生活方式及社会心理因素　详细询问患者的饮食结构和运动习惯，是否有吸烟、酗酒史。了解患者对 MND 的看法，以及心情是否焦虑，抑郁，是否因疾病影响生活质量。了解患者家庭成员关系是否和睦，家庭支持度如何，社会人际关系是否和谐。

五、常见合并症 / 并发症

（一）并发症

1. 肺部感染　MND 出现呼吸困难、饮水呛咳、吞咽困难、长期卧床、护理不当时，可导致严重的肺部感染，是 MND 患者的主要死因之一。

2. 呼吸衰竭　MND 可引起呼吸衰竭，此时需要进行氧疗或呼吸机辅助呼吸，保持呼吸道通畅。

3. 深静脉血栓形成　由于长期卧床，血流缓慢；急性期患者处于应激状态，凝血功能异常，发生下肢深静脉血栓形成和肺栓塞的风险很高。

4. 压疮　患者长期卧床，产生长期持续性压力，护理不当可使皮肤局部出现压疮。

5. 便秘及腹胀　患者长期卧床消化功能减弱所致。

（二）合并症

1. 帕金森综合征和核上性凝视麻痹　帕金森综合征的锥体外系症状包括面具脸、震颤、运动徐缓及姿势不稳。有时会出现类似于进行性核上麻痹的核上性凝视异常。

2. 痴呆　1/3～1/2 的 MND 患者存在一定程度的认知和行为功能障碍。

3. 精神障碍　MND 患者常合并焦虑和抑郁。

【辅助检查】

1. 实验室检查　基因检测阳性可加速 ALS 诊断进程，但基因检测并非诊断 ALS 所必需，不建议对所有 ALS 患者常规进行基因筛查。目前已知 20% 左右的家族性 ALS 与超氧化物歧化酶 1 基因突变有关。目前尚缺乏用于 ALS 的生物学标志物，生化检测中，血清肌酸激酶可有轻中度升高，通常不超过 1 000U/L。脑脊液蛋白可有轻微升高，通常不超过 1g/L。脑脊液和血清神经丝轻链增高，在 ALS 可提示 UMN 病变的线索。

2. 肌电图检查　ALS 的肌电图表现兼具急性和慢性失神经支配和神经再支配的特征。急性失神经支配的表现包括纤颤电位和正锐波。束颤电位可能见于失神经再支配，表现为波幅增大、时限延长的复合动作电位。肌电图异常并不能确诊 ALS，还需要除外其他疾病。

3. 脑脊液检查　腰穿压力正常或偏低，脑脊液检查正常或蛋白有轻度增高，免疫球蛋白可能增高。

4. 影像学检查　除非存在禁忌证，MRI 是优选的检查方式。虽然常规 MRI 结果通常是正常的，但可能观察到 T_2 加权像及液体衰减反转恢复成像显示皮质脊髓束信号增加，并且 T_2 加权像显示运动皮质低信号。

5. 肌肉活检　肌肉活检并未常规纳入 MND 的诊断性检查，但如果基于临床、肌电图或血清学方面的理由怀疑存在肌病时，可能需要进行该检查。

【诊断和评估】

一、诊断思维

根据中年以后隐袭起病、慢性进行性加重的病程，临床主要表现为 UMN 和 LMN 损害所致肌无力、肌萎缩、肌束震颤、延髓麻痹及锥体束征的不同组合，无感觉障碍，肌电图呈神经源性损害，脑脊液正常，影像学无异常，一般不难作出临床诊断。

（一）诊断标准

1. 肌萎缩侧索硬化（ALS）　ALS 的诊断要点与诊断标准如下。

（1）ALS 诊断要点：①病情进行性发展。通过病史和体格检查，证实病变进行性发展的过程。临床症状或体征通常从某一个局部开始，在一个区域内进行性发展。②临床主要为 UMN 和 LMN 受累表现。③根据患者临床表现，选择必要的影像学、电生理或化验检查排除其他疾病导致的 UMN 和 LMN 受累。

（2）ALS 诊断标准：ALS 诊断的临床标准为修订版 EI Escorial 世界神经病学联盟标准（表 9-5-1）。关键特征包括 UMN 和 LMN 受损征象和症状逐渐进展。

表 9-5-1　El-Escorial 诊断标准修订版

	条件
ALS 诊断前提条件	已经完善相关检查排除可引起 UMN 及 LMN 损害的其他疾病，并且疾病存在临床进展的过程
ALS 诊断最低要求	至少一个肢体或者体区存在进行性 UMN 及 LMN 损害的临床表现；1 个体区存在 LMN 损害的临床征象，和 / 或肌电图检查证实存在 2 个体区（进行性损害和慢性损害的电生理表现）
ALS 的遗传学诊断	当检测出已知的基因的致病性突变可替代 UMN 损害，或者第 2 个肢体 / 体区 LMN 损害的证据，故患者可在仅有一个体区出现 UMN 损害或 LMN 损害的情况下诊断 ALS

2. 进行性肌萎缩（PMA） PMA 诊断主要依据临床表现和电生理改变发现 2 个或以上不同节段神经支配的 LMN 病变的症状和体征，同时排除其他导致 LMN 损害综合征方可确诊。但是，一部分 PMA 患者随着病情的进展可出现 UMN 损害的临床表现，尚有部分患者属于 LMN 起病的 ALS。因此，疾病的诊断需要足够时间的随访，肌电图检查可协助早期发现 LMN 损害的临床证据。PMA 患者预后较好，其生存期较 ALS 长。

3. 原发性侧索硬化（PLS） PLS 的诊断标准要求 3 个身体区域中（延髓、上肢、下肢）至少 2 个区域存在单纯 UMN 损害表现，且没有感觉症状和 LMN 功能障碍。若在这之前出现 LMN 表现，则将诊断改为 UMN 起病型 ALS。

4. 进行性延髓麻痹（PBP） PBP 是累及颅部肌肉的进行性 UMN 和 LMN 疾病。该病偶尔保持局限于延髓段，但更常见的是 UMN 和 LMN 体征和症状扩散累及其他节段，此时称为延髓起病型 ALS。

（二）诊断流程

根据患者的症状、体征以及肌电图检查结果，对于可能的尚未达到确诊标准的 ALS 患者，临床医生需要对患者每 3 个月进行随访，同时监测肌电图的检查以期尽早明确诊断，以下为 ALS 的分层诊断流程（图 9-5-1）。

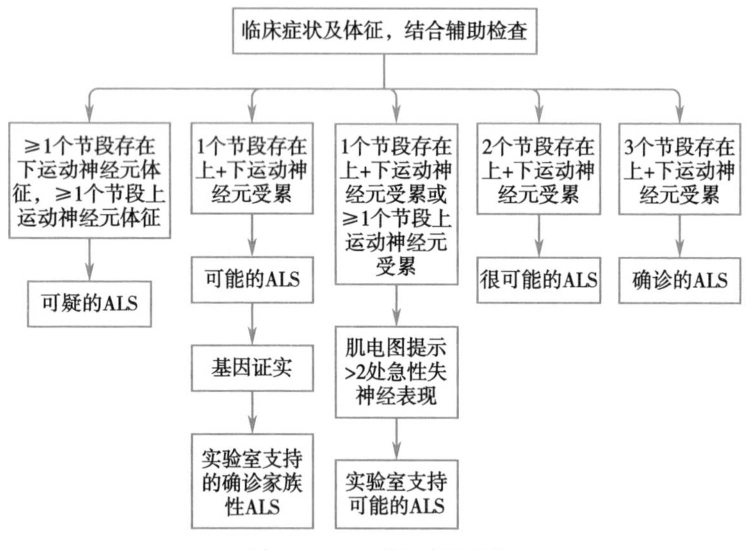

图 9-5-1 ALS 分层诊断流程

（三）鉴别诊断

1. 多灶性运动神经病（multifocal motor neuropathy, MMN） 典型临床表现为亚急性起病，有非对称性肌无力及 LMN 受损征象，引起手臂和手部肌无力，不伴相关的感觉缺失。MMN 中的神经元受累通常是不均匀的，一些神经不受累而另一些则严重受累。

2. 颈脊髓脊神经根病 存在神经根压迫的颈椎病，可引起病变水平的 LMN 受损征象及该水平以下的 UMN 受损征象组合出现。该病表现常包括皮区或远端感觉异常及括约肌功能障碍。

3. 良性肌束颤动 正常人有时可出现粗大的肌束颤动，但无肌无力和肌萎缩，肌电图检查正常。

4. 炎性肌病 可能有皮肤表现、间质性肺病和关节痛。

二、临床评估

临床有多种根据上和 / 或下运动神经元受累情况定义的运动神经元变性疾病，ALS 就是之一。ALS 是最常见的获得性 MND。ALS 的临床表现包括存在上、下运动神经元受损征象、疾病进行性发展，但不能用其他原因解释。尚无任何单项诊断性试验可确定或完全排除 MND 的诊断。

1. 病史 若在 4 个身体节段（颅 / 延髓、颈、胸及腰骶段）中的任一节段表现出与上、下运动神经元功能障碍相符的进展性症状，且经数月至数年扩展至其他节段，则提示 ALS 的诊断。该病的病程不是复发 - 缓解型，而是隐匿 - 进展型。患者也可能出现与营养状况无关的非自主性体重减轻和肌萎缩。此时，若缺乏神经病理性或神经根病性疼痛、感觉缺失、括约肌功能障碍、上睑下垂或眼外肌功能障碍，可进一步提示 ALS 的诊断。尽管 20%～30% 的 ALS 患者可能出现感觉症状，但感觉检查通常正常。出现以下现象可考虑排除 ALS：眼球运动障碍（包括核上性凝视麻痹）、震颤或其他不自主运动、小脑性共济失调、锥体外系症状以及自主神经功能障碍。认知功能障碍并不能排除 ALS 的诊断。高达 40% 的 ALS 患者在发生运动症状之前或之后可出现额颞叶行为或执行功能障碍。在大多数情况下，症状轻微，可能只有通过正规的认知测试才能发现。然而，明显的额颞叶痴呆见于 5%～10% 的 ALS 患者，在延髓起病型 ALS 患者中可能更常见。

2. 体格检查 需多个节段同时存在 UMN 和 LMN 受损征象才能诊

断为 ALS。LMN 受损征象包括：①肌无力；②肌束颤动；③肌萎缩；④肌张力降低（弛缓）和反射减弱 / 消失。UMN 受损征象包括：①肌张力增高（痉挛）和肢体深腱反射增强；②在严重无力且萎缩的肌肉中存在任何反射；③病理反射，如交叉内收肌反射、下颌反射、霍夫曼征或巴宾斯基征；④假性延髓情绪综合征，包括不恰当地出现笑、哭泣和 / 或强打呵欠。

【治疗】

一、治疗目标

尽管 MND 仍是一种无法治愈的疾病，但应早期诊断，早期治疗，尽可能延长生存期。

二、治疗原则

应早期诊断，早期治疗，尽可能延长生存期。治疗中除了使用延缓病情发展的药物外，还包括营养管理、呼吸支持、对症和心理治疗等综合治疗。

三、治疗方案

（一）病因治疗

1. 延缓病情发展的药物　对于所有 ALS 患者，推荐利鲁唑治疗，可延长 ALS 患者生存期、减缓功能恶化。利鲁唑的推荐剂量为一次 50mg，一天 2 次。利鲁唑的耐受性良好，最显著的不良反应是胃肠道反应和肝脏反应。最常见的不良反应是无力、头晕、胃肠道障碍和转氨酶活性升高。

2. 其他药物治疗　自由基清除剂依达拉奉在一定条件下可以延缓疾病的恶化。建议所有 ALS 患者使用依达拉奉治疗。

（二）对症治疗

1. 吞咽和营养管理　包括调整食物和液体的稠度。

（1）在能够正常进食时，采用均衡饮食；吞咽困难时宜采用高蛋白、高热量饮食以保证营养摄入。

（2）对于咀嚼和吞咽困难的患者应改变食谱，进食软食、半流食，少食多餐。对于肢体或颈无力者，可调整进食姿势和用具。

（3）当患者吞咽明显困难、体重下降、脱水或存在呛咳误吸风险时，应尽早行经皮内镜胃造口术，可以保证营养摄取，延长生存期。应在肺活量降到预计值的50%之前放置PEG管。

2. 呼吸功能管理

（1）肺功能测定：从确定诊断时起，每3个月对ALS患者的呼吸功能进行连续性评估。

（2）无创正压通气：指征包括端坐呼吸，或用力吸气鼻内压$<40cmH_2O$，或最大吸气压力$<60cmH_2O$，或夜间血氧饱和度降低，或$FEV_1/FVC<$预计值70%。

（3）有创机械通气：当ALS病情进展，无创通气不能维持血氧饱和度>90%，二氧化碳分压>50mmHg，或分泌物过多无法排出时，可以选择有创呼吸机辅助呼吸。

3. 综合治疗　应根据患者具体情况，给予针对性的指导和治疗。选择适当的药物和辅助措施，提高生活治疗，加强护理，预防各种并发症。

4. 舒缓治疗　早期加入舒缓治疗可多提供一层支持。包括确定符合患者价值观和意愿的治疗目标，让患者与所有照料者保持一致地持续沟通交流，给予患者及其家属社会心理、精神和实践支持。

5. 中医治疗　中医通过“健脾益气、滋补肝肾”辨证施治进行治疗，可以延缓病情。中医通过自拟方及选方对于病变神经元的恢复有一定的效果；对于有肌萎缩症状的患者，在中药治疗的同时配合针灸、穴位注射、推拿治疗，可以取得一定疗效。

6. 康复治疗　主要通过主动和被动的康复训练，促进大脑形成新的神经环路，以替代或者改善因为运动神经元伤害、损害而造成的神经功能障碍，进而恢复运动神经元的功能。

【健康管理】

一、三级预防

1. 一级预防　适当的体育锻炼，提高机体的免疫功能。重金属暴露、有机溶剂、杀虫剂等的暴露可能与ALS发病相关，尽量避免接触相关物质。

2. 二级预防　二级预防主要包括早期诊断以及治疗。家族中具有确诊类似的病史，建议尽早完善基因检测，进行及早的诊断治疗。

3. 三级预防　三级预防的目的是改善 MND 患者生存质量。包括：①定期病情评估；②在疾病严重阶段给予患者精神、社会和实践支持；③加强 MND 患者康复锻炼；④重视稳定期的长期药物治疗；⑤对于严重低氧患者进行长期家庭氧疗。

二、健康教育

对 MND 患者的建议如下：①避免使用安定类镇静药物；②保证营养供应，避免使用味精、鸡精，尽量少使用含有谷氨酸钠、谷氨酸钾食物；③建议根据患者自身情况制订运动计划，以运动后自己不感到疲劳、不难以恢复为度；④定期监测呼吸功能，尽早使用无创呼吸机；⑤保持生活环境安静、经常通风换气；⑥对于长时间卧床的患者，应定时翻身，防止压疮的发生。

三、双向转诊

（一）上转指征

1. 初次筛查疑诊 MND 患者，或一旦确诊 MND，若患者情况允许，可完善病史及查体，分诊神经内科，若院内无相应检查条件应当立即转院。

2. 随访期间发现 MND 患者症状控制不满意，或出现药物不良反应，或其他不能耐受治疗的情况。

3. 随访期间发现 MND 病情加重，需要改变治疗方案者。

4. 出现合并症，需要进一步评估和诊治。

5. 因确诊或随访需求或条件所限，需要做进一步影像学等检查。

（二）下转指征

1. MND 患者急性期已过，已明确诊断、确定了治疗方案。

2. MND 急性加重治疗后病情稳定。

3. MND 合并症已确诊，已制订治疗方案，评估疗效，且病情已得到稳定控制。

四、社区管理

需要观察患者肌无力、肌萎缩、吞咽困难、营养状态等变化，并记录在案，监测呼吸功能、血气分析、肝肾功能等指标。根据感染可能的致病菌给予抗感染治疗并留取血尿培养以指导临床治疗。

【预后】

ALS生存期通常为3～5年，有10%左右的患者生存期可达10年以上。呼吸肌受累时通常进展较快，生存期明显较短。

【诊治进展】

基于现代医学对MND的不断探索，药物治疗方面有了一定的进步：①神经营养因子能够保护运动神经元免受谷氨酸兴奋毒性的损伤，为临床治疗MND患者提供依据；②马塞替尼通过抑制酪氨酸受体——集落刺激因子-1受体（colony-stimulating factor-1 receptor，CSF-1R）来抑制异常的神经胶质细胞增殖和激活，延缓ALS患者运动功能丧失，提高无进展生存。

【病例分享】

患者，男性，50岁，因“双下肢无力6个月，四肢肌肉明显肉跳1个月”就诊。患者6个月前逐渐出现双下肢无力，蹲起困难，尚可独立行走。1个月前出现四肢肌肉明显肉跳，萎缩明显，体重下降15kg。查体：体形消瘦，神清语利，舌肌纤颤，吸吮反射阳性，四肢可见明显肌束颤动，左下肢远端肌力Ⅲ级，左下肢近端肌力Ⅳ级，左足背屈不能；双侧肱二头肌反射、双侧膝腱反射亢进。全科医生接诊后，考虑MND不除外，转诊至上级医院。

上级医院给予完善相关检查：①血、尿、便常规、肿瘤常规、生化、ESR、甲状腺功能、DIC、自身抗体谱、免疫、抗中性粒细胞胞质抗体（antineutrophil cytoplasmic antibody，ANCA）均正常。②胸部CT：双肺多发肺气肿。③肺功能检查：患者通气功能受损。④多导睡眠监测示呼吸肌可能受损。⑤肌电图检查示：双下肢神经源性损害（双侧胫骨前肌、腓肠肌）。诊断：MND（ALS）。上级医院给予利鲁唑50mg，每天2次，口服，依达拉奉静脉输液治疗，诊治明确后，患者返回社区全科门诊继续治疗。

社区医生与患者及家人充分沟通，明确患者及照料者治疗目标，给予舒缓医疗指导；同时指导家庭护理与康复；每 3 个月进行一次病情评估，必要时及时转诊。

【思考题】

1. 作为全科医生，首诊该患者时，首要的诊断考虑什么？需要哪些处理？

2. 该病治疗手段有哪些？针对该患者应该如何处理？

3. 稳定期患者的康复手段有哪些？

（高海英）

【推荐阅读】

[1] 贾建平，陈生弟. 神经病学. 8 版. 北京：人民卫生出版社，2018.

[2] 田金洲，解恒革，王鲁宁，等. 中国阿尔茨海默病痴呆诊疗指南（2020 年版）. 中华老年医学杂志，2021，40（3）：269-283.

[3] 于普林. 老年医学. 2 版. 北京：人民卫生出版社，2019.

[4] 于晓松，路孝琴. 全科医学概论. 5 版. 北京：人民卫生出版社，2018.

[5] 中国痴呆与认知障碍指南写作组，中国医师协会神经内科医师分会认知障碍疾病专业委员会. 2018 中国痴呆与认知障碍诊治指南（一）：痴呆及其分类诊断标准. 中华医学杂志，2018.98（13）：965-970.

[6] 中华医学会，中华医学会杂志社，中华医学会全科医学分会，等. 帕金森病基层诊治指南（2019 年）. 中华全科医师杂志，2020，19（1）：5-17.

[7] 中华医学会，中华医学会杂志社，中华医学会全科医学分会，等. 缺血性卒中基层诊疗指南（实践版•2021）. 中华全科医师杂志，2021，20（9）：947-958.

[8] 中华医学会神经病学分会，中华医学会神经病学分会脑血管病学组. 中国脑出血诊治指南（2019）. 中华神经科杂志，2019，52（12）：994-1005.

[9] 中华医学会神经病学分会，中华医学会神经病学分会脑血管病学组，中华医学会神经病学分会神经血管介入协作组. 中国急性缺血性脑卒中早期血管内介入诊疗指南 2018. 中华神经科杂志，2018，51（9）：683-691.

[10] 中华医学会神经病学分会肌电图与临床神经电生理学组，中华医学会神经病学分会神经肌肉病学组. 中国肌萎缩侧索硬化诊断和治疗指南（2012）. 中华神经科杂志，2012，45（7）：531-533.

第十章　精神疾病与精神卫生

第一节　失　眠　症

【学习提要】 1. 失眠症的病因、临床表现。
2. 失眠症的诊断和鉴别诊断。
3. 失眠症的临床评估和治疗方法。

【定义】

失眠症（insomnia）是以频繁而持续的入睡困难和 / 或睡眠维持困难并导致睡眠感不足为特征的睡眠障碍，常影响日间社会功能，为临床最常见的睡眠障碍。失眠症可孤立存在或者与精神障碍、躯体疾病、物质滥用共病，可伴随多种觉醒时功能损害。

【流行病学】

中国睡眠研究会调查显示，中国成年人失眠的发生率高达 38.2%。在 1～10 年的随访研究中，成人失眠持续率为 30%～60%，提示失眠的病程具有持续性特征。失眠的持续率具有年龄差异，儿童和青少年期失眠持续率约为 15.0%，而中年女性和男性则分别高达 42.7% 和 28.2%。

【病因及发病机制】

一、病因

引起或促发失眠症的因素众多。常见因素包括：①心理社会因素，如生活和工作中的各种不愉快事件；②环境因素，如环境嘈杂、不适光照、过冷过热、空气污染、居住拥挤或突然改变睡眠环境等；③生理因素，如饥饿、过饱、疲劳、性兴奋等；④精神疾病因素，如焦虑与抑郁障碍时；⑤药物与食物因素，如咖啡因、茶碱、甲状腺素、皮质激素、抗震颤麻痹药、中枢兴奋剂等的使用时间不当或过量，药物依赖戒断时或药物不良反应发生时等；⑥睡眠节律变化因素，如夜班和白班频繁变动等；⑦躯体疾病因素；⑧生活行为因素，如日间休息过多、睡前运动过多、抽烟等；⑨个性特征因素，如过于紧张焦虑、强迫型人格。

二、发病机制

1. “过度觉醒假说” 失眠是一种过度觉醒的障碍，患者皮质和皮质下某些脑区存在结构、功能和代谢异常，这些脑区主要包括杏仁核、海马、扣带回、岛叶、额叶、顶叶，体现在躯体情感、认知不同水平上，并且不仅仅是夜间睡眠的缺失，并且是横跨24小时的个体高觉醒状态。

2. “3P假说” “3P”是指易感因素（predisposing factor）、促发因素（precipitating factor）、持续因素（perpetuating factor），假定三个因素累积超过了发病所需要的阈值将会导致失眠的发生和维持。易感因素包括年龄、性别、遗传及性格特征等，使个体对失眠易感；促发因素包括生活事件及应激等，引起失眠的急性发生；维持因素包括应对短期失眠所导致的不良睡眠行为（如延长卧床时间）和由短期失眠所导致的焦虑和抑郁症状等，使失眠得以持续。该假说是用来解释失眠的发生、发展和持续的认知行为学假说，也是目前被广泛应用的认知行为疗法的理论基础。

其他还有刺激控制假说、认知假说和快速眼动睡眠不稳定假说等。

【临床表现】

一、失眠症状

1. 入睡困难 在适当的睡眠机会和环境条件下，不能较快理想入睡。入睡快慢的临床意义有年龄差异。对于儿童和青少年入睡时间大于 20 分钟有临床意义，对于中老年人入睡时间大于 30 分钟有临床意义。

2. 睡眠维持困难　包括睡眠不实（觉醒过多过久）、睡眠表浅（缺少深睡）、夜间醒后难以再次入睡、早醒、睡眠不足等。早醒通常指比预期的起床时间至少提早 30 分钟并引起总睡眠时间减少，早醒的判定需要考虑平时的就寝时间。

在失眠症状中，以入睡困难最多见，其次是睡眠表浅和早醒等睡眠维持困难，两种情况可单独存在，但通常并存，并且两者可以相互转变。

二、觉醒期症状

失眠往往引起非特异性觉醒期症状，即次日日间功能损害，常表现为疲劳或全身不适感，日间思睡，焦虑不安，注意力不集中或记忆障碍，社交、家务、职业或学习能力损害等。

对失眠的恐惧和对失眠所致后果的过分担心常常引起焦虑不安，使失眠者常常陷入一种恶性循环，失眠→担心→焦虑→失眠→久治不愈。

三、临床类型

在国际睡眠障碍分类中，失眠障碍可分为慢性失眠障碍（chronic insomnia disorder，CID）、短期失眠障碍（short-term insomnia disorder，STID）和其他失眠障碍。CID 指失眠和日间功能损害每周至少出现 3 次，至少持续 3 个月。STID 指失眠和日间功能损害少于 3 个月并且没有症状出现频率的要求。许多 STID 患者的失眠症状可随时间而缓解，部分 STID 患者可逐渐发展为 CID。

【诊断与鉴别诊断】

一、诊断

诊断应依据失眠的病史、临床表现、睡眠的主观及客观评估，并结合失眠障碍的诊断要点或标准。详细临床评估是作出诊断以及制订合理治疗方案的基础。

1. 临床评估

（1）基于问诊的评估：包括失眠形式、日间功能受损程度、睡前状况、失眠发生和加重缓解因素、失眠严重程度、昼夜睡眠觉醒节律、夜间症状、病程、治疗效果、伴随躯体或精神症状、睡眠环境因素、家族史等。

（2）睡眠的主观评估：可以选择性使用睡眠日记、匹兹堡睡眠质量指数量表（Pittsburgh Sleep Quality Index，PSQI）、失眠严重程度量表（Insomnia Severity Index，ISI）等。

（3）睡眠的客观评估：可以选择性使用多导睡眠监测（polysomnography，PSG）、多次睡眠潜伏期试验（multiple seep latency test，MSLT）、体动记录检查（actigraphy）等。需要注意，PSG、MSLT 和体动记录检查并非失眠的常规检查。合并其他睡眠疾病、诊断不明、顽固而难治性的失眠、有暴力行为时应考虑这些辅助方法。国内临床实践的相关数据很少，可适当放宽应用指征，以获取更多经验和更准确的结论。

2. 诊断要点　《国际疾病分类》（第 10 版）（ICD-10）中有关“非器质性失眠症”的诊断要点包括：①主诉是入睡困难、难以维持睡眠或睡眠质量差；②这种睡眠紊乱每周至少发生 3 次并持续 1 个月以上；③日夜专注于失眠，过分担心失眠的后果；④睡眠量和 / 或质的不满意引起了明显的苦恼或影响了社会及职业功能。

二、鉴别诊断

1. 睡眠与觉醒节律障碍　睡眠觉醒时相延迟障碍的患者在选择社会正常睡眠时间睡眠时会表现为入睡困难、总睡眠时间减少及日间功能损害，应与入睡困难为主要表现的失眠患者相鉴别。睡眠觉醒时相提前障碍的患者会表现为早醒或睡眠维持困难，应与早醒为主要表现的失眠患者相鉴别。无论时相延迟障碍或时相提前障碍患者，当允许按照个人意愿安排作息时间时，其睡眠时间和质量正常。而失眠障碍患者无论如何安排作息时间，均存在入睡困难、早醒或睡眠维持困难。

2. 睡眠相关呼吸障碍　该类患者常由于打鼾、呼吸暂停、憋气等导致夜间睡眠片段化，无法进入有效深睡眠，自感睡眠质量差、日间困倦等。PSG 监测可以帮助鉴别。

3. 睡眠相关运动障碍　不宁腿综合征及周期性肢体运动障碍患者均可出现入睡困难、觉醒次数增多、自感睡眠不足或醒后无恢复感等。其特定的临床表现及客观睡眠监测均可以帮助鉴别。

【治疗】

一、总体目标

1. 改善睡眠质量和/或增加有效睡眠时间。
2. 恢复日间社会功能，提高生活质量。
3. 防止短期失眠转化成慢性失眠。
4. 减少与失眠相关的躯体疾病或与精神疾病共病的风险。
5. 尽可能避免包括药物在内的各种干预方式带来的负面效应。

二、干预方式

失眠的干预方式主要包括心理治疗、药物治疗、物理治疗和中医治疗。

（一）心理治疗

心理治疗的本质是改变患者的信念系统，发挥其自我效能，进而改善失眠症状。要完成这一目标，常常需要专业医生的参与。心理治疗通常包括睡眠卫生教育、刺激控制疗法、睡眠限制疗法、认知治疗和放松疗法。针对失眠认知行为治疗（cognitive behavioral therapy for insomnia，CBTI）是认知治疗和行为治疗（睡眠限制、刺激控制）的组合。CBTI 能够缓解入睡困难（缩短睡眠潜伏期），增加总睡眠时间，提升睡眠效率，改善睡眠质量，对老年失眠亦有治疗效果，并可以长期维持疗效。长期来看，CBTI 的疗效优于药物疗法。

（二）药物治疗

1. 药物治疗的原则　在病因治疗、认知行为疗法、睡眠卫生教育的基础上酌情给予药物治疗；个体化；按需、间断适量给药；疗程一般不超过 4 周，超过 4 周应每月评估；动态评估；合理撤药；特殊人群不宜给药等。

2. 常用治疗药物　目前临床治疗失眠的药物，主要包括苯二氮䓬类受体激动剂（benzodiazepine receptor agonist，BZRA）、褪黑素受体激动剂、食欲素受体拮抗剂和具有催眠效应的抗抑郁药物。BZRA 又分为苯二氮䓬类药物（benzodiazepine drug，BZD）和非苯二氮䓬类药物（nonbenzodiazepine drug，non-BZD）。

3. 治疗药物的推荐顺序　美国睡眠医学会对于失眠障碍患者，在单独或联合药物治疗时，推荐的一般顺序为：①短中效的 BZD 和 non-BZD 或褪黑素受体激动剂；②其他 BZD 和 non-BZD 或褪黑素受体激动剂；③具有镇静作用的抗抑郁药物，尤其适用于伴抑郁 / 焦虑障碍的失眠患者；④联合使用 BZRA 和具有镇静作用的抗抑郁药物；⑤抗精神病药物不作为首选药物使用，仅适用于某些特殊情况和人群；⑥巴比妥类药物、水合氯醛等虽被 FDA 批准用于失眠的治疗，但临床上并不推荐应用；⑦非处方药抗组胺药物常被患者用于失眠的自我处理，临床上并不推荐应用；⑧食欲素受体拮抗剂中的苏沃雷生已被 FDA 批准用于失眠的治疗。

（三）物理治疗和中医治疗

物理治疗如光照疗法、经颅磁刺激、生物反馈治疗、经颅微电流刺激疗法等，以及饮食疗法、芳香疗法、按摩、顺势疗法等，均缺乏令人信服的大样本对照研究，只能作为可选择的补充治疗方式。中医治疗失眠的历史悠久，但囿于特殊的个体化医学模式，难以用现代循证医学模式进行评估。

【健康管理】

一、三级预防

1. 一级预防　针对心理、生理及环境等病因进行失眠的预防。

2. 二级预防　对患者进行早期干预，尽量避免 STID 患者发展为 CID，预防并发症。

3. 三级预防　许多失眠症患者同时患有另一种精神障碍，应当全面评估患者的身心状况，建立多学科团队，制订个体化管理策略，病情稳定期在社区进行规律随访。

二、健康教育

睡眠卫生教育的主要内容包括：①睡前 4～6 小时内避免接触咖

啡、浓茶或吸烟等兴奋性物质；②睡前不要饮酒，特别是不能利用酒精帮助入睡；③每日规律安排适度的体育锻炼，睡前3～4小时内应避免剧烈运动；④睡前不宜暴饮暴食或进食不易消化的食物；⑤睡前1小时内不做容易引起兴奋的脑力劳动或观看容易引起兴奋的书刊和影视节目；⑥卧室环境应安静、舒适，保持适宜的光线及温度；⑦保持规律的作息时间。

三、双向转诊

（一）上转指征

1. 合并有其他精神障碍或不易控制的躯体疾病者。
2. 治疗过程中病情反复或加重的患者。

（二）下转指征

诊断明确，病情稳定，仅需门诊治疗、社区随访或教育康复者。

四、社区管理

普及失眠症的基本知识并宣传相关的心理卫生常识，制订个体化康复方案，对患者进行规律随访，可以建立互助小组，搭建患者交流平台，通过有效的途径和方法预防复发。

【预后】

失眠症的预后与其病因、病程、合并症等相关，可逆性病因解除后失眠症可自行缓解，对STID进行早期干预往往预后较好，一旦发展为CID恢复相对较慢，合并有其他精神障碍者的预后与其合并症的类型、严重程度相关。

【诊治进展】

近些年，针对失眠症的药物治疗与非药物治疗已经得到了普遍接受，CBTI被推荐为一线治疗方法，关于治疗方案的选择建议遵循共同决策的方法。诊断和治疗方案应由临床医生主导，并与患者一起讨论。

【病例分享】

患者，女性，56岁，农民，因“入睡困难、夜间睡眠差1月余”就诊。

患者1月余前无明显诱因出现入睡困难，需要2～3小时才能入睡，严重时整夜不眠。睡眠浅，易醒，醒后不易再次入睡，多梦。因不满意睡眠而心烦、急躁。次日精神差，乏力，注意力不集中，记忆力差，明显影响家务及田间劳动。无明显焦虑、抑郁等精神健康问题。就诊后医生结合病史诊断为失眠症。

治疗和随访：对患者进行睡眠卫生教育，矫正不良的睡眠行为和观念，同时予以佐匹克隆3.75mg，每晚1次，治疗2周，患者睡眠质量显著改善，后改为按需、间断服用，维持治疗1个月停用，随访1个月未再出现失眠。

【思考题】

1. 失眠症的临床表现及其治疗方法。
2. 失眠症需要与哪些疾病进行鉴别？

（张雪娟）

第二节 焦 虑 症

【学习提要】 1. 焦虑症的病因、临床表现和诊断。
2. 焦虑症的治疗。

【定义】

焦虑症（anxiety disorder），又称焦虑性神经症，以焦虑情绪体验为主要特征。可分为慢性焦虑，即广泛性焦虑症（anxiety disorder）和急性焦虑，即惊恐发作（panic attack）两种形式。

【流行病学】

2019年中国首次全国性精神障碍流行病学调查结果显示，焦虑症的终生患病率为7.6%，约8 000万人，是患病率最高的一种精神障碍。近年来，社会心理和人口学因素发生了巨大变化，由此带来的心理压力、生活方式、家庭结构的改变等因素导致焦虑障碍的患病率呈上升趋势。

【病因及发病机制】

目前病因尚不明确，可能与遗传因素、个性特点、认知过程、不良生活事件、躯体疾病等均有关系。

1. 心理学因素　不同的心理学派从不同的角度对焦虑症的病因进行了解释，但是心理学理论仅代表不同方面，疾病的发生离不开生物学因素的影响。

2. 遗传学　焦虑症有显著的家庭聚集性。

3. 电生理与影像学　广泛性焦虑障碍和惊恐障碍可能具有相似的神经生理机制，可能体现在左右侧下丘脑体积或者皮质功能等方面。

【临床表现】

一、症状

（一）慢性焦虑（广泛性焦虑）

1. 情绪症状　在没有明显诱因的情况下，患者经常出现与现实情境不符的过分担心、紧张、害怕，且常无明确的对象和内容。

2. 自主神经症状　头晕、胸闷、心慌、呼吸急促、口干、尿频、尿急、出汗、震颤等躯体方面的症状。

3. 运动性不安　坐立不安，烦躁，很难静下心来。

（二）急性焦虑（惊恐发作）

1. 濒死感或失控感　在正常的日常生活中，患者几乎跟正常人一样。而一旦发作时（有的有特定触发情境，如封闭空间等），患者突然出现极度恐惧的心理，体验到濒死感或失控感。

2. 自主神经症状　出现如胸闷、心慌、呼吸困难、出汗、全身发抖等。

3. 一般持续几分钟到数小时　发作开始突然，发作时意识清醒。

二、体征

常出现心慌，因此体格检查时要关注患者心血管与神经系统方面的问题。

三、接诊要点

1. 很多焦虑障碍患者到医院就诊最初都是由于躯体原因，所以首先需要识别以躯体症状为主诉的患者是否有焦虑的问题。

2. 区分广泛性焦虑和惊恐发作。

四、常见合并症 / 并发症

1. 合并症　最常见的精神共病是抑郁障碍，其他常见合并障碍包括双相情感障碍、物质依赖障碍、强迫症以及创伤后应激障碍。

2. 并发症

(1) 睡眠质量问题：如果焦虑症长期得不到改善，可能对患者的睡眠质量造成一定的影响。

(2) 心脑血管疾病：焦虑症患者会出现胸闷气短、心悸等症状，如果不及时进行治疗，还有可能会引起心律不齐、高血压以及心绞痛等并发症的出现。

(3) 引发肠胃疾病：焦虑症会对患者的肠胃造成一定的影响，从而引起一系列肠胃疾病的发生。

【辅助检查】

一、常规检查

一般需要做胸部 X 射线、心电图、脑电图、影像、生化、甲状腺功能等方面的检查，来排除相应的躯体疾病导致的躯体化症状。

二、精神检查

（一）抑郁筛查量表

抑郁筛查量表（Patient Health Questionnaire，PHQ-9）：在过去的两周里，你体验到以下症状的频率是怎样的？

1. 做事情没有兴趣或乐趣。

2. 感觉到情绪低落、抑郁、无望。

3. 入睡有困难，很难保持睡眠状态，或者睡得太多。

4. 感觉很累、没有能量。

5. 没有胃口，或者暴饮暴食。

6. 对自己感觉不好，认为自己是个失败者，对自己失望，觉得让自己的家人失望。

7. 很难集中注意力，比如读报纸或者看电视。

8. 身体行动以及说话变得很慢，以至于身边的人有留意到。或者是相反的情况，感觉烦躁、坐立不安，身体行动以及说话比平时要快很多。

9. 觉得如果自己死了反而会更好，有想伤害自己的想法。

选项，0 分：完全没有；1 分：少于一半的日子；2 分：多于一半的日子；3 分：几乎每一天。

计算总分，对于 PHQ-9：0～4 分代表「几乎没有」，5～9 分代表「轻微抑郁」，10～14 分代表「中度抑郁」，15～19 分代表「中重度抑郁」，20～27 分代表「重度抑郁」。

（二）广泛性焦虑量表

广泛性焦虑量表（Generalized Anxiety Disorder，GAD-7）：在过去的两周里，你体验到以下症状的频率是怎样的？

1. 感觉紧张、焦虑、烦躁不安。
2. 没有办法去停止或控制自己的担心。
3. 对于不同的事情担心太多。
4. 没办法放松。
5. 非常烦躁不安，以至于没办法静坐不动。
6. 变得非常容易生气或易怒。
7. 感觉特别害怕，好像有什么可怕的事情将会发生。

选项，0 分：完全没有；1 分：少于一半的日子；2 分：多于一半的日子；3 分：几乎每一天。

计算总分，对于 GAD-7：0～4 分代表「几乎没有」，5～9 分代表「轻微焦虑」，10～14 分代表「中度焦虑」，15～21 分代表「重度焦虑」。

【诊断和评估】

一、诊断思维

（一）诊断标准

主要根据病史及体格检查、量表测查和实验室辅助检查，由专科医生诊断。其中最主要的是临床症状和病程。

早期筛查或自我诊断可以采用一些简单的焦虑自评量表（Self-

Rating Anxiety Scal，SAS）测评，如果分数较高，建议到精神科或心理科做进一步检查。

1. 惊恐发作（急性焦虑） 除了具备神经症的特征以外，还必须以惊恐发作为主要临床相。

2. 广泛性焦虑（慢性焦虑） 除具备神经症的特征外，还必须以持续的广泛性焦虑为主要临床相。轻型表现符合以下前两点，重型表现加上第3点：①经常或持续的无明确对象和固定内容的恐惧或提心吊胆；②伴自主神经症状或运动性不安；③社会功能受损，病员因难以忍受又无法解脱，而感到痛苦。病程标准符合上述症状至少6个月。

（二）鉴别诊断

1. 正常的紧张 与病理性焦虑不同，正常的紧张所表现的是对现实客观威胁的一种情绪反应。

2. 躯体疾病伴发的焦虑症状 多种内科疾病可有焦虑表现，尤以心血管病和内分泌疾病多见。

3. 使用药物伴发的焦虑症状 抗精神病药可引起焦虑，因此有抗精神病药物用药者有药源性焦虑的可能。

4. 精神疾病伴发的焦虑症状 焦虑可见于任何精神疾病，这种焦虑情绪是原发精神疾病的症状之一。

二、临床评估

通过病史采集来确认焦虑症状是否存在，焦虑的特征、内容和严重程度；掌握发作及波动情况、持续时间、病程特点；了解患者的人格特征，探询有无可能的诱发因素及其他可能引起此种情况的危险因素，从而为诊断和制订合理的治疗方案提供依据。

【治疗】

一、治疗目标

急性发作期，要采取有力措施控制发作、缓解症状，尽快减轻患者的痛苦；在症状得到控制后，应坚持长程治疗，以防止复燃、预防复发、改善预后。

二、治疗原则

广泛性焦虑症和惊恐障碍均是慢性疾病，容易反复发作，应当坚持足量和足疗程的原则。急性期治疗药物应当足量、足疗程，以控制患者的精神症状。治疗缓解或症状消除后，还需一定时间的维持治疗，以减少复发，恢复社会和职业功能。

三、治疗方案

（一）药物治疗

根据患者病情、身体情况、经济情况等因素综合考虑。一般建议服药1～2年。停药及加量请咨询医生，不可自行调整药物治疗方案。在服药期间，注意和医生保持联系，出现副作用或其他问题及时解决。

1. 苯二氮䓬类药物（又称为安定类药物） 常用药物有劳拉西泮、阿普唑仑。

2. 抗抑郁药

(1) 广泛性焦虑：常用药物有帕罗西汀、艾司西酞普兰、文拉法辛、氟哌噻吨美利曲辛等。

(2) 惊恐发作：常用药物是帕罗西汀、艾司西酞普兰、氯米帕明等。

3. 长短效药物合用

（二）心理治疗

心理治疗是指临床医生通过言语或非言语沟通，建立起良好的医患关系，应用有关心理学和医学的专业知识，引导和帮助患者改变行为习惯、认知应对方式等。药物治疗是治标，心理治疗是治本，两者缺一不可。

（三）中医治疗

目前临床用于治疗焦虑症的中成药较少，常用的有九味镇心颗粒、参芪五味子片、柏子养心丸、百乐眠胶囊、七叶神安分散片等。

【健康管理】

一、三级预防

1. 一级预防 从社会和家庭的层面开展精神障碍的病因预防。

2. 二级预防　早期发现、早期诊断和早期治疗，预防后遗症，减少疾病带来的危害。

3. 三级预防　患者病情在急性期时采取的措施是医院治疗，属于机构康复。病情在缓解期时采取延伸服务，由康复机构派专业人员到实地，为康复对象提供专业性康复服务。病情在恢复期时进行社区康复。

二、健康教育

焦虑症的健康教育内容包括：①主动培养良好的性格；②采取健康的生活方式；③选择适合自己的生活事业目标；④出现焦虑的症状时不要害怕，放松心态，自我调整。一旦无法自我调整而影响到日常生活和学习工作时，就要及时就医，寻求有效的帮助。

三、双向转诊

（一）上转指征

1. 有暴力攻击或明显自伤、自杀行为的患者。
2. 疑似焦虑症患者或诊断不明确者。
3. 治疗过程中出现与治疗药物相关的急性剧毒反应。
4. 在家维持效果不好，病情复发或加重的患者。
5. 患者或家属要求门诊或住院治疗的患者。

（二）下转指征

1. 诊断明确，仅需门诊治疗不需住院治疗或病情较稳定者。
2. 住院治疗出院后，需进行社区跟踪随访、教育康复者。
3. 主要症状控制，愿意参加社区康复活动及职业康复训练的康复者。

四、社区管理

1. 个案管理　个案管理是精神科社区康复服务的一项关键技术，个案管理人员将为患者提供全病程服务，帮助患者获得各种精神卫生服务资源，并协助解决其他问题；组织制订全面、全程的精神、心理评估和精神康复个体化服务计划；协调相关部门的服务并进行资源整合，为患者寻求有针对性的多方位的公共卫生、社会保障、劳动就业、紧急救助等服务。

2. 临床康复　包括症状自我监控和紧急医疗处理等。

3. 技巧训练　对患者出现的生活、社会能力短缺的情况，帮助患者有针对性地进行生活、学习、工作方面的技能训练，促进患者早日回归社会。

4. 教育康复　不仅是教育精神障碍患者掌握生活生存方面的技能，更重要的是改善他们的思想认知，让他们认识自己，认识世界。

5. 职业康复　以患者为中心，帮助其就业来促进健康，提升幸福感。

6. 自助与朋辈支持　互助小组，患者和家属运营的服务，以及患者作为服务提供者为其他患者服务，在相互尊重的基础上，进行情感交流、信息分享和支持反馈。

7. 居住服务　支持性居住对经过康复治疗、个人恢复良好的患者非常重要。

【预后】

焦虑症的预后不能一概而论，与其发作类型密切相关。

1. 广泛性焦虑障碍　预后与个人心理素质和是否进行有效的心理治疗有关。通过及时有效的治疗，多数患者可获得满意的治疗效果。

2. 惊恐障碍　多数患者预后较好，少数伴有自主神经症状的患者，恢复相对较慢。

【诊治进展】

目前国内对焦虑障碍的识别率和治疗率均处于较低水平，所以加强对焦虑障碍基本知识的普及十分必要。除了药物治疗，心理治疗在焦虑障碍治疗中也非常重要，从简单的支持性、解释性心理治疗、松弛训练、生物反馈治疗到暴露治疗等行为治疗、催眠治疗和精神动力学治疗等，可根据患者不同情况选择治疗方法。

【病例分享】

患者，女性，35 岁，超市员工，因“焦虑、失眠 5 年，加重 6 个月”

就诊。患者5年前因夫妻关系紧张，表现为焦虑、失眠、食欲减退，注意力不集中，记忆力减退。症状大概持续6个月，经过自我调整自愈。后续虽阶段性有焦虑体验，但整体在可控范围。6个月前，患者因感情问题病情突然加重。主要表现为手抖、出汗、坐立不安、呼吸不畅、头晕头痛，敏感多疑，担心自己会变成“神经病”。睡眠差，心慌胸闷，精力、体力明显减退。伴有严重的社交恐惧，不敢见人，不敢与人交谈等。

在当地基层医院诊治，行焦虑量表：GAD-7评分为13分，结合病史诊断为广泛性焦虑症（中度），给予帕罗西汀和阿普唑仑药物治疗，并结合心理治疗模式，进行3个月系统调整。在系统调整的3个月期间，患者的药物由逐渐加量到逐渐减、停，后续平均3个月心理干预1次，持续了1年左右，心理免疫力明显提升。目前患者已彻底断药6月余，整体状态良好。

【思考题】

1. 广泛性焦虑的诊断依据是什么？
2. 抗焦虑治疗原则是什么？
3. 什么是焦虑症的三级预防？

（梁珍玲）

第三节 抑郁症

【学习提要】 1. 抑郁症的病因、临床表现和诊断。
2. 抑郁症的治疗。

【定义】

抑郁症（epressive disorder，DD）是由各种原因引起的以心情低落为主要症状的一种疾病。表现为兴趣丧失、自罪感、注意困难、食欲下降和自杀观念，并有其他认知、行为和社会功能异常。

【流行病学】

据 WHO 统计，全球约有 3 亿人正在遭受抑郁症的折磨，且全球每年有近 80 万人因抑郁症自杀身亡。抑郁症的发病率逐年攀升，给社会带来严重的经济负担。

【病因及发病机制】

抑郁症的发病机制错综复杂，是由遗传、环境、神经内分泌、免疫炎症、肠道菌群等因素构成的巨大网络共同作用的结果。因此也形成了从不同角度阐述抑郁症发病机制的假说，如单胺类神经递质假说、下丘脑 - 垂体 - 肾上腺轴功能失常假说、神经可塑性与神经营养因子假说、细胞分子机制假说、炎症与细胞因子假说、兴奋性氨基酸假说和肠道菌群失调假说等。其中“最经典”的为单胺类神经递质假说。单胺类神经递质是一类主要在大脑和肾上腺分泌的神经递质，包括 5- 羟色胺、去甲肾上腺素和多巴胺等，它们在大脑发育、情绪调节、应激反应等方面发挥核心作用。单胺类神经递质假说认为大脑中单胺类神经递质水平的下降会导致抑郁症发生。

【临床表现】

一、症状

1. 抑郁心境　感到悲伤、空虚、无望、流泪。
2. 兴趣丧失。
3. 精力减退或丧失。
4. 自我评价过低、自责，或有内疚感。
5. 精神运动迟滞。
6. 反复出现想死的念头或有自杀行为。
7. 睡眠障碍。
8. 食欲降低或体重明显减轻。
9. 性欲减退。

二、体征

失眠、心慌、心悸、胸闷、气短、头痛、头晕，还伴有胃肠道症状，如恶心、呕吐、腹泻、便秘等。

三、接诊要点

1. 发病过程，诱发因素　抑郁症发病通常都有一定社会心理因素，因此在了解病史时要着重了解其发病前的精神刺激因素及对发病所起的作用，起病的缓急及持续时间等。

2. 有无惊恐发作、强迫症状或社交恐惧症。

3. 有无不典型症状，如食欲增强、体重增加、睡眠增加、极度无力、卧床不起。部分抑郁症患者表现为不典型症状，尤其是在儿童、青少年患者多见，需要引起重视。

4. 有无精神病性症状　抑郁症患者尤其是重性抑郁可能伴有精神病性症状如罪恶妄想、躯体疾病妄想、无价值妄想、虚无妄想、灾难妄想等，这些妄想常指向自我，即把责备的矛头指向自己，而不是其他人。要了解相关情况协助诊断。

5. 既往抑郁症发作史，既往用药有无疗效。

6. 有无抑郁症家族史，用药有无疗效，有无酗酒或药物滥用史。

7. 有无合并青光眼、前列腺增生、心脏病、癫痫等内科疾病，这些疾病可增加某些抗抑郁药的毒副反应。

四、常见合并症 / 并发症

1. 合并症　心血管病（如高血压、冠心病等）、糖尿病、肾衰竭、肿瘤。
2. 并发症　焦虑症、强迫症、睡眠障碍、躯体不适。

【辅助检查】

一、实验室检查

一般需要做血常规、肝功能、电解质水平测定、心电图、甲状腺功能等方面的检查，来排除与抑郁症相关的疾病或发现并存的疾病。

二、影像学检查

颅脑 MRI。排除因脑炎、脑肿瘤、脑血管病、帕金森病所伴发的抑郁情绪。

三、精神专科检查

1. 自评量表　抑郁自评量表（Self-Rating Depression Scale，SDS）、抑郁筛查量表（PHQ-9）、贝克抑郁症自评量表、90项症状自评量表（Symptom Checklist 90，SCL-90）。

2. 他评量表　汉密尔顿抑郁量表（Hamilton Depression Scale，HAMD）、医院焦虑抑郁量表（Hospital Anxiety and Depression Scale，HADS）、蒙哥马利-艾森贝格抑郁评定量表（Montgomery-Asberg Depression Rating Scale，MADRS）、老年抑郁调查量表（Geriatric Depression Scale，GDS）。

【诊断和评估】

一、诊断思维

1. 诊断标准　根据美国《精神障碍诊断与统计手册》（第5版）（DSM-5）的诊断标准，在2周时间内，出现5个或者以上的下列症状，其中至少1项是心境抑郁或丧失兴趣愉悦感：①几乎每天大部分时间都是心境抑郁；②几乎每天或每天的大部分时间，对于所有或几乎所有的活动兴趣或乐趣都明显减少；③体重明显下降（未节食）或体重增加（1个月内体重变化超过原体重的5%），或几乎每天食欲都减退或增加；④几乎每天都失眠或睡眠过多；⑤几乎每天都精神运动性激越或迟滞；⑥几乎每天都疲劳或精力不足；⑦几乎每天都感到自己毫无价值，或过分的、不适当地感到内疚（可以达到妄想的程度），并不仅仅是因为患病而自责或内疚；⑧几乎每天都存在思考或注意力集中的能力减退或犹豫不决；⑨反复想到死亡（不只是怕死），反复出现没有特定计划的自杀意念，或有某种自杀企图，或有某种实施自杀的特定计划。

2. 鉴别诊断　结合各诊断标准中的排除标准，重点鉴别躯体疾病所致的抑郁、精神活性物质所致的抑郁、痴呆、精神分裂症、焦虑、双相情感障碍、更年期综合征等几方面。

二、临床评估

抑郁症的临床评估包括人口社会学特征（如童年期创伤史、负性生活事件、遗传家族史)、抑郁症状以及快感缺失等维度，可以使用量化工具作为辅助手段，以提高识别及评估准确性。

1. HAMD　总分<7 分为正常，总分在 7～17 分可能有抑郁症，总分在 17～24 分肯定有抑郁症，总分>24 分为严重抑郁症。

2. MADRS　总分<12 为缓解期，总分在 12～22 分为轻度抑郁，总分在 22～30 分为中度抑郁，总分在 30～35 分为重度抑郁，总分>35 分为极度抑郁。

【治疗】

一、治疗目标

抑郁症治疗的目标是提高显效率和临床治愈率，最大限度减少病残率和自杀率，预防复发，最终达到提高生存质量，恢复社会功能的目的。

二、治疗原则

1. 综合评估，个体化治疗。
2. 患者开始治疗前知情同意。
3. 尽可能单一用药，剂量逐步递增，达到最小有效量后足量、足疗程治疗。
4. 治疗期间密切观察病情变化和不良反应并及时处理，尽可能采用量表形式定期评估。
5. 治疗效果不佳时重新评估，可考虑换药、增药或联合治疗，但需要注意药物之间的相互作用。
6. 可联合心理治疗、物理治疗等。
7. 积极治疗原发病与共发病。

三、治疗方案

1. 一般治疗　根据目前国内外抑郁症药物治疗指南，一般推荐选择性 5- 羟色胺再摄取抑制剂(selective serotonin reuptake inhibitor，SSRI)、5- 羟色胺去甲肾上腺素再摄取抑制剂(serotonin-noradrenalin reuptake inhibitor，SNRI)、去甲肾上腺素及特异性 5- 羟色胺能抗抑郁药（noradrenergic and specific serotonergic antidepressants，NaSSA）等新一代抗抑郁药作为首选药物。①SSRI，如氟西汀、帕罗西汀、舍曲林、氟伏沙明、西酞普兰和艾司西酞普兰；②SNRI，如文拉法辛、度洛西汀；③NaSSA，如米氮平；④去甲肾上腺素及多巴胺再摄取抑制剂（noradrenergic reuptake inhibitor，NDRI），如安非他酮；⑤5- 羟色胺 2A 受体拮抗药及 5- 羟色胺再摄取抑制剂（SARI），如曲唑酮、奈法唑酮；⑥单胺氧化酶抑制剂（monoamine oxi-dase inhibitor，MAOI），如苯乙肼、反苯环丙胺及新一代可逆性 MAOI 吗氯贝胺。

2. 心理治疗　认知行为疗法（cognitive behavioral therapy，CBT）是一大类包括认知治疗和行为治疗的心理治疗方法，是通过改变个人思维行为模式来纠正失调情绪和行为，改善心理问题的一系列心理治疗方法总和。

3. 物理治疗　①电抽搐治疗（electroconvulsive therapy，ECT）：拟短时间内适量电流通过患者头部致全身抽搐，而达到治疗疾病目的；②经颅磁刺激（transcranial magnetic stimulation，TMS）技术：即以磁信号刺激颅脑神经方式达到神经功能改善目的。

【健康管理】

一、三级预防

1. 一级预防　从社会和家庭的层面提供多种形式、多种渠道的心理健康服务来预防该疾病。

2. 二级预防　早期筛查、识别及干预，争取良好的疗效，预防后遗症，减少疾病带来的危害。

3. 三级预防　及时有效地进行治疗、早期积极的康复和良好的出院后的管理。

二、健康教育

健康教育程序的临床应用，可以调整抑郁症患者的心理状态，减轻抑郁程度，提高临床疗效，缩短住院时间，减少住院费用。健康教育包括以下内容：①向患者介绍疾病有关知识，掌握复发先兆及如何预防复发；②指导患者掌握药物不良反应和预防措施；③帮助和鼓励患者坚持用药定期门诊复查；④鼓励患者积极参加家庭和社会活动，锻炼自理能力和社会适应能力；⑤帮助患者恰当处理现实环境中发生的各种应激源的应对技巧。

三、双向转诊

（一）上转指征

1. 抑郁症的发作期如出现严重的幻觉、妄想、兴奋和思维紊乱的患者。

2. 有攻击或者明显自伤、自杀行为的患者。

3. 疑似精神疾病患者或精神疾病诊断不明确者。

4. 治疗过程中出现与抗精神病药相关的毒副反应。

5. 在家维持治疗的效果不好，病情复发或加重的患者。

6. 家庭监管无力需住院治疗的患者。

（二）下转指征

1. 诊断明确，仅需门诊治疗不需住院或病情较稳定者。

2. 住院治疗出院后，需进行社区跟踪随访、教育的康复者。

3. 主要精神状态得到控制，愿意参加社区康复活动及职业康复训练的康复者。

（三）转诊注意事项

1. 坚持知情同意原则，充分尊重患者及家属的知情选择权。

2. 对于转诊不合作的患者，尽量争取家属的支持，必要时可与街道、社区寻求帮助，协助转诊。

四、社区管理

社区服务的主要任务是通过普及抑郁症的基本知识和宣传相关的心理卫生常识，使患者能及时识别抑郁症状而得到正规治疗，通过有效的途径和方法预防抑郁症的复发。

【预后】

患者首次抑郁发作经有效治疗缓解后，约半数患者不会复发，但经历了 3 次及以上抑郁发作、未接受维持治疗的患者，其复发风险会明显提升，可达 90% 以上。

【诊治进展】

目前的治疗方法主要有药物治疗、心理治疗、生物物理治疗等，除了上述治疗方法外，还有一些其他方法，如光照治疗、运动疗法、针灸、阅读疗法以及 ω-3 脂肪酸等。这些方法作为抑郁症的辅助治疗已在临床上开始使用，但目前尚缺乏有力的研究证据。

【病例分享】

患者，女性，33 岁，已婚，待业，湖南长沙人，病史半年，诊断：抑郁症。主要表现为情绪低落、自卑自责、烦躁不安、常因一点小事与家人发生矛盾，有轻生想法，无轻生行为，有明显的社交恐惧。经汉密尔顿抑郁量表（HAMD）评估评分为 20 分，给予心理治疗结合药物治疗（帕罗西丁 20mg，一天一次），经过半年左右治疗，病情稳定。后续给予帕罗西丁 10mg，一天一次维持治疗，3 年后完全治愈。

【思考题】

1. 抑郁症与焦虑症的鉴别有哪些？

2. 抑郁症性假性痴呆与老年性器质性痴呆的鉴别有哪些？

（梁珍玲）

第四节　躯体形式障碍

【学习提要】 1. 躯体形式障碍的病因、临床表现和诊断以及鉴别诊断。
2. 躯体形式障碍的治疗。

【定义】

躯体形式障碍（somatoform disorder）是一类以持久地担心或相信各种躯体症状的优势观念为特征的神经症。患者因这些症状反复就医，尽管各种医学检查结果都是正常的，以及医生反复地说明和解释，但均不能打消患者的疑虑。即使患者确实存在某种躯体疾病，其严重程度也远远不足以解释患者感受到的痛苦和焦虑；尽管患者症状的发生与不愉快的生活事件、艰难处境或心理冲突密切相关，但患者常常否认心理因素的存在。

【流行病学】

Gureje 等报道 14 个国家利用 ICD-10 诊断标准进行调查发现，2.8% 被调查对象患躯体化障碍，在基层保健机构及综合医院就诊人群中，躯体形式障碍患者占就诊的 16.7%。国内孟凡强等利用 ICD-10 诊断标准，发现综合医院门诊就诊患者 18.2% 为躯体形式障碍，躯体化障碍占门诊总就诊数的 7.4%。一般认为，躯体化障碍患者以女性多见，女性患病率约 1%，起病多在 30 岁之前。

【病因及发病机制】

躯体形式障碍的发病机制尚不是十分清楚，目前主要存在以下几种假说：潜意识获益机制；述情障碍；认知作用；社会文化因素；神经心理机制；生物学机制。

【临床表现】

一、症状

躯体化症状表现复杂，呈多部位、多样性特点，可涉及任何器官和功能，可模拟任何一种疾病表现。常见症状是疼痛、疲乏无力、头晕、呼吸急促、腹胀等，还可以表现为消化不良、腹泻、咳嗽、行走困难、小便困难、晕厥或意识丧失等。表现为躯体化障碍、疑难症、躯体形式的自主神经紊乱、持续的躯体形式的疼痛障碍、未分化的躯体形式障碍。

二、接诊要点

1. 女性明显多于男性。
2. 离异、丧偶或未婚比例高。
3. 多发生于文化层次低、经济收入差的个体。
4. 多就诊于综合医院的神经科、心内科和消化科。躯体化障碍患者有头昏、头痛、心悸、疲劳、睡眠障碍等比较敏感的症状。其中慢性疼痛是最敏感的症状，居主诉第一位，如头痛、胸痛、腹痛、肌痛等。

5. 儿童组腹部不适最多，青少年组更多表现为头痛。

三、常见并发症

常见并发症有焦虑、抑郁、性格改变等。

【辅助检查】

1. 实验室检查　一般需要做血常规、血生化、电解质、甲状腺功能等实验室检查，可了解患者有无感染、免疫失调、肝肾疾病、内分泌及激素代谢紊乱、中毒等疾病因素所致的躯体疾病。

2. 影像学检查　包括头颅、胸部、腹部 CT/MRI、彩色超声等，可了解患者有无相关器质性病变，主要用于排除躯体疾病。

3. 精神专科检查　主要包括面谈和量表测试。精神科专科医生会与患者进行面对面的交流，综合判断患者目前的感知觉、逻辑思维、情感和意志行为活动以及注意力、记忆力、智能等认知功能方面的情况。量表测试可了解患者有无相关精神障碍症状、评估严重程度，且可以了解患者治疗中的病情变化，评估疗效。包括自评量表如 90 项症状自评量表（SCL-90），以及他评量表如汉密尔顿抑郁量表（HAMD）和汉密尔顿焦虑量表（Hamilton Anxiety Scale，HAMA）。

【诊断和评估】

一、诊断思维

1. 诊断　目前有 2 种诊断标准，即 DSM-Ⅳ和 ICD-10。DSM-Ⅳ对该病的诊断标准包括 2 种非疼痛的胃肠道症状、4 种疼痛症状、1 种生殖系统或性功能症状以及 1 种假性神经系统症状（分离或转换）。ICD-10 中对该病的诊断标准为：①存在各种各样变化不定的躯体症状，病程至少 2 年，并且未发现任何恰当的躯体解释；②不断拒绝多名医生对其症状没有躯体疾病的解释、保证和忠告；③症状及其所致行为造成一定程度的家庭和 / 或社会功能的受损。

2. 鉴别诊断　需明确疾病的发生，包括心理因素和社会因素与躯体症状的关系。关注躯体症状是否有明确的器质性病理改变证据，或存在已知的病理生理学变化，将躯体疾病导致的躯体症状和躯体化症状进行鉴别区分。

二、临床评估

使用评估工具更加简便地筛查躯体形式障碍并量化地判断其严重程度。这些工具大致可以分为4类：用于分类的，如国际诊断清单(International Diagnostic ChecklistIDCL)；用于筛查的，如SOMS-2；用于筛查和判断严重程度的，如SOMS-7；用于相关特征调查的，如90项症状自评量表(SCL-90)。

【治疗】

一、治疗目标

减少或减轻症状、减少心理社会应激、减少或减轻日常功能损害。

二、治疗原则

1. 接纳患者　真实地接受患者关于躯体不适的主诉，切忌先入为主、有意无意地追究患者主观上对疾病的责任。

2. 理解患者　医生应该从患者而不仅是从医生的角度出发，理解、尊重患者对疾病及病因的解释，理解并适当地满足患者对检查的要求。

3. 非药物治疗　通过健身、运动等非药物的方式改善其疲劳和睡眠状况，如果有必要也可使用无成瘾性的药物。

4. 恢复角色功能　日常活动的减少使患者更多地注意到自身躯体症状，加重其“患者”角色，产生继发性获益，从而影响疾病恢复。

5. 药物治疗

6. 切入心理治疗　在躯体症状障碍的治疗中，认知行为疗法是目前最有效的方法。

三、治疗方案

(一)非药物治疗

1. 认知行为疗法　程序包括：①明确治疗目标。其主要目标是协助当事人克服认知盲点、模糊知觉、自我欺骗、不正确判断及改变其扭曲认知或不合逻辑的思考方式。②首先应表明对患者体验症状的痛苦等事实，医生完全接受，并提出可能的替代性解释对患者体验症状的痛苦等事实。③同患者讨论对健康的焦虑与躯体症状的联系，如过于感知身体体验，增强了躯体不适的敏感性。医生在全面评估基础上，与患者一起，对疾病的解释进行评估，对患者提出的论据进行审视，在取得治疗协议时并不要求患者放弃其观点。④改变通过过度医疗作为回避社会现实问题的行为模式。医生要鼓励患者尝试积极的应对行为，改变以往回避问题的消极应对行为。

2. 森田疗法　基于人本性的一种心理治疗方法，主张让患者反复体验“顺其自然、接受症状、带着症状去生活”，尽快回到社会生活之中。

（二）药物治疗

常用药物包括抗焦虑、抗抑郁药。荟萃分析显示，从临床疗效来评价，以减轻症状严重程度为评价指标，与安慰剂相比，以选择性5- 羟色胺再摄取抑制剂（SSRI）、5- 羟色胺去甲肾上腺素再摄取抑制剂（SNRI）为代表的新一代的抗抑郁药物显示有效；三环类抗抑郁药（tricyclic antidepressant，TCA）与新一代抗抑郁药相比疗效相当；不同SSRI 抗抑郁药相比以及 SSRI 与 SNRI 抗抑郁药之间相比疗效相当；单一药物治疗（SSRI）与联合用药（SSRI+ 非典型抗精神病药物）相比，后者疗效可能优于前者。药物治疗应从小剂量开始，逐渐滴定增加到有效剂量，同时严密监测药物不良反应。

【健康管理】

一、三级预防

1. 一级预防　养成良好的生活习惯，培养缓解自己情绪的方式，增加和外界的交流。

2. 二级预防　早期筛查、识别及干预，争取取得良好的疗效，预防后遗症，减少疾病带来的危害。

3. 三级预防　及时有效地进行治疗、早期积极的康复和良好的出院后的管理。

二、健康教育

1. 以科学的态度，实事求是地讨论不适症状的性质和担心患病的理由，寻求医生的帮助。了解疾病的性质，改变错误的观念，减少精神因素的影响。

2. 躯体形式障碍实质并不严重，要采取接纳和忍受症状的态度，继续工作、学习和顺其自然地继续生活，这样可以有效缓解疾病的症状，提高生活质量。

3. 保持愉快的情绪，多参加娱乐活动来分散注意力。

4. 患者家属应帮助患者脱离病态的体验。

三、双向转诊

（一）上转指征

反复多次就医严重影响工作或生活的患者建议上转。

（二）下转指征

1. 诊断明确，仅需门诊治疗不需住院或病情较稳定者。
2. 住院治疗出院后，需进行社区跟踪随访者。
3. 主要症状控制者。

【预后】

除早期获得恰当治疗的病例外，此病的预后大多欠佳，因此早期发现和早期干预显得尤其重要。

【诊治进展】

目前针对躯体形式障碍最有效的治疗方法是联合应用多种治疗技术。国外采用行为疗法、放松、生物反馈等技术也有一定的使用价值。电抽搐治疗（ECT）的治疗机制尚不十分清楚，一些研究认为它可以调节单胺类之间的平衡，通过调整神经症患者的单胺类水平而达到治疗目的。中医中药治疗如针灸、火罐术、中草药、太极、气功等均有一定疗效。躯体形式障碍对我国综合医院的医务工作者还是一个陌生的疾病，对其一般临床特点、诊断和治疗进行讨论，可以帮助临床医生提高对该病的识别能力，减少医疗资料的浪费，提高患者的生活质量。

【病例分享】

患者，女性，76岁，已婚，退休人员，因“身体疼痛明显6年余，睡眠差加重1周”于2021年3月20日就诊。患者既往无精神异常史，6年余前（2015年3月）不明原因逐渐出现双下肢发麻，自诉“火烧的感觉”，在当地综合医院神经内科就诊，治疗2个月后症状缓解，具体诊治不详。2年余前（2018年5月）开始病情加重，终日身体不适，有时左腿疼痛，有时右腿疼痛，有时双上肢疼痛。在当地医院综合科被诊断为“焦虑症”，服用过氟哌噻吨美利曲辛片、奥氮平等药物，自感症状无改善。近1周睡眠差较前加重，于医院就诊，以“躯体化障碍”收入住院。高血压病史20余年，服用厄贝沙坦降压治疗，血压控制可以。糖尿病病史5年余，服用二甲双胍治疗，血糖控制尚可。冠心病史多年，未正规服药。家族史无特殊。

患者性格内向、好强，以自我为中心，要求关注。患者诊断为“躯体症状障碍”，针对患者核心的躯体疼痛症状，选取度洛西汀为主要药物，辅以艾司唑仑抗焦虑治疗。度洛西汀用量从早晨20mg开始，逐渐增至足量（早晨40mg，中午20mg），睡眠改善，躯体疼痛及焦虑显著缓解，巩固治疗2周后予以出院。出院时患者饮食、睡眠可，二便正常，焦虑症状及躯体化症状基本消失。

【思考题】

1. 躯体形式障碍有哪些主要亚型？
2. 躯体形式障碍最主要的特点是什么？

（梁珍玲）

第五节　躯体疾病伴发精神障碍

【学习提要】 1. 躯体疾病伴发精神障碍的病因、临床表现和诊断。
2. 躯体疾病伴发精神障碍的治疗。

【定义】

躯体疾病伴发精神障碍（mental disorder associated with physical disease）是指在原发躯体疾病的基础上产生急性或慢性的精神症状，临床上以急性精神症状的表现较多，属原发躯体疾病症状中的一个组成部分。

【病因及发病机制】

病因为原发的躯体疾病所导致的脑功能紊乱。患者的性别、年龄、遗传因素、人格特征、特殊经历以及既往神经精神病史也与精神障碍的发生和具体临床表现有一定关系。不良的生活、工作、学习环境以及心理应激、睡眠剥夺、感觉剥夺等也可能是本病的促发因素之一。

发病机制：①脑缺氧；②躯体疾病引起的代谢障碍；③外源性物质如致病微生物及其毒素；④水和电解质紊乱、酸碱平衡失调、内分泌激素与维生素不足；⑤中枢神经递质异常；⑥应激反应。

【临床表现】

一、症状

1. 精神障碍的发生、发展、严重程度及其转归与躯体疾病的病程变化相一致。

2. 精神症状在多数情况下具有昼重夜轻的特征。

3. 精神症状的严重程度一般与躯体疾病的严重程度消长平行；精神障碍的病程、预后与躯体疾病的病程、转归密切相关。

4. 患者都具有躯体疾病症状、体征及实验室的某些阳性发现。

主要症状可分为以下三种综合征，同一患者的精神障碍可能表现为其中之一，或其病程发展中先后出现。①急性脑综合征：以意识障碍为主要临床表现，多出现在躯体疾病的急性期或慢性躯体疾病的恶化期，以意识混浊状态及谵妄状态较常见，但也可有由嗜睡到昏迷不同程度的表现。除意识障碍外，尚有急性精神病性状态。②慢性脑综合征：主要表现为人格改变、遗忘综合征、痴呆综合征，并有情感淡漠、行为幼稚等，还可能伴有神经系统体征，不伴有意识障碍。③脑衰弱综合征：患者感到疲倦、虚弱无力、思维迟钝、注意力不集中、情绪不稳或脆弱，常伴有头部不适感如头痛、头晕、感觉过敏及躯体不适如虚汗、心悸、食欲缺乏等。

二、体征

初步了解病情，主要针对神经系统进行检查，判断患者是否存在颅内病变。判断精神状态、运动与感觉系统是否正常，有助于进一步诊断。

三、接诊要点

对病情详细了解，细心查体和观察，并配合一定的辅助检查，及早确诊。注意在治疗躯体疾病同时，还要密切观察患者的精神症状并正确判断其是功能性的还是器质性的精神障碍。

四、常见合并症 / 并发症

1. 合并症　糖尿病、癫痫等。
2. 并发症　反应性精神病、精神分裂症、癫痫性精神障碍。

【辅助检查】

1. 实验室检查　一般需要做血常规、病原体检查、血电解质检查、血气分析。血常规，检查白细胞数是否正常，判断是否存在感染；病原体检查，明确感染类型；血电解质检查，检查是否存在电解质紊乱；血气分析，检查机体是否存在酸碱平衡失调、缺氧程度等。

2. 影像学检查　CT、MRI 检查等。判断原发病，鉴别是否为脑器质病变导致的精神障碍。

3. 精神专科检查　通过量表测试如汉密尔顿抑郁量表（HAMD）、医院焦虑抑郁量表（HADS）、简易智力状态检查表等。

【诊断和评估】

1. 诊断　从病史、体检（包括神经系统检查）、实验室和其他辅助检查可以找到躯体疾病的证据，并确定精神障碍发生的进程与躯体疾病相关，再结合精神障碍的临床表现进行诊断。精神障碍的表现为：

①智能障碍；②遗忘综合征；③意识障碍；④人格改变；⑤精神病性症状，包括幻觉、妄想、紧张综合征、思维障碍和行为紊乱；⑥情感障碍包括抑郁和躁狂状态；⑦脑衰弱综合征；⑧以上症状的混合状态或不典型表现。

2. 鉴别诊断　躯体疾病伴发精神障碍的精神症状并无特异性，和其他疾病的鉴别主要依靠病史及实验室、器械检查等辅助检查的阳性结果，必要时要经过诊断性治疗才能最终明确。

（1）与脑器质性疾病所致精神障碍鉴别：此类疾病原发疾病在脑部，一般可检查到突出的定位性神经系统体征，颅脑、脑脊液检查等器械或实验室检查可发现明显的脑部病理改变。

（2）与功能性精神障碍鉴别：功能性精神障碍是指精神分裂症、情感性精神病、各类神经症等在目前科技水平下尚未能发现其有器官组织形态学改变基础的精神障碍。

【治疗】

一、治疗目标

控制患者原发的躯体疾病和精神症状，预防复发，提高生存质量，恢复社会功能。

二、治疗原则

1. 对因治疗　原发的躯体疾病治疗。

2. 对症治疗　当患者精神症状突出以致影响治疗进行时，则必须首先控制精神障碍。

三、治疗方案

1. 对因治疗　针对躯体疾病治疗，当原发病得到有效治疗后所伴发的精神症状也会有所好转。

2. 对症治疗

（1）支持治疗：①保证营养，维持水、电解质、酸碱平衡；②改善脑循环；③促进脑细胞功能的恢复，如吸氧、给予能量合剂，恢复期可予高压氧疗。

（2）药物治疗：根据具体临床表现可给予小剂量毒副作用轻的抗精神病药、抗抑郁药及抗焦虑药。如意识障碍较深则以支持治疗为主，如有明显的躁动不安、不合作治疗，则可通过胃肠道外途径适当给予镇静作用较强的药物，如奋乃静、咪达唑仑或地西泮等。

（3）心理治疗：结合心理治疗可提高躯体疾病伴发的精神障碍的治愈率，减少治愈后的继发性不良心理反应，对原发躯体疾病的治疗亦有明显的积极作用。

【健康管理】

一、三级预防

1. 一级预防　养成良好的生活习惯，合理饮食，多吃新鲜的水果蔬菜。为患者提供舒适的生活环境。

2. 二级预防　早期筛查、识别及干预，争取良好的疗效，减少疾病带来的危害。

3. 三级预防　及时有效地进行治疗原发病、早期积极的康复和良好的出院后的管理。

二、健康教育

1. 结合患者实际情况提供易消化、营养丰富的饮食，多喝水，吃粗纤维的食物防止便秘；老年人要细嚼慢咽，预防噎食。

2. 为患者创造一个安静、舒适的环境，促进睡眠；避免睡前喝浓茶、咖啡等容易兴奋的饮料。

3. 注意患者的个人卫生情况，具体可根据病情协助或帮其做好个人卫生活动，观察皮肤完整性。

4. 对于有意识障碍的患者应专人陪护，情况严重者应适当约束，防止患者在幻觉妄想中跌倒坠床或者暴力伤害他人。

5. 与患者建立良好的关系，关心其身心需要，给予其心理上支持；对于严重焦虑、抑郁的患者，特别是有自杀企图的患者应做好防自杀自伤的行为。

6. 遵医嘱按时、按量服药，不能自行停药、改药，定时复查、复检。

三、双向转诊

（一）上转指征

1. 发现有明显精神障碍，且诊断不明确。如不能确定精神障碍发生的原因，不能确定精神障碍和慢性病的关系。

2. 严重的精神病症状，患者不能辨认和控制自己的行为。如幻觉、妄想、思维破裂和不协调的精神运动兴奋状态等。

3. 有可能造成危险后果（如有伤人和自杀行为）的情况。

4. 有意识障碍。

5. 治疗效果不好，或病情明显变化。

（二）下转指征

1. 诊断明确，仅需门诊治疗不需住院或病情较稳定者。

2. 住院治疗出院后，需进行社区跟踪随访、教育康复者。

3. 主要精神症状控制，愿意参加社区康复活动及职业康复训练的康复者。

四、社区管理

1. 通过一系列专项培训、演练等提升应对暴力行为的专业知识与技能水平，加强基层精神卫生防治人员对严重精神障碍暴力行为的高危因素识别、评估和处理能力，提升面对面访视技巧。

2. 加大对患者和 / 或家属进行政策宣传和健康护理教育，扩大补助政策覆盖范围。

3. 探索全科医生如何在社区严重精神障碍健康管理中发挥“健康守门人”作用，共同促进精神与躯体健康。

【预后】

如果原发疾病处理恰当及时，一般预后较好，时间不会太久，也不会留下后遗症状。若处理不及时，可能使精神症状迁延，转为慢性疾病，出现智力减退，记忆缺陷和人格改变。

【诊治进展】

在目前医疗服务中减少和解除住院患者躯体疾病同时伴发精神障

碍的“共病现象”同样是临床医学面对的现实问题和需要进行探索性研究的问题。对住院的各类躯体疾病伴发精神障碍的“共病现象”早发现、早诊断、早治疗，帮助患者尽快恢复身心健康、防止医疗事故或意外发生，同样是临床医学工作的重要职责。在综合性医院临床各科与精神医学或心理医学建立会诊网络工作是医院管理、医疗队伍及通科建设的基础性工作。这样能够增进医患和谐关系，减少医患矛盾及医疗纠纷。保障医疗服务优质高效同样具有重要意义。

【病例分享】

患者，男性，78 岁，因“反复咳嗽、咳痰 10 年，心悸、气促 2 年，神志模糊 2 天”于 2021 年 1 月抬送入院就诊。患者自 10 年前开始常出现咳嗽、咳痰，以早晚为甚，冬春季受凉后好发，痰有时为白色泡沫状，有时黄稠。2 年前开始除上述症状外，出现心悸、气促，且日渐加重。自 1 年前（2020 年）起因病情严重，曾先后 8 次于社区医院住院，诊断为“慢性支气管炎，阻塞性肺气肿，肺源性心脏病，呼吸衰竭”，经抗感染、吸氧等治疗后好转。3 天前（2021 年 1 月 16 日）咳嗽、咳痰、呼吸困难加重，且出现焦躁不安，无端骂人，2 天钱变得神志模糊，症状以夜间尤甚。食欲缺乏，生活不能自理。

体查：体温 36.8℃，脉搏 116 次 /min，呼吸 40 次 /min，血压 140/90mmHg。端坐位，慢性重病容，呼吸急促，间断呻吟，神志模糊，呼之可应。全身皮肤无异常，瞳孔等大等圆，对光反应存在，口唇发绀，颈软，颈静脉稍充盈，胸廓呈桶状，呼吸运动减弱，叩诊呈过清音，双肺可闻及散在干、湿啰音。心界略向左下方扩大，心尖区未触及震颤，心率 116 次 /min，律齐，心音钝，三尖瓣区心音较二尖瓣区增强。肝在右锁骨中线肋下 3cm，质中等，双肾区无叩痛，双踝以下呈凹陷性水肿，神经系统检查无异常发现。

实验室检查：血钾 2.42mmol/L，血钠 119.2mmol/L，CO_2 结合力 82.9ml%，血红蛋白 13.9g/L，尿素氮正常，肝功能正常。动脉血气分析示 $PaCO_2$ 95.5mmHg；PaO_2 68.5mmHg；pH 7.338。心电图示：①窦性心动过速；②肺性 P 波；③显著顺时针转位；④房性期前收缩；⑤T 波普遍低平；⑥QRS 波降低。

考虑诊断为“慢性支气管炎，阻塞性肺气肿，肺源性心脏病，呼吸衰竭，肺性脑病"，患者神志模糊考虑为肺性脑病引起，住院后经抗感染、无创呼吸机辅助呼吸、纠正酸碱度失衡及电解质紊乱等处理，2天后患者神志清醒，病情逐步改善，住院20天后出院。院外随诊情况。

【思考题】

1. 躯体疾病伴发精神障碍的临床表现的共同特点有哪些？

2. 临床上常见的感染性疾病所致的精神障碍有哪些？

（梁珍玲）

【推荐阅读】

[1] 郝伟，陆林. 精神病学. 8版. 北京：人民卫生出版社，2018.

[2] 李宁，叶兰仙. 躯体化障碍的发病机制及诊治的研究进展. 精神医学杂志，2013，26(2)：152-153.

[3] 陆林. 沈渔邨精神病学. 6版. 北京：人民卫生出版社，2018.

[4] 彭焱，杨晓辉，陆晓星. 躯体形式障碍的临床特征研究. 中国医学创新，2014，11(23)：153-156.

[5] 王晶晶，张远，邹志礼. 惊恐障碍、广泛性焦虑障碍病因学对比研究进展. 实用医院临床杂志，2022，19(1)：181-184.

[6] 王相兰. 躯体疾病伴发的精神障碍. 新医学，2000，31(2)：120-121.

[7] 杨卫卫，卫博，杨世昌. 精神障碍的社区康复现况. 精神医学杂志，2019，31(06)：476-480.

[8] 郑恩雨，王可，冯雪竹. 躯体症状障碍相关研究进展. 中国药物依赖性杂志，2022，31(6)：407-410，416.

[9] 中国睡眠研究会. 中国失眠症诊断和治疗指南. 中华医学杂志，2017，97(24)：1844-1856.

[10] 中国中西医结合学会神经科专业委员会. 抑郁症中西医结合诊疗专家共识. 中国中西医结合杂志，2020，40(02)：141-148.

[11] 中华医学会精神科分会. 中国精神障碍分类与诊断标准. 3版. 济南：山东科学技术出版社，2001：1-344.

[12] 中华医学会神经病学分会，中华医学会神经病学分会睡眠障碍学组. 中国成人失眠诊断与治疗指南(2017版). 中华神经科杂志，2018，51(5)：324-335.

[13] HUANG Y Q, WANG Y, WANG H, et al. Prevalence of mental disorders in China: a cross-sectional epidemiological study. Lancet Psychiatry, 2019, 6(3): 211-224.

[14] RIEMANN D, ESPIE CA, ALTENA E, et al. The European Insomnia Guideline: An update on the diagnosis and treatment of insomnia 2023. J Sleep Res, 2023, 32(6): e14035.

第十一章　常见恶性肿瘤疾病

第一节　甲 状 腺 癌

【学习提要】1. 甲状腺癌的流行病学及病因。
2. 甲状腺癌的临床表现、诊断和临床评估。
3. 甲状腺癌的 TSH 抑制治疗及社区健康管理。

【定义】

甲状腺癌（thyroid cancer）是起源于甲状腺滤泡上皮或滤泡旁上皮细胞的恶性肿瘤。根据肿瘤起源及分化差异，甲状腺癌又可分为甲状腺乳头状癌、甲状腺滤泡癌、甲状腺髓样癌及甲状腺未分化癌。其中甲状腺乳头状癌占全部甲状腺癌的 85%～90%，是内分泌系统和头颈部肿瘤中最常见的恶性肿瘤之一。

【流行病学】

甲状腺癌约占全身恶性肿瘤的 1%，每年新发病例占所有癌症发病的 1%～5%。女性发病率高于男性，约是男性的 3 倍。发病年龄相对年轻，20～40 岁是发病高峰。根据 2021 年中国肿瘤登记年报，甲状腺癌已成为威胁中国居民健康的十大癌症之一。

【病因及发病机制】

甲状腺癌发病原因尚未明确。其发生与遗传和某些环境因素密切相关，如分化型甲状腺癌的遗传因素包括家族性结肠息肉征、多发性错构瘤综合征、成人早老综合征、卡尼复合体等。此外在儿童中，常见病因则是非甲状腺癌恶性肿瘤的放疗。

甲状腺癌的分子发病机制涉及丝裂原活化蛋白激酶（mitogen-activated protein kinase，MAPK）和磷脂酰肌醇-3-激酶（phosphatidylinositol-3-kinase，PI3K）/AKT通路的失调。

【临床表现】

一、症状

通常无明显症状，部分患者可能以颈部存在可触及的结节或颈部淋巴结肿大就诊。

二、体征

早期一般无明显体征，当肿块增大到一定程度后，会出现以下体征。

1. 甲状腺肿块　颈部发现肿块常常是甲状腺癌的首发症状，大部分甲状腺癌表现为孤立的甲状腺结节或肿块。触诊包块可有结节感、不规则、质硬，肿块生长较慢时，容易与甲状腺腺瘤、颈前淋巴结肿大相混淆。当触诊到位置固定、质硬且快速生长的结节，同时存在颈前淋巴结肿大时，应小心甲状腺癌的可能。

2. 并发症及转移灶体征　甲状腺癌淋巴结转移时可在颈部下1/3处触及大而硬的淋巴结，体格检查应同时注意观察声带活动情况、颈部是否有压痛等。

三、接诊要点

全科医生接诊以颈部肿块为主诉的患者时，应详细问诊、全面采集病史。问诊过程中尤其应注意以下几个方面。

1. 肿块增长速度，是否存在颈前痛，是否存在发音困难、呼吸困难及吞咽困难，是否使用含碘药物或营养品。

2. 既往是否有甲状腺相关疾病，如甲状腺功能亢进、甲状腺功能减退等，或既往是否有癌症病史。

3. 头颈部放射暴露史。

4. 肿瘤家族病史，或加德纳（Gardner）综合征、多发性错构瘤

(Cowden)综合征等家族遗传病史。

5. 同时应注意患者年龄及性别，是否为恶性肿瘤风险因素增加人群。

四、常见合并症 / 并发症

1. 肿块压迫症状　主要由甲状腺肿块增大导致，肿块进一步肿大会压迫或侵犯喉返神经，可导致患者出现声音嘶哑；侵犯食管可出现吞咽困难及体重减轻；侵犯或压迫到气管则出现呼吸困难、咯血及胸部不适感；压迫交感神经可引起霍纳(Horner)综合征；侵犯颈丛可出现耳、枕、肩等处疼痛等其他临床表现。

2. 伴随症状　髓样癌由于其肿块形成来源于滤泡旁降钙素分泌细胞，能产生降钙素、前列腺素、5- 羟色胺、肠血管活性肠肽等。因此，甲状腺髓样癌患者临床上可出现腹泻、心悸、脸面潮红、多汗、血钙降低等内分泌相关症状。

3. 转移症状　局部转移多见于乳头状癌和髓样癌，常在颈部出现质硬而固定的淋巴结，少部分患者以颈部淋巴结肿大就诊。远处转移多见于未分化癌，常转移至肺、颅骨、椎骨和骨盆等处，可有相应的转移部位症状，如咳嗽、疼痛等。

【辅助检查】

1. 实验室检查　所有的甲状腺结节均应监测促甲状腺激素(thyroid stimulating hormone，TSH)水平，较高的 TSH 水平预示着较高的癌变风险。甲状腺术后使用左甲状腺素进行 TSH 抑制治疗，需常规监测 TSH 水平。血清甲状腺球蛋白(thyroglobulin，Tg)在许多甲状腺疾病中都会升高，诊断甲状腺癌缺乏特异性，但可作为甲状腺癌术后复发监测指标。血清降钙素可以在疾病早期辅助诊断甲状腺髓样癌。

2. 影像学检查　超声检查：无创、方便、价廉，是诊断甲状腺疾病的重要影像学检查之一，是重要的社区适宜诊断技术。超声检查甲状腺癌肿块多为单发，形态多为不规则，边界多毛糙、模糊不清、毛刺样改变，内部以实性不均匀低回声为主，结节内血供丰富，一般无被膜，晕圈缺如。约一半以上的甲状腺癌病灶内部可见点状或砂砾样微小钙化灶(直径≤1mm)，呈散在或块状分布。微小钙化在超声诊断甲状腺癌中具有重要价值，是甲状腺癌的特征性表现。

超声可能无法检测如上纵隔、咽后间隙、甲状腺后区域等部位，此时可能需要增加横截面影像（如颈部 CT）来进一步明确。

3. 其他检查　细针吸取细胞学检查（fine-needle aspiration cytology，FNAC）是评价甲状腺结节的一种诊断选择，具有创伤小、快捷、准确的优点。FNAC 是甲状腺癌术前诊断中最准确的检查手段，通常需在超声引导下穿刺。

【诊断和评估】

一、诊断思维

多数甲状腺癌是在体检中筛查发现的，部分以颈部肿块、颈部淋巴结肿大症状就诊。临床诊断主要根据患者临床表现和体格检查以及辅助检查结果。甲状腺触诊肿块质硬、固定、淋巴结肿大有压迫症状者，或者存在甲状腺肿块多年，短期内迅速增大，均应考虑甲状腺癌。颈部超声检查可辅助诊断，针刺细胞病理学检查可明确诊断，血清降钙素可辅助诊断髓样癌。

二、临床评估

目前甲状腺癌的评估仍以术后分期为主，采用的是美国癌症联合委员会（American Joint Committee on Cancer，AJCC）的 TNM 分期系统。

【治疗】

一、治疗目标

甲状腺癌的治疗目标是获得治愈，防止肿瘤复发、转移，缓解症状，提高患者生活质量，延长寿命。

二、治疗原则

1. 对于大多数原发性甲状腺肿瘤患者，手术治疗作为首选。

2. 放射性碘（radioactive iodine，RAI）治疗用于破坏残留的甲状腺组织以实现术后残余消融。

3. 使用TSH抑制疗法可降低甲状腺手术与RAI治疗后的复发风险。

三、治疗方案

根据肿瘤病理学类型、临床TNM分期和发展趋势等，结合患者的全身状况及器官功能等影响疗效和预后的因素，制订治疗方案。甲状腺癌治疗主要以手术为主，手术主要包括全甲状腺切除术、甲状腺叶切除术和中央及外侧颈清扫，术后辅以内分泌治疗、放射治疗或靶向治疗。对于乳头状腺癌、滤泡状腺癌，术后可应用^{131}I放疗，适于45岁以上患者、多发性癌灶、局部侵袭性肿瘤及存在远处转移者。

对于分化型甲状腺癌（differentiated thyroid carcinoma，DTC）术后患者，可行TSH抑制治疗，指应用甲状腺激素制剂（主要为L-T_4）将患者血液中TSH水平抑制在正常范围的低限或低限以下的一种治疗方法。应用TSH抑制治疗需既能降低DTC的复发转移率、提高生存率，又能减少TSH过低可能导致的一些副作用。我国2012年《甲状腺结节和分化型甲状腺癌诊治指南》中，根据双风险评估结果，设立相应的TSH抑制治疗目标（表11-1-1～表11-1-3）。

表11-1-1 DTC的复发危险度分层

复发危险度组别	符合条件
低危组	符合以下全部条件者： - 无局部或远处转移 - 所有肉眼可见的肿瘤均被彻底清除 - 肿瘤没有侵犯周围组织 - 肿瘤不是侵袭性的组织学亚型，并且没有血管侵犯 - 如果该患者采用^{131}I清除甲状腺癌术后残留甲状腺组织（清甲）后行全身碘显像，甲状腺床以外没有发现碘摄取
中危组	符合以下任一条件者： - 初次手术后病理检查可在镜下发现肿瘤有甲状腺周围软组织侵犯 - 有颈淋巴结转移或清甲后行全身碘显像发现有异常放射性摄取 - 肿瘤为侵袭性的组织学类型，或有血管侵犯

续表

复发危险度组别	符合条件
高危组	符合以下任一条件者： - 肉眼下可见肿瘤侵犯周围组织或器官 - 肿瘤未能完整切除，术中有残留 - 伴有远处转移 - 全甲状腺切除后，血清 Tg 水平仍较高 - 有甲状腺癌家族病史

表 11-1-2　TSH 抑制治疗的副作用风险分层

TSH 抑制治疗的副作用风险分层	适应人群
低危	符合下述所有情况： ①中青年；②无症状者；③无心血管病；④无心律失常；⑤无肾上腺素能受体激动的症状和体征；⑥无心血管病危险因素；⑦无合并疾病；⑧绝经前妇女；⑨骨密度正常；⑩无骨质疏松（OP）的危险因素
中危	符合下述任一情况： ①中年；②高血压；③有肾上腺素能受体激动的症状和体征；④吸烟；⑤存在心血管病危险因素或糖尿病；⑥围绝经期妇女；⑦骨量减少；⑧存在 OP 的危险因素
高危	符合下述任一情况： ①临床心脏病；②老年；③绝经后妇女；④伴发其他严重疾病

表 11-1-3　基于双风险评估的 DTC 患者术后 TSH 抑制治疗目标

单位：mU/L

		DTC 的复发危险度			
		初治期		随访期	
		高中危	低危	高中危	低危
TSH 抑制治疗的副作用风险	高中危	<0.1	0.5～1.0	0.1～0.5	1.0～2.0（5～10 年）
	低危	<0.1	0.1～0.5	<0.1	0.5～2.0（5～10 年）

【健康管理】

一、健康教育

1. 戒烟限酒。

2. 饮食指导

（1）选择食盐：对居住在沿海地区的患者，应选择普通食盐；对缺碘的内陆地区，可选择加碘盐。

（2）以清淡饮食，平衡膳食，保持标准体重为原则。

（3）食疗：夏枯草 30g、鲫鱼 100～150g，适量水煎，食肉饮汤，隔天一次；或薏苡仁 40g、芡实 30g，适量水煎服，隔天一次；术后患者可以两方轮流应用半年。

3. 适当运动。

4. 心理指导。

二、双向转诊

（一）上转指征

1. 甲状腺肿块触诊或超声结果高度提示甲状腺癌可能，因诊断需要到上级医院进一步检查。

2. 甲状腺癌诊断明确，需进行手术治疗或碘放疗等。

3. 甲状腺癌术后复发，出现颈部肿块，颈部疼痛。

4. 出现甲状腺功能亢进或甲状腺功能减退症状，社区治疗不理想。

5. 出现严重并发症如声音嘶哑、呼吸困难，社区无条件治疗缓解者。

6. 出现疑似转移。

（二）下转指征

甲状腺癌术后恢复良好，病情稳定，仅需长期服用甲状腺素或其他口服药治疗者。

三、社区管理

甲状腺癌患者手术、放射性碘等治疗后，每次转回社区，全科医生必须：①将患者在专科医院诊疗的过程、用药情况收录入患者的健康档案；②根据专科医生的诊疗建议，对患者进行适时的心理咨询、体格检查，定期复查血常规、T_3、T_4、TSH、甲状腺超声等；③对需长期口服左甲状腺素片（L-T_4）者，可在专科医生指导或沟通下，根据TSH指标调整L-T_4治疗剂量。

【预后】

大部分甲状腺癌如甲状腺乳头状癌、甲状腺滤泡癌预后较好，有文献报道甲状腺微小乳头状癌术后15年总体生存率达91%。少部分癌预后较差，如未分化甲状腺癌，其侵袭性极强，诊断后中位生存期约3～7个月，1年和5年生存率分别为20%～35%和5%～14%。

【诊治进展】

近年来在甲状腺癌诊治方面出现了一些新的治疗策略用于甲状腺癌的不同阶段，以进一步优化患者风险分层和个性化照顾，但无论是单药还是联合疗法，目前都处于临床试验的不同阶段。部分研究利用了人工智能和机器学习大大充实了当前关于甲状腺结节和甲状腺癌的影像学、遗传和分子特征的知识。甲状腺癌分子分层的出现和基于甲状腺癌分子层面的靶向治疗的发展，可能会在未来彻底改变甲状腺癌患者的诊治。

【病例分享】

患者，男性，23岁，因“声音嘶哑10个月，甲状腺癌术后3个月”入院。患者10个月前出现声音嘶哑，未予重视。4个月前甲状腺超声检查提示甲状腺右叶中部结节2.0cm×1.8cm×1.3cm，TI-RADS 5类；右叶下极结节1.3cm×0.8cm×0.6cm，TI-RADS 4b类；右颈部淋巴结，较大者位于Ⅲ区，约1.9cm×1.1cm，考虑甲状腺癌转移。喉视镜检查：右侧声带麻痹。术前查Tg 326μg/L（参考值3.5～77μg/L）。3个月前于外院行右侧甲状腺癌扩大根治术＋左侧甲状腺癌根治术，术后病理：（右侧）甲状腺乳头状癌3cm×1.5cm×1cm，神经（+），被膜（+），血管（−）；（左侧）甲状腺微小乳头状癌0.2cm，神经（−），被膜（−）。淋巴结转移（8/19）：右中央区1/3、右2A区0/5、右2B区3/3、右三区2/5枚见癌转移；左中央区2/3枚见癌转移。为行^{131}I治疗，以“甲状腺癌术后”收治入院。既往史、个人史、家族史无特殊。体格检查：颈前见一横行长约15cm手术瘢痕，愈合良好。甲状腺未触及。余无特殊。特殊检查：颈部CT平扫+增强：两侧甲状腺术后，左侧甲状腺区结节，残余甲状腺或甲状旁腺考虑，两侧颈部Ⅰ～Ⅱ区多发稍大淋巴结显示。

患者入住核医学科后完善三大常规、生化、甲状腺功能全套、Tg、TgAb、胸部CT、颅脑MRI、甲状腺及唾液腺发射计算机断层显像（emission computed tomography，ECT）、摄碘功能测定、^{131}I全身显像等检查后行甲状腺癌^{131}I治疗。治疗完成后患者转回社区，社区全科医生给患者建立健康档案，对患者进行适时的心理咨询、体格检查，定期复查血常规、T_3、T_4、TSH、甲状腺超声等，定期随访，并纳入社区长期健康管理。

【思考题】

1. 甲状腺癌术后常见的并发症有哪些？
2. 甲状腺激素制剂常见不良反应有哪些？

（胡梦杰）

第二节　乳　腺　癌

【学习提要】 1. 乳腺癌的流行病学及病因。
2. 乳腺癌的临床表现、诊断和临床评估。
3. 乳腺癌的治疗及社区健康管理。

【定义】

乳腺癌（breast cancer）是指来源于乳腺上皮组织的恶性肿瘤性疾病。

【流行病学】

乳腺癌是女性最常见的恶性肿瘤，其中超过99%发生在女性群体。2022年国家癌症中心统计数据显示，2016年我国女性乳腺癌新发病例约 30.6 万，占全部女性癌症发病的 16.72%，世标发病率为 45.37/10 万，居于女性癌症发病之首。2016 年我国女性乳腺癌死亡病例约 7.17 万，占全部女性癌症死亡病例的 8.12%，世标死亡率为 6.39/10 万，居于女性癌症死亡率第 4 位。在 2000 年至 2016 年，乳腺癌发病率呈现持续上升趋势，疾病负担较重。

【病因及发病机制】

乳腺癌病因尚未明确，但如 *BRCA1*、*BRCA2*、*TP53* 等癌症易感基因是乳腺癌发病相关的高危因素。乳腺肿瘤通常从导管过度增殖开始，在各种致癌因素的不断刺激下发展成良性肿瘤甚至转移癌。目前有 2 种关于乳腺癌发生及发展的假设理论：癌症干细胞理论和随机理论。癌症干细胞理论表明，所有肿瘤亚型均源自相同的干细胞或祖细胞，其获得性遗传和表观遗传突变导致不同的肿瘤类型；随机理论指每个肿瘤亚型都是从单个细胞类型（干细胞、祖细胞或分化细胞）开始的，随机突变可以在任何乳腺细胞中逐渐积累，当积累足够突变时，它们将转化为肿瘤细胞。

【临床表现】

一、症状

乳腺癌早期常无任何症状及体征，部分女性往往在筛查过程中发现。

二、体征

1. 乳房肿块　早期表现为患侧乳房出现无痛、单发的小肿块。肿块小，活动度较好，随着肿块浸润范围的扩大，肿块常质硬，表面不光滑，与周围组织分界不清，活动度逐渐减小，不易被推动。

2. 乳头改变　①形状改变：邻近乳头或乳晕的癌肿侵入乳管或乳晕下区，乳腺纤维组织和导管系统可因此缩短，把乳头牵向癌肿一侧，进而可使乳头扁平、回缩、凹陷。②乳头溢液：部分乳腺癌患者可有乳头溢液，可为血性、浆液性、水样性液体。

3. 局部皮肤变化　①皮肤凹陷：即所谓“酒窝征”，癌肿累及

Cooper 韧带时，可使其缩短而致肿瘤表面皮肤凹陷。②“橘皮样”改变：癌肿增大堵塞皮下淋巴管时，会引起淋巴回流障碍，导致皮肤水肿，毛囊及毛囊孔明显下陷出现“橘皮样”改变。③皮肤溃疡：乳头湿疹样乳腺癌可出现乳头和乳晕的皮肤粗糙糜烂进而形成溃疡，有时覆盖黄褐色鳞屑样痂皮；晚期时也可出现皮肤破溃形成溃疡，常伴恶臭，容易出血。④炎症样表现：炎性乳腺癌可出现局部皮肤的炎症样表现，表现为皮肤发红、水肿、增厚、粗糙、表面温度升高。

4. 转移表现　乳腺癌淋巴转移最初多见于同侧腋窝，肿大淋巴结质硬无痛、可被推动，随着数目的增大、增多可融合成团，甚至与皮肤或深部组织黏着。远处转移常见于骨、肺、肝，并可出现相应的症状和体征。

三、接诊要点

乳腺癌患者一般以乳房肿块为主诉就诊，全科医生接诊此类患者时应详细问诊、全面采集病史。问诊过程中尤其应该注意以下几个方面。

1. 乳房不对称增厚、结节或肿块，询问其持续时间，肿块大小变化，是否与月经周期有关。

2. 乳头溢液，询问其持续时间、颜色，是否呈血性，是否自发、单侧，是否使用与乳头溢液相关的药物，如口服避孕药、雌激素、阿片类药物等。

3. 乳房疼痛，询问其疼痛类型、部位、持续时间，是否与月经或体育活动有关，是否有加重缓解因素。

4. 局部皮肤变化，询问其持续时间及持续时间内变化情况。

5. 腋窝肿块，询问其持续时间、变化情况及是否疼痛。

6. 既往乳腺癌史、胸部辐射史、绝经后激素替代疗法史、卵巢癌史等。

7. 家族史。

四、常见合并症 / 并发症

乳腺癌并发症多于晚期出现，如乳腺组织破溃、恶臭、疼痛，全身癌症转移如肝转移、骨转移和肺转移等可引发相应症状，另外癌症会引起恶病质，严重营养不良等状态。

【辅助检查】

一、实验室检查

糖类抗原 15-3（carbohydrate antigen 15-3，CA15-3）、癌胚抗原是乳腺癌中应用价值较高的肿瘤标志物，主要用于转移性乳腺癌患者的病程监测。CA15-3 和癌胚抗原联合应用可显著提高诊断肿瘤复发和转移的灵敏度。

二、影像学检查

乳腺癌的影像学检查主要包括乳腺 X 射线检查、乳腺超声及乳腺 MRI 等。

1. 乳腺 X 射线检查　乳腺疾病的最基本检查方法，在检出钙化方面，具有其他影像学方法无可替代的优势，但对致密型乳腺、近胸壁肿块显示不佳，且有放射性损害，对年轻女性患者不作为首选检查方法。

2. 乳腺超声　适用于所有疑诊乳腺病变的人群，可同时进行乳腺和腋窝淋巴结的检查。可早期、敏感的检出乳腺内可疑病变，通过对病变形态、内部结构及周围组织改变等特征的观察，结合彩色多普勒血流成像观察病变内血流情况，确定病变性质。

3. 乳腺 MRI　其优势在于灵敏度高，能显示多病灶、多中心或双侧乳腺癌病灶，并能同时显示肿瘤和胸壁的关系、腋窝淋巴结转移情况等，为制订手术方案提供更可靠的依据。缺点在于特异度中等，假阳性率高，对微小钙化性病变显示不满意。

4. 正电子发射计算机体层显像仪（PET/CT）　适用于临床局部晚期、分子分型预后差、有症状可以存在远处转移的患者化疗前分期，术后患者随访过程中用于发现局部转移或复发。

5. 骨显像　适用于浸润性乳腺癌治疗前分期，评估是否有骨转移。

三、其他检查

乳腺组织学活检是指在 X 射线、超声和 MRI 影像引导下进行乳腺组织病理学检查，特别适合未扪及的乳腺病灶，对于诊断良恶性有重要意义。另外还可在超声引导下进行细针抽吸或活检以评估可疑淋巴结。

【诊断和评估】

一、诊断思维

详细询问病史并结合体格检查和辅助检查，大多数乳房肿块可得出诊断。乳腺癌需与乳腺增生、纤维腺瘤、囊肿、导管内乳头状瘤、乳腺导管扩张症（浆细胞性乳腺炎）、乳腺结核等良性疾病，与乳房恶性淋巴瘤、间叶源性肉瘤以及其他部位原发肿瘤转移到乳腺的继发性乳腺恶性肿瘤进行鉴别诊断。组织学活检阳性可明确诊断并确定乳腺癌的病理类型，完整的诊断还应进行临床分期及分子生物学检测。

二、临床评估

临床分期多数采用美国癌症联合委员会（AJCC）制定的乳腺癌 TNM 分期体系：T（原发癌瘤）、N（区域淋巴结）、M（远处转移）。乳腺癌依据病理分型：非浸润性癌、浸润性特殊癌、浸润性非特殊癌、其他罕见癌。

【治疗】

一、治疗目标

获得治愈，防止肿瘤复发、转移，缓解症状，提高患者生活质量，延长寿命。

二、治疗原则

应采用综合治疗的原则，根据肿瘤的生物学行为和患者的身体状况，联合运用多种治疗手段，兼顾局部治疗和全身治疗，以期提高疗效和改善患者的生活质量。

三、治疗方案

1. 手术治疗　手术范围包括乳腺和腋窝淋巴结两部分。乳腺手术有肿瘤扩大切除和全乳房切除。腋窝淋巴结可行前哨淋巴结活检和腋窝淋巴结清扫，除原位癌外均需了解腋窝淋巴结状况。选择手术术式应综合考虑肿瘤的临床分期和患者的身体状况。

2. 放疗　原则上，所有接受保乳手术的患者均需接受放疗。对符合以下任一条件的改良根治术后患者，应考虑给予术后辅助化疗：①原发肿瘤最大直径>5cm，或肿瘤侵及乳腺皮肤、胸壁。②腋窝淋巴结转移≥4 个，或存在锁骨上或内乳淋巴结转移。③原发肿瘤分期 $T_{1\sim2}$ 且腋窝淋巴结转移 1～3 个的患者，推荐在改良根治术后接受放疗。但对其中的无明显高危复发因素，即年龄≥50 岁、肿瘤分级Ⅰ～Ⅱ级、无脉管瘤栓、腋窝淋巴结转移数 1 个、激素受体阳性的患者，可考虑省略放疗。此外，如新辅助化疗后术后、乳腺重建术后、局部区域复发后均存在放疗指征，应根据患者情况在专科医生评估后决定治疗方案。

3. 化疗　乳腺癌化疗包括辅助化疗、新辅助化疗、晚期乳腺癌化疗。对于辅助化疗，医生应根据治疗的耐受性、术后复发风险、肿瘤分子分型和治疗敏感性选择相应治疗，并权衡治疗给患者带来的风险 - 受益来进行选择。新辅助化疗是指为降低肿瘤临床分期，提高切除率和保乳率，在手术或手术加局部放疗前，首先进行全身化疗。晚期乳腺癌的主要治疗目的不是治愈患者，而是提高患者生活质量、延长患者生存时间。

4. 内分泌治疗　对于雌激素受体（estrogen receptor，ER）和 / 或孕激素受体（progesterone receptor，PR）阳性的浸润性乳腺癌患者，皆应接受术后辅助内分泌治疗。内分泌治疗即采用药物等手段来降低体内雌激素水平，从而抑制肿瘤细胞生长。内分泌治疗药物包括雌激素受体调节剂如他莫昔芬、托瑞米芬等，芳香化酶抑制剂如阿那曲唑、来曲唑等，卵巢功能抑制剂如戈舍瑞林、亮丙瑞林等。此外，晚期乳腺癌也可考虑使用内分泌治疗。

5. 靶向治疗　目前，针对人表皮生长因子受体 2（human epidermal growth factor receptor 2，HER2）阳性的乳腺癌患者可进行靶向治疗，国内主要药物是曲妥珠单抗、帕妥珠单抗、吡咯替尼、T-DM1、拉帕替尼等。

6. 中医治疗　中医药有助于减轻放疗、化疗、内分泌治疗的副作用和不良反应，调节患者免疫功能和体质状况，改善癌症相关症状和生活质量，可能延长生存期，可以作为乳腺癌治疗的重要辅助手段。内伤情志、痰瘀互结、正气亏虚是乳腺癌的主要病因、病机，疏肝解郁、化痰散瘀、调补气血、滋补肝肾是相应主要治法。在辨证论治法则基础上，采用中药汤剂治疗是中医治疗的主要方式。此外，秉承中医外科治疗思想，以“阴证”“阳证”论治乳腺癌是临床常用方法。小金丸和西黄丸是治疗乳腺癌“阴证”“阳证”的代表性中成药，临床中得到广泛应用。

【健康管理】

一、健康教育

1. 戒烟限酒

2. 饮食指导　①均衡膳食、定时适量饮食；②乳腺癌手术后，可给予益气养血、理气散结之品，巩固疗效，以利康复，如山药粉、丝瓜、菠菜、海带、玫瑰花、山楂等；化疗过程，可食用降逆和胃、益气生血食品，如薏苡仁、鲜姜汁、佛手、粳米、黑木耳、当归等；放疗过程，可吃滋润甘凉之品，如香蕉、杏仁霜（露）、莲藕、梨子、枇杷等。

3. 康复锻炼　为防止术后、放疗后患侧上肢出现功能障碍，应根据患者的手术术式、放疗部位等情况，早期（术后 2 周）指导患者进行摸高运动、摸对侧耳朵运动、梳头运动；根据患者康复情况，指导患者进行八段锦、太极拳、五禽戏等运动。

4. 心理指导　可提供患者夫妻性生活的咨询和恰当的指导。

二、双向转诊

（一）上转指征

1. 高度怀疑乳腺癌可能，因诊断需要到上级医院进一步检查。

2. 乳腺癌诊断明确，需进一步综合治疗。

3. 临床治愈患者再度出现乳房肿块等症状，考虑复发者。

4. 随访的患者，出现身体其他固定部位持续性疼痛或肿块，或长时间（超过半个月）干咳或痰血，或无原因早晨起床头痛、呕吐或一侧肢体活动障碍等，考虑转移者。

5. 出现严重并发症，社区无条件治疗缓解者。

6. 出现疑似第二种癌症。

（二）下转指征

1. 乳腺癌临床治愈，需长期随访者。

2. 仅需口服药物及康复支持的患者。

3. 终末期乳腺癌患者，存在控制疼痛、治疗相关症状并缓解身心痛苦等需要，需要全科医疗对症支持及关怀。

三、社区管理

患者乳腺癌手术切除、放化疗、靶向药物等治疗后每次转回社区，全科医生必须：①将患者在专科医院诊疗的过程、用药情况收录入患者的健康档案；②根据专科医生的诊疗建议，对患者进行适时的心理咨询、体格检查，定期复查血常规、血液生化、乳腺癌标志物、乳腺超声等，对其直系亲属也常规进行体检、建议行乳腺超声检查。

【预后】

乳腺癌整体预后良好，总体 5 年生存率已超过 90%。美国癌症协会报告的不同分期 5 年生存率中，0～Ⅰ期患者 5 年生存率接近 100%；Ⅱ期患者 5 年相对生存率是 91%，平均 10 年生存率为 84%；Ⅲ期患者 5 年生存率为 86%；Ⅳ期患者 5 年生存率为 27%。

【诊治进展】

在基于分子分型指导治疗的时代，乳腺癌的治疗正从群体化向个体化转换，并向精准化发展，如靶向药曲妥珠单抗、帕妥珠单抗、拉帕替尼等，给乳腺癌治疗带来更丰富的策略。另外越来越多免疫治疗联合靶向治疗及内分泌治疗的临床试验正展开，可能提供更多更精准的生物标志物用以预测免疫治疗疗效及安全性。

【病例分享】

患者，女性，61 岁，因“发现左侧乳房肿块 1 月余，确诊左乳腺癌 1 周”入院。1 月余前患者自查发现左侧乳房肿块，位于左乳房内上方，大小约 3cm，无压痛、触痛，无乳头溢液，遂就诊于当地医院，行钼靶及乳腺 MRI 检查均提示左乳房肿块 BI-RADS 5 类结节，行肺部 CT 提示：两肺多发实性结节，可见胸腰椎骨质异常，考虑转移可能。1 周前于我院就诊行乳腺超声示：左乳房多发结节，右乳房 12 点两枚，左乳房 10 点一枚。BI-RADS 4b 类，余结节 3 类；左侧腋窝淋巴结肿大。后行双乳房肿块 + 左侧腋窝淋巴结穿刺活检，病理示：左乳腺浸润性癌（非特殊类型，WHO Ⅱ级），右乳腺纤维腺瘤，左腋窝淋巴结癌组织浸润或转移。免疫分型：Her2-B（0），ER（强 85%+），PR（中等 60%+），AR（中等 80%+），Ki-67（15%+），CK5/6（−），p63（−），E-cadherin（膜 +），GATA-3（+）。既往史、个人史、家族史无特殊。体格检查：双乳房基本对称，左乳房内上可触及 3cm 大小结节，右乳房乳头上方 2cm 大小肿块，左乳房结节质硬，表面不光滑，边界欠清，无乳头内陷、溢液，无皮肤红肿、“酒窝征”、橘皮样改变，双腋窝未扪及明显肿大淋巴结。余查体无特殊。

入院完善 PET/CT 提示左乳房内上象限结节，氟代脱氧葡萄糖（fluorode-oxyglucose，FDG）代谢增高；右乳房内上象限不规则结片影，内见多发钙化，FDG 代谢轻度增高；左侧锁骨区、左侧胸肌深面、左侧腋窝多发稍大淋巴结，FDG 代谢稍增高，考虑转移。排除禁忌后行左乳腺癌改良根治术 + 筋膜组织瓣成形术 + 右乳房肿块切除术。术后病理诊断：（左侧）乳腺浸润性非特殊类型癌（WHO Ⅲ级），伴微乳头状癌（约 40%），伴淋巴结转移性癌；（右乳房肿块）乳腺纤维腺瘤伴钙化（2.6cm×2.2cm×1.2cm）。

手术完成出院后患者转回社区，社区全科医生给患者建立健康档案，对患者进行适时的心理咨询、体格检查。后续患者定期于专科医院行 EC（表柔比星、环磷酰胺）方案化疗，化疗期间患者于社区医院定期随访，复查血常规、生化等指标，并纳入社区长期健康管理。

【思考题】

1. 乳腺癌术后常见的并发症有哪些？
2. 简述乳房检查内容。

（胡梦杰）

第三节 肺 癌

【学习提要】 1. 肺癌的病因、临床表现和诊断。
2. 肺癌的综合评估和治疗。
3. 肺癌的三级预防和社区健康管理。

【定义】

原发性支气管肺癌，简称“肺癌”（lung cancer），指来源于支气管上皮、支气管黏液腺、细支气管上皮及肺泡上皮的恶性肿瘤。从病理和治疗角度，分为：非小细胞肺癌（non-small cell lung cancer，NSCLC）和小细胞肺癌（small cell lung cancer，SCLC）两大类，其中非小细胞肺癌占肺癌总数的 80%。

【流行病学】

近年来我国肺癌的发病率和死亡率呈明显上升趋势，据国家癌症中心 2022 年 2 月发布数据，肺癌发病率和死亡率均居恶性肿瘤首位，男性的发病率高于女性，城市的发病率高于农村；发病率和死亡率存在地区差异，东北部最高，其次为西南部、中部、东部、北部、南部，西北部最低；5 年生存率近年来总体没有明显改善。

【病因及发病机制】

一、病因

1. 吸烟和油烟　烟草在点燃过程中会形成亚硝胺等 60 余种致癌物。厨房油烟是非吸烟女性罹患肺癌的重要危险因素之一。

2. 职业致癌物质暴露　多种特殊职业接触可增加肺癌的发病危险，致癌物质包括石棉、氡、铍、铬、镉、镍、二氧化硅、煤烟和煤烟尘等。

3. 遗传　肺癌患者中存在家族聚集现象，提示有肺癌家属史的人群可能存在基因易感位点。

4. 慢性肺部疾病史　慢性阻塞性肺疾病、肺结核和肺纤维化等慢性肺部疾病患者肺癌发病率高于健康人群。

二、发病机制

不良生活方式和居住、工作环境的长期暴露是发生肺癌的外部因素，机体对致癌物的代谢能力、DNA 修复能力以及对肿瘤促进剂的反应是内部因素。肺癌是环境 - 基因相互作用的结果。

【临床表现】

肺癌的临床表现缺乏特异性，与癌变的部位、大小、有无转移和并发症有关。

一、症状

1. 原发肿瘤症状　咳嗽、咯血或痰中带血、胸闷、气促、喘鸣、乏力、发热等。

2. 邻近组织受累症状　呼吸困难、声音嘶哑、吞咽困难、上腔静脉阻塞综合征、肺上沟（Pancoast）瘤、Horner 综合征、上肢内侧放射痛等。

3. 远处转移症状　头痛、恶心、呕吐、骨痛等。

4. 肺外表现　副肿瘤综合征，如库欣综合征、抗利尿激素分泌失调综合征等。

二、体征

早期肺癌患者可无明显阳性体征。皮肤发绀、颈静脉充盈、锁骨上淋巴结肿大、呼吸音减低、固定哮鸣音、心音遥远、共济失调等提示局部侵犯及转移的可能。

三、接诊要点

从患者的主诉、现病史、吸烟史、职业暴露或环境接触因素、既往史、家族史、体征及检查情况进行综合分析，怀疑肺癌转诊上级医院进一步检查，明确诊断。

四、常见合并症 / 并发症

肺癌常合并慢性阻塞性肺疾病、心脑血管疾病、肺部感染、肺结核、糖尿病。常见并发症有胸腔积液、血栓、咯血、脊髓压迫、高钙血症、疼痛、上腔静脉压迫综合征、充血性心力衰竭等。

【辅助检查】

一、影像学检查

1. X 射线　胸部 X 射线是社区最常用的检查，但有一定的假阴性，若怀疑肺癌，应及时行胸部 CT 检查。

2. CT　胸部 CT 可以检出早期肺癌，明确病变所在的部位和累及范围，用于肺癌诊断、分期、疗效评价及治疗后随诊。

3. MRI　MRI 诊断价值与 CT 相似，特别适用于判定脑、脊髓有无转移，根据临床需求选用。

4. PET/CT　PET/CT 灵敏度和特异度高、预测性和精准性好，但因价格昂贵，常在胸部 CT 结果异常及有特殊要求的患者中应用。

二、肿瘤标志物

肿瘤标志物对诊断肺癌有参考价值，但阴性不能排除肺癌。常用的肺癌肿瘤标志物见表 11-3-1。

表 11-3-1　常用肺癌肿瘤标志物

名称	临床意义
神经元特异性烯醇化酶（NSE）	SCLC 的诊断和疗效监测
促胃液素释放肽前体（ProGRP）	SCLC 诊断和鉴别诊断的首选
癌胚抗原（CEA）	与肺癌组织学类型有关，腺癌最高，鳞状细胞癌其次，SCLC 最低。用于监测疗效、复发和预后评价
鳞状上皮细胞癌抗原（SCCA）	灵敏度低于 CEA，特异度高于 CEA。肺鳞状细胞癌患者增高，增高与 TNM 分期无关，用于判断早期手术治疗效果、监测疗效

续表

名称	临床意义
细胞角蛋白19片段抗原（CYFRA21-1）	NSCLC患者明显增高，随临床分期上升而明显增高，对ⅢA期以后的鳞状细胞癌灵敏度和特异度均较高，用于监测疗效和预后评价

注：SCLC．小细胞肺癌；NSCLC．非小细胞肺癌。

三、病理学检查

病理学检查是诊断肺癌的金标准。因取材方法不同而诊断效果不同，取材方法包括痰脱落细胞学检查、浆膜腔穿刺和胸膜活检、支气管镜检查、经胸壁针吸检查、纵隔镜检查、胸腔镜检查、开胸活检。

【诊断和评估】

一、诊断思维

1．可疑症状　超过2周经治疗不痊愈的咳嗽、痰中带血，有慢性肺部疾病且原有的呼吸道症状发生改变。

2．可疑人群　吸烟的中老年男性，长期被动吸烟，食物烹饪时重油烟习惯，有石棉等环境危险因素暴露。

3．诊断标准　肺癌的诊断依据临床表现和影像学检查结果，最后确诊需要病理学检查证据。完整的肺癌诊断，包括肺内病变的定位、定性诊断和肿瘤TNM分期。

4．鉴别诊断　肺癌应注意与肺结核、结节病、支气管异物、肺淀粉样变性、肺错构瘤、肺炎、肺脓肿、肺不张、单发肺转移瘤等进行鉴别。

二、临床评估

临床分期指导治疗方案的选择，肺癌T（原发癌瘤）、N（区域淋巴结）、M（远处转移）分期采用国际抗癌联盟（International Union Against Cancer，UICC）TNM分期第8版。

【治疗】

一、治疗目标

根治或最大限度控制肿瘤，防止肿瘤复发、转移，缓解症状，延长生存期，改善患者生活质量。

二、治疗原则

多学科治疗，个体化治疗。

三、治疗方法

1. 手术治疗　手术切除是早中期肺癌的主要治疗手段，也是目前临床治愈肺癌的重要方法。

2. 药物治疗　肺癌的药物治疗包括化疗和靶向治疗。化疗可用于术前、术后辅助及联合放疗，应充分考虑患者的实际情况，选择合适的方案。

3. 放疗　根据治疗目的，分为根治性放疗、姑息性放疗、辅助放疗（术前放疗、术后放疗）及预防性放疗等。

4. 中医治疗　可贯穿肺癌术后康复、化疗、放疗、靶向治疗等全过程，在不同阶段辨证施治。

5. 康复治疗　通过康复治疗缓解患者焦虑心理和术后的茫然，促进心肺功能恢复、减少机体功能下降，减少痰液滞留的风险，改善日常生活能力。

【健康管理】

一、三级预防

（一）一级预防

1. 戒烟　是肺癌一级预防中最重要的方面。

2. 禁烟　减少二手烟的暴露也是肺癌一级预防的重要环节。

3. 减少职业暴露　建议高危人群戴防护工具，减少职业性粉尘及有害化学物质暴露。

4. 控制危险因素　改变食物烹饪方式，减少油烟，加强室内外空气污染治理。

（二）二级预防

年龄≥40岁且有以下任一危险因素，①吸烟，吸烟包年数>30包年，包括曾经吸烟>30包年，但戒烟不足15年；②被动吸烟，与吸烟者共同生活或同室工作>20年；③有慢性阻塞性肺疾病史；④有职业暴露史（石棉、氡、铍、铬、镉、镍、硅、煤烟和煤烟灰）至少1年；⑤有一级亲属确诊肺癌。国家癌症中心中国居民癌症防控行动推荐以上人群每年进行一次低剂量胸部CT筛查。

（三）三级预防

对于不同TNM分期的患者，由综合性医院专科结合患者意愿选择个体化的治疗方法。

二、健康教育

肺癌健康教育内容包括：①肺癌的危险因素；②教育与督促患者戒烟；③合理的体育锻炼、新鲜蔬菜和水果摄入；④肺癌的筛查方法、筛查益处、局限性、潜在危害和复查频率；⑤赴医院就诊的时机。全科医生可根据患者的情况，设计个性化的教育内容，并且通过患者的自我管理更好地实现疾病的控制。

三、双向转诊

（一）上转指征

1. 肺癌高危人群的筛查。

2. 出现锁骨上淋巴结肿大、体重明显下降，疑似肺癌患者需要明确诊断。

3. 确诊肺癌后需要手术、放疗、化疗等治疗。

4. 临床治愈患者再度出现咳嗽，特别是刺激性咳嗽或痰血，经治疗超过1周无好转，考虑复发者。

5. 临床治愈的患者，出现持续固定部位的疼痛、神经症状及相应体征等一种以上症状，考虑胸外转移者。

6. 出现严重并发症，社区无条件治疗缓解者。

7. 出现疑似第二种癌者。

（二）下转指征

1. 肺癌临床治愈者。

2. 仅需应用口服药物的患者，由全科医生协助管理照顾。

3. 进入临终关怀的终末期患者。

四、社区管理

为肺癌高危人群建立健康档案，提出危险因素控制建议和复查方案。对已确诊肺癌患者：①家庭医生签约，建立专病档案；②督导患者按专科诊疗建议随诊；③按签约服务约定频次随访患者；④发现情况及时处置，必要时上转；⑤关注患者及家属心理健康，必要时请心理咨询师介入；⑥组建肺癌患者自我管理小组，共同促进康复。

【预后】

2012—2015 年，我国肺癌 5 年生存率为 19.7%，如果能早期诊断和早期治疗，生存率可显著提高。肺癌患者的预后很大程度上取决于疾病发现时肿瘤的 TNM 分期。

【诊治进展】

病理免疫组化、分子生物学检查是肿瘤精准医疗的重要工具，对判定肿瘤来源、类型、恶性程度、个体化的治疗方案和预后有很大帮助。更精准的术式、分子靶向治疗有助于肺癌患者取得良好预后。

【病例分享】

患者，男性，68 岁，因“咳嗽 2 周”至社区全科门诊就诊。患者 2 周前无明显诱因出现咳嗽，痰少伴有血丝，无气促胸闷，无发热咯血等不适，自服头孢类药物抗感染治疗无好转。既往有糖尿病、冠心病等病史。吸烟史 50 年，每天 1 包，否认酗酒史。查体：体温 36.9℃，脉搏 70 次 /min，呼吸 16 次 /min，血压 126/78mmHg。胸廓对称，无畸形，左肺呼吸音偏低，未闻及明显哮鸣音和湿啰音，心界不大，心律齐，未闻及杂音，腹软，肝脾肋下未触及，双下肢无水肿。胸部 X 射线发现两肺纹理增多，左中肺片状影。

接诊全科医生考虑患者长期吸烟，咳嗽伴有痰中带血，胸部 X 射线提示左中肺片状影，疑似肺癌，需要进一步检查，转诊至上级医院进一步检查。

上级医院胸部 CT 检查示：左肺上叶尖后段一枚结节样致密影，大小约 15mm×13mm，边界不清，可见分叶、毛刺征，其内密度不均。两肺多发小结节影，两肺散在斑片状模糊影及致密影；两肺各叶段支气管通畅；两侧肺门区和纵隔内淋巴结稍大。行肺叶切除手术，病理诊断左上肺浸润性腺癌，术后规律化疗。2 年后肺癌复发，予以姑息治疗。于自起病后 4 年第 5 个月死亡。

【思考题】

1. 肺癌的危险因素有哪些？
2. 肺癌的高危人群应怎样进行筛查？
3. 肺癌的治疗方法有哪些？

（蔡东平）

第四节 食 管 癌

【学习提要】 1. 食管癌的病因、临床表现和诊断。
2. 食管癌的综合评估和治疗。
3. 食管癌的三级预防和社区健康管理。

【定义】

食管癌（esophageal cancer），指从下咽食管起始部到食管胃接合部之间食管上皮来源的癌，包括鳞状细胞癌与腺癌两种主要类型及其他少见类型恶性肿瘤。

【流行病学】

食管癌高发区主要集中在太行山脉附近区域（河南、河北、山西、山东泰安、山东济宁、山东菏泽），以及安徽、江苏苏北、四川南充、四川盐亭、广东汕头、福建闽南等地区。我国是食管癌高发国家，每年新发病例约占全球的一半。中国卫生统计年鉴(2020 年)报告我国食管癌死亡率在恶性肿瘤中排第 4 位。

【病因及发病机制】

已知食管癌与饮食生活习惯密切相关,包括烫食、热茶、饮酒、吸烟等。在食管癌高发区,粮食和饮水中的亚硝胺含量显著高于其他地区。霉变食物中的黄曲霉、镰刀菌等真菌不仅能将硝酸盐转换为亚硝酸盐,还能促进强致癌物亚硝胺的合成。此外,食管癌也有一定的遗传因素。

【临床表现】

一、症状

早期食管癌可无症状,也可出现胸骨后不适、胃灼热、吞咽时食物停滞感、反酸、嗳气、呃逆等非特异性症状。中晚期食管癌出现进行性吞咽困难、呕吐、呕血、黑便、胸骨后疼痛、胸背部疼痛、腹痛、声音嘶哑、体重减轻、乏力、倦怠等。

二、体征

早期食管癌无明显特异性体征;中晚期阶段可能出现颈部或锁骨上区淋巴结肿大、黄疸、呼吸浅快、气管向健侧移位、肝大或肝区压痛、腹壁紧张度增加、叩诊移动性浊音等,或有舟状腹等营养不良或恶病质表现。

三、接诊要点

出现进行性吞咽困难典型症状后,完善辅助检查诊断食管癌不难,但早期食管癌的症状和体征无特异性,为减少漏诊,应详细问诊、全面采集病史。具体要点包括起病情况、伴随症状、治疗经过、既往史、个人史、家族史等,体格检查时注意颈部和锁骨上淋巴结触诊。

四、常见合并症 / 并发症

因食管梗阻,食管癌常见合并症有营养不良、吸入性肺炎。食管癌的并发症有吻合口瘘、乳糜胸、食管穿孔、反流性食管炎、声音嘶哑、放射性食管炎、放射性肺炎、放射性心脏损伤等。

【辅助检查】

一、实验室检查

目前缺乏食管癌特异性血液肿瘤标志物，诸如循环肿瘤细胞、循环肿瘤 DNA/RNA、表观遗传学标记物等尚处于实验室或临床前研究阶段，不推荐常规临床诊疗。

二、器械检查

1. 胃镜　可直接观察病灶形态，并取活检确诊。

2. 上消化道钡剂造影　对于食管癌的位置和长度判断较直观，但是不能评估原发灶侵犯深度或区域淋巴结转移情况。

3. CT　扫描区域包含颈、胸、腹部，用于判断食管癌位置、肿瘤浸润深度、肿瘤与周围结构及器官的相对关系、区域淋巴结转移以及周围血管侵犯。

4. MRI　对于 CT 无法判别食管癌原发灶与周围临界关系时，MRI 作为补充检查方法。

5. 脱落细胞学检查　使用带网气囊食管细胞采集器行食管拉网检查脱落细胞，早期病变阳性率可达 90%～95%。

三、病理学检查

首选在食管内镜下活检取样，存在内镜检查禁忌或者多次尝试活检均未能明确病理诊断者可综合上消化道造影、颈 / 胸 / 腹部增强 CT、全身 PET/CT 或超声内镜引导下穿刺活检辅助诊断。

【诊断和评估】

一、诊断思维

（一）可疑症状

吞咽哽咽感、胸骨后不适、新发吞咽困难、反复误吸或呕吐、呕血、体重减轻和/或食欲缺乏。

（二）可疑人群

年龄≥40岁，来自食管癌高发地区，或有食管肿瘤家族史，或有食管癌高危因素（吸烟、重度饮酒、头颈部或呼吸道鳞状细胞癌、喜食高温及腌制食物、口腔卫生状况不良），或有巴雷特（Barrett）食管病变。

（三）诊断标准

1. 临床诊断　患者出现食管癌相关症状，并符合下列条件之一者。①食管造影发现食管黏膜局限性增粗、局部管壁僵硬、充盈缺损或龛影等；②胸部CT、MRI、PET/CT检查发现食管壁增厚，或PET/CT表现为FDG高摄取；③上消化道内镜检查：早期病变可表现为隆起型、浅表型、凹陷（溃疡）型，进展期表现为髓质型、蕈伞型、溃疡型、缩窄型、腔内型。

2. 病理诊断　临床诊断食管癌者需经过病理学检查确诊。病理类型包括鳞状细胞癌与腺癌两种主要类型及黏液表皮样癌、神经内分泌肿瘤等其他少见类型。

（四）鉴别诊断

食管癌应注意与食管平滑肌瘤、食管良性狭窄、食管静脉曲张、消化性食管炎、贲门失弛缓症、癔球症、纵隔肿物等进行鉴别。

二、临床评估

1. 肿瘤分期　参照国际抗癌联盟（UICC）第8版TNM分期。

2. 营养风险筛查　对所有食管癌确诊患者采用营养风险筛查量表2002（Nutritional Risk Screening 2002，NRS 2002）进行营养风险筛查，对营养筛查有风险的患者，需要请营养师协助制订营养诊断与干预计划。

【治疗】

一、治疗目标

早期诊断、早期内镜切除或根治性手术切除早期食管癌，选择合理的综合治疗模式治疗进展期食管癌，对晚期食管癌选择最佳的支持治疗方案以缓解症状、改善营养状态和提高生活质量。

二、治疗原则

多学科治疗，个体化方案。高质量的食管癌手术，正确的淋巴结清扫，合理的辅助治疗。

三、治疗方案

1. 内镜治疗　对于早期食管癌，内镜治疗方式有内镜黏膜切除术（endoscopic mucosal resectio，EMR）、内镜黏膜下剥离术（endoscopic submucosal dissection，ESD）、多环套扎内镜黏膜切除术（multi-band mucosectomy，MBM）。内镜术后需进一步精准病理分期，决定术后是否追加治疗。

2. 手术治疗　是食管癌的主要根治手段之一。随着胸、腹腔镜微创手术的推广应用，右胸入路逐渐增多，淋巴结清扫较为彻底。

3. 放疗　包括根治性和姑息性两大类，照射方法包括体外照射和腔内照射，术前放疗和术后放疗。

4. 药物治疗　在食管癌中主要应用领域包括针对局部晚期患者的新辅助治疗和辅助治疗，以及针对晚期患者的化疗、分子靶向治疗和免疫治疗。

5. 中医治疗　中医认为食管癌属“噎膈”范畴。此病的发生与七情郁结、脾胃受伤、气滞血瘀、痰食凝结有关，包括肝胃不和型、脾虚痰湿型、瘀毒内阻型、热毒伤阴型、气血双亏型，需要对患者辨证施治。

6. 康复治疗　有效的康复干预措施可以改善食管癌术后因解剖结构改变导致的一系列不适，促使心身康复。

【健康管理】

一、三级预防

1. 一级预防　提倡健康生活方式，改变不良饮食习惯，忌烫食、热茶、饮酒、吸烟，避免进食霉变食品、炭烤或烟熏制备食品。在食管癌高发区改善饮用水质、防霉去毒。

2. 二级预防　在食管癌高发地区进行普查，对高危人群开展早期筛查。

3．三级预防 通过各种检查手段，确定食管癌的TNM分期，开展综合治疗和个体化治疗，延长生存期，积极开展康复治疗或姑息治疗，减少患者痛苦，提高生活质量。

二、健康教育

食管癌患者健康教育内容包括：①食管癌的危险因素。②术后解剖结构的改变导致肺受压产生胸闷、进食后呼吸困难。③术后需建立新饮食模式：少量多餐，定时定量，由稀到稠，细嚼慢咽，吃软忌硬。④术后生活方式的改变：餐后适当运动，餐后2小时内勿平卧，睡觉时肩背部垫高，防止胃内食物反流。⑤复查频率和赴医院就诊的时机。全科医生可根据患者的情况设计个体化的连续教育内容，并且通过患者的自我管理干预更好地实现疾病的控制。

三、双向转诊

（一）上转指征

1．食管癌高危人群的筛查。

2．疑似食管癌患者需要明确诊断。

3．确诊食管癌后需要手术、放疗、化疗等治疗。

4．出现严重并发症，社区无条件治疗缓解者。

（二）下转指征

1．食管癌临床治愈者。

2．骨髓抑制需要复查血常规及注射升白细胞、升血小板药物的患者。

3．进入临终关怀的终末期患者。

四、社区管理

为食管癌高危人群建立健康档案，提出危险因素控制建议和复查方案。对食管癌患者：①进行家庭医生签约，建立专病档案；②督导患者按专科诊疗建议随诊；③按签约服务约定频次随访患者；④关注患者营养状态和睡眠质量，发现情况及时处置，必要时上转；⑤关注患者及家属心理健康，必要时请心理咨询师介入；⑥组建食管癌患者自我管理小组，共同促进康复。

【预后】

早期食管癌及时根治预后良好，内镜或手术切除5年生存率大于90%。已出现症状且未经治疗的食管癌患者一般在1年内死亡。

【诊治进展】

色素内镜、电子染色内镜、放大内镜及共聚焦激光显微内镜等可提高早期食管癌的检出率。食管超声内镜检查术（endoscopic ultrasonography，EUS）应用得越来越多，有助于判断食管癌侵及层次，癌变周围是否有肿大淋巴结，在EUS引导下细针穿刺活检有利于病理学确认N分期。^{125}I放射性粒子植入作为复发的挽救性治疗和晚期食管癌的姑息性治疗可改善患者生存质量。

【病例分享】

患者，男性，64岁，因“吞咽不畅2个月”至社区全科门诊就诊。患者于2个月前反复出现吞咽不畅，伴胸骨后疼痛不适，进食固体食物时明显，无肩背部放射痛，无反酸、嗳气，无恶心、呕吐，无腹痛、腹胀，无饮水呛咳，无声音嘶哑，大便1～2d/次，黄色不成形，无便血、黑便，初期未重视及就诊。1周余前患者出现进食后呕吐1次，为胃内容物，无呕血。既往有阑尾切除术史，否认冠心病、高血压病、糖尿病等病史。否认烟酒不良嗜好，喜食烫食。查体：体温36.4℃，脉搏65次/min，呼吸18次/min，血压116/68mmHg，营养中等，皮肤、黏膜无黄染。全身或局部淋巴结无肿大。腹平坦，腹部可见陈旧性手术瘢痕，无静脉曲张、局部隆起，无胃肠型或逆蠕动波。腹软，全腹部无压痛，无反跳痛，无液波震颤。肝浊音界正常，肝区无叩痛，肝脾肋下未触及，墨菲（Murphy）征阴性，双肾区无叩击痛，移动性浊音阴性。肠鸣音正常，无振水音，无血管杂音。

接诊的全科医生考虑疑似食管癌，转诊至医疗联合体上级医院进一步检查。

转诊上级医院后行胃镜：食管下段病变（累及贲门、胃底）。CT检查示：食管下段及胃底贲门占位，周围增大淋巴结。在全麻下经左胸后外侧切口行食管癌根治术，术后常规病理提示：（食管下段及贲门）中分化腺癌，部分为黏液腺癌（约占50%），溃疡型，食管旁淋巴结（3/5）

及胃大弯淋巴结(7/16)见癌转移，网膜组织内见癌结节1枚。术后化疗。化疗结束后转社区卫生服务中心全科门诊建立肿瘤患者专病档案并纳入专病健康管理，监测血常规，定期随访。

【思考题】

1. 食管癌的高危因素有哪些?
2. 食管癌的筛查、检查方法有哪些?
3. 如何做好食管癌患者的营养指导?

(蔡东平)

第五节 胃 癌

【学习提要】 1. 胃癌的病因和临床表现。
2. 胃癌的诊断、评估和治疗。
3. 胃癌的预防和社区管理。

【定义】

胃癌(gastric cancer)是起源于胃黏膜上皮的恶性肿瘤，是常见的消化道恶性肿瘤之一。绝大多数胃癌属于腺癌，早期无明显症状，部分患者可出现上腹饱胀不适、嗳气等非特异性消化道症状，常误诊为胃炎、消化不良等。胃癌的发生与环境、饮食习惯、幽门螺杆菌感染、遗传等因素有关，预后则与分期密切相关。

【流行病学】

根据Globocan 2020全球最新癌症负担数据，胃癌是发病率和死亡率均排名前5的恶性肿瘤，中日韩等东亚国家为胃癌高发地区。我国2020年胃癌发病率居恶性肿瘤第3位，早期胃癌经过治疗，5年生存率在90%以上。而进展期胃癌，5年生存率仅为30%。胃癌发病有显著的地域性差异，我国的西北与东部沿海地区多发。中年为胃癌的高发年龄，随年龄增长发病率升高，男女发病率之比为2∶1。近几年来，胃癌有年轻化趋势，值得关注。

【病因及发病机制】

一、病因

胃癌的发病与环境、感染、癌前病变及遗传等因素相关。

（一）环境因素

1. 地域　不良的环境及水系含有有害物质，与胃癌发生密切相关。如地质为火山岩、高泥炭、有深大断层的地区，水中镍和钴含量高，同时泥炭地带有机氮等亚硝胺前体含量较高，镍、钴和亚硝胺前体均易损伤胃黏膜并导致癌变。

2. 生活饮食习惯　长期食用熏烤、盐腌食品，胃癌发病率高。此类食物中亚硝酸盐、真菌毒素、多环芳烃化合物等致癌物或前致癌物含量高；长期饮食不规律、吃饭快速、喜高盐、热烫食品，均可导致胃黏膜上皮的损害导致癌变。

3. 嗜烟酒　烟雾中含有致癌物，吸烟者的胃癌发病危险较不吸烟者高 50%；而酒精可直接刺激胃黏膜，两者均可使细胞发生改变而致癌。

4. 精神心理压力　不良情绪及心理压力，如忧愁、孤独、抑郁、憎恨、人际关系紧张、生闷气等，胃癌危险性明显升高。

（二）感染因素

世界卫生组织（World Health Organization，WHO）将幽门螺杆菌（Hp）列为胃癌的第一级致癌因子，认为 Hp 感染与胃癌的发生密切相关；我国胃癌高发区成人 Hp 感染率在 60% 以上。

（三）癌前病变

胃息肉、慢性萎缩性胃炎及残胃炎等，都可能伴有胃黏膜肠上皮化生或非典型增生，可能癌变，属于癌前病变。

（四）遗传因素

胃癌具有家族群集现象。研究表明，胃癌患者的直系亲属，其胃癌发病率较对照组高 4 倍。

二、发病机制

胃癌的发生是一个多因素、多步骤、多阶段的发展过程，与遗传和

Hp 感染相关，涉及癌基因、抑癌基因、凋亡相关基因与转移相关基因等的改变，最终导致胃癌的发生。

【病理】

1. 病理类型　可分为腺癌、腺鳞癌、鳞状细胞癌、类癌等，绝大多数是胃腺癌，胃鳞状细胞癌罕见。按组织结构不同，腺癌还可分为乳头状癌、管状腺癌、低分化腺癌、黏液腺癌和印戒细胞癌。印戒细胞癌高度恶性，侵袭性强，易转移。

2. 肿瘤分期　胃癌的病理分期分为早期胃癌和进展期胃癌。早期胃癌指的是胃癌病灶位于黏膜或者是黏膜下层，进展期胃癌指的是患者的胃癌病灶已经侵犯到胃癌的肌层，甚至突破浆膜层侵及到周围的器官。

3. 免疫组化和基因检测　主要有 2 种：①人表皮生长因子受体 2（HER2）表达；②错配修复（mismatch repair，MMR）蛋白检测。胃癌 HER2 表达阳性率约 20%。HER2 表达状态可预测晚期胃癌患者对抗 HER2 治疗有效性及由此带来的生存获益；而 MMR 蛋白检测结果若为缺失状态，则免疫治疗可能有效。2021 中国临床肿瘤学会（Chinese Society of Clinical Oncology，CSCO）指南推荐胃腺癌患者均需行 HER2 状态检测（ⅠA 类）及 MMR 蛋白检测。

【临床表现】

一、症状

早期胃癌大部分无症状；部分患者可有上腹饱胀感、隐痛不适等胃炎表现，一般容易被忽略。中晚期患者以上腹疼痛为主，疼痛多与进食无关，并随病情进展而加重，同时可出现呕血、黑便。贲门处胃癌，中晚期可伴有进食梗阻感或吞咽困难；如果肿瘤位于幽门处，大多伴有恶心、呕吐症状，甚至出现幽门梗阻表现。晚期胃癌可出现贫血、消瘦、恶病质等全身症状及远处转移症状，部分患者可触及上腹包块。

二、体征

早期体征不明显，晚期可出现贫血、消瘦、腹部包块、锁骨上淋巴结肿大等体征；幽门梗阻时可出现上腹局部膨隆及胃蠕动波。

三、接诊要点

胃癌起病隐匿，早期一般无明显症状，中晚期出现消化道症状时无特异性，容易误诊为胃炎而耽误病情，因此应详细询问病史、全面体格检查，以避免漏诊误诊。采集病史时重点关注以下几个方面。

1. 病史特点　胃癌可以导致腹胀、疼痛、反酸、嗳气等消化道症状，症状无特异性，因此对于中年以上患者，要警惕胃癌可能。要特别关注症状与进食的关系，以及了解既往所用的药物和治疗的效果。

2. 伴随症状　要关注有无乏力、消瘦、食欲减退、呕血、黑便、肢体疼痛等症状，有无腹部包块及体表包块。

3. 既往史、家族史等　有慢性胃炎、胃溃疡病史的患者，尤其是既往有 Hp 感染的患者，如果常规药物治疗效果欠佳，反复发作者，应作为重点人群予以关注，必要时进一步检查；另外胃癌有家族聚集现象，所以要特别询问家族史。

4. 生活方式及社会心理因素　胃癌的发生与患者的饮食结构、生活习惯、烟酒史、工作强度、心理压力等密切相关，接诊时上述情况需要全面了解。

四、常见并发症

1. 上消化道出血　癌细胞侵犯了胃黏膜，或者侵犯了胃壁血管导致出血。大部分患者为少量出血，表现为黑便或柏油样便，部分患者仅表现大便隐血阳性。大约 5% 的患者可发生大出血，表现为呕血或者暗红色血便，伴有头昏、心悸、出冷汗，甚至晕厥，需要急症处理。

2. 幽门梗阻　表现为上腹饱胀、恶心、呕吐，经常呕吐出大量的宿食。查体可见胃蠕动波。

3. 胃穿孔　较少见，大多发生于幽门前区的溃疡性癌，表现为突发的剧烈上腹部疼痛，查体肌紧张、明显压痛及反跳痛，腹部平片可见膈下游离气体。

【辅助检查】

一、实验室检查

1. 大便隐血试验　阳性提示消化道少量出血，方法简便。

2. 肿瘤标志物检查　癌胚抗原（carcinoembryonic antigen，CEA）、糖类抗原 19-9 及糖类抗原 72-4 等是胃癌的重要肿瘤标志物，有助于胃癌早期预警以及病情评估、疗效监测，但缺乏特异性。

二、影像学检查

1. 钡剂 X 射线检查　可发现病灶，但难以区别良恶性。目前较少应用，有胃镜禁忌证时可作为基本检查方法。

2. CT　胸腹盆腔 CT 是治疗前临床分期的基本方法，可清晰显示病灶外侵程度、淋巴结转移情况，也可用于术后随访。

3. MRI　可作为 CT 怀疑肝转移、腹膜转移备选检查手段，灵敏度好。

4. PET/CT　可显示全身情况，筛查肿瘤转移情况。也是目前区别病灶良恶性较敏感的检查手段。

三、内镜检查

胃镜（超声胃镜）检查是胃癌定性诊断、定位诊断的基本方法，可通过活检获得病理诊断，是治疗决策的重要依据，也是术前常规检查方法。

四、病理检查

病理检查是确诊的金标准，同时也是临床分期的基础；是治疗方式选择和治疗药物选择的重要依据。

【诊断和评估】

一、诊断思维

1. 诊断　根据消化道症状、影像学检查及内镜检查，胃癌诊断不难。中年以上人员，反复出现消化道症状，特别是生活饮食习惯不良、工作压力大的人员，如果大便隐血阳性，应及时予以内镜检查。确诊依赖活检病理报告。

2. 鉴别诊断　胃癌主要与浅表性胃炎、胃溃疡、功能性消化不良、胆道疾病、肝肿瘤、胰腺肿瘤等鉴别。近年来胃癌出现年轻化趋势，中青年患者消化道症状反复发作，服药后难以缓解者，建议行胃镜检查，以免出现漏诊、误诊；腹壁触及可疑包块者，宜行影像学检查予以鉴别。

二、临床评估

胃癌确诊后，需要根据患者的疾病严重程度及营养状况进行综合评估，确定治疗方案。

1. 分期评估　胃癌的严重程度主要与分期有关。根据原发肿瘤大小（tumor，T）、淋巴结转移情况（node，N）、有无远处转移（metastasis，M），即 TNM 分期系统将胃癌分为Ⅰ期、Ⅱ期、Ⅲ期、Ⅳ期。Ⅰ～Ⅱ期属于早期胃癌，Ⅲ～Ⅳ期属于进展期胃癌，早期胃癌通过局部内镜下摘除或进行根治性切除，5 年存活率达到 90% 以上。Ⅲ期和Ⅳ期胃癌预后不同，局部进展期的Ⅲ期胃癌要行多学科讨论。

2. 分子评估　通过检测 MMR 蛋白及 HER2 表达情况，评估免疫治疗及靶向治疗的价值。

3. 营养风险评估　胃癌患者普遍存在营养风险及营养不良，中重度营养不良比例达 80.4%。有研究显示早期营养干预可延长生存。因此，胃癌一经确诊，均应进行营养风险筛查及评估，必要时进行早期干预。营养风险筛查工具推荐采用营养风险筛查量表 2002（NRS 2002）；营养评估常采用患者参与的主观全面评定量表（Patient-Generated Subjective Global Assessment，PG-SGA）。

【治疗】

一、治疗原则

胃癌的治疗应采用个体化综合性治疗原则，根据患者肿瘤分期、病理类型、分子分型，结合患者整体状况，选用合适的治疗方式，最大幅度地减少肿瘤负荷，改善症状，延长生存，提高生活质量。

二、治疗方案

1. 内镜治疗　适用于早期胃癌、淋巴结转移可能性极低的患者，包括内镜黏膜切除术（EMR）及内镜黏膜下剥离术（ESD）。早期胃癌内镜治疗，免除了开腹手术的痛苦，保留了器官功能，并发症少、恢复快。

2. 手术治疗　无法实施内镜下切除的早期胃癌可行胃根治性手术；如无远处转移，尽可能根治手术。潜在可切除的进展期胃癌，可先行新辅助治疗，评估后再行根治手术。伴有梗阻的晚期患者，手术依然是非常重要的姑息手段，可以保持消化道通畅，改善症状；术后采用辅助化疗、放疗等综合治疗，可提高生活质量，改善生存。

3. 药物治疗　胃癌药物治疗包括化疗、靶向及免疫治疗，通常实行联合治疗方式以提高疗效，如化疗联合靶向、化疗联合免疫等。药物治疗适用于术后辅助治疗或晚期转移性胃癌。化疗药物常用的有氟尿嘧啶、铂类、紫杉类和伊立替康，推荐以联合用药方案为主，有效率 30%～54%。循证医学证据显示：与最佳支持治疗相比，化疗可延长晚期或转移性胃癌生存。HER2 阳性胃癌是一类独特的疾病亚型，患者可从抗 HER2 治疗中获益，目前抗 HER2 药物曲妥珠单抗已成为晚期胃癌标准治疗。免疫治疗药物有纳武利尤单抗、替雷利珠单抗等药物。

4. 放疗　可显著缓解临床症状，如减少出血、缓解疼痛、改善进食梗阻等，提高生活质量。

5. 中医治疗　胃癌术后或治疗中可出现气血损伤，中医中药以四君子汤、八珍汤等补气养血类方剂为主；中晚期胃癌经化疗等治疗后，患者气血亏虚、体质虚弱，中药以固本培元、滋补阴阳为主，临床代表方剂有十全大补汤、补中益气汤等。

6. 康复治疗　胃癌康复主要有心理康复和运动康复。

（1）心理康复：大部分患者存在焦虑、恐惧、悲观等不良情绪。循证医学证据显示早期心理干预能显著延长生存。

（2）运动康复：适当进行肢体锻炼，有利于症状的缓解和体能的改善。

【健康管理】

一、三级预防

（一）一级预防

1. 改善生活方式　健康饮食，避免食用含亚硝酸盐、高盐、烧烤油炸的食物；戒烟酒、养成良好的生活习惯。

2. 预防 Hp 感染

3. 防治癌前病变　积极治疗胃溃疡、胃息肉、慢性萎缩性胃炎等。

（二）二级预防

针对高危人群的定期筛查，建议年龄超过 50 岁的高危人群，定期做胃镜检查，实现早期诊断。

（三）三级预防

三级预防的目的是减少或延缓胃癌并发症的发生，实行脏器功能保护，提高生活质量。包括：①对患者及家属进行健康教育；②定期器官功能监测；③加强患者康复锻炼；④抗肿瘤药物不良反应监测；⑤营养、对症治疗，防治感染。

二、健康教育

胃癌发生与生活方式、饮食习惯密切相关，而胃癌的预后与治疗方式相关。因此，胃癌健康教育是健康管理的重要内容。包括：①胃癌的科普宣传，告知治疗方法及预后；解除患者及家属焦虑情绪，提高治疗依从性；②强化均衡营养，适量运动，增强体质；③药物不良反应及并发症的居家管理；④定期随访，包括随访时间及内容。全科医生要有个体化的教育内容，通过患者和家属的配合及居家管理，更好地实现疾病的控制。

三、双向转诊

（一）上转指征

1. 有消化道症状、大便隐血阳性、影像学可疑，疑诊胃癌，而当地未开展电子胃镜检查项目者。

2. 初次确诊胃癌，或治疗后随访期间出现疾病进展，需要进一步评估病情、做特殊检查、确立治疗方案者。

3. 居家期间症状加重，或出现药物不良反应，或出现严重并发症。

（二）下转指征

1. 已明确诊断，并确定了治疗方案，且该治疗项目当地已成熟开展。

2. 治疗后病情稳定、治疗间歇期、口服维持者。

3. 晚期或终末期患者，主要行营养、对症治疗者。

四、社区管理

全程管理是恶性肿瘤的重要管理理念。胃癌一经确诊，应纳入社区管理。

（一）及时筛查，实现早诊断

针对高危人群定期进行筛查，实现早期诊断。

（二）确诊后的症状管理与随访

1. 登记管理　初诊患者，基层卫生机构应进行肿瘤防治登记，纳入癌症管理。

2. 不良反应和并发症　治疗期间关注药物不良反应及并发症。化疗后可能出现恶心呕吐、骨髓抑制等药物不良反应，需要及时处理。

3. 随访　初诊 2 年内 3～6 个月随访一次；2～5 年内 6～12 个月随访一次；5 年以上 1 年随访一次。其间，如有新发症状或原有症状加重，随时就诊。

4. 对症支持　对症支持治疗应贯穿治疗全程。改善胃癌的症状如疼痛、厌食、乏力、消化不良等以及心理、社会和精神问题，也是社区管理的重要内容，可以提高生活质量，改善生存。

5. 心理疏导　罹患恶性肿瘤，会导致患者及家庭成员的不良情绪及心理障碍，表现为焦虑、抑郁、烦躁、失眠。社区管理的重要任务之一是针对患者及家属进行心理疏导、健康教育，提供各方面的支持与帮助。

【预后】

胃癌的预后与初诊时的临床分期、病理类型及治疗方式等密切相关。早期胃癌预后好，Ⅰ期的患者 5 年生存率可以高达 90% 以上；进展期伴有远处转移胃癌预后差，5 年生存率不足 10%。我国胃癌确诊时大部分已转移，总体预后差。近年来新的治疗方法和药物的应用，如免疫、靶向的应用，胃癌生存有了明显改观。

【诊治进展】

一直以来，胃癌的分子机制尚未完全阐明。最近科学家发现“Trop2+/CD133+/CD166+异常增生的干细胞”可能是黏膜异常增生向胃癌发展的关键，并探索通过控制CK1a信号蛋白来阻断异常增生干细胞的再生，有望阻断胃癌的早期诱导。在治疗上，胃癌的研究热点仍然聚焦在靶向和免疫2个方面。抗体偶联药物（antibody-drug conjugate，ADC）是HER2阳性晚期胃癌的新型药物，得到业界的极大关注和期待。免疫检查点抑制剂在胃癌治疗中发挥着重要作用，成为晚期胃癌的一线、二线标准治疗方案；CT041研究结果显示出细胞免疫疗法的潜力，2022 CSCO胃癌指南中增加了嵌合抗原受体T细胞免疫治疗（chimeric antigen receptor T cell immuno-therapy，CAR-T）。

【病例分享】

患者，男性，57岁，因“中上腹隐痛不适1个月”就诊。患者1个月前无明显诱因下出现中上腹部隐痛不适，向左侧肋下及腰部放射，呈发作性，与进食无关，无心悸气促，无腹痛腹泻，无便血，遂至当地诊所就诊（具体诊疗经过不详），无明显改善。1周前至当地医院就诊，查胃镜示：胃窦溃疡，胃癌？慢性萎缩性胃炎伴糜烂，予以抑酸、保护胃黏膜治疗后症状减轻。患者为求进一步治疗来我院，拟“胃窦溃疡，胃癌可能”于2021年12月6日收住院。

入院查体：精神软，皮肤、巩膜无黄染；左侧颈部可触及一大小约3cm×2.5cm淋巴结，固定，无压痛，边界不清，颈静脉无怒张；胸廓正常，叩诊两肺呈清音，两肺呼吸音清，未闻及干、湿啰音；心界无扩大，心律齐，各瓣膜区未闻及杂音；腹平软，腹肌无紧张，无压痛、反跳痛，肝脾肋下未触及，移动性浊音阴性；双下肢无水肿，神经系统无异常。NRS 2002：0分。患者入院后行腹部MRI示腹膜后及腹腔内多发淋巴结肿大，考虑淋巴结转移；扫描范围内部分胸腰椎体异常信号影，转移不除外。骨ECT检查：胸腰椎、肋骨多处骨转移可能。病理检查示胃窦低分化腺癌。入院多学科诊疗团队（multidisciplinary team，MDT）讨论认为：胃癌Ⅳ期，诊断明确，目前无手术机会，建议给予化疗联合免疫、骨保护及对症支持治疗。予以奥沙利铂 200mg d1+5-氟尿嘧啶（5-FU）1.25 d1+5-Fu 5.25 持续静脉滴注 46 小时＋特瑞普利单抗 240mg d3 治疗。过程顺利，腹痛缓解，食欲正常。化疗 2 周期后复查影像学：锁骨上淋巴结、腹腔淋巴结明显缩小。继续治疗，共完成 6 周期化疗后胃镜复查：病灶明显缩小；腹部 MRI 示：腹膜后及腹腔内多发淋巴结较前明显缩小，活性减低。疗效评估：部分缓解（partial response，PR）。患者回当地，予以免疫维持，并纳入社区管理，定期随访。

【思考题】

1. 胃癌的病因有哪些？如何进行健康教育？
2. 如何进行胃癌的临床评估？治疗方法有哪些？
3. 如何做好胃癌社区管理？

（陈素秀）

第六节　肝　　癌

【学习提要】 1. 肝癌的病因和临床表现。
2. 肝癌的诊断、临床评估和治疗。
3. 肝癌的健康管理。

【定义】

肝癌是指起源于肝脏上皮的恶性肿瘤，也称为原发性肝癌，是我国高发的消化道恶性肿瘤。病理类型主要有三类：肝细胞癌（hepatocellular carcinoma，HCC）是最常见类型，占 85%～90%；少部分为肝内胆管癌（intrahepatic cholangiocarcinoma，ICC）；最少见的是 HCC/ICC 混合型。这三种类型肝癌在发病机制、生物学行为、临床表现、病理学形态、治疗方法以及预后等方面差异较大。

【流行病学】

根据 GLOBOCAN 2020 公布的数据，肝癌是全球第 6 大常见癌症和第 3 位癌症死亡原因。2020 年，肝癌新发病例 90.6 万例，死亡病例 83.0 万例。在全球大部分地区，男性肝癌的发病率是女性的 2～3 倍。东亚及我国是肝癌高发地区，我国肝癌新患病例数占全球一半以上。总体上讲，肝癌的预后很差，在北美地区 5 年生存率 15%～19%，而在我国仅为 12.1%。肝癌严重地威胁我国人民的生命和健康。

【病因及发病机制】

一、病因

肝癌的发病可能与下列因素有关。

1. 病毒性肝炎　主要有乙型病毒性肝炎和丙型病毒性肝炎。乙型肝炎病毒（hepatitis B virus，HBV）感染是我国肝癌的主要病因。

2. 黄曲霉毒素　流行病学研究发现，黄曲霉毒素污染严重的地区，肝癌发病率高。国际癌症研究署已将黄曲霉毒素确定为Ⅰ类人类致癌物，是科学家较早确立的肝癌病因。黄曲霉毒素最容易藏在类似花生、玉米、大米等淀粉含量高的食物中。

3. 酒精性肝病　长期大量饮酒可诱发肝硬化，从而导致肝癌的发生，且随着饮酒量的增加，患癌风险也随之增加。

4. 肝硬化　约 70% 肝癌发生在肝硬化基础上，病毒性、酒精性、非酒精性脂肪肝后肝硬化均可导致肝癌，以病毒性肝炎所致的结节性肝硬化为主。

5. 其他　饮水污染、性激素、亚硝胺类物质、某些化学物质、微量元素、遗传因素等都与肝癌发病相关。

二、发病机制

肝癌发病是多因素、多步骤的复杂过程。肝细胞在慢性损伤修复过程中基因突变，增殖与凋亡失衡；此外，在多种促癌因素的作用下，如肝炎病毒感染后，HBV 的 DNA 序列和宿主细胞的 DNA 序列同时遭到破坏或发生重新整合，使癌基因激活和抑癌基因失活，从而发生癌变。丙型病毒性肝炎与丙型肝炎病毒（hepatitis C virus，HCV）序列变异相关。

【病理】

一、大体病理分型

1. 结节型　常见类型，肝内呈大小和数目不等的癌结节，直径<5cm，与周围肝组织分界欠清，肝硬化后肝癌常表现为结节型。

2. 块状型　肿瘤体积较大，直径5～10cm，质地硬，可见包膜。直径>10cm者，称巨块型，此型肿瘤中心易发生坏死、液化及出血。

3. 弥漫型　较少见，肝内可见弥漫散在的米粒或黄豆大的癌结节，不易与肝硬化结节区分，患者常因肝衰竭而死亡。

二、组织病理分型

1. HCC　临床最常见，异型性明显，呈多边形，排列呈巢状或索条状，血窦丰富，主要肝动脉供血，这是肝癌影像诊断及介入治疗的基础。

2. ICC　较为少见，是指癌细胞来源于胆管上皮细胞，呈立方或柱状，排列呈腺状，纤维组织较多，血窦较少。

3. 混合型　最少见，具有HCC和ICC两种结构。

【临床表现】

一、症状

早期肝癌常无明显症状，中晚期肝癌的症状较多，常表现为肝区疼痛、腹胀、食欲缺乏、乏力、消瘦，进行性肝大或上腹部包块等；部分患者有低热、黄疸、腹泻、上消化道出血；肝癌破裂后出现急腹症表现等。也有患者仅表现为转移灶的症状。

二、体征

早期肝癌常无明显阳性体征或仅类似肝硬化体征。中晚期肝癌通常出现肝大、黄疸、腹水等体征。此外，合并肝硬化者常有肝掌、蜘蛛痣、男性乳腺增大、下肢水肿等。发生肝外转移时可出现各转移部位相应的体征。

三、接诊要点

肝癌起病隐匿，早期一般无明显症状，中晚期出现非特异性消化道症状，因此应详细询问病史、全面体格检查，以避免漏诊误诊。采集病史时重点关注以下几个方面。

1. 病史特点　肝癌可以导致右上腹疼痛、腹胀、食欲缺乏、乏力、消瘦，症状无特异性，因此对于中年以上患者，要警惕肝癌可能。

2. 伴随症状　要特别关注乏力、消瘦、食欲减退等全身症状，注意右上腹包块等体征。

3. 既往史、家族史等　有慢性乙型、丙型病毒性肝炎、肝硬化的患者，长期嗜酒的人群，应作为重点人群予以关注，必要时进一步检查；另外肝癌有家族聚集现象，所以要特别询问家族史。

4. 生活方式及社会心理因素　肝癌的发生与患者的生活环境、生活习惯、饮食结构、烟酒史、工作强度、心理压力等密切相关，接诊时上述情况需要全面了解。

四、常见并发症

1. 肝性脑病　是肝癌终末期最严重的并发症，也是肝癌死亡的常见原因。常由于上消化道出血、感染、引流腹水等诱发，或者进食大量高蛋白食物引起。

2. 上消化道出血　常因门静脉高压导致的食管胃底静脉破裂出血，患者可能会呕吐出大量的鲜血，死亡率高。

3. 感染　肝癌患者免疫功能减弱、低蛋白血症、粒细胞减少，容易继发感染。常见的感染有自发性腹膜炎、肠道感染等。

4. 肝癌破裂出血　发生率约 10%，可表现为突发肝区疼痛、腹膜刺激征、血性腹水，患者可因腹腔大量出血引起休克、死亡。

【辅助检查】

一、实验室检查

1. 甲胎蛋白（alpha-fetoprotein，AFP）　AFP 测定对肝癌诊断具有特异性，AFP 对确立早期诊断、判断复发、疗效以及预后估计具有临床意义。血清 AFP≥400μg/L，并能排除妊娠、活动性肝病等，即可考虑肝癌的诊断。临床上约 70% 的肝癌患者 AFP 升高。

2. 异常凝血酶原（abnormal prothrombin，APT） 90% 以上的 HCC 有 APT 升高。肝细胞癌变时，由于癌细胞对凝血酶原前体的合成发生异常，从而生成大量的 APT。同时检测 AFP 和 APT 能提高低 AFP 型肝癌的检出率。

二、影像学检查

1. 超声检查 是肝癌普查、筛查和治疗后随访的最常用方法。具有检查方便、价格低廉、无创等优点，直径 >1cm 的占位病变可以通过超声鉴别其性质。

2. CT CT 增强扫描能清楚显示肝癌的大小、数量、形态、位置、边界、肿瘤血供丰富程度及与肝内胆管的关系；肝周和腹腔淋巴结状况，是否侵犯邻近组织。因此，CT 已成为肝癌诊断的重要及常规检查方法。特别是动态增强 CT 扫描可以显著提高小肝癌的检出率。

3. 磁共振成像 具有组织分辨率高、多参数、多方向成像、无辐射效应等特点。磁共振成像比 CT 具有更高的临床价值。在检测小病灶、显示血管、肿瘤结构和坏死方面具有独特的特点，可作为 CT 检查的重要补充。

4. PET/CT 是目前鉴别良恶性病变最敏感的检查方法，主要用于全身情况评估。

5. 数字减影血管造影（digital subtraction angiograph，DSA） DSA 检查是肝癌诊断的重要补充手段，特别是对直径 1～2cm 的小肝癌，诊断正确率达 90% 以上。

三、病理学检查

病理检查是确诊肝癌的金标准。

【诊断和评估】

一、诊断思维

1. 诊断 根据消化道症状、血肿瘤指标、影像学检查及慢性病毒性肝炎病史，肝癌诊断不难。中年以上人员，反复出现右上腹疼痛，伴乏力、食欲缺乏，有慢性乙型肝炎病史或长期饮酒史的人群，应及时予以血液检查及影像学检查。确诊依赖活检病理报告。

2. 鉴别诊断　肝癌主要与肝炎后肝硬化、肝脓肿、继发性肝癌、肝脏良性肿瘤如肝血管瘤、复杂性肝囊肿等鉴别。单一影像学检查难以鉴别时，可以多种方法互相补充，必要时行肝穿刺病理学检查予以鉴别。

二、临床评估

肝癌确诊后，需要根据患者的临床分期、肝功能情况进行综合评估，确定治疗方案。

1. 分期评估　肝癌的临床分期比较复杂，国内外有多种分期方法。常用的有 TMN 分期、巴塞罗那分期（BCLC 分期）、中国分期。依据《原发性肝癌诊疗规范（2019 年版）》，可将肝癌分为Ⅰa 期、Ⅰb 期、Ⅱa 期、Ⅱb 期、Ⅲa 期、Ⅲb 期、Ⅳ期。该方案结合了中国国情，依据患者一般情况、肝肿瘤情况及肝功能情况制定。分类依据主要有肿瘤大小、直径、肿瘤个数是<3 个还是>3 个、有无大血管侵犯及远处转移。

2. 肝脏储备功能评估　肝癌的治疗方案选择、肝癌的预后都与肝脏储备功能密切相关。通常以 Child-Pugh 肝功能分级标准进行评估。肝功能失代偿期，如黄疸、腹水、肝性脑病等，提示肝脏储备功能差，难以耐受抗肿瘤治疗，同时也难以从抗肿瘤治疗中获益。

3. 综合评估　肝癌治疗还需要结合患者年龄、全身营养状况、有否合并症、社会关系、经济能力各个方面综合考虑，通过多学科诊疗团队（multidisciplinary team，MDT）讨论，制订个体化治疗方案。

【治疗】

一、治疗目标

早期肝癌争取根治，达到长生存；中晚期肝癌的治疗目标是延长生存，缓解症状，提高生活质量。

二、治疗原则

强调MDT模式，采用个体化综合治疗原则，最大幅度地减少肿瘤负荷，改善症状，延长生存。

三、治疗方案

肝癌常用的治疗方法有局部治疗、全身系统治疗、中医中药治疗。近几年来靶向与免疫的应用，特别是多种方法的联合应用以及个体化的综合治疗，使肝癌的疗效有了长足的进步，晚期肝癌患者的生存显著延长。

（一）局部治疗

1. 手术治疗　早期肝癌根治性手术，是提高肝癌生存率最有效的方法。手术治疗原则：完整切除肿瘤，切缘无残留肿瘤；同时保留足够功能的肝组织以便术后肝功能代偿。Ⅰa～Ⅱa期肝癌是手术切除的首选适应证。对于具有高危复发风险的患者，术后宜辅以系统全身治疗，可延缓复发。

2. 射频消融治疗　对于病灶直径≤3cm，无血管、胆管和邻近器官侵犯以及远处转移的患者，选择局部射频消融治疗，可以达到根治性效果。

3. 介入治疗　主要包括肝动脉插管化疗栓塞术（trans arterial chemoembolization，TACE）和肝动脉灌注化疗（hepatic arterial infusion chemotherapy，HAIC）。TACE和HAIC是目前晚期肝癌综合治疗中常用的联合治疗方法。

4. 放疗　近几年来越来越受到关注，常与其他治疗方式联合应用。放疗分早期的根治性放疗和中晚期的姑息性放疗，后者能缓解或减轻症状，延长带瘤生存期。

5. 肝移植　肝硬化后肝癌，若无血管侵犯及远处转移，可行肝移植治疗，是治疗肝癌和肝硬化的有效手段。

（二）全身系统治疗

索拉非尼是第一个应用于肝癌的分子靶向药物，生存获益不显著。2018年新型小分子多靶点激酶抑制剂仑伐替尼的上市并获批一线适应证，以及多种PD-1单抗相继批准用于二线肝癌治疗后，系统治疗明显改观。目前，靶向联合免疫一线治疗晚期肝癌Ⅲ期临床研究，中国人群总生存期（overall survival，OS）高达 24 个月。因此，伴有远处转移的肝癌晚期，以靶向联合免疫为基础，联合局部治疗是具有临床应用潜力的方法，也是治疗的方向。

（三）中医治疗

中医认为肝癌患者处于正虚邪实状态，治疗原则是扶正祛邪，辨证施治。临床常用的成药有槐耳颗粒、康莱特注射液等。

【健康管理】

一、三级预防

（一）一级预防

1. 疫苗接种　我国 1992 年开始在全国范围内推广乙型肝炎疫苗接种，有效降低了肝癌的发生率。

2. 母婴阻断　孕妇接种乙型肝炎免疫球蛋白，可降低乙型肝炎垂直传播。

3. 改变不良生活方式　戒烟酒，控制体重和血糖、防止霉变食物的摄入。

4. 慢性肝病的治疗　抗 HBV 及 HCV 治疗，治疗各种慢性肝病，可以延缓肝病的进展和癌变。

（二）二级预防

主要指肝癌高危人群的筛查及健康人群的定期普查，实现早诊、早治。针对慢性乙型肝炎患者予以积极抗病毒治疗，密切监测肝功能和 AFP 水平；3～6 个月进行腹部超声检查。

（三）三级预防

针对肝癌者预防复发、防治并发症，提高生存率和康复率；以及减轻症状、提高生活质量、促进康复等措施。此外，关注患者心理健康，关心和帮助患者建立信心，有助于提高治疗效果和促进康复。

二、健康教育

1. 疾病预防指导　肝癌相关知识的宣教和并发症的识别，利于患者及时就医；有肝炎、肝硬化病史者予以定期体检。

2. 生活指导 嘱患者保持乐观开朗，生活规律，劳逸结合，适当锻炼。

3. 饮食指导 均衡饮食，避免摄入高脂和刺激性食物，不吃霉变食物，戒烟戒酒。

三、双向转诊

（一）上转指征

1. 慢性乙型肝炎患者有反复肝区疼痛，血液检查、影像学可疑肝癌者。

2. 初次确诊肝癌，或治疗后随访期间出现进展，需要进一步评估病情、做特殊检查、确立治疗方案者。

3. 居家期间症状加重，或出现药物不良反应，或出现严重并发症者。

（二）下转指征

1. 已明确诊断、治疗后病情稳定、治疗间歇期、口服维持者。

2. 晚期或终末期患者，主要行营养、对症治疗者。

四、社区管理

1. 登记管理 初诊肝癌，基层卫生机构应进行肿瘤防治登记，纳入癌症管理。

2. 社区签约管理 社区卫生服务中心协助医疗机构为肝癌患者家庭提供体检、筛查、病程监测管理、延伸处方等服务；提供健康咨询和消毒指导等健康服务管理。

3. 对症支持 对症支持治疗应贯穿管理全程。治疗期间关注药物不良反应及并发症。肝癌患者需关注感染及出血症状。

4. 心理疏导 针对患者及家属进行心理疏导、健康教育，提供各方面的支持与帮助，缓解焦虑情绪。

【预后】

肝癌的预后与初诊时的肿块大小、分期及治疗方式有关。肿块越小，预后越好。早期小肝癌行手术切除，可望达到根治；晚期肝癌，5年生存率仅12%。近年来，晚期肝癌大多采用多种方式联合治疗，如靶向＋消融、靶向（或免疫）＋介入等，5 年生存率可达 50%。

【诊治进展】

近年来，肝癌的诊治水平进展迅速。2022 年新型纳米 MR 对比剂的成功研发，有望使微小肝癌病灶（<0.5cm）的检出率从 48% 提高至 92%，实现精准早诊断。治疗上，多种联合方案及创新靶点的探索研究如火如荼地进行中，包括 PD-1/PD-L 联合靶向药物（贝伐珠单抗或多靶点激酶抑制剂）、全身系统治疗联合局部介入治疗、双免的应用等，对于预后相对较差的晚期 HCC 患者，联合治疗带来明显的生存获益。

【病例分享】

患者，男性，60 岁，因“右上腹饱胀伴呕吐 5 天”就诊。5 天前无明显诱因下出现右上腹饱胀，伴呕吐，为胃内容物，无腹痛腹泻。至当地医院就诊，腹部 CT 提示“肝内多发占位性病变”，予以护胃等治疗，腹胀缓解，为进一步诊治患者于 2021 年 1 月 9 日收住我院。发病来精神软，食欲可，睡眠一般，大小便如常，体重无明显变化。既往有慢性乙型肝炎病史 5 年，长期口服“恩替卡韦”抗病毒治疗，定期门诊随访。近 2 年未常规体检。入院查体：略消瘦，巩膜、皮肤无黄染，胸壁可见蜘蛛痣，无肝掌。颈部、锁骨上淋巴结未触及。腹平软，无压痛，肝肋下 2 指，剑突下 4 指，脾肋下未触及。双下肢无水肿。神经系统无异常。血 AFP 4 972μg/L; APT 1 3001.1mAu/ml。腹部 MRI：肝内多发占位，考虑肝癌伴肝内多发转移，病灶富有血供；肝门部胆管受累伴肝内胆管扩张；肝右静脉瘤栓；肝硬化；脾大。入院诊断：肝恶性肿瘤伴肝内多发转移，肝硬化。

入院后于 2021 年 2 月 2 日开始予以甲苯磺酸索拉非尼片＋卡瑞利珠单抗（靶向＋免疫）治疗 9 个疗程，病灶明显缩小。后因病情进展，于 2021 年 8 月至 21 年 12 月予瑞戈非尼 80mg+ 卡瑞利珠单抗 200mg 二线治疗，其间于 2021 年 8 月至 2021 年 12 月共 3 次联合 HAIC 治疗。2022 年 1 月因进行性皮肤黄染再次入住我科，予经皮肝穿刺行胆道胆汁引流。住院期间肾功能恶化，于 2022 年 2 月 26 开始血液透析，症状改善后回当地。2022 年 4 月患者因病情恶化死亡。

【思考题】

1. 肝癌的病因有哪些？如何进行健康教育？

2. 如何做好肝癌健康管理？

（陈素秀）

第七节 结直肠癌

【学习提要】 1. 结直肠癌的病因、临床表现和诊断。

2. 结直肠癌的综合评估和治疗。

3. 结直肠癌的三级预防和社区管理。

【定义】

结直肠癌亦称大肠癌，指来源于结肠和直肠黏膜的恶性肿瘤，病理学上通常指穿透黏膜肌层，浸润到黏膜下层或更深层结构的结直肠上皮性肿瘤，大部分为腺癌，约占全部结直肠恶性肿瘤的 95%。结直肠癌的发病与年龄、地域、性别、饮食等因素有关。早期诊断、及时手术是结直肠癌诊治的关键。

【流行病学】

结直肠癌是全球发病率第三位的恶性肿瘤。据 WHO 癌症研究中心 GLOBOCAN 项目估计，2018 年全球结直肠癌新发病例数约 180 万，年死亡人数约 88 万。近年来，发病率和死亡率均呈明显上升趋势。结直肠癌多发于 40 岁以上中老年男性；欧美国家以结肠癌为主，我国则以直肠癌为主，东南沿海地区发病率高于西北地区，城市高于农村。

【病因及发病机制】

一、病因

结直肠癌的具体病因尚未明确，目前认为，其发病是环境、饮食习惯、遗传等多种因素协同作用的结果。

（一）环境因素

1. 烟草　是明确致癌物，吸烟与结直肠癌密切相关。

2. 寄生虫　患有血吸虫病被认为是结直肠癌的病因之一，尤其是慢性血吸虫病患者。

3. 消化道疾病　某些慢性消化道疾病，如克罗恩病、溃疡性结肠炎、多发性结肠息肉病、腺瘤患者，患结直肠癌的概率也会上升。

4. 肠道微生态紊乱　研究发现，肠道微生物及其代谢产物参与结直肠癌的发生。

（二）饮食因素

高脂高蛋白饮食、低膳食纤维饮食、缺乏微量元素特别是缺钙、硒、钼及缺少维生素 A、C、E 和 β-胡萝卜素等，都是结直肠癌的危险因素。

（三）遗传因素

遗传因素在结直肠癌发生中起重要作用，包括以下情况。

1. 家族性腺瘤性息肉病（familial adenomatous polyposis，FAP）　是常染色体显性遗传病，属于癌前病变。

2. 遗传性非息肉病性结直肠癌（hereditary nonpolyposis colorectal cancer，HNPCC）　也称林奇综合征（Lynch syndrome），它是结直肠癌中的遗传病。

3. 家族史　有结直肠癌家族史者，结直肠癌的风险比正常人高4倍。

二、发病机制

结直肠癌的发生与遗传相关，是多种促癌因素共同作用的结果，是受多基因、多步骤调控的复杂过程，此过程常与细胞增殖、凋亡失控有关，涉及癌基因、抑癌基因、错配修复基因以及一些修饰基因。FAP是具有遗传性缺陷的癌前病变，由于其染色体异常、基因缺陷导致肿瘤高度易感，最后导致结直肠癌的发生。

【病理】

结直肠癌的病理检查结果与其预后的判断、治疗方式的选择密切相关，所有初诊患者治疗前必须取得病理结果。

1. 大体形态　分为息肉样型、狭窄型和溃疡型3种。

2. 组织学分类　可分为腺癌、黏液腺癌、鳞状细胞癌、未分化癌、类癌，其中腺癌最多见。

3. 肿瘤分期　常采用美国癌症联合委员会（AJCC）/国际抗癌联盟（UICC）提出的结直肠癌TNM分期系统进行分期，T：代表原发肿瘤的大小；N：代表区域淋巴结，M：代表远处转移。根据TNM分期系统将结直肠癌分为4期。临床TNM分期（cTNM）为手术治疗提供依据；病理TNM分期（pTNM）用来评估预后和治疗方案的选择，它综合了临床分期和病理学检查结果，被认为是最准确的预后评估标准。

4. 免疫组化和基因检测　与结直肠癌的复发转移风险及药物的选择有关。免疫组化项目有错配修复缺陷（deficient mismatch repair，dMMR）、肿瘤微卫星不稳定型（microsatellite instability，MSI）、Her-2、VEGF、Ki-67及PD-L1表达等。基因检测主要有*KRAS*、*NRAS*、*BRAF*，与靶向药物选择有关。

【临床表现】

一、症状

结直肠癌起病隐匿，早期一般无症状；随着疾病进展，可出现腹痛、腹泻、便血等消化道症状，晚期可出现贫血、消瘦、发热等全身症状及远处转移症状。

（一）直肠癌

1. 便血　是较早出现的症状，出血多为鲜红色，覆在粪便表面。

2. 排便习惯的改变　由于病灶刺激肠黏膜，引起排便反射，表现为便频、里急后重或便不尽感。

3. 大便形状改变　由于癌肿导致肠腔缩窄，表现为粪柱变形、变细，甚至肠腔阻塞。

（二）左半结肠癌

1. 大便性状改变　常出现便秘、腹泻，或交替出现；常有便血。

2. 腹痛、腹胀　症状明显，部分或完全性肠梗阻多见。

（三）右半结肠癌

1. 腹部包块　常为首发症状，体检时发现。

2. 腹痛　右侧腹痛，多为钝痛；并发肠梗阻时腹痛加重或呈阵发性绞痛。

3. 全身表现　可出现贫血、消瘦、乏力、气短等症状。出现全身症状，提示病情偏晚期。

二、体征

早期体征不明显，晚期可出现腹部、体表包块、淋巴结肿大，也可表现为贫血、消瘦、恶病质。

三、接诊要点

应详细询问病史、全面体格检查，以避免漏诊。采集病史时重点关注以下几个方面。

1. 病情特点　结直肠癌起病多隐匿，要关注有无消化道症状、有无大便性状及习惯的改变。

2. 伴随症状　有无乏力、消瘦、食欲减退、肢体疼痛等症状，有无腹部包块及体表包块。

3. 治疗经过　详细询问已做的实验室检查及影像学检查，所用的药物、疗效等。

4. 既往史、家族史等　询问有无结肠息肉史，有无其他肿瘤及治疗史，有无家族肿瘤发病史。

5. 生活方式及社会心理因素　关注患者的饮食结构和运动生活习惯、烟酒史，了解患者家庭成员及经济状况。

四、常见并发症

1. 肠梗阻　分腔内梗阻和外压性梗阻，是常见晚期并发症，主要表现为腹痛、腹胀、呕吐、肛门停止排气排便等。

2. 腹膜炎　肠穿孔引起，或腹腔转移腹水伴感染。

3. 低血容量性休克　多由消化道出血所致。

4. 感染　低蛋白血症、肠梗阻、腹泻、便血、腹水等均易引起感染。

5. 恶病质　晚期因摄入少、消耗多、代谢紊乱易导致恶病质。

6. 脏器功能损害　结直肠癌常常出现重要脏器如肝、肺、脑、骨骼等处转移，导致相应脏器的功能损害，如肝肾功能不全、心肺功能不全、脑水肿、偏瘫、截瘫、骨折等。

【辅助检查】

一、实验室检查

1. 大便隐血试验　是筛查结直肠癌的常用检查方法，方法简便。

2. 肿瘤标志物检查　癌胚抗原（carcinoembryonic antigen，CEA）及糖类抗原 19-9 是结直肠癌的重要肿瘤标志物，可以评估病情、监测疗效。

二、影像学检查

1. 气钡双重对比造影（钡餐 X 射线）　是诊断结直肠癌的辅助检查手段，目前较少应用。用于不愿或不适于结肠镜检查的患者。

2. CT　是术前判断结直肠癌分期的重要方法，可清晰显示结直肠癌外侵程度、淋巴结转移情况，也可用以术后随访。

3. MRI　可以清晰地显示结直肠癌病灶以及周围组织侵犯情况，多与 CT 检查联合，尤其是直肠癌的术前诊断及手术评估。

4. PET/CT　可显示全身情况，筛查肿瘤转移情况。

三、内镜检查

1. 结直肠镜检查　可通过活检获得病理诊断，是治疗决策的重要依据。也是术前常规检查方法。

2. 超声内镜　可以清楚显示结直肠癌浸润深度及其与周围组织的关系，可用于术前分期。

四、病理检查

病理检查是确诊结直肠癌的金标准，同时也是临床分期的基础；是治疗方式选择和治疗药物选择的重要依据。

【诊断和评估】

一、诊断思维

1. 诊断　结直肠癌是常见消化道肿瘤，根据消化道症状、结合血液检查、影像学检查及结直肠镜检查，诊断不难。中年以上人员，当出现以下任一情况：不明原因大便习惯或大便性状改变、便血、反复固定性腹痛、大便隐血阳性等，应警惕结直肠癌的发生，宜及时结直肠镜检查。确诊依赖黏膜活检病理检查。

2. 鉴别诊断　该病主要与肠结核、阿米巴病、克罗恩病、阑尾脓肿、溃疡性结肠炎、细菌性痢疾、结直肠息肉病等鉴别。老年患者诊断肠功能性疾病一定要慎重，诊断前尽可能行结直肠镜检查，以免出现漏诊误诊；混合痔患者反复鲜血便疗效不佳，需要排除合并直肠癌。

二、临床评估

1. 分期评估　根据原发肿瘤大小、淋巴结转移、远处转移，即TNM分期系统将结直肠癌分为Ⅰ期、Ⅱ期、Ⅲ期、Ⅳ期。

2. 活动功能状态评估　结直肠癌患者的预后不仅取决于临床分期和治疗方法，也与患者总体健康状况有关，所以通常对患者活动功能状态（Karnofsky performance status，KPS）进行评分。KPS评分越高，活动功能状态越好，越能耐受抗肿瘤治疗；若<60分，则大多有效的抗肿瘤治疗方法难以实施（表11-7-1）。

表11-7-1　肿瘤患者活动功能状态评分标准

功能状态	评分
正常，无症状	100分
能进行正常活动，有轻微症状	90分
勉强进行正常活动，有一些症状	80分
生活能自理，不能维持正常生活或工作	70分
生活大部分自理，偶尔需要人照顾	60分
常需要人照顾	50分
生活不能自理	40分
生活严重不能自理	30分

续表

功能状态	评分
病重，需要住院和积极治疗	20分
病危，临近死亡病危，临近死亡	10分
死亡	0分

【治疗】

一、治疗目标

早期结直肠癌以痊愈为目标；中晚期则以减少肿瘤负荷、缓解症状、延长生存为目标。

二、治疗原则

结直肠癌的治疗应采取个体化综合性治疗原则，根据患者的年龄、体质、肿瘤的病理类型、分期，选用合适的治疗方法，以期最大幅度地减轻肿瘤负荷，改善症状，提高生活质量。

三、治疗方案

1. 一般治疗　大部分结直肠癌患者存在营养不良的情况，晚期还可出现恶病质，因此应该关注营养治疗：首选经口进食，不能进食者可输液补充营养。营养摄入量需根据患者体质、活动量以及营养状况等由医生或营养师综合决定。此外，疼痛管理也是结直肠癌患者一般治疗的重要组成部分。

2. 药物治疗　晚期结直肠癌的药物治疗主要为靶向联合化疗，是各种指南推荐的一线标准治疗方案。靶向药物以贝伐珠单抗和西妥昔单抗为代表；化疗药物常用的有氟尿嘧啶、奥沙利铂和伊立替康；近几年曲氟尿苷替匹嘧啶（TAS-102）、呋奎替尼、瑞戈非尼也获批三线适应证。

3. 手术治疗　手术是结直肠癌最为主要的治疗方法。早期患者通过手术可获得根治。中晚期患者及部分远处转移患者，手术依然是非常重要的姑息手段，术后采用辅助化疗、放疗或局部治疗，可获得较好效果。

4. 内镜治疗　具有创伤小、并发症少、恢复快、费用低等优点。适用于早期无淋巴结转移及癌前病变患者。

5. 中医治疗　结直肠癌属中医学“肠覃”“肠风脏毒”“下痢”等范畴。人体正气虚弱，无力抗邪，气、瘀、毒留滞大肠，日久形成肠覃。结直肠癌依据辨证可分为以下几种。

(1)“大肠湿热”：治法以清热利湿、解毒散结，经典方药有白头翁汤加减。

(2)“瘀毒内结”：治法以行气活血、祛瘀散结，经典方药有膈下逐瘀汤加减。

(3)“脾肾亏虚”：治法以健脾温肾、消癥散积，经典方药有四君子汤合四神丸加减。

(4)“气血两虚”：治法以补气养血、健脾固泄，经典方药有八珍汤加减。

6. 康复治疗　目前康复治疗在肿瘤中介入比较少，结直肠癌康复主要有心理康复和运动康复。①心理康复：初诊患者，普遍存在焦虑、恐惧、悲观等不良情绪，同时惧怕治疗；因此，对结直肠癌患者应进行心理疏导，使其坦然接受疾病，配合治疗。②运动康复：适当进行肢体锻炼，有利于症状的缓解和体能的改善；可采用被动与主动相结合，但要注意运动的时长和强度，避免过度活动。

【健康管理】

一、三级预防

(一)一级预防

1. 改善生活方式　加强运动、戒烟、平衡饮食，特别是增加富含膳食纤维、多种微量元素与多种维生素的食物摄入。

2. 化学预防　针对高危人群：中老年人、有肿瘤家族史者、血吸虫病史、吸烟史者，建议服用阿司匹林或环氧合酶-2(cyclooxygenase-2，COX-2)抑制剂进行预防；补充叶酸可预防结肠腺瘤的发生；补充钙剂和维生素D可预防腺瘤摘除后再发。

3. 肠道炎症性疾病治疗　积极控制慢性肠道炎症性疾病，利于预防癌变。

（二）二级预防

主要是针对高危人群的定期筛查，实现早期诊断。大便隐血阳性者进一步行肛门指检及结直肠镜检查。

（三）三级预防

三级预防的目的是减少结直肠癌并发症，减少疾病对各脏器功能的影响和生活质量的影响。包括：①对患者及家属进行健康教育；②定期器官功能监测；③加强患者康复锻炼；④抗肿瘤药物不良反应监测；⑤营养、对症治疗，防治感染。

二、健康教育

结直肠癌健康教育内容包括：①对患者及家属进行结直肠癌疾病知识的普及，告知治疗方法及预后；解除患者及家属焦虑情绪，增强信心，提高治疗依从性。②教育患者正确的生活方式，改变不良生活习惯，均衡营养，加强运动，增强体质。③药物不良反应的居家管理。④定期随访，包括随访时间及内容。⑤交代某些可预知突发情况的紧急应对方法，如化疗后 1～2 周出现明显乏力或发热时，务必检查血象，警惕中性粒细胞缺少性感染。⑥告知患者可能出现的并发症，教育患者积极预防及治疗。总之，全科医生可根据患者的具体情况设计个体化的连续教育内容，通过患者与家属的配合及居家管理，更好地实现疾病的控制。

三、双向转诊

（一）上转指征

1. 初筛疑诊结直肠癌（大便隐血阳性、影像学可疑），而当地未开展电子胃肠镜检查项目。

2. 初次确诊结直肠癌，需要进一步评估病情、确立治疗策略者。

3. 治疗期间出现症状控制不满意或症状加重，或出现药物不良反应，或其他不能耐受治疗的情况。

4. 随访期间出现疾病进展或严重并发症，需要进一步评估和调整治疗方案者。

5. 需要做特殊检查者。

（二）下转指征

1. 已明确诊断，并确定了治疗方案，且该治疗项目当地已成熟开展。

2. 治疗后病情稳定，口服维持者。

3. 放疗后、化疗间歇期。

4. 终末期患者，主要行营养、对症治疗者。

【社区管理】

目前恶性肿瘤尚未作为常规慢性病纳入社区管理，但是恶性肿瘤是终生性疾病，严重影响患者心身健康，因此，一旦诊断，应该实行全程管理。结直肠癌社区管理包括以下几点。

（一）及时筛查，实现早诊断

社区宜定期针对高危人群进行筛查，实现早期诊断。结直肠癌高危人群有 50 岁以上、有结直肠息肉史或结直肠癌病史、慢性肠道疾病史、长期饮酒或高脂饮食、久坐缺乏运动者。可每 5 年进行一次肠镜检查，每年进行一次大便潜血检查和肛门指检。如果发现肠息肉必须高度重视，及时摘除以防癌变。

（二）直肠癌患者稳定期症状管理与随访

1. 登记管理　初诊患者，基层卫生机构应进行肿瘤防治登记，纳入癌症管理。

2. 不良反应和并发症　治疗期间关注药物不良反应及并发症。化疗后 2 周内可能出现化疗相关性恶心呕吐（chemotherapy-induced nausea and vomiting，CINV），需要予以相应处理。另外结直肠癌常发生骨转移，因此，规范镇痛治疗也是社区管理的重要任务之一。

3. 定期随访　病情稳定者，定期随访。初诊 2 年内 2～3 个月随访一次；3～5 年内 4～6 个月随访一次；5 年以上 1 年随访一次。其间，如有新发症状或原有症状加重，随时就诊。

4. 对症支持　终末期予以对症支持治疗，如疼痛、厌食、乏力、消化不良、睡眠障碍、焦虑等症状，予以相应处理，以改善症状，提高生活质量。

5. 心理疏导　一经确诊结直肠癌，患者及家属会出现不同程度的心理障碍，表现为焦虑、抑郁、烦躁、失眠。社区管理的重要任务之一是针对患者及家属进行心理疏导、健康教育，提供各方面的支持与帮助。

【预后】

结直肠癌的预后与初诊时的临床分期、病理类型、治疗方式等密切相关。不同临床分期5年生存率相差很大：Ⅰ期结直肠癌5年生存率可达90%；Ⅱ期、Ⅲ期患者在经过手术、放化疗及靶向等综合治疗后，5年生存率为60%～80%；初诊时已有远处转移的Ⅳ期结直肠癌患者，5年生存率仅5%～10%。近年来，规范化的多学科团队联合会诊模式，使结直肠癌的生存率有了明显的提高。因此，即便是Ⅳ期患者也应该积极治疗，选择合适治疗方式，提高生存率。以结直肠癌肝转移为例，积极治疗5年生存率可达40%～50%。广泛转移的患者也可以选择化疗、靶向治疗、中医药治疗及免疫治疗等多种手段延长生存。

【诊治进展】

近几年来，恶性肿瘤的诊断和治疗取得了突破性进展。结直肠癌在早期筛查、诊断及治疗等方面都有了长足进步。①筛查：近几年，我国首次将多靶点粪便基因作为推荐的筛查技术写入专家共识。②人工智能（artificial intelligence，AI）：AI的应用在结直肠疾病的内镜诊断中得到了肯定，目前AI辅助检测系统在结直肠腺瘤的检出率和漏诊率方面表现突出，能媲美经验丰富的内镜医生。③中国2020版机器人应用于结直肠癌手术，专家共识认为，机器人手术在降低环周切缘阳性率方面有潜在优势。④对于MSI-H或dMMR的晚期结直肠癌，免疫检查点抑制剂（PD-L1抑制剂）获批晚期一线适应证；另外，基于局部晚期dMMR直肠癌的免疫单药缓解率达100%，PD-1抑制剂单药可作为局部晚期直肠癌的根治性治疗手段，有望改变当前局部晚期直肠癌的治疗标准。

【病例分享】

患者，女性，63岁，因“便频、便溏1月余”来院就诊。患者1月余前无明显诱因出现便频、便溏，每天大便2～3次，不成形，有时稀便，无便血，无发热，无反酸、嗳气，无腹痛、腹胀。曾于社区卫生服务中心就诊，拟诊“肠功能紊乱”，服用枯草杆菌二联活菌肠溶胶囊等药物，症状减轻。3 天前于外院行结直肠镜检查，提示：结肠多发息肉，结肠癌？为求进一步诊治来我院，门诊拟“结肠恶性肿瘤？”收住院。既往高血压病史 10 年，服用氨氯地平片，血压控制可；糖尿病病史 2 年，服用二甲双胍 2 片，每天 2 次，控制血糖。家族无肿瘤病史。体格检查：体温 36.3℃，脉搏 78 次 /min，呼吸 18 次 /min，血压 123/76mmHg，神志清，精神可，皮肤、巩膜无黄染。颈部、锁骨上淋巴结未触及。颈静脉无怒张。呼吸平稳，叩诊清音，两肺呼吸音清，未闻及干、湿啰音。心界无扩大，心律齐，各瓣膜区未闻及病理性杂音。腹软，无包块，无压痛、反跳痛，肝脾肋下未触及。双下肢无水肿。神经系统无异常。NRS：0 分。肠镜病理检查提示：结肠腺癌。

患者入院后，完善各项检查，评估心肺肝肾功能，同时行五大评估：静脉血栓栓塞（venous thromboembolism，VTE）评估低危；疼痛评估 0 分；日常生活活动（ADL）评分 100 分；心理评估 0 分；营养状态评估无营养不良。行腹部、胸部 CT、头颅 MR 及全身骨扫描，排除远处转移，结直肠外科会诊后予以“腹腔镜下结肠癌根治术、盆腔粘连松解术”，术后病理示结肠腺癌，伴神经、脉管侵犯。术后标本免疫组化，M22-09470：CDX-2（+），EGFR（++），Her-2（0），MLH1（+），MSH2（+），MSH6（+），PMS2（+）；M22-09470：CD31（血管 +），D2-40（淋巴管 +）。术后 4 周开始行化疗，方案为：奥沙利铂 200mg d1+ 卡培他滨片 1.5g，每天 2 次，d1～14，每 3 周化疗 1 次，共 6 次，过程顺利。患者自觉乏力，食欲略减退，无其他不适。目前已回社区，纳入长期社区管理。1 个月血液检查 1 次，每 2 个月规范随访 1 次。

【思考题】

1. 对于初诊结直肠癌患者，如何进行健康教育？

2. 如何做好结直肠癌的筛查？

3. 如何做好结直肠癌社区管理？

（陈素秀）

第八节 宫 颈 癌

【学习提要】 1. 宫颈癌的病因、临床表现和诊断。
2. 宫颈癌的综合评估和治疗。
3. 宫颈癌的三级预防和社区健康管理。

【定义】

子宫颈癌（cervical cancer），也称为宫颈癌，是发生在子宫颈部位的恶性肿瘤，是女性生殖道最常见的恶性肿瘤。宫颈癌主要包括宫颈鳞状细胞癌、腺癌、腺鳞癌及其他少见类型。其中鳞状细胞癌最常见，约占 80%，腺癌占 15%～20%。各种病理类型中宫颈鳞状细胞癌的预后最好，宫颈腺癌和腺鳞癌的预后相对较差，此差别在晚期患者中更为明显。

【流行病学】

宫颈癌是女性恶性肿瘤发病率第 2 位的肿瘤，根据世界卫生组织（WHO）的数据，2018 年全球新发宫颈癌病例超过 56.9 万例，死亡病例超过 31.1 万例。其中 85% 的病例发生于发展中国家。我国 2015 年约有新发病例 11.1 万，死亡病例 3.4 万，中位发病年龄是 51 岁，但主要好发于 2 个年龄段，以 40～50 岁为最多，60～70 岁又有一高峰出现，20 岁以前少见。然而近年来宫颈癌的平均发病年龄在逐渐降低，有年轻化趋势。

【病因及发病机制】

目前已经明确高危型人乳头瘤病毒（human papilloma virus，HPV）持续感染是宫颈癌及癌前病变发生的必要因素，即宫颈发生癌变的过程中，HPV 感染是最为关键的环节。可以将引发宫颈癌的危险因素分为 2 类：一是生物学因素，即高危型 HPV 持续感染；二是外源性的行为性危险因素。

（一）HPV 感染

目前已发现和鉴定出 200 多个亚型的 HPV，大约有 54 种可以感染生殖道黏膜。依据各型 HPV 与宫颈癌发生的危险性不同分为高危型和低危型。高危型（如 HPV16、18、31、33、35、39、45、51、52、56、58、59、68 型）与宫颈癌的发生相关，尤其 HPV16 型和 18 型和宫颈癌关系最为密切。低危型 HPV（如 HPV6、11、42、43、44 型）感染则可能引起生殖器及肛周湿疣。

（二）行为性危险因素

1. 增加 HPV 感染的因素　①初次性生活开始年龄小；②多个性伴侣；③性伴侣有多个性伙伴；④性卫生不良；⑤有性传播疾病病史等。以上都会增加 HPV 感染风险，从而增加宫颈癌的发生风险。

2. 月经及孕产因素　早婚、早育，多孕多产、经期、产褥期卫生不良。

3. 吸烟

4. 口服避孕药

5. 自身免疫性疾病或者长期免疫抑制　如肾移植患者需要长期口服免疫抑制药物。

6. 营养因素　营养状况不良，营养失调，如 β- 胡萝卜素、叶酸、维生素 A、维生素 C 缺乏、微量元素的失衡等。

【临床表现】

一、症状

宫颈癌前病变和宫颈癌早期可以没有任何症状，随着病变严重程度的增加，会出现接触性阴道出血，异常白带如血性白带、白带增多，不规则阴道出血或绝经后阴道出血。晚期宫颈癌还可出现阴道大量出血，可合并有水样甚至米汤样白带，另外可能出现由于肿瘤侵犯其他器官所导致的相应症状。

二、体征

宫颈早期浸润癌（ⅠA1 期和ⅠA2 期）可能没有任何相关异常体征，宫颈浸润癌（ⅠB1 期以上）通过妇科检查可发现宫颈肿物，大体上可分为菜花型、结节型、溃疡型以及颈管型，颈管型有时候表现为宫颈表面光滑，仅宫颈管明显增粗，质地变硬。如果阴道受侵可发现阴道穹窿或阴道壁肿瘤。宫旁受累患者妇科检查三合诊可发现宫旁增厚，如ⅢB期患者肿瘤一直延伸到盆壁；晚期患者可能在腹股沟或锁骨上区域扪及肿大淋巴结。

三、接诊要点

应详细问诊、全面采集病史，妇科检查是临床分期最重要手段。具体如下。

1. 病史　询问接触性阴道出血的时间、出血量、出血的颜色等，有没有腹胀、腹痛。

2. 家族史　有没有宫颈癌的家族史。

3. 生活方式　是否吸烟、是否接种过HPV疫苗、初次性生活时间、有没有多个性伴侣、是否服用避孕药等。

4. 妇科检查　包括视诊和触诊。

四、并发症/合并症

1. 泌尿系统的并发症　如尿频、尿急或排尿困难，可导致输尿管梗阻、肾积水或尿毒症。

2. 排便困难　可能是由癌症压迫直肠引起。

3. 其他相应合并症　如恶病质、低蛋白血症等。

【辅助检查】

1. 宫颈/阴道细胞学涂片检查及HPV检测　宫颈/阴道细胞学涂片检查及HPV检测是现阶段发现早期宫颈癌及癌前病变的初筛手段，特别是对临床体征不明显的早期病变的诊断。取材应在宫颈上皮的移行带处，即新旧鳞-柱上皮交界间的区域。目前主要采用宫颈液基薄层细胞学检查（thin-prep cytology test，TCT）。HPV检测可以作为TCT的有效补充，二者联合有利于提高筛查效率

2. 阴道镜检查　对于HPV16及18型阳性的患者建议直接转诊行阴道镜检查，进行组织学活检。阴道镜检查对发现宫颈癌前病变、早期宫颈癌、确定病变部位有重要作用，可提高活检的阳性率。在不具备阴道镜的医疗单位，也可以应用3%或5%醋酸后或碘溶液涂抹宫颈后肉眼观察，在有醋白上皮或碘不着色处取活检，送病理检查。

3. 病理诊断　阴道镜或直视下的宫颈组织学活检病理检查是最

终确诊的金标准。对于少见或疑难病理类型（如腺癌或小细胞癌等），应行免疫组化检查协助鉴别和诊断。

4. 影像学检查　由于解剖部位表浅，绝大多数宫颈癌经妇科检查及细胞病理学检查即可被确诊。在宫颈癌诊断中影像学检查的价值主要是对肿瘤转移、侵犯范围和程度的了解，以指导临床决策并用于疗效评价。用于宫颈癌的影像检查方法包括腹盆腔超声、盆腔 MRI、腹盆腔 CT、胸部 X 射线摄影及胸部 CT 检查、腔镜检查和核医学影像检查等。

5. 肿瘤标志物检查　肿瘤标志物异常升高如癌胚抗原、CA12-5 或 CA19-9 的升高，可以协助诊断、疗效评价、病情监测和治疗后的随访监测，尤其在随访监测中具有重要作用。

【诊断和评估】

一、诊疗流程

临床医生可以按以下诊疗流程诊断宫颈癌（图 11-8-1）。

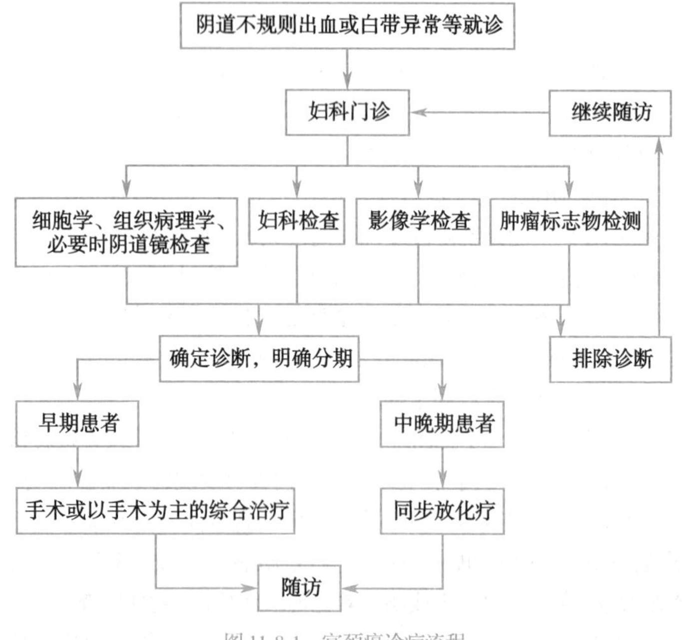

图 11-8-1　宫颈癌诊疗流程

二、宫颈癌的临床分期与评估

目前采用的是国际妇产科联盟（International Federation of Gynecology and Obstetrics，FIGO）2018 年会议修改的宫颈癌临床分期标准（表 11-8-1）。

表 11-8-1　国际妇产科联盟宫颈癌临床分期标准（FIGO 2018）

分期	描述
Ⅰ期	肿瘤严格局限于宫颈（扩展至宫体将被忽略）
ⅠA	仅能在显微镜下诊断的浸润癌，所测量的最大浸润深度≤5.0mm 的浸润癌
ⅠA1	所测量间质浸润深度<3.0mm
ⅠA2	所测量间质浸润深度≥3.0mm 且≤5.0mm
ⅠB	所测量的最大浸润深度>5.0mm 的浸润癌（病变范围超过ⅠA 期），病变局限于宫颈
ⅠB1	间质浸润深度>5.0mm 而最大径线≤2.0cm 的浸润癌
ⅠB2	最大径线>2.0cm 且≤4.0cm 的浸润癌
ⅠB3	最大径线>4.0cm 的浸润癌
Ⅱ期	宫颈肿瘤侵犯超出子宫，但未达盆壁且未达阴道下 1/3
ⅡA	肿瘤侵犯限于阴道上 2/3，无宫旁浸润
ⅡA1	最大径线≤4.0cm 的浸润癌
ⅡA2	最大径线>4.0cm 的浸润癌
ⅡB	有宫旁浸润，但未扩展至盆壁
Ⅲ期	肿瘤扩展到骨盆壁和 / 或累及阴道下 1/3 和 / 或导致肾盂积水或肾无功能者和 / 或侵犯盆腔和 / 或腹主动脉旁淋巴结
ⅢA	肿瘤累及阴道下 1/3，没有扩展到骨盆壁
ⅢB	肿瘤扩展到骨盆壁和 / 或引起肾盂积水或肾无功能
ⅢC	侵犯盆腔和 / 或腹主动脉旁淋巴结（包括微转移），无论肿瘤大小和范围（标注 r 或 p，r 表示影像诊断，p 表示病理诊断）
ⅢC1	仅有盆腔淋巴结转移
ⅢC2	腹主动脉旁淋巴结转移
Ⅳ期	肿瘤侵犯膀胱或直肠黏膜（病理证实）或肿瘤播散超出真骨盆，泡状水肿不能分为Ⅳ期
ⅣA	肿瘤侵犯膀胱或直肠黏膜
ⅣB	肿瘤播散至远处器官

【治疗】

一、治疗目标

宫颈癌治疗的目标是控制杀灭癌细胞，清除肿瘤负荷，预防转移，减少复发，提高临床治愈率。

二、治疗原则

宫颈癌治疗主要有手术治疗和放疗，化疗广泛应用于与手术、放疗配合的综合治疗和晚期复发性宫颈癌的治疗。宫颈癌综合治疗不是几种方法的盲目叠加，而是有计划地分步骤实施，治疗中根据手术结果和放疗后肿瘤消退情况予以调整，原则上早期宫颈癌以手术治疗为主，中晚期宫颈癌以放疗为主，化疗为辅。

三、治疗方案

1. 外科治疗　主要应用于早期宫颈癌，即ⅠA～ⅡA期。手术包括子宫切除与淋巴结切除两部分。

2. 放疗　适用于各期宫颈癌。放疗包括体外照射和近距离放疗及二者联合应用。研究表明同步放化疗较单纯放疗提高了疗效，降低了复发风险。

3. 化疗　在宫颈癌治疗中的作用越来越引起重视，主要应用于放疗时单药或联合化疗进行放疗增敏，即同步放化疗。另外，还有术前的新辅助化疗以及晚期远处转移、复发患者的姑息治疗等。治疗宫颈癌的有效药有顺铂、紫杉醇、5-氟尿嘧啶、异环磷酰胺、吉西他滨、拓扑替康等。二线化疗药物有贝伐珠单抗、多西紫杉醇、白蛋白结合型紫杉醇、表柔比星、伊立替康、丝裂霉素、培美曲塞、长春新碱等。

4. 中医治疗　宫颈癌的发生系多种原因综合作用的结果，但以情志所伤，肝郁气滞，冲任损伤，肝、脾、肾诸脏虚损为发病之内因；外受湿热，或积冷结气，血寒伤络，瘀阻脉络等，为外所因。一般初期、中期以实证居多，晚期、后期则以虚证表现突出。治疗对初期宜活血化瘀通经窍；出血者，宜固脱养阴；黄带者，宜清热利湿。

【健康管理】

一、三级预防

（一）一级预防

目的是防患于未然，防止宫颈癌的发生。对于危险因素进行预防、防范，接种 HPV 疫苗、提倡安全的性行为、戒烟等。

70% 以上的宫颈癌是由 HPV16 和 HPV18 两种高危型 HPV 引起。研究显示，通过一级预防接种 HPV 疫苗，可以有效预防 70%～90% 的宫颈癌。不同的疫苗预防不同的亚型，具体如下。

1. HPV 二价疫苗　这种疫苗主要是针对了 HPV16 和 HPV18 两个亚型的预防，它含有防止这两种病毒感染的 L1 蛋白，预防率能达到 98% 左右。这种疫苗 9～45 岁的女性都可以接种。

2. HPV 四价疫苗　四价疫苗预防 HPV6、HPV11、HPV16 和 HPV18 等亚型，预防率能达到 99% 左右，适合 9～45 岁的女性。

3. HPV 九价疫苗　九价疫苗能够有效地预防 HPV6、HPV11、HPV16、HPV18、HPV31、HPV33、HPV45 和 HPV52 等多个亚型，而且预防率能达到 99% 左右，适合 9～45 岁的女性。

（二）二级预防

二级预防的目的是早期诊断和早期治疗，有阴道出血和白带异常时要及时就诊，通过规范的妇科检查、宫颈 / 阴道细胞学涂片检查及 HPV 检测、病理检查等以尽早确诊，并早期规范治疗，力争临床治愈。

（三）三级预防

三级预防的目的是防止病情恶化，减轻晚期患者的痛苦，给予心理照护，提高生活质量，延长寿命等。

二、健康教育

宫颈癌健康教育内容：①教育患者及时注射 HPV 疫苗；②要进行安全的性行为教育，包括不要过早开始性生活、保持固定的性伴侣、使用避孕套等；③养成良好的生活习惯，如禁烟、保持经期和产褥期卫生等。

三、双向转诊

1. 上转指征　当初次筛查疑似宫颈癌患者必须立即上转。

2. 下转指征　宫颈癌术后病情稳定后可至社区继续随访管理。

四、社区管理

基层医疗机构要结合平时的体检，对 20～65 岁的已婚妇女进行宫颈癌的筛查，筛查出的高危人群及时转诊上级医疗机构。

对于新发宫颈癌患者应建立完整病案和相关资料档案，治疗后定期随访监测。具体内容如下：治疗结束最初 2 年内每 3 个月 1 次、第 3～5 年每 6 个月 1 次、然后每年随诊 1 次。Ⅱ期以上患者治疗后 3～6 个月复查时应全身 MRI 或 CT 检查评估盆腔肿瘤控制情况，必要时行 PET/CT 检查。宫颈或阴道细胞学检查，根据临床症状提示行必要的实验室检查及其他影像学检查。连续随诊 5 年后根据患者情况继续随诊。

【预后】

宫颈癌的预后，与疾病临床分期、病理分类、治疗方法及患者对治疗的依从性有关，不幸患宫颈癌，保持积极治疗的良好心态十分重要。根据国际妇产科联盟（FIGO）的数据显示，宫颈癌分期越早，治愈率越高，ⅠA1、ⅠA2、ⅠB1、ⅠB2、ⅡA1、ⅡA2、ⅢA、ⅢB、ⅣA、ⅣB 期的 5 年存活率分别为 97.5%、94.8%、89.1%、75.7%、73.4%、65.8%、39.7%、41.5%、22%、9.3%，由此可见，“早发现、早诊断、早治疗”是宫颈癌治疗的关键。

【诊治进展】

目前在国外进行的多细胞靶向治疗、PD-（L）1 抑制剂（西米普利单抗）等都是治疗宫颈癌的最新进展。鼓励复发性、持续性宫颈癌参加临床试验，具体可咨询专科医生。

【病例分享】

患者，女性，58 岁，因“接触性阴道流血伴下腹部间歇性疼痛 1 年”就诊。患者 13 年前因子宫腺肌病于当地医院行开腹子宫次全切除术，55 岁时已停经。患者 1 年前开始出现接触性阴道流血伴下腹部间歇性疼痛，于社区卫生服务中心全科就诊。妇科检查：阴道穹窿受累，宫颈处有一直径3.5cm肿物已形成溃疡；盆腔空虚；双侧宫旁肿瘤侵犯，左侧达盆壁，右侧接近盆壁。全科医生当即建议转诊上级医院。

患者转上级医院行宫颈活检病理：宫颈鳞状细胞癌，中分化。血清鳞状细胞癌抗原（squamous cell carcinoma antigen，SCCA）水平为5.8μg/L。盆腹腔增强CT及增强MRI检查提示，宫颈癌侵犯双侧宫旁，左侧达盆壁，腹膜后、双侧髂血管区多发淋巴结肿大，不除外转移。诊断：中分化宫颈鳞状细胞癌ⅢB期。在上级医院行同步放化疗。

【思考题】

1. 宫颈癌的病因有哪些？
2. 什么是宫颈癌的三级预防？

（韩月美）

第九节 卵 巢 癌

【学习提要】 1. 卵巢癌的病因、临床表现和诊断。
2. 卵巢癌的综合评估和治疗。
3. 卵巢癌的三级预防和社区健康管理。

【定义】

卵巢癌（ovarian cancer，OC），是指生长在卵巢上的恶性肿瘤，包括多种病理类型，其中最常见的是上皮性癌，约占卵巢恶性肿瘤的80%，其次是恶性生殖细胞肿瘤和性索间质肿瘤，各约占10%和5%。

【流行病学】

在我国，卵巢癌年发病率居女性生殖系统肿瘤第3位，位于宫颈癌和宫体恶性肿瘤之后，呈逐年上升的趋势，而病死率位于女性生殖道恶性肿瘤之首，是严重威胁女性健康的恶性肿瘤。

【病因及发病机制】

卵巢癌的发病原因并不明确。经研究及流行病学调查，一般认为卵巢癌的发生可能与下列高危因素有关。

1. 持续排卵　持续排卵使卵巢表面上皮不断损伤与修复，可能导致卵巢癌的发生。流行病学调查发现卵巢癌危险因素有未产、不孕，而多次妊娠哺乳和口服避孕药有保护作用。应用促排卵药物可增加发生卵巢肿瘤的危险性。

2. 环境及其他因素　流行病学证据表明，各种物理或化学产物可能与卵巢癌的发病相关。卵巢癌的发病是否与饮食习惯或成分（胆固醇含量高）相关，目前还无定论。

3. 遗传性和家族聚集　目前已知与卵巢癌相关的遗传易感基因约有 20 个，其中以乳腺癌易感基因（*BRCA*）影响最为显著。*BRCA1* 和 *BRCA2* 胚系突变携带者在一生之中发生卵巢癌的累积风险分别达到 54% 和 23%，是卵巢癌的高危人群。

【临床表现】

一、症状与体征

卵巢上皮癌多见于绝经后女性，早期症状不明显，约 2/3 的卵巢上皮性癌患者诊断时已是晚期。晚期时主要因肿块增大或盆腹腔积液而出现相应症状，表现为下腹不适、腹胀、食欲下降等，部分患者表现为短期内腹围迅速增大，伴有乏力、消瘦等症状。也可因肿块压迫出现大小便次数增多。出现胸腔积液者可有气短、难以平卧等表现。

卵巢恶性生殖细胞肿瘤常见于年轻女性，早期即出现症状，除腹部包块、腹胀外，常可因肿瘤内出血或坏死感染而出现发热，或因肿瘤扭转、肿瘤破裂等而出现急腹症的症状。60%～70% 的患者就诊时属早期。

二、接诊要点

应详细问诊、全面采集病史，妇科检查、必要的辅助检查。

【辅助检查】

一、肿瘤标志物检查

1. CA12-5　是最为常用的卵巢癌肿瘤标志物，尤其是浆液性癌的首选肿瘤标志物。CA12-5 在绝经后人群的应用价值更高，在绝经后人群中，CA12-5 诊断卵巢癌的灵敏度（79.1%～90.7%）、特异度（79.1%～89.8%）均优于绝经前人群（灵敏度 69.8%～87.5%，特异度 63.3%～85.7%）。

2. 人附睾蛋白 4（human epididymis protein 4，HE4）　是近 10 年来应用于临床的肿瘤标志物，其对卵巢癌的诊断特异度（90%～95%）高于 CA12-5（76.6%～86.5%）。HE4 水平不受月经周期及绝经状态的影响，在绝经前人群中，其诊断卵巢癌的特异度（88.4%～96.8%）优于 CA12-5（63.3%～85.7%）。

3. ROMA 指数　是将 CA12-5 和 HE4 的血清浓度与患者绝经状态相结合的一个评估模型，其值取决于 CA12-5、HE4 的血清浓度、激素和绝经状态。研究显示，对于绝经前的患者，ROMA 指数诊断卵巢癌的灵敏度平均为 76.0%（70.2%～81.0%），特异度约为 85.1%（80.4%～88.8%），而在绝经后的患者中，其灵敏度约为 90.6%（87.4%～93.0%），特异度约为 79.4%（73.7%～84.2%）。

4. 其他　卵巢恶性生殖细胞肿瘤相关的标志物包括：甲胎蛋白（AFP），升高可见于卵黄囊瘤、胚胎癌和未成熟畸胎瘤；人绒毛膜促性腺激素（hCG），升高见于卵巢非妊娠性绒毛膜癌；神经元特异性烯醇化酶（NSE），升高见于未成熟畸胎瘤或伴有神经内分泌分化的肿瘤；乳酸脱氢酶（LDH），升高常见于无性细胞瘤；CA19-9，升高常见于未成熟或成熟畸胎瘤。

二、影像学检查

卵巢癌的主要影像学检查方法包括超声检查（经阴道或经腹超声）、CT、MRI 等，可以明确肿瘤形态、侵犯范围等，有助于定性诊断；如怀疑有邻近器官受侵和远处转移，可相应行胃肠造影检查、静脉尿路造影检查和胸部 CT 检查等。综合应用上述影像学检查方法，可实现对卵巢癌的术前临床分期、术后随诊观察和治疗后疗效监测。

1. 超声检查　是卵巢癌筛查的首选检查方法，可明确卵巢有无占位性病变，判断肿瘤的良恶性。肿瘤形态学特征是超声鉴别卵巢肿瘤良恶性的主要标准。包括经阴道超声检查、经直肠超声、经腹超声等。

2. 腹盆腔 CT　是卵巢癌最常用的检查方法，可观察病变内微小脂肪、钙化，有助于对卵巢生殖细胞来源肿瘤的检出；对于评价肿瘤的范围及腹膜转移有重要价值，可辅助临床分期，为首选检查方法。在患者没有对比剂禁忌的情况下应行增强扫描。

3. 盆腔 MRI　盆腔 MRI 软组织分辨率高，其多参数、动态增强扫描可显示病变的组织成分性质和血流动力学特点，其鉴别卵巢良恶性肿瘤的准确度可达到 83%～91%。MRI 有助于确定盆腔肿块起源，并辅助 CT 进行卵巢癌的术前分期，可作为腹盆腔 CT 的有效补充。

4. 单光子发射计算机断层成像（SPECT）　SPECT 全身骨显像有助于卵巢癌骨转移的诊断，全身骨显像提示骨可疑转移时，对可疑部位可增加断层融合显像或 MRI、CT 等检查进一步验证。

5. 正电子发射计算机体层显像仪（PET/CT）　是先进的功能影像学检查手段，能够反映病灶的代谢状况，治疗前 PET/CT 显像有助于卵巢癌良恶性的鉴别诊断，有利于发现隐匿的转移灶，使分期更准确；PET/CT 同步增强 CT 扫描有利于小病灶的检出。

三、细胞学和组织病理学检查

大多数卵巢恶性肿瘤合并腹腔或胸腔积液，行腹腔或胸腔积液细胞学检查可发现癌细胞。组织病理学是诊断的金标准。

四、胃肠镜检查

在盆腔肿块患者中需排除胃肠道原发肿瘤卵巢转移者，尤其相对年轻，血清 CEA 升高显著的患者需行胃肠镜检查，排除胃肠道转移性肿瘤。

五、腹腔镜检查

腹腔镜检查作为一种微创性手术，对于部分盆腔包块、腹水患者需排除盆腔炎性包块或结核性腹膜炎时，可行腹腔镜探查活检，避免不必要的开腹手术。对于临床高度可疑为晚期卵巢癌的患者，腹腔镜探查活检术不但可以获得组织标本，还可以观察腹盆腔内肿瘤转移分布的情况，评价是否可能实现满意减瘤手术。

【诊断和评估】

一、卵巢癌的组织学分类

病理组织学检查是卵巢癌诊断的金标准。卵巢上皮性癌主要病理类型有：浆液性癌（70%～80%），子宫内膜样癌（10%）、透明细胞癌（10%）、黏液性癌（3%），及一些少见病理类型。卵巢生殖细胞肿瘤主要包括卵黄囊瘤、无性细胞瘤和畸胎瘤三大类，及起源于单胚层的肿瘤。

二、卵巢癌的临床分期

卵巢上皮性癌、输卵管癌、原发腹膜癌及其他类型卵巢恶性肿瘤采用国际妇产科联盟（FIGO）2013 年修订的手术病理分期系统（表 11-9-1）。

表 11-9-1 卵巢上皮癌、输卵管癌、腹膜癌 FIGO 2013 分期

分期	描述
Ⅰ期	肿瘤局限在一侧或双侧卵巢 / 输卵管
ⅠA	肿瘤局限在一侧卵巢 / 输卵管 包膜完整、卵巢和输卵管表面无肿瘤 腹水或腹腔冲洗液无肿瘤细胞
ⅠB	肿瘤局限在双侧卵巢 / 输卵管 包膜完整、卵巢和输卵管表面无肿瘤 腹水或腹腔冲洗液无肿瘤细胞
ⅠC	肿瘤局限在一侧或双侧卵巢 / 输卵管并合并以下特征
ⅠC1	肿瘤术中破裂
ⅠC2	肿瘤术前破裂或肿瘤位于卵巢和输卵管表面
ⅠC3	腹水或腹腔冲洗液有恶性肿瘤细胞

续表

分期	描述
Ⅱ期	局限在真骨盆的一侧或双侧卵巢/输卵管癌 原发腹膜癌
ⅡA	肿瘤侵犯或种植于子宫/输卵管/卵巢
ⅡB	肿瘤侵犯或种植于其他盆腔脏器
Ⅲ期	卵巢/输卵管/原发腹膜癌伴病理证实的盆腔外腹膜或盆腔、腹膜后淋巴结转移
ⅢA	
ⅢA1	病理证实的淋巴结转移
ⅢA1i	转移淋巴结最大径不超过10mm
ⅢA1ii	转移淋巴结最大径超过10mm
ⅢA2	仅镜下可见的盆腔外腹膜转移
ⅢB	肉眼可见最大径不超过2cm的盆腔外腹膜转移
ⅢC	肉眼可见最大径超过2cm的盆腔外腹膜转移(包括未累及实质的肝脾被膜转移)
Ⅳ期	
ⅣA	伴有细胞学阳性的胸腔积液
ⅣB	肝脾实质转移 腹腔外脏器转移(包括腹股沟淋巴结和超出盆腹腔的淋巴结) 肿瘤浸透肠壁全层

三、鉴别诊断

临床上发现盆腔包块时，需与以下疾病相鉴别。

1. 子宫内膜异位症　此病也可形成盆腔包块伴血清CA12-5升高。但此病常见于育龄期女性，可有继发性、渐进性痛经、不孕等，血CA12-5多为轻中度升高，查体可伴有盆底、骶韧带触痛性结节。

2. 盆腔炎性包块　盆腔炎症也可形成囊实性或实性包块，与卵巢癌相似，多伴有血CA12-5上升。盆腔炎性包块患者往往有人工流产术、宫内节育器放置或取出、产后感染或盆腔炎等病史。临床主要表现为发热、下腹痛等，双合诊检查触痛明显，抗感染治疗有效后包块缩小，CA12-5下降。

3. 卵巢良性肿瘤　良性肿瘤常发生于单侧，活动度较好，表面光滑，包膜完整。患者一般状况较好，CA12-5 正常或仅轻度升高。影像学多表现为壁光滑的囊性或实性包块，一般无明显腹盆腔积液。

4. 盆腹腔结核　患者常有结核病史和不孕病史，可有消瘦、低热、盗汗等症状。腹膜结核合并腹水时，可合并 CA12-5 升高。有时临床难以鉴别，腹水细胞学检查未能查到恶性肿瘤细胞，难以明确诊断时，可考虑腹腔镜探查明确诊断。

5. 卵巢转移性癌　消化道、乳腺原发肿瘤等可转移至卵巢。卵巢转移性肿瘤常表现为双侧实性或囊实性包块。胃癌卵巢转移瘤也称为卵巢库肯勃瘤。鉴别诊断主要是通过临床病史、影像学、病理及免疫组织化学染色来鉴别。

【治疗】

一、治疗目标

卵巢癌治疗的目标是控制杀灭癌细胞，清除肿瘤负荷，预防转移，减少复发，提高临床治愈率。

二、治疗原则

手术和化疗是卵巢恶性肿瘤治疗的主要手段。极少数患者可经单纯手术而治愈，但绝大部分患者均需手术联合化疗等综合治疗。近年来，随着药物治疗的进展，越来越多的分子靶向药物获批用于卵巢癌的治疗。

三、治疗方案

1. 手术治疗　手术在卵巢恶性肿瘤的初始治疗中具有重要意义，手术目的包括切除肿瘤、明确诊断、准确分期、判断预后和指导治疗。

2. 化疗　是卵巢上皮癌治疗的主要手段，在卵巢癌的辅助治疗、复发治疗中均占有重要的地位。治疗卵巢癌的有效药有紫杉醇、卡铂、多西他赛、博来霉素、依托泊苷、顺铂等。二线化疗药物有多柔比星脂质体、白蛋白结合型紫杉醇、吉西他滨、六甲蜜胺、卡培他滨、异环磷酰胺、伊立替康、奥沙利铂、培美曲塞和长春瑞滨等。

3. 靶向治疗　卵巢癌的靶向治疗药物主要有以下两类药物。

（1）多腺苷二磷酸核糖聚合酶抑制剂：目前已经在我国上市的多腺苷二磷酸核糖聚合酶抑制剂主要有奥拉帕利、尼拉帕利、氟唑帕利和帕米帕利。

（2）抗血管生成药物：贝伐珠单抗作为抗血管生成药物之一，在卵巢癌的一线治疗、铂敏感复发、铂耐药复发的治疗中均有价值。

4. 免疫治疗　在多种实体肿瘤中显示出了良好的效果，主要涉及免疫检查点抑制剂（PD-1/PD-L1 抑制剂）、肿瘤疫苗、过继性细胞免疫治疗等方面。

5. 放疗　卵巢上皮性癌对放疗中度敏感，但由于卵巢癌的生物学特点，易出现盆腹腔广泛转移，且有有效的化疗药物可以选择，而盆腹腔放疗多有近期和远期并发症，所以放疗基本不再用于卵巢癌术后的辅助治疗。目前放疗仅用于部分复发卵巢癌的姑息治疗。

6. 激素治疗　对于无法耐受化疗或化疗无效的复发患者，可考虑激素治疗，药物包括他莫昔芬、芳香化酶抑制剂（来曲唑、阿那曲唑等）、高效孕激素及促性腺激素释放激素类似物等，总体有效率大约10%。

7. 中医治疗　中医的治疗作用可贯穿于卵巢癌患者各个治疗阶段，有助于加快术后机体的恢复、增强放化疗疗效、减少不良反应、延长生存期、提高生存质量。脏腑虚弱、冲任督带失调是卵巢癌发病的首要病因病机，调理冲任，扶正祛邪为主要治疗原则。

【健康管理】

一、三级预防

1. 一级预防　目的是防患于未然，防止卵巢癌的发生，对于危险因素进行预防、防范。卵巢癌可以通过一些预防措施降低发病率：家族中如果有卵巢癌患病的高危因素（比如 *BRCA1* 和 *BRCA2* 胚系突变携带者），在完成生育要求后，可以预防性切除双侧的卵巢和输卵管；育龄妇女每年的体检，如妇科检查、超声等，有助于发现盆腔包块。

2. 二级预防　早发现、早诊断、早治疗。女性需要定期做盆腔彩色超声检查，尽量在早期及时发现卵巢癌。

3. 三级预防　在卵巢癌发生后，积极配合治疗，尽量提高患者的生活质量，延长生存期。

二、健康教育

卵巢癌健康教育内容：合理饮食，少量多餐，多饮清水；根据自己的爱好选择高热量、高蛋白、高纤维素、易消化的食物，避免甜、油炸、高脂饮食。保证充足的睡眠，适当做一些力所能及的活动，并进行身体锻炼。保持乐观、稳定的情绪。

三、双向转诊

1. 上转指征　初次筛查疑似卵巢癌患者必须立即上转。

2. 下转指征　卵巢癌术后病情稳定后可转至社区继续随访管理。

四、社区管理

治疗结束后的第 1～2 年每 3 个月复查 1 次；之后 3 年每 3～6 个月复查 1 次；5 年之后每年复查 1 次。复查时注意询问患者有无不适症状，妇科检查则有助于早期发现阴道残端及盆腔内的复发。应定期监测患者血清肿瘤标志物：CA12-5、CA19-9 和 CEA 等。影像学检查在卵巢恶性肿瘤的随访监测中不可缺少，常用的检查方法有：胸部 X 射线、超声、CT、MRI、骨扫描、PET/CT 等。

同时在社区进行相关的卵巢癌知识宣教，一旦发现高危人群及时转诊上级医院。

【预后】

影响卵巢恶性肿瘤患者预后的因素包括：年龄、肿瘤的分期、肿瘤的组织学类型、分化程度、肿瘤细胞减灭术后残留病灶的大小等。由于难以早期诊断以及对于耐药复发卵巢癌缺乏有效的治疗，卵巢上皮性癌的总体预后较差。卵巢上皮性癌患者的 5 年生存率Ⅰ期可达 90%、Ⅱ期约 80%、Ⅲ/Ⅳ期仅为 30%～40%，多数患者死于肿瘤复发耐药。卵巢恶性生殖细胞肿瘤的 5 年存活率早期可达 96%，晚期及复发患者约为 60%。

【诊治进展】

免疫治疗为卵巢癌的治疗开辟了新的方向，但仍需探索有效的疗效相关生物标志物，有助于确定能够从该类药物中获益的人群。

【思考题】

1. 卵巢癌的病因有哪些？

2. 什么是卵巢癌的三级预防？

【病例分享】

患者，女性，36岁，因“下腹阵发胀痛1个月”在全科医生处就诊。孕3产1，月经规律。既往史、家族史无特殊。体检：双侧附件区扪及肿物，左侧4cm×3cm×3cm，右侧5cm×4cm×3cm，肿物具有囊实性，边界清楚，活动度可，无压痛。超声提示右附件区占位，CA12-5 61.7U/ml。全科医生当即建议患者去上级医院进一步检查。最终上级医院确诊卵巢癌。

（韩月美）

第十节　子宫内膜癌

【学习提要】 1. 子宫内膜癌的病因、临床表现和诊断。

2. 子宫内膜癌的综合评估和治疗。

3. 子宫内膜癌的三级预防和社区健康管理。

【定义】

子宫内膜癌是发生于子宫内膜的一组上皮性恶性肿瘤，以来源于子宫内膜腺体的腺癌最常见。

【流行病学】

子宫内膜癌是女性生殖系统三大恶性肿瘤之一，多发生于围绝经期及绝经后妇女。子宫内膜癌大部分为散发性，但仍有部分患者为遗传性。

【病因及发病机制】

子宫内膜癌的危险因素包括早来经、晚绝经，未孕和不孕，肥胖、高血压、糖尿病，长期服用他莫昔芬，卵巢肿瘤史，放疗史，肿瘤家族史，携带子宫内膜癌遗传易感基因，如林奇（Lynch）综合征、多发性错构瘤（Cowden）综合征。

【临床表现】

一、症状

不规则阴道流血，通常发生在绝经后，也有表现为阴道血性或浆液性分泌物。围绝经期患者可表现为月经量增多、月经期延长、月经淋漓不尽、月经间期出血等。若肿瘤侵犯宫颈内口，导致宫腔积血或积脓，可引起下腹疼痛。晚期患者因癌侵犯周围组织或神经，导致下腹及腰骶部疼痛。

二、体征

阳性体征不多，约半数以上有子宫增大，但多属轻度增大，宫体一般稍软而均匀。合并肌瘤或肌腺瘤时，子宫增大或表面有异常突起。长期失血导致贫血出现贫血貌。专科查体三合诊检查可触及宫颈或宫颈管质硬或增大、子宫主韧带或子宫骶韧带增厚及弹性下降、附件肿物、盆壁肿大淋巴结。

三、接诊要点

详细问诊，包括现病史、既往史、家族史。全身检查，观察有无贫血、黄疸、消瘦、恶病质；注意浅表淋巴结有无肿大，尤其是锁骨上及腹股沟淋巴结。体格检查还包括乳腺检查，妇科三合诊检查。高度怀疑子宫内膜病变时，应进行子宫内膜活检以明确诊断。

四、常见合并症 / 并发症

多数患者合并糖尿病、高血压、心血管病。Lynch 综合征患者发生卵巢癌、直肠癌、胃癌风险增高。有些子宫内膜癌因卵巢肿瘤产生较高水平的雌激素而发。

【辅助检查】

1. 实验室检查　因长期出血可出现血红蛋白下降。子宫内膜癌尚无特异敏感的肿瘤标志物。糖类抗原12-5（CA12-5）有助于监测有子宫外病变的患者临床治疗效果。人附睾蛋白4（HE4）在卵巢癌、子宫内膜癌中有较高的阳性率。

2. 影像学检查　超声，尤其是经阴道超声，可以准确了解子宫体大小、子宫内膜厚度，肿瘤对肌层浸润情况、附件有无占位。

盆腹腔增强MRI或增强CT，评估子宫肿瘤累及范围、盆腹腔淋巴结及其他器官受累情况。增强MRI对评估子宫内膜癌灶子宫肌层浸润深度和范围、宫颈间质受累情况具有较高的特异性。

3. 病理学检查　子宫内膜组织学检查，取材不足将导致出现假阴性，建议对有规律月经周期的患者取增殖晚期或分泌期子宫内膜进行筛查。

子宫内膜细胞学检查，应用子宫内膜细胞采集器结合液基细胞学制片技术进行子宫内膜细胞检查。

4. 器械检查　宫腔镜检查，适用于出现超声异常的子宫内膜癌风险增加人群或高风险人群，在宫腔镜直视下活检。

【诊断和评估】

一、诊断思维

1. 可疑症状　绝经后出现不规则阴道流血、阴道血性或浆液性分泌物。

2. 可疑人群　出现可疑症状的肥胖，体重指数（BMI）≥30kg/m^2；多囊卵巢综合征；无孕激素拮抗的雌激素使用史；晚绝经（>55岁）；终身未育或原发不孕；他莫昔芬长期治疗；年龄≥45岁且合并有糖尿病。

3. 诊断标准　病理诊断是子宫内膜癌诊断的金标准。由于子宫内膜病变多灶性特点，活检可能存在假阴性，如果临床高度怀疑子宫内膜癌，应考虑再次行诊断性刮宫或宫腔镜检查，以减少漏诊。

4. 鉴别诊断　子宫内膜癌应注意与异常性子宫出血、老年性阴道炎、子宫内膜息肉或黏膜下子宫肌瘤、宫颈癌、子宫肉瘤及输卵管癌进行鉴别。

二、临床评估

目前采用的子宫内膜癌分期，包括美国癌症联合会的 TNM 分期（2017 年版）和国际妇产科联盟的 FIGO 分期（2009 年版）。对于年轻的希望保留生育功能的患者、无法接受手术的患者，仍采用 1971 年 FIGO 临床分期标准。

【治疗】

一、治疗目标

早诊早治，保证生存质量。

二、治疗原则

以手术治疗为主，辅以放疗、化疗和激素等综合治疗。

三、治疗方案

1. 手术治疗　首选治疗手段，可采用开腹、经阴道、腹腔镜或机器人手术系统等方式，坚持无瘤原则，子宫切除后完整取出。根据术后病理情况决定是否放疗、化疗。对要求保留生育功能的患者，经三级医院病理学专家、生殖医学专家评估后，满足条件的才可在生育后再手术治疗。

2. 药物治疗　抗肿瘤药物及激素治疗尚不是治疗子宫内膜癌的根治方法，主要作为综合治疗的一部分用于晚期子宫内膜癌或潜在盆腔外转移或对晚期子宫内膜癌及手术、放疗失败病例的姑息治疗。

激素治疗主要用孕酮类药物及他莫昔芬，对病理分化好的子宫内膜腺癌，特别 ER、PR 阳性者反应较好。激素疗法疗程较长，用药量大，一般用药至少 3～6 个月。

使用分子靶向药物应有阳性的生物标志物，且为二线及以上的治疗。

3. 放疗　主要用于子宫内膜癌的术后辅助治疗。对某些不适合手术治疗的也可行放疗。包括腔内照射及体外照射两部分。某些病例放疗结束后肿瘤情况改善，继而可以行单纯全子宫＋附件切除。

4. 中医治疗　中医将子宫内膜癌分为肝郁化火、湿热蕴结、阴虚火旺、气虚、血瘀5个证型，从整体观念出发，辨证论治，有助于子宫内膜癌患者术后功能的恢复，减少放疗、化疗的不良反应，改善癌症相关症状和生活质量。

【健康管理】

一、三级预防

1. 一级预防　保持健康生活方式，避免高脂、高热量饮食，运动锻炼，控制体重，治疗代谢异常。

2. 二级预防　Lynch综合征患者及其亲属在30～35岁后（或者其亲属发病年龄前5～10年），每年进行子宫内膜癌筛查；风险增加人群，每年进行经阴道超声检查监测子宫内膜厚度，发现异常行子宫内膜癌筛查。

3. 三级预防　对于不同分期的子宫内膜癌患者，由综合性医院专科结合患者意愿选择个体化的治疗方法。

二、健康教育

子宫内膜癌健康教育内容包括：①子宫内膜癌的危险因素；②子宫内膜癌风险人群、高风险人群的划分；③子宫内膜癌的筛查方法及治疗后复诊频率；④饮食营养和性生活指导；⑤赴医院就诊的时机。全科医生可根据患者的情况，设计个性化的教育内容，并且通过患者的自我管理更好地实现疾病的控制。

三、双向转诊

（一）上转指征

1. 高风险人群的子宫内膜癌筛查。

2. 疑似子宫内膜癌患者需要明确诊断。

3. 确诊子宫内膜癌后需要手术、放疗、化疗等治疗。

（二）下转指征

1. 子宫内膜癌临床治愈者。

2. 子宫内膜癌患者存在可在社区治疗的合并症。

四、社区管理

在治疗结束后的2～3年内，每3～6个月复查1次，之后每半年1次，5年后每年1次。随访内容包括：询问症状，有无阴道出血、血尿、血便等，全身浅表淋巴结检查和妇科检查，CA12-5、HE4检测，腹盆部超声，选择性进行胸部和腹盆腔CT。子宫内膜癌的淋巴结转移可以不经过盆腔直接到腹膜后，注意腹膜后淋巴结的检查。发现异常及时上转。

【预后】

子宫内膜癌的预后与发病年龄、分期、肿瘤的分化程度、病理学类型有关。高龄、分期晚、低分化的患者预后差。临床上将子宫内膜癌分为Ⅰ型和Ⅱ型（Bokhman分型），Ⅰ型为激素依赖型，病理类型以子宫内膜样癌为主，预后较好；Ⅱ型为非激素依赖型，主要包括浆液性癌、透明细胞癌、癌肉瘤等，预后较差。

【诊治进展】

子宫内膜癌目前多采用TransPORTEC分型，根据一代或二代测序结果，结合免疫组化，分4种类型：①POLE超突变型；②MSI-H型（微卫星不稳定型）或错配修复缺陷（dMMR）型；③微卫星稳定（microsatellite stability，MSS）型或无特异性分子谱（no-specific molecular profile，NSMP）型或低拷贝型；④*p53*突变型或高拷贝型。靶向治疗和免疫治疗在晚期和复发转移的子宫内膜癌中显示出良好的效果。结合临床病理学特征和分子分型对子宫内膜癌进行风险分层和指导临床诊疗是今后子宫内膜癌诊疗的方向。

【病例分享】

患者，女性，56岁，因“阴道排液1个月”来社区妇科门诊就诊。既往糖尿病史。查体：子宫后位，大小正常，形态欠规则，活动度一般，无压痛。经阴道超声检查子宫肌层见数个低回声；宫腔内见4.8cm×4.0cm 中等回声，形态欠规则，边界欠清。超声提示：宫腔占位，子宫多发肌瘤。转医疗联合体上级医院，宫腔镜检查发现宫腔内布满增生的内膜组织，表面见增生的异型血管。诊断性刮宫病理诊断：子宫内膜腺癌。进一步行全子宫＋双附件切除术。术后病理肿瘤局限于子宫体内。患者预后良好。

【思考题】

1. 子宫内膜癌的危险因素有哪些？
2. 子宫内膜癌的筛查策略有哪些？

（蔡东平）

第十一节　前列腺癌

【学习提要】 1. 前列腺癌的病因、临床表现和诊断。
2. 前列腺癌的综合评估和治疗。
3. 前列腺癌的三级预防和社区健康管理。

【定义】

前列腺是男性泌尿生殖系统最大的附属腺体，从胚胎起源上分为移行带、中央带和外周带，前列腺癌多发生于外周带，病理类型主要是腺癌。

【流行病学】

我国男性前列腺癌的发病率城市高于农村，东部地区高于中西部地区。按照2020年《中国卫生健康统计年鉴》，城市、农村男性居民前列腺癌死亡率在恶性肿瘤中分别为第7位和第9位。与欧美发达国家和地区相比，我国前列腺癌的发病率和死亡率处于相对较低水平，但近年来随着社会经济的发展、老龄化社会的到来，前列腺癌的发病率有增长趋势。前列腺癌的发病与年龄密切相关，年龄越大发病率越高，高发年龄为65～80岁。

前列腺癌的发生和发展与多种因素相关，相关因素有年龄、遗传、种族、肥胖、环境、饮食和生活习惯。

【临床表现】

一、症状

前列腺癌多数无明显临床症状，常在体检时直肠指检（digital rectal examination，DRE）或检测血清前列腺特异性抗原（prostate-specific antigen，PSA）值升高时被发现，也可在前列腺增生手术标本中发现。可以表现为下尿路梗阻症状，如尿频、尿急、尿流缓慢、尿流中断、排尿不尽，甚至尿潴留或尿失禁。血尿少见。前列腺癌出现远处转移时可有骨痛、脊髓压迫神经症状及病理性骨折。晚期症状有贫血、衰弱、下肢水肿、排便困难、少尿或无尿等。少数患者以转移症状就医而无明显前列腺癌原发症状。

二、体征

DRE触及前列腺结节，质地坚硬。骨转移时有相应骨的压痛、叩击痛。

三、接诊要点

接诊有尿频、尿急等尿路症状的老年男性时，应详细问诊，了解既往史、家族史，检测血清PSA，避免因先入为主地认为前列腺增生而漏诊。

四、常见合并症/并发症

前列腺癌可经血行、淋巴扩散或直接侵及邻近器官（如精囊）。最常见的转移部位是淋巴结和骨骼，其他转移部位是肺、肝、膀胱和肾上腺等。因前列腺癌易发生骨转移，患者可合并出现骨痛或骨折，脊髓或神经受压症状，血碱性磷酸酶及血钙增高、贫血、消瘦等。

【辅助检查】

一、实验室检查

1. 血清 PSA　有淋巴结转移或骨转移的，血清 PSA 水平增高显著。血清 PSA 是前列腺癌最重要的肿瘤标志物，在早期诊断、治疗、预后和随访均有重要作用。

2. 酸性磷酸酶　特异度差，明显增高时考虑骨转移。

二、直肠指检（DRE）

DRE 是前列腺癌早期诊断的重要检查手段，肿瘤体积超过 0.2ml 时容易被熟练掌握 DRE 操作技能的泌尿外科医生检出。

三、影像学检查

1. 超声　经直肠超声可以显示前列腺内低回声病灶及其大小与侵及范围，经直肠超声引导下前列腺系统性穿刺活检，根据所获组织有无癌作出诊断。

2. MRI　在 T_2 加权相上，高信号的前列腺外周带内出现低信号结节或弥漫性信号减低区。

3. CT　对早期前列腺癌的诊断价值有限，对判断淋巴结、骨转移有辅助作用。

4. 骨扫描　临床分期较晚、肿瘤分级高或 PSA 明显增高的患者，常规做全身骨扫描。

5. 胸部 X 射线　常规检查有无肺转移、纵隔淋巴结转移。

四、病理学检查

经直肠超声引导下前列腺穿刺取活检，95% 的前列腺癌来源于前列腺腺泡上皮的腺癌，5% 来源于上皮和基质细胞。

【诊断和评估】

一、诊断思维

出现尿频、尿急、尿流缓慢、尿流中断、排尿不净和排尿困难等，应考虑前列腺癌可能，但因前列腺癌的症状无特异性，需要和前列腺增生鉴别。完善 PSA、前列腺 MR 扫描、前列腺穿刺活检。高危患者需行全身骨扫描、胸腹 CT，明确分期。

二、临床评估

前列腺癌的病理分级分组推荐使用 Gleason 评分系统。该评分系统把前列腺癌组织分为主要分级区和次要分级区，每区按 5 级评分，主要分级区和次要分级区的分值相加得到总评分即为分化程度。

根据 Gleason 评分和疾病危险度的不同，2014 年国际泌尿病理协会（International Society of Urological Pathology，ISUP）共识会议提出了一种新的分级系统，分为 5 个不同组别：ISUP 1～5 级。

前列腺癌的临床分期采用美国癌症联合委员会制定的第 8 版 TNM 分期系统。

【治疗】

一、治疗目标

延长生存期，防治并发症，提高生存质量。

二、治疗原则

根据患者的年龄、全身状况、临床分期及病理分级综合考虑。

三、治疗方案

（一）观察等待与主动监测

观察等待一般适用于预期寿命<10 年的各期别患者，在前列腺癌不太可能导致死亡或显著发病时，通过避免非治愈性治疗保持患者的生活质量。

主动监测适用于预期寿命 10 年以上的低危前列腺癌患者，在不影响总生存时间的前提下，推迟可能的治愈性治疗从而减少治疗可能引起的副作用，密切随访，一旦发现肿瘤进展则立即开始治愈性治疗。

（二）手术治疗

1. 根治性前列腺切除术（radical prostatectomy，RP） 适用于预期

寿命≥10 年且低至中度风险的局限性前列腺癌患者，可通过开放、腹腔镜或机器人辅助方法进行。

2. 双侧睾丸切除术　雄激素剥夺治疗中手术去势的基本方法，但因其身体、心理创伤性和不可逆转性，目前不推荐常规使用手术去势。

（三）内分泌治疗

包括去势（药物去势或手术去势）治疗和抗雄激素治疗 2 种。每月皮下注射一次促黄体释放激素类似物缓释剂，如醋酸戈舍瑞林、醋酸亮丙瑞林等，可以达到手术去睾的效果。T_3、T_4 期前列腺癌以内分泌治疗为主，去势配合非类固醇类抗雄激素制剂（比卡鲁胺、氟他胺）称为联合雄激素阻断，较单纯去势治疗可增加 5 年生存率。

（四）放疗

放射性核素粒子（如 ^{125}I）植入治疗，适用于 T_2 期以内的前列腺癌。外放疗对前列腺癌的局部控制有效，适用于局部有扩散的前列腺癌，尤其适用于内分泌治疗无效的患者。

（五）中医治疗

中医可在前列腺癌骨转移、贫血、消瘦、虚劳、减少雄激素剥夺治疗后不良反应等方面发挥治疗作用。

【健康管理】

一、三级预防

1. 一级预防　提倡健康生活方式，多食新鲜蔬菜，荤素搭配，忌烟酒，避免久坐。

2. 二级预防　年龄 >40 岁且有 *BRCA2* 基因突变，或年龄 >45 岁且有家族史，或年龄 >50 岁的男性，为筛查高危人群。基于初次 PSA 筛查结果，40 岁以前 PSA>1μg/L 或 60 岁以前 PSA>2μg/L 的男性每 2 年进行 1 次 PSA 检查。

3. 三级预防　明确前列腺癌的诊断，根据预期寿命选择个体化治疗策略。

二、健康教育

前列腺癌患者健康教育内容包括：①前列腺癌的危险因素；②前

列腺癌的早期筛查方法；③雄激素剥夺治疗的必要性和对身体的影响；④PSA 的复查频率和赴医院就诊的时机。

三、双向转诊

（一）上转指征

1. 疑似前列腺癌患者需要明确诊断。
2. 确诊前列腺癌后需要手术、放疗等治疗。
3. 出现严重并发症，社区无治疗条件时。

（二）下转指征

1. 前列腺癌临床治愈者。
2. 可在社区处理的骨转移和骨相关疾病的治疗。

四、社区管理

在治疗后的前 3 年每 6 个月随访 1 次，3 年后每年 1 次。随访指标包括病史询问、体格检查、血清 PSA、性功能 / 尿控功能随访，接受内分泌治疗的患者每 6 个月进行骨密度检测。PSA 复发往往早于临床复发。根治性手术后，6 周内应检测不到 PSA。

【预后】

前列腺癌是男性老年疾病，一般发展缓慢，病程较长，不主张对 75 岁以上，预期寿命低于 10 年的患者行根治性前列腺切除术，高龄患者死亡多数与癌症无关，内分泌治疗和放疗对多数患者可获得 5 年以上的生存率。晚期转移性前列腺癌患者经过一段时间的内分泌治疗后，几乎所有患者将进展为去势抵抗性前列腺癌，一旦进入该阶段，预后较差。

【诊治进展】

基于 PSA 的前列腺健康指数（prostate health index，PHI），能有效改善单纯 PSA 的检测效力。人工智能技术应用于前列腺癌 MRI 分析，有助于提高分析的质量与评估水平，对提高前列腺癌精准分级水平有巨大潜力。

【病例分享】

患者，男性，73 岁，因“排尿困难 2 周”到社区全科门诊就诊。查 PSA 24μg/L，既往有高血压病、2 型糖尿病病史。转诊至上级医院，行经直肠超声引导下前列腺穿刺术，常规病理提示前列腺腺泡腺癌，Gleason 分级评分 4 分 +3 分 =7 分，WHO/ISUP 分组 3 组。在全麻下行腹腔镜下根治性前列腺切除术，前列腺及双侧精囊腺根治标本病理：前列腺腺泡腺癌，Gleason 评分：4 分 +3 分 =7 分，WHO/ISUP 分组：3 组，累及右侧体部，未见明确的神经侵犯、脉管侵犯，未见前列腺被膜外扩散，尿道切缘、双侧输精管切缘及双侧精囊未见癌累及，左右闭孔淋巴结未见癌转移。术后予比卡鲁胺口服，醋酸亮丙瑞林皮下注射。患者术后 2 个月恢复尿控，一般情况良好。

【思考题】

1. 前列腺癌的筛查、检查方法有哪些？

2. 什么是前列腺癌的去势治疗？

3. 前列腺癌雄激素剥夺治疗的全身影响及防治策略是什么？

（蔡东平）

【推荐阅读】

[1] 陈孝平，汪建平，赵继宗. 外科学. 9 版. 北京：人民卫生出版社，2018.

[2] 葛均波，徐永健，王辰. 内科学. 9 版. 北京：人民卫生出版社，2018.

[3] 国家卫生健康委办公厅. 原发性肺癌诊疗指南（2022 年版）. 协和医学杂志，2022，13（4）：549-570.

[4] 赫捷，陈万青，李兆申，等. 中国食管癌筛查与早诊早治指南（2022，北京）. 中华肿瘤杂志，2022，44（6）：491-522.

[5] 于晓松，路孝琴. 全科医学概论. 5 版. 北京：人民卫生出版社，2018.

[6] 俞梅，向阳，马晓欣，等. 子宫内膜癌筛查规范建议. 中华妇产科杂志，2020，55（5）：307-311.

[7] 中国抗癌协会妇科肿瘤专业委员会. 子宫内膜癌诊断与治疗指南（2021 年版）. 中国癌症杂志，2021，31（6）：501-512.

[8] 中国抗癌协会泌尿男生殖系统肿瘤专业委员会前列腺癌学组. 前列腺癌筛查专家共识. 中华外科杂志，2017，55（5）：340-342.

[9] 中国临床肿瘤学会指南工作委员会. 中国临床肿瘤学会（CSCO）常见恶性肿瘤诊疗指南2019. 北京：人民卫生出版社，2019.

[10] 中国临床肿瘤学会指南工作委员会. 中国临床肿瘤学会（CSCO）肝癌诊疗指南（2022）. 北京：人民卫生出版社，2022.

[11] 中国临床肿瘤学会指南工作委员会. 中国临床肿瘤学会（CSCO）结直肠癌诊疗指南2022. 北京：人民卫生出版社，2022.

[12] 中国临床肿瘤学会指南工作委员会. 中国临床肿瘤学会（CSCO）胃癌诊疗指南2021. 北京：人民卫生出版社，2021.

[13] 中国医师协会放射肿瘤治疗医师分会，中华医学会放射肿瘤治疗学分会，中国抗癌协会肿瘤放射治疗专业委员会. 中国食管癌放射治疗指南（2021年版）. 国际肿瘤学杂志，2022，49（1）：12-25.

[14] 国家卫生健康委办公厅关于印发肿瘤和血液病相关病种诊疗指南（2022年版）的通知（国卫办医函〔2022〕104号）.（2022-04-11）［2023.12.20］. http://www.nhc.gov.cn/yzygj/s2911/202204/a0e67177df1f439898683e1333957c74.shtml.

[15] 中华人民共和国国家卫生健康委员会医政医管局. 食管癌诊疗指南（2022年版）. 中华消化外科杂志，2022，21（10）：1247-1268.

[16] 中华医学会肿瘤学分会，中华医学会杂志社. 中华医学会肺癌临床诊疗指南（2022版）. 中华医学杂志，2022，102（23）：1706-1740.

[17] 中华医学会肿瘤学分会，中华医学会杂志社. 中华医学会肿瘤学分会肺癌临床诊疗指南（2021版）. 中华医学杂志，2021，101（23）：1725-1757.

[18] 钟南山，王辰. 呼吸内科学. 北京：人民卫生出版社，2008.

第十二章 口眼耳鼻咽喉及皮肤科疾病

第一节 慢性鼻炎

【学习提要】 1. 慢性鼻炎的分类。
2. 慢性鼻炎的临床表现。
3. 慢性鼻炎的治疗及预防。

【定义】

慢性鼻炎(chronic rhinitis)指由病毒、细菌、变应原、各种理化因子以及某些全身性疾病引起的鼻腔黏膜慢性炎症性疾病，病程持续数月以上或反复发作，可认为是急性鼻炎、亚急性鼻炎的延长期。

鼻腔为不规则腔隙，紧邻额面部、颅底，是呼吸道的门户，嗅神经分布于鼻腔的 1/3 嗅区黏膜，因此鼻部病症常会引起头部不适及嗅觉障碍等。一般可将慢性鼻炎分为变应性鼻炎和非变应性鼻炎。

【流行病学】

变应性鼻炎是临床最常见的慢性鼻炎，近年来全球患病率显著增加，为 10%～20%，换季时节是高发时段，已成为全球性的健康问题。

【病因及发病机制】

目前多数慢性鼻炎的病因尚不明确，常见局部因素有细菌、病毒等感染，全身因素包括内分泌紊乱、咽喉反流等。主要病理改变是鼻腔黏膜充血肿胀、渗出、增生、萎缩、坏死等。常见慢性鼻炎的病因及发病机制见表 12-1-1。

表 12-1-1　常见慢性鼻炎病因及发病机制

慢性鼻炎分类	病因	发病机制
变应性鼻炎	IgE 介导的Ⅰ型变态反应为主	变应原刺激机体并使之处于致敏状态，当变应原再次进入鼻腔时发生桥接，致敏细胞脱颗粒释放以组胺为主的多种炎性介质，引发一系列变态反应
非变应性鼻炎		
1. 血管运动性鼻炎	以神经递质介导的鼻黏膜神经源性炎症	自主神经系统功能紊乱，导致血管通透性增加、腺体分泌亢进，甚至诱导肥大细胞释放组胺
2. 嗜酸性粒细胞增多性鼻炎	外周血嗜酸性粒细胞增多	发病机制不明
3. 药物性鼻炎	鼻腔长期使用减充血剂	下鼻甲红肿、肥大、弹性差
4. 萎缩性鼻炎	病因尚未明确，是全身性慢性疾病的鼻部表现	与营养失调、免疫功能紊乱有关
5. 感染性鼻炎	各种病原微生物慢性感染，包括梅毒、结核、真菌等	病原微生物本身的毒素以及促发机体释放炎症因子

【临床表现】

一、症状

以鼻痒、鼻塞、喷嚏、鼻腔分泌物增多为主要特征，或伴嗅觉障碍、头痛、头昏。

二、体征

1. 外鼻　一般无改变，严重萎缩性鼻炎则出现鼻梁宽平呈鞍鼻。

2. 鼻腔检查　变应性鼻炎鼻黏膜表现为苍白、水肿、充血，下鼻甲尤其明显。鼻腔见水样或黏稠样分泌物。萎缩性鼻炎的鼻黏膜干燥、鼻甲缩小、鼻腔宽大，鼻腔内大量脓痂伴恶臭。

三、接诊要点

慢性鼻炎病程较长，需详细问诊，寻找变应原，全科医生可使用前鼻镜检查协助诊断。

四、常见并发症和合并症

1. 并发症　长期慢性鼻炎易出现肉芽组织增生、软组织、软骨和骨的破坏而并发鼻息肉、慢性鼻窦炎、鼻背塌陷、鼻中隔穿孔，也可引起泪囊炎、中耳炎，甚至致病菌沿嗅神经鞘膜进入颅内，引起鼻源性颅内感染等。

2. 合并症　变应性鼻炎患者常合并支气管哮喘、慢性荨麻疹等变态反应性疾病。

【辅助检查】

一、实验室检查

1. 血常规　变应性鼻炎、嗜酸性粒细胞增多性鼻炎可见外周血嗜酸性粒细胞升高。

2. 血清免疫学　血清特异性 IgE 较血清总 IgE 检测更精准，推荐使用定量检测，变应性鼻炎常表现为血清特异性 IgE 明显升高。

3. 鼻分泌物涂片检查　鼻分泌物涂片中嗜酸性粒细胞在变应性鼻炎占比 >5%，在嗜酸性粒细胞增多性鼻炎中则高达 20% 以上。

4. 皮肤试验　变应原皮肤试验是确定 IgE 介导的 I 型变态反应重要检查手段，主要方法包括皮内试验和皮肤点刺试验（skin prick test，SPT）。

5. 鼻激发试验　将某种变应原直接作用于鼻黏膜，观察是否出现相关症状，是诊断变应性鼻炎的金标准，适用于 SPT 及血清特异性 IgE 阴性的患者。

上述试验结果易受到抗组胺药、糖皮质激素等药物使用的影响。

二、影像学检查

对怀疑并发慢性鼻窦炎、鼻背塌陷、鼻中隔穿孔、颅内感染时选择CT或MRI检查。

【诊断和评估】

一、诊断思维

1. 临床诊断　慢性鼻炎主要依靠病史问诊，根据鼻部症状和体征，诊断不难。对伴有嗅觉障碍、头痛、头昏等神经症状时需警惕鼻咽部肿瘤。

2. 鉴别诊断　变应性鼻炎与非变应性鼻炎的主要鉴别依据为IgE是否升高，对感染性慢性鼻炎应行病原学鉴别诊断。

二、临床评估

慢性鼻炎评估内容包括病因、病情严重程度、药物使用效果、居住环境、病情对社会功能、心理影响等多方面。

【治疗】

一、治疗目标

缓解症状，控制并发症和合并症。

二、治疗原则

消除病因、诱因，以最小药物剂量达到最好获益，预防并发症。

三、治疗方案

（一）一般治疗

脱离或改善致敏环境，增加营养，保持情绪稳定，不挖鼻，不用力擤鼻，预防继发感染。

（二）药物治疗

1. 鼻内用药　鼻塞、鼻腔分泌物增多时可对症使用鼻黏膜减充血剂。以鼻塞为主者首选鼻内糖皮质激素喷剂，具有起效快、安全性好优点；以流涕为主者首选抗胆碱能药物鼻喷剂，连续使用不超过7天。萎缩性鼻炎局部使用雌激素乳膏，继发细菌感染时涂抹抗生素消除鼻腔臭味。

2. 全身用药　口服使用拟交感神经类药物、抗组胺药物等可缓解鼻塞流涕症状，但不推荐长期使用。萎缩性鼻炎口服营养素尤其是维生素A、维生素C、维生素D、维生素E等，补充锌剂、硒等微量元素亦有一定疗效。

（三）脱敏治疗

主要用于治疗吸入变应原所致的变应性鼻炎，一般推荐总疗程在2年以上。

（四）手术治疗

对鼻塞、流涕等经药物治疗无效、严重影响生活者可考虑手术。

（五）中医中药治疗

中医称慢性鼻炎为“鼻窒”，根据慢性鼻炎具体情况进行辨证施治，在“鼻炎汤”基础上行加减。

【健康管理】

一、三级预防

1. 一级预防　即病因预防，保持环境清洁卫生，避免接触变应原，预防致病微生物感染等。

2. 二级预防　规范使用变应性鼻炎一线药物、二线药物，监测药物不良反应及治疗效果，及时转专科进一步诊治等。

3. 三级预防　对慢性鼻炎出现并发症、合并症时进行综合治疗，减少或延缓鼻腔功能对人体功能和生活质量的影响，改善预后，提高生存质量。

二、健康教育

开展慢性鼻炎健康教育内容主要包括疾病常识、长期用药指导、监测，改善致敏环境措施、营养指导、心理调适等。

三、双向转诊

（一）上转指征

1. 不能耐受现有治疗或经药物治疗后仍不能控制鼻部症状。

2. 出现鼻部出血、嗅觉障碍、头痛或其他不可控制的并发症。

（二）下转指征

1. 已明确诊断、治疗方案。

2. 急性加重治疗后病情稳定。

3. 基层医院能提供常规治疗药物和技术，如鼻腔冲洗等。

四、社区管理

变应性鼻炎遵循“防治结合，四位一体”的防治策略，制订全面的环境控制计划，规范药物使用指导，强调通过综合防治以长期控制各种症状。

【预后】

变应性鼻炎预后良好，脱离致敏环境或通过治疗可达到完全缓解。萎缩性鼻炎如出现鼻骨塌陷、鼻中隔穿孔等，则需手术治疗，嗅觉障碍将导致生活质量下降。

【诊治进展】

鼻用糖皮质激素长期治疗对儿童生长发育总体上无显著影响，但仍应注意发生全身不良反应的潜在风险。奥马珠单抗为抗 IgE 人源化单克隆抗体，虽未批准用于单纯变应性鼻炎，但已有证据显示，可有效改善鼻部症状，减少其他药物用量，特别适用于变应性鼻炎伴中-重度哮喘人群。

【病例分享】

患儿，男性，13 岁。幼时起确诊“哮喘”，其母亲诉每次哮喘发作前出现鼻塞、鼻痒，连续性喷嚏、大量清水样涕，随即出现胸闷、气喘，予立即使用“布地奈德福莫特罗粉吸入剂”后可缓解气喘，但鼻塞会持续较长时间，常有头胀，影响学习，故前来耳鼻咽喉科门诊就诊。接诊医生予以开具“布地奈德鼻喷剂”，并进行健康教育指导，应规范长期使用，且一有鼻部症状征象出现时需同时使用鼻喷剂和气雾剂吸入，可更好控制变态反应。

该患儿的变应性鼻炎、哮喘属于典型的“一个气道，一种疾病”，相互存在，互为因果，因此治疗上也应同时治疗。局部用药能缓解症状则无须全身用药。

【思考题】

变应性鼻炎常用药物适应证及不良反应有哪些？

（蒋巧巧）

第二节　慢性鼻窦炎

【学习提要】 1. 慢性鼻窦炎的分类、临床表现。
2. 慢性鼻窦炎的评估和治疗。
3. 慢性鼻窦炎的三级预防。

【定义】

慢性鼻窦炎（chronic sinusitis）指病程超过 12 周的鼻窦黏膜慢性炎性疾病。临床上分为两种类型：①慢性鼻窦炎不伴鼻息肉（chronic sinusitis without nasal polyp）；②慢性鼻窦炎伴有鼻息肉（chronic sinusitis with nasal polyp）。

【流行病学】

流行病学研究表明，慢性鼻窦炎与变应性鼻炎（allergic rhinitis，AR）、哮喘、慢性阻塞性肺疾病等气道高反应性疾病密切相关。中国人群慢性鼻窦炎总体患病率为 8%，西方国家的患病率达 11%～12%，已成为严重的公共健康问题。

【病因及发病机制】

慢性鼻窦炎属于一种高度异质性疾病，发病机制尚未明确，与解剖结构、遗传、环境及病原微生物包括细菌、真菌、病毒等多种因素相互作用有关。

【临床表现】

一、症状

双侧或单侧鼻塞，黏性或黏脓性鼻涕为主要症状，常伴头面部胀痛，暂时性或永久性的嗅觉减退或丧失。慢性鼻窦炎急性期上述症状将明显加重，并出现畏寒、发热等全身症状。

二、体征

患者说话声常伴有浓重鼻音，鼻涕有臭味。借助鼻内镜检查，可发现来源于中鼻道、嗅裂的黏（脓）性分泌物，鼻黏膜充血、水肿或有息肉。

三、接诊要点

应详细了解患者的症状，熟练操作前鼻镜检查，不推荐鼻窦 CT 检查作为慢性鼻窦炎诊断的唯一依据，尤其是儿童慢性鼻窦炎诊断应严格掌握 CT 扫描指征。

四、常见并发症和合并症

（一）并发症

1. 眼部并发症　球结膜充血水肿和眼球运动障碍是判定眶外和眶内并发症的重要体征。眼部并发症主要包括眼部感染及球后视神经炎。

2. 颅内并发症　慢性鼻窦炎出现颅内并发症时表现为头痛、发热、呕吐、意识障碍等。颅内感染有硬膜外脓肿、硬膜下脓肿、化脓性脑膜炎、脑脓肿及海绵窦血栓性静脉炎等。

（二）合并症

慢性鼻窦炎常合并 AR、哮喘、慢性阻塞性肺疾病外，还可合并胃食管反流、囊性纤维化等。

【辅助检查】

1. 实验室检查　血常规，由于长期鼻塞导致慢性缺氧时可表现红细胞计数升高；血嗜酸性粒细胞占白细胞总数的百分比>5.65% 作为诊断嗜酸性粒细胞性慢性鼻窦炎伴有鼻息肉的截断值。慢性鼻窦炎急性期常表现为白细胞计数及C反应蛋白升高。

2. 影像学检查　鼻窦CT扫描和MRI对不同类型慢性鼻窦炎的鉴别诊断具有一定意义。

3. 病理学检查　行鼻息肉活检对组织嗜酸性粒细胞及其他炎症细胞浸润情况进行检查，以判断慢性鼻窦炎伴有鼻息肉炎症类型。

【诊断和评估】

一、诊断思维

1. 临床诊断　以临床症状、鼻内镜检查、鼻窦CT扫描结果为诊断依据，免疫病理学诊断有助于细化分型。

2. 鉴别诊断　慢性鼻窦炎需与真菌性鼻窦炎、后鼻孔息肉、鼻咽纤维血管瘤、鼻腔鼻窦恶性肿瘤、动脉瘤样骨囊肿等鉴别。

二、临床评估

对患者病情作整体评估的目的是查找病因和诱发因素，判断病变类型、范围及严重程度，并据此选择恰当的治疗方式，以及对治疗效果和预后进行评估。临床上可结合评估目的和实际情况选择相应方法。

1. 主观病情评估　采用视觉模拟量表（Visual Analogue Scale，VAS）进行评估。按照VAS评分将病情分为：轻度0～3分，中度4～7分，重度8～10分。若VAS>5分，则表示患者生活质量受到影响。

2. 客观病情评估　包括鼻腔、鼻窦解剖学变异评估、慢性鼻窦炎相关伴发疾病评估、嗅觉障碍评估、病变范围评估、鼻内镜检查量化评估、鼻窦骨质变化的评估。鼻窦CT扫描是较好的客观病情评估辅助检查。

【治疗】

一、治疗目标

控制症状，延缓疾病进展，预防并发症。

二、治疗原则

综合治疗，首选药物，必要时手术，及时处理眼及颅内并发症。

三、治疗方案

（一）一般治疗

劳逸结合，预防感染，尽可能消除诱因或易感因素，如戒烟、保持环境清洁等。

（二）药物治疗

1. 糖皮质激素　该药物是慢性鼻窦炎药物治疗体系中最重要的药物，主要有全身和鼻局部 2 种用药方式。推荐鼻用糖皮质激素作为一线首选治疗，疗程不少于 12 周。局部不良反应有鼻出血、鼻中隔穿孔、鼻干、鼻烧灼感等。

2. 大环内酯类药物　主要应用于常规药物治疗效果不佳、血清总 IgE 水平不高，且变应原检测阴性的慢性鼻窦炎不伴鼻息肉患者。推荐小剂量长期口服，疗程不少于 12 周，该疗法不适合婴幼儿和孕妇。

3. 抗菌药物　慢性鼻窦炎稳定期不推荐抗菌药物治疗，急性发作时可参考急性鼻窦炎治疗方案。

4. 抗组胺药和抗白三烯药物　口服或鼻用抗组胺药，疗程不少于 2 周，口服抗白三烯药疗程不少于 4 周。

5. 减充血剂　持续性严重鼻塞和慢性鼻窦炎急性发作时，可短期使用鼻腔局部减充血剂，疗程小于 7 天，应短期、间断、按需用药。

（三）鼻腔冲洗

用作难治性鼻窦炎、妊娠期慢性鼻窦炎的维持治疗及术后早期辅助治疗，疗程不少于 4 周。

（四）手术治疗

慢性鼻窦炎经药物治疗无效后，内镜鼻窦手术（endoscopic sinus surgery，ESS）是首选的外科治疗手段。目的是切除鼻腔鼻窦不可逆病变，重建通气引流。

（五）中医药治疗

慢性鼻窦炎属于中医学“鼻渊”范畴，在治疗时应遵循辨证论治的原则。

【健康管理】

一、三级预防

1. 一级预防　即病因预防，增强体质，预防各类感染，避免吸烟、粉尘环境和变应原接触等。

2. 二级预防　慢性鼻窦炎须要早期发现、早期全面评估诊断、早期规范综合治疗，及时转专科诊治。

3. 三级预防　维持慢性鼻窦炎患者鼻腔鼻窦功能，避免嗅觉永久性丧失或减退，影像生活质量。

二、健康教育

慢性鼻窦炎是鼻部慢性炎性疾病，可纳入全科医生慢性病管理。教育内容，一方面是慢性鼻窦炎疾病科普知识，另一方面是慢性鼻窦炎预防控制措施，例如生活方式干预、疾病与心理、用药监测、手术后护理、治疗的长期性与必要性等宣教。

三、双向转诊

（一）上转指征

1. 出现嗅觉障碍或眼部、颅脑并发症。

2. 随访期间发现症状控制不满意，或出现药物不良反应，或不能耐受治疗等情况。

（二）下转指征

1. 已明确诊断、治疗方案，且基层医院能提供可及性的常规治疗和随访。

2. 急性加重治疗后病情稳定。

3. 手术后康复。

四、社区管理

全科医生应对 AR、哮喘等气道高反应性疾病的人群定期筛查、转诊，倡导爱国卫生运动，维护社区环境整洁。对慢性鼻窦炎患者、家庭开展生活方式、用药指导等健康教育，联手专科医生为患者提供综合性的健康照顾。

【预后】

因存在高度异质性，预后差异较大。慢性鼻窦炎伴有鼻息肉经规范治疗 1 年后复发率有 33.7%～44.4%，术后 2 年复发率可高达 55.3%。20.97% 的慢性鼻窦炎不伴鼻息肉患者临床结局为难治或复发。

【诊治进展】

慢性鼻窦炎的异质性和结局的复杂性提示相同表型背后可能潜藏着不同的内在因素，为此，研究者对慢性鼻窦炎病因及生物标志物进行深入研究。根据炎性介质、免疫细胞功能不同，可将免疫反应分为 3 种炎症类型：1 型、2 型和 3 型，据此提出了一种新的慢性鼻窦炎分类方法，即分为 2 型和非 2 型炎症（包括 1 型和 3 型炎症）。使用 IgE、IL-5，IL-4 受体的单克隆抗体已证实可以显著改善慢性鼻窦炎伴有鼻息肉症状，因此建立在内在型基础上的个性化精准治疗是慢性鼻窦炎治疗的方向。

【病例分享】

患者，女性，42 岁，因“反复双鼻塞 5 年余，加重 2 年”就诊。患者 5 年来逐渐出现双鼻塞、头胀，嗅觉减退，无脓涕，予以药物治疗后症状可缓解，但近 2 年有加重趋势。就诊门诊后收住耳鼻咽喉科病房。专科检查：鼻外观无畸形，鼻前庭黏膜无红肿、糜烂、新生物，双侧下鼻甲稍肥大，鼻中隔无明显偏曲，鼻腔通气差，鼻窦区无压痛。左侧中鼻道见荔枝肉样、半透明新生物。我院电子鼻内镜提示：左侧鼻腔赘生物。鼻旁窦 CT 平扫提示：左侧上颌窦、筛窦及额窦炎症。排除禁忌证后予鼻内镜下行左侧上颌窦、筛窦、额窦开放术 + 左鼻息肉切除术。术后诊断：左慢性鼻窦炎伴有鼻息肉，继续使用鼻用糖皮质激素维持治疗。

【思考题】

1. 阐述鼻腔冲洗的方法及适应证、禁忌证。

2. 练习前鼻镜检查。

（蒋巧巧）

第三节　鼻　息　肉

【学习提要】 1. 鼻息肉的临床表现和诊断。
2. 鼻息肉的综合评估和治疗。
3. 鼻息肉的三级预防和社区健康管理。

【定义】

鼻息肉（nasal polyp，NP）在临床上定义为突出于鼻窦黏膜表面或鼻腔的增生组织团块，外观为表面光滑的半透明荔枝状新生物，组织学特征表现为血管内皮间隙增大，导致大量血浆蛋白漏出，组织呈现高度水肿的状态。患者常表现为流涕、鼻塞、嗅觉减退、头痛、听力下降等。

【流行病学】

鼻息肉是鼻科常见疾病之一，人群患病率为 0.2%～4.3%。最常见于成年人，好发年龄为 30～60 岁，男性多见，男女比例为（2～4）∶1，具有家族倾向性。上颌窦、筛窦、中鼻道、中鼻甲及筛泡等处是其好发部位，发病率与复发率均极高。研究显示鼻息肉在哮喘患者中发生率高达 90%，常发生于支气管哮喘、阿司匹林耐受不良、变应性真菌性鼻窦炎与囊性纤维化患者。

【病因及发病机制】

一、病因

其病因尚不明确，目前普遍认为的病因有以下几种。

1. 感染因素　在鼻息肉发生及发展过程中起重要的作用，病原微生物感染引起鼻黏膜上皮细胞脱落、破损，最终导致鼻息肉形成。

2. 遗传因素　遗传也是导致鼻息肉疾病的重要因素之一。

3. 变态因素　研究显示在变应性鼻炎及哮喘患者中鼻息肉的患病率明显升高。

4. 环境因素　随着经济的日益发展，工业污染的情况日益加重，引起鼻息肉患病率逐年上升。

二、发病机制

鼻息肉发病机制复杂，至今仍未完全明确，是多种因素共同作用下所形成的鼻腔黏膜慢性炎症过程。既往研究表明鼻息肉的发病与过敏、微环境的改变、感染、纤毛形态结构和功能异常、嗜酸性粒细胞及细胞因子的增生等相关。目前认为，鼻息肉是细胞因子参与的一种微环境控制下的炎症反应。

【临床表现】

鼻息肉的临床表现因息肉出现的位置、大小及多少而异；通常来说，体积较小的息肉可无明显症状，较大的息肉可出现鼻塞、嗅觉减退等表现。

一、症状

鼻塞和鼻腔分泌物增多是最常见表现。

1. 典型症状　鼻塞常表现为持续性鼻塞并呈进行性加重，甚至完全阻塞鼻腔通气，鼻塞严重者表现为闭塞性鼻音、睡眠打鼾。分泌物增多，鼻腔流黏性或脓性涕，间或清涕，可伴喷嚏。嗅觉障碍可伴嗅觉减退或丧失，多为传导性嗅觉障碍。

2. 伴随症状　当鼻息肉或分泌物阻塞咽鼓管口时，可引起耳鸣和听力减退等症状；鼻息肉可影响鼻窦引流，常继发鼻窦炎，有鼻背、额部及面颊部胀痛不适感。

二、体征

1. 蛙鼻　病史较长或反复发作的巨大双侧鼻腔息肉，可引起外鼻畸形，即两侧鼻背变宽，形似蛙腹，称为“蛙鼻”。

2. 压痛　合并鼻窦炎时，相应的鼻窦体表区域可出现压痛。

3. 息肉样增生　双侧表面光滑的半透明荔枝状新生物，触摸柔软，不易出血。

三、接诊要点

接诊鼻息肉患者时，首先应围绕该疾病的临床症状进行详细问诊、全面采集病史，重点观察鼻息肉的性质，如果为单侧病变，需排除特殊类型的息肉和鼻腔肿瘤可能，应针对性询问有意义的阴性症状加以排除，同时需要注意患者就诊的主要原因、倾听患者对疾病的看法、关注患者的担心和期望，适时反馈。具体表现为以下几个方面。

1. 起病情况　反复上呼吸道感染是鼻息肉发生的主要原因之一，有无擤鼻、挖鼻等不良习惯，部分患者有变应性鼻炎、哮喘的病史。

2. 病情特点　发病年龄、时间、病情演变，鼻息肉起初可无任何症状，随着息肉增大，可出现进行性加重的鼻塞及鼻腔分泌物增多，伴或不伴嗅觉障碍。

3. 伴随症状　有无鼻出血、头痛、打喷嚏、耳鸣及听力下降等。

4. 治疗经过　详细询问患病以来的诊治经过，包括已做的检查、所用药物及疗效，有助于病情的诊断。

5. 既往史　包括糖尿病、哮喘、过敏史、结核病史及外伤手术史等。

6. 生活方式及社会心理因素　详细询问患者的生活及卫生习惯，烟酒嗜好，工作及居住环境等，了解患者对鼻息肉的看法，情绪是否焦虑，了解患者家庭成员间的关系及社会人际关系是否和谐。

四、常见合并症 / 并发症

（一）并发症

1. 急性分泌性中耳炎　因鼻息肉坠入后鼻孔，导致咽鼓管咽口堵塞引起。

2. 鼻窦部感染　中鼻道与鼻窦黏膜连续或是因窦口阻塞，很容易导致鼻窦炎的发生。当鼻内积聚过多的黏液时，容易发生感染。

3. 哮喘发作　研究发现，鼻息肉的患者可诱发哮喘发作，发病率为 20%～30%。

（二）合并症

1. 变应性鼻炎　是由变应原引起的鼻腔的过敏性疾病，可以导致鼻腔黏膜苍白水肿，最终导致鼻息肉的发生。

2. 阻塞性睡眠呼吸暂停低通气综合征（obstructive sleep apnea hypopnea syndrome，OSAHS）　鼻息肉可导致鼻腔通气受阻，长时间上气道梗阻是诱发 OSAHS 的主要原因。

3. 支气管哮喘　我国流行病学调查显示 11.2% 慢性鼻-鼻窦炎患者合并有支气管哮喘，27.3% 伴气道高反应。

【辅助检查】

一、实验室检查

血常规可有嗜酸性粒细胞比例升高。

二、影像学检查

1. X 射线表现　鼻腔内软组织填充，或鼻腔混浊，密度增高。多显示筛窦呈均匀一致的云雾样混浊，上颌窦黏膜增厚且有时可见小半圆形阴影。

2. CT 表现　鼻腔内致密的息肉样肿块，鼻腔变窄或完全鼻塞，漏斗增大，鼻窦腔致密变，窦壁筛房骨质和鼻中隔受压偏移，一般无骨性结构破坏。

3. MRI 表现　为边界清楚的软组织肿块，多见于上颌窦和筛窦。鼻息肉 T_1WI 呈中等信号，T_2WI 为高信号，增强不强化或呈线条样轻度强化。若为出血坏死性鼻息肉表现等 T_1 长 T_2 信号影为主，局部尚可见斑片状短 T_1 短 T_2 信号影为出血成分，增强后病灶呈结节状不均匀强化，此时由于鼻息肉有增生的血管，增强后可见不同程度的强化。

三、病理学检查

主要病理表现为鼻黏膜上皮损失、基底膜增厚、腺体增生、间质水肿及炎细胞浸润等。

【诊断和评估】

一、诊断思维

需要详细询问病史特点、诱因及其他伴随症状，结合查体及辅助检查，排除肿瘤等疾病后明确诊断。

1. 诊断标准　根据病史及持续性鼻塞等临床表现，前鼻镜及鼻内镜检查、鼻部冠状位和轴位 CT 阳性结果，可作出鼻息肉的诊断。

2. 鉴别诊断　应与以下疾病鉴别。

（1）鼻内翻乳头状瘤：是来源于鼻黏膜上皮的一种良性肿瘤，临床表现为单侧进行性鼻塞，流涕、头痛等少见，查体可见鼻息肉样外观，但较之质硬且透明度低，查 CT 可见“骨炎征”等特征性表现，从而进一步鉴别。

（2）鼻腔恶性肿瘤：常为单侧进行性鼻塞，有血性鼻涕或鼻出血、面部麻木、头痛，一侧鼻腔内有新生物，组织活检可确诊。

（3）鼻咽纤维血管瘤：基底广、多在鼻腔后段或鼻咽部、不能移动、色红、质地较硬、易出血，男性多见。青少年禁止活检。

（4）鼻内脑膜 - 脑膨出：多发于新生儿或幼儿，成人少见，肿块多位于鼻腔顶部，鼻中隔后上方。表面光滑，触之柔软，有弹性，不能移动，为单一肿物，可伴有清亮鼻溢液。可行颅骨侧位片或颅底 X 射线，CT 或 MRI 扫描辅助诊断。

二、临床评估

1. 病情评估　接诊后首先评估是否存在组织结构异常，如鼻中隔偏曲，偏曲的程度、部位，判断偏曲对鼻塞症状的影响；鼻甲形态大小，是否有肥大。其次注意观察分泌物的性质，是清水样、黏液性，还是脓性。最后评估息肉的大小、起源部位、单侧还是双侧，同时观察鼻腔黏膜的颜色，是否充血、苍白，黏膜是否肿胀、萎缩。

2. 合并症评估　了解患者有无合并慢性鼻窦炎、支气管哮喘，有助于疾病的诊治。

【治疗】

一、治疗目标

缓解症状，避免复发，减少并发症。

二、治疗原则

治疗原发病，药物与手术相结合的综合治疗为主。

三、治疗方案

目前鼻息肉最有效的治疗方法为鼻内镜手术加糖皮质激素治疗，但是治疗后仍有20%左右复发。

1. 一般治疗　①戒烟戒酒，避免饮酒及进食辛辣刺激食物；②保持良好的卫生习惯，积极治疗各种鼻部病变；③预防感冒，防止接触变应原，有效控制过敏性疾病；④加强锻炼，增强体质。

2. 药物治疗　主要针对初发较小息肉和鼻息肉围手术期患者。①局部糖皮质激素：鼻喷糖皮质激素，通常每天1次，清晨用药，严重者每天2次，需持续用药2～3个月。②口服糖皮质激素：伴有明显变态反应症状、阿司匹林耐受不良或哮喘的鼻息肉患者，可于围手术期口服泼尼松，具体剂量需遵医嘱。用药期间应注意保护胃黏膜；有高血压、糖尿病、青光眼疾病患者禁用。③黏液溶解促排剂：可稀化鼻腔鼻窦分泌物并改善纤毛活性，有促进黏液排出和有助于鼻腔鼻窦生理功能恢复的作用。④抗过敏药：对伴有变应性鼻炎和/或哮喘的患者可应用抗过敏药物，包括口服或鼻用抗组胺药、口服白三烯受体拮抗剂，疗程不少于4周。对于伴有哮喘的患者，首选口服白三烯受体拮抗剂。⑤抗生素：急性期出现感染时，可以根据细菌培养和药敏结果选择敏感的抗菌药物治疗，疗程不超过2周。⑥生物制剂：针对相应的免疫特征和分型，使用IgE、IL-5和IL-4受体的单克隆抗体治疗，如奥马珠单抗、度普利尤单抗、美泊利单抗等，可显著缩小鼻息肉体积，是未来精准治疗的选择。

3. 手术治疗　①传统开放性手术：即将患者鼻腔彻底开放，切除鼻甲，从而彻底暴露病灶对其进行切除。但由于其破坏了正常的生理结构，创伤大，术后并发症较多，已被逐渐取代。②鼻内镜手术：因其创伤小，在很大程度上保持了鼻腔原有的解剖生理结构，降低了术后并发症，已成为目前临床最常用的手术方法。

4. 中医治疗　中医认为，鼻息肉的证型可概括为以下几种：风热炽盛型、湿热内蕴型、气虚挟湿型、气血瘀滞型、食积湿热型、寒湿凝聚型等。如风热炽盛型用辛夷清风饮加减；湿热内蕴型用胜湿汤加减；气虚挟湿型用补中益气汤合苍耳子散加减；瘀血型用桃红四物汤合苍耳子散加减；食积湿热型用消痔散加减。此外，中医外用法也用于治疗鼻息肉。比如消息散外涂、点穴疗法、敷药疗法、针刺疗法等。同时，术后中药的内服及外用治疗，对术后复发的息肉患者，也显示出了很好的治疗效果。

【健康管理】

一、三级预防

1. 一级预防　即病因预防，针对鼻息肉的高危人群，如哮喘、鼻窦炎、囊性纤维化患者的及时治疗，同时保持良好的生活习惯，如戒烟戒酒、清淡饮食、预防感冒、加强体质锻炼，改正强行擤鼻及挖鼻的习惯。

2. 二级预防　三早预防，即早发现、早诊断、早治疗，对有相关症状患者的及时发现并明确病因，及时给予鼻喷糖皮质激素、抗白三烯抑制剂等治疗，有鼻窦部感染针对性使用抗生素治疗，必要时联合手术治疗。

3. 三级预防　包括并发症及合并症的治疗和健康管理，比如糖尿病、高血压、肥胖患者的健康管理等。

二、健康教育

戒烟戒酒，预防感冒，加强体质锻炼，避免接触变应原，保持室内温度适宜，避免潮湿或干燥，纠正挖鼻的不良习惯。及时治疗上呼吸道感染、鼻窦炎症等，家中常备生理海水洗鼻剂，学会鼻喷剂的使用技巧。

三、双向转诊

（一）上转指征

1. 难治性及复发性鼻窦炎伴鼻息肉患者。

2. 存在影响鼻窦引流的明显解剖学异常的慢性鼻窦炎伴鼻息肉患者。

3. 经药物保守治疗，症状改善不满意，具备手术指征。

4. 出现相关并发症。

（二）下转指征

1. 鼻息肉持续药物治疗。

2. 具有慢性病合并症的健康管理。

四、社区管理

对于慢性鼻窦炎伴鼻息肉患者，建立健康档案并做好随访登记，纳入社区长期健康管理，避免长期使用血管收缩剂，例如萘甲唑啉等，避免引起药物性鼻炎的发生。对于手术后的患者做好随访工作，出现并发症时及时处理并上转，同时指导患者掌握正确的喷鼻方法，重视患者的精神及心理健康干预，保持良好情绪，改善患者的生活质量。

【预后】

鼻息肉因细胞表型不同导致患者的预后不同，浆细胞和淋巴细胞优势型的鼻息肉复发率非常低，采取手术治疗措施，预后良好。而嗜酸性粒细胞优势型鼻息肉具有主观症状重、客观评分高等特性，术后极易复发。

【诊治进展】

目前临床上尚缺乏对鼻息肉的性质有效的鉴别手段，仍未找到复发性鼻息肉病因及相关指标。研究表明 miRNA-125b、miRNA-34a 水平在鼻息肉的发生和发展中起作用，在未来可能成为疾病诊断及预后判断的一个生物标志物。由中山大学附属第三医院杨钦泰教授团队研发的第二代人工智能慢性鼻窦炎诊断平台（AICEP 2.0），能够更快速准确诊断多种鼻息肉细胞表型，给鼻息肉临床诊断及治疗带来福音。

【病例分享】

患者，女性，44 岁，因“双鼻持续性鼻塞、流黏脓涕 3 年，加重 1 个月”就诊。患者于 3 年前“感冒”后出现双侧鼻塞，开始为交替性，在当地医院使用滴鼻剂后症状缓解，但仍有反复发作，鼻塞症状持续加重，伴流白色黏涕，秋季时每天晨起喷嚏，流清水样涕，伴头昏、嗅觉减退。

1个月前症状明显加重，不伴头痛，无明显夜间睡眠打鼾。既往史：哮喘病史7年，近2年病情平稳，无急性发作，平素应用沙美特罗替卡松吸入粉雾剂控制。无"高血压、糖尿病"病史，无结核病史、鼻部手术外伤史，无药物及食物过敏史。无吸烟饮酒史。专科查体：外鼻无畸形，鼻腔黏膜略苍白、肿胀，双下鼻甲肥大，鼻底可见较多黏白涕，鼻腔可视及淡黄色、光滑、荔枝肉样新生物，触之柔软，不易出血，主要来源于中鼻道，鼻窦区无压痛。咽部黏膜淡红，双扁桃体不大，咽后壁较多稀薄分泌物。社区医生接诊后，首先考虑慢性鼻窦炎、鼻息肉，还应考虑变应性鼻炎及其他疾病的可能。建议上级医院耳鼻咽喉科进一步检查。

患者在耳鼻咽喉专科就诊后，完善相关检查：变应原皮肤点刺试验和血清总IgE检测，蒿草(+++)，血清总IgE升高。鼻腔分泌物涂片：鼻腔分泌物中嗜酸性粒细胞(+)，且血液中、组织中嗜酸性粒细胞增多。鼻阻力、鼻声反射检查：鼻腔阻力增高，应用1%麻黄碱收缩后能够明显缓解。嗅觉功能检查：嗅觉轻度减退。鼻窦CT结果：鼻窦发育良好，双额、筛、上颌窦和蝶窦内显示软组织密度影，双侧中鼻道软组织密度影。据患者症状及查体、辅助检验、检查结果，既往有哮喘病史，初步诊断：慢性鼻窦炎(双)，鼻息肉(双)，变应性鼻炎，哮喘。对于慢性鼻窦炎、鼻息肉，考虑选择鼻内镜手术及鼻用糖皮质激素治疗，以减少疾病复发。嘱患者注意饮食清淡，戒烟、戒酒及辛辣刺激饮食。进食温热饮食，避免过烫，以防鼻出血，多吃高蛋白、高维生素食物，增加水果及蔬菜的食用。平时预防感冒，避免疲劳，增强体质锻炼，家中保持室内适宜的温度及湿度，必要时使用加湿器，房间尽量不要摆放鲜花，保持良好的心理状态，避免紧张激动的情绪。

【思考题】

1. 慢性鼻窦炎伴鼻息肉的治疗方案是什么？

2. 鼻息肉的手术指征有哪些？

（杨浙宁）

第四节 慢性咽炎

【学习提要】 1. 慢性咽炎的定义、分类、临床表现和诊断。
2. 慢性咽炎的综合评估和治疗。
3. 慢性咽炎的三级预防和社区健康管理。

【定义】

慢性咽炎（chronic pharyngitis，CP）是一种临床常见的疾病，主要表现为咽部黏膜、黏膜下及淋巴组织的弥漫性炎症。慢性咽炎按病理表现主要分为慢性单纯性咽炎、慢性肥厚性咽炎、慢性干燥性咽炎、慢性萎缩性咽炎、慢性过敏性咽炎、慢性反流性咽炎。

【流行病学】

慢性咽炎是耳鼻咽喉科常见且多发的疾病，各年龄段均可发病，以成年人多见。我国耳鼻咽喉科日常就诊患者中约 1/3 为咽炎患者，尤其好发于春、冬季节交替时，城镇居民发病率明显高于农村居民，成年人群中患病率约为 20%。据统计，在城镇居民中其患病率占咽喉部疾病的 10%～20%。随着我国工业水平的提高，空气污染加重，导致慢性咽炎发病率逐年增加。此外，由于现代社会工作压力不断加大以及吸烟饮酒等不良生活习惯的影响，呼吸道受损严重，慢性咽炎的发病率呈逐年上升趋势。

【病因及发病机制】

一、病因

可分为感染性因素和非感染性因素。

（一）感染性因素

1. 细菌感染　以 A 组链球菌为首的致病菌在咽炎的发生发展中起着主导作用。据国内学者研究报道，A 组链球菌在咽后壁菌群构成比从 16.40% 到 40.32% 不等（甲型溶血性链球菌为 18.44%～35.48%，乙型溶血性链球菌为 3.80%～5.71%）。

2. 菌群紊乱　咽部微生态失平衡对咽炎的发生发展起着重要作用。研究发现，慢性咽炎患者咽部的微生物大部分是条件致病菌，当其成为优势种群时就会导致咽炎发生。

病原微生物感染和菌群失调是引起慢性咽炎的重要病因，感染可导致咽部黏膜生态环境紊乱，长期滥用抗生素可加重菌群失调，最终引起慢性咽炎的反复发作。

3. 鼻源性慢性咽炎——鼻后滴漏综合征　由鼻腔、鼻窦炎症和鼻咽部炎症产生的分泌物可引起鼻后滴漏综合征，分泌物对咽后壁黏膜的刺激可导致慢性咽炎。

（二）非感染性因素

1. 阻塞性睡眠呼吸暂停低通气综合征（OSAHS）　流行病学研究证实，OSAHS 与慢性咽炎发病正相关，OSAHS 引发慢性咽炎的常见机制是患者长期张口呼吸引起咽部黏膜过度干燥，黏膜屏障受损导致炎症发生。

2. 职业暴露　慢性咽炎在部分职业中呈高发趋势，多发于嗓音工作者，如教师、歌手等。长期多语言和演唱可刺激咽部，引起慢性充血而致病。

3. 咽喉反流（laryngopharyngeal reflux disease，LPRD）　胃食管内容物向上反流至咽喉部后，对黏膜造成物理性和化学性刺激可引起咽部异物感、恶心干呕等一系列慢性咽炎症状。

4. 生活习惯及其他　如吸烟、饮酒、辛辣刺激饮食人群中，慢性咽炎患病率明显高于正常饮食人群，另外还与过敏性疾病等变态反应、空气污染、冷空气刺激、放射性损伤、微量元素缺乏如锌缺乏等相关。

二、发病机制

目前对慢性咽炎的发病机制仍未完全清楚，研究认为主要包括神经生理学机制和细菌 L 型（L-form）机制。

1. 神经生理学机制　国外学者指出咽后壁的神经末梢主要来自舌咽神经分支，这些神经末梢裸露在外起着传感器的作用，可以感知咽后壁黏膜受到的各种物理、化学刺激，尤其是炎症刺激。

2. 细菌 L 型机制　A 组链球菌属革兰氏阳性菌，它在抗生素（尤其是 β- 内酰胺类）、高渗环境、溶菌酶、抗体等多种因素作用下可失去细胞壁而形成细菌细胞壁缺陷型，即细菌 L 型（L-form or L-phase），与细菌型相对应。L 型细菌在宿主细胞内生长繁殖并不断带来慢性损伤，与多种慢性疾病的发生密切相关。

【临床表现】

一、症状

慢性咽炎的全身症状不明显，以局部症状为主。

1. 咽部症状　咽干、咽痒、咽痛，咽部异物感，恶心、易干呕等，在说话增多、食用刺激性食物后、疲劳或受凉后加重，严重者还可能出现难以进食等情况，咽部分泌物少不易咳出者，常表现为习惯性清嗓。

2. 咳嗽　多为刺激性咳嗽，无痰或少痰，阵发性发作，尤其是在晚上睡觉前和起床后。

二、体征

表现为咽部慢性充血，黏膜呈暗红色，或树枝状充血；咽后壁淋巴滤泡增生，或咽侧索肿大；咽黏膜增生肥厚，或干燥、萎缩、变薄，有分泌物附着。

三、接诊要点

接诊慢性咽炎患者时，应详细问诊、全面采集病史，包括患者的饮食生活习惯、职业、工作环境、过敏史、既往史等。在问诊中需要注意患者就诊的主要原因，倾听患者对疾病的看法，关注患者的担心和期望，适时反馈。具体要点包括以下几个方面。

1. 起病情况　发病时间、可能的诱因等情况。

2. 病情特点　是否有急性咽炎反复发作病史，是否与职业相关，是否存在反流性胃炎相关症状、睡眠打鼾等，以及其他伴随症状。

3. 治疗经过　是否有药物治疗或手术治疗，有无定期随访等情况。

4. 既往史　有无高血压、糖尿病病史，有无过敏史等。

5. 生活方式及社会心理因素　详细询问患者的饮食生活习惯，烟酒嗜好，工作及居住环境等；了解患者对慢性咽炎的看法，以及心情是否焦虑，尤其工作原因讲话比较多时，是否掌握一些正确的发声技巧。了解患者家庭成员关系是否和睦，家属是否能及时舒缓患者的不良情绪，社会人际关系是否和谐。

四、常见合并症 / 并发症

（一）并发症

1. 扁桃体炎　主要有咽部不适，异物感，发干、痒，刺激性咳嗽等，易与慢性咽炎相混淆。

2. 支气管炎　临床症状主要是咳嗽、气喘，反复呼吸道感染。

3. 肺炎　临床症状主要是寒战、高热、咳痰、胸痛、呼吸困难。

4. 中耳炎　临床症状主要是耳痛、流脓、鼓膜穿孔、听力下降等。严重者可引起颅内、颅外并发症，如化脓性脑膜炎、脑脓肿、迷路炎、面神经麻痹。

（二）合并症

1. 胃食管分反流　有研究发现，慢性咽炎患者中大约有 80% 是胃食管反流病引起。尤其是一部分没有明显的反流症状，只是在晚间睡眠时出现，自己察觉不到，称为隐形反流。

2. OSAHS　有研究发现，OSAHS 患者人群中慢性咽炎患病率为 57.8%，显著高于普通人群的患病率。咽炎和睡眠呼吸暂停综合征互为因果。由于慢性咽炎的存在，咽部组织由于炎症肿胀引起咽腔狭窄，上气道阻力增加，最终造成患者 OSAHS 的发生。

3. 慢性鼻窦炎　鼻窦通过窦口开口与鼻咽腔相通，两者任何一个器官有异常都可以牵连邻近组织器官，既往无咽炎的鼻炎患者也会引起咽炎发作。

【辅助检查】

1. 实验室检查　血常规有淋巴细胞比率升高，可超过中性粒细胞，可伴血红蛋白下降。生化常规基本正常。

2. 影像学检查　慢性咽炎影像学检查往往是为排除其他病因或寻找并发症。CT 表现：黏膜增厚，咽壁均匀增厚、肿胀，可伴有声带增厚、肿胀。MRI 表现：咽部黏膜均匀性增厚，呈 T_1 等或较低信号、T_2 较高或等信号。增强CT和MRI表现：咽部黏膜明显及均匀强化。

3. 病理学检查　慢性咽炎病理上主要表现为咽部黏膜充血、肥厚，黏膜下有广泛的结缔组织及淋巴组织增生，咽后壁淋巴滤泡增生。其中反流性咽喉炎的患者在喉镜下病理变化：杓间水肿、假声带沟、环后区水肿红斑、黏膜肥厚、声带息肉和溃疡、喉室变浅或消失、咽部卵石样改变、弥漫性喉炎、肉芽肿、声门下狭窄、环杓关节僵硬等。

【诊断和评估】

一、诊断思维

需详细询问病史特点及其他伴随症状，结合查体及辅助检查，排除慢性支气管炎、上气道咳嗽综合征、咳嗽变异性哮喘、变应性咳嗽、感染后咳嗽、恶性肿瘤等疾病后明确诊断。

1. 诊断标准　符合症状1项或1项以上检查所见，即可诊断，见表12-4-1。

表12-4-1　慢性咽炎诊断标准及临床特点

主要症状	次要症状
(1) 咽喉不适	(1) 咽部症状时轻时重
(2) 微痛，痒	(2) 咽部检查黏膜肿胀
(3) 异物感	(3) 或有萎缩
(4) 咽喉干燥	(4) 或有暗红色斑块状、树枝状充血
(5) 晨起刺激性咳嗽，恶心	(5) 咽侧索肿大，咽后壁淋巴滤泡增生
(6) 少量黏稠分泌物附着	

2. 鉴别诊断　主要与以下疾病鉴别。

(1) 早期食管癌：在出现吞咽困难之前，常仅有咽部不适、胸骨后压迫感，较易与慢性咽炎混淆。对中年以上患者，若以往无明显咽炎病史，在出现咽部不适时，应进行详细检查。

(2) 早期鼻咽癌：多表现为鼻咽顶后壁、咽隐窝黏膜不对称性增厚，进一步行组织病理检查鉴别。

(3) 茎突综合征、舌骨综合征或咽异感症：均可因有相同的咽部症状而不易区别。可通过茎突及舌骨X射线拍片和颈椎X射线拍片、CT扫描或触诊等与咽炎鉴别。

(4)丙种球蛋白缺乏症：好发于儿童及青年，有反复发生急性或慢性呼吸道炎症病史，其咽部变化为淋巴组织明显减少或消失。

二、临床评估

1. 发病期评估　是否存在慢性鼻窦炎、扁桃体炎等，是否经过正规的抗感染治疗。工作、生活环境是否清洁，饮食、用嗓习惯是否合理，既往发病用药情况及效果。另外，需评估患者体质，平时是否注重锻炼。

2. 合并症评估　以慢性反流性胃炎、OSAHS多见。前者可对照反流症状指数评分量表（Reflux Symptom Index，RSI）和反流体征评分量表（Reflux Finding Score，RFS）（表12-4-2、表12-4-3），若RSI>13分和/或RFS>7分，可诊断为疑似反流性咽喉炎。这2个量表分别对症状及内镜下反流相关喉部病变程度进行量化，有助于诊断及对治疗效果的评估。但因为量表具有较大主观性，所以不可单凭量表进行诊断。后者可到上级医院相关科室行呼吸睡眠监测检查进一步明确。

表12-4-2　反流症状指数评分量表（RSI）

在过去1个月哪些症状困扰你？	0分＝无症状					5分＝非常严重
声嘶或发音障碍	0	1	2	3	4	5
持续清嗓	0	1	2	3	4	5
痰过多或鼻涕倒流	0	1	2	3	4	5
吞咽食物、水或药片不利	0	1	2	3	4	5
饭后或躺下后咳嗽	0	1	2	3	4	5
呼吸不畅或反复窒息发作	0	1	2	3	4	5
烦人的咳嗽	0	1	2	3	4	5
咽喉异物感	0	1	2	3	4	5
胃灼热、胸痛、胃痛	0	1	2	3	4	5
			总分			

表 12-4-3　反流体征评分量表(RFS)

体征	评分
假声带沟	0=无　2=存在
喉室消失	0=无　2=部分　4=完全
红斑/充血	0=无　2=局限于杓状软骨　4=弥漫
声带水肿	0=无　1=轻度　2=中度　3=重度　4=任克间隙水肿
弥漫性喉水肿	0=无　1=轻度　2=中度　3=重度　4=堵塞
后连合增生	0=无　1=轻度　2=中度　3=重度　4=堵塞
肉芽肿	0=无　2=存在
喉内黏稠黏液附着	0=无　2=存在
	总分

【治疗】

一、治疗目标

缓解症状，避免复发，减少并发症。

二、治疗原则

去除病因，调整生活方式，治疗原发病变。

三、治疗方案

近年来临床上在对慢性咽炎的治疗中，西医治疗多以改善局部症状为主，包括改善生活习惯、消除病因及针对性用药；中医治疗不仅能改善咽腔局部症状，而且能改善机体整体状况，也是作为目前主要的治疗手段。

1. 一般治疗　①如戒烟戒酒，避免饮酒及进食辛辣刺激食物，改善工作和生活环境，避免粉尘及有害气体的刺激，避免说话过多及高声呼喊；②积极治疗急性咽炎及鼻腔、鼻窦、扁桃体的慢性炎症；③积极治疗胃食管反流疾病，注意纠正便秘及消化不良；④加强锻炼，增强体质，配合心理疏导，避免情绪激动或消沉，调整心态，积极面对生活中各方面的压力。

2. 药物治疗　慢性咽炎的药物治疗根据不同类型药物选择有所不同。

（1）慢性单纯性咽炎药物治疗：常用复方硼砂溶液、呋喃西林溶液、2% 的硼酸液含漱以保持口腔、口咽的清洁，或含服含片，如碘含片、金菊利咽口含片、西瓜霜含片等；也可用复方碘甘油、5% 硝酸银溶液或 10% 弱蛋白银溶液涂抹咽部，有收敛及消炎作用。对咽异物感症状较重者，可采用普鲁卡因封闭穴位，可使症状减轻。一般不应用抗生素治疗。

（2）慢性肥厚性咽炎药物治疗：除了上述方法处理外，还需对咽后壁淋巴滤泡进行处理。化学药物多选用 20% 的硝酸银溶液或铬酸，烧灼肥大的淋巴滤泡，达到治疗效果。

（3）慢性萎缩及干燥性咽炎：用 2% 碘甘油涂抹咽部，改善局部血液循环，促进腺体分泌；服用维生素 A、维生素 B_2、维生素 C、维生素 E，可促进黏膜上皮组织再生与修复。

（4）慢性过敏性咽炎：季节性过敏、尘螨过敏等可考虑脱敏治疗，其他可选用抗组胺药物，如西替利嗪、氯雷他定等。

（5）慢性反流性咽炎：抑酸、胃肠促动药物等对症治疗。

3. 手术治疗　主要针对慢性反流性咽炎，目的是通过恢复食管下括约肌张力以减少胃食管反流事件的发生，治疗方式包括如下。①内镜下治疗：最常见的是食管微量射频术和贲门缩窄术。②手术治疗：最常用的如腹腔镜下胃底折叠术。治疗的目的均是通过恢复食管下括约肌张力以减少胃食管反流事件的发生。

4. 中医治疗　多采取辨证论治，从患者的整体出发，根据患者症状，结合滋阴补精、清心降火、清热解毒、活血化瘀、养阴清肺等治则治法。同时联合中医外治：耳背放血、推拿刮痧、穴位贴敷、穴位注射、穴位埋线、针灸等多种辨证论治的方法，不良反应少，效果佳。

【健康管理】

一、三级预防

1. 一级预防　即病因预防，针对慢性咽炎的诱因，如戒烟戒酒、清淡饮食、增强体质锻炼、减轻体重，及时治疗鼻窦炎症、扁桃体炎、上呼吸道感染等。

2. 二级预防　即早发现、早诊断、早治疗，对有慢性咽炎主要症状的患者及时诊断，明确病因，并给予对症治疗。比如反流性胃炎抑酸治疗、OSAHS 呼吸机支持，咽部感染及时予抗生素治疗，中医治疗及必要时联合手术等综合处理。

3. 三级预防　包括并发症及合并症的治疗和健康管理，比如糖尿病、高血压、肥胖患者的健康管理等。

二、健康教育

饮食清淡，戒烟酒，选择易消化的饮食，忌油腻、辛辣、高糖、高盐饮食，避免临睡前进食，注意改善工作和生活环境，减少吸入粉尘及有害气体。避免熬夜，预防感冒，及时治疗鼻窦炎等易发病因，加强运动锻炼，增强抵抗力。避免或少穿束腰过紧的衣服。保持理想体重。

三、双向转诊

（一）上转指征

1. 经系统治疗后咽部不适症状无好转或加重。
2. 出现相关并发症如肺炎等。

（二）下转指征

1. 慢性咽炎持续治疗。
2. 慢性咽炎患者的健康管理。

四、社区管理

社区全科医生给患者建立健康档案，教育患者清淡饮食，养成良好的作息习惯及发音技巧，避免劳累及预防感冒，主动改善生活及工作环境的卫生，加强运动锻炼增强体质，积极治疗易发因素，如口腔感染、鼻窦炎、胃食管反流等，如经过系统治疗症状无好转，及时上级医院评估并发症及合并症。同时注意心理干预，纳入社区长期健康管理。

【预后】

慢性咽炎类型病因复杂，病程反复，若治疗不及时或不当可并发扁桃体炎、鼻窦炎、支气管炎，严重者可能引发肺炎及中耳炎。重视预防，保持良好的生活习惯，并配合积极有效的药物治疗，可以取得良好的预后。

【诊治进展】

近年来慢性咽炎的治疗进展主要集中在中药抗慢性咽炎作用机制的研究上，主要体现在改善咽部血液流变学，增强免疫作用，调节相关细胞因子的表达，调节炎症信号通路，调节神经代谢等方面。

【病例分享】

患者，男性，35岁，教师，因“咽部异物感半年余”就诊。就诊时患者咽部异物感明显，伴咽干、咽痒及轻微咽痛、干咳，曾间断口服抗生素（具体不详）及金嗓子喉宝治疗，效果一般且反复。晨起刷牙偶伴恶心干呕，无鼻塞、流涕，无气喘，无发热及畏寒，自诉近来工作压力较大，且情绪易激动，大声说话后咽部不适感更甚。饮食、睡眠可，大小便如常。既往体健，无过敏史，有吸烟史，每天1包，偶少量饮酒。查体：体形肥胖，精神可，舌红苔浅，咽部充血红肿，双肺听诊未闻及异常。社区医生接诊后，结合患者症状，考虑慢性咽炎诊断。建议其戒烟，给予口服头孢类、清喉利咽颗粒、草珊瑚含片口服一段时间后，患者自觉咽干、咳嗽症状好转，仍有咽部异物感，再次于社区医院就诊。全科医生再次接诊后，建议其上级医院耳鼻咽喉科进一步就诊。

患者至上级医院后，行相关检验检查，血常规、生化常规提示正常。喉镜检查可见咽部黏膜呈暗红色，呈树枝状充血，喉内黏液附着、弥漫性喉水肿、喉室消失等表现。结合患者肥胖及喉镜下表现，考虑诊断慢性反流性咽炎。建议其停用抗生素，辅以抑酸剂及胃肠促动药物，考虑平时运动少，建议其增加锻炼，增强体质。同时患者工作压力大，有焦虑情绪，建议其心理门诊及中医门诊就诊。中医诊断：慢喉痹（肝郁化火证）。治以挂金灯汤加减治疗。随访患者诉咽部异物感明显减轻，咽干、咽痒、干咳等症状消失。回到社区医院后，社区医生将其纳入健康管理，教育其纠正不良的生活习惯，如戒烟酒，避免摄入过多辛辣刺激性的食物及过度用声，避免疲劳，定期体育锻炼及户外运动，调整心态，保持乐观情绪以利于慢性咽炎损伤部位的修复。同时开展家庭成员相关教育，如改善饮食及生活习惯，保持居家卫生清洁、空气清新，减少呼吸道感染频率。长期随访，患者慢性咽炎症状明显减少。

【思考题】

1. 如何进行慢性咽炎与咽部炎症增生性病变的鉴别？

2. 慢性咽炎抗生素使用指征有哪些？

（杨浙宁）

第五节 青 光 眼

【学习提要】 1. 青光眼的病因与发病机制、分类。

2. 青光眼的诊断要点与治疗。

3. 青光眼的随访与管理。

【定义】

青光眼（glaucoma）是一组以特征性视神经萎缩和视野缺损为共同特征的疾病，病理性眼压增高是其主要的危险因素。

【流行病学】

青光眼是第二位致盲性眼病，在患者的直系亲属中，10%～15%的个体可能出现青光眼。

【病因与发病机制】

眼压是眼球内容物作用于眼球内壁的压力，正常值为10～21mmHg，但实际上正常人群眼压并非呈正态分布，不可机械地把眼压>21mmHg认为是病理值。眼压升高水平和视神经对压力损害的耐受性与青光眼视神经萎缩和视野缺损的发生和发展有关。部分患者的眼压虽已超过统计学正常上限，但长期随访并不出现视神经、视野损害，称为高眼压症。

生理性眼压的稳定性有赖于房水生成量与排出量的动态平衡。房水自睫状突生成后，经后房越过瞳孔到达前房，然后主要通过2个途径外流：①小梁网通道，经前房角小梁网进入巩膜静脉窦，再通过巩膜内集合管至巩膜表层睫状前静脉；②葡萄膜巩膜通道，通过前房角睫状体带进入睫状肌间隙，然后进入睫状体和脉络膜上腔，最后穿过巩膜胶原间隙和神经血管间隙出眼。正常人大约20%由葡萄膜巩膜通道外流。大多数青光眼眼压升高的原因为房水外流的阻力增高，或因房水引流系统异常（开角型青光眼），或是周边虹膜堵塞了房水引流系统（闭角型青光眼）。

【分类】

依据前房角形态、病因与发病机制、发病年龄，青光眼可分为原发性、继发性和先天性3大类。

一、原发性青光眼

原发性青光眼是指病因机制尚未充分阐明的一类青光眼。根据眼压升高时前房角的状态是关闭或开放，可分为原发性闭角型青光眼（primary angle-closure glaucoma，PACG）和原发性开角型青光眼（primary open-angle glaucoma，POAG）。根据发病急缓，PACG又分为急性闭角型青光眼（acute angle-closure glaucoma）和慢性闭角型青光眼（chronic angle-closure glaucoma）。

二、继发性青光眼

继发性青光眼是一类异质性疾病，眼压升高作为主要致病因素造成青光眼性视神经损伤是该类青光眼的重要特点，包括色素性青光眼和新生血管性青光眼（neovascular glaucoma，NVG）等多种类型。

三、先天性青光眼

先天性青光眼是指在胎儿发育过程中，前房角发育异常，小梁网-巩膜静脉窦系统不能发挥有效的房水引流功能而使眼压升高的一类青光眼。包括婴幼儿型青光眼、青少年型青光眼、合并眼部或全身发育异常的先天性青光眼。

【诊断要点】

一、急性闭角型青光眼（图 12-5-1）

1. 临床前期　一眼急性发作被确诊，另一眼即使无症状也可诊断。可没有自觉症状，但具有前房浅、虹膜膨隆、房角狭窄等表现。暗室试验后眼压明显升高者可诊断。

2. 先兆期（不留永久性组织损害）　一过或反复多次的小发作，历时短暂，休息后自行缓解或消失；鼻根部、额部酸胀；雾视、虹视；眼压常在 40mmHg 以上；角膜上皮水肿呈轻度雾状；前房极浅，但房水无混浊；房角大范围关闭，瞳孔稍大，光反应迟钝。

3. 急性发作期（症状缓解或消失后可遗留永久性组织损伤）

（1）症状：眼红、眼痛、剧烈头痛；畏光、流泪；视力严重减退；恶心、呕吐。

（2）体征：高，眼压>50mmHg；大，瞳孔散大；红，睫状充血或混合性充血；肿，角膜上皮水肿；角，角膜后色素沉着；虹，虹膜节段性萎缩；斑，青光眼斑。

(3) 青光眼三联征：角膜后色素沉着；虹膜节段性萎缩；青光眼斑。

4. 间歇期　明确的小发作史；房角开放或大部分开放；不用药或单用少量扩瞳剂，眼压稳定在正常水平。

5. 慢性期　房角广泛粘连（通常>180°）；眼压中度升高；眼底可见青光眼性视盘凹陷并有相应视野缺损。

6. 绝对期　高眼压持续过久，视神经遭到严重破坏，视力降到无光感且无法挽救。

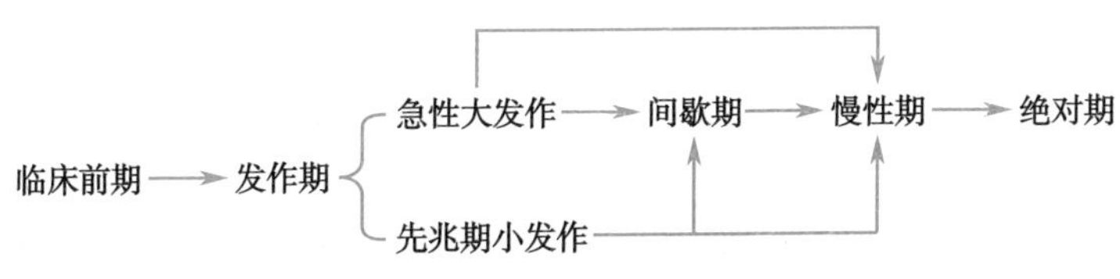

图 12-5-1　急性闭角型青光眼的发展过程

二、慢性闭角型青光眼

1. 周边前房浅，中央前房深度略浅或接近正常，虹膜膨隆现象不明显。

2. 房角为中等狭窄，有程度不同的虹膜周边前粘连。

3. 如双眼不是同时发病，则对侧的“健眼”尽管眼压、眼底、视野均正常，但有房角狭窄，或可见到局限性周边虹膜前粘连。

4. 眼压中等度升高。

5. 眼底有典型的青光眼性视盘凹陷。

6. 伴有不同程度的青光眼性视野缺损。

三、原发性开角型青光眼（POAG）

1. 眼压升高　疾病早期，眼压升高不是持续性升高，测定 24 小时眼压有助于发现眼压高峰值及其波动范围。

2. 视盘损害　视盘凹陷进行性加深扩大，攀岩宽窄不一，特别是上、下方盘沿变窄或局部变薄，视盘出血和视网膜神经纤维层缺损均属青光眼特征性视神经损害。双眼视盘形态变化的不对称性，如杯盘比（cup-disc ratio，C/D）差值>0.2 也有诊断意义。

3. 视野缺损　重复性旁中心暗点或鼻侧阶梯，是青光眼早期视野损害的征象。采用 Goldmann 视野计超阈值静点检查或计算机自动视野计阈值定量检查，较易发现早期缺损。

眼压升高、视盘损害、视野缺损 3 大诊断指标，如其中 2 项为阳性，房角检查属开角，诊断可成立。

目前 POAG 早期诊断主要集中在对青光眼患者直系亲属和高眼压人群的密切随访。

四、继发性青光眼

1. Ⅰ期（青光眼前期）　虹膜或前房角出现新生血管，但由于尚未危及房角功能，眼压正常，患者可以无症状。

2. Ⅱ期（开角型青光眼期）　房角无关闭，但新生血管膜伸进小梁网，小梁网功能受损，眼压升高。

3. Ⅲ期（闭角型青光眼期）　新生血管膜收缩，房角粘连、关闭，眼压急剧升高。

【治疗】

一、原发性青光眼

1. 治疗目标　降低眼压，保护视神经。

2. 治疗方法　增加房水流出，抑制房水生成；减少眼内容积。

（1）药物（早期改变首选药物治疗）：①缩瞳剂（缩小瞳孔），毛果芸香碱；② β 受体拮抗剂（抑制房水生成），噻吗洛尔、卡替洛尔、倍他洛尔；③ α_2 受体激动剂（抑制房水生成和促进葡萄糖巩膜通道房水外流），溴莫尼定；④碳酸酐酶抑制剂（抑制房水生成），布林佐胺；⑤前列腺素衍生物（增加葡萄糖巩膜通道外流，降压幅度最大，约 30%），拉坦前列素、曲伏前列素、贝美前列素；⑥高渗剂（眼压<21mmHg，房角开放或粘连范围<1/3 周），20% 甘露醇。

（2）手术：①小梁切除术，房角广泛粘连>1/3，眼压>21mmHg；②微创青光眼手术，小梁网途径的外流，脉络膜巩膜途径外流，结膜下新的外引流。优点：微创、有效降低眼压、安全性高、简单可重复、愈合快。

3. PACG 治疗　缩小瞳孔、联合用药、辅助治疗、激光治疗、手术治疗。

4. 视神经保护性研究　钙离子阻滞剂、谷氨酸拮抗剂、神经营养因子、抗氧化剂等。

二、继发性青光眼

（一）降低眼压

1. 药物治疗　包括局部用药、全身用药及术前用药。

（1）局部用药：β 肾上腺素能受体拮抗剂、α_2 肾上腺素能受体激动剂、碳酸酐酶抑制剂及其固定复方制剂。

（2）全身用药：脱水剂（对于晚期 NVG 有可能升高眼压）、碳酸酐酶抑制剂等。

（3）术前用药：在行滤过性抗青光眼手术前，建议行抗血管内皮生长因子（vascular endothelial growth factor，VEGF）治疗，可以使虹膜新生血管消退，为后续手术创造条件。

2. 手术治疗　①青光眼引流装置植入术；②小梁切除术；③睫状体分泌功能减弱性手术；④眼球摘除术，建议用于上述方法均无法控制眼压、为缓解患者疼痛或无治疗价值的情况，须结合患者意愿；⑤抗青光眼手术＋白内障摘除手术＋玻璃体切除手术联合眼内全视网膜光凝术（panretinal photocoagulation，PRP），适用于合并白内障、玻璃体积血等情况，无法完成 PRP 者。

（二）全视网膜光凝术（PRP）

PRP 是治疗视网膜缺血的根本方法。针对以糖尿病视网膜病变、缺血型视网膜中央静脉阻塞为病因的 NVG，应采取 PRP 和抗血管内皮生长因子治疗。

（三）全身病治疗和眼部疾病的后续治疗

三、先天性或发育性青光眼

1. 婴幼儿型青光眼　手术是治疗的主要措施，若房角切开术或小梁切开术控制眼压仍不理想，可通过滤过性手术。眼压控制后还应尽早采取适当的措施防治弱视。

2. 青少年型青光眼　治疗同 POAG。

3. 合并其他眼部或全身发育异常的先天性青光眼　治疗主要依靠手术治疗，但控制眼压只是诸多问题中的一个，其他眼部疾病或全身异常，给控制眼压增添了许多困难，预后往往不利。

【随访与管理】

降眼压对于治疗各阶段 POAG 及降低高眼压症向 POAG 的转化率均有明确益处，将眼压控制在目标眼压水平是青光眼治疗和随访的具体目标，也是青光眼医生日常工作的重点。药物治疗方面：推荐从单一用药开始；与分开使用 2 种不同成分滴眼液比较，在可能的情况下推荐选用固定复方制剂；女性患者怀孕期间继续使用抗青光眼药物，可能对胎儿（和新生儿）构成潜在风险，这些风险须与母亲可能承受的视力丧失风险相权衡。随访阶段需要对青光眼视神经结构和功能损伤进行分析，这对后续治疗方案的制订或调整具有重要意义。

【病例分享】

患者，女性，65 岁，因“左眼胀痛伴视物不清 1 天”于社区卫生服务中心全科门诊就诊。患者1天前情绪激动后出现左眼胀痛，视物逐渐不清，伴同侧头痛，伴恶心，无呕吐，无头晕、耳鸣，无肢体感觉及运动异常。患者近期睡眠可，大小便正常，体重无明显增减。否认冠心病、高血压病、糖尿病等病史，无吸烟、饮酒史，否认药物、食物过敏史。体格检查：体温36.5℃，脉搏76次/min，呼吸18次/min，血压132/70mmHg，神志清，精神可，言语流利。双肺呼吸音清，未闻及明显干、湿啰音，心律齐，各瓣膜听诊区未闻及病理性杂音，腹软，无压痛、反跳痛，肝脾肋下未触及，双下肢无水肿。专科检查：左眼，视力为0.1，结膜充血，角膜上皮水肿呈雾状混浊，前房浅，瞳孔直径5mm，对光反射消失，眼底视盘C/D=0.4，眼压35mmHg；右眼，视力为0.8，结膜无充血，角膜清，前房浅，瞳孔直径3mm，对光反射灵敏，眼底视盘C/D=0.4，眼压21mmHg。

结合上述病史及辅助检查，考虑急性闭角型青光眼（左眼急性发作期），给予1%毛果芸香碱滴眼，每5～15分钟1次，并立即转诊至眼科专科进一步诊治，必要时行激光或手术治疗。

【思考题】

1. 简述急性闭角型青光眼急性发作期的临床表现。
2. 简述治疗青光眼的药物种类。

（张雪娟）

第六节　老年性黄斑变性

【学习提要】 1. 老年性黄斑变性的临床表现和鉴别诊断。
2. 老年性黄斑变性的治疗。
3. 老年性黄斑变性的社区健康管理。

【定义】

老年性黄斑变性，又称年龄相关性黄斑变性（age-related macular degeneration，AMD），是一种眼底黄斑部发生慢性退行性病变而导致中心视力下降的老年眼病，多见于50岁以上人群，双眼先后或同时发病，视力呈进行性损害。其发病率随年龄增加而增高，是老年人致盲的重要原因之一。

【病因及发病机制】

一、病因

确切病因尚未明确。可能与遗传因素、黄斑长期慢性光损伤、代谢及营养因素等有关。

二、发病机制

关于AMD流行病学研究、组织病理学及生物化学研究显示，AMD与血管内皮生长因子（VEGF）、氧化应激、脂褐素沉积、慢性炎症等密切相关。

【临床表现】

一、症状

1. 干性AMD　又称萎缩性或非新生血管性AMD。起病缓慢，双眼视力逐渐减退，可有视物变形。中心视力逐渐下降，阿姆斯勒方格（Amsler）表改变；也可无症状。

2. 湿性AMD　又称渗出性或新生血管性AMD。患眼视力突然下降、视物变形或中央暗点。不同程度的中心视力丧失，中心或旁中心暗点，视物变形，以及中央视野的闪光感。

二、体征

1. 干性AMD　后极部视网膜外层、视网膜色素上皮层（pigment epithelial layer）、玻璃膜及脉络膜毛细血管呈缓慢进行性萎缩，其特征性表现为黄斑区玻璃膜疣、色素紊乱及地图样萎缩。病程早期后极部可见大小不一、黄白色类圆形玻璃膜疣。硬性玻璃膜疣呈小圆形、边界清晰；软性玻璃膜疣较大、边缘不清，可扩大相互融合（图12-6-1）。软性玻璃膜疣是视网膜色素上皮层萎缩及湿性AMD的危险因素。此外，视网膜色素上皮层的变性萎缩还表现为色素紊乱、脱色素或地图样萎缩。深面的脉络膜毛细血管萎缩，可显露脉络膜大中血管。

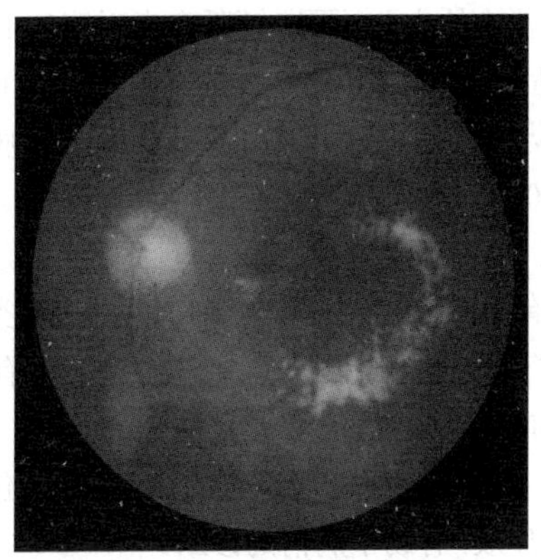

图 12-6-1　左眼干性 AMD 眼底彩照

2. 湿性 AMD　眼底后极部视网膜神经上皮层下或视网膜色素上皮层下暗红，甚至暗黑色出血，病变区可隆起（图 12-6-2）。病变区大小不一，病变区内或边缘可有黄白色硬性渗出及玻璃膜疣。大量出血时，出血可突破视网膜进入玻璃体，产生玻璃体积血。病程晚期黄斑下出血机化，形成盘状瘢痕，中心视力完全丧失。

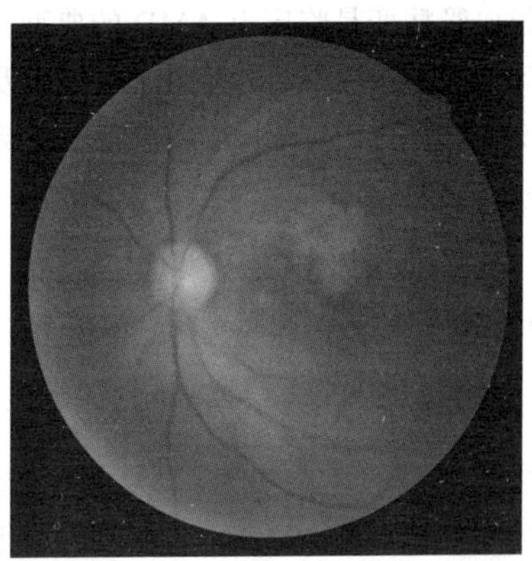

图 12-6-2　左眼湿性 AMD 眼底彩照

三、接诊要点

诊断 AMD 时，为减少漏诊，应详细问诊、全面采集病史。在问诊中需要注意患者就诊的主要原因、倾听患者对疾病的看法、关注患者的担心和期望，适时反馈。具体要点包括以下几个方面。

1. 起病情况　包括发病年龄、发病时间、起病形式、诱因等。AMD 患者多于 50 岁以后发病，双眼先后或同时发病。

2. 病情特点　AMD 患者视力呈进行性损害。发病率随年龄增加而增加。临床上有干性 AMD 和湿性 AMD 两种表现类型。

3. 伴随症状　有无视物模糊、中心视力减退，有无视物变形、色觉异常，有无眼前黑影、闪光感，有无复视等。

4. 治疗经过　详细询问患病以来的诊治经过，包括已做的检查，所用药物、剂量、疗效，有助于病情的诊断。

5. 既往史、家族史等　包括黄斑长期慢性光损伤、代谢及营养因素等。有 AMD 家族史的人患病概率比较大。

6. 生活方式及社会心理因素　详细询问患者的饮食结构和运动习惯。了解患者对 AMD 的看法，以及心情是否焦虑，是否因疾病影响生活质量。了解患者家庭成员关系是否和睦，家庭支持度如何，社会人际关系是否和谐。

四、常见并发症

息肉样脉络膜血管病变是临床上 AMD 的典型并发症，眼底后极部可见橘红色结节样病灶，周围可伴有出血、渗出及色素上皮脱离。伴有较大色素上皮脱离灶的息肉样脉络膜血管病变易发生视网膜下大量出血，预后较差。

【辅助检查】

一、裂隙灯显微镜检查

干性 AMD 可见典型的玻璃膜疣，以及相关的视网膜色素上皮层改变和地图样萎缩灶。湿性 AMD 可看到视网膜下浆液性隆起、视网膜出血、色素上皮脱离、视网膜层间或视网膜下积液、硬性渗出，和/或肉眼可见的视网膜下脉络膜新生血管（choroidal neovascularization，CNV）膜。

二、视网膜影像技术

1. 荧光素眼底血管造影（fundus fluorescein angiography，FFA） 玻璃膜疣通常表现为强荧光、边界清楚的病灶，并且荧光不渗漏。地图样萎缩灶表现为边界清楚的窗样缺损。FFA 不仅能显示 CNV，而且可区分 CNV 的类型（典型性和隐匿性）。典型性 CNV 在造影早期将出现花边状或绒球状、边界清晰的血管形态，随即荧光素渗漏，边界不清。隐匿性 CNV 则在造影中晚期才出现荧光素渗漏，呈边界不清强荧光斑点。

2. 吲哚菁绿血管造影（indocyanine green angiography，ICGA） 在鉴别湿性 AMD 与潜在的伪装综合征比如中心性浆液性脉络膜视网膜病变（central serous chorioretinopathy，CSC）、息肉样脉络膜病变（polypoid choroidal vasculopathy，PCV）和视网膜血管瘤样增生性疾病时，ICGA 的作用明显。ICGA 能更清楚地显示隐匿性 CNV。ICGA 检查是 PCV 诊断的金标准，若 ICGA 发现有单发或者多发性的来自脉络膜循环结节状高荧光病灶，伴（或不伴）有分支血管网即可诊断。

3. 光学相干断层扫描（optical coherence tomography，OCT） 已经开始成为诊断和随访 AMD 的重要手段之一。通过连续不同时间点的 OCT 检查，可以监测治疗方案的疗效，判断疾病的活动性，以及检测视网膜、脉络膜和视网膜前膜微观改变。在 PCV 中，OCT 可见“指样凸起”“双层征”等表现。

【诊断和评估】

一、诊断

1. 临床症状 早期表现为视物模糊、视物变形，随着病情进展到湿性 AMD，可出现明显视力下降。

2. Amsler 表检查 是非常好的自我检查方式，至少每周一次规律地自测单眼中心视力，当凝视中心黑点时，发现方格表中心区出现空缺或曲线，或一旦出现新变化，应及时至眼科就诊。

3. 眼底检查　干性 AMD 可见典型的玻璃膜疣，以及相关的视网膜色素上皮层改变和地图样萎缩灶。湿性 AMD 可看到视网膜下浆液性隆起、视网膜出血、色素上皮脱离、视网膜层间或视网膜下积液、硬性渗出，和/或肉眼可见的视网膜下 CNV 膜。

4. 影像学检查　FFA、ICGA、OCT 可见视网膜病变。

二、鉴别诊断

（一）干性 AMD

1. 周边玻璃膜疣　玻璃膜疣仅位于黄斑区以外。

2. 近视性变性　特征视盘周围病变和黄斑病变，无玻璃膜疣。

3. 中心性浆液性脉络膜视网膜病变　视网膜浆液性隆起，视网膜色素上皮脱离及斑驳的视网膜色素上皮，无玻璃膜疣、出血或渗出，患者多小于 50 岁。

4. 遗传性中心性视网膜营养不良　眼底黄色斑点（Stargardt）症、图形营养不良、Best 病等。不同程度的黄斑色素改变、萎缩、脂褐质沉积或几种表现兼有。患者通常小于 50 岁，无玻璃膜疣，多有阳性家族史。

5. 中毒性视网膜病变（如氯喹中毒）　斑驳的色素脱失以色素环包绕（牛眼样黄斑病变），无玻璃膜疣。有毒品吸食或接触史。

6. 炎症性黄斑病变　多灶性脉络膜炎、风疹、匐行性脉络膜病变等。不同程度的脉络膜视网膜萎缩，常可见玻璃体细胞，无玻璃膜疣。

（二）湿性 AMD

1. 血管样条纹　双侧视网膜下棕红色或灰色不规则条带，通常从视盘呈放射状发散。

2. 高度近视　显著的近视性屈光不正、漆裂纹、视盘倾斜。

3. 特发性息肉样脉络膜血管病变　多灶性出血性黄斑及视网膜色素上皮脱离。吲哚菁绿脉络膜血管造影突显其特征性的脉络膜息肉样动脉瘤样扩张，多位于视盘周围。该病是新生血管性 AMD 的一种变种，更常见于亚洲和非洲人群。

4. 其他脉络膜新生血管的易患因素　包括视神经玻璃疣、脉络膜撕裂、脉络膜肿瘤、光凝瘢痕、炎症性局灶性脉络膜视网膜斑点和一些特发性因素。

【治疗】

一、治疗目标

AMD 稳定期的治疗目标是减轻当前症状，包括缓解症状、改善视力、改善健康状况；降低未来风险，包括防止疾病进展、防止和治疗急性加重、减少致盲率。AMD 急性加重期的治疗目标是尽可能减少当前急性加重的不良影响和预防以后急性加重的发生。

二、治疗原则

AMD 急性加重期治疗原则是根据患者临床症状、体征、影像学等指标评估患者严重程度，采取相应治疗措施。

三、治疗方案

1. 一般治疗 ①避免黄斑长期慢性光损伤：如改变长期使用手机等电子产品的用眼习惯。②营养支持：营养不良是 AMD 发生的可能因素，应对患者的营养状态加以评估，对于需要加强营养的患者提供方法支持。③心理疏导：AMD 患者因长期患病，常出现焦虑、抑郁、紧张、恐惧、悲观失望等不良心理。应针对病情及心理特征及时给予心理疏导，同时做好家人和亲友工作，树立共同战胜疾病的信心。④对萎缩性病变和视力下降可行低视力矫正。

2. 药物治疗 干性 AMD 缺少有效的治疗方法，主要治疗方法是补充抗氧化剂及叶黄素等预防性治疗。新型口服药物有助于推进 AMD 的治疗，如趋化因子受体（CCR）3 抑制剂、多靶点受体酪氨酸激酶（receptor tyrosine kinase，RTK）抑制剂等，通过改善口服药物剂型还能延长作用时间，减少给药次数，降低患者负担。

3. 手术治疗

（1）软性玻璃膜疣可行激光光凝或微脉冲激光照射，可促进吸收。

（2）湿性 AMD 目前临床上最主流的治疗方法是玻璃体内注射抗 VEGF 药物，通过抑制 VEGF 发挥作用，疗效确切，目前已用于临床治疗的药物有康柏西普、雷珠单抗、阿柏西普。但这些药物仍未能解决复发问题，需要多次注射。

（3）对于中心凹 200μm 外的典型性 CNV，可行激光光凝治疗。

（4）对视网膜下出血、CNV的黄斑手术及黄斑转位术，治疗效果有待进一步评价。

（5）对黄斑中心凹外的息肉样病灶可行激光光凝。

4. 中医治疗

中医认为AMD患者多因肾、脾、肝亏虚，治疗AMD应遵循滋补肝肾、健脾利湿、益精明目的原则。近年来我国中医将辨证统一思想运用于治疗AMD中，对于提高患者视力、降低复发率，效果显著。

（1）杞黄颗粒：由丹参、茺蔚子、枸杞等组成。丹参中的丹酚酸B通过激活谷氧还蛋白（glutaredoxin，Grx）1、保护视网膜色素上皮层细胞免受氧化应激从而避免细胞死亡；茺蔚子富含油脂，能够清肝明目抗氧化；枸杞多糖具有保护细胞、调节细胞因子的作用。

（2）芎芩散：主要由川芎、黄芩组成。川芎性温，川芎嗪通过改善淋巴微循环和细胞微环境，促进细胞大分子的排泄与转运，改善临床症状；黄芩性寒，黄芩苷能够通过抑制NLRP3炎性小体信号转导来抑制视网膜细胞外炎性水肿，从而改善AMD，温寒配伍、升降复常、脾胃调和、湿热去除，避免苦寒败胃之弊。

（3）黄斑复明汤和滋阴明目汤：均是多药组成的中药复方，两方组成相似，均由女贞子、枸杞子、丹参、当归、菟丝子等组成。

5. 康复治疗

首先矫正患者的屈光不正，然后通过训练增强其眼球运动功能，选择最佳的光照条件以减少眩光和改善其对比度，最后给予患者适当的放大设备或视野扩展设备。在视觉康复的过程中，患者最先尝试的辅助器具通常是改善照明的适宜灯具、适宜放大倍数的放大镜及改善眩光的滤光镜等。

【健康管理】

一、三级预防

（一）一级预防

1. 回避黄斑长期慢性光损伤环境　是AMD一级预防中最重要的方面，可在最大程度上影响AMD的自然病程。

2. 营养均衡　避免营养不良也是AMD一级预防的重要环节。

3. 控制危险因素　如戒烟，控制血压、血脂水平等。

（二）二级预防

二级预防主要包括早期诊断、避免光损伤以及药物治疗。全科医生在识别 AMD 的高危人群后，无论有无 AMD 症状，都应进行眼底检查。避免光损伤是二级预防中最主要、最关键性措施。药物治疗包括补充抗氧化剂及叶黄素等。

（三）三级预防

三级预防的目的是减少 AMD 对人体功能和生活质量的影响。对于全科医生而言，AMD 的长期随访管理也是三级预防的过程，包括：①继续强化避免光损伤；②对患者及其家庭成员进行健康教育；③加强 AMD 患者康复锻炼；④重视稳定期的长期药物治疗；⑤对 AMD 患者进行长期系统管理。

二、健康教育

AMD 教育内容包括：①教育与督促患者戒烟；②使患者了解 AMD 的相关知识；③正确使用 Amsler 表；④了解赴医院的时机，提醒接受玻璃体腔注射的患者眼内炎和视网膜脱离的症状表现。全科医生可根据患者的情况设计个体化的连续教育内容，并且通过患者的自我管理干预更好地实现疾病的控制。

三、双向转诊

（一）上转指征

1. 初次筛查疑似 AMD 患者。

2. 随访期间发现 AMD 患者症状控制不满意的情况。

3. 随访期间发现 AMD 症状急性加重，需要改变治疗方案者。

4. 因确诊或随访需求，或条件所限，需要做 FFA、ICGA 等检查。

5. 对具有中医药治疗需求的 AMD 患者，出现以下情况之一的，应当转诊。①基层医疗卫生机构不能提供 AMD 中医辨证治疗服务时；②经中医辨证治疗，临床症状控制不佳或出现急性加重者。

（二）下转指征

1. 初次疑诊 AMD，已明确诊断、确定了治疗方案。

2. AMD 急性加重治疗后病情稳定。

3. 诊断明确，已确定中医辨证治疗方案，病情稳定的患者。

四、社区管理

（一）干性 AMD

每隔 6～12 个月，观察渗出性病变的体征。指导患者每天使用 Amsler 表或超敏视野（PHP）测试仪，一旦发现有变化应立即转诊。

患者在家进行自我单眼监测对于及早发现新的疾病进展非常重要。因为一旦转变为湿性 AMD，疾病通常会发展迅速，造成不可逆的视力损害，且对于单眼发病的患者，由于健眼对患眼视力损害有补偿作用，患者往往难以察觉患眼病情进展。长期以来，Amsler 表（图 12-6-3）被认为是 AMD 患者自我评估中心视力（注视点周围中心 20° 的视野）、查找新的中心或周边视野盲点和发现视物变形症的一种重要而简单的方法。

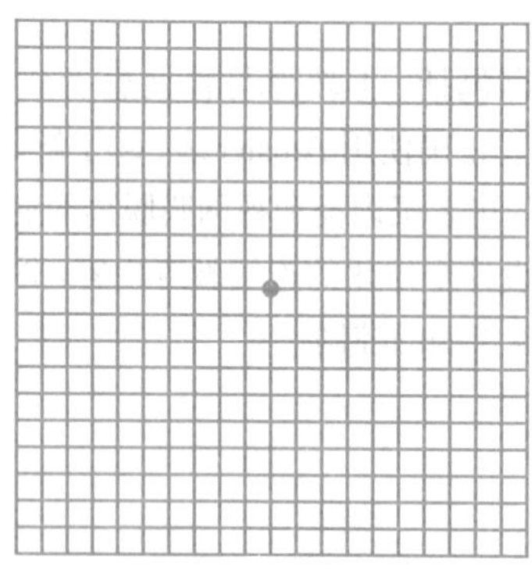

图 12-6-3　Amsler 表

步骤如下。

1. 将方格表距视平线 30cm 放置，光线要清晰均匀。
2. 老视或近视者，需戴原有眼镜进行测试。
3. 用手盖住左眼，右眼凝视方格表中心黑点。
4. 重复以上步骤 1～3 检查左眼。

至少每周一次规律地自测单眼中心视力，当凝视中心黑点时，发现方格表中心区出现空缺或曲线，或一旦出现新变化，应及时至眼科就诊。

（二）湿性 AMD

通常每月随访，直到临床检查和 OCT 显示脉络膜新生血管病变已经静止、渗出体征已经消退。

【预后】

干性 AMD 预后常比较好，一般不会突然视力丧失。晚期可出现中心视力丧失，若没有其他并发症，一般不会造成全盲。湿性 AMD 早期及时规范治疗，如早期给予 VEGF 抑制剂玻璃体内注射，促使新生血管消退，减轻出血和渗出，改善视功能和黄斑结构，预后较好。若病情未予重视，发展到晚期，治疗难度会明显增加，预后变差，很多患者虽进行了治疗，仍出现双目失明的情况。

【诊治进展】

对于患者和临床医生来说，研究开发新的 AMD 治疗手段十分重要。许多研究以及多年的临床经验证明了 VEGF 抑制剂对湿性 AMD 的疗效，频繁抗 VEGF 药物注射引起的负担，使得一些公司致力于开发长效作用的抗 VEGF 药物。另一种正在被研究的 AMD 的新型疗法是基因疗法，将特定的基因转入染病的宿主细胞中，来弥补缺失或缺陷基因，或者是转染健康宿主细胞，让该细胞产生有治疗作用的分子，作用于其他染病的细胞。

【病例分享】

患者，男性，55 岁，因“双眼视物中央模糊 3 个月，伴视物变形 1 个月余”就诊。3 个月前出现双眼视物中央模糊，配镜后无改善，伴视物变形 1 个月。否认高血压、糖尿病、高度近视等疾病。双眼彩色眼底照相图片（图 12-6-4）如上。右眼视网膜后极部可见多发性、密集、大小不等的黄白色点状沉积物，边界尚清，呈环形分布，视网膜颞侧可见外层小片状色素；左眼后极部黄白色点状沉积物、视网膜外层小片状色素与右眼类似。FFA（图 12-6-5）：右眼视网膜可见弥漫性、密集、大小不等的强荧光点；左眼视网膜可见弥漫性、密集、大小不等的强荧光点，后极部为著。OCT（图 12-6-6）：双眼可见多处 Bruch 膜和视网膜色素上皮层之间的高反射点，视网膜色素上皮层不规则隆起。

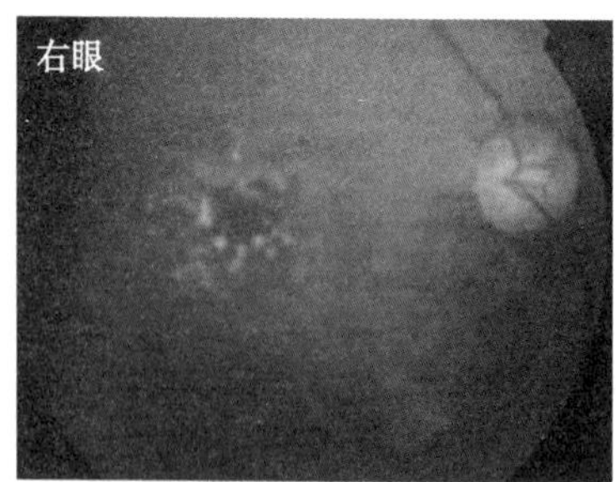

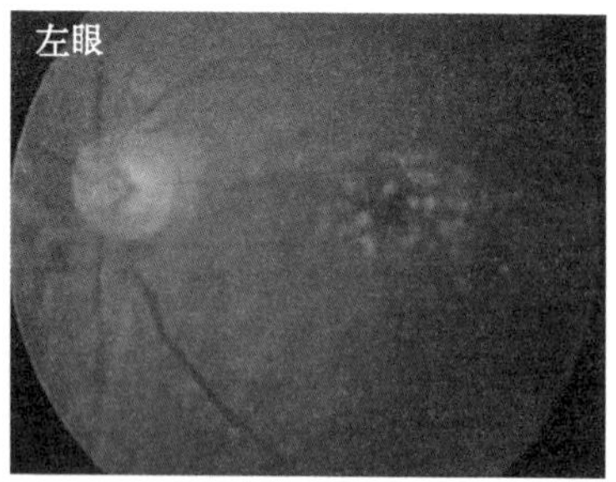

图 12-6-4　眼底彩照

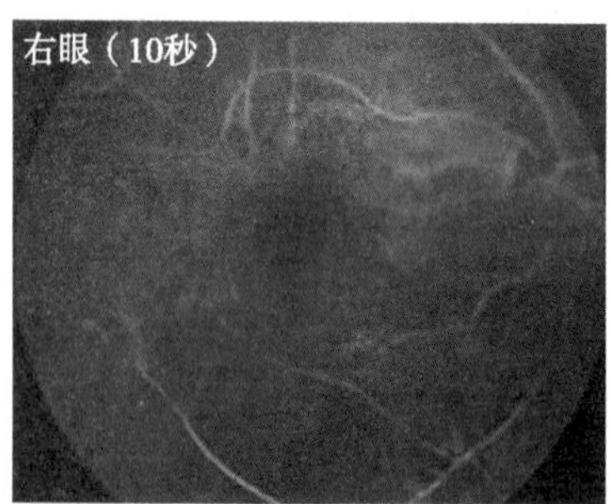

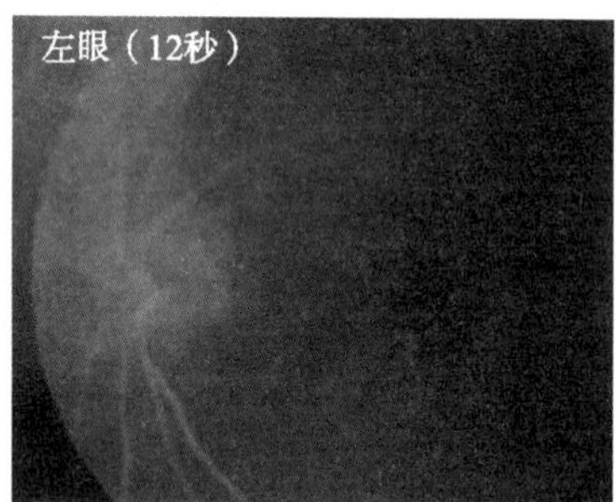

图 12-6-5　荧光素眼底血管造影（FFA）

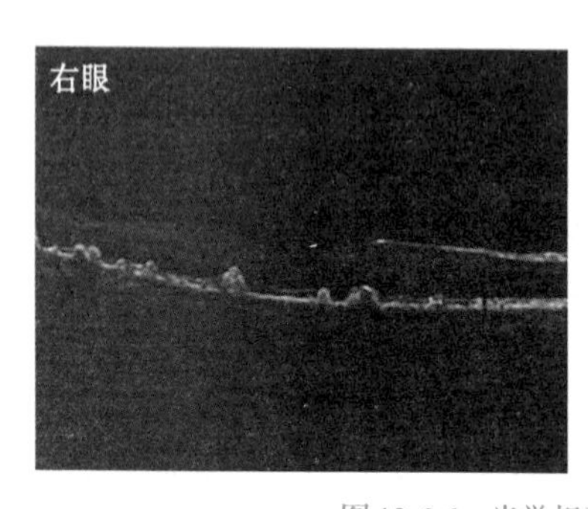

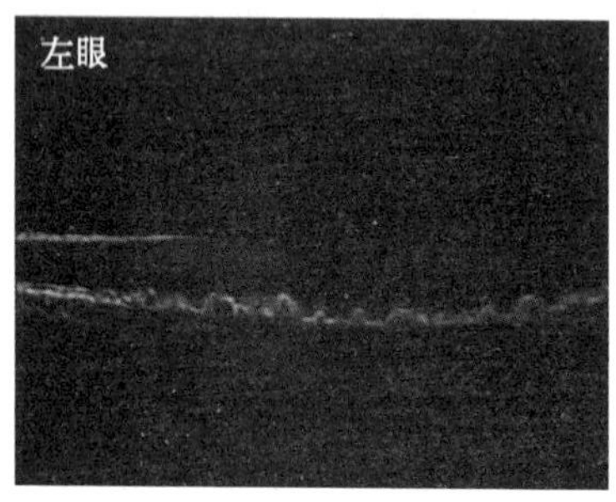

图 12-6-6　光学相干断层扫描（OCT）

该病最可能的诊断为：干性 AMD。治疗：目前尚无有效的药物能根治该病。推荐应用抗氧化剂长期口服，如叶黄素、玉米黄素、维生素 C 和维生素 E、锌、硒等；利用助视器；内科治疗以控制潜在的危险因素，如高血压、高胆固醇血症；戒烟；多吃蔬菜、水果，太阳光强烈时戴墨镜。

随访：每隔6～12个月随访1次，观察是否出现湿性AMD；嘱患者定期使用Amsler表自查，一旦发现有变化应立即就诊。

【思考题】

1. AMD有哪两种类型？

2. AMD目前有哪些治疗方法？

（邵 燕 王 岚）

第七节 白 内 障

【学习提要】 1. 白内障的病因、临床表现和诊断。

2. 白内障的治疗。

3. 白内障的社区健康管理。

【定义】

白内障（cataract）是指晶状体透明度降低或者颜色改变所导致的光学质量下降的退行性改变。

【流行病学】

我国白内障患病人群为2.5亿～2.8亿，约占≥45岁低视力和盲人群的50%，占≥60岁低视力和盲人群的60%，占≥75岁低视力和盲人群的75%。

【病因及发病机制】

一、病因

紫外线照射、糖尿病、高血压、心血管病、外伤、过量饮酒及吸烟等均与白内障的形成有关。

二、发病机制

晶状体处于眼内液体环境中，任何影响眼内环境的因素都可以直接或间接破坏晶状体的组织结构，干扰其正常代谢而使晶状体混浊。

【临床表现】

一、症状

患者可出现视力下降、对比敏感度下降、屈光改变、单眼复视或多视、眩光、色觉改变、视野缺损等症状。

二、体征

晶状体混浊可在肉眼、聚光灯或裂隙灯显微镜下观察。

三、接诊要点

1. 起病情况　包括发病年龄、时间、形式、诱因等。
2. 病情特点　视力减退特点。
3. 伴随症状　有无眼胀、复视、眩光、色觉改变等。
4. 治疗经过　包括已做的检查，所用药物、剂量、疗效等。
5. 既往史、家族史等　包括有无糖尿病、高血压、心脑血管疾病等系统性疾病史，有无高度近视、青光眼、葡萄膜炎、假性剥脱综合征等病史。
6. 生活方式及社会心理因素　详细询问患者是否有吸烟、紫外线暴露史。了解患者对白内障的看法，以及心情是否焦虑、是否因疾病影响生活质量。了解患者家庭成员关系是否和睦，家庭支持度如何，社会人际关系是否和谐。

四、常见并发症/合并症

（一）并发症

1. 晶状体溶解性青光眼　见于过熟期白内障患者，常单眼急性发病，临床表现为眼痛、头痛、视力进一步减退及恶心、呕吐等全身症状。
2. 晶状体膨胀诱发的闭角型青光眼　白内障发生、发展过程中，进入成熟期引起晶状体膨胀，从而推挤虹膜向前移动，导致前房变浅、房角关闭，发生类似于急性闭角型青光眼的表现。

（二）合并症

眼科相关的合并症有高度近视、视网膜脱离等眼底病变、眼内炎等。

【辅助检查】

1. 裂隙灯　包括眼前段检查及散瞳后的晶状体、玻璃体、黄斑、周边视网膜和视神经。

2. 眼压　术前应尽量控制眼压，过高的眼压会增加术中急性出血的风险。

3. 超声　对于晶状体混浊影响眼底观察的患者，超声可帮助了解玻璃体是否有混浊、积血，视网膜是否脱离等情况。

4. 光学相干断层扫描　是检查黄斑病变的重要手段，能够很好地观察到弥漫性黄斑水肿和囊样黄斑水肿，以及黄斑前膜、黄斑裂孔等。

【诊断和评估】

一、诊断思维

当患者视力下降，治疗一段时间后视力、矫正视力提高不明显，临床上应该考虑白内障的可能性。

1. 年龄相关性白内障　又称老年性白内障，是最为常见的白内障类型，多见于50岁以上的中、老年人，随年龄增加其发病率明显升高。

2. 先天性白内障　是指出生前后即存在，或出生后一年内逐渐形成的先天遗传或发育障碍导致的白内障。

3. 外伤性白内障　眼球钝挫伤、穿孔伤和爆炸伤等引起的晶状体混浊称为外伤性白内障。

4. 代谢性白内障　因代谢障碍引起的晶状体混浊称为代谢性白内障。常见有糖尿病性白内障、半乳糖性白内障、低血钙性白内障。

5. 并发性白内障　指由于眼部疾病所导致的晶状体混浊。常见于葡萄膜炎、视网膜色素变性、视网膜脱离、青光眼、眼内肿瘤及高度近视等。

6. 药物及中毒性白内障　长期应用或接触对晶状体有毒作用的

药物或化学物可导致晶状体混浊。容易引起晶状体混浊的药物包括糖皮质激素、缩瞳剂、氯丙嗪等，化学物质包括苯及其化合物、氰、萘、金属等。

7. 放射性白内障　电磁波谱从γ-射线到质子、中子、电子、微波辐射等都可导致晶状体混浊，因放射线所致的晶状体混浊称为放射性白内障。

8. 后发性白内障　白内障囊外摘除（包括超声乳化摘除）术后或晶状体外伤后，残留的皮质或晶状体上皮细胞增生，形成混浊，称为后发性白内障。

二、临床评估

1. 晶状体混浊分类方法Ⅱ（Lens Opacities Classification System, LOCS Ⅱ）　将瞳孔充分散大，采用裂隙灯照像和后照法，区别晶状体混浊的类型和范围，即核性（N）、皮质性（C）和后囊下（P）混浊，记录相应的等级（表 12-7-1）。

表 12-7-1　LOCS Ⅱ晶状体混浊分类标准

晶状体部位	混浊情况	LOCS Ⅱ分类
核（N）	透明，胚胎核清晰可见	N0
	早期混浊	N1
	中等程度混浊	N2
	严重混浊	N3
皮质（C）	透明	C0
	少量点状混浊	Ctr
	点状混浊扩大，瞳孔区出现少量点状混浊	C1
	车轮状混浊，超过 2 个象限	C2
	车轮状混浊扩大，瞳孔区约 50% 混浊	C3
	瞳孔区约 90% 混浊	C4
	混浊超过 C4	C5
后囊膜下（P）	透明	P0
	约 3% 混浊	P1
	约 30% 混浊	P2
	约 50% 混浊	P3
	混浊超过 P3	P4

2. 晶状体核硬度分级标准　临床上，根据核的颜色进行分级，最常用的为Emery-Little核硬度分级标准（表12-7-2）。

表12-7-2　Emery-Little核硬度分级

核硬度	形状
Ⅰ度	透明，无核，软性
Ⅱ度	核呈黄白色或黄色，软核
Ⅲ度	核呈深黄色，中等硬度核
Ⅳ度	核呈棕色或琥珀色，硬核
Ⅴ度	核呈棕褐色或黑色，极硬核

【治疗】

一、治疗目标

恢复视力，减少弱视和盲目的发生。

二、治疗原则

晶状体局限混浊，对视力影响不大时，可以随诊观察。当晶状体混浊明显而影响视力时，应当施行超声乳化白内障吸除并人工晶体植入术。

三、治疗方案

（一）非手术治疗

1. 为患者提供白内障相关视觉症状的咨询、解释视力下降的诱因，以及开具新眼镜以矫正晶状体导致的屈光不正。

2. 给单眼白内障导致症状性屈光参差的患者在视力显著减退前开具接触镜处方。

3. 药物治疗

（1）外用药物：使用吡诺克辛滴眼液、氨碘肽滴眼液、法可林滴眼液等眼药水进行治疗。

（2）口服药物：口服维生素C片、维生素B_2片、维生素E片等药物可以改善视力和晶状体混浊程度，但需在医生指导下使用。

4. 中医治疗　在白内障早期可采用中医中药治疗。肝肾阴虚型宜补养肝肾、益精养血可，用杞菊地黄丸或驻景丸加减；脾气虚弱型宜补脾益气，用补中益气汤加减。如用针灸治疗，若为肝肾阴虚，则取阳白、健明、臂、三阴交等穴，阳白向下沿皮刺 0.5 寸（1 寸同比患者大拇指关节的宽度），健明沿眶缘向眶尖缓慢刺 1 寸，臂直刺 0.5 寸，三阴交直刺 1 寸；若为脾气虚弱，则取臂、足三里、四白、健明等穴，臂直刺 0.5 寸，足三里直刺 1 寸，四白向下平刺 0.3 寸，健明沿眶缘向眶尖缓慢刺入 1 寸。

（二）手术治疗

1. 手术指征　白内障的手术指征如下。

（1）下降的视功能不再满足患者的需要，同时白内障手术可提供改善的可能。

（2）有显著的屈光参差合并白内障。

（3）白内障的遮挡影响眼后段疾病的诊断和治疗。

（4）存在晶状体源性炎症或继发性青光眼（如晶状体溶解性青光眼、晶状体过敏性青光眼）。

（5）晶状体膨胀导致房角关闭或增加了房角关闭的风险。

2. 手术方式　白内障摘除推荐的手术方式是超声乳化吸除术。

【健康管理】

一、三级预防

（一）一级预防

1. 戒烟　吸烟是白内障的高危因素，应告知患者吸烟导致白内障的风险，并建议患者戒烟。

2. 避免紫外线辐射暴露　紫外线辐射可加速白内障的发生与发展，推荐使用遮阳帽和阻挡 UV 的太阳镜作为预防手段。

3. 微量元素　对于晶状体可能存在一定的保护作用。

4. 合理用药　部分药物的长期使用可导致白内障的发生及进展加速，如糖皮质激素、缩瞳剂、氯丙嗪等，需注意合理用药，定期检查晶状体。

（二）二级预防

早期发现、早期诊断、早期治疗。

（三）三级预防

嘱患者定期随访，进行视力、矫正视力、裂隙灯、眼压、眼底等检查，对患者及其家庭成员继续进行健康教育。

二、健康教育

白内障健康教育内容包括：①教育与督促患者戒烟；②使患者了解白内障相关知识；③正确使用眼镜或角膜接触镜；④学会自我控制病情的技巧，如减少紫外线暴露、慎用可致白内障的药物、糖尿病患者监控血糖水平等；⑤了解就诊时机。全科医生可根据患者的情况设计个体化的连续教育内容，并且通过患者的自我管理干预更好地实现疾病的控制。

三、双向转诊

（一）上转指征

详见上述5条手术指征。

（二）下转指征

1. 初次诊断白内障，已明确诊断、确定了治疗方案。

2. 白内障加重治疗后病情稳定。

3. 白内障合并症已确诊，制订了治疗方案，评估了疗效，且病情已得到稳定控制。

4. 诊断明确，已确定中医辨证治疗方案，病情稳定的患者。

四、社区管理

（一）白内障非手术治疗患者管理

详见上述“治疗方案”中的“药物治疗”及“中医治疗”。

（二）白内障术后患者管理

1. 术后眼部滴用糖皮质激素或非甾体抗炎眼药水，加抗生素滴眼液，预防炎症反应，并注意观察眼压的变化。

2. 术后认知干预及行为干预

（1）认知干预：根据患者对白内障认知程度，进行健康教育，使患者及家属了解白内障疾病特点及术后可能出现的不良反应，提高患者认知水平，使患者认识到视力恢复期间正确用眼的重要性，指导患者保持积极心态配合治疗，保证充足睡眠。

(2) 行为干预：术前指导患者练习眼向鼻上方转动；术中尽量避免剧烈咳嗽，保障手术顺利进行；术后叮嘱患者避免直视光源，尤其是电视、电脑、手机等，告知患者术后滴眼液使用方法、频率、体位及保存方法等，术后 1～2 个月避免剧烈运动，切勿用力咳嗽，减少头部运动，防止头部震荡。

【预后】

白内障的手术治疗已经较为成熟，但患者术后视力的恢复情况需要根据眼底情况而定。大多数患者术后视力恢复良好，但若患眼有眼底病变、角膜病变、青光眼等，有可能术后视力提高不明显。

【诊治进展】

为了满足人们对老年性白内障治疗效果提升的要求，相关人员积极探讨更加有效的治疗方法及材料，这使得多焦点人工晶状体也应运而生。多焦点人工晶状体不仅很好地解决了大多数白内障患者复明问题，而且还使患者术后同样具备良好的远视力、近视力及调节能力，从而使患者在术后不用戴眼镜也可以获得很舒适的视觉功能，可以很大程度上提升患者术后生活质量。

飞秒激光辅助下的白内障超声乳化吸除手术，飞秒激光辅助的前囊膜切开不依赖术者的经验和技巧，形成的前囊膜开口在大小、形状、位置和安全性上均体现出良好的可预测性和可重复性。而且在电脑控制的可视系统的辅助下，即使是不对称散大的瞳孔，也能安全手术，为撕囊提供精确的参数。

【病例分享】

患者，男性，55 岁，因“右眼视力进行性下降半年余”来院就诊。无眼红、眼痛。患者 3 年前曾行右眼超声乳化吸除 + 人工晶状体植入术。否认外伤史。门诊查体示：右眼裸眼视力为 0.3，矫正不提高。角膜透明，前房中深，瞳孔圆，对光反应可，人工晶状体在位，后囊膜混浊。眼底窥不清。门诊诊断为：右眼后发性白内障。遂予以右眼 Nd: YAG 激光晶状体后囊膜切开术。术后复查右眼裸眼视力为 0.9。

【思考题】

1. 白内障的定义和诊断。

2. 白内障的一级预防。

（邵 燕 王 岚）

第八节　慢性牙周炎

【学习提要】 1. 牙周炎和龈炎的关系。

2. 慢性牙周炎的病因、临床表现和诊断。

3. 慢性牙周炎的评估和治疗原则。

4. 常见全身疾病在牙周组织的表现。

【定义】

牙周炎（periodontitis）是指牙周支持组织受到牙菌斑中的细菌侵犯而引起进行性破坏的炎症性病变。其中，慢性牙周炎（chronic periodontitis，CP）最为常见，约占牙周炎患者的95%，是起病和发展都缓慢、不伴有特殊的全身系统性疾病的牙周炎。

【流行病学】

慢性牙周炎可发生于任何年龄，但大多数患者为成年人，35岁以后患病率明显增高，男女性别无差异。慢性牙周炎的起病和发展非常缓慢，患者多在中、晚期症状明显时才就诊。从我国人口的流行病学调查结果来看，轻、中度牙周炎较普遍存在，而重度牙周炎则主要集中在少数人和少数牙。

【病因及发病机制】

慢性牙周炎是慢性感染性疾病，微生物与宿主的相互作用决定了疾病的过程和进展。牙菌斑以及局部的刺激因素引发龈炎，牙周炎在龈炎长期存在的基础上发展而成。此外，凡是能加重菌斑滞留的因素，如牙石、不良修复体、食物嵌塞、牙排列不齐、解剖形态的异常等，均可成为慢性牙周炎的局部促进因素，糖尿病等全身疾病引起的机体抵抗力下降也会加重和加速慢性牙周炎的进展。

【临床表现】

慢性牙周炎患者往往在慢性龈炎的基础上伴有牙周支持组织的破坏，故其主要特征是牙龈炎症、牙周袋形成、牙周附着丧失和牙槽骨吸收（图 12-8-1）。

一、症状

早期慢性牙周炎的主要症状有刷牙或进食时牙龈出血、口内异味、牙龈局部肿胀不适等牙龈炎症表现。晚期可出现其他症状，如：①牙齿移位、倾斜；②由于牙松动、移位和龈乳头退缩，造成食物嵌塞；③由于牙周支持组织减少，造成继发性咬合创伤，表现为咬物疼痛；④牙龈退缩使牙根暴露，对温度刺激敏感；⑤牙周袋溢脓和牙间隙内食物嵌塞，可引起口臭等（表 12-8-1）。

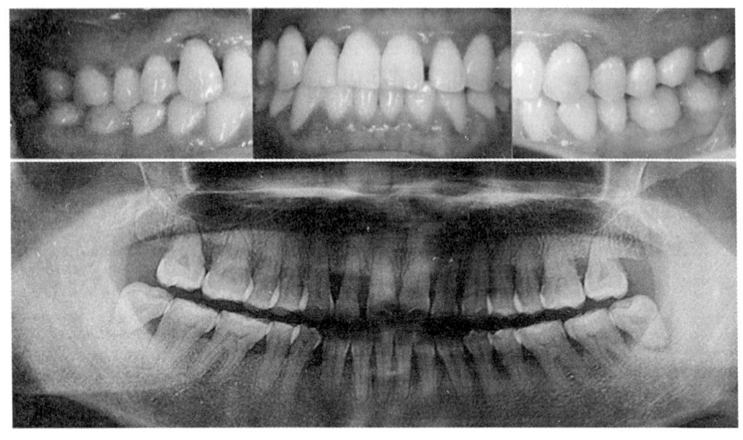

图 12-8-1　慢性牙周炎

37 岁女性，右上前牙伸长、后牙咬合无力 8 个月。口腔卫生一般，可探及大量龈下牙石，牙龈粉红，形态未见异常，17、16、13、12、23、24、25、26、27、32、36、42、43、44、46 探诊深度 6～12mm，出血指数（bleeding index，BI）3～4 级，其余探诊深度<4mm；36、35、44、46 牙槽

骨垂直型吸收达根长的1/3，全口牙槽骨水平吸收至根尖1/3～1/2。

二、体征

1. 好发部位　牙周炎一般同时侵犯口腔内多个牙，且有一定的对称性。各部位的牙齿患病概率和进展速度也不一致，好发于磨牙和下前牙以及牙齿邻面。

2. 牙龈的炎症和附着丧失　除去龈炎表现外，牙周炎患牙探诊有>3mm的牙周袋形成，并有探诊后出血，甚至溢脓，且袋底位于釉牙骨质界根方即造成附着丧失。严重的附着丧失可使牙松动和病理性移位，多根牙发生根分叉病变。

表12-8-1　慢性牙周炎的临床表征

临床表征	伴发病变
牙周袋>3mm，并有炎症，多有牙龈出血	根分叉病变
邻面临床附着丧失>1mm	牙周脓肿
牙周袋探诊后有出血	牙龈退缩、牙根敏感、根面龋
牙槽骨有水平型或垂直型吸收	食物嵌塞
晚期牙松动或移位	逆行性牙髓炎
	继发性咬合创伤
	口臭

三、接诊要点

1. 判断患者的整体情况，尽量找出与牙周炎有关的易感因素，如吸烟、不良生活习惯、解剖因素、全身健康状况等。

2. 围绕主诉有针对地询问病史，着重询问患者的牙龈出血、牙齿松动、牙龈退缩、冷热敏感、咬合无力等病史信息，了解患者过往的口腔治疗史。

3. 在询问病史后进行相关临床检查，重点检查牙齿有无附着丧失以及牙周袋深度，摄片检查有无牙槽骨吸收。

4. 相关实验室检查，排除血液疾病相关的牙周炎。

5. 形成初步诊断，根据罹患牙数和牙周支持组织破坏的程度评估病变程度（轻、中、重）。

6. 拟定治疗方案，包括消除易感因素、牙周基础治疗、牙周手术治疗、口腔内其他疾病的治疗、定期复查、复治等。

【辅助检查】

一、实验室检查

1. 血常规检查　可以发现血细胞数目及形态的异常，与白血病、血小板减少性紫癜等血液系统疾病鉴别。

2. 凝血功能检查　了解凝血功能有无异常。

二、影像学检查

X 射线检查可见牙槽骨吸收，部分牙齿可见根周膜增宽、根分叉处低密度影。

三、病理检查

1. 活动期牙周炎　牙周袋内有大量炎性渗出物，沟内上皮糜烂，大量淋巴细胞浸润。胶原纤维水肿、变性、丧失。固有牙槽骨见活跃的破骨细胞性骨吸收。

2. 静止期牙周炎　炎症减少，纤维及毛细血管新生。骨吸收呈静止状态，牙槽骨、牙骨质被吸收部位出现新生现象。

【诊断和评估】

一、诊断思维

对症状为牙龈炎症、牙齿松动、牙龈退缩、牙齿敏感、咬合无力的患者，首先通过询问病史排查有无血液疾病、遗传病等全身疾病的可能，再进行牙周专科检查和影像学检查确定有无附着丧失和牙槽骨吸收，初步诊断慢性牙周炎。寻找局部和全身的危险因素，例如牙解剖异常、吸烟、精神因素、系统性疾病等，以便在治疗计划中加以调整和控制。

（一）诊断标准

慢性牙周炎的诊断标准是患者牙龈存在炎症，且 2 个或 2 个以上不相邻牙齿的邻面有附着丧失或有≥2 个牙的颊面或舌面出现≥3mm

的附着丧失，并有>3mm 的深牙周袋。

（二）诊断流程

全科医生可使用图 12-8-2 的诊断流程进行慢性牙周炎诊断。

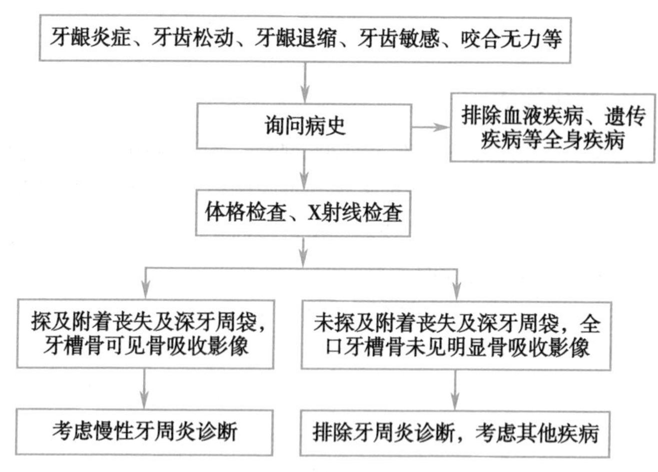

图 12-8-2　慢性牙周炎诊断流程

（三）鉴别诊断

1. 菌斑性龈炎　与轻度牙周炎相鉴别（表 12-8-2）。

2. 侵袭性牙周炎　与重度牙周炎相鉴别，侵袭性牙周炎多发生于青春期前后，进展快，突出表现是菌斑、牙石量少，却已有深牙周袋和牙槽骨吸收。

表 12-8-2　菌斑性龈炎和早期牙周炎的区别

疾病	牙龈炎症	牙周袋	附着丧失	牙槽骨吸收	治疗结果
菌斑性龈炎	有	假性牙周袋	无	无	恰当治疗后牙龈恢复正常
早期牙周炎	有	真性牙周袋	无	无	炎症消退，病变静止，但已破坏的支持组织难以完全恢复正常

3. 反映全身疾病的牙周炎　当牙周炎患者有其他全身性疾病时，需考虑全身疾病对患者抵抗力的影响，主要有血液疾病和遗传疾病。

4. 牙龈癌　大多表现为菜花状、结节状或溃疡状。溃疡表面凹凸不平，边缘外翻似肉芽，可有恶臭。牙松动或者脱落，或已拔除。

二、临床评估

慢性牙周炎根据附着丧失和牙槽骨吸收波及的范围可分为局限型和广泛型。全口牙中有附着丧失和骨吸收的位点≤30%者为局限型，若>30%的位点受累，则为广泛型。也可根据牙周袋深度、结缔组织附着丧失和骨吸收的程度来分为轻、中、重度。

1. 轻度　牙龈有炎症和探诊出血，牙周袋≤4mm，附着丧失1～2mm，X射线显示牙槽骨吸收不超过根长的1/3。可有或无口臭。

2. 中度　牙周袋≤6mm，附着丧失3～4mm，X射线显示牙槽骨水平型或垂直型吸收超过根长的1/3，但不超过根长的1/2。牙齿可能有轻度松动，多根牙的根分叉区可能有轻度病变，牙龈有炎症和探诊出血，也可有溢脓。

3. 重度　牙周袋>6mm，附着丧失≥5mm，X射线显示牙槽骨吸收超过根长的1/2甚至根长的2/3，多根牙有根分叉病变，牙多有松动。炎症较明显或可发生牙周脓肿。

【治疗】

一、治疗目标

彻底清除菌斑、牙石等病原刺激物，消除牙龈的炎症，使牙周袋变浅和改善牙周附着水平，并尽可能争取一定程度的牙周组织再生。

二、治疗原则

①清除牙菌斑生物膜、控制感染；②对基础治疗后效果不佳的需行牙周手术；③建立平衡的咬合关系；④疗效不佳的少数患者可局部或全身应用抗菌药物；⑤拔除严重的患牙；⑥消除易感因素和防止复发。

三、治疗方案

1. 一般治疗　洁治术是去除龈上菌斑和牙石最有效的措施。通过龈上洁治术和龈下清创术彻底清除牙面和龈下的菌斑、牙石，消除促进菌斑堆积的因素。解除可能引起咬合创伤的因素，尽早拔除有深牙周袋、过于松动、无保留价值的患牙。

2. 药物治疗　①大多数患者在规范的龈下清创术后，可使用氯己定、3% 过氧化氢、西吡氯铵含漱液等辅助治疗；②少数患者疗效不佳或有急性发作时，则可局部或全身应用抗菌药物，但药物治疗只能作为辅助治疗，一般只在龈下清创术后视需要才用药；③有全身疾病（如某些心血管病、未控制的糖尿病）的患者，在牙周治疗前后需全身应用抗菌药物。

3. 手术治疗　牙周手术基础治疗后 6～12 周时，应复查判断疗效，若仍有 5mm 以上的牙周袋，且探诊仍有出血，或有些部位的牙石难以彻底清除，则视情况决定再次龈下刮治，或进行牙周翻瓣手术，彻底刮除根面或根分叉处的牙石。通过手术改正牙周软硬组织的外形，形成一种有利于患者控制菌斑的生理外形。

4. 防止复发　大多数慢性牙周炎在经过恰当的治疗后，炎症消退，病情得到控制。为防复发，应至口腔科定期复诊维护，复诊间隔期不宜超过 6 个月。

5. 中医治疗　根据中医的理论，肾虚则齿衰，肾固则齿坚。用于治疗牙周病的中药主要由补肾、滋阴、凉血等成分所组成，研究较多的中药主要有以古方六味地黄丸为基础的固齿丸、固齿膏等。据报道，固齿丸治疗牙周炎有较好的临床疗效。

【健康管理】

一、三级预防

1. 一级预防　主要是对大众进行口腔卫生宣教，清除菌斑和其他刺激因子，帮助大众建立良好的口腔卫生习惯，掌握正确的控制菌斑的方法，同时提高抗病能力，并定期口腔检查，采取 X 射线检查法定期追踪观察牙槽骨情况，根据具体情况改善牙周组织的健康状况。

2. 二级预防　旨在早发现、早诊断、早治疗，对局限于牙龈的病变及时洁治，去除菌斑和牙石。

3. 三级预防　是在牙周病发展到严重和晚期阶段所采取的治疗措施以及修复缺失牙，重建功能，维持疗效，预防复发，同时治疗相关的全身疾病。

二、健康教育

医生必须向患者仔细讲明菌斑的危害，如何发现菌斑并有效地清除，使患者充分理解坚持不懈地清除菌斑的重要性，并掌握正确的方法。此种健康教育应贯穿于治疗的全过程。

三、双向转诊

（一）上转指征

1. 反映全身疾病的牙周炎患者，如血液系统疾病（白血病等）和遗传性疾病（掌跖角化 - 牙周破坏综合征、Down 综合征等）。

2. 年纪轻、病变进展速度快、疑似侵袭性牙周炎的患者。

3. 如果伴有牙龈溃烂超过 2 周未愈合或多颗牙齿松动，需要上转排除肿瘤可能。

（二）下转指征

已明确慢性牙周炎诊断、治疗后症状得到控制的患者。

四、社区管理

对社区群众进行预防和控制慢性牙周炎的口腔健康教育和具体指导，定期为群众进行口腔健康检查，提供基本口腔保健用品。

【预后】

牙周炎的预后主要取决于定期的基础性维护治疗，只要坚持消除和控制菌斑感染，牙周炎是可防、可治、可控的疾病。同时，牙周炎的预后也受全身因素的影响。全身的健康状况、有无相关的系统性疾病，如糖尿病、传染性疾病、营养不良、免疫功能异常等，这类患者的预后与全身疾病能否控制或纠正有着密切的关系，不完全取决于牙周局部治疗的效果。

【诊治进展】

糖尿病与牙周病有着密切的关系。2018 年牙周病新分类将糖尿病明确列为 C 级（快速进展）和 B 级（中度进展）牙周炎的危险因素，血糖控制不佳将促进牙周炎的快速发展。此外，彻底有效的牙周治疗可使糖尿病患者的糖化血红蛋白显著降低，胰岛素的用量可减少。

【病例分享】

患者，女性，45 岁，因“牙齿松动 1 年”于当地社区卫生服务中心全科门诊就诊。患者 1 年来自觉牙齿松动，咬合无力，刷牙出血，牙龈退缩，牙齿遇冷酸痛。有糖尿病病史，否认其他全身系统性疾病史。否认药物过敏史。否认吸烟及嗜酒史。否认有家族遗传史。口外检查：患者颌面部对称，无畸形，未触及肿大的淋巴结。口内检查：牙列完整，口腔卫生差，牙石Ⅱ度，软垢Ⅱ度。16、26、37、47 缺失，15、17、25、36、35、45、46 松动Ⅰ度，牙周探诊深度 3～6mm，附着丧失 2～4mm，15、14、24、25、35、45 探及楔状缺损，探诊时酸痛，口内其余黏膜未见异常。血常规检查：白细胞（WBC）6.3×10^9/L，血小板（PLT）212×10^9/L，红细胞（RBC）4.2×10^{12}/L。

接诊的基层全科医生通过详细的病史询问、口内检查及血常规检查，初步排除血液系统疾病及侵袭性牙周炎等，考虑慢性牙周炎诊断，进行口腔卫生宣教，建议患者去口腔科就诊。

患者转诊至口腔科后行影像学检查，全颌曲面体层片示：髁突、喙突、下颌骨升支、体部、上颌窦等解剖结构未见明显异常。全口牙槽骨水平吸收至根长 1/2。口腔科医生根据口内检查和影像学检查明确慢性牙周炎诊断，对患者解释病因及预后，进行口腔卫生宣教，龈上洁治，龈下清创，解除咬合创伤因素，修复楔状缺损，定期随访。

【思考题】

1. 简述龈炎与牙周炎的关系。
2. 如何提高牙周炎患者对牙周治疗的依从性？

（吴晓峰）

第九节 慢性龈炎

【学习提要】 1. 慢性龈炎的病因、临床表现和诊断。
2. 慢性龈炎的治疗原则。
3. 慢性龈炎的预防宣教。

【定义】

慢性龈炎(chronic gingivitis)是最为常见、可预防和治疗且易复发的菌斑性牙龈病，其病因明确且无深层牙周组织的破坏，特征是仅与牙菌斑有关，牙龈的炎症一般局限于游离龈和龈乳头。部分慢性龈炎的患者可发展为牙周炎。

【流行病学】

慢性龈炎是一种极为普遍的牙龈疾病，尤其是在儿童和青少年中患病率高。国内外资料显示，慢性龈炎在人群中的患病率高达 60%～90%。世界卫生组织预测，随着经济发展，人们对生活质量以及自身口腔健康的逐步重视，慢性龈炎的患病率将缓慢下降。

【病因及发病机制】

龈缘附近牙面的牙菌斑是慢性龈炎的使动因子，牙菌斑中的细菌及其毒性产物使牙龈组织发生慢性非特异性炎症。近年研究发现龈炎的可疑致病菌有：黏性放线菌、牙龈二氧化碳嗜纤维菌等。此外，软垢和牙石、食物嵌塞、不良习惯、不良修复体、牙列不齐等则会促进牙菌斑的聚集，加重炎症反应。

【临床表现】

慢性龈炎临床表现主要为牙龈的肿胀出血，同时可伴有胶原纤维和细胞的增生。炎症一般以下前牙区及不良修复体周围最为明显，范围一般局限于游离龈和龈乳头，严重时可累及附着龈。

一、症状

刷牙或咬硬物时牙龈出血为患者主要的自觉症状，一般无自发性出血，另外还有口腔异味、牙龈局部肿胀不适等症状。

二、体征

1. 牙龈色泽、形态、质地变化　正常牙龈呈粉红色，龈缘菲薄呈扇贝状紧贴于牙颈部，龈乳头充满牙间隙，质地致密坚韧。患有慢性龈炎的牙龈常呈鲜红色或暗红色，表面光亮，龈缘增厚，龈乳头肥大，有时可呈球状增生，覆盖部分牙面，与牙面间间隙增大，可轻易探及龈沟底部，龈质地也随之变得松脆，缺乏弹性，而当牙龈出现纤维增生时，肥大的牙龈又呈坚韧而有弹性。

2. 龈沟变化　健康的牙龈探诊深度不超过 2～3mm，刷牙与轻探龈沟时均不引起出血，有极少量的龈沟液。慢性龈炎患者龈沟可出现以下变化：①龈沟探诊深度加宽：可达 3mm 以上，但是并未暴露釉牙本质界，也无临床上的附着丧失。②龈沟探诊后出血：临床上使用牙周探针探查炎症龈沟时会引起探诊后出血（bleeding on probing，BOP），对龈炎有早期诊断意义。③龈沟液增多：慢性龈炎的牙龈龈沟液含量较正常牙龈明显增多，大部分为炎症细胞，严重者甚至会出现龈沟溢脓。

三、接诊要点

以牙龈出血为主要表现的龈炎，首先要排除全身因素，再寻找口腔局部因素。以牙龈增生为表现的龈炎，需要排除引起牙龈增生的药物和疾病。为避免误诊，应详细问诊，全面采集病史。在问诊和检查中需要注意患者的整体情况、口腔科就诊史。具体要点包括以下方面。

1. 主诉　着重了解是否刷牙或咬硬物时牙龈出血，慢性龈炎一般无自发性出血，可与血液系统疾病引起的牙龈出血鉴别。

2. 既往史、家族史、用药史等　包括高血压、糖尿病、心脏病、HIV、血友病等血液系统疾病史、服用可能导致牙龈出血的抗凝药物史和可能导致牙龈增生的药物史。

3. 刷牙方式及不良习惯　详细询问患者的刷牙方式及不良习惯，刷牙方式是否正确，有无紧咬牙、口呼吸等不良习惯。

4. 口内检查　口镜查看口腔卫生状况，软垢、牙石以及促进菌斑滞留的因素，牙龈的色泽、形态、质地以及龈沟变化等。使用牙周探针或钝头探针是否有探诊后出血，牙周探诊是否有深层牙周组织破坏，若有深层牙周组织破坏则考虑牙周炎。

【辅助检查】

一、实验室检查

1. 血常规检查　可以发现血细胞数目及形态的异常，可与白血病、血小板减少性紫癜等血液系统疾病鉴别。

2. 凝血功能检查　当患者有牙龈自发性出血，或出血不止、难止的情况时应进行凝血功能检查，凝血功能障碍也与牙龈出血有一定的关系。

二、影像学检查

对病情时间长、临床表现较重的慢性龈炎患者，X 射线检查牙槽骨有无吸收，以与牙周炎相鉴别。

三、病理检查

主要在牙龈的龈沟壁处有炎症细胞浸润，在沟内上皮的下方可见中性粒细胞浸润，再下方为大量的淋巴细胞（主要为 T 淋巴细胞）。炎症细胞浸润区域的胶原纤维大多变性或丧失。

【诊断和评估】

一、诊断思维

对有刷牙及咬硬物出血、探诊检查龈缘附近牙面有明显的菌斑、牙石堆积以及其他菌斑滞留因素等，X 射线排除牙周炎、无其他全身疾病的患者，临床上应该考虑慢性龈炎诊断的可能性。

1. 诊断标准　①龈炎临床表现；②龈缘附近牙面有明显的菌斑、牙石堆积及其他菌斑滞留因素；③排除可引起类似症状的疾病，综合分析确定。

2. 全科医生可使用图 12-9-1 的诊断流程进行慢性龈炎诊断。

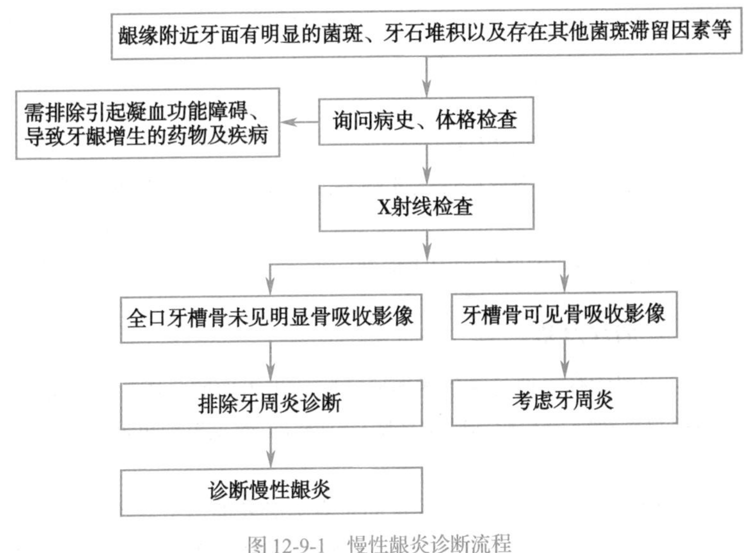

图 12-9-1 慢性龈炎诊断流程

3. 鉴别诊断 慢性龈炎应与早期牙周炎、血液病（白血病、血小板减少性紫癜、血友病、再生障碍性贫血等）引起的牙龈出血、坏死性溃疡性龈炎、HIV 相关性龈炎（HIV-G）相鉴别。对以牙龈增生为主要表现的慢性龈炎，还需与药物性牙龈肥大、牙龈纤维瘤病、白血病引起的牙龈肥大、浆细胞性龈炎相鉴别。如患者长期服用可能导致牙龈增生的药物（常见的有抗癫痫药物，如苯妥英钠；免疫抑制剂，如环孢素；钙通道阻滞剂，如硝苯地平、维拉帕米等），需考虑药物性牙龈肥大。

二、临床评估

慢性龈炎根据口腔检查评估：①慢性龈炎累及的范围，有无深层牙周组织的破坏；②炎症消退后增生的牙龈形态能否恢复正常生理外形，不能恢复者可施行手术治疗。

【治疗】

一、治疗目标

治愈当前症状，包括去除软垢结石、不良修复体等促进因素；

降低复发风险。

二、治疗原则

1. 去除病因和刺激因素。

2. 对部分炎症消退后增生牙龈不能恢复正常形态的患者可考虑手术治疗。

3. 防止复发，做好口腔卫生保健。

三、治疗方案

1. 一般治疗　通过洁治术彻底清除牙齿表面的菌斑、牙石，消除容易导致菌斑滞留和局部刺激牙龈的因素，1 周左右即可恢复正常形态的牙龈。

2. 药物治疗　对龈炎症较重的患者除必要的洁治外还可辅以药物治疗，常用的药物包括 1%～3% 过氧化氢溶液、0.12%～0.2% 氯己定含漱液以及碘甘油等碘制剂。对无全身疾病的患者无须应用抗菌药物。

3. 手术治疗　对部分炎症消退后增生牙龈不能恢复正常形态的患者，可通过牙龈成形术，恢复正常的牙龈生理外形。

4. 防止复发　理想的防止慢性龈炎复发的方法是积极开展椅旁宣教，指导患者正确地控制菌斑的方法，包括正确的刷牙方式、牙线的使用等，并定期半年至 1 年进行复查维护口腔卫生，通过以上手段才能做到防止慢性龈炎的复发。

5. 中医治疗　中医认为，针刺合谷、颊车、下关等穴位可以达到舒筋活血、消炎镇痛的作用。研究表明，复方黄芩含漱液与复方氯己定含漱液对治疗慢性龈炎均可取得良好的效果。

【健康管理】

一、三级预防

慢性龈炎的预防，最关键的是要坚持做好菌斑控制工作。世界卫生组织提出牙周病的三级预防，其中对慢性龈炎的预防属于一级预防，主要是对大众进行口腔卫生宣教，清除菌斑和其他刺激因子，帮助大众建立良好的口腔卫生习惯，掌握正确的控制菌斑的方法，同时提高宿主的抗病能力，并定期口腔检查，维护口腔健康。维护大众口腔健康不但是口腔医务工作者的责任，也是全科医生应尽的职责。

二、健康教育

慢性龈炎健康教育内容包括：①使患者了解慢性龈炎的危害，解释致病因素；②提高患者口腔保健和维护牙周健康的能力，学会自我控制菌斑的方法，如正确的刷牙方式及牙线使用方法等。

三、双向转诊

（一）上转指征

1. 疑似血液病（白血病、血小板减少性紫癜、血友病、再生障碍性贫血等）引起的牙龈出血、坏死性溃疡性龈炎、HIV 相关性龈炎（HIV-G）的患者。

2. 疑似药物性牙龈肥大、牙龈纤维瘤病、白血病引起的牙龈肥大、浆细胞性龈炎的患者。

3. 如果伴有牙龈溃烂超过 2 周未愈合或多颗牙齿松动，需要上转排除肿瘤可能。

（二）下转指征

已明确慢性龈炎诊断，治疗后症状得到控制。

四、社区管理

慢性龈炎的患病率较高，治疗简单，短时间即可治愈，社区管理以大众一级预防宣传为主。

【预后】

慢性龈炎的病变局限于牙龈，无深部牙周组织的破坏，在去除局部刺激因素后，牙龈的炎症约在 1 周后消退，牙龈的色泽、形态、质地及功能均能完全恢复正常，因此慢性龈炎是一种可复性病变，预后良好。但如果患者不能有效地控制菌斑和定期复查，导致菌斑再次大量堆积，龈炎很容易复发，且一部分患者可发展为牙周炎。

【诊治进展】

近年来，慢性龈炎与一些心脑血管系统、呼吸系统及内分泌系统的疾病之间的关系逐渐显现。如慢性龈炎与糖尿病之间有着一定的联系。一方面，糖尿病患者更容易得慢性龈炎；另一方面，慢性龈炎可以使细菌通过松脆的牙龈组织进入血液和活动细胞，抑制胰岛细胞的分泌功能，引起2型糖尿病。英国学者研究证明，慢性龈炎甚至与抑郁症之间也存在着正相关的风险。

【病例分享】

患者，男性，35岁，因“刷牙出血1周”于当地社区卫生服务中心全科门诊就诊。患者1周前出现刷牙出血，平日咬苹果等硬物时偶有出血。否认有紧咬牙、口呼吸等不良习惯。既往否认冠心病、高血压病、糖尿病等系统性疾病史。否认药物过敏史。否认吸烟及嗜酒史。否认有家族遗传史。口外检查：患者颌面部对称，无畸形，未触及肿大的淋巴结。口内检查：牙列完整，口腔卫生不佳，牙石Ⅱ度，软垢Ⅱ度，菌斑Ⅱ度。35～45唇颊侧牙龈缘充血肿胀，部分位点探诊后出血。无临床附着丧失，未检出松动牙。血常规检查：WBC 6.5×10^9/L，PLT 199×10^9/L，RBC 4.1×10^{12}/L。

接诊的基层全科医生通过详细的病史询问、口内检查及血常规检查，初步排除血液系统疾病等，考虑慢性龈炎诊断，进行口腔卫生宣教。为进一步明确是否进展为牙周炎，建议患者去口腔科就诊并行龈上洁治治疗。

患者转诊至口腔科后行影像学检查，全颌曲面体层片示：髁突、喙突、下颌骨升支、体部、上颌窦等解剖结构未见明显异常。全口牙槽嵴顶显影清晰、高度未见降低，骨小梁密度纹理无异常。口腔科医生根据口内检查和影像学检查（未见牙槽骨吸收影像）排除牙周炎，明确慢性龈炎诊断，对患者进行口腔卫生宣教，术前知情同意，龈上洁治。术后医嘱：半年定期复诊，保持口腔卫生，预防复发。

【思考题】

1. 简述以牙龈出血为临床表现的疾病的鉴别诊断。
2. 简述慢性龈炎的治疗原则。

（吴晓峰）

第十节　龋　　病

【学习提要】 1. 龋病的概念。
2. 龋病的临床表现、诊断方法和诊断标准。
3. 龋病的治疗方法。

【定义】

龋病是在以细菌为主的多种因素影响下，牙体硬组织发生慢性进行性破坏的一种疾病。

【流行病学】

2016 年 Lancet 公布全球疾病负担研究数据显示，全球恒牙龋齿患病率居所有疾病首位，发病率居第 2 位，仅次于上呼吸道感染；乳牙龋齿发病率位居第 5 位。龋病发病率与人类的进化、地区、年龄、生活水平差异等有关。我国 2017 年公布的第 4 次全国口腔健康流行病学调查结果显示，5 岁儿童乳牙患龋率为 70.9%，较第 3 次上升了 5.8%。12 岁儿童恒牙患龋率为 34.5%，较 10 年前上升了 7.8%。5 岁儿童龋齿经过充填治疗的牙齿比例仅为 4.1%，65～74 岁人群根面龋的患病率仍处于较高水平（39.4%），我国龋病的防治任重而道远。

【病因及发病机制】

龋病是一种多因素疾病，它的病因主要是牙菌斑中的致龋菌群（主要指变异链球菌、某些乳杆菌和放线菌属）和致龋食物（主要指蔗糖及其他碳水化合物）。龋病的发病机制目前公认的是四联因素学说，即宿主、微生物、食物、时间 4 种因素相互作用导致龋病的发生。该学说指在敏感的宿主口腔中牙菌斑形成，在牙菌斑中的致龋细菌将蔗糖等碳水化合物代谢产酸，导致菌斑深层组织持续保持为低 pH 环境，经过一定的时间段影响造成牙体硬组织脱矿而形成龋病。

【临床表现】

龋病的临床特征为患牙的硬组织发生色、形、质的渐进性变化，患牙逐渐出现感觉异常。

一、症状

仅波及牙釉质的早期龋损，患牙没有疼痛和不适的症状。当形成龋洞时，患牙会出现对冷热刺激敏感，饮食时食物嵌塞或嵌入龋洞时引起牙痛，但均为一过性表现。

二、体征

1. 好发部位　龋病好发于后牙尤其是咬合面的位置。

2. 色泽变化　龋坏的牙表面色泽的改变是临床上最早出现的变化，病变的早期呈现白垩色，病损区着色则会呈棕黄色或黑褐色。病损进一步发展，在窝沟处表现为浸墨样改变，提示龋损深度达到了牙本质层，实际的病损区范围甚至超过呈现色泽改变的区域。

3. 外形改变　病变不断进展，牙体硬组织不断被破坏、崩解而逐渐形成龋洞，这是龋病最显著的临床特征。

4. 质地改变　由于硬组织遭到破坏，龋洞中充满脱矿组织和食物残渣，形成腐质。脱矿的牙体硬组织质地松软，探诊时容易与正常牙体组织区别。

三、接诊要点

1. 围绕主诉有的放矢地询问病史，有无对冷热酸甜刺激一过性敏感、牙痛、食物嵌塞等症状。

2. 在询问病史后进行相关临床检查，通过视诊、探诊确定有无龋洞，判断龋坏程度。

3. 影像学检查，可检查出邻面龋、继发龋、隐匿龋等探诊不易查出的龋病，并且能提示龋洞至髓腔的距离，以进一步判断龋病进展程度。

4. 形成初步诊断。

5. 根据患牙龋坏程度选择治疗方案。

【辅助检查】

X射线检查可见牙齿龋坏的透射影像至髓腔的距离以及根尖有无低密度影，评估牙齿龋坏程度，辅助判断有无形成牙髓炎或根尖周炎可能。

【诊断和评估】

一、诊断思维

对症状单纯为牙面色泽改变，首先排查有无氟牙症、牙釉质发育不全。对于伴有牙齿敏感和疼痛、咬物疼痛的患者，要进行专科检查有无牙龈红肿及牙周袋，排除牙周疾病引起的疼痛；再通过影像学检查确定深龋洞是否穿髓、根尖有无阴影，进一步排除牙髓炎及根尖周炎，初步诊断龋病。

（一）诊断标准

龋病的诊断标准是患牙有龋洞，平时可有一过性的冷热酸甜刺激痛或食物嵌入龋洞引起的咀嚼痛，无自发痛，无延迟痛，牙 X 射线检查龋洞未穿髓。

（二）诊断流程

全科医生可使用图 12-10-1 的诊断流程进行龋病的诊断。

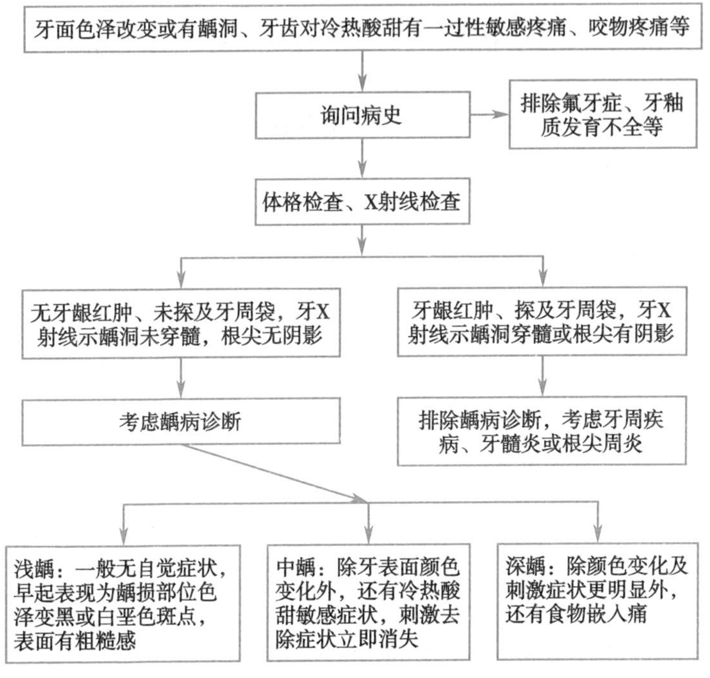

图 12-10-1　龋病诊断流程

（三）鉴别诊断

浅龋需与牙釉质钙化不全、牙釉质发育不全及氟牙症相鉴别，深龋需与牙髓炎相鉴别。

1. 牙釉质钙化不全　亦表现有白垩状损害，表面光洁，同时白垩状损害可出现在牙面任何部位，而浅龋有一定的好发部位。

2. 牙釉质发育不全　是牙发育过程中，成釉器的某一部分受到损害所致，可造成牙釉质表面不同程度的实质性缺陷，甚至牙冠缺损。牙釉质发育不全也有变黄或变褐的情况，但探诊时，损害局部硬而光滑，病变呈对称性，这些特征均有别于浅龋。

3. 氟牙症　又称斑釉症，受损牙面呈白垩色或深褐色，患牙为对称性分布，地区流行情况是与浅龋相鉴别的重要参考因素。

4. 牙髓炎　有自发性阵发性痛，有夜间痛，温度刺激加剧疼痛且刺激去除后疼痛无法立刻缓解，无法自行定位疼痛患牙。

二、临床评估

临床上常用的评估标准按病变侵入深度分类进行。根据病变侵入深度可分为浅龋、中龋和深龋。

1. 浅龋　指局限于牙釉质或牙骨质的龋，一般无自觉症状，仅在检查时发现局部有颜色改变。

2. 中龋　指发生于牙本质浅层的龋，除了颜色变化外，大多有冷热酸甜敏感症状。

3. 深龋　指龋损已发展到牙本质深层，此时刺激症状明显，检查时常可见较深的龋洞。

【治疗】

一、治疗目标

控制和消除病因，修复牙体龋损，保护牙髓，恢复牙齿形态与功能。

二、治疗原则

龋病治疗原则是针对龋损的不同程度，采用不同的治疗方法。浅龋未出现牙体组织缺损的可采用非手术治疗，一旦出现组织缺损，需采用修复治疗的方法。深龋接近牙髓组织时，应首先判断牙髓的生活状态，采取保护性治疗措施，再进行修复治疗。

三、治疗方案

（一）药物治疗

只适用于恒牙釉质早期龋、静止龋，药物包括氟化物或硝酸银。

1. 磨除牙表面浅龋，暴露病变部位。

2. 清洁牙面，去除菌斑和牙石，隔湿，吹干牙面，涂布药物。

（二）手术治疗

通过牙体手术过程清除已病变或失去支持的牙体组织及细菌，将牙体制备成一定形状的窝洞，使充填体能够长期保持而不松动脱落。为了使牙体组织和充填体能够承受一定的咀嚼压力，选用适当的材料充填治疗或选择嵌体、冠修复以恢复牙齿的形态与功能。

【健康管理】

一、三级预防

1. 一级预防　①进行口腔健康教育，普及口腔健康知识，树立自我保健意识，养成良好口腔卫生习惯；②控制及消除危险因素，在口腔医生指导下，合理使用氟化物及其他防龋方法，如窝沟封闭、防龋涂料等。

2. 二级预防　早诊断、早治疗，定期临床检查及 X 射线辅助检查，发现早期龋及时充填。

3. 三级预防　①预防龋病的并发症，对龋病引起的牙髓炎、根尖周炎及时治疗，防止炎症继续发展，及时拔除不能保留的牙；②恢复功能，对牙体缺损及牙列缺损、缺失及时修复，恢复口腔正常功能，保持身体健康。

二、健康教育

1. 控制菌斑　大量研究表明，菌斑在牙面上不断快速地形成着，因此不能单靠医生的治疗，必须向患者仔细讲明菌斑的危害，如何发现菌斑并有效地清除，使患者充分理解坚持不懈地清除菌斑的重要性，并掌握正确的方法。此种健康教育应贯穿于治疗的全过程。

2. 控制糖的摄入和使用糖代用品。

3. 增强牙抗龋力　加强孕期及婴幼儿保健，加强儿童及青少年口腔保健。

4. 定期口腔健康检查，做到早发现、早治疗。

三、双向转诊

1. 上转指征　当患者龋病未及时治疗，龋病引起的牙髓炎、根尖周炎继续发展，形成牙槽脓肿、骨髓炎及间隙感染等时，建议向上一级综合性医院转诊。

2. 下转指征　龋病引起的炎症感染等治疗后症状得到控制。

四、社区管理

对社区群众进行预防和控制龋病的口腔健康教育及具体指导，定期为群众进行口腔健康检查，定期为儿童及青少年进行涂氟、窝沟封闭等，提供基本口腔保健用品。

【预后】

浅龋预后最好，中龋预后较好，深龋预后较浅龋与中龋差，需要定期复查牙齿是否恢复，如有疼痛或变色需行牙髓治疗。

【病例分享】

患者，男性，26 岁，因“右侧下颌后牙咀嚼疼痛 1 个月”在当地社区卫生服务中心全科门诊就诊。患者 1 个月来自觉右侧下颌后牙咀嚼时疼痛，进食冷热食物时疼痛，否认自发痛、夜间痛史。否认口腔治疗史，否认全身系统性疾病史，否认药物过敏史。临床检查：46 颌面深龋洞，色黑，探诊质地软，无叩痛，无松动，冷诊一过性敏感，咬诊无疼痛，牙龈无异常。44、45、47 未及明显龋损，牙周状况可。

接诊的基层全科医生通过详细的病史询问、口内检查，初步排除牙隐裂、牙髓炎、根尖周炎等，考虑深龋诊断，进行口腔卫生宣教，建议患者去口腔科就诊。患者转诊至口腔科后行影像学检查，X 射线检查示：46 颌面透射影像近髓，根尖未见低密度影。口腔科医生根据口内检查和影像学检查明确深龋诊断，向患者解释病因及治疗方案，进行垫底充填治疗。术后嘱咐患者如出现疼痛症状及时复诊，必要时行根管治疗。

【思考题】

1. 简述深龋的治疗方法。

2. 深龋与牙髓炎如何鉴别？

（吴晓峰）

第十一节 梅尼埃病

【学习提要】 1. 梅尼埃病的临床表现和诊断。

2. 梅尼埃病的综合评估和治疗。

【定义】

梅尼埃病（Ménière's disease）是一种病因不明的临床综合征，以膜迷路积水为主要病理特征的内耳疾病，临床表现为反复发作性眩晕、波动性听力下降、耳鸣和/或耳闷胀感。1861 年法国医生 Prosper Ménière 首次报道该病。本病是常见的耳源性眩晕疾病，可影响世界范围大量人群的生活质量。

【流行病学】

目前有关梅尼埃病发病率和患病率的文献报道在不同国家、地区和人种之间均存在较大差异。发病年龄 4～90 岁，多发于青壮年，发病高峰为 40～60 岁，女性多于男性，一般单耳发病，随着病程延长，可出现双耳受累。

【病因及发病机制】

迄今为止，梅尼埃病病因不明，目前认为内淋巴积水是该病的标志性特征，与内淋巴产生和吸收失衡有关。公认的发病机制有多种学说，主要有内淋巴管机械阻塞与内淋巴吸收障碍、免疫反应、内耳缺血等。通常认为梅尼埃病的发病是多种因素共同作用的结果，其诱发因素包括劳累、精神紧张及情绪波动、睡眠障碍、不良生活事件、天气或季节变化、接触变应原等。

【临床表现】

一、症状

梅尼埃病是发作性眩晕疾病，分为发作期和间歇期。典型的梅尼埃病症状包括发作性眩晕，波动性、渐进性听力下降，耳鸣以及耳胀满感。

1. 眩晕　突然发作，患者感周围物体沿一定的方向旋转，或感摇晃、升降或漂浮，多持续 20 分钟至 12 小时，常伴有恶心、呕吐、出汗等自主神经功能紊乱和走路不稳等平衡功能障碍，无意识丧失，上述症状在睁眼转头时加重，闭目静卧时减轻。双侧梅尼埃病患者可表现为头晕、不稳感、摇晃感或振动幻视。通常 2～3 小时转入间歇期，眩晕持续超过 24 小时者较少见。间歇期无眩晕发作，但可有平衡功能障碍，不平衡或不稳感，可持续数天。眩晕常反复发作，复发次数越多，持续越长，间歇越短。

2. 听力下降　患病初期可无自觉听力下降，多次发作后始感明显。一般为波动性感音神经性听力下降，早期多以低中频为主，单侧好发，发作期加重，间歇期减轻，但无法恢复至正常或发病前水平，听力下降呈明显的波动性，听力丧失轻微或者极度严重时无波动。随着发作次数的增加，听力下降逐渐明显，但极少全聋。

3. 耳鸣及耳闷胀感　发作期常伴有耳鸣和 / 或耳闷胀感，初为持续性低音调吹风声或流水声，后转为高音调蝉鸣声、哨声或汽笛声，患侧耳内或头部有胀满、沉重或压迫感，有时感到耳周灼痛。疾病早期间歇期可无耳鸣和 / 或耳闷胀感，随着病情发展，耳鸣和 / 或耳闷胀感可持续存在，在发作期加剧。

二、接诊要点

诊断梅尼埃病时，应详细问诊、全面采集病史尤其是眩晕、耳鸣的特点。在问诊中关注患者的恐惧心理和期望，适时反馈。具体要点包括以下几个方面。

1. 起病情况　发病年龄、发病时间、起病形式、缓解及加重方式。

2. 病情特点　梅尼埃病有急性发作期和间歇期，反复发作后听力逐渐下降。

3. 伴随症状　急性发作期常伴有恶心、呕吐、出汗及平衡障碍等。

4. 治疗经过　详细询问患病以来的诊治经过，包括已做的检查，所用药物、剂量、疗效，有助于病情的诊断。

5. 既往史等　既往是否患有高血压、糖尿病、冠心病等慢性病史，是否有类似情况发生，既往发生时的缓解方式等。

6. 生活方式及社会心理因素　详细询问患者情绪、睡眠质量、生活事件。了解患者对梅尼埃病的看法，以及心情是否焦虑，是否因疾病影响生活质量。了解患者家庭成员关系是否和睦，家庭支持度如何，社会人际关系是否和谐。

【辅助检查】

1. 听力检查　对所有怀疑有梅尼埃病的患者进行听力学检测，评估其听力丧失程度或者残存听力水平。听力检测包括纯音测听和语音识别阈值等。

2. 影像学检查　对于可能患有梅尼埃病且经听力测验证实不对称的感觉神经性听力损失的患者，建议行内耳道和颅后窝的核磁共振检查。主要目的是排除内耳或耳蜗后病变，包括前庭神经鞘瘤，其他内部听道肿瘤或桥小脑角区域肿瘤（如脑膜瘤）或大脑异常（如多发性硬化、血管病变）等。

3. 前庭功能检查　包括自发性眼震、凝视眼震、位置试验、冷热试验、旋转试验、摇头试验、头脉冲试验、前庭自旋转试验、前庭诱发肌源性电位（vestibular evoked myogenic potential，VEMP）、主观垂直视觉 / 主观水平视觉等。发作期可观察到节律整齐、初向患侧继而转向健侧的自发性眼震或者位置性眼震，在恢复期眼震转向患侧。间歇期自发性眼震和各种诱发试验结果可能正常，但多次复发者患耳前庭功能可能减退或丧失。

【诊断与评估】

梅尼埃病的诊断主要依靠翔实的病史、全面的检查和仔细的鉴别诊断，在排除其他可引起眩晕的疾病后，可作出诊断，分为临床诊断和疑似诊断。

一、临床诊断

（一）诊断标准

1. 2次或2次以上自发性、发作性眩晕，每次持续20分钟至12小时。

2. 患耳在眩晕发作之前、发作期间或发作之后至少1次记录到中低频感音神经性听力下降。

3. 患侧耳伴有波动性听觉症状，包括听力损失、耳鸣和耳闷胀感。

4. 排除其他疾病引起的眩晕，如前庭性偏头痛、突发性聋、良性阵发性位置性眩晕、迷路炎、前庭神经炎、前庭阵发症、药物中毒性眩晕、后循环缺血、颅内占位性病变等；此外，还需要排除继发性膜迷路积水。

（二）临床分期

根据患者最近6个月内间歇期听力最差时0.5、1.0及2.0kHz纯音的平均听阈进行分期。梅尼埃病的临床分期与治疗方法的选择及预后判断有关。双侧梅尼埃病，需分别确定两侧的临床分期。

一期：平均听阈≤25dBHL。

二期：平均听阈为26～40dBHL。

三期：平均听阈为41～70dBHL。

四期：平均听阈>70dBHL。

二、疑似诊断

诊断标准如下。

1. 2次或2次以上自发性、发作性眩晕，每次持续20分钟至24小时。

2. 患耳有波动性听力下降、耳鸣和/或耳闷胀感。

3. 排除其他疾病引起的眩晕。

三、鉴别诊断

1. 前庭性偏头痛　患者除了眩晕，多数还具有偏头痛病史或偏头痛特征，即偏头痛、光恐惧症或视觉恐惧症。

2. 良性阵发性位置性眩晕（benign paroxysmal positional vertigo，BPPV）　系特定头位诱发的短暂（数秒至数十秒）阵发性眩晕，伴有眼震。临床上表现为头部运动在某一特定位置时诱发短暂的眩晕伴眼球震颤。BPPV 由于不具耳蜗症状而易与梅尼埃病相鉴别，位置试验为其主要诊断检查方法。

3. 前庭神经炎　可能因病毒感染所致，临床上以突发眩晕，向健侧的自发性眼震，伴有恶心、呕吐为特征。前庭功能减弱而无耳鸣和耳聋。数天后症状逐渐缓解，但可转变为持续数月的位置性眩晕。痊愈后极少复发。

4. 突发性聋　约半数突发性聋患者可伴眩晕，但极少反复发作。听力损失快而重，无波动。

四、临床评估

根据患者眩晕发展的严重程度、发作频率、听力损失程度，以及内科治疗的效果进行评估，决定患者的治疗方案。

【治疗】

一、治疗目标

首先降低眩晕危象的发作频率，其次是降低严重程度，保存听力，减轻耳鸣及耳闷胀感。

二、治疗原则

调整生活方式，改善睡眠，内科治疗，必要时转诊。

三、治疗方案

（一）一般治疗

贯穿于此病的整个病程，包括饮食改变，限制盐、咖啡、酒精和浓茶的摄入；生活规律，适当锻炼，劳逸结合，保证睡眠，保持心情愉悦。避免接触变应原。症状缓解后宜尽早逐渐下床活动。心理精神治疗非常重要，对久病、频繁发作、伴神经衰弱者要耐心解释，消除其思想负担及恐惧心理。

（二）药物治疗

1. 急性发作期治疗　前庭抑制剂包括组胺类、苯二氮䓬类、抗多巴胺类药物，可有效控制眩晕急性发作。临床常用药物包括异丙嗪、苯海拉明、地西泮、氟哌利多等。上述药物仅在急性发作期短暂控制症状，长期使用以上药物不仅造成慢性失衡症状长期存在，还可能造成明显的毒性和戒断作用。如果急性期听力下降明显，可酌情口服或静脉给予糖皮质激素。

2. 间歇期治疗　口服药物维持治疗。

（1）利尿剂：能改变内淋巴电解质平衡，继而减小内淋巴容积，口服利尿剂应定期监测血钾水平，且不超过半年，常用药物有氢氯噻嗪、氯噻酮等，也可用渗透压利尿剂异山梨酯口服。依他尼酸、呋塞米因有耳毒性，不宜使用。

（2）甲磺酸倍他司汀：能够减轻眩晕患者的症状及预防发作。

（3）其他：维生素 B_{12}、中药，如果患者伴有焦虑和失眠症状，可推荐使用抗焦虑和改善睡眠的药物。

3. 鼓室注射治疗　针对以上疗法治疗无效的患者，可使用经鼓膜鼓室注射糖皮质激素治疗。若仍不能控制发作，且听力已严重受损，则考虑选择鼓室内注射庆大霉素，破坏迷路，该方法相对安全有效。

（三）手术治疗

凡眩晕发作频繁、剧烈，长期保守治疗无效，耳鸣且耳聋下降加剧者可考虑转上级医院手术治疗。手术方式应根据患者的具体情况选择。

（四）前庭和听力康复治疗

1. 前庭康复　是一种物理治疗方法，适应证为稳定、无波动性前庭功能损伤的梅尼埃病患者，可缓解头晕，改善平衡功能，提高生活质量。前庭康复训练的方法包括一般性前庭康复治疗、个体化前庭康复治疗以及基于虚拟现实的平衡康复训练等。该方法不能用于急性发作期。

2. 听力康复　重度听力丧失且病情稳定的梅尼埃患者，可考虑配备助听器，或行人工耳蜗植入术，可使患者语言功能得以保留。

【健康管理】

一、预防

避免诱因，防止反复发作，保护听力。

二、健康教育

同一般治疗。

三、双向转诊

（一）上转指征

1. 初次发作，症状明显，诊断有困难或者患者非常恐惧者。

2. 随访期间发现梅尼埃病患者症状反复发作，药物治疗效果不佳，或出现药物不良反应，或其他不能耐受治疗的情况。

3. 听力下降明显，需要手术治疗者。

（二）下转指征

1. 诊断明确、确定治疗方案。

2. 已经接受手术治疗者。

四、社区管理

1. 梅尼埃病患者间歇期的社区管理　对于梅尼埃病患者，社区随访时主要观察患者症状反复情况，加强健康教育。如果发作频繁、听力下降明显，需转上级医院。

2. 梅尼埃病患者发作期的社区管理　包括消除患者的恐惧心理，给予缓解症状的药物等，若治疗困难或者效果不理想及时转上级医院。

【预后】

梅尼埃病的预后因人而异，通过合理治疗与管理，大部分患者可以控制症状，避免急性发作，减缓听力下降。如反复发作，患者听力可损害明显。

【病例分享】

患者，女性，52 岁，因“发作性眩晕、耳鸣、听力下降 3 年，再发 4 小时”就诊当地社区卫生服务中心全科门诊。患者 3 年前因情绪波动后出现眩晕，感房屋旋转，右侧耳鸣，似汽笛声，睁眼及转头时症状明显，闭目静卧后可以缓解，持续约 10 小时后症状逐渐消失。但之后多次发作，右耳听力逐渐下降，多次就诊上级医院，诊断为“梅尼埃病”，患者间断口服“尼莫地平”。4 小时前患者情绪激动后再次感眩晕、耳鸣不适，视物旋转，恶心，心悸，出汗，闭目静卧后大约半小时症状缓解，但转头时会再次发作。否认冠心病、高血压病、糖尿病等病史，无烟酒嗜好。体格检查：体温 36.6℃，脉搏 92 次 /min，呼吸 20 次 /min，血压 142/86mmHg，神志清，精神可，闭目静卧。粗侧左耳听力正常，右耳听力下降。颈软，双侧胸廓对称，无畸形，呼吸动度无增强或减弱，两肺呼吸音清，未闻及干、湿啰音，心界不大，心律齐，心音有力，各瓣膜听诊区未闻及杂音，腹软，肝脾肋下未触及，双下肢无水肿。

接诊的基层全科医生结合既往病史及本次发作的特点，考虑梅尼埃病诊断明确。在给予一般治疗的基础上，全科医生给予地西泮 10mg，一次肌内注射；甲磺酸倍他司汀 12mg，一天 3 次口服。患者症状逐渐好转。

【思考题】

1. 梅尼埃病与常见周围性眩晕疾病的鉴别。
2. 梅尼埃病急性发作期的治疗。

（马军庄）

第十二节　慢性化脓性中耳炎

【学习提要】 1. 慢性化脓性中耳炎的病因、临床表现和诊断。
2. 慢性化脓性中耳炎的规范治疗及转诊指征。

【定义】

慢性化脓性中耳炎是中耳黏膜、骨膜或深达骨质的慢性化脓性炎症。慢性化脓性中耳炎是耳科常见病，严重者可导致耳源性颅内、外并发症。

【病因及发病机制】

慢性化脓性中耳炎多因急性化脓性中耳炎未及时治疗或治疗不当迁延而来，鼻腔、鼻窦及咽部的慢性疾病如腺样体肥大、慢性扁桃体炎、慢性鼻窦炎等反复发作可导致中耳炎经久不愈；全身抵抗力低下或致病菌毒力过强及耐药菌感染可能使急性化脓性中耳炎迁延为慢性。金黄色葡萄球菌、变形杆菌、铜绿假单胞菌、大肠埃希菌、克雷伯菌等为常见致病菌，其中革兰氏阴性杆菌较多，病程较长者可有两种及以上细菌的混合感染，近年来无芽孢厌氧菌混合感染有逐渐增多趋势。还可伴发真菌感染，多为外耳道内真菌感染，中耳内的真菌感染很少见。

【临床表现】

临床上以间歇流脓、鼓膜紧张部穿孔和听力下降为特点。

一、症状

1. 间歇流脓　流脓可反复发作，脓量多少不等。随着感染的控制，脓液可消失，亦可因机体抵抗力下降、上呼吸道感染或经外耳道再感染时，再次流脓或脓液增多，甚至持续流脓。分泌物为黏脓性，如有肉芽组织生长偶可混有血迹。

2. 听力下降　多为传导性聋，轻者可无自觉症状，听力下降的程度与鼓膜穿孔的大小、位置、听骨链是否受损，以及迷路正常与否等有关。当组织粘连或听小骨破坏等病变严重时，气骨导差可至 40dB 以上，甚至会出现混合性聋。

3. 耳鸣　部分患者可有低调耳鸣，病史较长并有高调耳鸣提示内耳损伤。由鼓膜穿孔引起的耳鸣，穿孔贴补后耳鸣可消失。

二、体征

鼓膜紧张部穿孔，大小不一，多为单发，残余鼓膜可有钙化，亦可伴有穿孔缘周围的溃疡和肉芽组织生长。部分愈合的鼓膜则显菲薄，若有感染存在可明显增厚、充血，失去正常半透明状态。鼓室内壁黏膜可充血，甚至肿胀增厚，亦可形成肉芽、息肉由穿孔处突入外耳。外耳道与鼓室内可有脓性分泌物。

三、接诊要点

诊断慢性化脓性中耳炎时，应详细全面采集病史，尤其是既往急性中耳炎发作及治疗史。在问诊中需要注意关注患者听力受损情况以及担心和期望，适时反馈。具体要点包括以下几个方面。

1. 起病情况　包括发病年龄、时间、起病形式、诱因等。

2. 病情特点　是否有反复流脓及听力下降。

3. 伴随症状　是否有耳鸣、耳痛、鼻塞流涕、发热、头疼等。

4. 治疗经过　患病以来已做的检查、治疗，尤其是局部药物使用方法。

5. 既往史、家族史　是否患有糖尿病、营养不良、贫血、结核等影响免疫力的疾病。

6. 生活方式及社会心理因素　询问耳流脓、听力下降、耳鸣对患者情绪、生活质量的影响。了解患者家庭成员、社会人际关系是否和谐，家庭支持程度。

四、常见合并症 / 并发症

1. 硬膜外 / 下脓肿　头痛，发热，并有相应的脑膜刺激征或局灶性神经定位体征。

2. 耳源性脑膜炎　高热、头痛、喷射状呕吐，可伴有精神及神经症状。脑膜刺激征阳性，可因脑疝危及生命。

3. 耳源性脑脓肿　可因病程及脓肿位置不同而症状各异，但均有头疼、发热、恶心呕吐等。

4. 乙状窦血栓性静脉炎　寒战后高热、剧烈头痛、恶心和全身不适，患侧耳痛、枕后及颈部疼痛。乳突后方水肿，同侧颈部可触及条索状物，压痛明显。

5. 颅外并发症　耳后骨膜下脓肿、耳下颈深部脓肿、迷路炎、耳源性面瘫等，除了中耳炎的症状外均有各自的特点。

【辅助检查】

1. 听力检查　纯音听力测试为传导性聋或混合性聋，程度不一。

2. 颞骨 CT　轻者可无异常改变，严重者中耳内充满低密度影像，提示伴有黏膜增厚或肉芽形成。

【诊断和评估】

一、诊断思维

临床上有间歇外耳道流脓、听力下降、鼓膜穿孔典型症状的患者，可以诊断慢性化脓性中耳炎。

（一）诊断标准

1. 间歇外耳道流脓。

2. 纯音听力测试为传导性聋或混合性聋。

3. 骨CT无异常改变或中耳内充满低密度影像。

根据病史与查体，尤其是耳镜检查结合CT，诊断不难。

（二）鉴别诊断

1. 中耳癌　好发于中老年人，多为鳞状细胞癌，常有长期流脓史，近期有血性分泌物与耳痛，可有面瘫与张口困难。鼓室内或外耳道内有新生物，触之易出血。中耳CT可见局部腐蚀样骨质破坏，新生物活检有助于诊断。

2. 慢性鼓膜炎　反复流脓，鼓膜表面有较多肉芽与溃疡，但无穿孔，颞骨CT正常。检查前应清洗干净脓液，以免无法窥清鼓膜导致误诊。

3. 结核性中耳乳突炎　常继发于肺结核或其他部位的结核。起病隐匿，多无耳痛，脓液稀薄，鼓膜紧张部大穿孔或多发性穿孔，有时可见苍白肉芽，听力损失明显，中耳CT示骨质破坏或死骨形成。肉芽活检或取分泌物涂片、培养多可确诊。

二、临床评估

临床症状的个体差异较大，病情严重程度主要依据临床类型及是否有并发症。听力测试、颞骨CT检查能够判定听力下降程度、骨质破坏情况。当出现颅内、外并发症的症状时，要及时完善相关检查，明确诊断，合理治疗。

【治疗】

一、治疗目标

改善听力、防治耳源性并发症。

二、治疗原则

去除病因、控制感染、清除病灶、通畅引流，必要时转诊。

三、治疗方案

1. 病因治疗　彻底治疗急性化脓性中耳炎，避免迁延成慢性；治疗鼻咽部的慢性疾病，防止反复发作。

2. 药物治疗　引流通畅者以局部药物为主，急性发作时宜全身应用抗菌药物。局部用药：鼓室黏膜充血、水肿，分泌物较多时，给予抗生素溶液或抗生素与糖皮质激素混合液滴耳。鼓室黏膜湿润、脓液较少时，可用酒精或甘油制剂等。局部用药注意事项：用药前以3%过氧化氢洗耳，洗净后再点药。忌用耳毒性药物滴耳，以免引起听力下降。忌用粉剂，因其可能堵塞穿孔妨碍引流。尽量不用有色药物，以防影响局部观察。中耳腔内忌用含酚类、砷类腐蚀剂。

3. 手术治疗　引流不畅、疑有并发症、胆脂瘤型中耳炎，尽早转上级医院专科治疗。

【健康管理】

一、预防

积极防治急性化脓性中耳炎，如已发展成为慢性化脓性中耳炎，也应积极治疗，防止听力受损及出现耳源性颅内、外并发症。

二、健康教育

对于慢性化脓性中耳炎的患者，在积极治疗的基础上，防治上呼吸道感染、鼻咽部疾病，注意观察耳流脓情况、听力下降程度、是否出现耳源性并发症，掌握就医时机。

三、双向转诊

（一）上转指征

1. 引流不畅、疑有并发症或胆脂瘤型慢性化脓性中耳炎。
2. 局部药物治疗效果不理想，持续流脓。
3. 慢性中耳炎频繁发作（1年发作4次及以上）。

（二）下转指征

1. 诊断明确，仅需局部药物治疗。

2. 手术治疗后观察随访。

四、社区管理

提高人们对急性化脓性中耳炎及鼻咽部疾病的认识，防止迁延为慢性及反复发作。对于需要手术者，尽早手术，以免出现严重的并发症。术后注意是否复发，术后半年内每1个月随访1次，半年至1年内每3个月随访1次，之后根据具体情况随访。

【预后】

大多数患者经规范治疗预后良好，部分患者依从性差或认识不足导致慢性化脓性中耳炎迁延不愈及出现并发症。

【病例分享】

患者，男性，52岁，因“右耳反复流脓、听力下降40年，加重5天”就诊社区卫生服务中心。患者40年前开始右耳流脓，量时多时少，多为黏液性，无明显臭味，听力有所下降，偶有耳鸣，每2～3年发作1次，经治疗后干耳。近3年来多次流脓，听力也无明显下降。5天前，因感冒后出现鼻塞流涕，右耳再次流脓，无耳痛，伴听力明显下降，无明显眩晕和头痛，自服阿莫西林后症状无明显缓解。2型糖尿病病史4年。体格检查：体温36.8℃，脉搏76次/min，呼吸20次/min，血压130/76mmHg，心、肺、腹部和四肢检查未及异常。耳鼻咽喉科检查：面部无异常，右耳外耳道可见脓性黏稠分泌物，量多，无明显臭味。清洗脓液后见外耳道皮肤稍红，鼓膜紧张部大穿孔，残余鼓膜充血、稍肿，鼓室内有脓液积聚，鼓室黏膜光滑呈粉红色，锤骨柄裸露。左耳检查无异常。双下鼻甲暗红、肥大，中鼻道可见较多黏稠分泌物，鼻咽部黏膜充血。

社区全科医生接诊后根据患者病史、体征及相关检查，诊断考虑“慢性化脓性中耳炎”，清理脓液后给予氧氟沙星滴耳液局部治疗。基于近3年患者右耳反复流脓，听力下降明显，没有进一步检查评估中耳情况，全科医生建议转诊至上级医院专科医生处完善检查明确诊断，制订合适的治疗方案。经专科医生诊治，完善相关专科检查，明确诊断为“慢性化脓性中耳炎”。予以局部对症治疗，停止流脓3个月后行鼓室成形术。术后专科定期随访，术后3个月、半年时评估右耳骨导听力较术前提高。

【思考题】

1. 慢性化脓性中耳炎正确的滴耳法。
2. 慢性化脓性中耳炎的并发症。

（马军庄）

第十三节 慢性湿疹

【学习提要】 1. 慢性湿疹的皮疹特点。
2. 慢性湿疹的综合评估和治疗。
3. 慢性湿疹的三级预防和社区健康管理。

【定义】

湿疹（eczema）是由多种内、外因素引起的皮肤炎症，具有多形性皮损、明显渗出倾向、瘙痒剧烈、反复发作、易呈慢性的临床特征。根据皮损表现常分为急性、亚急性、慢性。

【流行病学】

慢性湿疹可发生于任何年龄、性别和季节，发病率高，尤其是儿童，以先天不易耐受或过敏体质者多发，严重影响患者生活质量。

【病因及发病机制】

慢性湿疹的病因尚不明确，可能与下列因素有关。

1. 外在因素　生活环境、气候条件、摩擦、搔抓、动物皮毛、化学物质等可诱发或加重湿疹。

2. 内在因素　慢性消化系统疾病、精神紧张、失眠、过度疲劳、情绪变化、感染（慢性胆囊炎、扁桃体炎、寄生虫病等）、新陈代谢障碍和内分泌功能失调（月经紊乱、妊娠）等。

湿疹的发病机制尚未完全阐明，目前多认为主要是内外激发因素相互作用所引起的一种迟发型变态反应。

【临床表现】

一、症状和体征

慢性湿疹常由急性及亚急性湿疹迁延而成，也可发病即为慢性，慢性病程，可长期反复发作，其主要表现为皮损和瘙痒。

1. 皮损　表现为患部皮肤肥厚，可有浸润或苔藓样变，皮损多呈暗红色或灰褐色，具有局限性，边界清晰，局部干燥、粗糙、鳞屑。当急性发作时可有明显的渗出，可伴有色素沉着或色素减退等。

2. 瘙痒　可伴明显瘙痒症状，常有抓痕与结痂。饮酒、搔抓、肥皂洗浴、热水烫等均可使皮损加重，痒感剧增，在手、手指、足趾、足跟及关节处，可产生皲裂而致皮损部有疼痛感。

二、接诊要点

诊断慢性湿疹时应全面采集病史，在问诊中需要注意患者就诊的主要原因、倾听患者对疾病的看法、关注患者的担心和期望。具体要点包括以下几个方面。

1. 起病情况　包括发病年龄、发病时间、起病形式、诱因等。

2. 病情特点　慢性湿疹缓慢渐进性发展，常有反复发作病史，中间可有缓解期。

3. 伴随症状　病情严重者可出现恶心、食欲缺乏、乏力、消瘦等全身症状，伴感染者可有发热。

4. 治疗经过　详细询问诊治经过，包括已做的检查和所用药物(剂量、疗效)。

5. 既往史、家族史等　包括哮喘史、鼻炎史、药物过敏史等。部分患者婴幼儿时期即有相关病史。

6. 生活方式　详细询问患者的饮食结构和生活习惯，是否喜好食用刺激性和易致敏食物，是否习惯穿着闷热不透气服饰，是否有勤洗或使用强效洗涤剂等。

7. 社会心理因素　了解患者对疾病的看法、患病后的情绪、对生活的影响等情况。

三、常见并发症 / 合并症

（一）并发症

1. 皮肤感染　抓挠患病部位皮肤破损后易继发感染，包括细菌、病毒、真菌等病原体，甚至出现皮肤溃烂、脓肿、发热等情况。

2. 其他情况　皮疹控制不佳或病情反复，易出现头痛、头晕、胃肠反应、失眠等情况。

（二）合并症

慢性湿疹常与其他变态反应性疾病并存，合并症会影响慢性湿疹的发生发展及治疗效果。

1. 过敏性疾病　如支气管哮喘、变应性鼻炎、食物过敏等，慢性湿疹导致皮肤屏障缺陷，经皮致敏从而增加过敏性疾病的发生。

2. 其他皮肤疾病　临床上接触性皮炎、特应性皮炎等表现与湿疹相似，可同时存在，有时较难区分鉴别。

3. 焦虑和抑郁　慢性湿疹长期反复迁延，给患者带来生理和心理压力，焦虑和抑郁是重要和常见的合并症。

【辅助检查】

一、实验室检查

1. 血清总免疫球蛋白 E（immunoglobulin E，IgE）、外周血嗜酸性粒细胞（eosinophil，EOS）测定　有助于评估湿疹的严重程度和活动情况。

2. 变应原检测　包括血清抗体、斑贴试验、点刺试验等，有助于寻找致敏物质。

3. C 反应蛋白（C-reactive protein，CRP）　如继发皮肤感染，CRP 可不同程度升高。

二、组织病理检查

临床上鉴别困难时可考虑进行皮肤活组织检查。慢性湿疹表现为角化过度与角化不全，棘层肥厚明显，真皮浅层毛细血管壁增厚，胶原纤维增粗。

【诊断和评估】

一、诊断思维

1. 诊断标准　根据病史、皮疹形态及病程基本可以作出诊断。具体诊断流程见图 12-13-1。

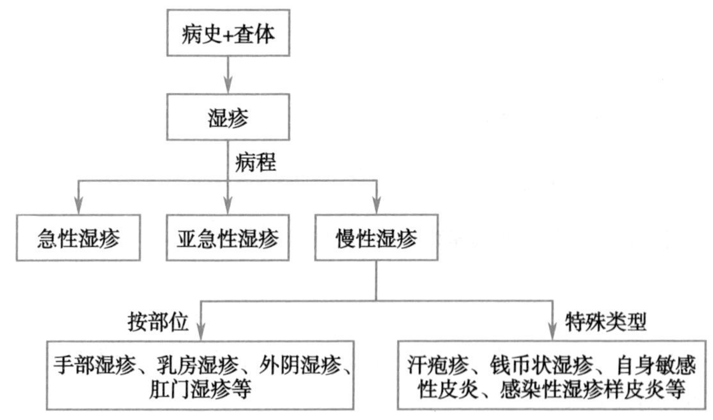

图 12-13-1　慢性湿疹诊断流程

2. 鉴别诊断　慢性湿疹应与以下疾病进行鉴别。

（1）神经性皮炎：常发于颈部、肘部、膝关节伸侧及骶尾部，呈典型的苔藓样变，无多形性皮疹，无渗出倾向，瘙痒呈阵发性。

（2）接触性皮炎：常有明显的接触史，病变局限于接触部位，皮疹多单一形态，易起大疱，境界清楚，病程短，去除病因后，多能治愈。

（3）手足癣：手足部湿疹需与手足癣鉴别，后者皮损境界清楚，有叶状鳞屑附着，夏季多见，常并发指 / 趾间糜烂，鳞屑内可找到菌丝。

二、临床评估

根据慢性湿疹患者的临床症状、皮疹形态、一般情况及合并症 / 并发症等进行综合评估，以指导治疗。

1. 皮疹的评估　根据皮疹形态、分布范围、有无急性加重等判断病情程度。

2. 并发症 / 合并症的评估　在对慢性湿疹进行综合评估时，还应注意患者的全身情况，如是否继发感染、其他过敏性疾病控制情况等，以便拟定综合治疗方案。

3. 治疗效果的评估　根据治疗情况评估疗效，及时调整用药。

【治疗】

一、治疗目标

改善症状，预防感染，减少复发。

二、治疗原则

寻找病因，避免刺激和致敏，对症治疗，促进康复。

三、治疗方案

由于湿疹的病因复杂，临床形态和部位各有特点，故湿疹的治疗大多为对症处理。

（一）一般治疗

1. 寻找病因　询问患者的工作环境、生活习惯、饮食、嗜好及思想情绪等情况，进行全面的体格检查，评估有无慢性病灶及内脏器官疾病，尽可能去除致病因素。

2. 避免外界刺激　如热水烫洗、暴力搔抓、过度洗拭、易敏感的物质接触如皮毛制品、化学护肤品等，职业相关的脱离刺激环境。

3. 避免易致敏和刺激性食物　如鱼、虾、浓茶、咖啡、酒类等。

4. 做好健康宣教　指导用药，提高治疗依从性。

（二）药物治疗

1. 内用疗法　常用抗组胺药（如西替利嗪、氯雷他定）、10% 葡萄糖酸钙、10% 硫代硫酸钠溶液等，B 族维生素、维生素 C 以及调节神经功能的药物亦有帮助，如夜间瘙痒剧烈，可于晚餐后及睡前服用镇静类药（如阿普唑仑、艾司唑仑）。慢性湿疹一般不用静脉或口服激素。

2. 外用疗法　慢性湿疹应遵循外用药物的使用原则，根据皮损情况选用适当剂型和药物。常用糖皮质激素和免疫调节制剂霜剂或膏剂，前者适合小范围皮损短时间使用，后者如他克莫司、匹美莫司等，对慢性湿疹有较好治疗效果。

（三）中医治疗

中医治疗慢性湿疹方法较多，可根据患者具体情况选用。

1. 针刺疗法　是中医治疗皮肤病常用的一种治疗方法，实施简便，选穴多以曲池、血海、合谷、阴陵泉为主。

2. 火针疗法　治疗慢性湿疹多以火针点刺局部皮损为主。火针具有价格低、见效快、不良反应少、患者接受度高、适用范围广的特点，可在临床尤其是基层推广使用。

3. 放血疗法　治疗慢性湿疹多以局部梅花针叩刺或三棱针点刺为主。

4. 中药内服或外洗　慢性湿疹应以养血去风为主，佐以清热利湿，方宜养血定风汤加减。

（四）康复治疗

主要指慢性湿疹稳定期的治疗，具体包括：①保持健康饮食习惯；②养成良好生活习惯；③避免接触致敏物质；④正规使用药物；⑤保持情绪稳定。

【健康管理】

一、三级预防

（一）一级预防

1. 避免接触诱发因素　对于外周环境及饮食中存在的致敏因素尽可能规避，易感体质患者建议通过检测明确致敏原，以防诱发湿疹。

2. 避免不良生活习惯　如烫水洗浴、暴力抓挠、过度清洗等，以免破坏皮肤自然屏障。

3. 积极治疗基础疾病　如基础合并有慢性鼻炎、哮喘等过敏性疾病，建议积极控制。

4. 健康宣教　加强宣教，提高社区居民对疾病的认知和识别，如有相关情况及时就诊。

（二）二级预防

二级预防主要包括早期诊断、早期治疗。因慢性湿疹多由急性迁延而来，故全科医生需要及时识别出急诊湿疹患者，对其进行正规治疗，促进恢复，减少迁延。

（三）三级预防

三级预防的目的是减少慢性湿疹对患者生活质量的影响。对于全科医生而言，需做好慢性湿疹的长期随访管理，包括：①强化预防理念，避免接触致敏因素，减少复发；②对患者及家属进行健康教育，提高治疗依从性；③必要时可进行致敏因素的脱敏治疗。

二、健康教育

慢性湿疹健康教育内容包括：①避免食用和接触致敏物质；②养成正确的生活习惯；③了解疾病常识，提高就诊率、依从性；④兼顾合并疾病的诊治；⑤保持充足睡眠和放松心态，减少疾病焦虑和抑郁。

三、双向转诊

（一）上转指征

1. 慢性湿疹急性加重治疗效果不佳。

2. 伴有感染，但病原菌不明确。

3. 需评估合并疾病，或出现严重并发症。

4. 基层医疗卫生机构不能提供相应治疗服务时。

（二）下转指征

1. 调整治疗方案后病情稳定者。

2. 合并症或并发症已确诊，经过评估和治疗病情好转，可在基层继续治疗者。

四、社区管理

对于初诊的慢性湿疹患者首先应建立相关健康档案，纳入社区长期健康管理。对于有急性加重的患者应当调整治疗方案，并做好随访记录。所有患者均应进行健康教育，随时关注患者心理状况。

【预后】

慢性湿疹的预后一般较好，但部分患者诊治不及时可能会出现较为严重的并发症。

【诊治进展】

目前慢性湿疹的治疗新进展主要在于生物制剂及新型小分子化合物的应用，此类药物为疾病的治疗带来了新的希望。

【病例分享】

患者，女性，45 岁，洗碗工，因“反复手部皮疹 2 年，再发 1 周”于当地社区卫生服务中心全科门诊就诊。患者 2 年前出现手部皮疹，瘙痒明显，当时就诊考虑“湿疹”，予以“炉甘石液、糠酸莫米松软膏”等药物治疗后好转。但上述情况反复，尤其是洗碗工作时间较长期间，后患者自行在药店买药，用药时皮疹可好转，未曾正规诊治，逐渐出现皮疹部位皮肤粗糙伴色素沉着。1 周前患者皮疹再发，瘙痒难忍，无发热、恶心、腹痛等不适。既往有慢性鼻炎病史，时有鼻塞不适，未重视。否认其他特殊疾病和过敏史。体格检查：体温 36.6℃，脉搏 75 次 /min，呼吸 19 次 /min，血压 124/76mmHg，神志清，精神可。心肺无明显异常，腹软，触诊未及异常，下肢无水肿。双手皮肤可见散在暗红斑，局部皮肤肥厚和色素沉着，无明显渗出和皮肤破损。

接诊的基层全科医生考虑“慢性湿疹”，加用他克莫司软膏，并嘱其更换工作性质，避免长时间接触刺激性化学物质，同时积极治疗鼻炎。1 周后患者症状好转，社区全科医生给患者建立健康档案，教育患者避免摄入刺激性和易致敏食物，避免皮肤局部刺激，维持用药 2 周后复诊，并纳入社区长期健康管理。

【思考题】

1. 慢性湿疹外用激素治疗的指征。
2. 如何鉴别慢性手部湿疹和手癣？
3. 简述慢性湿疹的三级预防。

（沈佳英）

第十四节　慢性荨麻疹

【学习提要】 1. 慢性荨麻疹的临床表现。

2. 慢性荨麻疹的治疗。

【定义】

荨麻疹（urticaria）是由皮肤和黏膜小血管扩张、渗透性增高而引起的一种水肿反应，呈局限性的特点。按照病程是否超过 6 周可分为急性荨麻疹和慢性荨麻疹。

【流行病学】

慢性荨麻疹的患病率为 0.05%～3%，在不同地区、人群、年龄段、性别等均不同。女性患病率高于男性，患病人群更容易合并有过敏性疾病、甲状腺疾病、支气管哮喘等，与癌症的相关性仍有争议。

【病因及发病机制】

一、病因

慢性荨麻疹的病因复杂，常见原因有外源性、内源性、特发性，如食物、药物、外界刺激、内脏基础疾病、感染、精神因素等。

二、发病机制

慢性荨麻疹本质是一种无菌性炎症，目前认为与肥大细胞有关，且具有异质性和多样性。免疫和 / 或非免疫机制诱导活化肥大细胞，使其脱颗粒产生组胺和各种介质如血小板活化因子、肿瘤坏死因子、白细胞介素以及白三烯等的释放，继而引发血管舒张和血浆外渗出现风团和水肿。

【临床表现】

一、症状

1. 皮肤改变　患者常发病突然，开始时皮肤瘙痒，随即出现各种类型的风团，大小不一、数目不定、形态各异，颜色呈鲜红色或苍白色，可散在或融合。风团持续时间不等，短则数分钟，长则数小时，一般不超过24小时，退后无痕，反复发作，瘙痒难忍。

2. 其他表现　累及消化道黏膜者可出现腹痛、腹泻、黏液便等；累及喉黏膜者可出现呼吸困难，甚至窒息；严重者更是有过敏性休克表现，如心悸、躁动、呕吐、血压下降等。

二、体征

慢性荨麻疹的体征主要是各项类型的风团或水肿。如累及其他部位和并发症可有腹部压痛、喉头水肿、面色发绀、血压不稳定等相应体征。

三、接诊要点

具体要点包括以下几个方面。

1. 诱发和缓解因素　慢性荨麻疹大多有诱因，如食物或药物、物理或化学因素、各种病原体的感染以及心理因素等。

2. 病程　根据病程持续时间对荨麻疹进行急性和慢性的分类，这对治疗方案的拟定有指导意义。

3. 发作特点　包括发作频率、持续时间、昼夜发作规律、风团形态、是否伴有瘙痒、是否遗留色素沉着、是否伴有其他系统累及表现、是否有休克或感染等并发症表现等。

4. 治疗经过　包括已做的检查，所用药物、剂量、疗效，有助于病情的诊断。

5. 既往史、家族史等　包括哮喘史、过敏史、风湿免疫系统疾病史、血液系统疾病史、肿瘤史、内脏疾病史等。

6. 生活环境及社会心理因素　询问患者的饮食结构、生活习惯、工作环境等，是否频繁接触物理化学等刺激性物质，是否存在焦虑或抑郁情绪、对疾病的担忧与抗拒，以及家庭支持度、治疗费用承受度等。

四、常见并发症 / 合并症

（一）并发症

1. 过敏性休克　常在慢性荨麻疹急性加重时出现，症状严重者可出现胸闷、气促、心悸、烦躁、恶心、呕吐、低血压、肢体湿冷等休克表现。

2. 继发感染　风团瘙痒剧烈，患者常因搔抓出现皮肤破损，继发感染导致发热，甚至败血症。

（二）合并症

1. 支气管哮喘　是常见合并疾病之一，应积极预防哮喘诱因，规律用药，控制病情。

2. 风湿免疫系统疾病　如风湿（或类风湿）性关节炎、各种结缔组织病均可伴发，且该类疾病部分亦有皮疹表现，诊治过程中需加以鉴别。

3. 焦虑和抑郁　患者病情常反复，瘙痒难忍，对情绪影响较大，焦虑和抑郁是慢性荨麻疹的常见合并症。

4. 甲状腺疾病　诊治过程中需要兼顾和综合管理。

【辅助检查】

一、实验室检查

1. 血常规和 C 反应蛋白　用于评估患者的炎性反应程度，尤其是继发感染者意义较大。

2. 红细胞沉降率　该指标为非特异检测，对于哮喘、自身免疫性疾病均有参考价值。

3. 变应原检测　包括血清变应原抗体和皮肤电刺、斑贴试验等，但不作为常规检测项目。

4. 其他　必要时可进行肝功能、甲状腺自身抗体、血清 IgE、幽门螺杆菌检测等。

二、病理活检

除非考虑有血管炎，否则不进行皮肤活检。

【诊断和评估】

一、诊断思维

1. 诊断标准　慢性荨麻疹的诊断主要基于病史和体格检查，而非化验检查。全科医生可使用图 12-14-1 的诊断流程进行诊断和分类。

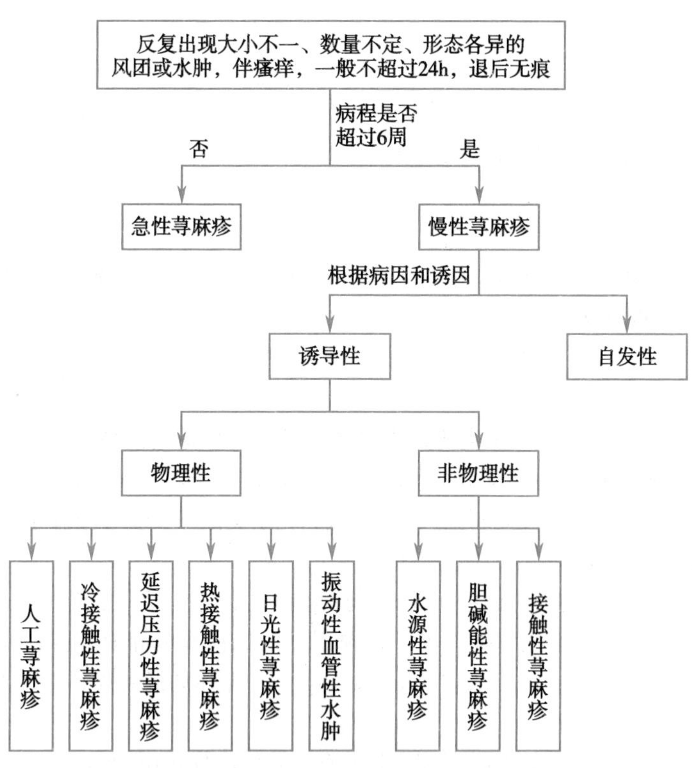

图 12-14-1　慢性荨麻疹的诊断流程

2. 鉴别诊断　慢性荨麻疹应与其他可能出现风团、血管性水肿或伴有其他症状如发热、关节痛等表现的疾病相鉴别，如一过性的过敏反应、荨麻疹性血管炎、遗传性血管性水肿、自身炎症综合征等。全科医生需全面分析临床资料再作出正确的判断，必要时转上级医院明确。

二、临床评估

国内外指南均推荐慢性荨麻疹患者生活质量评估问卷（the Chronic Urticaria Quality of Life Questionnaire，CU-Q2oL）和血管性水肿患者生活质量评估问卷（Angioedema Quality of Life Questionnaire，AE-QoL），7 天荨麻疹活动度评分（urticaria activity score over 7 days，UAS7）和血管性水肿活动度评分来评估慢性荨麻疹的活动情况，以最终指导治疗。

【治疗】

一、治疗目标

减轻当前症状，预防反复发作。

二、治疗原则

寻找并消除病因，诱导耐受，在保证用药安全性的基础上缓解症状，促进康复。

三、治疗方案

1. 一般治疗　①生活方式调整：清淡饮食，适当饮水，多食新鲜蔬菜和瓜果，保持活动锻炼，保证充足睡眠。②避免各种刺激：包括食物和药物，冷、热、光刺激，机械刺激和化学刺激等。③心理疏导：评估患者心理状态，及时做好心理疏导。

2. 药物治疗　慢性荨麻疹的药物治疗主要包括以下几种。

（1）一线治疗：推荐单一常规剂量的二代非镇静 H_1 抗组胺药（second generation H_1 antihistamines，sgAH），常用如氯雷他定、咪唑斯汀、西替利嗪等。

（2）二线治疗：国内外指南推荐存在差异，目前国内建议二代非镇静 H_1 抗组胺药使用 1～2 周后仍无法控制症状，可更换品种或联合使用不同种类的二代非镇静 H_1 抗组胺药，或睡前联合一代 H_1 抗组胺药（first-generation H_1 antihistamines，fgAH）（如氯苯那敏、苯海拉明、异丙嗪等），或将原二代非镇静 H_1 抗组胺药剂量增加 2～4 倍。需注意一代 H_1 抗组胺药的抗胆碱能作用而引起口干、排尿困难、心律失常等不良反应。

（3）三线治疗：如一线、二线药物使用效果不佳，可考虑短期使用糖皮质激素控制病情恶化，其他如雷公藤多苷片、环孢素或生物制剂可尝试使用，尤其是生物制剂如奥马珠单抗对难治性慢性荨麻疹有较好疗效。

（4）其他：钙剂、维生素 C、甘草制剂亦可有一定的疗效。如皮肤继发感染，选用有效的抗生素；如出现过敏性休克，及时用 1∶1 000 肾上腺素注射液 0.2～0.4ml 皮下注射或肌内注射抗休克治疗。

3. 物理治疗 对于尝试以上方法仍不能缓解症状者，可试用光疗。

4. 中医治疗 根据慢性荨麻疹的致病因素和病程，中医一般分为风热证、风寒证、肠胃湿热证、毒热炽盛证和气血亏虚证5个证型，基于不同证型选用中药或中成药内服、外用。另有其他治疗方法如药浴、针灸、刺络拔罐、穴位注射等。

5. 康复治疗 具体包括：①饮食调整，避免辛辣、刺激食物，多食新鲜蔬菜水果；②皮肤调护，避免冷热刺激、强碱性洗浴用品，注意皮肤保湿；③心境调理，保持心情舒畅，避免劳累和紧张。

【健康管理】

一、三级预防

（一）一级预防

1. 避免诱因 是一级预防中最重要的方面，可在最大程度上影响病程和病情。

2. 保持机体良好的免疫状态 包括饮食、运动、睡眠及基础疾病的合理治疗。

（二）二级预防

对于明确诊断慢性荨麻疹的患者合理使用药物，对于诊断困难或治疗效果不佳的患者及时转诊至上级医院进一步诊治。

（三）三级预防

目的是减少疾病对生活质量的影响，包括：①保持良好的生活方式；②调整疾病后心态；③药物副反应的监测和处理。

二、健康教育

包括：①尽可能规避致病因素；②对患者及家属的疾病进行健康教育；③指导正确使用药物；④病情反复时的自我观察和处理。

三、双向转诊

（一）上转指征

1. 对疾病诊断不明确者。

2. 治疗效果不满意，或出现药物不良反应，或其他不能耐受治疗的情况。

3. 病情反复需要调整治疗方案者。

4. 出现严重合并症需进一步评估和诊治者。

5. 出现严重并发症需积极救治而基层条件受限时。

（二）下转指征

1. 已明确诊断和治疗方案者。

2. 经初步治疗病情稳定者。

3. 合并症或并发症病情均已得到稳定控制者。

四、社区管理

建立相关健康档案，建立随访记录表，纳入社区长期健康管理，尤其是管理期间病情变化和诊治方案调整情况。

【预后】

慢性荨麻疹的预后良好。通过合理治疗与管理，大部分患者可以控制症状。如出现急性并发症和严重合并症情况应及时诊治，必要时全科和专科综合管理。

【诊治进展】

近年来，国内外对荨麻疹的诊疗与管理理念不断更新，尤其对各种亚型提出了新的定义标准。在治疗方面，研究热点主要在于生物制剂，随着各项关键性实验研究结果的发表，支持依据可能会越来越充分。

【病例分享】

患者，女性，35 岁，因“反复皮肤风团伴瘙痒 1 年，再发 1 小时”于当地社区卫生服务中心全科门诊就诊。患者 1 年来反复出现皮肤风团，伴剧烈瘙痒，数小时后能自行缓解，缓解后皮肤无异常及全身不适感。曾在市三甲医院就诊，诊断“荨麻疹”，口服“西替利嗪”能缓解。1 小时前再发，此次为第 3 次发作，每次均于食用海鲜后出现。既往史：否认哮喘、自身免疫系统疾病等病史。无烟酒嗜好。体格检查：生命体征稳定，心肺未见明显异常，喉头无水肿。

接诊的基层全科医生考虑慢性荨麻疹，医嘱予“氯雷他定 10mg”口服。1 周后患者复诊，主诉服药后未再出现新发风团，无明显药物不良反应。社区全科医生为患者建立健康档案，教育患者避免食用海鲜等致敏食物，多饮水，多食富含维生素食物，定期随访。

【思考题】

1. 慢性荨麻疹的风团特点有哪些？

2. 慢性荨麻疹的三线药物治疗方案是怎样的？

（沈佳英）

【推荐阅读】

[1] 陈其冰，王燕，李芬，等. 慢性咽炎病因和发病机制研究进展. 听力学及言语疾病杂志，2019，27（2）：224-228.

[2] 陈晓红，张革化. 慢性鼻窦炎内在型及精准治疗研究进展 中华耳鼻咽喉头颈外科杂志，2022，57（06）：783-788.

[3] 陈有信. 眼底疾病病例精解：问题导向学习手册. 北京：科学出版社，2019：29-31.

[4] 葛均波，徐永健，王辰. 内科学. 9 版. 北京：人民卫生出版社，2018.

[5] 胡德渝. 口腔预防医学. 7 版. 北京：人民卫生出版社，2020.

[6] 刘丽娟，李邻峰. 中外荨麻疹诊疗指南比较分析. 皮肤科学通报，2019，36（6）：642-646.

[7] 卢奕. 眼科临床指南解读：白内障. 北京：人民卫生出版社，2018.

[8] 孟焕新. 牙周病学. 5 版. 北京：人民卫生出版社，2020.

[9] 孙虹，张罗. 耳鼻咽喉头颈外科学. 9 版. 北京：人民卫生出版社，2018.

[10] 杨培增，范先群. 眼科学. 9 版. 北京：人民卫生出版社，2018.

[11] 于晓松，路孝琴. 全科医学概论. 5 版. 北京：人民卫生出版社，2018.

[12] 张学军，郑捷. 皮肤性病学. 9 版. 北京：人民卫生出版社，2018.

[13] 赵辨. 中国临床皮肤病学. 2 版. 南京：江苏凤凰科学技术出版社，2017.

[14] 中华耳鼻咽喉头颈外科杂志编辑委员会，中华医学会耳鼻咽喉头颈外科学分会. 梅尼埃病诊断和治疗指南（2017）. 中华耳鼻咽喉头颈外科

杂志，2017，52(3)：167-172.

[15] 中华耳鼻咽喉头颈外科杂志编辑委员会鼻科组，中华医学会耳鼻咽喉头颈外科学分会鼻科学组. 中国变应性鼻炎诊断和治疗指南(2022年，修订版). 中华耳鼻咽喉头颈外科杂志，2022，57(2)：106-129.

[16] 中华耳鼻咽喉头颈外科杂志编辑委员会鼻科组，中华医学会耳鼻咽喉头颈外科学分会鼻科学组. 中国慢性鼻窦炎诊断和治疗指南(2018). 中华耳鼻咽喉头颈外科杂志，2019，54(2)：81-100.

[17] 中华医学会皮肤性病学分会荨麻疹研究中心. 中国荨麻疹诊疗指南(2022版). 中华皮肤科杂志，2022，55(12)：1041-1049.

[18] 中华医学会眼科学分会青光眼学组，中国医师协会眼科医师分会青光眼学组. 中国青光眼指南(2020年). 中华眼科杂志，2020，56(8)：573-586.

[19] 周学东. 牙体牙髓病学. 5版. 北京：人民卫生出版社，2020.

[20] 祝墡珠. 住院医师规范化培训全科医学科示范案例. 上海：上海交通大学出版社，2016.

[21] NEWMAN M G，TAKEI H，KLOKKEVOLD P R，et al. Carranza's clinical periodontology. 11th ed. St. Louis：Saunders Elsevier，2011.

附 录

老年人慢性病多病共存管理模式

多病共存（multimorbidity）是指患者同时存在2种或2种以上的慢性疾病，这已成为全球关注的公共卫生问题。老年人慢性病多病共存与机体功能受损、生活质量差、死亡风险增加、医疗保健成本升高呈正相关。

在治疗多病共存的老年人时，需要考虑到虚弱和多药治疗，全科医生应考虑到每个患者的治疗目标，并进行个体化药物选择。因此，对每位患者进行全面的老年综合评估（comprehensive geriatric assessment，CGA）合理管理非常重要。CGA不仅要评估患者疾病的严重程度，还要评估患者的多病性、脆弱性和多药性，对认知功能、日常生活活动（activities of daily living，ADL）能力、营养状况和生活环境也需要综合评估。制订治疗方案前的CGA不仅可以改善患者预后，同时可以减少药物不良事件。所有医疗保健专业人员，包括医生，在为老年人制订治疗目标和选择治疗方案时，都应该执行CGA。

在多病共存老年人中，复查和定期监测肝肾、心脏功能等也非常重要，根据指标变化，充分考虑是由疾病变化或是药物副作用或是退行性改变引起，进行个体化治疗调整。

此外，在药物的选择上，每种药物的适应证和治疗优先顺序应根据患者及其家人的治疗目标而决定，并需综合考虑患者个人的医疗状况、疾病严重程度、器官功能、身体、认知和日常功能以及家庭情况。另外对于高血压、糖尿病、血脂异常等生活方式相关的慢性病，也需考虑非药物治疗，包括健康宣教、饮食治疗、运动疗法等。

对于老年人药物依从性的监测也在慢性病多病共存管理模式中，全科医生可通过CGA从患者及家属处收集药物依从性的详细信息，并筛选出其中可干预的导致依从性差的因素并加以干预。

老年综合评估

老年综合评估（CGA）是现代老年医学的核心技术之一，是筛查老年综合征的有效手段。中华医学会老年医学分会组织相关专家制定《老年综合评估技术应用中国专家共识》，为开展老年综合评估工作提供指导意见，主要包括以下几个方面。

一、一般情况及评估

包括姓名、性别、年龄、婚姻状况、身高、体重、烟酒史、文化程度、职业状况、业余爱好等。

二、躯体功能状态评估

1. 日常生活活动（ADL）能力的评估　包括基本日常生活活动（basic activity of daily living，BADL）能力和工具性日常生活活动（instrumental activity of daily living，IADL）能力。

2. 平衡与步态评估　门诊常用的初筛量表有计时起立 - 行走测试法（timed up and go test，TUGT），但国际上广泛使用、信效度更高、可更好评定受试者平衡功能的是Tinetti量表，该量表包括平衡与步态2个部分。

3. Morse跌倒评估量表　是专门用于评估住院老年患者跌倒风险的量表。

三、营养状态评估

目前临床上提倡应用系统评估法，结合多项营养指标评价患者营养状况。系统评估法包括营养风险筛查量表2002（NRS 2002）、微型营养评价（mini-nutritional assessment，MNA）等。

四、精神、心理状态评估

包括认知功能、谵妄、焦虑、抑郁等评估。

老年人认知障碍包括轻度认知功能障碍（MCI）和痴呆。目前国内外应用最广泛的认知筛查量表为常用简易精神状况检查量表（MMSE）和简易智力状态评估量表（Mini Cog）。

老年人谵妄的评估，美国精神病协会指南建议采用意识障碍评估法（confusion assessment method，CAM），该方法简洁、有效、诊断的灵敏度和特异度均较高。

老年抑郁的初筛尤其是门诊或社区的患者可用 4 个问题（GDS-4），如果满足 2 项问题，则可行进一步临床评估，尤其是精神检查，必要时建议到专科进一步诊治。

老年抑郁量表（GDS-15）是专为老年人设计的抑郁自评筛查表，可用于社区服务中心或养老机构。

焦虑自评量表（SAS）可用于评估有焦虑症状的成年人，目前尚无专用于筛查老年焦虑的自评量表。焦虑抑郁量表评估时应注意：量表可用口述或书面回答 2 种方式检查；严重痴呆或失语患者不适宜本量表。

五、衰弱评估

目前关于衰弱的评估方法尚无统一标准。目前国内常推荐的评估方法是美国 Fried 的 5 项标准，但其中关于躯体活动能力评价方法，目前亦无统一的国内标准，可参考使用明达休闲时间活动问卷或简易体能状况量表（Short Physical Performance Battery，SPPB）。

六、肌少症评估

亚洲共识推荐测定肌力（握力测定）和肌功能（日常步行速度测定）作为肌少症筛选检测。应用双能 X 射线吸收法（DXA）或生物电阻抗分析法（bioelectrical impedance analysis，BIA）进行肌量测定。

七、疼痛评估

老年人疼痛评估需详细询问疼痛病史和进行体格检查；回顾疼痛

的位置、强度、加重及缓解因素，是否影响情绪和睡眠；疼痛部位是否感觉异常、痛觉超敏、感觉减退、麻木等。

老年性疼痛的评估包括视觉模拟法（VAS）和数字评定量表（Numerical Rating Scale，NRS）。

VAS 是评价老年患者急性、慢性疼痛的有效方法，但需要患者视觉和运动功能基本正常。

NRS 尤其适用于需要对疼痛强度及变化进行评定的老年人，能可靠、较有效地评价老年患者急性或慢性疼痛，不适用于对感知能力差或对描述理解力差的老年人。

八、共病评估

共病是指老年人同时存在 2 种或 2 种以上慢性疾病。因老年累积疾病评估量表（CIRS-G）可对各系统疾病的类型和级别进行评估，对共病评估显得更加完善，应用较多，推荐使用。

九、多重用药评估

根据《医养结合机构衰弱老年人多重用药安全管理中国专家共识（2022 版）》中的定义，多重用药是指每天同时应用 5 种及以上药物，包括处方药、非处方药及中草药等。多重用药又分为适当多重用药和不适当多重用药。适当多重用药是指患者因多病共存，需要接受多种药物治疗，从而提高治疗效果，降低发病率和死亡率；不适当多重用药是指存在过度或不适当处方用药风险，可能导致发生药源性不良事件，包括药物不良反应、药物与药物之间的相互作用等。

十、睡眠障碍评估

老年人睡眠障碍的评估方法主要包括临床评估、量表评估等。临床评估包括具体的失眠表现形式、作息规律、与睡眠相关的症状和失眠对日间功能的影响、用药史及可能存在的物质依赖情况，进行体格检查和精神心理状态评估等。量表评估推荐匹兹堡睡眠质量指数量表（PSQI），但门诊或社区服务可用阿森斯失眠量表（Athens Insomnia Scale，AIS）。

十一、视力障碍评估

可使用 Snellen 视力表。也可用简便筛检方法检查，只要受试者阅读床边的报纸标题和文字进行简单的初评。建议询问视力障碍病史，评估双眼视力障碍情况，询问有无配镜史。视力评估在老年综合评估中只是初筛有无视力障碍，评估是否加剧跌倒等老年综合征的发生。需要明确引起视力障碍的疾病时建议眼科进一步诊治。

十二、听力损失评估

检查前排除耳垢阻塞或中耳炎。用简易方法，站在受检者后方约15cm，气音说出几个字，若受检者不能重复说出一半以上的字时，则表示可能有听力方面的问题。建议询问听力损失病史，评估双耳听力损失情况，询问有无戴助听器。如需明确引起听力损失的病因，建议五官科进一步诊治。

十三、口腔问题评估

检查患者牙齿脱落、假牙的情况，检查缺牙情况，评估假牙戴的舒适性，评估有无影响进食。口腔评估重点在于口腔问题是否影响进食、情绪、营养摄入等。若需要明确口腔疾病状况建议口腔科进一步诊治。

十四、尿失禁评估

采用国际尿失禁咨询委员会尿失禁问卷简表（ICI-QSF）评估尿失禁的发生率和尿失禁对患者的影响程度。

十五、压疮评估

压疮危险评估的内容主要分为量表评估和皮肤状况评估 2 个方面。国内外压疮预防指南推荐使用 Braden 量表作为压疮危险的量表评估和识别工具，它是全球应用最广泛的压疮评估量表，可用于老年患者。

十六、社会支持评估

目前国内应用最广泛的、更适应我国人群的测量社会支持的量表为社会支持评定量表(Social Support Rating Scale，SSRS)，其适合神志清楚且认知良好的老年人。该量表有3个维度共10个条目：包括客观支持(即患者所接受到的实际支持)、主观支持(即患者所能体验到的或情感上的支持)和对支持的利用度(支持利用度是反映个体对各种社会支持的主动利用，包括倾诉方式、求助方式和参加活动的情况)3个分量表，总得分和各分量表得分越高，表明社会支持程度越好。

十七、居家环境评估

居家环境评估只针对接受居家护理的低危老年患者，其重点在于预防而不是康复。目前国内以自制评估问卷为主，可采用中国台湾地区的居家环境评估表，也可针对中长期照护机构或居家养老老年患者的具体情况节段选用。

索　引

A

B

C

D

G

K

H

Y

Z

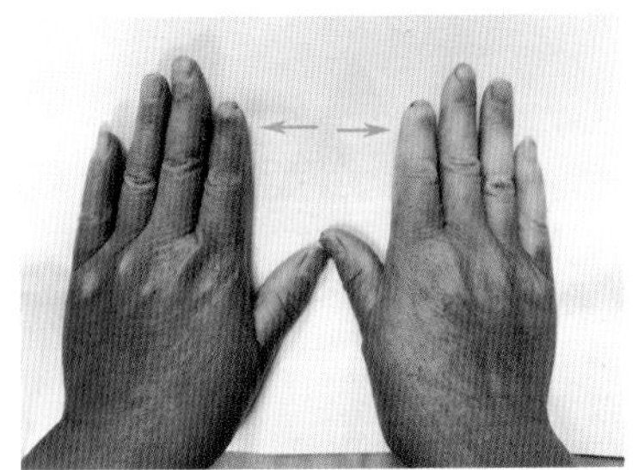

图 8-5-1　雷诺现象(部分手指变白);末端指节吸收(双手第2指末端指节吸收)

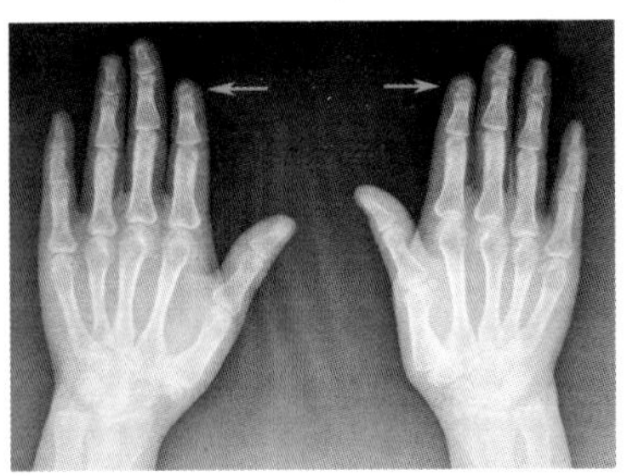

图 8-5-2　末端指节吸收(双手第2指末端指节吸收)

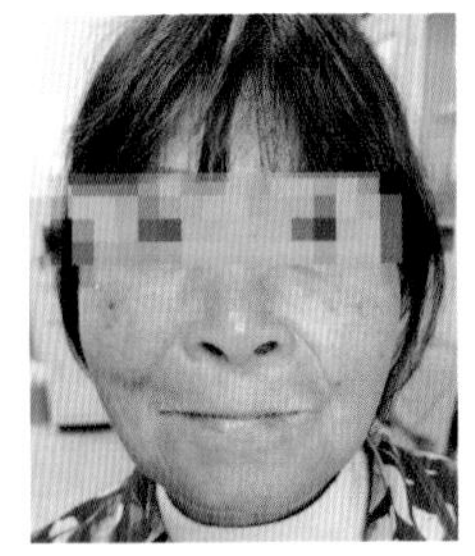

图 8-5-3　面具脸(面部表情僵硬)

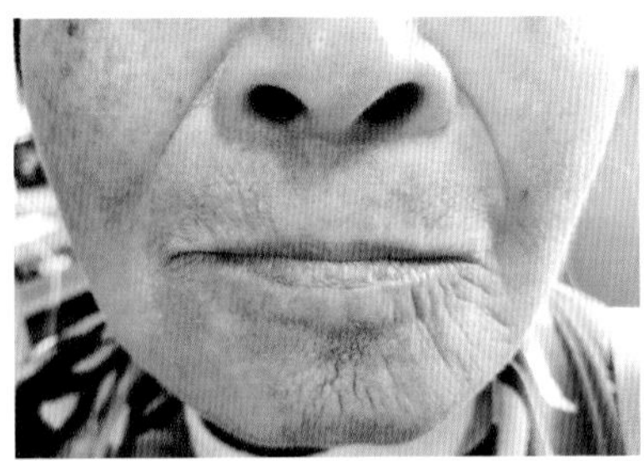

图 8-5-4　口周表现(口周皮肤放射性条纹)

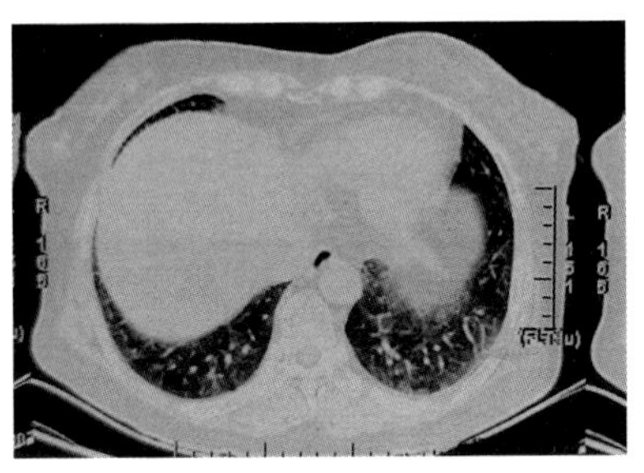

图 8-5-5　肺间质改变(早期,炎症渗出)

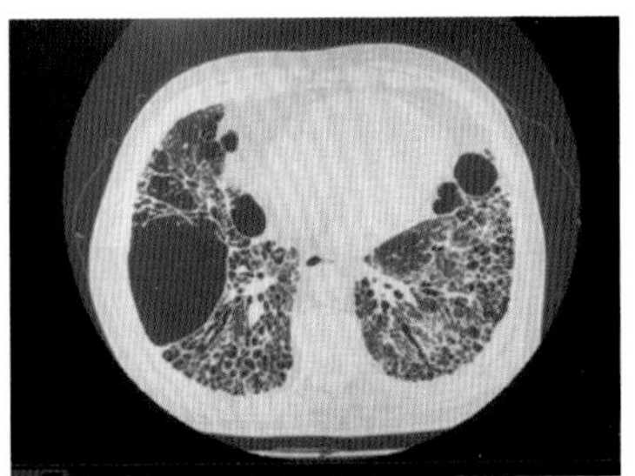

图 8-5-6　肺间质改变(晚期,肺大疱,"蜂窝肺")